U0279146

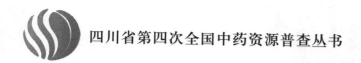

四川省第四次全国中药资源普查丛书

# 广义中药学导论

## ——中药大品种与大健康产业发展思路与路径

主 编
赵军宁

副主编
杨安东 华 桦 段金廒
李青苗 王剑波 杨洪军

上海科学技术出版社

**图书在版编目（CIP）数据**

广义中药学导论 ：中药大品种与大健康产业发展思路与路径 / 赵军宁主编. -- 上海 ：上海科学技术出版社，2020.5
ISBN 978-7-5478-4868-5

Ⅰ. ①广… Ⅱ. ①赵… Ⅲ. ①中药学—研究 Ⅳ. ①R28

中国版本图书馆CIP数据核字(2020)第047524号

## 内容提要

广义中药学是在传统中药学基础上，从观念和理论上把中药理论、临床应用、综合开发、产业发展、健康服务、资源保护、生态环境、文化传承等相关的要点整合为一，在整合的前提下对中药的全技术链、全产品链、全产业链进行综合性创新，以指导中药大品种培育和推进中药大健康产业发展。

本书旨在系统梳理、总结、分析中药材及其相关领域最新研究成果，构建全新的广义中药学学术体系、中药材大品种培育体系与大健康产业应用体系，将在中药的现代化、产业化、国际化和中药大健康产业进步过程中发挥重要的理论推动作用。

本书可供中药的现代化、产业化、国际化和中药大健康产业相关从业人员参阅使用。

审图号：GS(2020)2240 号

**广义中药学导论**
——中药大品种与大健康产业发展思路与路径
主编　赵军宁

上海世纪出版（集团）有限公司
上海科学技术出版社　出版、发行
（上海钦州南路 71 号　邮政编码 200235　www.sstp.cn）
上海中华商务联合印刷有限公司印刷
开本 889×1194　1/16　印张 36　插页 4
字数：900 千字
2020 年 5 月第 1 版　2020 年 5 月第 1 次印刷
ISBN 978-7-5478-4868-5 / R·2054
定价：298.00 元

# 编写委员会

**主　编** 赵军宁

**副主编** 杨安东　华　桦　段金廒　李青苗　王剑波　杨洪军

**编　委**（以姓氏笔画为序）

王松涛　国家固态酿造工程技术研究中心

王剑波　四川省中医药科学院·四川省中医药转化医学中心

方清茂　四川省中医药科学院

邓　彬　四川华邑检测认证服务有限公司

朱　宁　四川省中医药科学院

任　强　四川省中医药大健康产业投资有限责任公司

华　桦　四川省中医药科学院·四川省中医药转化医学中心

刘　俐　四川省中医药科学院·四川省中医药转化医学中心

刘玉红　四川省中医药科学院

江　南　四川省中医药科学院

许晓燕　四川省中医药科学院

孙洪兵　四川省中医药科学院

严志祥　四川省中医药科学院·四川省中医药转化医学中心

杜长珏　成都天河中西医科技保育有限公司

杜玖珍　四川省中医药科学院

杨安东　四川省中医药科学院

杨洪军　中国中医科学院中药研究所

李　军　四川省中医药科学院

李　芳　四川省中医药科学院

李青苗　四川省中医药科学院

李晓鲁　四川省中医药科学院·四川省中医药转化医学中心

吴　萍　四川省中医药科学院

余梦瑶　四川省中医药科学院

汪世碧　成都天河中西医科技保育有限公司

张　政　四川华邑检测认证服务有限公司

张松林　四川省中医药科学院

易进海　四川省中医药科学院

罗　冰　四川省中医药科学院

罗　茜　四川省中医药科学院·四川省中医药转化医学中心

罗　霞　四川省中医药科学院

赵军宁　四川省中医药科学院·四川省中医药转化医学中心

钟雨禅　美国圣湖天然产品有限公司

钟莉沙　美国圣湖天然产品有限公司

段金廒　南京中医药大学

姚　珂　四川省中医药科学院

贺黎铭　四川省中医药科学院

徐　川　四川省中医药科学院·四川省中医药转化医学中心

唐　莉　华润三九(雅安)药业有限公司

唐　雪　四川省中医药科学院·四川省中医药转化医学中心

蒋舜媛　四川省中医药科学院

曾　瑾　四川省中医药科学院·四川省中医药转化医学中心

曾凡骏　国家固态酿造工程技术研究中心

鄢良春　四川省中医药科学院

蒙雨丹　四川省中医药科学院·四川省中医药转化医学中心

裴　瑾　成都中医药大学

廖逸茹　四川省眉山市中医医院

谭正怀　四川省中医药科学院

熊倩薇　四川省中医药科学院·四川省中医药转化医学中心

熊静悦　四川省中医药科学院

# 四川省第四次全国中药资源普查丛书

# 序 一

中药资源是中医药事业传承和发展的物质基础,是关系国计民生的战略性资源。中华人民共和国成立以来,我国相继组织实施过三次全国性中药资源普查。为履行国家中医药管理局关于组织开展全国中药资源普查,促进中药资源保护、开发和合理利用的职能,国家中医药管理局以项目支撑工作方式组织开展了第四次全国中药资源普查工作。

四川省素有"中医之乡,中药之库"的美誉,四川省委、省政府高度重视中医药事业发展,把中医药列为推动全省经济发展重点产业之一。2011年11月11日,四川省在全国率先启动实施了第四次全国中药资源普查(试点)工作。整合全省政产学研等方面的资源,开展各县域中药资源调查、与中药资源相关传统知识调查,中药资源动态监测信息和技术服务体系、中药材种子种苗繁育基地和种质资源库建设,服务四川省中药资源可持续利用、中医药事业和社会经济发展。

由《四川省中药资源志要》《四川省道地药材生产区划》《四川省常用中药材原色图谱》《广义中药学导论——中药大品种与大健康产业发展思路与路径》《四川省中药材信息服务与购销指南》《四川省中医药传统知识》等组成的"四川省第四次全国中药资源普查丛书",以第四次全国(四川省)中药资源普查取得的第一手资料为主,参考吸收了全省历次普查成果和相关研究资料,通过系统地研究整理,全面反映了四川省本次中药资源普查的最新成果。

本套丛书既有普查工作的实践、又有基础资料的汇集,既有鲜明的专业特点,也有明显的科普特色,极大地丰富了四川省中医药学文献宝库。这套丛书的出版发行,必将对四川乃至全国的中药资源保护与利用、科研、教学、生产等工作发挥十分重要的指导作用。

丛书即将付梓，乐为之序！

**黄璐琦**

中国工程院院士

中国中医科学院院长

第四次全国中药资源普查技术指导专家组组长

2019 年 9 月于北京

# 序 二

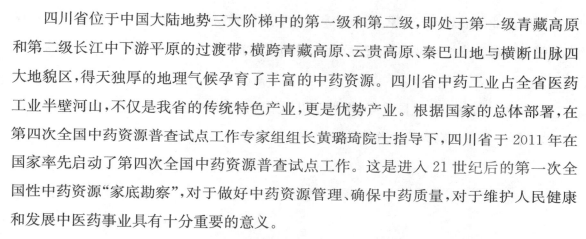

  四川省位于中国大陆地势三大阶梯中的第一级和第二级,即处于第一级青藏高原和第二级长江中下游平原的过渡带,横跨青藏高原、云贵高原、秦巴山地与横断山脉四大地貌区,得天独厚的地理气候孕育了丰富的中药资源。四川省中药工业占全省医药工业半壁河山,不仅是我省的传统特色产业,更是优势产业。根据国家的总体部署,在第四次全国中药资源普查试点工作专家组组长黄璐琦院士指导下,四川省于2011年在国家率先启动了第四次全国中药资源普查试点工作。这是进入21世纪后的第一次全国性中药资源"家底勘察",对于做好中药资源管理、确保中药质量,对于维护人民健康和发展中医药事业具有十分重要的意义。

  四川省第四次中药资源普查已经历时七年,全部工作预计在2020年结束。四川省中医药管理局专门成立了"四川省普查办公室和专家委员会",由四川省中医药科学院赵军宁研究员作为技术负责人组织全省力量,全面开展全省181个区县中药资源普查工作。通过普查工作进一步准确、全面摸清我省中药资源的家底。迄今为止,四川省有据可查的中药资源种类达到7 290种,品质优良、历史悠久的道地药材86种,堪称中国省区之最。同时,还依托四川省中医药科学院建设了国家基本药物所需中药材种子种苗繁育基地、四川省中药资源动态监测与技术服务中心,依托成都中医药大学建设了国家中药种质资源库,为四川省作为我国著名"中医之乡,中药之库"的中药产业发展提供了更为强劲的发展动力。

  根据最新资源普查成果编辑的"四川省第四次全国中药资源普查丛书"包括《四川省中药资源志要》《四川省道地药材生产区划》《四川省常用中药材原色图谱》《四川省中药材信息服务与购销指南》《四川省中医药传统知识》《广义中药学导论——中药大品种

与大健康产业发展思路与路径》《中国姜黄属中药材研究》等，不仅为中医药事业发展提供了坚实的科学支撑，必将对全省乃至全国的中药资源的可持续发展发挥积极的指导作用。

在本系列丛书即将付梓之际，作为四川省第四次全国中药资源普查顾问、中药资源战线老同志，我非常高兴为之作序。

**万德光**

成都中医药大学教授、博士生导师

首届国家级教学名师

2019 年 9 月于成都

# 前　言

　　中药是中国传统药物的总称，是以中医药理论为基础，用来预防或治疗疾病的物质，主要包括植物药、动物药、矿物药。由于中药的来源以植物性药材居多，使用也最普遍，所以古今相沿把中药称为"本草"，古人谓"诸药草类最多，诸药以草为本"。目前常用的中药材绝大多数出产于中国，充分反映了我国历史、文化、自然资源等方面的若干特点，有着独特的理论体系和应用形式。中药学是主要研究中药的基本理论和各种中药的来源、采制、性能、功效与临床应用等知识的一门学科，是我国医学的重要组成部分。其内容包括中药的产地与采集、炮制、加工，中药药性、中药配伍及药物"七情"，用药剂量与用法、煎服法等内容。东汉末期（公元 2 世纪），我国现存最早的一部本草专著《神农本草经》诞生，不仅对汉以前药学知识和经验进行总结，还简要而完备地记述了中药学的基本理论。之后的历朝历代，中药学都有它的各自成就和特色，而且代代相承，日渐昌盛。

　　中药是中医药事业传承和发展的物质基础。中华人民共和国成立后，我国分别于1960—1962 年、1969—1973 年、1983—1987 年组织开展了三次中药资源普查，历次中药资源普查获得的数据资料为我国中医药事业和中药产业发展提供了重要的依据。近20 年中药产业快速发展，对中药资源的应用需求不断增长，中药资源种类、分布、量、质和利用等发生了巨大变化，对中药资源家底进行摸底调查十分必要。为制定资源保护措施和促进产业发展提供可靠、翔实的依据，2011 年国家启动第四次全国中药资源普查试点工作，2018 年国家正式启动第四次全国中药资源普查。这不仅是进入 21 世纪后的第一次全国性中药资源"家底勘查"，同时还着手构建中药资源相关传统知识数据库、中药材种苗繁育基地和种质资源库、中药资源动态监测与信息服务以及中药资源普查成果转化应用等技术支撑体系，对于推动中医药事业和产业高质量发展意义重大。

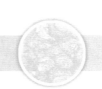

把中医药这一独特的卫生资源发展好、潜力巨大的经济资源利用好、具有原创优势的科技资源挖掘好、优秀的文化资源弘扬好、重要的生态资源维护好，关系全民健康，关系经济社会发展全局，关系全面小康和中华民族伟大复兴中国梦的实现。

2018 年，我们在系统总结中药资源普查成果及大品种培育、产业发展最新研究成果基础上，提出了广义中药学的基本概念与科学内涵，从观念和理论上把中药理论、临床应用、综合开发、产业发展、健康服务、资源保护、生态环境、文化传承等相关的要点整合为一，在整合的前提下对中药的全技术链、全产品链、全产业链进行综合性创新，构建全新的广义中药学学术体系、中药材大品种培育体系与大健康产业应用体系，以指导中药大品种培育和推进中药大健康产业发展。

中药大品种包括中药材大品种和中成药大品种，前者是指应用广泛、综合带动性强、市场价值大、具有完整产业链的中药材；后者是指具有显著或确切的临床疗效、满足临床需求、科技含量高、中医药特色显著、所占市场份额较大的中成药品种。大健康产业是指传统医疗市场以外的与人体健康相关的产品以及医疗服务，主要涵盖医疗产业、跨医疗产业、传统保健品产业、健康管理产业、新型健康产业等基本产业群体，主要涉及养生养老市场、健康管理市场、日妆药妆市场、中药保健茶市场、中药保健酒市场、传统滋补品市场等。中药大健康产业是大健康与中药产业的有机契合，是中国具有传统优势的新兴产业，以中药工业为主体、中药农业为基础、中药商业为枢纽的中药大健康产业悄然形成，主要涵盖中药材、中药饮片、中成药、提取物、中药保健品、中药化妆品、中药兽药、中药农药、中药加工设备等产品，涉及中药种植、研发、生产、流通、销售在内的跨行业、跨区域以及跨国界的中药产业链。从这个意义上讲，广义中药学的提出和构建

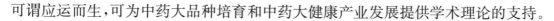

可谓应运而生，可为中药大品种培育和中药大健康产业发展提供学术理论的支持。

据《2013—2017年中国中药行业深度调研与投资战略规划分析报告》数据统计，我国80％以上的城市居民自行购买过中成药，中药不仅可以降低人均就医费用，以更低费用提供更惠民的服务。近年来中医药科学取得积极进展，形成了中医药标准规范的科学体系。数据显示，目前中药大健康产业规模突破万亿，中医药产业已成为国家新经济增长点。与此同时，中医药正在不断走向世界，服务"一带一路"，遍及一百多个国家和地区，推动了中国与世界各国开展医药交流，为人类健康事业做出更大贡献。中国作为全球最大新兴医药市场，市场份额已经接近排名第一的美国。屠呦呦获得诺贝尔生理学或医学奖让世界再次肯定中医药价值，全世界对中医药的肯定和认可，推动中医药走向世界，不断创新。新型大中药产业具有重大的综合效益，能优化工业农业产业结构，增加城镇就业岗位，也能推动农民就地就业，增收脱贫致富，还能促进生态环境的保护。同时，还能保障医疗卫生体制改革，提高人民群众的生活质量。2019年10月，中共中央、国务院《关于促进中医药传承创新发展的意见》指出，中医药学是中华民族的伟大创造，是中国古代科学的瑰宝，也是打开中华文明宝库的钥匙，为中华民族繁衍生息作出了巨大贡献，对世界文明进步产生了积极影响。大力推动中药质量提升和产业高质量发展既是新时代发展的需求，也是发挥中医药原创优势的突破口。当前，中药及相关产品由单纯满足疾病治疗需要向满足治疗、预防、保健、养生、康复等多种需要方向发展，中药学的定义有了更加宽广深厚的内涵。根据广义中药学的定义，在当前大健康产业和健康服务业背景下，多领域、多产业、多技术的跨界融合是21世纪传承和发展中药学的必然趋势。

"天食人以五气，地食人以五味"（《素问·六节脏象论》），天（自然界、大宇宙、宏观整体）——人（小宇宙、微观个体）——药（源自自然界，调补人体阴阳）是互相感应、互为作用的。一个开放的、动态的、可持续的现代中药学体系是推动中医药大健康产业和中药大品种发展的基础，可以避免知识日益专业化、精细化而使得中药学的前景趋向狭窄。本书的构思和编撰历时近 5 年，共计 18 章 61 节，涉及基本概念、中药种子种苗、中药材、提取物、中药饮片、配方颗粒、医院制剂、中成药、中药相关产品以及中药大品种、大健康产业典型案例等内容。

本书在编写过程中得益于四川省中医药科学院、四川省中医药转化医学中心、中国中医科学院中药研究所、南京中医药大学、成都中医药大学、国家固态酿造工程技术研究中心、四川省眉山市中医医院、四川华邑检测认证服务有限公司、成都天河中西医科技保育有限公司、美国圣湖天然产品有限公司、华润三九（雅安）药业有限公司等单位专家、学者的充分信任和鼎力相助，还得到第四次全国中药资源普查试点工作专家指导组组长黄璐琦院士和成都中医药大学万德光教授、四川大学药学院侯世祥教授的鼓励和支持，在此一并表示最诚挚的感谢！由于我个人学术水平和知识局限，本书肯定还存在诸多不足甚至错漏之处，在此恳请广大专家、学者、读者不吝指正！

赵军宁

2019 年 8 月于成都

# 目 录

# 第一章

# 广义中药学的概念与内涵

## 第一节　中药的起源与中药学的发展

### 一、中药的概念与内涵演变

中药的起源是中国劳动人民长期生活实践和医疗实践的结果，是人类智慧的结晶。《淮南子·修务训》中记载："神农……尝百草之滋味，水泉之甘苦，令民知所避就。当此之时，一日而遇七十毒。"它反映了中国劳动人民发现药物、积累经验的艰苦实践过程，也是药物起源于生产劳动的真实写照。

"药"字出自数千年前古钟鼎类铜器上之铭文（金文）。《说文解字》解释为："治病之草，从草，乐声。"汪机《医学原理》说："药……以能治病，皆谓之毒。"张景岳云："毒药者，总括药饵而言，凡能治病，皆可称为毒药。"显然，药、毒和毒药都是用来治病的物质，其义相通，只是称谓不同而已。中国的传统药物在"西药"概念未出现之前并没有也没必要形成一个特定的统一称谓，一般简称"药""毒药"。之所以称为"毒药"，主要是基于药物理论认为"是药三分毒""以药的偏性纠正病的偏性"。又由于中国传统药物以植物药为主，仅兼及少量的动物药、矿物药，因此中国古代一般将中国传统药物称"本草"或"草药"等。"中药"的概念古亦有之，最早是指在君臣佐使理论指导下，居于"上药""下药"之间的一个相对概念，主张"上药养命，中药养性，下药治病"。这与近代西医西药进入中国之后的"中药"概念具有不同的含义。

1871年《西药略释》在开篇序言提及中国及其药物时，使用了"中土""华药"等词汇，是目前发现的记载西药传入中国的较早资料文献之一。该书指出："自中土《本草纲目》一出，莫不以为药类美备矣。然究之华药多泛而无凭，西药较实而有据……夫西国名医所译医书不少，惟未发明药性如何，功用如何，是以华人未达，不敢遽尝耳。"该文以"华药"与"西药"相对而言，此时的"华药"可以视作"中药"概念的雏形。进入中国的外来药物自古曾有海药、回回药、番药、胡药等不同称谓，因被纳入中国传统医药理论而不再单独存在。直至19世纪后期，随着西方医药学传入中国，在各种概念的筛选中逐渐统称为"西药"之后，才出现独立于中国传统医药理论之外的药物统称。与此同时，中国的传统药物则被称为"中药"，以作为"西药"的对称，由此形成近代以来"中药"与"西药"两种称谓并立的格局。在这一分化与变迁过程中，"中药"与"西药"的优势地位也逐渐互换。为了区别东、西方两种医药学，我国将传统医药称为中医、中药，而在国外则把中药叫做"传统药物"或"汉方药"，由此可见"中药"一词的使用先于对它内涵的界定。

根据《中华人民共和国中医药法》最新定义，中医药是包括汉族和少数民族医药在内的我国各民族医药的统称，是反映中华民族对生命、健康和疾病的认识，具有悠久历史传统和独特理论及技术方法的医药学体系。尽管中药的定义有广义、狭义之分，但目前中药已经形成比较完整的概念,内涵的界定也逐渐明晰。比较公认的定义是:中药是指在中医理论指导下,用于预防、治疗、诊断疾病并具有康复与保健作用的物质。从中药基原来看,主要来源于天然药及其加工品,主要包括植物药、动物药、矿物药及部分化学、生物制品类药物;从中药形式来看,包含中药材、中药饮片、中成药,《中华人民共和国药典(2015年版一部)》主要收载有中药材和饮片、植物油脂和提取物以及中药成方制剂;从中药注册分类来看,《药品注册管理办法》(2007)中药、天然药物注册分类包括未在国内上市销售的从植物、动物、矿物等物质中提取的有效成分及其制剂,新发现的药材及其制剂,新的中药材代用品,药材新的药用部位及其制剂,未在国内上市销售的从植物、动物、矿物等物质中提取的有效部位及其制剂,未在国内上市销售的中药、天然药物复方制剂,改变国内已上市销售中药、天然药物给药途径的制剂,改变国内已上市销售中药、天然药物剂型的制剂,仿制药。新的《药品注册管理办法》(2020)注册分类作了较大调整,中药注册按照中药创新药、中药改良新药、古代经典名方、中药复方制剂、同名同方药等进行分类。从实践来看,人们习惯将凡是以中医药理论指导采集、炮制、制剂,说明作用机制,指导临床应用的药物统称为中药。也有根据现代化程度,中药分为传统中药(traditional Chinese herbal drug)和现代中药(contemporary Chinese herbal drug),现代中药又可再分为近现代中药、现代化中药、后现代中药(亦称创新中药)。

应该指出的是,中药主要源于天然产物,但天然产物并不一定都是中药。由于历史的原因,在我国许多天然药物起源于中药研究,天然药物与中药的概念始终未能够明确进行区分。我国现行药品法规、技术要求和指导原则均将"中药、天然药物"概念合并使用。中药不仅具有天然产物的自然属性,更具有其特定的内涵、独特的理论体系和应用形式,充分反映了中国的历史文化、自然资源等方面的若干特点。故有学者强调,中药具体表述包括三点基本内容:①药物本身的性能以中医药学专用术语表述,包括性味、归经、升降浮沉等。②药物功效则以中医药学对人体状况表述的对应术语表述,如滋阴、补阳、凉血、补气、清热解毒、活血化瘀、软坚散结、舒肝平胃、治寒喘或热喘、治实秘或虚秘等。③多种单味药配合使用时,各药间的关系主次有别,即按通称的"君臣佐使"组合,共同构成一个功效整体,针对人体证候而应用。

## 二、中药学的形成与发展

中药学是专门研究中药基本理论和各种中药的来源、采制、性能功效及应用方法等知识的一门学科。近年来迅速发展的中药鉴定学、中药药理学、中药化学、中药炮制学以及中药研究思路、质量标准、产品开发等相关学科的发展方向,无不与中药概念的理解紧密相关。作为一门独立的学科,中药学早在两千多年前即已基本确立。其理论体系框架最早源自东汉末期(2世纪)的《神农本草经》,该书不仅是对汉以前药学知识和经验的总结,还简要而完备地记述了中药学的基本理论。以后的历朝历代,中药学都有它的成就和特色,仅现存本草书籍就有400余种,文献资料相当丰富。

《黄帝内经》(简称《内经》)是中国最早的医学典籍,分《灵枢》和《素问》两部分,相传为黄帝所作,但后世较为公认此书最终成型于西汉时期。该书在黄老道家理论上建立了中医学上的"阴阳五行学说""脉象学说""藏象学说""经络学说""病因学说""病机学说""病症""诊法""论治"及"养生学""运气学"等,奠定了人体生理、病理、诊断以及治疗的认识基础,奠定了中医学发展的理论基础,同时也对后世中药理论的发展和临床用药产生了巨大的影响,被称为医之始祖。

现存我国最早的本草专著当推《神农本草经》(简称《本经》)。该书作者不详,成书年代虽尚有争议,但不会晚于东汉末年(2世纪)。全书3卷,也有4卷本,载药365种,按药物之有毒与无毒、养身延年与祛邪治病的不同,分为上、中、下三品,即后世所说的"三品分类法"。上品120种,功能滋补强壮,延年益寿,无毒,可以久服;中品120种,功能治病补虚,兼而有之,有毒或无毒,当斟酌使用;下品125种,专功祛寒热,破积聚,治病攻邪,多具毒性,不可久服。《神农本草经》序例中还简要赅备地论述了中药的基本理论,如四气五味、有毒无毒、配伍法度、辨证用药原则、服药方法及丸、散、膏、酒等多种剂型,并对中药的产地、采集、加工、贮存、真伪鉴别等方面做了简要介绍。《神农本草经》的问世,不但是中医药学理论体系形成的显著标志之一,而且在总结汉以前药物学成就的基础上为中药学学科的建立和发展奠定了坚实的基础。

南朝刘宋时期(420—479年)雷敩的《雷公炮炙论》是我国第一部炮制专著,该书较系统地介绍了300种中药的炮制方法,提出药物经过炮制可以提高药效,降低毒性,便于贮存、调剂、制剂等。此书对后世中药炮制的发展产生了极大的影响,书中记载的某些炮制方法至今仍有很大参考价值。它标志着本草学一新兴分支学科的诞生。

唐代《新修本草》,又称《唐本草》,是我国历史上第一部官修本草。全书共54卷,载药850种(一说为844种),由本草、药图、图经三部分组成,分为玉石、草、木、禽兽、虫鱼、果、菜、米谷、有名未用等九类,除有名未用外,其余各类又分为上、中、下三品。在本书编写过程中,唐政府通令全国各地选送当地道地药材,作为实物标本进行描绘,从而增加了药物图谱,并附以文字说明。这种图文对照的方式,开创了世界药学著作的先河。由于《新修本草》是由国家组织修订和推行的,因此它也是世界上公开颁布的最早的药典性本草著作,比1542年欧洲纽伦堡药典早800余年。

宋代本草学的代表作当推唐慎微的《经史证类备急本草》(简称《证类本草》)。唐慎微整理了经史百家共247种典籍中有关药学的资料,在《嘉祐本草》《本草图经》的基础上,于1082年撰成《经史证类备急本草》。全书31卷,载药1746种,附方300余首。方剂是药物功能的直接例证,每味药物附有图谱,这种方药兼收,图文并茂的编写体例,较前代本草著作又有所进步,且保存了民间用药的丰富经验。每药还附以制法,为后世提供了药物炮制资料。本书使我国大型本草编写格局臻于完备,起了承前启后、继往开来的作用,至今仍是我们研究中药必备的重要参考书之一。此外,北宋京城开封开设由国家经营的熟药所,其后又发展为修合药所(后改名为"医药和剂局")及出卖药所(后改名为"惠民局")。药局的出现促进了药材检验、成药生产的发展,带动了中药炮制、制剂技术的提高,并制定了制剂规范,《太平惠民和剂局方》即是这方面的重要文献。

明代李时珍所编本草巨著《本草纲目》全书共52卷,载药1892种,附药图1109幅,附方11096首,新增药物374种,共计200多万字。序例部分对本草史和中药基本理论进行了全面、系统的总结和发挥,保存了大量医药文献。其百病主治药,既是临床用药经验介绍,又是药物按功效主治病证分类的楷模。本书按自然属性分为水、火、土、金石、草、谷、菜、果、木、器服、虫、鳞、介、禽、兽、人共16部60类,每药标正名为纲,纲之下列目,纲目清晰。这种分类方法是当时世界上最先进的分类法,比植物分类学创始人林奈的《自然系统》所述分类要早170多年。

"中医药科学化""改良中医药"等口号风行一时,形成民国时期中医药学发展的一大特色。这一时期中医药学发展的特点是中西医药并存。虽然国民政府对中医药采取了不支持和歧视的政策,但在志士仁人的努力下,中医药依然向前发展,并取得了不少成果。中药辞书的产生和发展是民国时期中药学发展的一项重要成就,其中成就和影响最大的当推陈存仁主编的《中国药学大辞典》(1935年)。全书约200万字,收录辞目4300条,既广罗古籍,又博采新说,且附有标本图册,受到药界之推崇。

中华人民共和国成立以来,政府高度重视中医药事业的继承和发扬,并制定了一系列相应的政策和措施,使中医药事业走上了健康发展的轨道,本草学也取得了前所未有的成就。其中最能反映当代本草学术成就的,有历版《中华人民共和国药典》《中药大辞典》《全国中草药汇编》《中华本草》等。随着现代自然科学和医药学的迅速发展及中药事业自身发展的需要,中药的现代研究在深度和广度上都取得了令人瞩目的成就,临床中药学、中药鉴定学、中药化学、中药药理学、中药炮制学、中药药剂学等分支学科都取得了很大发展。尤其是中国本土科学家屠呦呦研究员利用现代科学方法从中药青蒿中分离出青蒿素应用于疟疾的治疗,并荣获2015年度诺贝尔生理学或医学奖,引起了海内外对中医药的热议,并对中医药在生命科学领域有新突破寄予了更多关注和更大期待。

古有"诸药草类最多,诸药以草为本"一说,但古代的"本草之学"仅见于宋代《本草图经》序:"昔神农尝百草之滋味,以救万民之疾苦。后世师祖,由是本草之学兴焉。"迄今为止,业内对"本草"概念认识并不一致,有指药物(中药的统称),有指中医的药物学,有指包括《神农本草经》在内的历代药物学著作。显而易见,20世纪50年代以前的本草学就是传统的中药学。"本草"一词不宜指代药物或中药,本草的概念应是指我国传统药物学或是记载药物学知识的著作(表1-1)。

**表 1-1　历代涉及本草学相关著作**

| 时期 | 作者/成书年代 | 著作 | 主要内容或相关论述 | 成就 |
|---|---|---|---|---|
| 原始社会（远古—前 21 世纪） | 不详 | 《淮南子·修务训》 | "神农……尝本草之滋味,水泉之甘苦,令民知所避就。当此之时,一日而遇七十毒" | 中药起源 |
| 夏商周时代（前 21 世纪—前 221 年） | 不详 | 《针灸甲乙经》 | "伊尹以亚圣之才,撰用神农本草,以为汤液" | 汤剂的出现与流传 |
| | 不详 | 《资治通鉴》 | "闵生民之疾苦,作汤液本草……走十二经络表里之宜" | |
| | 不详 | 《说文解字》 | "药,治病草。从艸乐声" | "药"字的出现,明确指出"药"即治病之物 |
| | 西周 | 《诗经》 | 用以比喻吟咏的植物和动物 300 余种,其中多数被后世本草著作收载 | 西周时代文学作品 |
| | 先秦 | 《山海经》 | 记载 120 余种药物,其中有动物、植物、矿物等,并明确指出药物产地、形状特点与功效等 | 记载中国各地名山大川及物产的史地书 |
| | 春秋战国 | 《黄帝内经》 | 分《素问》及《灵枢》二册,是当时医疗实践经验的总结,亦标志中医理论体系的初步形成 | 奠定中医学发展理论基础 |
| | 春秋战国或更早 | 《五十二病方》 | 记载医方 283 首,用药达 247 种,所治疾病涉及内、外、妇、五官等科等 | 代表当时药物学发展最高水平,药物学发展由零散记载向系统化专门化整理过渡 |
| | 春秋战国 | 《万物》 | 所记载内容医药占 9/10,药名 110 多个 | |
| 秦汉时期（前 221 年—220 年） | 西汉初年 | 《史记·扁鹊仓公列传》 | 本草专著问世 | 本草学初具规模 |
| | 西汉初年 | 《汉书·楼护传》 | | |
| | 西汉初年 | 《汉书·平帝记》 | | |
| | 托名神农/汉代 | 《神农本草经》 | 载药 365 种,将药物分上、中、下三品,论述了中药基本理论,并对中药的产地、采集、加工、贮存、真伪鉴别等做了简要介绍 | 现存最早的本草专著,中医药理论体系形成的最显著标志之一,为中药学的全面发展奠定了理论基石 |
| 三国、两晋、南北朝时期（220—581 年） | 239 年 | 《吴普本草》 | 为该时期重要本草著作 | |
| | 220 年 | 《李当之药录》 | | |
| | 500 年 | 《名医别录》 | | |
| | 陶弘景/南朝梁代 | 《本草经集注》 | 共载药物 730 种,对《神农本草经》原文逐一加以注释,首创按药物自然属性分类方法。系统总结了六朝以前的本草学成就,全面发展本草学基本理论 | 本时期最具代表性本草著作,标志着综合本草模式的初步确立,奠定了我国古本草编写体例 |
| | 雷敩/南朝刘宋时期 | 《雷公炮炙论》 | 系统介绍了 300 种中药的炮制方法 | 第一本药物炮制学专著,标志着本草学一新兴分支学科的诞生 |
| 隋唐、五代十国时期（581—960 年） | 苏敬 等/唐代初年 | 《新修本草》 | 全书 54 卷,载药 844 种,由本草、药图、图经三部分组成 | 图文对照的方式开创了世界药学著作的先河;我国历史上第一部官修本草 |
| | 陈藏器/唐开元年间 | 《本草拾遗》 | 对《新修本草》进行增补和辨误,扩展了用药范围,根据功效,提出 10 种分类方法 | 对后世方药分类产生了重大影响 |
| | 938—965 年 | 《蜀本草》 | 对药品的性味、形态和产地做了补充,绘图精致,常为后人编纂本草时引用 | 本草学发展有影响的书籍 |
| | 937—957 年 | 《食性本草》 | 五代十国本草著作 | |
| | 923 年 | 《日华子本草》 | | |

（续表）

| 时期 | 作者/成书年代 | 著作 | 主要内容或相关论述 | 成就 |
|---|---|---|---|---|
| 宋、金元时期（960—1368年） | 刘翰、马志等/973年 | 《开宝新详定本草》 | | 宋代第一部官修本草 |
| | 李昉等/974年 | 《开宝重定本草》 | 对《开宝新详定本草》重新校勘 | |
| | 掌禹锡等/1060年 | 《嘉祐补注神农本草》 | 再次编撰，载药1 082种 | |
| | 苏颂等/1061年 | 《本草图经》 | 全国征集药物实图等 | |
| | 医药和剂局 | 《太平惠民和剂局方》 | 药局的出现促进药材检验、成药生产的发展，带动中药炮制、制剂技术提高，制定了制剂规范 | 国家药局的设立，北宋一大创举 |
| | 唐慎微/宋代 | 《经史证类备急本草》 | 载药1 749种，附方3 000余首；图文并茂的编写体例，较前代本草著作又有所进步，保存民间用药的丰富经验 | 本书使我国大型本草编写格局臻于完备 |
| | 1185年 | 《素问药注》 | 金元时期本草特点：发展医学经典中有关升降浮沉、归经等药物性能理论；大兴药物奏效原理探求之风 | 金元时期本草一般出自医家之手，内容简要，具有明显临床药物学特征 |
| | 1185年 | 《本草论》 | | |
| | 张元素/1200年 | 《珍珠囊》 | | |
| | 李东垣/1251年 | 《药类法象》 | | |
| | 1251年 | 《用药心法》 | | |
| | 王好古/1298年 | 《汤液本草》 | | |
| 明代（1368—1644年） | 刘文泰 | 《本草品汇精要》 | 共42卷，载药1 815种。每药项下分为24项记述。绘有1 385幅精美彩色药图和制药图，是古代彩绘本草之珍品 | 中国封建社会最后一本大型官修本草 |
| | 李时珍 | 《本草纲目》 | 全书共52卷，载药1 892种，附药图1 109幅，附方11 096首，新增药物374种等 | 集我国16世纪以前药学之大成，是我国大型骨干本草范本 |
| | 缪希雍/1622年 | 《炮炙大法》 | | |
| | 朱橚/1406年 | 《救荒本草》 | 记载了药物炮制食疗本草、药用植物、地方本草等方面的内容 | 对丰富和完善本草学内容，具有一定科学价值 |
| | 李中立/1612年 | 《本草原始》 | | |
| | 兰茂/1449年 | 《滇南本草》 | | |
| 清代（1616—1911年） | 赵学敏/1765年 | 《本草纲目拾遗》 | 全书共10卷，载药921种，在《本草纲目》之外新增药物716种，收录大量已散失的方药书籍的部分内容 | 拾《本草纲目》之遗，且对已载药物治疗未备、根实未详者加以补充，疏漏之处加以厘正 |
| | 刘若金/1664年 | 《本草述》 | 以《本草纲目》为基础，配合临床需要，以符合实用为原则，对《本草纲目》进行摘要、精减、整理工作 | 由繁返约的本草著作 |
| | 汪昂/1694年 | 《本草备要》 | | |
| | 黄宫绣/1769年 | 《本草求真》 | | |
| | 黄元御/1754年 | 《玉楸药解》 | | |
| | 吴仪洛/1757年 | 《本草从新》 | | |
| | 严洁等人/1761年 | 《得配本草》 | | |
| | 张仲岩/1704年 | 《修事指南》 | 将历代有关炮制记载综合归纳，较为系统地论述各种炮制方法 | |
| | 吴其濬/1848年 | 《植物名实图考》 | 详记每种植物形态、产地、栽培、用途、药用部位、效用治验等内容，并附有插图 | 为研究药用植物提供了宝贵的文献资料 |
| 民国时期（1912—1949年） | 陈存仁/1935年 | 《中国药学大辞典》 | 全书约200万字，收录词目4 300条 | 近代第一部具有重要影响的大型药学辞书 |

（续表）

| 时期 | 作者/成书年代 | 著作 | 主要内容或相关论述 | 成就 |
|---|---|---|---|---|
| 中华人民共和国成立后<br>(1949.10.1至今) | 中华人民共和国卫生部药典委员会/1963年 | 《中华人民共和国药典·一部》 | 中药生产、供应、检验和使用的依据 | 以法典的形式确定了中药在当代医药卫生事业中的地位 |
| | 南京中医药大学/2000年 | 《中药大辞典》(第二版) | 收载中药6 008种，原植(动)物或药材附以墨线图 | 引文直接标注最早出处，或始载文献，有重要文献价值 |
| | 中国中医科学院中药研究所等/1975年 | 《全国中草药汇编》 | 分上、下两册，正文收载中草药2 202种，附录1 723种，连同附注中加载的中草药，总数在4 000种以上，并附墨线图近3 000幅 | 较系统、全面整理了全国中草药关于认、采、种、养、制、用等经验，内容翔实、重点突出、便于应用 |
| | 国家中医药管理局《中华本草》编委会/1999年 | 《中华本草》 | 全书34卷，前30卷为中药，后4卷为民族药专卷；中药部分收录正药8 980种，附列药物571种，增加了化学成分、药理、制剂、药材鉴定和临床报道等内容 | 在深度和广度上超过以往本草文献，是一部反映20世纪中药学科发展水平的综合性本草巨著 |

自20世纪以来，随着西方医学的兴起与传入，本草不仅被代之以"中药学"，传统的"本草学"已成为中药综合学科下的一个分支学科。现代统编中药学理论体系框架在《本草经》经典中药理论体系的基础上，随着历代中药学理论的发展不断完善和优化，整体上更趋系统性、合理性、逻辑性和科学性。由图1-1可见，现行的中药学教材的编写都紧扣中药理论框架体系，分总论和各论两部分。总论通常为中药的基本理论，包括药性理论、配伍理论、采制理论、炮制理论等内容。各论按功效分类，收载具体中药

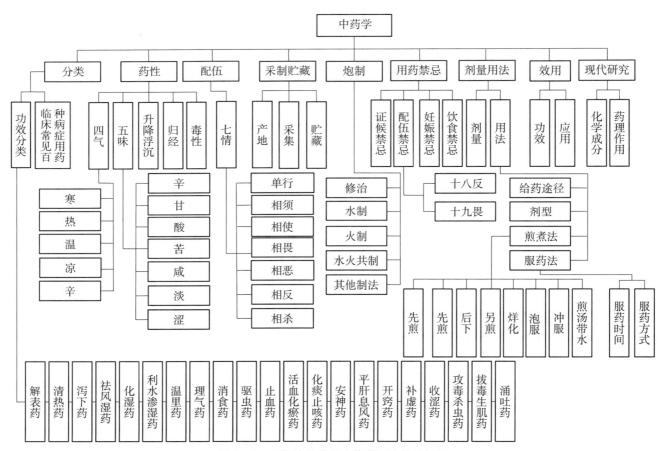

图1-1 现行统编教材中药学理论体系框架

的来源、性能、功效、临床应用及其他相关知识。

随着新时代的发展,现代健康服务业逐步从单一救治模式转向"预防—治疗—康养"一体化模式。中医药大健康产业也已成为国家新的经济增长点,中药学作为一门古老而又现代的学科焕发出勃勃生机。中药及相关产品由单纯满足疾病治疗需要,向满足治疗、预防、保健、养生、康复等多种需要方向发展,中药学的定义应该有更加宽广深厚的内涵。

(四川省中医药科学院·四川省中医药转化医学中心 赵军宁 华桦)

## ◇参◇考◇文◇献◇

[1] 周祯祥.谈中药及其相关概念[J].湖北中医学院学报,2002,4(1):7-9.

[2] 赵军宁,杨明,陈易新,等.中药毒性理论在我国的形成与创新发展[J].中国中药杂志,2010,35(7):922-927.

[3] 赵军宁,叶祖光.传统中药毒性分级理论的科学内涵与《中国药典》(一部)标注修订建议[J].中国中药杂志,2012,37(15):2193-2198.

[4] 李彦昌,张大庆.华夷之辨与中西之别:中国近代早期药物称谓的分化与演变[J].中国科技史杂志,2015,36(3):336-347.

[5] 李学林,唐进法.中药概念辨析[J].中医杂志,2010,51(12):1141.

[6] 全国人民代表大会常务委员会.《中华人民共和国中医药法》[EB/OL].(2016-12-25)http://fjs.satcm.gov.cn.

[7] 肖小河,黄璐琦,马小军.论中药和中药现代化的新内涵及其意义[J].中国中药杂志,2003,28(3):282-286.

[8] 赵军宁,华桦,杨安东,等.广义中药学概论——从中医"治未病"到中药大健康产业[J].中国中药杂志,2018,43(21):245-249.

[9] 石上梅.逐步完善中药质量标准体系和质量控制模式——解读2015年版《中国药典》一部[J].中国药学杂志,2015,50(20):1752-1753.

[10] 国家食品药品监督管理局.药品注册管理办法(局令第28号)[EB/OL].(2007-07-10)http://fjs.satcm.gov.cn.

[11] 国家食品药品监管总局公开征求《药品注册管理办法(修订稿)》意见[EB/OL].(2017-10-24)[2020-05-27]http://www.gov.cn/xinwen/2017-10/24/content_5233992.htm.

[12] 张永文.关于中药、天然药物概念与范畴的思考[J].世界科学技术—中医药现代化,2011,13(5):925-928.

[13] 岳凤先.中药、西药及相关药物概念内涵的辨析[J].浙江中医药大学学报,2009,33(5):623-627.

[14] 凌一揆.中药学[M].上海:上海科学技术出版社,1984.

[15] 高学敏.中药学[M].北京:中国医药科技出版社,1990.

[16] 钟赣生.中药学[M].北京:中国中医药出版社,2016.

[17] 甘师俊.中药现代化发展战略[M].北京:科学技术文献出版社,1998.

[18] 张伯礼,陈传宏.中药现代化20年(1996—2015)[M].上海:上海科学技术出版社,2016.

[19] 郝大近.本草及本草学的概念辨析[C]//中国药学会药学史专业委员会.第十九届全国药学史本草学术研讨会暨2017年江苏省药学会药学史专业委员会年会论文集,苏州 2017.

[20] 杨敏,陈勇,张廷模,等.对中药学概念体系雏形构建的研究[J].中药药理与临床,2015,31(6):215-217.

[21] 蒋淼,张廷模,陈勇,等.从中药学教材沿革看中药理论框架发展概况[J].环球中医药,2016,9(3):271-274,282.

[22] 孙鑫,钱会南.《神农本草经》与统编中药学教材中药理论体系框架对比研究[J].环球中医药,2017,10(12):1477-1480.

# 第二节 广义中药学的背景与基本内容

## 一、广义中药学产生背景

当前,人类健康面临着新的严峻挑战,现代医学以往的诊断和治疗往往忽视患者个体差别,导致不同患者罹患同种疾病,同样的治疗方法效果差异却很大,对医学发展提出了新课题和临床需求。21世纪医学目的的调整和"环境—社会—心理—工程—生物"医学模式的转变,更加重视整体医学观和有关复杂系统的研究,从转化医学到精准医学、智慧医疗,从实验研究到大数据、互联网,从传统中药到大品种、大健康等,现代健康服务业从单一救治模式转向"预防—治疗—康养"一体化模式的发展与日俱进,服务于全生命周期的大健康产业也已成为国家新的经济增长点。

传承千年的中医药学是科学与人文的结合,其独特的理论体系、原创的思维理念和丰富的实践经验,蕴含着深厚的科学内涵,具有引领生命科学未来发展的巨大潜力。国务院颁布《中医药健康服务发展规划(2015—2020年)》,除传统的医疗服务和康复服务外,还拓展了养生保健、健康养老、文化和健康旅游、服务贸易等方面,中医药从一个功能拓展到7个功能,拓宽了中医药发展的领域。国务院《"健康中国2030"规划纲要》强调全方位、全周期保障人民健康,充分发挥中医药独特优势,提高中医药服务能力,中医药在治未病中的主导作用、在重大疾病治疗中的协同作用、在疾病康复中的核心作用得到充分发挥,发展中医养生保健治未病服务,推进中医药继承创新。

两千多年前的《黄帝内经》建立了中医学"阴阳五行学说""脉象学说""藏象学说""经络学说""病因学说""病机学说""病症""诊法""论治"及"养生学""运气学"等理论,很早就提出了"不治已病治未病"的防病养生谋略,从整体观上来论述医学,呈现了自然、生物、心理、社会"整体医学模式"。《难经》《金匮要略》继承发挥了《内经》的理论,使中医预防理论备受后世重视,日臻完善。中医治未病的目的就是保证健康,延长人生命的期限,提高生活的质量。中医治未病的本质是个性化的健康管理,健康管理的关键环节是未病先防,未病先防的逻辑规律是从零级预防开始,中医药以其在慢性复杂多因素性疾病的治疗方面具有显著优势而备受关注。中医治未病是采取预防或治疗手段,防止疾病发生、发展的方法,也是中医治则学说的基本法则。包括未病先防、既病防变、瘥后防复等多个方面的内容,即防病于未然,强调摄生,预防疾病的发生;既病之后防其传变,强调早期诊断和早期治疗,及时控制疾病的发展演变;病愈后防止疾病的复发及治愈后遗症。治未病是中医学预防思想的高度概括,在疾病的预防和诊治上具有重要的意义。

随着中药现代化进程的推进,也促进了中药大健康产业的悄然形成,形成了涉及中药种植、产品研发、生产、流通、销售在内的跨行业、跨区域的产业链,并具有调整产业结构、增加就业、农民增收、服务医改、惠及民生及保护生态等综合优势,中药学作为一门古老而又现代的学科焕发出勃勃生机。中药材作为中医药事业传承和发展的物质基础,自1996年国家实施中医药现代化行动计划以来,20多年来中药科技创新不断突破,产业发展迅速跃升,中医药的服务优势进一步凸显,中药现代化研究水平大大提升,国际化进程形势喜人,取得了重要成就。张伯礼等在系统分析和总结中药大健康产业存在"缺乏顶层设计和区域规划,中药大健康产业链存在薄弱环节,中药大健康产品科技薄弱,低质发展"等问题基础上,提出了"一个战略中心"(以服务健康需求为中心),"两个战略重点"(规划监管、提质增效),"四个发展方向"(规范种植、新品研发、商贸物流、国际发展)和"六项重点任务"(政策保障体系、监管体系、现代物流体系、"提质增效"工程、动示范基地和品牌工程、海外拓展工程)。

当前,中医药现代化热潮正旺,传统的中药概念和范畴已悄然在变。传统的中药材、中药饮片、中成药、草药及其制品,民族药及其制品,中草药提取物,进口中药和植物药及其制品,中药和天然药物有效部位及其制品、有效成分结构修饰物及其制品、以天然活性成分为先导化合物的合成和半合成药物等均可涵盖于广义的中药范畴之中。也就是说,广义的中药范畴既包括汉族药,也包括少数民族药;既包括已上市的中药和天然药物,也包括未上市的中药和天然药物;既包括国内传统药物,也有引自国外的传统药物;既有天然产物,也有人工合成产物;既有混合物,也有单体化合物。也不论是洋人还是国人率先研发和使用的,也不论是西医药学人还是中医药学人率先研发和使用的,都可以算是中药。2020年出台的《药品注册管理办法》也将天然药物、进口中药和植物药纳入中药注册管理范畴之中,从某种意义上讲,中药与天然药物、中药与"洋中药"之间的界限已被打破。

由此可见,中药及相关产品由单纯满足疾病治疗需要向满足治疗、预防、保健、养生、康复等多种需要方向发展。不同于传统的本草学或者现行的中药学,中药学的理论框架和技术体系也迎来创新发展和扩展内涵的历史契机。当务之急要建立起支撑独具特色的中医药大健康全产业链的新的中药学理论和技术框架体系,满足民众日益增长的健康需求和大健康产业发展。

## 二、广义中药学的定义与基本内容

早在两千多年以前，《内经》就提出"未病先防，既病防变，瘥后防复"，卓有远见地把"治未病"思想贯彻中医理论体系，这一观点放在 21 世纪依然闪耀着光芒。随着新时代的发展，现代医学更加重视整体医学观和有关复杂系统的研究，从转化医学到精准医学、智慧医疗，从实验研究到大数据、互联网，从传统中药到大品种、大健康等现代健康服务业，从单一救治模式转向"预防—治疗—康养"一体化模式的发展与日俱进，中医药大健康产业也已成为国家新的经济增长点。在时代的发展下，中药及相关产品由单纯满足疾病治疗需要，向满足治疗、预防、保健、养生、康复等多种需要方向发展，中药学的定义有了更加宽广深厚的内涵。2017 年赵军宁等基于传统中医药理论和中药复方作用特点，提出的中药复方作用"适度调节原理（moderation-integrated-balance presupposition，MIBP）"新假说，其学术核心思想是中药复方通过适度调节（思路），系统整合（方法），达到纠偏求平之目的（结果），基于广义免疫组学整体与局部组织平衡原理的中医证候客观化，客观描述

中药作用特点和指导中药复方新药的药理学评价，为中药大品种培育和大健康产业发展提供新思路新方法。2018 年赵军宁等提出的广义中药学，就是在传统中药学和中医"治未病"理论基础上，从观念和理论上把中药理论、临床应用、综合开发、产业发展、健康服务、资源保护、生态环境、文化传承等相关的技术和学科领域要素整合为一，基于全生命周期健康管理和中药适度干预的前提下，对中药的全技术链、全产品链、全产业链进行综合性创新，构筑第一、二、三产业相互融合的中药"第六产业"学术基础，以指导中药大品种培育和推进中药大健康产业发展。

不同于传统的本草学或者现行的中药学，广义中药学构建全新的广义中药学学术体系、中药材大品种培育体系与大健康产业服务体系，以指导中药大品种培育和推进中药大健康产业发展。由图 1-2 可见，广义中药学涉及技术和学科领域包括传统的中药学（本草学）、现代的中药学（狭义）、中药资源学、中药药理学、中药化学、中药产品学以及中药经济、中药文化、生态农业、中药健康服务等。其产品链涵盖农产品（中药种子种苗、中药材、中药农药、中药兽药、饲料添加剂等）、药品（中药饮片、配方颗粒、医院制剂、中成药等）、食品（药食同源食品、特殊食

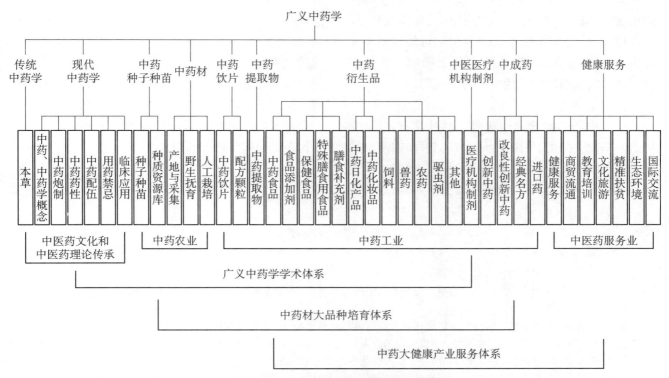

图 1-2　广义中药学理论体系基本框架

品及食品添加剂）、轻化工产品（中药提取物、日用化学品、化妆品）及其他衍生产品的研究开发和生产等。其产业链包括中药种植和野生抚育（第一产业）、中药生产加工（第二产业）、中药商贸流通和健康服务（第三产业）。

与现代农业"第六产业"发展类似，中药一、二、三产业的相互融合构成典型的中药"第六产业"内涵，也是大中药大健康的概念，代表着中药产业化未来先进的发展方向。"现代中药第六产业"标志着中药一、二、三产业的技术链、产品链、服务链、区块链和产业链的有机融合，发挥 1＋2＋3＞6 的协同效应。

## 三、广义中药学的特点

广义中药学作为一门新兴的、系统的、整合的学科，具有"新""全""大""广"等特点，可在大健康相关领域发挥重要支撑作用。

### （一）学术新

广义中药学构建的学术体系坚持中医药科技自身原创性，体现了中药资源、中药饮片、中成药及中药相关健康领域等与现代科技的多学科跨界融合，体现了传统药性理论与中医临床应用的整合创新。将中医药原创思维与现代科技结合，中药理论、临床应用、综合开发、产业发展、健康服务、资源保护、生态环境、文化传承等相关的技术和学科领域要素整合为一，可在系统的、整合的基础上形成一批原创性、引领性、前沿性的现代中药科技成果。

### （二）产品全

广义中药学构建的中药材大品种培育体系，在中药学基础上向上、下游产品开发和转化应用延伸。其产品链涵盖农产品（中药种子种苗、中药材、中药农药、中药兽药、饲料添加剂等）、药品（中药饮片、配方颗粒、医院制剂、中成药等）、食品（药食同源食品、特殊食品及食品添加剂）、轻化工产品（中药提取物、日用化学品、化妆品）及其他衍生产品的研究开发和生产等，品种门类多种多样，几乎包括所有健康产品。

### （三）规模大

广义中药学产业链包括中药种植和野生抚育（第一产业）、中药生产加工（第二产业）、中药商贸流通和健康服务（第三产业）。与现代农业"第六产业"发展类似，中药第一、二、三产业的相互融合构成典型的中药"第六产业"内涵，也是大中药大健康的概念，代表着中药产业化未来先进的发展方向。"现代中药第六产业"标志着中药第一、二、三产业的技术链、产品链、服务链、区块链和产业链的有机融合，中医药健康产业将是未来最朝阳的产业，蕴含巨大经济空间。

### （四）领域广

广义中药学构建的大健康产业服务体系，顺应了医学发展趋势，突显中医药是我国独特的卫生资源，中药相关产品在治未病、预防医学、养老、妇幼保健等领域发挥重要作用。中药资源源于自然，具有天地一体、天地人和的整体观，注重人与自然和谐相处，与尊重自然、顺应自然、保护自然的生态文明理念内在一致。中医药文化资源不仅能够普及医学知识，更有利于提高人民群众的文化素养，传承中华文化的优秀基因，增强中华民族的凝聚力和向心力，促进中华文化走向世界，提升我国的国家软实力。以移动医疗、云计算、大数据、物联网为代表的信息技术已经开始渗透到中医药产业的各个环节，壮大了中医药健康服务产业领域。

（四川省中医药科学院·四川省中医药转化医学中心 华 桦 赵军宁）

◇参◇考◇文◇献◇

［1］张伯礼，陈传宏.中药现代化 20 年（1996—2015 年）［M］.上海：上海科学技术出版社，2016.

［2］赵军宁，华桦，杨安东，等.广义中药学概论——从中医"治未病"到中药大健康产业［J］.中国中药杂志，2018，43（21）：245－249.

［3］张伯礼，张俊华，陈士林，等.中药大健康产业发展机遇与战略思考［J］.中国工程科学，2017，19（2）：16－20.

［4］肖小河，黄璐琦，马小军.论中药和中药现代化的新内涵及其意义［J］.中国中药杂志，2003，28（3）：282－286.

［5］赵军宁.中药复方适度调节原理与中药复方新药转化中的药理学问题［J］.中国中药杂志，2017，42（5）：836－843.

［6］任思冲，张翼冠，戴瑛，等.免疫组库研究及其在中医药领域应用前景展望［J］.中药药理与临床，2018，34（1）：178－182.

［7］张翼冠，谭蕊蓉，任思冲，等.基于中药复方适度调节原理与广义免疫组平衡监测的中医证候研究与中药复方药效评价新

思路、新方法[J].中国中药杂志,2018,43(15):1-6.

[8] 罗贞礼.日本"第六产业"发展特点及其启示[J].人民论坛,2016(19):102-103.

## 第三节 广义中药学与中药大品种、大健康产业

### 一、广义中药学与中药大品种

广义中药学作为新兴的系统整合学科,以理论创新为引领,技术创新为支撑,以中药产品创制为导向,以发展中药产业为目标,可全方位支撑大品种培育,综合考虑历史传承、资源可持续、市场准入法律法规、产品链构成、科技创新能力、企业经营管理、经济社会效益等综合因素,未来中药材单品种全产业链可产生数十亿元及数百亿元新增产值。中药现代化经过20年的发展,涌现出一批应用广泛、综合带动性强、市场价值大、具有完整产业链的中药材(人参、三七等为典型代表),行业内将这类品种称为中药材大品种。

黄璐琦认为,全面提升中药产业发展的突破口就是中药材大品种。中药材作为中医药事业传承和发展的重要物质基础,是关系国计民生的战略性资源。中药材和中成药大品种在中药产业中处于核心地位,既是中医原创理论的载体,治疗的主要手段,也是沟通传统与现代的桥梁。经过中药现代化20年的发展,涌现出一批应用广泛、综合带动性强、市场价值大、具有完整产业链的中药材,其中,川产道地药材以及人参、三七等为典型代表,行业内将这类品种称为中药材大品种。广义中药学基于全生命周期健康管理和中药适度调节原理,作为新兴的系统整合学科,以理论创新为引领,技术创新为支撑,以中药产品创制为导向,以发展中药产业为目标,可全方位支撑大品种培育,综合考虑历史传承、资源可持续、市场准入法律法规、产品链构成、科技创新能力、企业经营管理、经济社会效益等综合因素,未来中药材单品种全产业链可产生数十亿元及数百亿元新增产值。从广义中药学的角度和川产道地药材大品种发展案例,我们认为中药材大品种发展应当遵循四大原则:①区域适宜原则。应是地区适宜发展品种,列入道地药材及大宗药材名录,有深厚的传统保健养生文化底蕴,国内外认可度高。同时已经建立种子种苗基地,实现人工栽培大面积规范化栽培,资源可持续利用。②药食同源原则。优先考虑列入既是食品又是药品的物品名单,或者属于卫计委公布的新食品原料且载入中国药典的品种;可以考虑列入可用于保健食品的物品名单品种。产品链应尽量涵盖药品(中成药、饮片)、保健食品、膳食补充剂、食品(茶、饮料、压片糖果等)、保健酒、化妆品、日化产品以及中兽药全产业链,预期单品种相关产品具有数十亿元及数百亿元市场空间。③企业主导原则。专业化龙头企业运作,建立产学研协同创新机制,可保障大品种持续开发和市场推广的资金和运营团队保障。④创新引领原则。获得部省级以上科技及产业化项目资助,有稳定、长久的科学研究团队,已经形成技术核心和首席科学家,获得相关系列专利授权或者新产品、新品种上市许可,研究成果获得省部级政府以上奖励,居国内领先水平。

以赵军宁为首席专家的川产道地药材大品种培育四川省中医药产业创新团队,在全国第四次中药资源普查成果、川产道地药材种子种苗基地和中药资源动态监测四川站建设基础上,基于广义中药学(Generalized TCM)基本原理和"大中药、大健康、大产业"发展思路,以川产道地药材姜黄为研究对象,构建川产道地药材系统研究与开发技术平台(GM-SRD平台),将姜黄等道地药材的传统知识、资源保护、质量标准、产品开发、临床应用的要素整合为一,以"种植加工一体化基地"建设为核心,建立完善的姜黄药材技术标准,深度开发中药材、饮片、中药提取物、中成药及其他相关健康产品,创新道地药材特色资源高值化开发新模式,研究和提升道地药材技术标准和技术壁垒,创制和开发市场急需的系列新药6个与食品、保健食品、化妆品等相关健康产品50余个,创制2个国际品牌BioTerra Herbs和Herbtheory,姜黄复方膳食补充剂产品产业化、国际化产品9个均获得美国FDA颁发的自由销售证书,

在美国主流市场成功实现销售。姜黄产品和技术链涵盖传统中药材（种子种苗、中药材……）、中药饮片（传统饮片、配方颗粒……）、中成药（经典名方、创新中药、仿制药……）、药食同源物品（压片糖果、饮料、茶剂、姜黄粉……）、食品添加剂及香辛料、保健食品原料、化妆品、日化产品、中兽药等。其产品链、产业链、技术链、资金链、文旅链布局完整，获国家发明专利 20 余项，软件著作权 3 项，有效链接第一、二、三产，相关成果获得四川省科学技术进步一等奖（"川产道地药材姜黄、郁金的系统研究与开发"）、四川省科学技术进步三等奖（"川产道地中药材附子、郁金优良品种选育及应用"），有力促进了川产道地药材中药资源优势向产业优势转化。

孙晓波等以三七为例，创新性地提出了中药材大品种全产业链研发与综合利用的原创思维及绿色、生态、可持续利用的策略，以综合带动性强的中药材大品种为示范，通过多学科、多领域、多方向融合发展，创建了以功效为背景，活性为导向，药效机制服务临床定位的中药材种植（养殖）、中成药生产、质量控制、临床应用、市场开发的研学产渐进循环模式，以带动中药产业提质增效升级，充分体现中药材大品种的临床价值、科技价值、生态价值、经济价值和社会价值。

## 二、广义中药学与大健康产业

大健康是根据时代发展、社会需求与疾病谱的改变，提出的一种全新的理念，是在对生命全过程全面呵护的理念指导下，围绕着人的衣食住行以及生老病死，其范畴涉及各类与健康相关的信息、产品和服务等。大健康产业是指包括医疗产品、保健用品、营养食品、医疗器械、保健器具、休闲健身、健康管理、健康咨询等多个与人类健康紧密相关的生产和服务领域。大健康产业不同于传统医疗产业发展模式，是一种从单一救治模式转向"防—治—养"一体化防治模式，是一个具有巨大市场潜力的新兴产业。具有以下特点和发展趋势：第一，健康产业及其相关产业融合、产业形态交织，为健康产业发展提供强大动力。第二，中国医疗健康市场在全球的市场份额越来越大，成为全球医药、医械研发基地之一的趋势越来越明显。第三，健康产业成为继 IT 产业之后的全球"财富第五波"，面临着重大发展机遇。

张伯礼指出，中医药面临着重大需求和发展机遇，现代科技发展和多学科交融为中医药现代化研究提供了有力的保障。中药现代化取得的突出成绩，为中药及相关产业发展奠定了坚实的基础，同时培育了新型大中药产业，不但促进了中医药事业发展，也将推动中医药走向国际。广义中药学认为，中药大健康产业将卫生资源、经济资源、科技资源、文化资源、生态资源等整合为一，是大健康与中药产业的有机契合，是中国具有传统优势的新兴产业，以中药工业为主体，中药农业为基础，中药商业为枢纽，主要涵盖中药材、中药饮片、中成药、提取物、中药保健品、中药化妆品、中药兽药、中药农药、中药加工设备等产品，涉及中药种植、研发、生产、流通、销售在内的跨行业、跨区域以及跨国界的中药产业链和成果转移转化。

以素有"中医之乡，中药之库"的四川省为例，在我国最早建立中药现代化科技产业基地，配套建设的四川省中医药转化医学中心、四川省中医药标准化技术委员会、四川省道地药材系统开发工程技术研究中心等创新和产业化平台，吸引海内外一流专家依托此平台加速成果转化，重点集中于中药创新药物、健康食品、化妆品、健康预警、中医药干预、健康管理、健康大数据服务等领域。由四川省中医药科学院与成都经开科技产业孵化园共同打造集"医、药、养、研、文、教、孵化"为一体的中医药大健康科技产业孵化园，2018 年获批国家中医药健康旅游示范基地——四川成都龙泉健康科技旅游示范中心。主要包括中医、中药、科研、养生与健康管理、大健康孵化、中医药文化、人才培训七大健康产业与 1 个服务板块：综合服务平台，打造成为四川特色中医药文化展示名片，"中医之乡，中药之库"的浓缩精华，为大众提供一站式医养健康服务，成为四川中医药面向全国乃至全球的桥梁。

总之，根据广义中药学的定义，在当前大健康产业和健康服务业背景下，多领域、多产业、多技术的跨界融合是 21 世纪传承和发展中药学的必然趋势。一个开放的、动态的、可持续的现代中药学体系是推动中医药大健康产业和中药大品种发展的基础，可以避免知识日益专业化、精细化而使得中药学的前景趋向狭窄。"天食人以五气，地食人以五味"（《素问·六节脏象论》），天（自然界、大宇宙、宏观整体）—人（小宇宙、微观个体）—药（源自自然界，调补人体阴阳)是互相感应、互为作用的。这种根植于传统中华文化和中医药理论的广义中药学,必将在中药的现代化、产业化、国际化和中药大健康产业进步过程中发挥重要的理论推动作用。

(四川省中医药科学院·四川省中医药转化医学中心 华 桦 赵军宁)

◇参◇考◇文◇献◇

[1] 黄璐琦.中药材大品种是产业发展突破口[N].中国中医药报,2016-9-14(4).
[2] 赵军宁,华桦,杨安东,等.广义中药学概论——从中医"治未病"到中药大健康产业[J].中国中药杂志,2018,43(21):245-249.
[3] 孙晓波,刘海涛.中药材大品种全产业链创新研究的模式构建[J].中国现代中药,2018,20(1):1-5.
[4] 蒋东旭,梁志伟,苏子仁.大健康产业视野下的中医药现代化与数字化研究实践[J].世界科学技术—中医药现代化,2012,14(4):1754-1759.
[5] 兰青山.中药大健康产业发展任重道远[J].中国现代中药,2014,16(9):771-775.
[6] 邓杨春.传承发展中医药事业需要"大中医"思维与"大健康"视野[J].中医药管理杂志,2018,26(13):13-15.
[7] 张伯礼.以中药现代化培育中药大健康产业[N].经济参考报,2015-10-30(2).

# 第二章

# 中药的性能与应用

## 第一节 中药性能

中药的性能是中医药理论体系的重要组成部分,是中药基本性质和特征的高度概括,是人们根据药物的物理性质、作用特点对药物进行分类,以便临床应用。主要包括四气、五味、升降浮沉、归经、有毒无毒等内容。

### 一、四气、五味

四气、五味是中药药性理论的核心部分,始载于《神农本草经》:"药有酸、咸、甘、苦、辛五味,又有寒、热、温、凉四气。"反映了中药不同的药理属性。

#### (一) 四气

**1. 四气的含义** · 中药的寒、热、温、凉四气,是中药性能理论最重要的内容之一。气,在古代哲学中系指存在于宇宙之中的不断运动且无形可见的极细微物质,是宇宙万物的共同构成本原。寒、热、温、凉本来是对四时气候特点的概括。《周礼·天官冢宰下·食医》曰:"凡食齐视春时,羹齐视夏时,酱齐视秋时,饮齐视冬时。"郑玄注曰:"饭宜温,羹宜热,酱宜凉,饮宜寒,和寒、热、温、凉,通四时为言。"中医药理论的形成与发展和所处的历史时期哲学、社会科学和自然科学发展水平相适应。中药药性理论的早期中医理论,在认识上多采用"援物类比"的方法,将寒、热、温、凉四季气候的变化与药物的作用及所含精微物质相联系,形成"四气"学说。明代李中梓《医宗必读·药性合四时论》提到:"以四时之气为

喻四时者,春温、夏热、秋凉、冬寒而已。故药性之温者,于时为春……药性之热者,于时为夏……药性之凉者,于时为秋……药性之寒者,于时为冬……"其意为:药性之分寒、热、温、凉,是以春温、夏热、秋凉、冬寒的四时气候特征来作比喻。在历史中,四气也指中药的四种气味,即香、臭、腥、燥之气,也属于四气理论的范畴,如《证类本草》对天门冬的描述中载:"其生高地,根短、味甜、气香者上。"

四气又称四性,尽管四性在古时候与四气所指内容并不一致,但现在两者基本上是混为一谈了。药物四性的确定依据是中药作用于机体所产生的治疗效应,与所治疗疾病的性质相对应。四性之外还有平性,指药性平和、作用较缓和的中药,这类中药的药性仍略有微寒、微温的差异,并未超出四性的范围。

中药四气理论的建立,为中医药理论的完整性奠定了基础,成为中医药临床辨证论治的指南,目前中国药典收录的中药多有其四气分类,《中华本草》收录的 8 980 味中药中有 8 362 味中药记载了四气信息,其中,属于平性的中药占 2 494 种,凉性药 1 840 种,温性药 1 688 种,寒性药 1 489 种,微寒药 411 种,微温药 357 种,热性药 77 种。因此,目前临床上应用的中药已经基本形成了较完整的四气理论体系,对于指导合理用药起着重要作用。然而,由于药物的四气是临床经验的总结,其形成涉及多个朝

代、无数的药学及医学专家，因而难免会存在由于药物四气的确定标准不一，药物所治病证有异，其功效亦有多寡之殊，且有炮制、配伍以及剂型、剂量之不同等诸多因素，故古今本草各药条下标注的寒温药性常存在分歧。

如何判定药物的四气是引起药物四气分类不同的关键因素，一般而言，药物之寒温药性的确定是以该药治疗效应为依据的。但前人也有以药物的不良反应为标准者。例如丹参，《神农本草经》谓其"微寒"，而陶弘景谓："时人多服眼赤，故应性热，今云微寒，恐为谬矣。"前人亦有以药物的气臭、滋味、毒性、燥性，尤其是芳香之气，作为确定药性寒热的依据。如《唐本草》认定冰片"微寒"，《本草经疏》则称："其香为百药之冠，凡香气之甚者，其性必温热。李珣言温，元素言热是矣。"汪昂更认为是"大辛热"。对其清热止痛之功效的解释则是："取其拔出火邪，盖火郁发之，从治法也。"缪希雍还提出"气之毒者必热"的主张。尤在泾《医学读书记》还认为："燥性多热。"这显然是以药物的其他性能或药物的形色气味等"天地生物之法象"，作为药物四气的判断依据。前人还将一些寒热治疗作用不太明显的药物，或以其药材性状进行"法象"推理，或以其生长（生活）环境的阴阳属性，作为确定药性的依据。如陶弘景论葱："白冷青热。"《圣济经》："腊雪凝至阴之气，可以治温。"《本草备要》论枸杞："甘，平。本草性寒。昂按：古谚云，出门千里，不食枸杞。其色赤属火，能补精壮阳。然气味甘寒而性润，乃是补水之药。"明代李中梓《本草通玄》认为气药"法天地春生之令而发育万物"，其性多温；血药"法天地秋肃之令而凋落万物"，其性多凉。历代多家本草还将穿山甲、土鳖虫、磁石、轻粉、胆矾、斑蝥、雄黄等定为性寒（或微寒），实为据其生长或生存环境以及五行的阴阳属性而定。此外，前人尚有以药物"体用"不同来认定药性的。如《本草备要》谓薄荷："体温而用凉。"可能因其气芳香，味辛辣，质轻，性属阳而"温"，其功用疏风热，利咽喉，又应为"凉"。又谓丹砂："体阳性阴。"认为"色赤属火，性反凉者，离中阴也"。

由此可见，人们对中药四气的认识过程是一个不断完善的过程，对中药功效的认识也是一个缓慢进步的过程。首先，四气是一定时期、一定认识水平及一定标准依据下的产物，随着对中药功效认识的扩展，决定了对四气认识的不断更新。《神农本草经》载"疗寒以热药，疗热以寒药"，目的在于利用药之偏性调节人体阴阳，从而平衡阴阳、治愈疾病。由于中药通常具有多种功效，因此，即使是从中药的治疗效应认识其寒、热、温、凉的属性，也仍难趋于一致。例如丹参，用于热病热入营血，疮痈红肿疼痛，因其清热凉血之功而被确定为寒性（或微寒）；而其活血止痛、化瘀生新之功，对寒凝瘀滞之证亦疗效可靠，即无明显寒凉偏性。其次，中药剂型、剂量的差异会导致四气的变化。如枳实，前人用为汤剂内服以行气化痰、除痞散结，其寒热效应很不明显；因承气诸方中用之，或谓其微寒；而枳实注射液能够强心升压，表现出偏温的治疗效应，且此效应口服无效。又如柴胡，《神农本草经》谓其"平"，《名医别录》标为"微寒"，《本草汇言》谓其"苦寒"，《本草正》谓其"凉散"，《本草备要》折衷为"苦平微寒"。临床柴胡用以升阳举陷、疏肝解郁，剂量一般较小，其寒性并不明显，随剂量增大，则可解表退热，显现出寒性。再次，给药途径的不同也会对中药四气产生不同影响。如冰片外用，对五官和皮肤热证之红、肿、痛、痒有良好的清热消肿、止痒止痛的作用，因此当有寒凉之性；而其内服开窍醒神，缓解冠心病及外伤疼痛，温通走窜，因此又偏于温性。最后，炮制、配伍也可影响中药的四气。

2. **四气的物质基础**　四气的物质基础可通过其产生的生物效应来确定，也可通过研究同一药性所共有的成分来确定。近年来，国内许多专家试图从多种途径对四气的物质基础进行研究，有人研究发现温热药和寒凉药均能调节人体内分泌和能量代谢，温热药主要是兴奋机体功能活动，寒凉药则反之。附子、吴茱萸、高良姜、花椒、丁香等温里药能够治疗里寒证，一般含有能够提高中枢神经系统兴奋性、促进呼吸及代谢等功能的活性成分，如去甲乌药碱；寒凉药具有降低体温的作用，能够降低中枢神经系统兴奋性，减弱呼吸、循环、代谢和肌肉活动，同时降低机体对病理性刺激的反应能力，以皂苷、蒽醌及苦味质最为常见。温热药与寒凉药的总游离脂、蛋白质及总糖等物质的含量均存在差异：通过对40种寒性和热性中药总游离脂含量的测定发现，20味热性中药的总脂含量明显高于20味寒性中药，提示脂类是中药寒热药性的物质基础之一；考马斯亮蓝法测定10味寒性中药与10味热性中药的总蛋白含量，热性药蛋白质含量是寒性药的1.9倍，表明总蛋白含量与中药的寒热属性有一定的相关性；对 10 味寒性中药与 10 味热性中药的总糖含量检测发现，热性中药的总糖含量总体高于寒性中药，提示中药的寒热属性与总糖含量有一定的相关性。

由于中药四气是对中药本身功效的描述，因此，其四气的物质基础应该是其药物总体物质相互作用的综合结果，因此，中药中某一部分成分是很难代表其全部功效的。其次，目前研究的四气，主要是围绕体温变化、能量代谢等，这种做法本身是值得商榷的。因为药物之寒温药性的确定主要是以该药治疗效应为依据的，所以，临床上表现寒性的药物可能并非仅限于能够降低体温、减少体内代谢的药物，有相当部分药物由于可以抑制病毒、细菌、环氧化酶等而达到是发热体温降低的目的。

3. **四气的功能属性** · 对于四气的功能属性，近年来也有一些研究，有人认为四气最本质的功能属性是对机体产热过程的影响，温热药增加产热，寒凉药反之。因此，有人以电子得失引起能量变化解释中药四气的功效，即原子、分子或基团的电子吸收一定的能量从低能量轨道跃迁到高能量轨道时显示出寒性；反之，当电子释放出一定的能量从高能量轨道降落到低能量轨道则显示出热性。其吸收或释放能量具有量子化特征，且能阶大小不同，因而可以区分为寒、热、温、凉四性。若化合物以非极性共价键结合，则形成共价键放出热量显示温热之性，共价键离解吸收热量显示寒凉之性，形成或离解的难易有所不同，故有寒热温凉四性。化学反应的实质是电子转移，中药治病的实质可能是通过电子转移而达到机体电子平衡，从而实现阴阳平衡。电子得失引起能量变化的重要性，是将现代化学与中药四气表达能量结合，寻求新的认识。用这些指标解释四气的功能属性是存在片面性的，由于中医药对四气的分类主要还是以治疗效果为标准的，其治疗范围涉及临床多种病种，其治病机制复杂多样，远不是用能量代谢的变化就能确定的，因此，四气的功能属性就是其治疗作用、毒性作用所产生的效果，是中药本身的内在属性，与其本身的物质内涵密不可分。

**（二）五味**

1. **五味的含义** · 五味最初源于人们对食物味觉的感知和分类界定，将其作为药性理论最早见于《内经》与《神农本草经》，前者从五味的作用、阴阳五行属性及应用论述五味理论，后者指出"药有酸、咸、甘、苦、辛五味"，首次把药味的概念引入本草著作并将其作为中药五味理论的基本思想。

五味的概念始于《内经·素问》："阳为气，阴为味……阴味出下窍，阳气出上窍。"《四气调神大论》有"地食人以五味……五味入口，藏于胃以养五脏气"，五味为饮食具有的对于不同脏气的滋养作用，即"五入"，《神农本草经》将五味用于中药药性描述："药有酸、咸、甘、苦、辛五味。"

2. **五味的物质基础** · 酸味药物成分多以酚酸、鞣质等为主，如乌梅中含柠檬酸、苹果酸，诃子含大量鞣质；苦味药含生物碱和苷类，如黄连主含小檗碱，大黄含番泻苷；甘味药中多含糖类、苷类、氨基酸、蛋白质及维生素；辛味药中主要有效成分为挥发油、萜类及生物碱类，如枳实、荆芥含挥发油；咸味药中多含有无机盐、蛋白质，如昆布含碘，芒硝含硫酸钠等。

现代对药物五味的物质基础进行了研究，其实质是药物中化学成分与味觉细胞中化学成分发生反应。酸味是由酸味剂的质子与构成酸味蕾的磷脂头部相互作用，引起的兴奋通过传入神经传输到神经中枢而获得的一种感觉。亦有学者认为作用部位在磷脂烃链的双键上，通过双键质子形成的络合物产生强大的静电斥力，引起脂膜局部构象改变产生兴奋，酸味的定味基为质子氢，助味基为酸味剂 HA 的共轭碱离子 $A^-$。定味基提供反应质子，助味基通过与磷脂的疏水亲和作用降低磷脂的正电荷，从而有利于质子的进攻，继而提高味蕾感受器的兴奋程度，使酸味觉增强。有学者研究表明，单纯酸味药 pH 最低，与其他性味或者复合性味对照药相比有非常显著性差异，说明单纯酸味药确与其氢离子浓度有密不可分的关系，氢离子浓度是酸味药的基本物质基础。除此之外，酸味药中无机元素钾含量较高，而钾本身具有维持体液正常渗透压及酸碱平衡，参与糖、蛋白质代谢，增强神经肌肉兴奋性的功能。又如亮氨酸、异亮氨酸、甲硫氨酸、精氨酸、色氨酸等极性键带正电荷或非极性键其多具苦味，非极性氨基酸甘氨酸和极性氨基酸中不带电荷的丝氨酸多具甘味，兼味氨基酸根据其归属及各自所带不同基型亦可找到相关性味。

苦味中药的生物碱及苷类有广谱抗菌效果，消炎作用很好，可通过抑制痢疾杆菌、大肠杆菌来治疗肠炎，如黄连、黄柏所含小檗碱可治疗腹泻。除此之外,苦味药中无机元素铁含量偏高。"心主血属营",而苦味药可以通过补充造血元素来治疗缺铁性贫血,故而"苦者入心走血"再次得到论证。

甘味药中多含糖类、苷类、氨基酸及蛋白质和维生素等,可以提高造血功能,补充造血物质,促进血红蛋白和红细胞的生长,促进钙的重吸收。如甘草还可以刺激并改善人体的生理功能,甘草中锂含量高,而锂本身具有促进骨髓造血,增加外周白细胞,治疗中性粒细胞减少的功能。除此之外,甘味药可以与其他药物通过共价缩合、氢键键合、络合与缔合形成超分子集团,由于甘味药的水溶性,故其可携带其他药物在人体血管、淋巴管及经络空隙中随血液、淋巴液与体液传导,并在病灶处形成有利的超分子结构,增强药物对病灶的作用,达到引经报使的效果。甘味药还可以使人感到愉悦,缓解疼痛,对患者产生精神安抚作用,这也是大多数中成药采用糖衣、蜜丸剂型及应用淀粉做赋形剂的原因之一。

辛味药中主要有效成分为挥发油、萜类及生物碱,辛味解表药具有促进发汗、改善微循环、抗菌、抗毒素及健胃解痉止痛之功效,如木香行气活血、红花活血化瘀止痛等。无机元素中锰及镁含量则偏高,而镁具有维持酶活性的功能,参与蛋白质、脂肪和碳水化合物及核酸代谢、氧化磷酸化离子转运、神经冲动的产生及传递、肌肉收缩等过程,更为重要的是镁还可以维持细胞的遗传稳定性。

咸味药中多含有无机盐、蛋白质等,如鹿茸、紫河车、冬虫夏草及龟板等血肉有情之品富含蛋白质;矿物类及海藻类药物中除 NaCl 外,尚有 KCl、$MgCl_2$ 及 $MgSO_4$ 等,而含 $Na_2SO_4$ 为主的芒硝可以通过增加肠内渗透压,阻碍肠内水分及电解质的吸收而引起渗透性腹泻,达到泄热通便的目的。除此之外,咸味药尚有镇痛镇静、杀菌、降血脂、降血压、抗凝血及利尿等作用。富含无机元素是咸味药的突出特征,而高铁、高钠、高锌、低钾是咸味药的元素谱征或本质属性,其无机元素含量高低与咸味药功效有很大程度上的相关性,咸味药之高铁、高钠、高锌含量正是咸味药功效之物质基础。

然而,应该明确的是,中药的五味与其味觉感受密切相关,但不仅限于味觉,它已经上升到对药物性能的解释。因此,其物质基础的研究仅能揭示其与味觉可能有关的部分内容,而不能揭示其功效全部。

3. **五味的功效属性** · 五味不仅反映药物的真实滋味或气味,更重要的是对药物功效及作用的高度概括。如辛味"能散、能行",具"散、行"特性,有发散、行气、活血等作用特点,解表药、行气药和活血化瘀药以辛味居多。甘味"能补、能缓、能和",具"补、和、缓"特性,有补虚、和中、缓急止痛、缓和药性或调和药味等作用,补虚药多为甘味。酸味"能收、能涩",具"泄、燥"特性,有降泄、清泄、通泄及燥湿等作用,收涩药多标为酸味。苦味"能泄、能燥、能坚",具"敛、涩"特性,有收敛、固涩等作用,如止咳平喘药、攻下药、清热药、燥湿药等。咸味"能下、能软",具"软坚"特性,有软坚散结或软坚泻下的作用,能够消除瘿瘤、瘰疬、痰核、癥积等,如牡蛎、昆布等药物。因此,对于五味功效属性的表达有"性效等同""性效有别"和"性效互参"等几种方式。

"性效等同"是指性味的生物效应与其药效作用一致,如辛味中药"能散",是其性味功效,又是解表药中解表的药效作用。辛味中药"能行",是其性味功效,又是活血化瘀中药的药效作用。荆芥中挥发油具有挥发性,是辛味的物质基础,具有"宣""散"的作用,又是该药"解表"的药效物质基础,性效一致,其生物效应可通过发汗、解热等药效模型评价和表征。黄连味苦,苦能泄热,黄连中的异喹啉类生物碱既是黄连的"苦味"物质基础,也是清热解毒的功效成分,即性效等同,并可通过解热、抗菌、抗炎等药效学实验方法表征。

"性效有别"是指同一味药的"性味"物质基础与其"药效"物质基础不同,二者的生物效应表达也不一致。如虎杖味苦,具有祛风利湿、散瘀定痛、止咳化痰的作用,含有大黄素等蒽醌类成分及虎杖苷等二苯乙烯苷类成分,其中,蒽醌类成分味苦且具有抗凝、抗血栓等活血化瘀活性,符合"苦味"的滋味属性及功效属性,是其性味的物质基础;而虎杖苷、白藜芦醇等二苯乙烯类成分不具"苦味"的属性,不是其"性味"的物质基础,但也具有活血化瘀作用,也是其药效物质基础之一,即性效有别。川芎为活血化瘀药,有"血中气药"之称,川芎中的苯酞类成分是该药挥发油中的主要成分,是"辛味"的物质基础,能散、能行,也是该药活血化瘀的药效物质基础,具有活血化瘀作用;但川芎中的阿魏酸不具有"辛味"的属性,不是川芎"辛味""行、散""气药"的物质基础,但阿魏酸具有活血化瘀作用,是该药活血化瘀的药效物质基础。上述情况属于性味与功效的"性效有别"。

"性效等同""性效有别"是从中药性味与药效异同的角度分析、甄别和破译传统药性概念的内涵，并寻求其现代化学、生物学表征路径，着重体现还原论的研究思路和方法。"性效互参"则从系统论和中医药整体观出发，基于生命运动规律、疾病病理过程和中药复杂体系对疾病干预的特点，分析中药"性味"与"药效"的相互关系和整体生物效应表达方式。事实上，针对现代医学"病"的概念和中医"证"的概念进行药物干预，不管从"治则""临证治法""遣药组方""配伍原理"和药物干预途径，均不会是单一的药效学途径，更多的是作用于多个功效网络的整体效应，因此，也赋予了"性效互参"更多的内涵和外延。

关于五味功效的内在含义，不应仅限于味道本身的解释，也不能仅局限于《内经》中对五味功效、归经的解释，而应该将中药的四气与五味结合起来进行分析，只有将中药的四气、五味有机地结合起来，才能解释中药功效的内在本质，才能对其临床应用产生实际的指导意义。

## 二、升、降、浮、沉

升、降、浮、沉理论最早见于《内经》，金代张元素《珍珠囊》《医学启源》等著作对其进行了详细论述。升、降、浮、沉表示药物作用的趋向性，与疾病的病势相对立，指中药针对病位与疾病发展趋势，纠正脏腑功能失调或因势利导以助驱邪的特性，是一种通过药物对病证的治疗效应加以认识和概括的用药理论。

### （一）升、降、浮、沉的含义

升，指上升；浮，指发散。升和浮的共同点是向上向外，具有升阳、发表、散寒、催吐等作用。降，指下降；沉，指泻利。降和沉的共同点是向下向内，具有潜阳、降逆、清热、泻下、利尿等作用。确立药物升、降、浮、沉属性的规律有以下三方面：①药物的性味。凡是性温热、味辛甘者为阳性药，主升浮；性寒凉、味酸苦咸者为阴性药，主沉降。②药物气味的厚薄。凡气味薄者主升浮，如薄荷、连翘之属；气味厚者主沉降，如熟地、大黄之属。③药物质地的轻重。凡花叶及质轻的药物主升浮，如桑叶、菊花、马勃等；种子果实及质重的药物主沉降，如苏子、枳实、代赭石、石决明之属。

### （二）升、降、浮、沉的影响因素

1. 四气五味影响中药的升、降、浮、沉·王好古云："夫气者天也，温热天之阳，寒凉天之阴，阳则升，阴则降；味者地也，辛甘淡地之阳，酸苦咸地之阴，阳则升，阴则沉。"温热性药物多主升浮，如防风、黄芪；寒凉性药物多主沉降，如牵牛子、龙胆草。从药物酸苦甘辛咸五味来看，辛甘味多主升浮，酸苦咸涩味多主沉降。

2. 气味厚薄影响中药的升、降、浮、沉·《本草备要》："轻清升浮为阳，重浊沉降为阴。""凡药轻虚者，浮而升；重实者，沉而降。"说明质地轻虚者多升浮，质地重实者多沉降。《本草备要》还指出："气厚味薄者浮而升，味厚气薄者沉而降，气味俱厚者能浮能沉，气味俱薄者可升可降。"这些论述指出了升、降、浮、沉与药物厚薄的关系，但也有"诸花皆升，旋覆独降；诸子皆降，苍耳独升"之说。由此可见，药物既有一般共性，又有不同个性，要具体问题具体分析。

3. 炮制影响中药的升、降、浮、沉·具有升浮与沉降双向作用的中药，炮制后往往增强一种作用趋向，而削弱另外一种作用趋向。如麻黄功能发汗、平喘、利尿，具有升浮与沉降双向作用，蜜炙后平喘镇咳之沉降作用增强，而发汗之升浮作用减弱。明代医药学家李中梓曰："酒制升提，盐制润下，姜制温散，醋制收敛。"李时珍指出："升者引之以咸寒，则沉而直达下焦；沉者引之以酒，则浮而上至巅顶。"古代医药学家的这些论述，充分说明了炮制对药物作用方向的改变规律。

4. 配伍影响中药的升、降、浮、沉·如升浮药升麻配当归、肉苁蓉等咸温润下药同用，虽然有升降合用的意图，但终成润下之剂；又如牛膝为引血下行的沉降药，配伍柴胡、桔梗等行气药之后，也随之上升。一般来说，升浮药在大队沉降药之中也随之下降；沉降药在大队升浮药中也随之升浮。

5. 煎法影响中药的升、降、浮、沉·如大黄久煎后，泻下攻积作用减弱；钩藤久煎后，平肝息风作用减弱，均为沉降之性降低。说明煎法亦可改变药物原有的升、降、浮、沉之性。此外，药有药性，饮食亦有其性，故饮食亦可影响药物的升、降、浮、沉之性。由此可见，药物的升、降、浮、沉受多种因素的影响，在一定条件下可以相互转化。这正如李时珍所说："升降在物，亦在人也。"

中药的四气理论是在阐述中药的作用性质，而升、降、浮、沉则在进一步叙述中药的作用方向。而对于这种作用方向的判定，一部分是依据于其物理性质，一部分则与其作用结果相关，还有一部分则是通过一系列推理得出的。因此，对于中药升、降、浮、沉的本质解释还有待进一步规范。深入、系统研究其本质，有利于临床的合理用药。

## 三、归经

归经理论萌芽于先秦和秦汉时代，早在《内经》中就已有"五入""五走"的记载；形成于金、元时期，张元素提出归经学说，并将其作为中药药性的主要内容予以论述；在明、清时期得到充分发展，清代沈金鳌在《要药分剂》中第一次将"归经"作为一个药性名词提出，现在已基本完善。

### （一）归经的含义

归经是中药基本理论的一部分，是以临床和中医脏腑经络体系为根本，以药物发挥作用的病位为依据，经过历代的实践总结出来的理论。对中药的临床应用具有重要的指导作用。

归经即药物对机体某一或某些部位的选择性作用，表示药物的作用部位、作用范围，有"定位"的特点，是中药药性理论的重要组成部分。药物对机体的作用并非在每个部位都会发生，而是具有选择性，一味药对某些脏腑或经络的病变能起到作用，而对其他部位作用不明显或不起作用。

### （二）归经的理论基础与确立依据

中药归经的理论基础是中医的藏象学说和经络学说，是以药物所治病证的病位为依据来确立的。

如泻下药，具有泻下通便的功效，主治便秘证和里实积滞证，故主归大肠经；解表药具有发散解表的功效，主治风寒表证和风热表证，故主归肺经；化湿药具有行气化湿的功效，主治湿滞中焦证，故主归脾经。对某一特定的中药来说，一种药具有多种功效，因此常归多个经。如知母，其清热泻火可主治气分热证，以及肺、胃热引起的咳嗽、口渴等；滋阴润燥可主治肺阴伤引起的燥咳，胃阴伤引起的津伤口渴、肠燥便秘，以及肾阴伤所致的骨蒸潮热等，因此知母归肺、胃、肾经。

近年来，中药归经主要的研究方法包括中药化学成分体内分布法、药理效应及作用部位研究法、微量元素法、环核苷酸法、体内活性物质观测法等。许福泉等利用 Scifinder 检索归膀胱经中药的化学成分，得到化合物 3 327 个，其中黄酮类化合物 453 个，对 90% 的归膀胱经中药进行分析，发现某成分中数量、出现频率和分布范围最高的为黄酮类化合物。同时对这 453 个黄酮类化合物的结构、活性进行研究分析，发现 14.3% 的黄酮类化合物有良好的抑菌活性，与归膀胱经中药治疗尿淋的功效相符，并且发现有活性的黄酮类化合物在肾、心、膀胱等组织中分布的密度较高，这与中医理论中膀胱经"属膀胱，络肾"的理论相符合。林声在等以《中国药典》收录的泻下药为研究对象，对其归经和化学成分类型进行分析，发现 49 种泻下药多含有油脂、糖类及黄酮类物质，现代药理研究表明，油脂类润滑肠道的作用说明这类中药的归经大多为大肠经。章振保等以菟丝子提取物灌胃给予生殖系统受损、雄性激素部分缺乏的大鼠模型，结果大鼠血清睾酮（T）含量升高，睾丸的重量增加，同时组织退行性变化减缓，表明菟丝子有雄性激素样或促雄激素样作用，与菟丝子味甘，入肾经，补肾阳和肾气以固精壮阳的理论相符。另有研究对 180 多味中药进行统计，发现归肝经的中药富含铁、铜、锌、镁元素，这几种元素对造血功能、肝组织具有保护作用，与肝生物学作用一致。王桁杰等研究炮姜温中的有效成分在脾胃虚寒组大鼠模型体内的代谢分布，结果表明 6 - 姜酚等 3 种成分在各脏器中的代谢分布与炮姜归胃、脾、肺、肝经的传统认识基本吻合。赵华伟等观察桑寄生补肝肾、强筋骨功效物质基础及其在大鼠体内的分布与归经的关系，结果表明其补肝肾、强筋骨的有效成分扁蓄苷、槲皮苷在大鼠体内的分布与桑寄生归肾经的传统认识一致。从以上研究可以看出，对于中药归经理论的研究，目前多集中于单味药，研究方法虽多，但彼此联系不大，应在未来的研究中不断探索更有效的方法，为早日实现中药的现代化奠定良好的基础。

此外，归经理论涉及中医的脏腑与经络的概念，与现代解剖学中的五脏六腑有很大差别，不可等同视之，也不可完全替代。

药物归经对临床选择合适的药物来治疗疾病具有十分重要的指导意义。在实际应用中，可根据疾病表现的病位结合归经理论以及藏象学说来选择药物。如同为补阴药，麦冬、天冬、玉竹长于滋养肺胃之阴，故主归肺、胃经；而枸杞、女贞子、旱墨莲长于补肝肾之阴，故主归肝、肾经。同为苦寒的清热药，栀子、竹叶、淡竹叶长于清心热，故主归心经；夏枯草、谷精草、决明子长于清泻肝热而主归肝经。

中药的归经既与其作用效果或部位有关，也与人们对中药四气、五味以及升、降、浮、沉的认识有关，可以说是对中药四气、五味、升降浮沉在功效方面的进一步解释与明确；是中药配伍理论的依据。

## 四、毒性

对中药毒性的认识，可以上溯到远古时代，最初认为中药之毒就是中药之效，"效"即为"毒"。如先秦时期《周礼·天官冢宰》就有"医师掌医之政令，聚毒药以供医事"的记载，《神农本草经》序录："药有酸、咸、甘、苦、辛五味，又有寒、热、温、凉四气，及有毒、无毒。"在阴阳五行学说成为中医药学理论的主要构架后，中药的毒性泛指药物之偏性，以偏纠偏即为药物治病之理。随着临床经验的积累和药性理论的发展，对毒药和毒性的认识也有所发展，成为中药功能的重要内容之一。

### （一）毒性的含义

中药的毒性可分为广义的"毒"和狭义的"毒"，前者是药物的总称，指中药的偏性；后者是指有毒中药对人体产生的毒害作用，即与治疗目的无关且对机体产生损害的毒副作用，用以反映中药的安全程度。药物"有毒"与"无毒"是相对的。现代药学认为有毒药物治疗量范围小，安全性低，用药剂量稍超过常用治疗剂量即可对机体产生损害性作用甚至导致死亡；无毒药物药性较平和，治疗量范围较大，安全性高，一般对机体无明显损害性作用，而大剂量应用时也可能对机体造成伤害。

### （二）毒性理论基础与确立依据

中药有毒或无毒，是通过临床实践及实验研究得出的，药物是否产生毒性主要根据以下几方面来确定：①药物是否含有毒成分。药物有毒、无毒由其所含物质成分对机体有无毒性决定。一般不含有毒成分药物对机体无毒，即为无毒之品，如芦根、蜂蜜、茯苓、猪苓等；含有毒成分药物对机体有毒，即为有毒之品，如马钱子含士的宁，巴豆含巴豆毒素，均有大毒；香加皮含强心苷，有毒；砒霜含砷元素，有剧毒；斑蝥含斑蝥素，有大毒。②药物整体是否有毒。中药大多是多成分的天然药物，每种成分可能受其他成分制约，有毒成分也不例外，致使一些中药虽含有毒成分，但整体上不显示毒性。如有些中药含有毒成分的同时，还含有某些相应的拮抗成分。某些

有毒中药所含糖类、维生素 C 等成分能够不同程度地缓解其毒性。如人参皂苷 B、人参皂苷 C 有溶血作用，但人参皂苷 A 有抗溶血作用，故人参总体并不显示溶血作用。有些中药虽含有毒成分，但含量微小，整体往往不显示毒性，如甜杏仁、桃仁、郁李仁等。总之，中药毒性成分与整体毒性，既有内在联系，又有一定差异。一般来说，有毒药物必含有毒成分，而含有毒成分的药物，整体不一定显示毒性。③用药剂量是否适当。适当剂量是确定中药整体有无毒性的关键依据。一般来说，剂量适当，不会对机体产生毒害作用，即为无毒；若用量超出机体承受最大剂量，即对机体产生毒害，出现中毒反应，即为有毒。如杏仁中含有的苦杏仁苷被水解产生氢氰酸，少量氢氰酸有镇咳作用，大剂量时（20 g 苦杏仁）则抑制细胞色素氧化酶和呼吸中枢，引起中毒。又如活血止血药三七口服治疗量每次 1~5 g 时无明显副作用，剂量加大，如一次口服 10 g 以上，可引起房室传导阻滞。再如蒲黄，治疗量口服无明显副作用，超量服用可引起胃部不适、食欲减退。故机体能够承受药物最大剂量是药物有毒与无毒的界线。

### （三）中药毒性的认识

**1. 正确使用有毒中药** · 取药毒，攻疾毒，是中医临床治疗的基本法则之一。一些以常用无毒中药难以奏效的沉疴顽疾，每以有毒中药为治而取效。如以雄黄之毒杀虫，疗恶疮、蛇伤；以砒石之大毒攻毒定喘、疗癌肿、哮喘。但这些有毒之品极易毒害人体，甚至致死，故对有毒或大毒的中药，无论以何种方法给药均必须严格控制用量，既不可一次过量，也不可常量久用。使用有毒药物的正确方法是：从小剂量开始，逐步加量，至产生疗效而不损害人体为止，且要中病即止，不能盲目久用。

**2. 区别对待无毒中药** · 无毒中药中一部分药物如大黄、肉桂、麻黄等，因其偏性突出，在不合理应用的条件下也会对人体造成不同程度的毒害。如大剂量的麻黄口服可抑制自主活动，缩短睡眠时间，抑制心率并阻碍房室传导。另一部分药物如山药、浮小麦、薏苡仁等，因其药性平和、对人体无毒害作用，虽可超大量应用，但用作内服时，也需考虑患者的基本情况。

**3. 严把质量关** · 中药的毒性受药物品种、栽培、药用部位、产地、采集、贮存、炮制、剂型及环境污染等多种因素影响。要最大限度地减轻中药对人体

的毒害,保证高效安全用药,必须从根本上解决问题,严格把好药材、饮片及成药的质量关,杜绝伪劣、假冒药品流入市场。

4. **用法得当**·合理配伍,凡合用后能增加或产生对人体毒害的配伍,如"十八反""十九畏"等,不得使用。根据治疗需要和药物的功能,选择正确的、有利于增效减毒的给药途径。根据药物毒性大小和病情的轻重,合理确定日(24 h)给药次数。不可长期使用某单味中药、复方或中成药,以防蓄积中毒。一般用药至邪去病将愈或初步痊愈即停用或减用原药,或改用力缓之药,或以食养,或待机体自我调节。外用中药,特别是有毒中药,不可超量大面积使用,以防其所含成分,特别是有毒成分,经皮肤外层或破损处组织过量吸收而中毒。

5. **准确辨证**·中药的有毒无毒,还受到来自机体方面的影响,故还须全面考虑用药者的体质、年龄、性别、种族及皮肤状态、疾病状态等,才能有效地减少或防止中药对人体的毒害。如素体脾胃虚寒者,慎用苦寒之品,以防伤脾败胃;素患脾热胃火盛者,慎用辛热之品,以免生热助火;正虚滑脱不禁而邪未尽或又感新邪者不宜单用收敛之品,以防闭门留寇;气虚阴者,不宜单用或大量用辛温之品,以防再伤气阴等。

人们对中药毒性的认识是一个漫长的过程,古时候人们对中药的毒性认识主要是通过临床观察得出的,因而对中药的急性毒性作用研究甚为透彻,但对中药的蓄积性毒性或慢性毒性作用的研究较少。随着科学技术的发展,许多被认为有大毒的中药被证实毒性作用较小,如被古典文献记载具有剧毒的千金子的急性毒性作用并不强,白附子的毒性作用也不强,而细辛不仅有很强的急性毒性作用,还有一定的慢性毒性作用。

也有相当部分被文献记载为无毒或小毒的中药材其实是有较强的毒性作用的,特别是其有效部位被纯化后,其毒性作用更为突出,如中药荆芥、川芎的挥发油部分。产生这些不同的结果有可能与溶媒不同,所得的物质不同有关;也可能与中药本身是一个复合体,其内在既含有有毒物质,也含有减毒物质有关;也可能与古时候多为配方应用,其毒性被配方药物所减弱或抵消有关,等等。

中药的药性是在临床应用中不断认识、积累的,对其四气、五味、归经以及毒性作用的认识多是在配伍应用过程中推断、总结出来的,它们组成了中药药性的总体,具有相对独立性,更有总体统一性,单独割裂进行讨论、研究均存在片面性,不利于中药药性理论的深入研究与发展。但不分开进行研究,又难以深入剖析其内在过程,因此,在研究中药药性时应注意特殊与共性的统一,成分与药材的统一,药材与处方的统一。

(四川省中医药科学院　熊静悦　谭正怀)

◇ 参 ◇ 考 ◇ 文 ◇ 献 ◇

[ 1 ] 高学敏.中药学[M].北京:中国中医药出版社,2002.

[ 2 ] 王建,张冰.临床中药[M].北京:人民卫生出版社,2012.

[ 3 ] 孙广仁.精气的概念、源流及结构浅识[J].山东中医药大学学报,1997,21(5):342-400.

[ 4 ] 王鹏,王振国.中药四性理论形成发展源流述要[J].山东中医药大学学报,2010,34(1):5-7.

[ 5 ] 刘珊,王永春,王加锋,等.中药的气与性之辨[J].中国现代中药,2017,19(7):1037-1039.

[ 6 ] 穆兰澄,顾成娟,徐立鹏,等.平性药药性及应用特点[J].中医杂志,2017,58(1):23-45.

[ 7 ] 杨雪梅,林端宜,赖新梅,等.《中华本草》药性数据中的四气规律[J].中国中药杂志,2013,38(9):1438-1441.

[ 8 ] 陈勇,杨敏,闵志强,等.论中药四气之相对性[J].四川中医,2018,36(1):45-48.

[ 9 ] 李学林,高晓洁,刘瑞新,等.试论中药药性理论的整体性[J].中华中医药杂志,2016,31(6):2038-2041.

[10] 王伽伯,金城,肖小河,等.中药药性研究回顾与思考[J].中华中医药杂志,2008,23(7):572-576.

[11] 王明军."中药药性可分"学说探析[J].中华中医药杂志,2008,23(9):803-805.

[12] 黄璐琦.论中药药性理论的研究方向[J].中药与临床,2011,2(2):1-3.

[13] 唐仕欢,杨洪军,黄璐琦.论中药药性的概念、形成及其意义[J].中医杂志,2010,51(4):293-296.

[14] 贾子尧,林瑞超,郑虎占,等.中药四气现代研究进展[J].辽宁中医药大学学报,2015,17(12):216-219.

[15] 陈永新,李峰,黄爱云.40种中药脂类含量与中药寒热性相关性研究[J].中医药信息,2011,28(1):10-11.

[16] 王文欣,杜武勋.中药四气五味理论及相关性研究探析[J].中国民族民间医药,2017,26(24):61-63.

[17] 张铁军,刘昌孝.中药五味药性理论辨识及其化学生物学实质表征路径[J].中草药,2015,46(1):1-6.

[18] 陈曦.从《内经》气化理论解析中药气味学说[J].中国中医基础医学杂志,2014,20(10):1321-1323.

[19] 谷建军,贾立龙,李然,等.中药五味的物质基础初探[J].山东中医杂志,2011,30(6):422-424.

[20] 左文,陆兔林,毛春芹.中药的四气五味[J].中国药房,2010,21(7):653-655.

[21] 仲宗亮,荀丽英,战旗,等.中药升降浮沉的理论研究[J].福建中医药,2012,43(4):61-62.

[22] 彭田芳,李刚,申攀.中药归经浅议[J].光明中医,2017,32(11):1554-1556.

[23] 淮文英,唐玉晴,王艳秋,等.中药归经理论的现代研究和思考[J].现代养生,2017(4):174-174.

[24] 张军,成荣新,杨玉龙,等.中药归经理论形成发展源流述要[J].陕西中医药大学学报,2019,42(2):15-19.

[25] 王建,张冰.临床中药学[M].北京:人民卫生出版社,2012.

[26] 文艺,李海文,刘凤斌,等.中药药性量化研究的方法学进展[J].中华中医药杂志,2017,32(3):1181-1183.

[27] 许福泉,管华诗,冯媛媛,等.基于化学成分的中药归经研究[J].亚太传统医药,2012,8(5):197-199.

[28] 林声在,余斌,张勉.泻下类中药性味归经与化学成分的相关性[J].中国药房,2013,24(15):1436-1438.

[29] 章振保,杨庆涛,杨镜秋.淫羊藿苷、菟丝子提取物对雄激素部分缺失大鼠生殖保护作用的比较研究[J].中国老年学杂志,2006,26(10):1389-1391.

[30] 龚跃新,张根海.中药归经理论与微量元素的关系探讨[J].中医药研究院,1990(5):23-24.

[31] 杨晶晶.基于"病证—效应—生物样本分析"方法的炮姜温中药效及其归经研究[D].郑州:河南中医学院,2015.

[32] 赵华伟,汪晶,崔瑛,等.基于"病证—效应—生物样本分析"方法的桑寄生补肝肾强筋骨功效物质及归经研究[J].世界科学技术—中医药现代化,2016(4):626-631.

[33] 张广平,叶祖光.有毒中药的"毒性"与毒性分级[J].世界中医药,2014,9(2):175-177.

[34] 周书春.中药有毒与无毒及临床意义[J].现代中西医结合杂志,2007,16(4):522-524.

[35] 叶吉明,龚汉明.中药毒性的探讨[J].中国实用医药,2011,6(1):249-251.

[36] 王睿哲.论中药有毒与无毒理论的临床意义[J].河南中医,2004,24(8):77-78.

[37] 姜雪,孙森凤,王悦.麻黄的毒性作用研究概况[J].山东化工,2017,46(14):49-51.

[38] 李文志,白鹤,赵霞.如何理解中药有毒无毒,如何认识药物及采集加工等因素对药物有毒无毒的影响[J].中国实用医药,2012,7(7):228-229.

[39] 常章富.论人体因素对中药有毒无毒的影响[J].中国中药杂志,1997,22(9):564-567.

[40] 孙付军,宋卫国,李英霞.千金子及不同含油量千金子霜急性毒性比较[J].中国药物警戒,2011,8(1):120-123.

[41] 熊静悦,牟道华,唐大轩,等.白附子急性毒性作用研究[J].四川生理科学杂志,2010,32(3):101-103.

[42] 周祯祥,陈泽斌,李军.细辛毒性的研究述评[J].中医药信息,2003,20(6):30-31.

[43] 杨旋,曾南,付田,等.两种产地的荆芥挥发油化学与药理的比较研究[J].成都中医药大学学报,2006,29(2):50-52.

[44] 艾佳晨.川芎有效部位防治老年性痴呆的作用机理研究[D].成都:成都中医药大学,2017.

[45] 潘嘉,王家葵,王一涛.毒效学方法测定川芎挥发油药动学参数[J].中药药理与临床,1999,15(1):18-20.

# 第二节　中药作用特点与作用原理

## 一、传统中药药理学

所谓传统的中药药理学,就是探索和解释中药奏效的原理,是中国历代医家在长期医疗实践中,以中医基本理论为指导,根据药物所产生的不同治疗作用所总结出来的用药理论。有学者考证,梁代陶弘景(456—536年)《本草经集注》:"药理既昧,所以不效。"这是最早所见的中医著作里出现"药理"一词,距今已有1500余年。北宋末,宋徽宗赵佶《圣济经》(1118年)中专门设有"药理篇","药均有材,材均可用。五药之性不同,因其材而用之,皆足以己人之疾。盖一物具一妙理。王者能穷理尽性而至于命也,则因药之理而明之……然后养生、治疾之旨昭然明于天下也",为中医最早的药理专论。《圣济经》的药理说可归纳为"性味"和"法象"两大部分。"性味"论就是《神农本草经》所载的四气五味之类,属于药物的内在性质。而"法象"则是药物的外部现象,其中既包括药物基原外部特征(外形、颜色、质地等),也涉及基原的习性、作用、自然界物种之间的克制关系等。

中药药性理论是研究中药的性质、功能及其运用规律的理论。中药药性理论是中药理论的核心，主要包括四气、五味、归经、升降沉浮、有毒无毒等。药物具有偏胜之性，是各种药物的一种基本特性，也是药物赖以治病的根本特性。清代徐大椿《神农本草经百种录》指出："凡药之用，或取其气，或取其味……或取其所生之时，或取其所生之地，各以其所偏胜，而即资之疗疾，故能补偏救弊，调和脏腑，深求其理，可自得之。"现代研究认为，药性来自药物自身所含的有效成分、生物活性及其药理作用，与药物的品种、产地和自然环境等多种因素有关。值得注意的是，1992 年高晓山主编《中药药性论》时指出，尽管早在《圣济经》中就有专门的"药理篇"，但是由于现代医学中药理已经成为专科名称且使用广泛（现代中医药院校中广泛使用《中药药理学》教材），为了避免混淆，该书不称"药性理论"为"药理"。故可认为，《中药药性论》中的"药性"二字，实为"药理"之意。该书中的"药性理论"实为"药理理论"。

这里还要特别提到法象理论。法象理论兴盛于金元时期，是中医学用以探索中药作用机制的一种理论模式。它把药物的复杂作用机制用其直观的自然属性加以解释，是从现象认识事物本质的一种思维方法，是中药学理论的重要补充。现象是表现于外的肤浅的，是可以直接观察到的，本质却是深藏的、深刻的，是需多方面分析才能正确把握的，所以法象的思维方法应是多渠道的，它既有简单的物象，亦有复杂的意象、情象、抽象；既有顺势类比的正象，亦有反势类比的反象。如李东垣的《珍珠囊补遗药性赋》中言栀子"轻飘而象肺，色赤而象火，又能泻肺中之火"，这种法象的思维方法简洁明了地把药物的复杂作用机制用其直观的自然属性加以解释。正如清代徐灵胎所言："药之用，获取其气，或取其味，或取其形，或取其色，或取其所成之时，或取其所成之地，均以法象释之。"法象的思维方法有局限性和片面性，注重典型，忽略普遍，思维方法无定式、不规范，也值得注意。

## 二、现代中药药理学

用现代生物医学技术探讨中药作用机制始于20 世纪 20 年代，陈克恢等对麻黄、当归的研究开创中药药理研究之先导。1930 年，陈克恢与 Schmidt 合作出版专著 *Ephedrine & Related Substances*，引证了 600 余篇文献，这在当时是一个巨大的突破。1953 年，王筠默《中药药理学》问世，是第一个提出"中药药理学"概念、方法和研究内容等问题的专著，但当时是按照"西药"分类进行。1986 年，由周金黄、王筠默担任主编的《中药药理学》再版，该书改为按照中医药学"传统理论"分类而成书，这也是按照中医药理论，按中医"理、法、方、药"系统编纂的第一本药理学专著。1981 年，王浴生等主编出版《中药药理与应用》，后由香港中文大学全译为英文在新加坡科学出版社发行，这是我国出版的第一部由国外发行的中药药理学专著，影响极为重大，以致梁畏在药理学评论 *Review of Reviens* 中称赞作者的"工作是十分不简单的，应当感谢他们提供了一本非常有用的参考书，以及为更为重要的中国天然产物成分的应用提供了理论依据"。1990 年，邓文龙编撰国内第一部中药复方药理专著《中医方剂的药理和应用》；1983 年，姜春华的《中医治则研究》出版；1990 年，孙孝洪的《中医治疗法原理》以及 1985 年中国药理学会主办的第一本中药药理学专门学术刊物《中药药理与临床》等陆续问世，极大地推动治则治法药理和中药复方药理研究。最近中药药理学发展的重要趋势是在中医药理论指导下进行有效成（组）分配伍及药理机制研究。

## 三、中药作用特点与原理

随着人们对药物认识的不断深化和对病因病机理解的逐步提高，传统中医从用单味药开始，逐渐将药物配伍使用。从单方过渡到复方，是中药治疗学上的一个飞跃。中医典籍中记载的中药疗效多建立在方剂用药基础上。关于中药复方作用原理，尤其是不同于化学药、生物药的作用规律认识与中药作用原理应用基础研究并不多见，近年出现的几个代表性学说或观点值得重视。1996 年，薛燕等最早提出中药复方霰弹理论，认为中药复方以多种低效的药效成分通过多途径治疗疾病；多种有效成分各自独立的作用一般是小或弱的作用，但它们集体的力量却可以产生一个大而强的作用，从而完成治疗疾病的任务。这种"多成分、多靶点"的中药作用机制认识影响甚大。2005 年，张伯礼、王永炎等在国家"973"计划"方剂关键科学问题的基础研究"提出"2个基本清楚"，即药效物质基本清楚与作用原理基本清楚,方剂在病证结合、方证对应、理法方药一致的条件下,通过多组分作用在多靶点、融拮抗、补充、整合、调节等多种功效而起到治疗作用。2009 年,杜冠华等认为,多成分多靶点解释中药的作用机制并不能反映中药的作用特点和机制,尤其不能反映药物多成分的有机组合和病理情况下多靶点相互关联性的变化。中药的作用是由多种有效成分有机组合的物质组合与多种疾病相关靶点综合影响而相互作用产生的,这 2 个复杂体系的相互作用,可以用中药有效成分组来描述。2015 年,蔡少青等提出,中药通过"众多显效形式(显效型)的单靶点叠加作用、多靶点协同作用及毒性分散效应",发挥药效并削弱自身毒性。显效型呈现药效叠加和毒性分散,源于不同显效形式分子结构之间药效基团相同而毒性基团不完全相同。"毒性分散效应",适于对无毒中药而不适于对有毒中药的解释。显效理论揭示中药可以众多化学成分及众多代谢产物参与发挥药效过程,包括叠加作用、协同作用及毒性分散效应,可有助于阐释和弘扬中药特色优势。由于中药复方特殊的诊断与辩证体系,以及多药物、多成分的组方原则决定了其药理作用机制的多靶点、多途径等特点,中药复方药效学评价方法机械套用化学药物单靶点的评价体系受到质疑。随着系统生物学等交叉学科的兴起,以生物分子网络为切入点的网络药理学和网络医学有望系统地刻画中医药的整体性特征,从一个新的视角阐释中医证候的生物学基础和中药方剂的药效物质基础,近年基于系统生物学与网络药理学方法开展中药起效成分与药理机制研究逐渐成为潮流。

中医认为,方从法出,法随证立。中药复方体现了中医的整体观念与辩证论治,是中医临床用药的主要形式和手段,其独特配伍规律及应用效用的优越性已被长期临床实践所证实,故中药复方新药也一直是中药新药研究的主要方向。中药复方配伍的基本理论是君臣佐使理论,其核心内容是依据证候的变化,将各种中药按照作用的主次不同分为不同的对症治疗级别,并以此为依据概括中药复方的功效。中药复方或者方剂配伍的目的是既针对"病—证—症"复杂病情,兼顾主次、标本、缓急,又可增强疗效,减少毒副作用,发挥其相须、相使、相畏、相杀、相恶或者相反作用。

相对于化学药品而言,中药复方现代药理作用特点大致可归纳为以下 5 个方面:①药理作用。多靶点、多途径、多层次,复杂的相互作用和生物分子网络机制,较广的药理作用谱,较低的药理活性(效价)和并不显著的量效关系,但长时间累积用药可表现出一定的时效关系和较理想的作用强度(效强)。②毒副作用。弱毒性作用(微小毒性),毒性较低,相对具有更高的安全性,毒性机制多数情况下不明确。③物质基础。多种药物(饮片)组合,具有多组分、多成分及体内多代谢产物参与特点,药效物质或者毒性物质多数情况下不明确。④临床疗效。长期临床实践,强调病证结合、方证对应、理法方药一致,在治疗慢性病、疑难病、复杂疾病以及疾病预防、康复等方面优势更为明显,临床不良反应发生率及严重程度较低。⑤质量控制。目前以化学评价为主,感观评价为辅,逐步引入生物评价和综合评价方法。质量稳定性较好,可仿性较差,受基原、产地、采收及加工炮制、提取纯化处理等多因素影响大。

## 四、中药适度调节原理

基于上述中药复方的特点,结合传统中医药理论,提出中药复方作用"MIBP"新假说(图 2-1),以区别于化学药品的作用特征,并可客观描述中药作用特点和指导中药复方新药的药理学评价,推动具有中药特色的审评技术体系建立。其学术核心思想

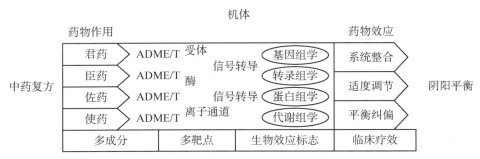

图 2-1　中药复方适度调节原理示意图

是中药复方通过适度调节（思路）、系统整合（方法），达到纠偏求平之目的（结果）。具体包括以下3个方面。

1. **适度调节（moderation）** · 这是中药复方防治疾病的思路和出发点。中病即止，过犹不及。《素问·五常政大论》曰："大毒治病，十去其六；常毒治病，十去其七；小毒治病，十去其八；无毒治病，十去其九；谷肉果菜，食养尽之，无使过之，伤其正也。"中医用药并不追求单纯依靠药物百分之百去除病邪，用药适度，通过调养，以去除残余病邪，逐渐康复。用药过度，则徒伤正气。这种学术思想已经深入到《内经》的养生观、发病观和治疗观之中，为中医所用，并被中医发扬光大。体现在现代药理学中，中药复方与化学药品的不尽相同，一般表现为较低的药理活性（效价）和弱毒性作用（微小毒性），但长时间累积药物可达理想的最大药理效应（效能），反映出中药复方较理想的内在活性和相对更高的安全性。

2. **系统整合（integrated）** · 这是中药复方防治疾病的手段和方法。中医"无欲观"（即整体观）则由"神"而及于"形"，建立在个性化基础上的理法方药，不同于西医"有欲观"（即还原论）对事物的认识由"形"（徼）而及于"神"（妙）。中药复方多成分（组分），可作用于多种特定靶点受体，如酶、离子通道、载体、核酸、免疫系统和基因等，表现出非单一物质基础、靶点或者信号通路复杂的多靶点网络综合（整合）效应，以及药—药（君、臣、佐、使，七情和合）之间以及药—机体之间的复杂相互作用和生物分子网络机制。这在现代药理学研究中，表现出较广泛的药理作用谱和并不显著的量效关系（或者是非线性量效关系），更强调药理作用谱＝主要药效学＋次要药效学。

3. **纠偏求平（balance）** · 这是中药复方防治疾病的结果和根本所在。《素问·生气通天论》中记载："阴平阳秘，精神乃治，阴阳离决，精气乃绝。"《素问·至真要大论》："谨查阴阳所在而调之，以平为期。"阴阳之间相对的动态平衡，可以起到生长生发抵御病邪的作用。同是治疗疾病，现代医学的思维方式是"对抗"，直接针对病灶，强调其科学性和纯客观性，而中医药的思维方式是"平衡"，认为生病是因为人体"偏性"，即"阴阳、表里、寒热、虚实"等不平衡所致。中药复方或者方剂配伍，就是基于药物具有偏胜之性的基本特性，针对病证复杂性，兼顾主次、标本、缓急，联合用药，以达到校正身体的"偏性"，调整人体平衡状态作用。以杆秤或者天平为例，阴代表"衡"，就是秤杆；阳代表"权"，就是秤砣。"权"合适位置的确定则是依据理（病症证—辨证审因）、法（决定治法）、方（选方）、药（用药，选择合适的药物酌定用量），取决于疾病或者症候的严重程度和平衡偏离的方向。这在神经内分泌调控、免疫系统调控与代谢器官系统等生理、病理功能调节方面体现尤为明显。临床上除了疾病转归，效应生物标志物（biomarker of effect）应当可作为一种非常有价值的中药复方有效性终点判定指标。

（四川省中医药科学院·四川省中医药转化医学中心　华　桦　赵军宁）

◇ **参 ◇ 考 ◇ 文 ◇ 献** ◇

［1］郑金生.中药早期药理考略［J］.大陆杂志,1999(6)：15.

［2］高晓山.中药药性论［M］.北京：人民卫生出版社,1992.

［3］常惟智,李久全,张淼,等.试析"法象药理"学说阐释中药功效的利弊［J］.辽宁中医杂志,2014,42(3)：500.

［4］付伟.中药"法象"理论的思维方法探析［J］.光明中医,2016,31(15)：2143.

［5］邓文龙.关于中医药学理论研究一些问题的讨论［J］.中药药理与临床,2009,25(1)：63.

［6］邓文龙.中药药理学研究的现状与问题讨论［J］.中药药理与临床,2010,26(5)：1.

［7］邓文龙.庆祝《中药药理与临床》杂志30周年——衣带渐宽终不悔,为伊消得人憔悴［J］.中药药理与临床,2015,31(5)：1.

［8］赵军宁,王建华,陈蔚文,等.中药治法药理的受体机制［J］.中药药理与临床,1998,14(5)：44.

［9］张伯礼,王永炎.方剂关键科学问题的基础研究——以组分配伍研制［J］.中国天然药物,2005,3(5)：258.

［10］王阶.方剂配伍理论研究方法及研究前景［J］.世界科学技术—中药现代化,2006,8(1)：1.

［11］薛燕,雷跻九.中药复方霰弹理论——论中药复方现代研究方法［M］.北京：中国环境科学出版社,1996.

[12] 赵立春,薛燕. 中药复方化学研究之霰弹靶点理[C]//中华中医药学会中药基础理论分会. 第二届临床中药学学术研讨会,南宁,2009.

[13] 杜冠华,王月华,张冉,等. 多成分多靶点是对中药作用机制的表面认识[J]. 世界科学技术—中医药现代化,2009,11(4):480.

[14] 蔡少青,王璇,尚明英,等. 中药"显效理论"或有助于阐释并弘扬中药特色优势[J]. 中国中药杂志,2015,40(17):3435.

[15] 张博,李慧颖,李梢. 网络药理学:中医药与转化医学研究新途径[J]. 转化医学研究:电子版,2013,3(3):1.

[16] 张文娟,王永华. 系统药理学原理、方法及在中医药中的应用[J]. 世界中医药,2015,10(2):286.

[17] 王勇,李春,仇琪,等. 中药复方多成分多靶点协同增效药理药效评价体系[J]. 中国科学:生命科学,2016,46(8):1029.

[18] 刘建勋,任建勋,林成仁. 中药复方功效的研究与发展[J]. 中国中药杂志,2016,41(6):971.

[19] Zhao Junning, Song Jun, Wang Xiaodong, et al. Hepatic pharmacology research of the effective constituents(Shao Gan Duo Gan) from Peony and Licorice Decoction [J]. J Pharmacol Sci, 2009,109(s1):227.

[20] Liao Wenqiang, Li Bo, Li Li, et al. Erk12, CDK8, Src and Ckle mediate evodia rutaecarpa induced hepatotoxicity in mice [J]. Chin Med, 2015(6):97.

[21] 赵军宁,杨明,陈易新,等. 中药毒性理论在我国的形成与创新发展[J]. 中国中药杂志,2010,35(7):922.

[22] 赵军宁,鄢良春. 基于Microtox技术(微毒测试)的中药综合毒性快速评价[J]. 世界中医药,2014,9(2):137.

[23] 赵军宁,鄢良春,罗荔敏. 基于Microtox技术(微毒技术)的中药注射剂毒性早期发现与质量控制技术研究进展[J]. 世界科学技术—中医药现代化,2016,18(11):1929.

[24] 李孝容,华桦,鄢良春,等. 苍耳子微毒测试(Microtox)与小鼠急性毒性的相关性研究[J]. 中药药理与临床,2016,32(2):134.

[25] 赵军宁. 中药微毒效作用特点与快速风险评价体系[C]//双清论坛,成都,2015.

[26] 赵军宁. 中药微毒特征与快速风险评价技术[C]//香山科学会议第570次学术讨论会,北京,2016.

[27] 赵军宁,鄢良春,宋军. 建立以"功效"为核心的新型中药质量评价模式[J]. 中药药理与临床,2010,26(5):158.

[28] 阳长明,王建新. 论中药复方制剂质量源于设计[J]. 中国医药工业杂志,2016,47(9):1211.

# 第三节　中药的分类与应用

在《神农本草经》中,作者根据当时对药物的毒性与功效认识,按药物有毒与无毒、养生延年与祛邪治病的不同将中药分成上品、中品以及下品。后来,随着实践经验的积累,人们根据不同的目的对中药进行再分类。如临床上常根据其功效进行分类,以便医生临床应用;而药学家常常根据其药用部位进行分类,以便对中药进行鉴别与分类。然而在商品领域,人们常常根据其产品属性进行分类,如此有利于产品在市场上的流通。显然,各种分类均有其优势与不足,可根据使用范围进行界定。

## 一、按传统功效分类

用药的目的是治病救人,依据药物的功效对其分类显示了人们对相关药物的深入了解。中药的功效多数是医生在临床实践中的经验总结,既包括医

药工作者的切身体验(最有名就是神农尝百草,一日而遇七十毒),也包括了医生在临床诊治过程中的经验总结,是临床处方的理论依据。因此,深入了解、熟悉中药功效是每一个临床医生必修课,是看好病、用好药、治好病的必备基础知识。最早对中药进行功效分类的应是陈藏器,他在其论著《本草拾遗》中将中药功用分为十类,即宣、通、补、泄、轻、重、滑、涩、燥、湿十种。目前根据功效将中药分为解表药、清热药、泻下药、祛风湿药、化湿药、温里药、利水渗湿药、消食药、理气药、驱虫药、止血药、活血化瘀药、安神药等22大类。在大项下面又根据药物的作用特点进行细分,如解表药又分为发散风寒药、发散风热药。清热药分为清热泻火药、清热燥湿药、清热解毒药、清热凉血药、清虚热药;泻下药又进一步分为攻下药、润下药及峻下逐水药,详见表2-1。

**表2-1　中药按功效分类**

| 编号 | 分类 | 功效 | 主治 | 亚类 | 代表药物 |
|---|---|---|---|---|---|
| 1 | 解表药 | 发散表邪 | 表证 | 发散风寒药<br>发散风热药 | 麻黄、桂枝、紫苏、生姜、荆芥<br>薄荷、牛蒡子、桑叶、菊花、蝉蜕 |
| 2 | 清热药 | 清泄里热 | 里热证 | 清热泻火药<br>清热燥湿药<br>清热凉血药<br>清热解毒药<br>清虚热药 | 石膏、知母、栀子、芦根、天花粉<br>黄芩、黄连、黄柏、龙胆、丹参、苦参<br>地黄、玄参、牡丹皮、赤芍、紫草<br>金银花、连翘、板蓝根、大青叶、蒲公英<br>青蒿、地骨皮、银柴胡、胡黄连、白薇 |
| 3 | 泻下药 | 泻下通便 | 便秘、里实积滞证 | 攻下药<br>润下药<br>峻下逐水药 | 大黄、芒硝、芦荟、番泻叶<br>火麻仁、郁李仁<br>甘遂、京大戟、芫花、牵牛子、巴豆 |
| 4 | 祛风湿药 | 祛风湿 | 风湿痹证 | 祛风湿止痛药<br>祛风湿舒筋活络药<br>祛风湿强筋骨药 | 独活、威灵仙、防己、川乌、雷公藤<br>秦艽、木瓜、蕲蛇、豨莶草、络石藤<br>五加皮、桑寄生、狗脊、千年健、鹿衔草 |
| 5 | 化湿药 | 化湿运脾 | 湿阻中焦证 | — | 广藿香、佩兰、苍术、砂仁、豆蔻 |
| 6 | 利水渗湿药 | 通利水道,渗泄水湿 | 水湿病证 | 利水消肿药<br>利尿通淋药<br>利湿退黄药 | 茯苓、薏苡仁、泽泻、猪苓<br>车前子、滑石、木通、通草、萆薢<br>茵陈、金钱草、广金钱草 |
| 7 | 温里药 | 温里祛寒 | 里寒证 | — | 附子、干姜、肉桂、吴茱萸、小茴香 |
| 8 | 理气药 | 调理气机 | 气滞气逆证 | — | 陈皮、厚朴、枳实、木香、香附 |
| 9 | 消食药 | 消食运脾 | 饮食积滞证 | — | 山楂、麦芽、鸡内金、莱菔子、神曲 |
| 10 | 驱虫药 | 毒杀祛除人体肠道寄生虫 | 虫证 | — | 槟榔、使君子、苦楝皮、贯众、雷丸 |
| 11 | 止血药 | 制止体内外出血 | 出血证 | 凉血止血药<br>化瘀止血药<br>收敛止血药<br>温经止血药 | 小蓟、大蓟、地榆、槐花、侧柏叶<br>三七、茜草、蒲黄、景天三七<br>白及、仙鹤草、棕榈炭、血余炭、鸡冠花<br>艾叶、炮姜 |
| 12 | 活血化瘀药 | 畅利血行、消散瘀血 | 瘀血证 | 活血止痛药<br>活血调经药<br>活血疗伤药<br>破血消癥药 | 川芎、延胡索、郁金、乳香、没药<br>丹参、桃仁、红花、益母草、牛膝<br>土鳖虫、血竭、刘寄奴、虎杖、干漆<br>莪术、水蛭、三棱、穿山甲 |
| 13 | 化痰药 | 化痰、祛痰 | 痰证 | 燥湿化痰药<br>清化热痰药 | 半夏、天南星、白附子、芥子、旋覆花<br>川贝母、浙贝母、瓜蒌、竹茹、竹沥 |
| 14 | 止咳平喘药 | 制止咳嗽、平定喘息 | 咳嗽、喘息证 | — | 苦杏仁、紫苏子、百部、桑白皮、葶苈子 |
| 15 | 安神药 | 宁心安神 | 心神不宁证 | 镇惊安神药<br>养心安神药 | 朱砂、磁石、龙骨、琥珀、珍珠<br>酸枣仁、柏子仁、首乌藤、远志、合欢皮 |
| 16 | 平肝潜阳药 | 平肝潜阳 | 肝阳上亢证 | — | 石决明、牡蛎、赭石、珍珠母、蒺藜 |
| 17 | 息风止痉药 | 平息肝风、制止痉挛抽搐 | 肝风内动证 | — | 羚羊角、牛黄、钩藤、天麻、地龙 |
| 18 | 开窍药 | 开窍醒神 | 闭证神昏 | — | 麝香、冰片、石菖蒲、苏合香、安息香 |
| 19 | 补虚药 | 补虚扶弱 | 虚证 | 补气药<br>补血药<br>补阴药<br>补阳药 | 人参、党参、西洋参、太子参、黄芪<br>当归、熟地黄、阿胶、何首乌、白芍<br>南沙参、北沙参、百合、麦冬、天冬<br>鹿茸、淫羊藿、肉苁蓉、杜仲、续断 |
| 20 | 收涩药 | 收敛固涩 | 滑脱病证 | 收敛止汗药<br>涩肠止泻药<br>固精缩尿止带药 | 浮小麦、麻黄根、糯稻根<br>五味子、乌梅、诃子、肉豆蔻、赤石脂<br>山茱萸、覆盆子、桑螵蛸、金樱子、海螵蛸 |
| 21 | 涌吐药 | 诱发或促使呕吐 | 误食毒物、宿食停滞不化、痰涎壅盛等 | — | 常山、瓜蒂、藜芦 |
| 22 | 攻毒杀虫去腐敛疮药 | 攻毒消肿、杀虫止痒、去腐排脓、生肌敛疮 | 疮痈疔毒、疥癣、湿疹瘙痒等 | — | 雄黄、硫黄、轻粉、白矾、斑蝥 |

除了上述依据功效分类之外，人们在临床上还可根据药物的性味、归经特点进行分类。如根据药性将药物划分为寒、热、温、凉四气，根据药物作用的趋向性将药物分为升、降、浮、沉，根据药物的味道分成酸、甘、苦、咸、辛五味，根据药物发挥作用的部位不同将药物进行归经分类。将药物分成升降浮沉，主要是根据其物理性质而进行划分的，其临床药物作用是否如此，还有待进一步深入研究。

上述这些分类的一个共同点就是方便临床医生在处方时对药物进行合理选择、配伍，便于他人对处方的合理性进行分析。传统中药功效与现代药理作用是分别基于中医、西医理论对中药治疗作用的描述，它们具有共同的载体，因此，二者之间必然存在一定的关系，了解二者之间的关系，就可以在中、西药之间建立沟通的桥梁，为中药的临床应用与现代研究提供有用的信息。

然而，由于中医药是一个开放的系统，随着不断的临床实践以及科学研究结果的充实，中药功效不断得到证实、更新、完善或被赋予新的内涵。部分中药的新功效不断被发现，如五味子以前的功效为敛肺、滋肾、生津、收汗、涩精，近年来研究发现该药具有很好的保肝作用，也有部分功效被否定。由于多数中药是多成分物质，其功效也常表现为多样性，其归经也常表现为归多经的特点，味道也可表现出多种味道。因此，人们在使用时不应将中药特定为某一类药物，实际上，同一中药与不同药物配伍时，常常会表现出不同的作用。临床上就是利用中药的这种特性，经过不同的组合达到减毒、增效的目的，使疾病得到多通道阻滞，使患者得到康复。遵循古典功效分类有助于中医药的继承，但仅遵循古典功效分类不利于其发展。古代科技条件有限，但中医药的先辈们在对成分不清、单味药物作用不明的情况下，通过对大量的临床经验总结，逐一细分出单味药物的功效，其工作难度是可想而知的。相反，现代部分中医药医生乃至中医药大家在面对作用相对单一、作用机制相对明确的西药或中药有效成分、有效部位时显得手足无措，其现状值得深思。

## 二、按药用部位分类

由于中医药是人们从劳动生活过程中总结出来的一门科学，因此，其用药范围也是非常广泛的。手之所触均可成为治病的有力工具，包括矿石、泥土、植物、动物、昆虫、人的器官以及排泄物等，其特点就是取材方便，疗效确切，其科学性也在逐步被现代相关实验数据进一步佐证、阐释。因此，按自然属性对中药进行分类即有利于管理，也方便使用者，开展此项工作最早的著名医药家当属梁朝陶弘景，他在《本草经集注》中将所载 730 种药物分为玉石、草木、虫兽、果、菜、米食及有名未用七类。明朝李时珍在此基础上又进行了细分，他在其《本草纲目》中根据药用部位的自然属性与特征将中药分为水、火、石、土、草、谷、菜、果、目、服器、虫、麟、介、禽、兽、人等 16 部，然后又再细分为 60 类。现代人们为了便于鉴别与管理，根据药物的来源大致分为植物类、动物类、矿物类以及菌类四大类。由于植物类中药最多，人们常又根据药用部位的不同而将植物类中药分为根类、根茎类、茎木类、皮类、叶类、花类、果实和种子类、全草类、树脂类以及其他类等。如姜黄（姜黄、莪术、郁金）、附子（附子、乌头、天雄）、当归（归头、归身、归尾）、银杏叶、白果。不过，人们对于部分药物的药用部位还是存在一些分歧的，其原因可能与医者的用药习惯有关，也可能与对药物功效认识不同有关（表 2-2）。

表 2-2　中药药用部位表述不一

| 编号 | 出处 | 中药名 | 来源植物拉丁名 | 药用部位 |
|---|---|---|---|---|
| 1 | 《中药大辞典》《中华本草》 | 壮筋草 | *Campylotropis macrocarpa* | 根根或枝叶 |
| 2 | 《中药大辞典》《中华本草》 | 阿尔泰紫菀 | *Heteropappus altaicus* | 花或全草根、花或全草 |
| 3 | 《中药大辞典》《中华本草》 | 齿叶草 | *Odontites serotina* | 全草地上部分 |
| 4 | 《中药大辞典》《中华本草》 | 柞树叶 | *Quercus mongolica* | 叶树叶 |

## 三、按产品属性分类

### （一）种子种苗

绝大多数中药属于植物药，因此，种子、种苗是中药材生产的物质基础，优良品种及优质的种子种苗是实现优质中药材生产的基础和源头。随着野生资源的逐渐耗尽，人工种植中药材已是中医药现代化的必经之路，有调查统计显示，目前我国已有 300 多种中药材实现了人工栽培，影响人工栽培中药材质量的关键因素之一就是种子、种苗。与农作物品种选育和种子标准化的进程相比，中药材种子种苗工作涉及的种子资源及品种选育、种子种苗生产经营、种子种苗质量控制、管理体系与规章制度建设等还非常落后。目前我国中药材种子种苗业尚未形成独立产业，仍是药材生产的附属，处于一种自产自销的原始生产状态，种子的假冒伪劣问题严重。

中药材种子种苗标准化包括中药材品种标准化和种子种苗质量标准化。中药材品种标准化是指大田种植采用标准化优良品种；种子种苗质量标准化是指所用品种的种子种苗质量达到规定标准，包括中药材种子种苗（原、良种）生产技术规程、种子质量分级标准、种子检验规程和种子包装、运输、贮存标准等。

中药材种子的检验是采用科学有效的手段，对种子纯度、净度、发芽率、含水量、粒重、真实性、生活力等指标进行检测，依据这些检验结果聚类分析即可对种子进行质量分级，等级差异较真实地反映了种子内在品质，对中药材规范化生产意义重大。

目前，我国常用的300多种中药材中，仅人参等少数中药材的种子质量有国家标准，当归、党参、黄芩、牛蒡、板蓝根、秦艽、羌活、菘蓝、北柴胡、西红花等中药材种子质量有地方标准，其余品种还没有完善的种子标准。对中药材种苗质量进行分级包括两部分内容：即先对移栽前的种苗进行单株株高、叶长、根长、叶片数、单株鲜重等指标的聚类分析，再对种苗移栽后生物量增加、化学成分变化等试验进行监测评定，从而对该中药材种苗进行等级划分并制定分级标准。与中药材种子相比，中药材种苗质量分级的研究较少。目前仅人参种苗具有国家标准，当归、党参、黄芩、秦艽、羌活具有地方标准。现有已报道的研究中，根及根茎类中药材如掌叶大黄、甘草、岗梅、知母、丹参、块根紫金牛等，全草及叶类中药材如艾纳香、返魂草、广金钱草、车前等，以及花类中药材菊花均开展了种苗质量分级标准的研究，而其他类中药材未见相关报道。

目前，中药种子、种苗的选育，质量控制均存在较大问题，首先，中药材种子、种苗选育标准是否符合中药材的需要，由于目前中药材种子、种苗的选育归林业部门管理，其选择标准是以产量为主要目标，现实中很少顾及其有效成分含量，其结果是产量丰收了，可用为中药材使用的原材料却减少了。有时候可能为了产量进行多次嫁接导致其基因发生改变，从本质上改变了药材的性质。因此，在种子、种苗的选育过程中应紧密结合DNA及已知化学成分特别是有效成分进行跟踪、监测，使其最终达到增产的同时能够保证中药材的质量稳定。如采用DNA条形码技术，建立重楼的中国药典物种标准条形码数据库，通过序列比对、遗传距离比较和系统NJ树构建，ITS条形码可有效鉴别正品重楼及其混伪品的种子种苗。

目前还未见来源于动物的中药材种源标准相关报道，这方面的工作还需尽快加强。

## （二）中药材

中药材一般是指药材原植、动、矿物除去非药用部位的商品药材。药材未注明炮制要求的，均指生药材，应按照附录药材炮制通则的净制项进行处理。因此，在严格意义上，药品范畴内的中药材仅指经过净制处理后的药材，对于未经依法净制处理的原药材不能列为药品概念下的中药材，只能是农副产品，不能直接入药。因此，药品范畴内的中药材应是严格按照药品标准加工而成的商品，在生产上应严格按照许可管理进行生产以区分其他农副产品，进入药品流通渠道后应完全具备药品的属性，药品经营企业经营的中药材必须是完全具备药品的属性。

由此可见，中药材的生产阶段属于林业局（农业部）管辖，而加工阶段则属于药监局的管辖范围。这对中药材的质量监管提出了近似于苛刻的要求。因为，林业局方面对中药原生药材种植的管理主要是以产量为指标，以增产创收为最高目标，而中药材的标准是以指标性成分的含量为依据的，因此，如何将两者达成统一是目前提高中药材质量的关键因素之一。

我国中药材达12 807种，经营药材1 200多种，常用药材约600种；人工种植品种达300余种，全国药材种植面积超过5 000万亩，其中符合规范化种植的基地达100万亩。随着中药现代化的进程加快，迅速扩大中药人工种植数量、面积均是在所难免的，也是不得不采取的措施。为保障中药材的质量，维护消费者的合法权利，应从以下几方面入手：首先应在选苗阶段注意种子、种苗的质量，其次是土地、气候环境等，再次是施肥与人工管理，最后是监管部门。

中药材的质量问题是目前人们争论的焦点，这既与前期科研工作基础薄弱没有找到有效物质有关,也与人们对中药材质量的理解有关。一种中药常有多种功效,因此用某一种指标性成分代替其全部功效标准也是不妥当的,能够建立中药材多指标复合体控制标准也许是有效控制中药材质量的最佳方式。

### (三) 提取物

中药提取物是采用先进的工艺技术对中药材或中药复方进行提取分离加工而得到的一种具有相对明确药效的物质基础,质量标准严格的一种中药产品,是国际天然医药保健品市场上一种新的产品形态,是植物药制剂的主要原料,并可广泛应用于天然健康品。按照提取物的性质可以分为四类:单味中药提取物(应用不同的提取方法)如灵芝、人参、银杏叶、罗汉果、仙人草等;复方中药提取物如补中益气汤、四神汤、六味地黄丸、七宝美髯丹、逍遥散等;中药单体如银杏黄酮、银杏内酯、大豆异黄酮、灵芝多糖、虫草素等;中药提取物的衍生物如青黛的靛红,关于这一点目前尚有争议。

中药标准提取物的化学成分,通常是多种药理活性物质按一定比例组成的有效成分群(active components group),它具有中药多成分的特点,较好体现了原中药材及复方特定的中医药功效,但在质量控制方面具有相当的优势。

常用的提取方法(如煎煮法、回流法、浸渍法、渗漉法等)在保留有效成分,去除无效成分方面,存在着有效成分损失大、周期长、工序多、提取率不高等缺点。近十多年来,在中药提取方面出现了许多新技术、新方法,这些新技术和方法的应用,使得中草药提取既符合传统的中医理论,又能达到提高有效成分的收率和纯度的目的。

中药提取物对生产条件、生产技术要求较高,很多先进的提取、分离、纯化和干燥设备和技术应用于中药提取物的生产,这些技术和装备的应用大大地提高了中药制药工程技术和装备水平。

绝大多数的中药提取物主要以外销为主,这可能与中国中医药界对中药提取物的看法仍然有很多分歧有关,很多人认为中药提取物与中药饮片有很大的分别甚至不能称之为中药,因为中药在煎煮的过程中还有很多细微的化学反应,这一点是中药提取物在混合时不能达到的效果。实际上在广东一方公司有关中药颗粒剂的研究中已经证实中药提取物可以保持绝大多数的中药特性,同时随着技术的进展,中药有效成分的明晰,以中国药典中的中药材的标准为参考,必能尽快制定出符合中药特色,并为世界所接受的初步的中药提取物标准,并在执行的过程中不断完善,这一点也符合目前植物药的发展规律。

中药提取物标准规范和提高工作相对滞后。随着我国药品标准提高计划的实施和不断推进,国家药品标准体系已初步建立,药品监管信息化建设步伐加快,药品标准管理工作更加趋于规范和完善。但中药提取物标准化工作仍显得相对滞后,主要表现在以下几个方面:①标准未建立。中药提取物是中成药生产的重要原料,据统计,约有 29.8% 的中成药使用中药提取物投料,但尚有部分中药提取物还没有建立国家标准。由于缺少法定标准,生产、经营活动多采纳需方标准和企业标准,以合同中的质量条款作为产品交付的依据,产品质量检测方法较为混乱。②标准不健全。标准的项目齐全是有效控制中药提取物质量的基础。但由于部分中药提取物标准颁布的时间较长,存在标准项目不健全的情况。例如,有的年代久远的中药提取物标准缺少农药残留限量和重金属测定项目,有的缺少辅料检测标准,有的缺少微生物限度检查等。③标准不规范。中药提取物标准数量众多,在命名、制法、性状、检查等方面存在不规范的情况。例如,有的中药提取物名称相同但制法不同,以黄芩提取物为例,在《中国药典》(2010 年版一部)和《中药成方制剂》中共出现 12 次,但在"是否加入明矾溶液""干燥前最终 pH""洗涤粗品用溶液"等影响成品质量的关键工艺参数方面存在较大差异,容易造成生产和使用上的混乱。④标准水平参差不齐。以新药方式批准和《中国药典》收载的中药提取物的标准水平较高。但其他中药提取物仍存在工艺不先进、核心技术缺乏等问题。加上中药提取物生产企业多为小型企业,其技术水平和生产能力相对较差,很少认真优化和研究产品的生产工艺,缺乏针对产品的深层次开发,致使中药提取物的生产技术门槛较低,市场竞争无序。⑤标准缺乏更新提高。由于缺少中药提取物标准实施情况评估的手段,部分中药提取物标准"只生不死",以至于一些常年没有更新或修订的标准仍在使用,迫切需要建立标准的淘汰机制。针对上述问题,有以下几个方面解决方案:①政府引导,多维修正行业标准。如建立多角度考量标准及严格标准化检测模式等。②全程监管,优化配套体系。如以种植为起点,延伸监管;双重监管,提高监管有效性;立法拉高门槛,强化处罚力度。

目前我国中药提取物产业已形成一定的规模,专业生产企业有200家以上,不少中成药、精细化工等生产企业也生产提取物。经营企业有200～300家,经营规模普遍较小,最大不超过千万美元。中药提取物总的年出口量早已破亿吨,出口额也早已经超亿万美元,在中药出口商品中的构成比在不断地突破,出口的主要对象是美国、英国、亚太地区以及欧洲联盟国。

在国外,提取物是植物药应用的重要环节和方式。1993年2月在德国Dusseldorf海涅大学召开的第41次世界药用植物研究年会上的大会发言中,有10个为介绍植物提取物及成分活性的研究。日本于20世纪70年代末即将中药制成提取物应用,新加坡等地也相继研制并广泛使用。欧美各国25%处方至少含有1种来自高等植物的提取物或化合物。在美国,植物提取物占草药市场的95%以上,生药材和其他产品占有率不到5%。在德国,以提取物为主要形式的草药产品占全国药品市场总额的10%,占全国OTC市场近30%,且其草药产品被认为是药品而不是食品补充剂,并为医疗保险所覆盖。可见植物药提取物在国外有着较好的应用基础和广泛的市场。我国出口国外的中药提取物主要品种有:银杏、贯叶连翘、刺五加、当归、人参等提取物。

### (四)中药饮片及配方颗粒

《中国药典》(2005年一部)规定:药材炮制系指将药材净制、切制、炮炙处理制成一定规格的饮片以适应医疗要求及调配、制剂的需要,保证用药安全有效。根据现代炮制理论的要求,净制、切制、炮炙统称为炮制,因此"中药饮片"应该理解为直接应用于医疗调配及制剂的中药炮制品。因此在医疗临床以及无净制条件的药品生产企业制剂所用的中药材都应该是经过炮制加工后的中药炮制品,都应该有合法的生产企业可追溯。现行中药饮片生产实行许可管理,这仅能从生产这一环节保证中药饮片生产的合法性,但对整个中药饮片的流通使用监管影响甚微,由于在流通、使用环节的监管制度缺失,中药饮片非法地下加工猖獗,药材初加工产品混淆于中药饮片,使得中药饮片产业的健康发展举步维艰,科学

定位中药饮片及中药材的流通监管势在必行,也是迫切需要。

2014年,规模以上中药饮片企业实现销售收入约1500亿元。中药日化用品/化妆品市场快速增长,2010年含中药或植物日化用品的市场需求规模为610亿元,2014年达到1100亿元。

中药配方颗粒是由单味中药饮片经提取浓缩制成的、供中医临床配方用的颗粒。国内以前称单味中药浓缩颗粒剂,商品名及民间称呼还有免煎中药饮片、新饮片、精制饮片、饮料型饮片、科学中药等。它是以传统中药饮片为原料,经过提取、分离、浓缩、干燥、制粒、包装等生产工艺,加工制成的一种统一规格、统一剂量、统一质量标准的新型配方用药。

从概念上讲,所谓单味中药配方颗粒是用符合炮制规范的传统中药饮片作为原料,经现代制药技术提取、浓缩、分离、干燥、制粒、包装精制而成的纯中药产品系列。它保证了原中药饮片的全部特征,能够满足医师进行辨证论治,随证加减、药性强、药效高、同时又具有不需要煎煮、直接冲服、服用量少、作用迅速、成分完全、疗效确切、安全卫生、携带保存方便、易于调制和适合工业化生产等许多优点。中药配方颗粒在美国、欧洲、澳大利亚、韩国、日本,及我国台湾、香港等地发展极快。韩国、日本及我国台湾、香港除满足本地区外还大量出口。我国的中药现代化发展严重滞后,中药配方颗粒推广极慢。

中药配方颗粒的质量标准研究包括定性鉴别和定量分析,由于其已经没有了传统中药饮片的性状特征,故定性定量多采用色谱法,如薄层色谱法(TLC)、高效液相色谱法(HPLC)、气相色谱法(GC)及光谱法如红外光谱法(IR)和紫外光谱法(UV)等。

中药配方颗粒最大的特点在于方便:①能够替代传统饮片供中医师临床辨证施治。②不需要煎煮,临用时温开水配成冲剂。③小剂量精细包装,冲服浓度可自行调解,服用剂量小。④单位药物重量轻,体积小,储存和运输方便。⑤复合铝箔包装,携带、保存方便。⑥安全卫生、防潮防蛀、保质期长。⑦药品名称印刷清晰,配方清洁卫生,有利于加强中药管理。但仍然存在一些问题:①疗效尚不明确,根据中医的一些理论和实践证明,几味药材一起煎熬,可以发挥的作用与颗粒简单配方不完全一样,比如生脉散(人参、麦冬、五味子)一起煎汤的疗效,显著强于将以上3种颗粒混合后的冲剂;四逆汤(附

子、干姜、炙甘草）中,一起煎汤,不仅疗效显著强于将他们混合的颗粒配方,而且附子所含的乌头碱的毒性大大降低。研究发现,这是因为几种药材一起煎汤,其间他们所含的有效成分发生了一系列的化合、络合、共溶等化学变化,达到传统中医理论认为的疗效,而颗粒配方则没有或者很少有这些反应,使疗效大打折扣,这在许多配方上已有反映。有研究以传统汤剂为基准,采用 HPLC 法比较 8 批山茱萸饮片与 3 个厂家市售配方颗粒中指标性成分含量的差异,结果显示,山茱萸配方颗粒中莫诺苷、马钱苷的含量、转移率、出膏率远低于传统汤剂,二者不具有质量一致性。②制剂厂家存在以次充好等现象。国家药典对药材的有效成分有要求,但单纯的成分分析有时并不与实践一致,如人参叶和须的有效成分远高于根,但是实践疗效显然根远强于叶子和须,于是厂家可以拿叶子来代替根,作为制剂的原料,节省成本,而药效则明显不如汤剂,送检却是合格的。因此,颗粒配方的研究还需要做更多的工作,而不是急于推向市场。

**(五)医院制剂**

2005 年 8 月 1 日,国家食品药品监督管理局(SFDA)颁发实施的《医疗机构制剂注册管理办法(试行)》(以下简称《办法》),是中华人民共和国成立以来国家层面第一次针对医院制剂注册管理的部门规章,其使医院制剂的注册、再注册、补充申请、调剂事项的申报、审批实现了规范化和科学化,同时也为医院制剂的发展奠定了良好的法规依据及支持。2010 年 8 月,卫生部发布的《关于印发加强医疗机构中药制剂管理意见的通知》中对"传统工艺配制"和"5 年使用历史"作出的进一步解释,是对《办法》的补充。除此之外,各省按照《办法》要求,根据自身情况分别制定了《医疗机构制剂注册管理办法实施细则》,以细化实施医院制剂注册工作。

医疗机构制剂,是指医疗机构根据本单位临床需要经批准而配制、自用的固定处方制剂。医疗机构配制的制剂,应当是市场上没有供应的品种。国家食品药品监督管理局负责全国医疗机构制剂的监督管理工作。省、自治区、直辖市(食品)药品监督管理部门负责本辖区医疗机构制剂的审批和监督管理工作。

医疗机构制剂的申请人,应当是持有《医疗机构执业许可证》并取得《医疗机构制剂许可证》的医疗机构。未取得《医疗机构制剂许可证》或者《医疗机构制剂许可证》无相应制剂剂型的"医院"类别的医疗机构可以申请医疗机构中药制剂,但是必须同时提出委托配制制剂的申请。接受委托配制的单位应当是取得《医疗机构制剂许可证》的医疗机构或者取得《药品生产质量管理规范》认证证书的药品生产企业。委托配制的制剂剂型应当与受托方持有的《医疗机构制剂许可证》或者《药品生产质量管理规范》认证证书所载明的范围一致。医疗机构制剂只能在本医疗机构内凭执业医师或者执业助理医师的处方使用,并与《医疗机构执业许可证》所载明的诊疗范围一致。医疗机构配制制剂应取得省、自治区、直辖市药品监督管理局颁发的《医疗机构制剂许可证》。

医疗机构制剂的调剂使用应遵循以下原则:①医疗机构制剂一般不得调剂使用。发生灾情、疫情、突发事件或者临床急需而市场没有供应时,需要调剂使用的,属省级辖区内医疗机构制剂调剂的,必须经所在地省、自治区、直辖市(食品)药品监督管理部门批准;属国家食品药品监督管理局规定的特殊制剂以及省、自治区、直辖市之间医疗机构制剂调剂的,必须经国家食品药品监督管理局批准。②省级辖区内申请医疗机构制剂调剂使用的,应当由使用单位向所在地省、自治区、直辖市(食品)药品监督管理部门提出申请,说明使用理由、期限、数量和范围,并报送有关资料。省、自治区、直辖市之间医疗机构制剂的调剂使用以及国家食品药品监督管理局规定的特殊制剂的调剂使用,应当由取得制剂批准文号的医疗机构向所在地省、自治区、直辖市(食品)药品监督管理部门提出申请,说明使用理由、期限、数量和范围,经所在地省、自治区、直辖市(食品)药品监督管理部门审查同意后,由使用单位将审查意见和相关资料一并报送使用单位所在地省、自治区、直辖市(食品)药品监督管理部门审核同意后,报国家食品药品监督管理局审批。③取得制剂批准文号的医疗机构应当对调剂使用的医疗机构制剂的质量负责。接受调剂的医疗机构应当严格按照制剂的说明书使用制剂,并对超范围使用或者使用不当造成的不良后果承担责任。④医疗机构制剂的调剂使用,不得超出规定的期限、数量和范围。

2017 年 7 月公布的《中华人民共和国中医药法》,体现了国家对医院制剂的研发和应用的高度重视,并在法律上给予明确,因此,医院制剂又迎来了新的机遇。

### （六）中成药

中成药的原料为中药材或中药提取物，是指根据相应制法和处方在中医理论指导下进行生产，名称特定，并将规格、用法、用量及功能主治进行标注的药品。可根据给药途径的不同分为内服、外用及注射给药。内服中成药的常用剂型为丸剂、散剂、颗粒剂、片剂、胶囊剂等，主要适用于脏腑气血异常所导致的各种疾患。外用中成药常用的剂型有膏贴剂、搽剂、栓剂、滴鼻剂、滴眼剂、气雾剂等，主要适用于疮疡、外伤、皮肤及五官科的多种疾患，外用中成药中相当数量有不同程度的毒性，使用时应慎重，以防中毒。中药注射有皮内、皮下、肌内、静脉、穴位注射之分，一般由医护人员按严格的操作程序进行，以免出现医疗事故。

中药现代化的发展促进了中成药的研制创新，临床治疗效果显著，在临床医疗事业中发挥了重要的作用。中药新药可分为：①未在国内上市销售的从植物、动物、矿物等物质中提取的有效成分及其制剂。②新发现的药材及其制剂。③新的中药代用品。④药材新的药用部位及其制剂。⑤未在国内上市销售的从植物、动物、矿物等物质中提取的有效部位及其制剂（含量不低于50%）。⑥未在国内上市销售的中药、天然药物复方制剂。⑦改变国内已上市销售的中药、天然药物给药途径的制剂。⑧改变国内已上市销售中药、天然药物剂型的制剂。中药新药的研发过程可分为：①调研。②立项（确定配方、剂型）。③临床前药学研究。④临床前药理学研究。⑤临床前申报资料的准备。⑥Ⅰ、Ⅱ、Ⅲ期临床研究。⑦申请新药证书及生产批件。其中，临床前药学研究包括制备工艺、提取工艺、成型工艺、质量标准、稳定性、小样、中试研究等内容；临床前药理学研究包括药效学及毒理学研究，后者含急性毒性、长期给药毒性、皮肤刺激性、过敏性、溶血性、生殖毒性、遗传毒性等内容。

### （七）中药相关产品

中药大健康产业是以中药工业为主体、中药农业为基础、中药商业为枢纽、中药知识创新为动力的新型产业，形成了包括中药相关产品研发、生产、流通、销售在内的跨行业、跨区域、跨国界的中药产业链。中药大健康产品包括中成药、中药保健品、中药材、中药饮片与提取物、健康食品和饮品、中药化妆品、日化产品、中药兽药、中药饲料、中药加工设备等。发展中药大健康产业，具有调整产业结构、增加就业、农民增收、服务医改、惠及民生及保护生态等综合优势。目前，全国有2 088家通过药品生产质量管理规范（GMP）认证的制药企业生产中成药，市值超过100亿元的中药企业30余家。年销售额超过1亿元的重点品种近500个；中药工业产值不断攀升，从1996年的235.4亿元增长到2015年的7 867亿元，占医药产业规模的28.55%。中药日化用品/化妆品市场快速增长，2010年含中药或植物日化用品的市场需求规模为610亿元，2014年达到1 100亿元。在保健品市场，销售额从2012年的2 800亿元增长到2014年的4 000亿元，平均年增长率10%～15%。其中含中药的保健品和保健食品产值约为3 000亿元。中药兽药发展快速，2014年达到200亿元。植物源性农药销售额约20亿元，中药加工仪器设备规模达到400余亿元。2014年中药流通业销售额达到3 000亿元。我国中药产业每年使用植物类药材约$7 \times 10^5$吨，产生的非药用部位、药渣和废水高达数百万吨，对这些废弃物进行循环利用，将大有可为，预计年产值能达到500亿元。

中药是一个系统工程，成链条式发展，如某一环节出错，都有可能影响其后续发展。中药原生药材质量控制涉及多个部门，应由相关部门协商建立一种合理的质量控制体系，达到既不伤农，也不伤医、伤患的目的；中药配方颗粒方便了患者，有利于推广使用，但目前的质量控制还是有待改进，国家应建立统一的质量控制标准而非企业标准，只有这样才能保证临床应用的安全有效。发展中药涉及民族工业的未来，应大力加强中药新药的研发，充分发挥中医药在各个领域的特色、优势。不过，在发展中药相关产品时应注意以下几方面：第一，坚持可持续发展策略，使中医药永远有药可用；第二，注意环境保护，不能因为了中药产业而毁坏环境，导致环境不可恢复性损害；第三，注意中药废旧料的处理与再利用，避免资源浪费。四是在将中药作为农药使用时应注意残留问题，以免影响药物疗效以及人身安全。

（四川省中医药科学院　熊静悦　谭正怀）

## ◇参◇考◇文◇献◇

［1］吕云霞,周晨婷,汪鑫,等.中药传统分类与命名文化的认知图式分析［J］.江苏卫生事业管理,2017,28(6)：95－107.

［2］王建,张冰.临床中药［M］.北京：人民卫生出版社,2012.

［3］任钧国,王冬芝,雷蕾,等.中药传统功效与现代药理作用之间关系的分析［J］.中国中药杂志,2017,42(10)：1979－1983.

［4］赖新梅,林端宜,杨雪梅,等.中药药用部位规范研究的思考［J］.江苏中医药,2010,42(2)：61－63.

［5］高娜,孙永军,张建军,等.中药材种子种苗质量分级标准研究进展［J］.中国中医药信息杂志,2018,25(4)：129－132.

［6］方海兰,夏从龙,段宝忠,等.基于DNA条形码的中药材种子种苗鉴定研究——以重楼为例［J］.中药材,2016,39(5)：986－990.

［7］过立农,刘杰,朱玲,等.基于DNA条形码技术的重楼栽培品基原鉴定［J］.药物分析杂志,2018,38(5)：857－866.

［8］国家药典委员会.中国药典(2005年版)：一部［S］.北京：化学工业出版社,2005.

［9］王二丽,何荣和.中药材和中药饮片概念之浅见［J］.海峡药学,2007,19(9)：147－149.

［10］丛骆骆,吴彬,张建武,等.中药提取物标准管理的思路与对策研究［J］.中国新药杂志,2015,24(21)：2405－2409.

［11］邓勇,王新喜.中药提取与提取物监管的现状及其完善探讨［J］.中医药导报,2017,23(4)：12－15.

［12］颜秀英.论中药提取物的产业化趋势［J］.中国医药指南,2018,16(13)：215－216.

［13］吴用彦,李青蔚,李红亮.中药配方颗粒的研究现状及存在问题的思考［J］.中南药学,2019,17(1)：78－83.

［14］严安定,程钢,高昌珉,等.山茱萸饮片与市售配方颗粒的含量对比［J］.中国医院药学杂志,2018,38(22)：2314－2318.

［15］王美红,张晓芹,王慧玉.中草药医院制剂的研究进展与发展趋势［J］.中医药管理杂志,2018,26(20)：11－13.

［16］王静.中成药质量标准的研究［J］.中国民间疗法,2019,27(4)：83－84.

［17］张伯礼,张俊华,陈士林,等.中药大健康产业发展机遇与战略思考［J］.中国工程科学,2017,19(2)：16－20.

# 第三章

# 中药资源普查与生产区划

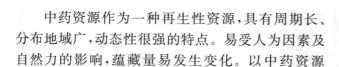

中药资源作为一种再生性资源，具有周期长、分布地域广，动态性很强的特点。易受人为因素及自然力的影响，蕴藏量易发生变化。以中药资源为基础的中药业生产迫切需要及时了解中药状况，掌握其变化规律，从而制定科学的中药业管理决策。

## 第一节　中药资源普查

### 一、中药资源普查历史

国家在 20 世纪共开展了三次中药资源普查，第一次普查的时间是 1960—1963 年，普查以常用中药为主，出版了《中药志》四卷，收载常用中药 500 多种。第二次普查的时间是 1969—1973 年；是一次全国中草药的群众运动，调查收集了全国各地的中草药资料，编写了《全国中草药汇编》（上、下册）。第三次普查的时间是 1983—1987 年。1983 年，遵照国务院 1982 年 12 月 28 日常务会议纪要（第 45 期）"关于对全国中药资源进行系统的调查，制定发展规划"的指示要求和国家经委《关于开展全国中药资源普查的通知》（经医〔1983〕310 号）、全国中药资源普查领导小组《关于下达全国中药资源普查方案的通知》（〔1983〕国药联材字第 310 号）的通知，由中国药材公司牵头，全国开展了第三次中药资源普查工作。根据第三次全国性中药资源普查的结果，我国中药资源种类有 12 807 种，其中植物 11 146 种，动物 1 581 种、矿物 80 种。由于幅员辽阔，自然环境复杂，中药材的分布呈现不均衡性。常用药材的蕴藏量则沿着东北至西南进行分布，四川、广西、云南、东北、河南、甘肃、贵州等地的中药资源较为丰富。出版了《中国中药资源》《中国中药资源志要》《中国常用中药材》《中国中药资源区划》《中国药材资源地图集》《中国民间常用单验方》。

### 二、第四次全国中药资源普查

2011 年，国家启动了第四次大规模中药资源普查，包括开展中药资源家底调查、开展中药资源相关传统知识调查、建设国家基本药物所需中药材种苗繁育基地和种质资源库、建设中药资源动态监测与信息技术服务体系等四项任务。截至 2015 年底已在 31 个省份的 922 个县进行资源调查实践，现已收集到腊叶标本 502 307 份、药材标本 47 840 份。在 28 个省建立了省中心，在 65 个县建了监测站，在中药材的主产区和其他地区建了 16 个繁育基地和 2 个种质资源库。对一批古籍文献和口述材料进行整理，汇总与中药资源相关传统知识 1 000 余条，收集汇总 22 个省份中药材生产适宜技术 80 余项。对药材进行繁育，成立全国中药材种子种苗繁育基地的科技联盟，建设种质资源库，建立中药资源动态监测系统。

2017 年 12 月,第四次全国中药资源普查试点工作,已覆盖 1 300 多个县,占全国县级行政区划的近一半。全国中药资源普查信息管理系统已汇总到近 1.3 万多种野生药用资源、736 种栽培药材、1 888 种市场流通药材的种类和分布信息,可估算出《中国药典》收载的 563 种药材的蕴藏量,并新发现 54 个新物种,为我国生物多样性增添了新成员。同时,基本建立了中药资源动态监测体系和种子种苗繁育体系。2017 年 7 月,第四次全国中药资源普查正式启动,将在 2020 年全面完成普查工作。

四川省自 2011 年参加全国第四次中药资源普查工作以来,三批 46 个普查试点县完成了 1 764 个样地、52 920 个样方调查,完成了 17 044 种药用植物品种的调查(含重复品种);采集植物标本 123 000 多份,制作腊叶标本 91 000 多份;完成了 2 118 种药材、800 多种中药材种子的收集;拍摄中药材图片和普查工作照 51 万多张,拍摄短片 1 300 份;开展传统知识调查 360 次,参加人员 1 400 余人次;发表普查相关的学术论文 34 篇。其中,第一批 25 个普查试点县完成了 5 756 份植物标本、610 份药材的整理、上交,同时完成了 25 个县的数据上传,全部达到国家要求,通过了国家验收。

四川省 2017 年 12 月 27—28 日组织召开了“四川省第四次全国中药资源普查培训会暨工作启动会”,对 2017 年 33 个普查县的主要骨干队员 150 多人开展了包括外业调查、内业整理、数据录入与经费使用等的全面培训,并安排了各课题组与各普查县的对接交流,标志着四川省的“全国第四次中药资源普查”工作正式启动。

在普查的基础上,四川省整理编写《四川省中药资源志要》,四川省中药资源共有 7 280 种,其中高等植物 194 科,6 056 种;蕨类 44 科,353 种;菌类等 257 种,动物 573 种,矿物 41 种。

(四川省中医药科学院　赵军宁　方清茂)

◇参◇考◇文◇献◇

[1] 黄璐琦,王永炎.全国中药资源普查技术规范[M].上海:上海科学技术出版社,2015.

## 第二节　中药生产区划与道地药材

### 一、中药区划

中药区划是在摸清全国中药资源家底的基础上,根据地域分异规律,全面考察和评价影响中药资源分布和生产的自然、社会经济条件,将全国划分为若干个类型区域,分析个区的自然、社会经济特点,中药资源优势和存在的问题,提出发展方向和措施,从而合理开发利用中药资源,制定发展生产的长远规划。其根本目的在于因地制宜,合理布局,发挥优势,使中药生产走向科学管理的轨道。

根据 1983 第三次中药资源普查的结果,全国中药资源区划共分为 9 个一级区(图 3-1)。

Ⅰ　东北寒温带、中温带野生、家种中药区,主要包括吉林、辽宁、黑龙江以及大小兴安岭、长白山区。中药资源有 1 000 多种,收购 200 多种,栽培 20～50 种,主要药材有:人参、鹿茸、鹿鞭、蛹虫草(北冬虫夏草)、辽细辛、海金砂、北龙胆草、关黄柏、防风、五味子等。新开发的资源有刺五加、刺人参、满山红等。

Ⅱ　华北暖温带家种、野生中药区,包括华北平原、太行山区和黄土高原。中药资源有 2 000 种左右,收购 200～300 种,栽培与养殖 50～100 种,主要药材有:酸枣仁、连翘、柴胡、黄芩、黄芪、远志、知母、沙棘、槐米、全蝎、土鳖虫、甘草、麻黄等。栽培药材有河南省“四大怀药”(地黄、牛膝、山药、菊花),黄土高原的党参、黄芪、款冬花,淮海平原的紫菀、板蓝根、北沙参、白芷、白芍、亳菊花、金银花、大黄。本区药材产量占全国的 1/3,栽培药材是本区的优势。

Ⅲ　华东北亚热带、中亚热带家种、野生药材区。包括伏牛山、大别山、长江中下游平原和江南丘陵地区。中药资源有 3 000 左右,收购 500 种,栽培

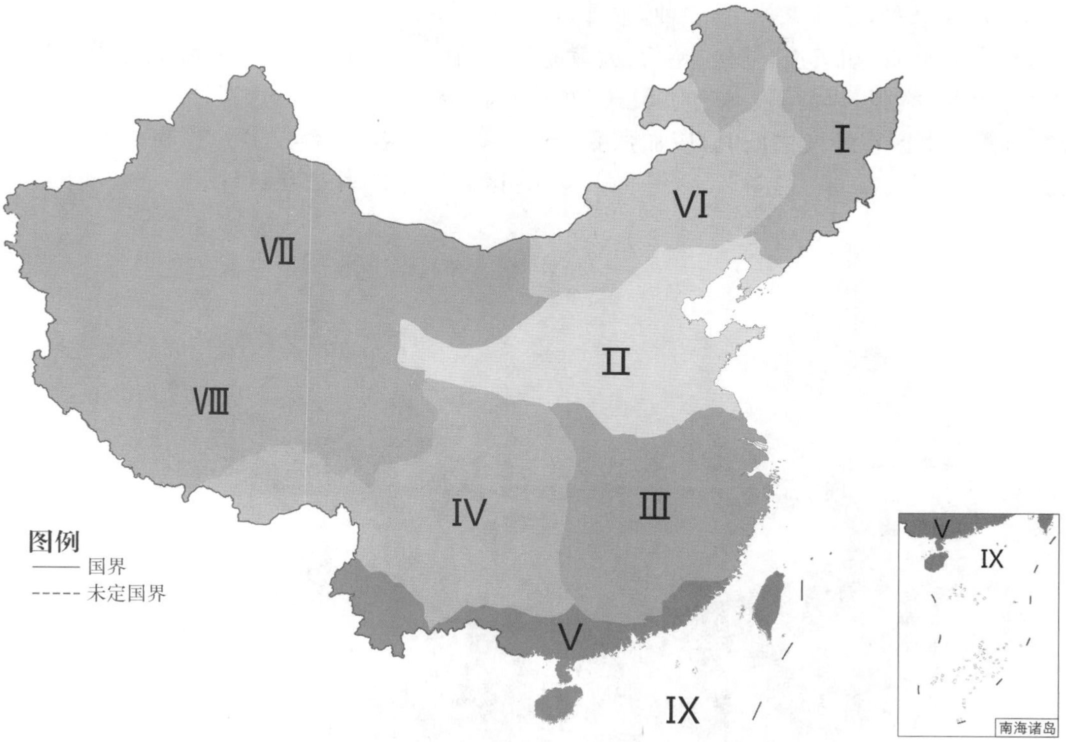

图 3-1　中国中药一级区划图

与养殖 70～100 种，主要药材有：浙贝母、延胡索、麦冬、白芍、玄参、菊花、温郁金、白术、太子参、厚朴、牡丹皮、菊花、山茱萸、辛夷、枳壳、栀子、薄荷、茅苍术、明党参、前胡、泽泻、茯苓、桔梗、玉竹、射干、猫爪草、蔓荆子、龟甲、鳖甲、蜈蚣、蟾蜍、珍珠、蕲蛇、金钱白花蛇、乌梢蛇、地龙等。本区家种药材产量大，野生药材品种多。

Ⅳ　西南北亚热带、中亚热带家种、野生中药区。包括秦岭、四川盆地、云贵高原。中药资源有 5 000 种左右，收购 300～500 种，栽培 80～120 种，低海拔地区主要药材有：附子、川芎、麦冬、泽泻、郁金、姜黄、白芍、白芷、半夏、川牛膝、杜仲、巴豆、枳壳、使君子、吴茱萸、木瓜、南沙参、天麻、茯苓、石斛、川楝子、木蝴蝶、钩藤等。中海拔地区主要药材有黄连、独活、三七、当归、大黄、红芪、云木香、厚朴、黄柏、龙胆、天冬、白及、百部、雷丸等。高海拔地区的主要药材有：川贝母、冬虫夏草、胡黄连、羌活、甘松、麝香等。本区家种药材品种多，产量大，为全国家种药材第一大产区，产量占全国的 1/3 以上。本区民族药物也比较发达。

Ⅴ　华南南亚热带、热带家种、野生中药区。包括岭南丘陵山区、海南岛、雷州半岛、台湾岛和滇西南高原。中药资源有 4 500 种左右，收购 400 多种，栽培 80～100 种，主要药材有：阳春砂仁、巴戟天、广藿香、安息香、沉香、槟榔、益智仁、高良姜、红豆蔻、草豆蔻、苏木、儿茶、千年健、广陈皮、化橘红、鸡血藤、钩藤、狗脊、广地龙、穿山甲、蛤蚧、坡鹿、金钱白花蛇等。本区为南药生产基地，应加强进口药材基地的建设。

Ⅵ　内蒙古中温带野生中药区。主要包括阴山、内蒙古高原和东北平原。中药资源有 1 000 多种，收购 100 多种，栽培与养殖 30 多种，主要药材有：黄芪、知母、防风、苍术、黄芩、赤芍、远志、柴胡、龙胆、郁李仁、甘草、麻黄等。蒙药有草乌、金莲花、文冠木、香青兰等。

Ⅶ　西北中温带、暖温带野生中药区。包括新疆、青海、甘肃、宁夏、内蒙古部分沙漠地区。中药资源有 1 000～2 000 种，收购 200 种左右，栽培 20～50 种，主要药材有：甘草、麻黄、肉苁蓉、锁阳、紫草、伊贝母、秦艽、罗布麻、阿魏、雪莲花、马鹿等。道地药材有伊贝母、枸杞、红花、鹿茸。维药资源有索索葡萄、阿月浑子、阿里红、孜然。

Ⅷ 青藏高原野生中药区。中药资源有 2 000 种左右,收购 50～100 种,栽培家养 10 多种,主要药材有:川贝母、冬虫夏草、胡黄连、甘松、羌活、大黄、雪莲花、麝香、鹿茸、熊胆。藏药资源有雪灵芝、角蒿、洪莲、塔黄等。本区在开发的同时,应加强藏药资源的保护。

Ⅸ 海洋中药区,包括渤海、黄海、东海和南海。中药资源有 700 多种,主要药材有:瓦楞子、石决明、牡蛎、昆布、海藻、海螵蛸、海马、海龙、珍珠、贝齿、蛤壳、鱼脑石、海浮石、玳瑁等。

根据各个区域的特点,我国中药又进行了二级区划分为 26 个二级区(图 3 - 2),如下:

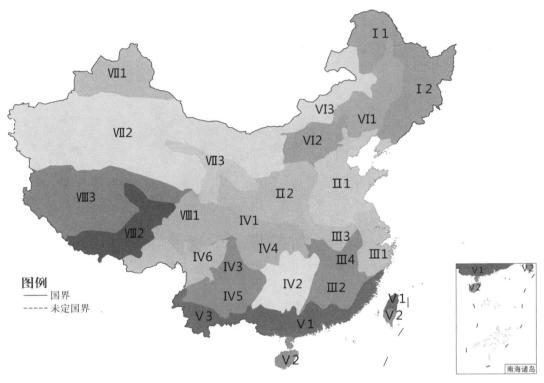

图 3 - 2　中国道地药材省级分布图

Ⅰ 东北寒温带、中温带野生、家种中药区。Ⅰ1:大兴安岭山地赤芍、防风、满山红、熊胆区;Ⅰ2:小兴安岭、长白山山地人参、五味子、细辛、鹿茸、蛤蟆油区。

Ⅱ 华北暖温带家种、野生中药区。Ⅱ1:黄淮海辽平原金银花、地黄、牛膝、白芍、酸枣仁、槐米、北沙参、板蓝根、全蝎区;Ⅱ2:黄土高原党参、连翘、大黄、沙棘、龙骨区。

Ⅲ 华东北亚热带、中亚热带家种、野生药材区。Ⅲ1:钱塘江、长江下游浙贝母、延胡索、菊花、白术、西红花、蟾蜍、珍珠、蕲蛇区;Ⅲ2:江南低山丘陵厚朴、辛夷、郁金、玄参、泽泻、莲子、金钱白花蛇区;Ⅲ3:江淮丘陵山地茯苓、辛夷、山茱萸、猫爪草、蜈蚣区;Ⅲ4:长江中游丘陵平原及湖泊牡丹皮、枳壳、龟板、鳖甲区。

Ⅳ 西南北亚热带、中亚热带家种、野生中药区。Ⅳ1:秦巴山地、汉中盆地当归、天麻、杜仲、独活;Ⅳ2:川黔湘鄂山原山地黄连、杜仲、黄柏、厚朴、吴茱萸、茯苓、款冬花、木香、朱砂区;Ⅳ3:滇黔桂山原丘陵三七、石斛、木蝴蝶、穿山甲区;Ⅳ4:四川盆地川芎、附子、郁金、白芷、白芍、枳壳、泽泻、红花区;Ⅳ5:云贵高原黄连、木香、茯苓、天麻、半夏、川牛膝、续断、龙胆区;Ⅳ6:横断山、东喜马拉雅山南麓川贝母、当归、大黄、羌活、重楼、麝香区。

Ⅴ 华南南亚热带、热带家种、野生中药区。Ⅴ1:岭南沿海,台湾北部山地丘陵巴戟天、化橘红、广藿香、血竭、蛤蚧、穿山甲、砂仁区;Ⅴ2:雷州、海南岛、台湾南部山地丘陵槟榔、益智仁、高良姜、白豆蔻、樟脑区;Ⅴ3:滇西南山原砂仁、苏木、儿茶、千年健区。

Ⅵ 内蒙古中温带野生中药区。Ⅵ1:松嫩及西辽河平原防风、桔梗、黄芩、麻黄、甘草、龙胆区；Ⅵ2：阴山山地及坝上高原黄芪、黄芩、远志、知母、郁李仁区；Ⅵ3：内蒙古高原赤芍、黄芪、地榆、草乌区。

Ⅶ 青藏高原野生中药区。Ⅶ1：阿尔泰、天山山地及准格尔盆地伊贝母、红花、阿魏、雪莲花、马鹿茸区；Ⅶ2：塔里木、柴达木盆地及阿拉善、西鄂尔多斯高原甘草、麻黄、枸杞、肉苁蓉、锁阳、紫草区；Ⅶ3：祁连山山地秦艽、羌活、麝香、马鹿茸区。

Ⅷ 青藏高原野生中药区。Ⅷ1：川青藏高山峡谷冬虫夏草、川贝母、大黄、羌活、甘松、藏茵陈、麝香区；Ⅷ2：雅鲁藏布江中游山原坡地胡黄连、山莨菪、绿绒蒿、角蒿区；Ⅷ3：羌塘高原马勃、冬虫夏草、雪莲花、熊胆、鹿角区。

Ⅸ 海洋中药区。

2011年，中国医学科学院药用植物研究所陈士林出版了《中国药材产地生态适宜性区划》，该书是一部中药材产地适宜性研究与实践的学术专著，首次将地理信息系统技术与中药栽培学、中药资源学等学科有机融合，提供了210种中药材物种适宜生长的气候和土壤数据及产地适宜性分析结果，研究并建立了中药材产地适宜性区划理论体系框架（图3-3，图3-4）。《中国药材产地生态适宜性区划》全面展示了中药资源学领域的最新成果，分为绪论、正文、附录三部分。绪论主要介绍中药材产地适宜性区划的研究背景、基本概念、目的意义及研究方法。正文选择《中华人民共和国药典》2010年版（一部）及相关文献收载的210种大宗、常用以及珍稀濒危中药材物种，收集提炼了地理分布、生物学特性、生态因子值等信息，进行了产地生态适宜性分析和研究，根据分析结果提出了药材的区划与生产布局，为我国中药材的引种栽培和规范化种植（养殖）提供了科学依据。

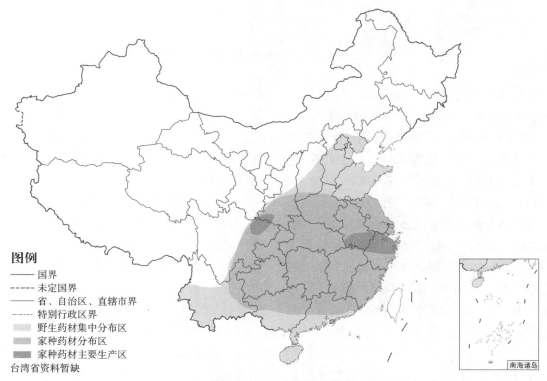

**图例**

—— 国界
------ 未定国界
—— 省、自治区、直辖市界
------ 特别行政区界
　　 野生药材集中分布区
　　 家种药材分布区
　　 家种药材主要生产区
台湾省资料暂缺

南海诸岛

图3-3　麦冬生产区划图

## 二、道地药材

### （一）道地药材的概念与成因

道地药材，又称地道药材，是指经过中医临床长期应用优选出来的，产在特定地域，与其他地区所产同种中药材相比，品质和疗效更好，且质量稳定，具有较高知名度的中药材。古今医家都喜欢使用道地药材，在中医处方笺上，许多药名前标有"川""云""广"等产地，"川"即四川，"云"即云南，"广"即广东、广西。这些药物大多就是道地药材。因而，道地药材指那些具有特定的产地，经过当地炮制加工，具有确切可靠治疗作用的药物。

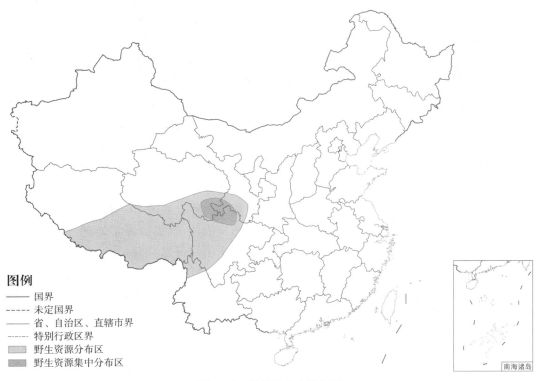

图3-4 川贝母生产区划图

道地药材具有历史悠久、产地适宜、品种优良、产量宏丰、炮制考究、疗效突出、带有地域等特点。在《神农本草经》中所载的 365 种药材中，有不少从药名上就可以看出有道地色彩，如巴豆、巴戟天、蜀椒、蜀漆、蜀枣（山茱萸）、秦椒、秦皮、秦瓜、吴茱萸、阿胶、代赭石（山西代县一带）、戎盐等。巴、蜀、吴、秦、东阿、代州都是西周前后的古国名或古地名。寇宗奭在他的《本草衍义》中提出："凡用药必须择州土所宜者，则药力具，用之有据。"李东垣在他多年的临床经验中总结出："凡诸草木昆虫，产之有地，失其地则性味少异。"陈嘉谟在《本草蒙筌》中强调："各有相宜地产，气味功力自异寻常，一方土地出一方药也。"

道地药材包括以下几个类型：其一是指同种异地出产的药材，在质量上有明显差异，如人参、地黄、杜仲、当归等，产地不同药效差异很大，常把某地出产的药材称为"道地药材"，而其他产地出产的则叫"非道地药材"；其二是指同一种药材国内外均有分布，但在中国，在中医理论指导下应用，则具有独特的疗效；其三是指原产其他国的药物流传入中国之后，经过发展，成为常用中药，这些药物在中国的某些或某一地区已经引种成功，如红花、木香等；其四是指经加工而形成的药品，其"道地"所在主要是指工艺上的考究；其次是指一些正品药物的代用品，这些代用品相对于"道地"的正品药物而言，就是"非道地"的药材了。

各地所处的地理环境十分复杂，水土、气候、日照、生物分布都不完全相同，因此，药物本身的质量，也即其治疗作用有着显著的差异。如商品生药白头翁有 16 种以上不同植物来源，正品应为毛茛科植物白头翁，其根含有皂苷，有抑制阿米巴原虫作用，而石竹科及菊科的一些同名异物则均无抑制阿米巴原虫的作用。又如不同品种大黄的成分和泻下作用也有明显差异，掌叶、唐古特等正品大黄中，其有效成分蒽醌含量以结合状态为主，游离状态仅占小部分，这些种类的大黄具有明显的泻下作用。而一些混杂品次大黄，如华北、天山等大黄，其蒽醌含见以游离状态稍高或接近结合状态，此等大黄的泻下作用很差。另外，如中国长白山的野山参，中国东北各省与朝鲜，日本的园参，其人参皂苷的含量不同，皂苷单体的含量也不一样，因而药理作用与临床疗效都有差异。

产于浙江的贝母,称浙贝母、大贝母或象贝母,长于清肺祛痰,适用于痰热蕴肺之咳嗽;而产于四川的川贝母,长于润肺止咳,治疗肺有燥热之咳嗽、虚劳咳嗽。享有盛名的道地药材如岷县当归,宁夏枸杞,四川的川贝母、川芎、江油附子,内蒙古甘草,吉林人参,山西黄芪、党参,河南怀庆的牛膝、地黄、山药、菊花,矛苍术,云茯苓、云南三七,浙八味等。

## (二)主要道地药材区域与品种

2013 年,彭成编著出版了《中华道地药材》。该书分理论篇和品种篇两部分。理论篇系统论述道地药材的概念、道地药材的形成、道地药材的区划、道地药材的变迁、道地药材的研究、道地药材的应用。品种篇分为川药、广药、云药、贵药、南药、海药、怀药、淮药、浙药、关药、北药、秦药、藏药、蒙药、维药共 310 味道地药材(图 3-5)。

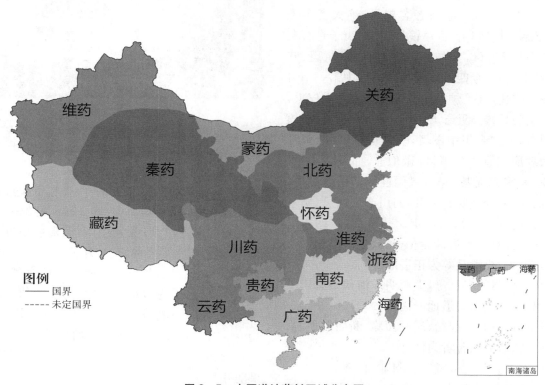

图 3-5 中国道地药材区域分布图

四川省在中药资源普查工作的基础上,结合文献考察,发现省内共有道地药材 86 种,包括川芎、附子、川贝母、麦冬、姜黄、郁金等,根据自然生态环境与栽培产区,四川省道地药材区域分为 4 个区域:盆地中央药材生产区,主要有川芎、附子、麦冬、白芷、半夏、丹参、郁金、姜黄、泽泻、白芍、红花、川明参、半夏、鱼腥草、补骨脂、佛手、栀子、川黄柏、杜仲和川楝子等。盆地边缘山地药材生产区,主要有杜仲、厚朴、黄柏、黄连、金银花、天麻、川牛膝、桔梗、大黄、仙茅、吴茱萸、秦皮、银耳、川续断、使君子等。攀西地区药材生产区,主要有牡丹皮、天麻、半夏、补骨脂、大黄、黄柏、杜仲、川牛膝、川续断、麝香等。川西高山峡谷药材生产区,主要有冬虫夏草、川贝母、羌

活、秦艽、黄芪、党参(素花党参)、大黄、藁本、重楼、半夏、川续断等。堪称全国之最。

### 1. 川贝母

【来源】为百合科植物川贝母 *Fritillaria cirrhosa*、暗紫贝母 *F. unibracteata*、甘肃贝母 *F. przewalskii*、梭砂贝母 *F. delavayi* 的干燥鳞茎。同属植物太白贝母 *F. taipaiensis* 或瓦布贝母 *F. unibracteata* var. *wabuensis* 的干燥鳞茎也作为川贝母药材使用。

【道地沿革】贝母始载于《神农本草经》,列为中品。历代无种的分类和功能区分,至清代才明确有川贝之名,与其他贝母分开。《本草汇言》云:"贝母,开郁、下气、化痰之药也。润肺消痰,止咳定喘,则虚

劳火结之证……必也川者为妙。若解痈毒,破庙结,消实痰,敷恶疮,又以土者为佳。然川者味淡性优,土者味苦性劣,二者以分别用。"浙江产贝母称"土者",四川产的称"川者"。又如吴仪洛《本草从新》载:"川产开瓣,圆正底平者良;浙江产形大,亦能化痰,散结,解毒。"张璐《本经逢原》:"贝母,川者味甘最佳,西者味薄次之,象山者微苦又次之。"此处"西者"据考证极有可能为新疆产贝母(伊贝母),象山贝母为浙江产之浙贝。赵学敏《本草纲目拾遗》引百草镜云:"出川者曰川贝,象山者名象贝,绝大者名土贝。"《本草纲目拾遗》引《百草镜》云:"忆庚子春有友自川中归,馈予贝母,大如钱,皮细白而带黄斑,味甘,云此种出龙安(今四川平武),乃川贝中第一不可多得。"按其描述,当是炉贝中具虎皮斑纹之虎皮贝,其原植物主要是梭砂贝母 F. delavayi。吴其濬《植物名实图考》载:"今川中图者,一叶一茎,叶颇似荞麦叶。大理府点苍山生者,叶微似韭,而开蓝花,正类马兰花,其根则无甚民异,果同性耶。"由此可见,我国清代药用贝母主要有川贝(四川产)、西贝(新疆产)和浙贝(浙江产)等。《增定伪药条辩》:"四川灌县产者……为最佳;平潘产者……亦佳。"《药物川产辩》:"以打箭炉、松潘县等为正道地。"

综上,川贝母原名贝母,直至明末清初始见川贝的论述,以康定、松潘为道地产区。

川贝母以类白色、起粉、质硬而脆、断面白色、富粉性、气微、味微甜而苦者为佳。

【性味归经】苦、甘,微寒。归肺、心经。

【功能主治】清热润肺、化痰止咳、散结消痈。用于肺热燥咳、干咳少痰、阴虚劳嗽、痰中带血、瘰疬、乳痈、肺痈。

【原植物】

(1)川贝母:多年生草本。鳞茎由2枚鳞片组成,直径1~1.5 cm。植株高15~50 cm。茎生叶通常对生,有兼互生或3~4叶轮生的,长3~12 cm,宽2~6 mm,下面的条状披针形或条形,先端卷曲或不卷曲,上面的条形、狭条形,比下面的长1/2~2/3,先端卷曲或弯成钩状或微弯。花通常单朵,少2~3朵,紫色至黄绿色,通常有小方格,少数仅具斑点或条纹;每花有3枚叶状苞片,苞片狭长,宽2~4 mm;花被片长3~4 cm,外三片宽1~1.4 cm,内三片宽可达1.8 cm,蜜腺窝在背面明显凸出;雄蕊长约为花被片的3/5,花药近基着,花丝稍具或不具小乳突柱

头裂片长3~5 mm。蒴果长宽各约1.6 cm,棱上只有宽1~1.5 mm的狭翅。花期5~7月,果期8~10月。(图3-6)

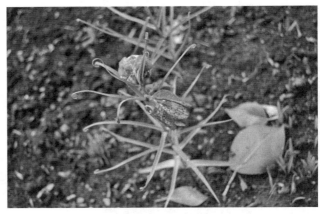

图3-6 川贝母

(2)暗紫贝母:多年生草本。鳞茎由2枚鳞片组成,直径6~8 mm。植株高10~30 cm。叶在下面的1~2对为对生,上面的1~2枚散生或对生,条形或条状披针形,长3.6~5.5 cm,宽3~5 mm,先端不卷曲。花单朵,深紫色,有黄褐色小方格;叶状苞片1枚,先端不卷曲;花被片长2.5~2.7 cm,内三片宽约1 cm,外三片宽约6 mm;蜜腺窝稍凸出或不很明显;雄蕊长约为花被片的一半,花药近基着,花丝具或不具小乳突;柱头裂片很短,长约0.5~1 mm,极少能长达1.5 mm。蒴果长1~1.5 cm,宽1~1.2 cm,棱上的翅很狭,宽约1 mm。花期6月,果期8月。(图3-7)

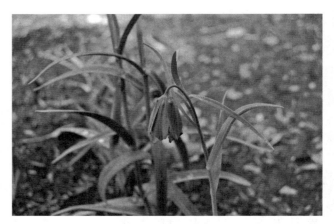

图3-7 暗紫贝母

(3)甘肃贝母:多年生草本植物。鳞茎由2枚鳞片组成,直径6~13 mm。植株高20~40 cm。叶

通常最下面的 2 枚对生,上面的 2～3 枚散生,条形,长 3～7 cm,宽 3～4 mm,先端通常不卷曲。花通常单朵,少有 2 朵的,浅黄色,有黑紫色斑点;叶状苞片 1 枚,先端稍卷曲或不卷曲;花被片长 2～3 cm,内三片宽 6～7 mm,蜜腺窝不很明显;雄蕊长约为花被片的一半;花药近基着,花丝具小乳突;柱头裂片通常很短,长不及 1 mm,极个别的长达 2 mm。蒴果长约 1.3 cm,宽 1～1.2 cm,棱上的翅很狭,宽约 1 mm。花期 6～7 月,果期 8 月。(图 3-8)

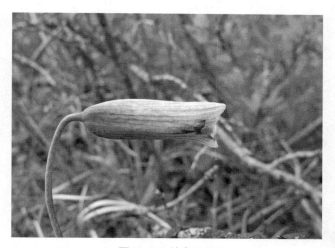

图 3-8 甘肃贝母

(4)梭砂贝母:多年生草本植物。鳞茎由 2(～3)枚鳞片组成,直径 1～2 cm。植株长 17～35 cm。叶 3～5 枚(包括叶状苞片),较紧密地生于植株中部或上部,全部散生或最上面 2 枚对生,狭卵形至卵状椭圆形,长 2～7 cm,宽 1～3 cm,先端不卷曲。花单朵,浅黄色,具红褐色斑点或小方格;花被片长 3.2～4.5 cm,宽 1.2～1.5 cm,内三片比外三片稍长

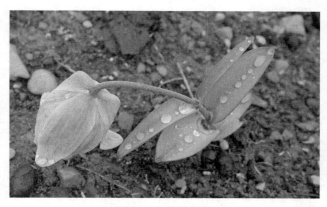

图 3-9 梭砂贝母

而宽;雄蕊长约为花被片的一半;花药近基着,花丝不具小乳突;柱头裂片很短,长不及 1 mm。蒴果长 3 cm,宽约 2 cm,棱上翅很狭,宽约 1 mm,宿存花被常多少包住蒴果。花期 6～7 月,果期 8～9 月。(图 3-9)

(5)太白贝母:多年生草本植物。鳞茎由 2 枚鳞片组成,直径 1～1.5 cm。植株高 30～45 cm。叶通常对生,有时中部兼有 3～4 枚轮生或散生的,条形至条状披针形,长 5～10 cm,宽 3～7(～12)mm,先端通常不卷曲,有时稍弯曲。花单朵,绿黄色,无方格斑,通常仅在花被片先端近两侧边缘有紫色斑带;每花有 3 枚叶状苞片,苞片先端有时稍弯曲,但决不卷曲;花被片长 3～4 cm,外三片狭倒卵状矩圆形,宽 9～12 mm,先端浑圆;内三片近匙形,上部宽 12～17 mm,基部宽 3～5 mm,先端骤凸而钝,蜜腺窝几不凸出或稍凸出;花药近基着,花丝通常具小乳突;花柱分裂部分长 3～4 mm。蒴果长 1.8～2.5 cm,棱上只有宽 0.5～2 mm 的狭翅。花期 5～6 月,果期 6～7 月。(图 3-10)

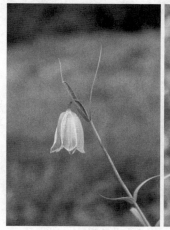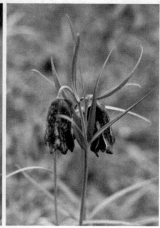

图 3-10 太白贝母

(6)瓦布贝母:多年生草本植物。植株高通常 50～80 cm,有时可达 115 cm。鳞茎扁球形,直径可达 3 cm,外面的鳞茎常 2 枚,萎缩老鳞片稍厚或膜质。茎粗可达 1.3 cm。茎生叶在最下面的通常 2 枚对生,少轮生,上面的轮生兼互生;多数叶的两侧边缘不等长,略侧弯或近镰形,有的为披针状条形,长 7～13 cm,宽 9～20 mm,先端不卷曲。花 1～2 朵稀 3 朵,初开时黄绿色至黄色,内面有或无黑紫色斑点,约 4～5 日后,花被外面可出现紫色或浅橙色浸

染;叶状苞片1～4枚,小苞片1枚或无,先端不卷曲;花被片倒卵形至近矩圆状倒卵形,长3.5～5.5 cm,外轮的宽1～1.5 cm;主脉于近基部向内弯成夹角约140°的弧形;蜜腺长5～8 mm,紫褐色或橙黄色,距花被片下端6～9 mm;雄蕊长2.3～3.6 cm,花丝长1.4～1.9 cm,花药长7～17 mm,条状,近基本着;花柱长2～2.8 cm,花柱裂片长3 mm。蒴果长3～5 cm,宽1.4～1.8 cm,棱上翅宽2 mm或很狭。花被在子房明显长大时凋落。(图3-11)

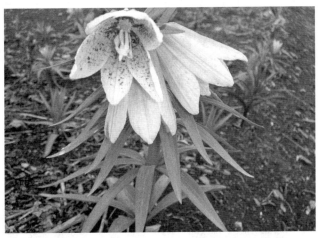

图3-11 瓦布贝母

【生物学特性】

川贝母喜冷凉的气候条件,具有耐寒、喜湿、怕高温、喜荫蔽的特性。气温达到30 ℃或地温超过25 ℃,植株就会枯萎;海拔低、气温高的地区不能生存。

川贝母种子具有后成熟特性,保持一定湿度和温度在5～25 ℃,胚胎继续分化。播种出苗的第一年,植株纤细,仅1匹叶;叶大如针,称"一匹叶"。第二年具单叶1～3片,叶面展开,称"双飘带"。第三年抽茎不开花,称"树儿子"。第四年抽茎开花,花称"灯笼花",果称"八卦锤"。

川贝母在幼苗期即开始生长鳞茎,仅米粒大,以后每年随植株发育而增大。川贝母植株年生长期90～120天。川贝母春季4月出苗后,地上部分迅速生长;5～6月进入花期;7～8月初果实成熟;8月下旬以后,植株迅速枯萎、倒苗,进入休眠期。

【栽培技术】

(1)选地、整地:选背风的半阴半阳的坡地为宜,并远离麦类作物,防止锈病感染;以疏松、富含腐殖质的壤上为好,黏土、沙土均不适宜。结冻前整地,清除地面杂草,深耕细耙,作1.3 m宽的畦。每亩用厩肥1 500 kg、过磷酸钙50 kg、油饼100 kg,堆沤腐熟后撒于畦面并浅翻;畦面作成弓形。

(2)鳞茎繁殖:7～9月间收获时,选择无创伤病斑的鳞茎作种。用条栽法,按行距20 cm开沟,株距3～4 cm,栽后覆土5～6 cm。或在栽时分瓣,斜栽于穴内,栽后覆盖细土、灰肥3～5 cm厚,压紧镇平。

(3)田间管理:川贝母生长期需适当的遮荫。播种后,春季出苗前,揭去畦面覆盖物,分畦搭棚遮荫。搭高15～20 cm的矮棚,第一年郁闭度50%～70%,第二年降为50%,第三年降为30%;收获当年不再遮荫。搭高棚,高约1 m,郁闭度50%。最好是晴天荫蔽,阴、雨天亮棚炼苗。川贝母幼苗纤弱,应勤除杂草,不伤幼苗。除草时带出的小贝母随即栽入土中。每年春季出苗前,秋季倒苗后应用镇草宁除草一次。秋季倒苗后,每亩用腐殖土、农家肥,加25 kg过磷酸钙混合后覆盖畦面3 cm厚,然后用搭棚树枝、竹梢等覆盖畦面,保护贝母越冬。有条件的每年追肥3次。

(4)病虫害防治:锈病为川贝母主要病害,病源多来自麦类作物,多发生于5～6月。防治方法:选远离麦类作物的地种植;整地时清除病残组织,减少越冬病原;增施磷、钾肥,降低田间湿度;发病初期喷甲基托布津可湿性粉剂800～1 000倍液或粉锈宁1 000倍液,7～10天喷1次,连喷3～4次。立枯病为害幼苗,发生于夏季多雨季节。防治方法:注意排水、调节郁闭度,以及阴雨天揭棚盖;发病前后用1∶1∶100的波尔多液喷洒。虫害以金针虫和蛴螬为主,4～6月为害植株。防治方法:每667 m² 用50%氯丹乳油0.5～1 kg,于整地时拌上或出苗后掺水500 kg灌水防治。

【采收加工】

川贝母于7月中下旬地上部茎叶黄萎后,选晴天采挖。采挖时切勿碰伤鳞茎。将挖出的鳞茎用水清洗干净,然后摊开在竹篓或竹席上,连续暴晒。暴晒时不要翻动,直到贝母鳞片上发白上粉后再翻动。没晒干的贝母不能堆放,否则贝母泛油发黄,品质变劣。若遇阴雨天,可堆埋于含水较少的沙土中,待天晴后再晒干,也可用40 ℃左右的温度烘干。(图3-12～图3-14)

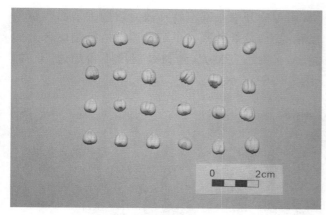

图 3-12 松贝药材

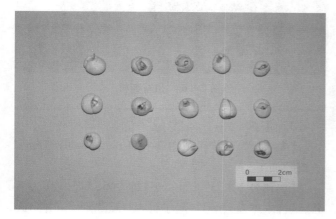

图 3-13 青贝药材

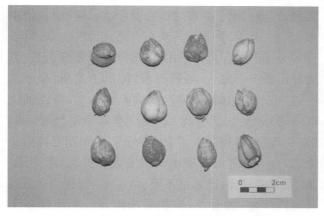

图 3-14 梭砂贝母药材

## 2. 川芎

【来源】为伞形科植物川芎 Ligusticum chua-nxiong 的干燥根茎。

【道地沿革】始载于《神农本草经》，列为上品。《图经本草》载："今关陕、蜀川、江东山中多有之，而以蜀川者为胜。其苗四、五月间生，叶似芹、胡荽、蛇

床辈，作丛而茎细……"并附有永康军川芎图，系伞形科植物。永康军在今四川省都江堰市境内。自宋代起川芎药材质量均以蜀川为胜，其历史道地产区应是现在四川都江堰市（灌县）金马河上游以西地区。南宋范城大在《关船录》中就记载灌县（今都江堰市）栽培川芎的历史："癸酉(1153)西登山五里，至上清宫……上六十里，有坦夷白芙蓉坪，道人于此种川芎。"民国《灌县志·食货书》有"河西商务以川芎为巨。集中于石羊场一带，发 400 万～500 万斤（200 万～250 万千克），并有水陆传输，远达境外"的记载。说明当时灌县川芎产销两旺。另据《彭州志》记载："早在明代彭州就家种川芎。"由上述可知，都江堰为川芎的道地产区，而邻近的县历史上也有栽种。

川芎主产于四川，道地产区分布较集中，主产于四川都江堰市（原灌县）石羊场、太平场、中兴场、河坝场，崇州市元通镇，彭州市敖平，新都区，但以都江堰市产量大，又以石羊场产品质最优。

川芎以个大、饱满、质坚实、断面黄白色、油性大、香气浓者为佳。

【性味归经】辛，温。归肝、胆、心包经。

【功能主治】活血行气，祛风止痛。用于胸痹心痛、胸胁刺痛、跌扑肿痛、月经不调、经闭痛经、癥瘕腹痛、头痛、风湿痹痛。

【原植物】

多年生草本，高 40～70 cm。根茎发达，呈不规则的结节状拳形团块或，具浓烈香气，深棕色，有多个节状瘤夹。茎直立，具纵条纹，上部多分枝，下部茎节膨大呈盘状（苓子）。茎下部叶具柄，基部扩大成鞘状抱茎；老茎紫红色，节盘常有多数须状气生根，节盘触地易生根。叶片 3～4 回三出式羽状全裂，羽片 3～5 对，卵状披针形，长 6～7 cm，宽 5～6 cm，末回裂片线状披针形至长卵形，具小尖头，茎上部叶渐简化。复伞形花序顶生；总苞片 3～6，线形，长 0.5～2.5 cm；伞辐 7～24，不等长，长 2～4 cm，内侧粗糙；小总苞片 4～8，线形，长 3～5 mm，粗糙；花瓣 5，白色，萼齿不显著，长 1.5～2 mm，先端具内折小尖头；花柱 2，长 2～3 mm，向下反曲。双悬果两侧扁压，5 棱，有窄翅，长 2～3 mm，宽约 1 mm；背棱槽内油管 1～5，侧棱槽内油管 2～3，合生面油管 6～8。花期 7～8 月，果期 8～9 月。（图 3-15）

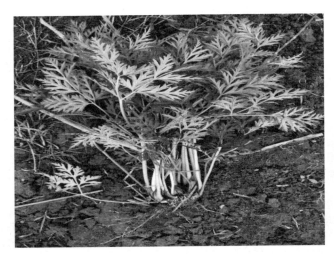

图 3-15　川芎

【生物学特性】苓种多分布于海拔 900～1 500 m 气候较寒冷的山区,山区培育苓子多选择油砂土、夹砂泥土、大土泥、黄泥土等土壤栽培,以排水良好、疏松、肥沃为宜。

【栽培技术】用膨大的茎节(苓子或川芎苓子)无性繁殖。12 月下旬至次年 2 月上旬,从坝区挖出部分川芎的根茎运至山区培育苓子。7 月中下旬,当茎上节盘膨大,略带紫褐色,茎秆呈花红色时,择阴天或晴天早上采收。挖取全株,剔除病株和腐烂的茎秆,去掉叶子,割下根茎。将所收茎秆,捆成小捆,置阴凉小洞或室内贮藏。立秋后陆续取出,按节切成 3～4 cm、有突出节盘的短节,供大田作繁殖材料用。山地运回的苓种,放于阴凉干燥处,剔除有虫孔、节盘中空和节上无芽者。8 月上中旬的立秋至处暑为栽种时间,最迟不能超过 8 月下旬。择晴天开浅沟种植。

栽后半月幼苗出齐后及时揭去盖草,4～5 日后,进行第一次中耕除草。以后每隔 20 日左右中耕除草一次。只浅松表土,勿伤根。栽后两个月内应集中追肥 3 次,每隔 20 日 1 次。栽插完后,及时用筛细的堆肥或土粪掩盖苓种,必须把节盘盖住,注意浅盖,并在行内覆盖一层稻草保温保湿。冬至前要随时打净老黄叶,减少养分消耗和病虫危害。春分前后间一次苗,每窝摘 3～4 苗即可。

【采收加工】小满至小满后 10 日采挖。选择晴天,挖出川芎,除去须根,就地晾晒 3～4 h 后,用竹撞篼抖去川芎根茎表面泥土,平铺在炕床上,热风烘干,注意时常翻动,使受热均匀。炕 8～10 h 后取出,堆积发汗,再放入炕床,改用小火炕 5～6 h,炕干(用刀砍开中心部不软),放冷后撞去表面残留须根和泥土,装袋贮藏。烘炕过程严格控制炕床上的温度,火力不宜过大,药材处温度不得超过 70 ℃。(图 3-16)

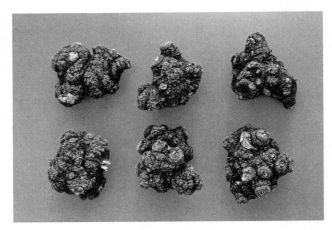

图 3-16　川芎药材

3. 附子

【来源】为毛茛科植物乌头 *Aconitum carmichaeli* 子根的加工品。

【道地沿革】附子始载于《神农本草经》,列为下品。《神农本草经》引《范子计然》云:"附子,出蜀武都中。"为最早提出附子产地的记载。曹魏李当之云:"附子苦,有毒,大温,或生广汉(即今绵阳)。"《名医别录》谓:"附子生犍为山谷及广汉。"唐代《新修本草》云:"天雄、附子、乌头并以蜀道绵州、龙州者佳……江南来者全不堪用。"苏颂《本草图经》云:"五者并出蜀土,都是一种所产,其种出于龙州(今平武一带)……绵州彰明县种之,惟赤水一乡(今江油河西一带)者最佳。"明代刘文泰《本草品汇精要》谓:"乌头,道地梓州蜀中。"李时珍云:"出彰明者即附子之母,今人谓之川乌头也……宋人杨天惠《附子记》甚悉,今撮其要,读之可不辨而明矣。其说云:绵州乃故广汉地,领县八,惟彰明出附子。彰明领乡十二,惟赤水、廉水、昌明、会昌四乡产附子,而赤水为多。每岁以上田熟耕作垄。取种于龙安、龙州、齐归、木门、青堆、小坪诸处。"从而总结了附子的种子(种根)来源龙安、龙州、齐归、木门、青堆、小坪,附子道地产地——彰明县赤水、廉水、昌明、会昌(今四川省江油市的河西乡、让水乡、彰明镇、德胜乡)。《药物出产辩》谓:"附子和川乌头产四川龙安府江油县。"由此可见,附子主产于我国南方,尤以四川江油所产最佳,附子自古以来道地产区为现今的四川省绵阳江油市。

【性味归经】 辛、甘,大热,有毒。归心、肾、脾经。

【功能主治】 回阳救逆,补火助阳,逐风寒湿邪。用于亡阳虚脱、肢冷脉微、阳痿宫冷、心腹冷痛、虚寒吐泻、阴寒水肿、阳虚外感、寒湿痹痛。

【原植物】

多年生草本植物,植株高 0.6～2 m。主根系,块根肉质膨大,呈纺锤状,倒圆锥形或倒卵形,长 2～4 cm,通常 2 至多数连结生在一起,表皮茶褐色至棕褐色,平滑,无皱纹,周围有瘤状突起。块根下部有多数细小须根,根毛明显而发达,呈黄褐色。栽培品的侧根(子根)通常肥大,倒卵圆形至倒卵形,直径可达 5 cm 以上。茎直立,圆柱形,表面青绿色,上部散生极少数帖服柔毛或短茸毛,下部多带紫色光滑无毛。叶互生,有柄;坚纸质或略革质;叶片卵圆状五角形,长 6～11 cm,宽 9～15 cm,基部浅心形三裂达或近基部,中央全裂片宽菱形和菱形,急尖,有时短渐尖近羽状分裂,二回裂片约 2 对,斜三角形,生 1～3 枚叶齿,间或全缘,侧叶片不等二深裂,各裂片再分裂,小裂片三角形;表面暗绿色疏被短柔毛,背面灰绿色通常只沿脉疏被短柔毛;叶柄长 1～2.5 cm,疏被短柔毛。总状花序自茎顶或叶腋生,长 6～25 cm,花序轴及花梗多密被反曲而紧贴的白色短柔毛;下部苞片 3 裂,其他的狭卵形至披针形;花梗长 1.5～5.5 cm;小苞片生花梗中部或下部,窄条形,长 3～10 mm,宽 0.5～2 mm;萼片 5 枚,呈花瓣状;花蓝紫色,外被短柔毛,上萼片高盔状,长 20～26 mm,自基部至喙长 17～22 mm,下缘稍凹,喙不明显,侧萼片近圆形,长 15～20 mm,蜜腺一对紧贴于上萼片下面,上半部较短,下半部较长而呈片状;花瓣 2,无毛,瓣片长约 1.1 cm,唇长约 6 mm,微凹,距拳卷长 1～2.5 mm;雄蕊多数,无毛或被短柔毛,花丝有 2 小齿或全缘;心皮 3～5 枚,离生,子房疏或密被灰黄色的短柔毛,稀无毛。蓇葖果长圆形,长 1.5～1.8 cm,具横脉,无毛;花柱宿存生于果实先端的外侧,呈芒尖状,果实成熟后向内开裂。种子黄棕色,长约 3～3.2 mm,三棱形,在两面密生横膜翅,种皮如海绵状。花期 9～10 月,果期 10～11 月。(图 3-17)

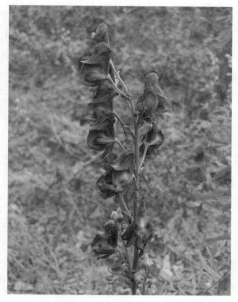

图 3-17　附子

【生物学特性】 附子在 12 月上、中旬冬至前栽种者先生根后出苗,产量高品质好。12 月下旬冬至后栽种者则先生根后出苗,产量低品质差。2 月出苗,3 月上旬抽茎,3 月中旬开始长出侧生块根(附子)。5～6 月下旬气温由 20 ℃上升至 25 ℃左右时是附子膨大增长时期,江油附子夏至后采收。

【栽培技术】

(1) 附子种根(乌药)培育

1) 整地:种根栽种前作深翻土地,翻地深度 25～30 cm。整碎土块,整平地面,使土壤疏松、细碎、平整,同时清除大石块、杂草,等待施入基肥。开厢(有坡度时应垂直于坡面开厢)厢宽 200 cm,沟深 20 cm,沟宽 30 cm。

2) 施基肥:基肥制作每 667 m² 用草木灰 800 kg、草皮土 800 kg、人畜粪水 1 000 kg 或用草皮土 1 600 kg,牲畜圈粪 1 000 kg 等拌匀成堆,发酵腐熟后待用。

基肥施用根据土壤肥力情况,每 667 m² 用基肥 1 600～2 600 kg,均匀撒入整细的厢面地表,再用锄头翻整欠入土内。

3) 栽种

繁殖方法:通常采用乌头块根进行无性繁殖。

栽种时间:附子种根的最佳栽种期为 11 月中旬至 12 月中旬。

种植密度及种根用量:一般为密度为行距(8～10)cm×(8～10)cm,每 667 m² 用种量 5 万～6

万个。

种根的准备：作繁育用的种根通过是选用栽培附子的种根后留下的较小的二级种根，通常应选用5～10 g/个的子块根（大小 10 g 的块根已作为栽培种根）、色泽新鲜、无损伤的块根作为种根繁育的繁殖材料，霉烂、缺芽、无底根以及伤痕的种根不能作为繁殖材料。

种根贮藏：种根采收后贮藏时间一般不要超过10 天，贮藏期间应堆放在阴凉、干燥、通风处。用药剂处理过的种根原则上应当日栽完。

栽种方法：用窄叶锄等工具沿厢面方向，按株行距各 10 cm×15 cm 开穴，穴深 7～8 cm，每穴栽种1 个。栽种时应将种根垂直插入窝中，将芽头向上。栽种的深度以块根脱落痕与穴面齐平为宜。每隔7～10 窝，还应在穴外多栽 1～2 个块根，供补苗用。栽好种根后，用铁耙将厢沟中的泥土钩出覆盖于厢面，厚度约为 5 cm。

4）田间管理

清沟补苗：种根栽种后，在幼苗出土前，将厢上的大土块钩入沟内，整细后再培于厢面，并将沟底铲平。在 3 月上、中旬幼苗全部出土后及时补苗，拔除病株并烧毁，用备用苗补齐缺株。

除草：4～6 月气温回升后，种根繁育田块容易生长杂草，应及时除草，以免影响植株的生长发育，每月至少需除草一次。禁止使用除草剂。

施肥：追肥时间第一次在 3 月中下旬，第二次在立夏前后。每次每 667 m² 施清粪水 2 000 kg。

去杂：在乌头旺盛生长期和开花期间，进行去杂、去劣、去病，选优留种，以防止品种混杂退化。

田间检查：种根采挖前，质检人员要到种根圃对混杂情况、种性退化情况和病虫害发生情况进行检查，检查不格的田块，不得采挖用作种根。

病虫害防治：由于附子种源基地位于海拔较高的地区，一般无病虫害发生。如果有病害发生时，应按 DB51/337 规定使用农药。

5）种根采收

种根采收：种根采收期为栽种后次年 10 月下旬至 11 月下旬，在采挖前除去病株和田间杂草。采挖时注意不得伤到块根，保证块根全数挖出、个体完好无缺。采挖取下子块根去掉多余须根，留好底根。

种根挑选分级：对采挖的种根按照标准进行挑选，选择新鲜、无损伤、焦瘢、水旋、霉烂、缺芽的块根

做种根，无底根的不能做种，按照大小将之分为两级：一级，10～20 g/个的子块根；二级，5～10 g/个的子块根。其中二级块根作为种苗圃的繁殖材料繁殖种根，一级块根作为附子的种根生产附子。

（2）附子栽培技术

1）选地整地

选地：附子应选择土层深厚、疏松、肥沃、排水良好、富含腐殖质的中性微酸性、微碱性壤土，水稻田至少前 1 年内没种过附子、旱地前 3 年内没种过附子的地块，前作不是白绢病的寄主植物（如花生、芝麻、洋姜、白术、马铃薯、红薯等）为宜，前作以水稻最好，其次是玉米。选好地后及时除去田间杂草和异物。

整地：附子栽种地前作收获后，应耕地一次，耕地深度 25～30 cm。如前茬作物是水稻，应放干水田，于 9 月下旬耕田，使土壤充分炕干、腐熟，以增加肥力、减少病虫害。耕后清除地块中的石块、杂草等，然后施入基肥（农家肥），耙地一次。再从第一次耕地垂直的方向再耕地一次，整碎土块，整平地面，使土壤疏松、细碎、平整。

踩厢（亦称"踩畦"）：按照厢宽 90 cm 的标准做两个标尺杆，并将绳索系在标尺杆上。两端各站一人拉直绳索，按照标准将标尺杆插在田埂边，两人相对沿着绳子两侧直线踩至中心，踩后便形成一条宽约 20 cm 的厢沟。踩完一厢后就移动绳索踩第二厢，直至踩完全田为止。踩厢是使厢边土壤紧实，以免理厢沟后及生长期塌厢便于后期附子修根操作，作厢沟有利于附子栽培地干旱时灌溉及雨季内涝时排水。

2）施基肥：附子栽培基肥使用农家肥中的堆肥为主，是一种就地取材就地堆制的有机肥料。

农家肥无害化处理：将农作生产中的大量生物物质、动植物残体、排泄物、生物废料等切碎或捣碎拌加一定量的生石灰及敌百虫进行覆盖堆积 20～30 日充分腐熟，杀灭寄生虫卵、大肠杆菌及其他病源、虫源；对环境卫生无害，即不滋生和引集蚊、蝇和杂草种子等有害生物。

基肥施用方法及数量：农家肥最适宜做基肥，在翻地前均匀撒施于地表，通过翻地使肥料融入土壤中，农家肥可改良土壤耕层结构和供肥能力，一般用量为 2 000～3 000 kg/亩。

3）种根选择及处理

选择种根：附子种根（产地习称"乌药"）精选色

泽新鲜、无缺芽、焦瘢、水旋、霉烂须根齐全的种根。按照大小将之分为二级：一级：50～100个/kg；二级：101～200个/kg。其中二级块根作为种苗圃的繁殖材料繁殖种根，一级种根作为附子大田生产栽培的附子。

种根处理：选择好种根后，用乙磷铝200倍液或50%的多菌灵可湿性粉剂800倍液浸泡30 min，或用40%的福美双500倍液加尿素0.5 kg浸泡3 h消毒，浸泡时液面略超过种根1 cm左右。取出滴干水分，及时栽种。

4）栽种

栽种时间：附子栽培时间各主产区差异不大，大多都在每年11月至12月，高山产区在当地冻土前进行栽培。低山及平坝产区栽种期为11月中旬至12月中旬。栽种时间不能过早或过迟，过早气温高当年容易发芽出幼苗，幼苗难以抵御后期的低温造成幼苗冻死，造成种根储存营养在越冬前被大量消耗，影响后期生长；过晚附子栽培后地下温度过低须根无法在当年扎土生根，不利于来年开春后根部迅速吸收养分供植株快速生长。经多年实践证明四川江油附子的最佳栽培时间在每年12月上半月。一般选晴天或阴天，雨天不宜栽种。

栽种方法

打窝：在做好的厢面上用木制印耙子打窝，窝深7～8 cm，开成两错行，行距与株距为(17～20) cm×(15～18) cm。

栽种：打窝后，将处理好的种根垂直插入窝中，每窝栽1个，将芽头向上，不能倒置，以免影响出苗。栽种的深度以种根脱落痕与穴面齐平为宜。栽种时种根脱落痕一侧朝向厢中心，这样便于以后修根，因为脱落痕一侧一般不会形成新的子根。每隔7～10株，还应在穴外多栽2个种根，供补苗用。

一般作厢进行栽培的每亩栽种10 000～13 000株，不作厢直接打窝进行散载的每亩可载15 000株以上。

覆土：附子栽好后用锄头将沟里的泥土提到厢面覆盖于厢面附子种根上，厚约5 cm，做成高厢。将厢面做成龟背形以防止厢面积水，并将沟边的土壤拓实，力求平整、通畅、防止沟内积水并避免以后雨水冲刷引起垮厢。

附子栽培完工后平坝地区易产生内涝的地块应在田埂边缘开缺口，保证排灌通道畅通。栽种后覆土必须将种根悉数覆严，避免附子芽头受冻坏死。

5）中耕除草

除草时间及方法：出苗前，根据实际情况半个月或一个月左右除草一次。出苗后到采收时（3月中旬至7月上旬），温度高、湿度大，杂草最容易滋生，每月需除草1～3次。除草时一般用锄头，也可直接用手拔除杂草，除草时需把杂草根茎一齐除掉，最后将清除的杂草拣出田外，集中销毁。除草时不得使用任何类型的除草剂除草。

中耕方法：中耕与除草同时进行，即除草时在附子株行间松土，松土深度为3～5 cm，不宜过深，以免伤及附子子根。

附子中耕除草应选择晴天或阴天进行，应除去地中的杂草及附子病株、附子弱株，带出田间的病株要集中销毁或深埋，不得随处堆放，不能伤及附子的地上部分与地下部分。

6）施追肥

追肥施用前的准备：在每次追肥前配备好肥料，选择晴天或阴天进行施肥，施肥之前进行中耕除草，除去田间杂草。

追肥时间、肥料种类、用量及施肥方法：附子生产实行施足农家基肥为主、化学肥料追肥为辅的原则。追肥主要分为3个时期。

第一次追肥：称为提苗肥，附子栽后3个月左右出苗、补苗后10日左右（2月下旬至3月上旬），母根两侧已旁生子根，能迅速地从土壤中吸收养分，此期为第一次施肥时间，即提苗肥。施用方法为：每亩施尿素7.5 kg，将尿素溶于1 500～2 000 kg清水或清粪水中后均匀施入每厢两行植株之间的中心位置，施后进行覆土。

第二次追肥：第一次修根后7日左右（4月上旬至4月中旬），附子子根已生长到一定程度，进行第一次修根后实施一次根外追肥，促进子根快速生长。其施用方法为：在厢面每隔2株刨穴1个，在穴内放入适量复合肥（用含氮、磷、钾一定比例化学肥料配制的附子专用肥）后覆土盖好即可。每亩施用复合肥约25 kg。

第三次追肥：壮根肥，第一次修根后一个月左右要进行第二次修根。立夏前后，正值块根增重最迅速的时期，直接影响附子的产量和质量，此时应及时追肥一次，时间在第二次修根后7日左右，施肥方法与第二次相同，但刨穴要错开位置。每亩施用复合肥约 25 kg。

每次施肥后都要覆土盖穴,并将沟内的土提到厢面,使之成龟背形以防厢面积水。

附子第一和第二次追肥氮素肥料不宜使用过多,以免植株地上部分徒长消耗大量营养,影响子根生长。第三次追肥时间要恰当(距附子采收期至少40日以上),不能过迟,否则会影响附子的产量和质量。

7)排灌

灌溉:附子喜欢湿润的环境,怕干旱,整个生长期要保持土壤湿润。幼苗出土后,土壤干燥应及时灌水,以防春旱,一般半月灌溉一次。以后气温增高,土壤易干燥,如土面发白应及时适量灌水,要做到勤灌浅灌。进入雨季应停止灌溉,大雨后要及时排出田间积水,以免造成附子在高温多湿的环境下发生子根腐烂。灌溉时应选择上午太阳未升起和下午太阳下山后气温较低时段进行。附子灌溉一般采用沟灌的方式,其具体方法为:平坝作厢的附子地整理好田块的水沟,让水源与附子田埂的灌溉通道的相通,然后让水缓缓流入田里,以灌半沟水为宜。附子栽培地属坡地或山地的可进行喷灌或实施窝灌。

排水:每次追肥后要及时清沟,雨季来临前要注意理沟,以保持排水畅通。每次灌溉后要检查田间是否积水,多雨季节要随时注意排水,切忌厢面积水。

8)修根:修根是附子道地产区江油在附子栽培管理中的一大特色工序,通过两次修根去掉弱小子根,保留健壮子根,促使植株营养集中供给健壮子根生长,提高附子品质与产量,使江油附子个头大、品质优的特点享誉全球。其他产区在附子栽培中基本不进行修根。

修根前的准备:根据附子田间植株生长状况,确定合适的修根时间,选择晴天或阴天进行修根。

**修根**

修根时间:第一次修根在3月下旬至4月上旬,苗高 30 cm 左右时进行,此时母根已侧生小附子2～5个,茎干基部也萌生有小附子1～5个,直径 0.5～1.5 cm 不等。第二次修根在第一次修根后一个月左右,约在4月下旬至5月上旬进行。这时第一次修根保留下来的子根直径已达 1.5～2.0 cm,但是茎基及母块根上仍然会萌生新的小附子。

修根方法:用把植株附近的泥土扒开,露出子根,用手指将茎基上的小附子全部刮去,母根上的小附子只保留健壮的 1～2 个,附子栽培当地将保留健壮的小附子叫"留绊"。留一个的叫"秤砣绊",留两个的叫"扁担绊",留三个的叫"丁字绊"或"鼎锅绊"。留小附子(留绊)的位置应在植株两侧,不能留在靠厢中心的一侧,丁字绊应留两侧和靠厢沟的一侧,这样才便于第二次修根。修根要把瘦小附子去净,保留健壮大附子,并尽可能地选留粗大的圆锥状附子。同时去掉脚叶,只留植株地上部叶片,去脚叶要横摘,不要顺茎秆向下扯,顺秆扯伤口大,易损伤植株。

修根覆土:修完第一株接着修第二株,第二株扒出的泥土就覆盖第一株,如此循环下去。附子修根刨土时切忌刨得过深伤及植株根部造成倒伏,影响植株发育,甚至引起死亡。每次修根后,厢面仍然要保持弓背形,以利于排水。如果扒开泥土发现植株还未萌生小附子,应立即将土覆盖还原,以后再修根。

9)摘尖掰腋芽:附子在生长中后期进行摘尖(又叫打尖、短尖)。其作用是抑制植株长得过高消耗营养,促使养分能集中于根部,利于子根发育。摘尖后植株叶腋间最易出生腋芽,应及早掰去,以免徒长消耗养分。

**摘尖**

摘尖时间:在第一次修根后约 10 天左右,一般要进行 3～5 次才能将顶芽摘去,每隔 10～15 天一次。

摘尖方法:用铁签或竹签将茎的顶端挑去,摘尖时植株一般保留叶片 9～10 片。整块地植株要做到高矮基本一致。

掰腋芽:掰腋芽时间。摘尖后植株叶腋间最易发生腋芽,应及早掰去,以免腋芽徒长耗养分。掰腋芽一般在摘尖后 7 天左右开始,要掰早,掰小,随时发现随时掰,每周一般掰腋芽 1～2 次,以掰尽为止。掰腋芽方法。用手将新发出的腋芽齐腋芽基部掰掉。附子摘尖、掰腋芽要注意保护植株避免损伤茎叶。

【采收加工】附子第一年的冬至节前栽种,第二年夏至后采收,以小暑至大暑间采收为佳。挖出后,将附子与母根分开,抖净泥土、去净须根,清洗至无泥沙。按等级分级。特级 12 个/kg、一级 16 个/kg、二级 24 个/kg、三级 40 个/kg,其余的为等外级。将分好等级的附子分别装入竹篓内,并在包装上贴等级标签。及时放入胆巴水溶液中浸泡保鲜,备供加工不同的附子产品所用。(图 3 - 18)

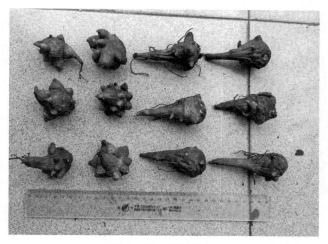

**图 3 - 18　附子药材**

盐附子:选择个大、均匀的泥附子,洗净,浸入食用胆巴的水溶液中过夜,再加食盐,继续浸泡,每日取出晒晾,并逐渐延长晒晾时间,直至附子表面出现大量结晶盐粒(盐霜)、体质变硬为止。

黑顺片:取泥附子,按大小分别洗净,浸入食用胆巴的水溶液中数日,连同浸液煮至透心,捞出,水漂,纵切成厚约 0.5 cm 的片,再用水浸漂,用调色液使附片染成浓茶色,取出,蒸至出现油面、光泽后,烘至半干,再晒干或继续烘干。

白附片:选择大小均匀的泥附子,洗净,浸入食用胆巴的水溶液中数日,连同浸液煮至透心,捞出,剥去外皮,纵切成厚约 0.3 cm 的片,用水浸漂,取出,蒸透,晒干。

### 4. 麦冬

【来源】　为百合科植物麦冬 *Ophiopogon japonicus* 的干燥块根。

【道地沿革】　始载于《神龙本草经》,列为上品。《图经本草》曰:"生幽谷川谷及堤坂肥土久废处,今所在有二叶青似莎草长及尺余,四季不凋,根黄白色,有须根作连球形似圹麦颗,故名麦门冬,四月开淡红花如红蓼,实碧而圆如球,江南出叶大者如鹿葱,小这如韭,大小有三四种,功用相似,或云吴地尤胜,二月八月十月阴干。"从有关麦冬植物形态、花期及生态环境的描述,与当今药用百合科沿阶草属植

物麦冬相同。到明代,麦冬不单有野生品,而且主要使用家种品。《本草纲目》云:"古人惟用野生者,后世所用多是蒔而成……"《本草拾遗》云:"大小有三四种,今所用大小两种,其余似麦冬者尚有数种。"以上看出我国药用麦冬的主要原植物为麦冬 *O. japonicus*,同时有数种不同的植物来源。

四川绵阳市三台县出产的麦冬称之为川麦冬或绵麦冬。据清同治十一年(1873 年)《绵州志》记载:"麦冬,绵州城外皆产,大者长寸许为拣选,中色白力较薄,小者为米冬,长三四分,中有油润,功效最大。"《三台县志》记载:"清嘉庆十九年(1814 年),已在园河(今花园乡)白衣淹(今光明乡)广为种植。"此种麦冬至今仍为著名的川产道地药材之一。四川为我国最大的麦冬产地,川麦冬栽培期仅一年,具有生长期短,产量高的特点。川麦冬是川产道地药材之一,已有 500 多年栽培历史,是国内外麦冬市场主流商品,具有品质优、生产周期短、产量高等优点。其道地产区绵阳、三台等地是全国乃至东南亚最大的麦冬生产基地和麦冬市场交易中心,拥有一个国家级名牌产品"涪城麦冬",年产麦冬近万吨,出口量占全国麦冬出口总量的 80% 左右。

麦冬以颗粒大、饱满、皮细、糖性足、木心细、内外淡黄白色、不泛油者为佳。

【性味归经】　甘、微苦,微寒。归心、肺、胃经。

【功能主治】　养阴生津,润肺清心。用于肺燥干咳、阴虚痨咳、喉痹咽痛、津伤口渴、内热消渴、心烦失眠、肠燥便秘。

【原植物】　多年生常绿草本,植株丛生,高 12～40 cm,覆盖面 30～40 cm。须根的中部或先端常有膨大部分,形成纺锤状肉质小块根。茎很短。叶基生成丛,窄长线形,基部有多数纤维状的老叶残基;叶长 10～50 cm,宽 1.5～3.5 mm,先端急尖或渐尖,基部绿白色并稍扩大,边缘具膜质透明的叶鞘,具 3～7 条脉。花葶长 6～15 cm,通常比叶短;总状花序穗状,顶生,长 3～8 cm,具花几朵至十几朵,小苞片披针形,膜质,每苞片腋生 1～3 朵花;花梗长 3～4 mm,关节位于中部以上或近中部;花常稍下垂,花被片 6,稍下垂而不展开,披针形,长 3～6 mm,淡紫色或白色;雄蕊 6 枚,着生在花被片的基部,花丝很短,花药三角状披针形,长 2.5～3 mm;子房半下位,3 室,花柱长 2.5～5 mm,宽约 1 mm,基部宽阔而略呈圆锥形。种子球形,直径 5～7 mm,早期绿

色,成熟后暗蓝色,花期 5～7 月,果期 7～10 月。(图 3-19)

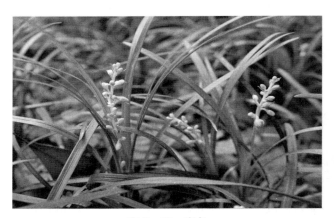

图 3-19　麦冬

【生物学特性】喜气候温暖、雨量充沛、隐蔽度大的生态条件,能耐寒。

【栽培技术】选择地势平坦、排灌方便的地块种植麦冬,以土层深厚、疏松肥沃、富含腐殖质的中性或微碱性沙壤土为宜。前作收获后,经三犁三耙,犁地深度 25～30 cm。第一次犁地后清除地块中的石块、杂草等,然后施入基肥,旋耕一次,再将耕作面耙平,使基肥与耕作层土壤混合均匀。耙地时从地势高的地方向低的地方耙,使土壤疏松、细碎、平整。犁地后施入基肥,根据土壤肥力情况,撒施腐熟农家肥(堆肥)2 000～2 500 kg/亩;均匀撒施过磷酸钙 20 kg/亩,硫酸钾 9 kg/亩。旋耕一次,使基肥与土壤耕作层混合均匀;再将耕作层整平耙细,即可栽种麦冬。禁止使用未经腐熟的农家肥、城市生活垃圾、工业垃圾、医院垃圾及粪便。

种苗要求苗高 15 cm 以上、叶色深绿较一致、健壮、无病虫害、叶紧凑、分蘖数为 5～8 的麦冬植株。并将选中的种苗剪去细根及茎节,只留下 1～1.5 cm 的茎基,以茎基部断面出现白色发射状菊花心,叶片不散开为度。剪去种苗叶尖,使得株高为 8～10 cm。

4 月上中旬阴天或晴天栽种为佳,每窝栽一株种苗,播种密度为 10 cm×8 cm。用钉耙按行距 10 cm,沟深 5～6 cm 开出小沟,8 cm 的窝距进行栽种,栽种深度 2～3 cm。栽好种苗后,用手或铁耙覆土,再用铁制宽扁锄进行推压一次,使土壤和种苗根部紧密结合。栽完一个地块之后灌水定根,淹水

2～4 cm,使土壤充分湿润。一周后,观察种苗有无倒伏或死苗现象,如有应即时补苗。

麦冬栽种后,间作玉米,满足麦冬生长前期需遮荫、生长后期需较强光照的特性。每月除草 1～2 次。冬季杂草少,可根据实际情况减少除草次数。

6 月中旬,麦冬处于根系发生与生长、叶片发生时期,进行第一次追肥,通过施肥促进麦冬根、叶的生长,撒施尿素每亩 4.2 kg,过磷酸钙每亩 6.3 kg,硫酸钾每亩 3 kg,油枯每亩 150～200 kg;7 月下旬至 8 月上旬,麦冬营养根已生长到一定程度,地上部分开始大量分蘖,进行第二次追肥,通过施肥促进营养根生长、块根的形成与分蘖的发生与生长。撒施尿素每亩 19.5 kg,过磷酸钙每亩 14 kg,硫酸钾每亩 8 kg;10 月中下旬,营养根、分蘖及叶片生长进入生长高峰期,块根开始积累干物质,光合产物开始向块根运输,进行第三次追肥,施肥以满足麦冬光合作用需要,促进干物质向块根运输。撒施尿素每亩 11.3 kg,过磷酸钙每亩 24.7 kg,硫酸钾每亩 5 kg。翌年的 2 月中下旬,进行第四次追肥,麦冬进入块根干物质积累快速期,根据麦冬长势,可采取根外追肥促进块根干物质积累,喷施磷酸二氢钾溶液(稀释 500～800 倍液)每亩 100～150 g。

适时灌溉和排水,保持土壤良好的通气条件。发现病株,连同地下茎和土及时移除,装入塑料袋密封,带出田间集中烧毁或深埋。

【采收加工】清明节前后采挖,洗净,反复暴晒、堆置至七八成干,除去须根,干燥。(图 3-20)

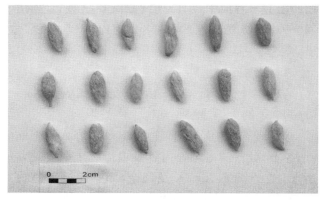

图 3-20　麦冬药材

(四川省中医药科学院　方清茂　赵军宁)

◇参◇考◇文◇献◇

［1］中国药材公司.中国中药区划［M］.北京：科学出版社,1995.

［2］工业和信息化部,中医药局,发展改革委,等.中药材保护和发展规划（2015—2020 年）［EB/OL］.(2015 - 04 - 27)http://www. gov. cn/zhengce/content_9662. htm.

［3］彭成.中华道地药材［M］.北京：中国中医药出版社,2011.

［4］国家中医药管理局.全国道地药材生产基地建设规划（2018—2025 年）［EB/OL］.(2018 - 12 - 19)http://www. moa. gov. cn.

# 第三节　中药资源动态监测

中药资源是中医药事业生存发展的物质基础,是国家重要的战略性资源。近年来,中药资源相关问题已经引起行业和社会的高度重视和关注,如中药资源产地和市场之间的供求信息不对称、中药材盲目种植等。据中国中医科学院中药资源中心统计,2010 年中药材价格最高涨幅达到 400%,同时 99 种常用野生中药材中,近 50% 种出现资源危机。因此,行业内急需开展中药资源监测工作,实时掌握全国各地中药资源的本底情况和变化趋势,进而为解决行业各种问题提供数据支持和技术服务。

针对行业发展和国家战略需要,《国务院关于扶持和促进中医药事业发展的若干意见》(国发〔2009〕22 号文)提出"开展全国中药资源普查,加强中药资源监测和信息网络化建设";2015 年上半年国务院发布的《中药材保护和发展规划（2015—2020 年）》明确提出建立覆盖全国中药材主要产区的中药资源监测网络,监测站点和技术信息服务网络覆盖 80% 以上的县级中药材产区,掌握中药资源动态变化,及时提供预警信息;《中医药健康服务发展规划（2015—2020 年）》明确提出加强中药资源动态监测与保护,开展中药资源动态监测信息化建设,提供中药资源和中药材市场动态监测信息。

## 一、中药资源动态监测目的和意义

中药资源动态监测的目的在于及时、准确掌握中药资源状况(种植面积、产量、价格等)与中药资源利用的动态信息,为中药资源管理部门及研究机构制定中药资源种植规划、中药资源产业规划等提供科学依据,进而为中医药产业发展的重大决策提供

信息依据。

随着中药资源动态监测体系的建立和动态监测工作的开展,一方面能够随时掌握全国中药资源的现有种植情况以及动态变化情况,一方面随着监测数据的积累和研究分析,能够进行诸如中药资源变化趋势预测、中药资源与环境因素关系分析等一系列数据应用。

### (一) 构建覆盖全国的监测体系网络

我国幅员辽阔、资源丰富,中药资源更加具有多样性。从东北寒温带野生、家生中药材如关防风、关黄柏、人参,到西南北亚热带中药材如川芎、附子;从青藏高原野生中药材如雪莲、藏茵陈,到海洋中药材如羊栖菜、海藻,不同地区中药资源差异性较大。近三十年来,全球自然环境变化较大,中药资源也随之产生相应变化。以四川为例,全国第三次中药资源普查编写的资料《四川省中药资源普查名录》记载有中药资源 4 103 种,包括植物药 3 962 种(隶属 227 科,1 189 属),动物药 108 种,矿物药 33 种。正在进行的全国第四次中药资源普查,四川省已调查品种已达到 7 000 余种。

鉴于中药资源分布的差异性以及资源变化的多样性,建立覆盖全国的中药资源动态监测体系,实现对中药资源种植、采收、加工等产业链的动态监测,实现中药资源信息的实时联通与共享,将极大地促进中药资源产业的发展。

### (二) 实现中药资源信息的权威发布

中药资源为中医基础,全国各地制药企业对优质中药材的需求量都非常巨大,然而鉴于中药资源的道地性,不同药材一般分布在不同省份,制药企业

只有建立广阔的进货渠道,才能获得优质优价的药材。然而能够建立覆盖全国信息渠道的企业较少,更多的中药材行业从业者无法掌握全面且真实的信息。

为了解决信息共享问题,市场上已经出现了一批企业,致力于打造中药材信息共享平台,例如中药材天地网、康美中药网等。这些企业建立了较为全面的中药材信息调查及发布网络,然而具有一定的局限性:企业全部为私人企业,中药资源信息发布的目的是为了销售药材,赚取利润,缺乏权威的药材鉴定、药材检测等,仅提供药材基本信息。

因此,建立覆盖全国的中药资源动态监测体系网络,在种植阶段监测生长情况、在采收之后进行科学鉴定,在流通市场发布权威信息,实现中药材交易的全面信息监测,即实现了对国家战略资源的实时掌控,也为中药材产业从业人员提供权威的各项信息,对中药资源市场的管控具有重要意义。

### (三)中药资源基础信息的数据分析

中药资源作为特殊的农业产品,具有农业资源的诸多特点,然而中药资源信息化进程却远远落后于农业信息化。中药资源动态监测信息研究中,存在许多重要的数据,在中药资源产业链前端,以中药种植为例,将大气环境、自然条件、病虫害等综合因素通过差异性分析形成管理模板,进而指导中药种植;在中药资源生产流通环节,对中药资源品质认证、加工信息、检测报告、物流环节等信息进行收集分析,便于对中药资源进行溯源和质量把控;在中药资源交易环节,对中药材供求信息、价格趋势等信息进行分析,为市场提供精准服务。

### (四)探索中药资源产业可持续发展

中药资源是中药产业的根基,目前存在土地资源减少、生态环境恶化,导致资源流失、枯竭等问题。在"第四届岐黄论坛"上,中国中医科学院院长黄璐琦院士指出"中药资源的绿色可持续发展必须体现'三大支撑'和'五大战略','三大支撑',首先是信息与技术支撑,其次是制度安排支撑,最后是资金保障支撑",由此可见,实现对中药资源的动态监测,发展中药资源信息化技术,为中药资源可持续发展提供助力,是切实有效的中药资源可持续发展途径。

## 二、中药资源动态监测网络体系构建

国家中医药管理局"2013年全国中药资源普查试点工作要点"提出基本建成由中心平台、监测站和监测点组成的国家基本药物中药资源动态监测和信息服务体系,分析中药资源动态变化趋势,提供中药材主产区的产量、流通量、质量和价格等信息,开展相关检测检验等技术服务,逐步形成区域性、综合性服务平台。经过多年建设,现已基本建成了覆盖全国,由监测站—省级中心—中心平台构成的中药资源动态监测网络体系。

### (一)国家中药资源动态监测网络体系

由国家中医药管理局作为业务主管部门,在民政部以"现代中药资源动态监测信息和技术服务中心"登记注册,作为国家中心,并在全国28个省、市、自治区建立省级中心以及动态监测站,进而形成覆盖全国主要中药资源产地的动态监测网络体系。

1. **中心平台** · 现代中药资源动态监测信息和技术服务中心,是由国家民政部批复成立的,国家中医药管理局作为业务主管部门,中国中医科学院中药资源中心承建,从事非营利性社会服务活动的社会组织。

中心平台选择大宗、常用中药材主产区、主要集散地或专业市场所在地建立现代中药资源动态监测信息和技术服务站,并进行统一管理和维护运行。通过监测站、省级中心、中心平台之间的双向信息输送,实现站、省级中心、中心平台联通,开展中药资源动态监测服务,并支持监测站积极拓展贸易信息服务和药材电子商务,协助监测产区内中药材供方与需方对接,服务区域中药材产业发展。

中心平台依托自身科研技术优势,主要承担中药资源动态监测及分析工作,如对全国中药资源相关信息的收集,提出中药资源动态变化趋势的监测分析报告;对中药材外源污染物的限量标准提出有关建议;为国家相关部门的政策制定、市场分析和产业发展提供信息数据;通过信息网络为各地药农、药商及中药企业提供咨询服务,推动产区中药材生产贸易的信息化和电子商务等。

2. **省级中心** · 省级中药原料质量监测技术服务中心为根据《国家中医药管理局办公室关于建立国家基本药物中药原料资源动态监测和信息服务体系的通知》(国中医药办科技发〔2012〕44号)、《关于国家基本药物中药原料资源动态监测和信息服务站建设有关事项的函》(国中药普查办〔2012〕3号)文件精神,由中心平台在全国各个省、市、自治区所设立的部门,主要负责各个地区中药材市场以及中药材产量、流通量、质量、价格等信息的监测,通过与国家平台的网络系统为当地的药农、药商、药企提供信息和技术服务。

省级中心的承建单位为各省中医药科研机构（四川、内蒙古、江西等）、中医药院校（山东、河南、广东等）、药用植物研究所（广西、云南）等，不仅具有很强的中医药科研实力，同时能够充分调动全省的中医药力量，是中药资源动态监测体系的核心机构。

3. 监测站·现代中药资源动态监测信息和服务中心监测站是国家中心平台在全国主要中药材市场、产区所设立的部门，由省级中心负责具体管理，主要负责对辖区内中药材的产量、流通量、质量、价格等信息的调查和采集，并将中药材信息及时报送

至省级中心，为省级中心提供信息支撑，同时根据省级中心传达的中药材信息，为中药材从业人员提供一系列中药材信息咨询、技术指导（规范化种植、科学施肥等）、技术服务（药材和种子种苗真伪及质量检测等）以及相关技术培训等服务。

监测站的承建单位多为中医药行业的基层机构，包括企业、中医医院、医学院等，且位于各省主要中药材种植区域，是动态监测体系的基本监测机构。

目前国家中心平台已在全国初步建成省级中心28个，动态监测站70个，省级中心和动态监测站按照中心平台要求统一建设，现已基本形成了覆盖全国的中药资源动态监测网络体系（图3-21）。

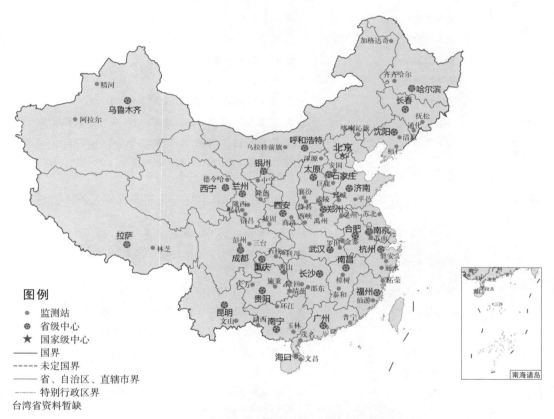

**图3-21　国家中药资源动态监测网络体系分布图**

省级中心、监测站针对各个省（市、自治区）的主要中药材品种，开展中药资源动态监测服务（表3-1）。

**表3-1　国家中药资源动态监测体系动态监测品种表**

| 省级中心 | 监测站 | 监测品种 |
|---|---|---|
| 浙江省级中心 | 丽水监测站 | 西红花、山茱萸、白芍、菊花、玄参、浙贝母、郁金、厚朴、白术、麦冬、延胡索（元胡）、铁皮石斛 |
| | 磐安监测站 | 白术、菊花、玄参、麦冬、郁金、厚朴、西红花、山茱萸、白芍、白附子、浙贝母、延胡索（元胡） |

(续表)

| 省级中心 | 监测站 | 监测品种 |
|---|---|---|
| 陕西省级中心 | 商州监测站 | 板蓝根、延胡索(元胡)、黄精、桃枝、杜仲、猪苓、沙苑子、绞股蓝、丹参、连翘、桔梗、黄芩、南五味子、天麻、附子、远志、柴胡、苍术 |
| | 城固监测站 | 山茱萸、丹参、连翘、桔梗、黄芩、南五味子、板蓝根、延胡索(元胡)、黄精、天麻、杜仲、猪苓、附子、远志、沙苑子、柴胡、苍术 |
| | 新城监测站 | 丹参、连翘、桔梗、黄芩、南五味子、板蓝根、延胡索(元胡)、黄精、天麻、杜仲、猪苓、附子、瓜蒌、远志、鸡内金、山茱萸、绞股蓝、沙苑子、柴胡、苍术 |
| 青海省级中心 | 门源监测站 | 枸杞子、黄芪、党参、当归、冬虫夏草、大黄、秦艽、赤芍、川贝母、羌活 |
| | 西宁监测站 | 黄芪、赤芍、当归、川贝母、羌活、冬虫夏草、大黄、枸杞子、秦艽、党参 |
| 吉林省级中心 | 通化监测站 | 平贝母、细辛、穿山龙、黄芪、玉竹、鹿茸草、黄精、人参、龙胆、刺五加、蛤蟆油、天南星、桔梗、威灵仙、淫羊藿、五味子 |
| | 抚松监测站 | 人参、天南星、平贝母、刺五加、五味子、细辛、穿山龙、桔梗、淫羊藿、威灵仙、龙胆、黄芪、玉竹、鹿茸草、蛤蟆油 |
| 江西省级中心 | 樟树监测站 | 车前子、金樱子、海金沙、香薷、吴茱萸、防己、白花蛇舌草、枳壳、栀子、前胡 |
| | 泰和监测站 | 枳壳、栀子、车前子、香薷、前胡、金樱子、吴茱萸、海金沙、防己、白花蛇舌草 |
| 安徽省级中心 | 亳州监测站 | 铁皮石斛、石斛、茯苓、天麻、白芍、灵芝、前胡、桔梗、菊花、白术、牡丹皮 |
| | 金寨监测站 | 石斛、茯苓、灵芝、天麻、铁皮石斛 |
| 山西省级中心 | 襄汾监测站 | 地黄、苦参、款冬花、连翘、黄芪、柴胡、党参、远志 |
| | 绛县监测站 | 连翘、黄芪、柴胡、党参、远志、地黄、苦参、款冬花、苦冬瓜、黄芩 |
| | 浑源监测站 | 苦参、款冬花、地黄、连翘、黄芪、柴胡、冬虫夏草、党参、远志 |
| 内蒙古省级中心 | 乌拉特前旗监测站 | 锁阳、桔梗、枸杞子、黄芪、北沙参、肉苁蓉、赤芍、秦艽、黄芩、麻黄、沙棘、板蓝根、牛膝 |
| | 喀喇沁旗监测站 | 肉苁蓉、枸杞子、黄芪、北沙参、赤芍、秦艽、黄芩、麻黄、沙棘、板蓝根、牛膝、桔梗、黄芪 |
| | 呼伦贝尔监测站 | 桔梗、升麻、防风、赤芍、白鲜皮、苍术 |
| 河南省级中心 | 武陟监测站 | 山药、山银花、地黄、山茱萸、冬凌草、穿破石、冬凌草、白芷、桔梗、半夏、穿破石、牛膝、菊花、柴胡 |
| | 西峡监测站 | 牛膝、菊花、柴胡、山药、地黄、金银花、山茱萸、冬凌草、白芷、半夏、桔梗 |
| | 禹州监测站 | 冬凌草、柴胡、山茱萸、山药、地黄、金银花、菊花、白芷、桔梗、牛膝、半夏、山药 |
| 湖北省级中心 | 罗田监测站 | 苍术、黄连、茯苓、玄参、半夏、射干、菊花、独活、夏枯草 |
| | 利川监测站 | 苍术、黄连、茯苓、玄参、菊花、柴胡、独活、射干、半夏 |
| | 长阳监测站 | |
| 广西省级中心 | 珠江监测站 | 穿心莲、鸡骨草、山豆根、山药、罗汉果、铁皮石斛、肿节风、郁金、八角茴香、广金钱草、天冬、通草、灵芝、钩藤 |
| | 恭城监测站 | 山药、天冬、通草、铁皮石斛、穿心莲、鸡骨草、山豆根、罗汉果、广金钱草、八角茴香、郁金、灵芝、钩藤、甘青青兰、肿节风、灵芝、天冬 |
| | 玉林监测站 | 穿心莲、鸡骨草、山豆根、肿节风、通草、灵芝、贯叶金丝桃、罗汉果、山药、郁金、八角茴香、广金钱草、铁皮石斛、天冬、钩藤 |
| | 靖西监测站 | 山药、八角茴香、广金钱草、铁皮石斛、通草、灵芝、天冬、穿心莲、鸡骨草、山豆根、罗汉果、郁金、钩藤、通草、桃金娘根、肿节风 |
| 四川省级中心 | 三台监测站 | 麦冬 |
| | 彭州监测站 | 川芎 |
| | 成都监测站 | 川贝母、姜黄、附子、川芎、麦冬、丹参、大黄、白芷、羌活、黄精 |
| | 甘孜监测站 | (新建) |

（续表）

| 省级中心 | 监测站 | 监 测 品 种 |
|---|---|---|
| 贵州省级中心 | 施秉监测站 | 天麻、太子参、白术、桔梗、玄参、杜仲、山银花、天冬、半夏、黄柏、续断、香薷、白术、玄参、太子参、天麻 |
| | 大方监测站 | 太子参、天麻、白术、桔梗、玄参、杜仲、山银花、天冬、半夏、黄柏、续断、石斛、铁皮石斛 |
| 云南省级中心 | 文山监测站 | 三七、白及、草乌、石斛、铁皮石斛、天麻、黄精、当归、龙胆、灯盏细辛（灯盏花）、草果、砂仁、碎骨木、草果 |
| | 昆明监测站 | 草果、黄精、当归、龙胆、灯盏细辛（灯盏花）、石斛、砂仁、白及、三七、天麻、草乌 |
| 西藏省级中心 | 林芝监测站 | 天麻、手掌参、红景天、秦艽、龙胆、灵芝、珠子参、冬虫夏草、川贝母 |
| | 拉萨监测站 | 冬虫夏草、川贝母、秦艽、胡黄连、龙胆、直立紫堇、红景天 |
| 甘肃省级中心 | 岷县监测站 | 秦艽、黄芪、党参、干姜、甘草、半夏、当归、大黄、柴胡、板蓝根、枸杞子、款冬花、党参 |
| | 陇西监测站 | 枸杞子、板蓝根、甘草、大黄、秦艽、柴胡、半夏、黄芪、当归、党参、款冬花、红芪、黄芩 |
| | 宕昌监测站 | 秦艽、板蓝根、当归、柴胡、半夏、黄芪、甘草、大黄、款冬花、枸杞子、党参 |
| 宁夏省级中心 | 隆德监测站 | 秦艽、黄芪、金莲花、党参、柴胡、黄芩、板蓝根 |
| | 中宁监测站 | 麻黄、肉苁蓉、党参、牛蒡子、枸杞子、银柴胡、甘草、麻黄根、黄芪、秦艽、柴胡、板蓝根、大黄、黄芩、金莲花、水飞蓟、赤芍、金莲花 |
| 湖南省级中心 | 隆回监测站 | 天麻、枳实、百合、钩藤、茯苓、玉竹、吴茱萸、黄柏、玄参、杜仲、厚朴、枳壳、黄精、山银花、栀子 |
| | 靖州监测站 | 吴茱萸、黄柏、杜仲、玉竹、厚朴、茯苓、天麻、黄精、钩藤、百合、枳壳、栀子 |
| | 邵东监测站 | 百合、钩藤、黄精、天麻、茯苓、玄参、杜仲、玉竹、厚朴、吴茱萸、黄柏、枳壳、山银花、栀子 |
| 海南省级中心 | 三沙监测站 | 益智、胡椒、槟榔、沉香、高良姜、鸦胆子 |
| | 文昌监测站 | 益智、胡椒、槟榔、沉香、鸦胆子、高良姜 |
| 河北省级中心 | 安国监测站 | 荆芥、菊花、射干、北沙参、天花粉、山药、苦地丁、知母、白芷、紫菀 |
| | 巨鹿监测站 | 枸杞子、金银花 |
| 重庆省级中心 | 石柱监测站 | 玄参、牡丹皮、黄连、党参、山银花、独活、前胡、木香、山银花、独活、枳壳、金荞麦、玄参、黄连、党参、前胡、牡丹皮、枳壳、木香 |
| | 秀山监测站 | 枳壳、独活、木香、牡丹皮、前胡、玄参、山银花、山沉香、黄连、黄连、山银花、党参、独活、前胡、枳壳、金荞麦、牡丹皮、木香、玄参 |
| | 潼南监测站 | |
| 黑龙江省级中心 | 阿尔滨监测站 | 人参、西洋参、平贝母、板蓝根、刺五加、水飞蓟、五味子、防风、穿山龙、苍术、赤芍、西洋参、白鲜皮 |
| | 大兴安岭监测站 | 板蓝根、水飞蓟、五味子、防风、穿山龙、苍术、赤芍、人参、西洋参、平贝母、刺五加、水红花子 |
| | 大庆监测站 | 五味子、防风、板蓝根、刺五加、水飞蓟、穿山龙、苍术、赤芍、人参、西洋参、平贝母 |
| 新疆省级中心 | 阿拉尔监测站 | 红花、伊贝母、天山雪莲、罗布麻叶、肉苁蓉、甘草、大枣、玫瑰花、紫草、枸杞子 |
| | 精河监测站 | 枸杞子、红花、伊贝母、肉苁蓉、甘草、玫瑰花、天山雪莲、罗布麻叶、大枣、紫草 |
| 辽宁省级中心 | 恒仁监测站 | 五味子、人参、细辛、玉竹、龙胆、桔梗、白鲜皮、穿山龙、苍术、茶叶、藁本 |
| | 清原监测站 | 五味子、人参、细辛、玉竹、龙胆、桔梗、白鲜皮、穿山龙、苍术、藁本 |

（续表）

| 省级中心 | 监测站 | 监测品种 |
|---|---|---|
| 江苏省级中心 | 苏北监测站 | 水蛭、太子参、浙贝母、银杏叶、黄蜀葵花、凌霄花、蟾酥、菊花、栀子、芡实 |
| | 苏中监测站 | 凌霄花、蟾酥、浙贝母、菊花、水蛭、太子参、银杏叶、黄蜀葵花、栀子、芡实 |
| | 苏南监测站 | 菊花、银杏叶、水蛭、黄蜀葵花、太子参、凌霄花、浙贝母、蟾酥、栀子、芡实 |
| 山东省级中心 | 平邑监测站 | 金银花、丹参、黄芩、山楂、瓜蒌、银杏叶 |
| | 鄄城监测站 | 西洋参、桔梗、牡丹皮、板蓝根 |
| 广东省级中心 | 普宁监测站 | 陈皮、穿心莲、广金钱草、巴戟天、广藿香、沉香、肉桂、益智、砂仁、凉粉草、莲子心、降香、檀香、穿心莲、化橘红 |
| | 茂名监测站 | 化橘红、陈皮、巴戟天、凉粉草、广金钱草、广藿香、沉香、肉桂、穿心莲、益智、砂仁、降香、檀香 |
| 福建省级中心 | 柘荣监测站 | 太子参、泽泻、麦冬、薏苡仁、郁金、益智、厚朴、青黛、巴戟天、枇杷叶、巴戟天、白术 |
| | 仙游监测站 | 麦冬、郁金、巴戟天、太子参、厚朴、泽泻、青黛、白术、枇杷叶、薏苡仁、巴戟天 |

动态监测体系现根据各地道地药材品种，定期对交易价格、交易量等信息进行监测。

**（二）中药资源动态监测运行机制**

中药资源动态监测体系采用监测站—省级中心—中心平台三级管理机制运行，监测站根据各个省份中药资源分布情况，科学选址后建设，主要开展技术服务和信息服务；省级中心负责对监测站进行管理和监督，为监测站提供技术支持，同时向国家中心平台上报省内监测信息。

以四川省动态监测体系运行为例：四川省内现建有省级中心一个，动态监测站四个，分别为荷花池站（成都站）、彭州站、三台站、甘孜站（新建）。

荷花池站位于成都荷花池中药材市场，主要面向荷花池中药材市场进行中药材信息监测，同时覆盖崇州、天全、峨眉山、汉源、峨边、马边、沐川等主要中药材种植区域。彭州站主要覆盖彭州、阿坝、都江堰、大邑、宝兴等主要中药材种植区域。三台站主要覆盖三台、安县、北川、红原、松潘、平武、江油、宣汉、万源等主要中药材种植区域。甘孜站（新建）主要覆盖康定、石棉、德格、理塘、稻城等主要中药材种植区域。四个动态监测站基本覆盖了四川省内主要中药材种植区域。

四川省内监测站在各自的覆盖区域内，针对主要中药材品种，一方面进行信息调查和采集，上报；一方面开展技术服务工作，如配合省级中心对药农、药商开展技术培训、开展中药材基础检测服务等。

四川省级中心对监测站进行全面管理，并指派专家对口负责各个监测站，并联合监测站，定期开展

中药材种植、病虫害防治、中药材采收加工等一系列服务培训工作。省级中心对监测站所上报的监测数据进行审核，审核通过后，方可上传至国家中心平台。

省级中心同时开展一系列中药资源技术服务和信息服务项目，例如药材鉴定、药材质量检测、外源污染物检测、种子种苗质量检测、病虫害防治指导、采收加工技术指导等技术服务；中药材种植信息、产新信息、交易信息、种子种苗信息、供需信息、预测预警信息等信息服务；同时针对动态监测成果，撰写中药材专项调研报告等。

**（三）中药资源动态监测点建设**

中药资源动态监测体系中，监测信息的准确性和实效性非常重要，因此，随着动态监测工作的深入，针对市场价值大、代表性强的中药材品种，选择主产地建立中药资源动态监测点，同时研究并建立一种便捷、有效的监测方法，如通过手机系统进行数据填报和上传，直接进行对应品种的信息监测，将会极大的扩展中药资源动态监测体系网。例如：四川省级中心根据主要中药材种植情况，选择一定的区县，联合当地合作社、药农等，建立动态监测点，定期对种植品种的基本信息进行调查和跟踪。

**三、中药资源动态监测系统**

为稳步有效地推进国家基本药物中药资源动态监测信息和技术服务体系建设，国家中心平台在2014年提出建设中药资源动态监测系统，2015年底中药资源动态监测系统1.0正式上线，为中药资源

动态监测信息填报提供信息化支撑,自上线以来,逐渐形成监测信息向上定期汇集的节奏,积累了大量监测数据,这些数据为进一步监测成果的制作和发布奠定了很好的基础。

随着监测体系壮大、完善,在深入推进中药资源动态监测工作的过程中,监测业务快速发展以及监测站/监测点服务能力快速提升等对信息化建设都提出了较高的要求。2017年底,在中药资源动态监测系统1.0的基础上,发布中药资源动态监测系统2.0版本。

自上线以来,中药资源监测系统为全国中药资源动态监测提供了巨大便利。

### (一)中药资源动态监测系统

中药资源动态监测系统根据监测体系管理、监测业务和服务的实际需求,在统一底图、统一坐标的基础上,在时间和空间的框架下管理监测站/监测点和个人信息员、反映监测指标的变化,从而达到以图管站、以图管人、以图观变和以图促服务的目标,提高监测体系的综合管理和服务能力(图3-22)。

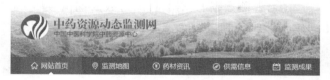

**图3-22 中药资源动态监测网**

系统分为中药资源动态监测数据填报系统、中药资源动态监测数据分析与成果制作系统、中药资源监测体系管理与考评系统。

中药资源动态监测数据填报系统主要针对采集到的数据进行填报入库,同时对已经填报的数据进行查看、删除、修改、撤回,以及对历史填报数据进行查询等一系列操作。

中药资源动态监测数据分析与成果制作系统主要针对系统入库的监测数据进行研究分析,并通过直观的数字化、图形化方式,对外发布和展示,为社会各界提供信息服务。

中药资源监测体系管理与考评系统主要针对动态监测体系成员,通过对考核指标进行权重设计,自动对各监测站、省级中心进行综合考评。

随着中药资源动态监测业务的深入推进和体系的持续发展,正在形成中药资源动态监测的大量原始数据,充分使用数据,挖掘数据的深层次的价值,让数据资源更好地为政府、药农、药商、药企以及百姓服务,正是中药资源动态监测体系的价值所在。中药资源动态监测系统的运行,一方面实现了全国监测区域中药资源信息的实时采集和汇总、分析,一方面实现了中药资源监测信息的数据共享和成果应用,是中药资源动态监测的重要工具。

### (二)中药资源动态监测数据填报移动终端

中药资源动态监测数据填报移动终端具有日常监测管理、任务管理、监测指标的实时定位采集、采集信息离线填报和在线上传、数据导出、轨迹管理等功能,能够实现动态监测工作的移动办公(图3-23)。

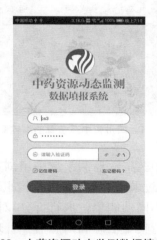

**图3-23 中药资源动态监测数据填报系统**

### (三)中药资源动态监测公众服务移动终端

中药资源动态监测公众服务移动终端系统,包括中药资源相关新闻资讯的浏览、供需信息查询与发布、药材价格查询、监测成果接收浏览等功能,能够通过移动APP发布各项监测成果,提供中药资源信息服务。

### (四)中药资源动态监测流程

国家中心平台根据全国监测省份的主要中药资源品种,通过监测系统,按照一定的周期指派监测任务,主要涉及中药材规格等级、产地、种植类型、价格、成交量、调查地点等多项信息。

省级中心根据中心平台所指派的监测任务,与监测站对接,督促监测站按照监测要求,对涉及的信息进行调查,并按时、准确的在监测系统中录入并上报。省级中心对监测站上报的调查信息进行审核,确认无误后,上报至中心平台。

国家中心平台对全国监测数据汇总后进行分析和研究,省级中心对本省的监测数据进行分析和研究,最终通过监测体系的持续运行,积累大数据,通过大数据分析和利用,推进中药资源产业绿色发展。

### (五)省级中药资源动态监测系统建设

随着中药资源动态监测系统的运行,多个省份开始根据各省中药材产业实际情况,开发建设省级中药资源动态监测系统,其中四川为第一个开发建成省级中药资源监测系统的省份(图3-24)。

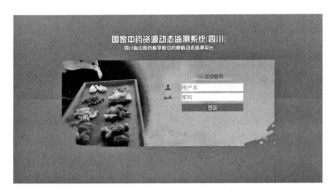

**图3-24 四川省中药资源动态监测系统**

四川省中药资源监测系统采用浏览器/服务器方式运行,通过采用面向服务的架构组件模型,将应用程序根据不同功能单位进行拆分,对四川省中药资源信息进行集中汇总和动态监控管理,形成规范的中药资源信息动态监测管理机制。

四川省中药资源监测系统以数据源访问组件、权限组件、流程组件、报表组件、统计分析组件、事务管理组件、消息组件、查询组件、图形化组件以及业务建模器组件10个组件为基础构件;以信息采集、门户展示、数据中心、数据分析、动态监测、电子展板、机构管理以及查询报表8个组件为核心业务构件;并辅以信息浏览、信息统计、信息评价等决策层应用,以及事物构件、人员管理、系统管理、权限管理等组件,进而形成系统的总体框架。

## 四、中药资源动态监测关键技术探讨

随着中药资源动态监测网络体系的建成、动态监测系统的上线、动态监测数据的汇总,通过数据挖掘、智能算法等信息技术,对中药资源动态监测关键技术进行研究,是当前动态监测体系的重要工作。

### (一)动态监测数据安全研究

中药资源作为中医基础,是国家重要的战略资源之一,动态监测体系所采集的中药资源基本信息,不仅包含了中药材的分布情况,更包含了中药资源产业链各项相关信息,随着监测信息的积累,一旦泄露,将造成巨大的危害。随着云计算、云存储、云共享、大数据等诸多信息技术的发展,数据安全显得愈发重要。例如,2017年5月全球范围爆发的针对Windows操作系统的勒索软件(WannaCry)感染事件、2016年雅虎遭黑客攻击10亿用户账户信息泄露事件等。因此,监测系统的数据安全研究是保障动态监测数据信息安全的重要措施。

针对动态监测数据的安全问题,应通过多个方面进行安全研究和设置。针对数据本身安全,可采用现代密码算法对数据进行主动保护,如数据保密、数据完整性、双向强身份认证等;针对数据防护安全,可采用现代信息存储手段对数据进行主动防护,如通过磁盘阵列、数据备份、异地容灾等手段保证数据的安全。

### (二)动态监测数据可视化研究

随着监测数据的积累,可通过数据挖掘、建立可视化分析平台,通过切实有效的方式,将监测成果直观对外展示,针对不同受众提供对应服务。例如,研究建立全国中药资源可视化分析平台,平台以地图组件为基础、以监测数据为核心、以可视化展示为窗口、以多级界面为模式、以简洁明了为宗旨,实现对全国中药资源动态监测数据的实时分析和查看。

### (三)动态监测分析预警模型研究

预警模型研究在现代农业中具有重要的作用,例如美国农业部利用GAMS软件开发的农业贸易局部均衡模拟模型,运用经济学中的完全市场竞争、生产者和消费者福利最大化等假设,用于农产品生产、消费、贸易和价格等中长期预测,还可用于政策效果模拟分析;美国农业部开发的多国商品联接模型(Baseline模型),运用经济学和计量经济学知识,分地区分产品对农产品生产、消费、贸易和价格进行预测,该模型包括了43个国家和地区在内的24种农产品。然而我国对于中药资源分析预警模型的研究仍处于起步阶段,通过动态监测体系的运行和中药资源数据的收集、汇总,对大数据进行综合研究,建立具有特色的中药资源预警模型,能够有效推进中药资源的科学分析和智能预警,对中药资源产业规划和发展具有积极作用。

**（四）动态监测在中药资源区划中的应用研究**

随着动态监测体系的运行和动态监测数据的积累，通过使用"SPSS""R 语言"等空间统计分析工具以及 ArcGis、RS 等地理信息软件，对监测数据进行分析、归纳，并与中药区划联系，进而应用于中药资源分布区划、生长区划、生产区划等，具有重要的使用价值。

中药资源动态监测涉及中药资源、计算机、信息技术等领域，深入开展动态监测关键技术的研究，是推动中药资源监测发展的主要动力。

中药资源动态监测体系正处于快速发展阶段，针对监测体系监测技术、检测技术、信息技术等诸多关键问题的研究正在积极开展中，随着监测范围的深入、监测技术的完善、监测数据的累积，监测体系在中药资源领域的功能将愈加重要，发挥的作用也将愈发巨大。

（四川省中医药科学院 罗 冰 李青苗 赵军宁）

◇参◇考◇文◇献◇

［1］国务院. 国务院关于扶持和促进中医药事业发展的若干意见［EB/OL］.［2009 - 05 - 07］. http://www. gov. cn/zwgk/2009-05/07/content_1307145. htm.

［2］国务院. 国务院办公厅关于转发工业和信息化部等部门中药材保护和发展规划（2015—2020 年）的通知［EB/OL］.［2015 - 04 - 14］. http://www. gov. cn/zhengce/content/2015-04/27/content_9662. htm.

［3］国务院. 国务院办公厅关于印发中医药健康服务发展规划（2015—2020 年）的通知［EB/OL］.［2015 - 04 - 24］. http://www. gov. cn/zhengce/content/2015-05/07/content_9704. htm.

［4］王国强，王志勇，黄璐琦，等. 中国中药资源发展报告［M］. 北京：中国医药科技出版社，2018.

［5］张小波，李大宁，郭兰萍，等. 关于建立中药资源动态监测机制的探讨［J］. 中国中药杂志，2013，38(19)：3223 - 3225.

［6］黄璐琦，张小波. 全国中药资源普查的信息化工作［J］. 中国中药杂志，2017，42(22)：4251 - 4255.

［7］张恬，李军德. 基于 GIS 的中药资源动态监测填报系统的设计与实现［J］. 中国中药杂志，2017，42(22)：4306 - 4309.

［8］中国中医科学院. 中药资源动态监测网［CP/OL］.［2020 - 05 - 27］http://zyzyjc. zyzypc. com. cn/.

［9］许世卫. 美国农产品信息分析预警工作考察报告［J］. 农业工程技术，2015(33)：20 - 25.

# 第四节 中药资源评估思路与方法

中药资源评估是指：药品上市许可持有人或中药生产企业对未来 5 年内中药资源的预计消耗量与预计可获得量之间的比较，以及对中药产品生产对中药资源可持续利用可能造成的影响进行科学评估的过程。

## 一、中药资源评估的背景与意义

中药资源由植物、动物和矿物组成，其中药用植物资源在种类和用量上均占到中药资源的 90% 以上，因此药用植物成为中药资源评估的重点。药用植物是可再生资源，但由于其药用部位和品质的形成通常需要多年，加上其分布有很强的地域性，使得其资源具有有限再生性的特点。对于那些种植中有特殊生境要求，或人工繁育或生产技术尚不成熟的中药材，一旦开发成中成药，随产能扩大，其中药资源可持续发展将面临严峻挑战。例如，我国曾经批准过一些基于民族民间验方的新药，由于其原料药材分布在民族地区的很小范围内，且产量很小又无栽培，导致不少这类新药或者根本无法投入大生产，或者虽然有生产但产能极小。因此，新药开发前，在明确产品定位的基础上开展中药资源评估，是确定产品未来市场发展潜力和规模的必然要求。

**（一）以保障中药资源可持续供应能力为目的的中药资源评估是新药开发的前提**

近年来，中药工业增长迅速。2004 年到 2014 年，平均每年速度递增为 23%。仅 2017 年，医药工业规模以上企业实现主营业务收入 29 826 亿元，同比增长 12.2%，各子行业中，增长最快的是中药饮片加工,增速为 16.7%。根据海关进出口数据,2017 年我国医药产品进出口均呈现较快增长,进口额 558.8 亿美元,同比增长 16.3%;出口额 608.0 亿美元,同比增长 9.4%。进出口贸易总额 1 166.8 亿美元,同比增长 12.6%。分析中药进出口商品的结构特征,中药产业开展国际贸易的整体竞争力较强,可见目前我国依然为中药资源的净出口国。这些都对中药资源可持续供应产生了巨大的压力,部分野生中药资源或道地药材资源濒于枯竭。

**(二)以质量保证为核心的中药资源评估是促进中药工业固定产地且质量管理前移的重要举措**

中药材历史上一直以野生资源为主,20 世纪 90 年代后期由于需求量剧增才开始大面积种植。模仿大农业的现代中药种植高度依赖化肥、农药、除草剂等不可再生的化学投入品。杨婉珍等收集了 140 篇文献中的 7 089 条中药材农药含量数据,分析了《欧洲药典》收载的 70 种农药残留情况,发现 170 种中药材有 33 种存在超标现象;周利等以《中医药-中药材重金属限量》ISO 国际标准为依据,分析了中药材 425 种的 3 026 个重金属数据,结果显示,中药材中铅(Pb)、砷(As)、镉(Cd)、汞(Hg)4 种重金属超标率分别为 3.46%、4.03%、2.91%、1.41%。综上可见,基于化学农业的中药种植模式正使中药材安全和质量面临前所未有的挑战。

与此同时,随着中药材种植区域的不断扩大,盲目引种造成的中药材质量问题日益突出。中药材道地性缺失,品质下降,以及因产地、生境、种质、栽培技术、采收加工方式等因素引起的中药材质量变异现象时有发生。经过研究发现,当产地差异引起的质量变异大到一定程度时,同种植物甚至会产生不同的化学型。同时,相同的产地生境往往较一致,且很容易推广栽培同一中药材品种,农民口口相传的栽培经验通常导致当地采用相同的种植及采收加工技术,造成同一产地的中药材质量更加接近。由此可见,产地因素是造成中药材质量变异的关键。

针对以上问题,以保证中药材质量安全为核心,通过资源评估促进中药工业原料药固定产地,结合中药材规范化生产、采收及加工,可有效控制中药材质量变异及有害污染物,促进中药工业生产企业质量管理前移,这是从源头确保中药安全生产的必由之路。

**(三)以实现全程可追溯为抓手的中药资源评估是现代中药优质品牌打造的关键**

由于中药药效物质基础具有多组分多靶点的特点,导致中药质量标准具有一定程度的复杂性和模糊性,给中药材质量监管带来了困难。越来越多的人认识到,优质的药材是生产出来的,而非检验出来的,道地药材的生态种植是保证中药材品质的核心要素,而推行中药材全程可追溯是实现中药品质保障的重要手段。

目前,国家食品药品监督管理局、国家中医药管理局、商务部、工业和信息化部等部门,均以不同形式主导或参与了中药全程可追溯工作。天士力制药股份有限公司、康美药业股份有限公司、九州通医药集团、山西振东制药股份有限公司等大型上市公司均已经在中药材溯源系统上布局,其他如北京中研百草、道地良品等科技服务型公司,也正在积极推动中药材溯源系统的建立。然而,缺少强劲的政策引导,且中药材生产环节未引起大家的足够重视,致使多数的追溯都主要集中在下游的流通环节,无法实现真正的全程可追溯。在这种情况下,通过中药资源评估制度设计,引导中药工业生产企业固定产地,成为实现中药材全程质量追溯的有效途径。在此基础上,大力推行中药材生产基地规范化生态种植,生产出安全优质的中药材,并通过优质优价机制实现优质中药材生产的良性循环,从而完成基于质量和价格的中药产品分化,并最终实现优质中药大品牌打造。

**(四)开展经典名方制剂的中药资源评估体现了中药资源保护和监管的国际化视野**

中药经典名方的推行,是国家大力发展中医药的重大举措。与此同时,应当认识到,开展经典名方制剂的中药资源评估虽然是崭新的事物,却有着坚实的政策法律依据和充分的实践可行性:《中药注册管理补充规定》规定"保障中药材来源的稳定和资源的可持续利用";《中药经典名方复方制剂简化注册审批管理规定》征求意见稿第十九条规定,药品生产企业应当将资源评估等情况及相关说明报国家药品监督管理部门药品审评机构;2017 年新颁布的《中华人民共和国中医药法》更是从中药材种植栽培、储存初加工、生产流通、生态环境保护、质量检测与评价、野生中药资源保育等方面提出了有助于中药资源可持续性发展的要求。与此同时,2016 年 6

月,我国加入《名古屋遗传资源议定书》,议定书的正式生效对我国中药遗传资源保护与开发、国际贸易等方面提出了新的要求。可见,不论从资源保护本身还是中药材质量监管出发,中药资源评估都是势在必行。

需要说明的是,针对植物或动物类新药的注册审批开展资源评估的国家并非只有中国。早在1998年,美国FDA就有实施的新药注册资源评估规定:凡含有植物或动物成分的新药,在注册时需提交一份包括物种(产地、产量、生长周期等)、获取方式、开采许可、非濒危物种声明、治疗所需生物量等信息的报告和一份资源可持续利用方案。

总之,当前正在开展的中药资源评估体现了中药资源保护和监管一体化的国际化视野,在我国中药资源保护和管理历史上具有以下重要意义:①保护中药资源多样性,实现中药资源可持续利用。②倡导中药材绿色生态种植,保证中药材质量和安全。③保证中药材质量的均一性,实现中药生产的均一性和稳定性。④促进中药材生产固定产地,实现中药生产全程可追溯。

## 二、中药资源评估对行业的影响及对策建议

### (一)中药材生产布局面临重大调整,全面提升中药产品质量成为必然趋势

本次国家推行中药资源评估以资源可持续利用为目的,以品质保证为核心,以促进中药工业原料药材固定产地且全程可追溯为措施,以实现全程可追溯为抓手,通过改变中药资源保护和监管,为最终实现中药工业优质生产和品牌打造铺平道路。其中,中药工业原料药材固定产地且全程可追溯将对中药产业产生极其深远的影响,将导致中药材从产地到中药工业企业的销售渠道扁平化,也为中药优质优价提供了依据和保证。高品质中药材带来下游产品的高附加值必将导致人们对中药材质量的追求,可以预见不久的将来,高品质道地药材需求量将持续增长。在此背景下,基于大型种植基地、联盟、合作社的规模化、规范化的中药材,尤其是道地药材种植,将成为未来中药农业发展的基本模式。从长远来看,企业应积极自建、合建或与农业合作社、农场等建立稳定的供货渠道,并在充分利用区块链及精细农业等现代信息化技术的基础上,通过建立健全一系列有效的中药材实时监管制度,全面提升中药

材生产全过程信息化水平,保障中药材有效供给,进而确保企业下游产品质量和临床用药安全。

### (二)优质优价机制成熟,品牌建设成为各类中药企业发展的必由之路

针对包括中医药产业在内的我国制造业大而不强、缺乏国际竞争力的现实问题,党中央国务院高瞻远瞩,从国家全球战略的高度提出了"发挥品牌引领作用,加快推动供给侧结构优化升级,适应引领需求结构优化升级,为经济发展提供持续动力",实现"中国制造向中国创造转变、中国速度向中国质量转变、中国产品向中国品牌转变"的新时期战略发展要求。中药生产企业必须深刻地认识到品牌不仅是产品价值和内核的体现,更是实现产品价值的重要媒介。通过不断探索,深度挖掘,建立企业和产品的核心价值,塑造坚实的高品质品牌形象,才能获得大众持久而稳定的信任和支持,才能代表国家向世界输出独特的中药产品及相应的品牌和行业影响力。

资源评估将促进中药工业原料药固定产地和全程可追溯,从而最终实现中药材优质优价,全面改变中药行业"劣币驱逐良币"的不良运营模式,推进高品质中药材、中药饮片及中成药时代到来。未来的中药产业,在逐步形成中药材来源基地化、生产规范化、质量标准化、检测现代化、包装规格化、装备智能化、管理信息化的基础上,通过制定中药材品牌评价标准,深入分析和描述中药材品质特征,从源头全面推动中药材,尤其是道地药材品牌建设,进而推进下游中药饮片、中成药甚至大健康产品对优质中药材的应用,并在强化企业综合能力、品质、价值、声誉、影响力和企业文化等要素的基础上,促使中药全产业链产品质量提升和加强企业品牌建设成为各类中药企业发展的必由之路。

## 三、中药资源评估技术指导原则

### (一)概述

为了保护中药资源,实现中药资源可持续利用,保障中药资源的稳定供给和中药产品的质量可控,依据《中华人民共和国药品管理法》《药品注册管理办法》等有关规定,制定本指导原则。

本技术指导原则所述中药资源是指:专用于中成药、中药饮片等生产的植物、动物及矿物资源。本原则所述中药资源评估是指:药品上市许可持有人或中药生产企业对未来5年内中药资源的预计消耗

量与预计可获得量之间的比较,以及对中药产品生产对中药资源可持续利用可能造成的影响进行科学评估的过程。

### (二)基本原则

1. **坚持资源保护与产业发展相结合**·中药资源评估工作应与"坚持节约资源和保护环境的基本国策"相符,在加强中药资源保护的同时,积极推动中药资源可持续利用。

2. **药材资源的供给与消耗平衡原则**·使用药材资源的药品上市许可持有人或生产企业应提供评估资料证明预计药材年消耗量与可获得药材资源量之间平衡。如使用野生药材,应保证药材年消耗量低于相应药品上市许可持有人或生产企业可获得的规定产地药材的年增长量。应强化质量优先意识,在保证质量符合产品要求的前提下评估可持续的产量,从质量和供应两方面进行综合评估。

3. **坚持动态评估原则**·中药产品在其立项、研制、上市后等阶段均应开展药材资源评估。根据中药资源预计消耗量和预计可获得量的变化及时更新评估报告。

已上市中药产品原则上每 5 年对中药资源重新评估一次。中成药再注册时,如处方中含有濒危野生药材,其生产有可能导致相应药材资源枯竭的,药品上市许可持有人或生产企业应在再注册前开展中药资源评估。

## 四、中药资源评估技术方法

### (一)开展全国中药资源普查

开展全国中药资源普查,基于"总量不减"的中药资源"家底评估"中药资源评估的终极目标,一是为了保护,二是为了可持续利用,两者不可分割,相辅相成。《中药资源评估技术指导原则》提出了中药资源评估的具体要求,但作为一个新事物,很多人还是不能准确地掌握开展资源评估的具体方法。目前常用的中药资源评估方法有 2 种:一是基于"总量不减"的中药资源"家底评估";二是基于"保障供应"的中药资源"供需平衡评估"。其中,基于"总量不减"的中药资源"家底评估"是指通过开展全国中药资源普查,摸清全国中药资源家底的过程。显然,中药资源"家底评估"的主体是国家,国家动用各方力量,定期开展中药资源普查,掌握全国范围内各种药用植物、药用动物、药用矿物的基本信息及其蕴藏量

等信息,用以为全国中药资源的发展提供战略决策依据。中华人民共和国成立以来,我国已经开展了 3 次全国中药资源普查,目前正在进行的第四次全国中药资源普查,建立了全套的技术方案,包括外业调查、内业整理、数据库及管理平台等系列技术规范,并已在 1 332 个县中药资源的普查工作中全面应用。本次普查全面获得了中药资源分布、储备、价格及供需关系等信息,将会为国家中药资源保护和发展提供重要参考和依据。但根据《中药资源评估技术指导原则》的有关要求,评估的载体是企业,评估对象是企业某原料药材的可持续能力。可见,这一方法并不是本次中药资源评估所要求的方法。

### (二)自给自足

基于"保障供应"的中药资源"供需平衡评估"供需平衡关系直接决定中药资源是否具有可持续性。针对供需平衡开展的资源评估可分为国家和企业两个层面,国家层面的评估反映一定时间段内,某一资源在全国范围总获得量与总消耗量之间的平衡;企业层面的评估反映一定时间段内企业所用某种中药资源的可获得量和消耗量之间的平衡。中药资源评估的目的是实现国家层面中药资源的供求平衡,而市场经济条件下,各个企业供求平衡的总和决定着国家层面的供求平衡,因此,中药资源评估设计正是通过保证各个企业自身中药资源的供求平衡实现国家层面的中药资源评估。

《中药资源评估技术指导原则》中明确要求坚持药材资源的供给与消耗平衡原则,即"使用药材资源的药品生产企业应提供资料证明预计药材年消耗量与可获得药材资源量之间平衡。如使用野生药材,应保证药材年消耗量低于相应药品生产企业可获得的规定产地药材的自然年增长量"。中药资源评估内容包括中药资源预计消耗量、预计供应量、潜在风险和可持续利用措施 4 个方面。此处,预计消耗量、预计供应量均针对某个企业的某个产品的原料药材而言,而可持续利用措施也是指企业针对该原料药材的潜在风险采取的措施。由此可知,《中药资源评估技术指导原则》是要求各个企业以产品为抓手,开展原料中药材的可持续供应能力的评估,而且并要求"对于复方中成药,其处方中所含的每一药味均应当单独进行资源评估"。可见,企业层面的供求平衡是中药新药注册或再注册时中药资源评估的重点和关键。

### （三）开展基于"保障供应"的中药资源"供需平衡评估"的基本策略

中药资源评估直指针对企业自身资源供求平衡的评估，那么，企业该如何开展自身资源的评估呢？

首先，对于人工繁育技术成熟的大宗常用中药材，尤其是企业自身已建有中药材生产基地，或者已与相关中药材生产基地建立购销关系的中药材，企业完全可以自行进行中药资源评估。具体的做法是按公司中成药或饮片生产计划计算出预计需要的中药材用量，再根据基地中药材的亩产量计算出所需种植的中药材面积，并对中药材种植基地或合作基地提出种植规模要求即可。

其次，对于一些有特殊属性的中药材，其评估难度较大，如：①对生境有特殊要求，生态位狭小，分布面积小且总产量偏低的中药材。②适生性极强，全国广泛栽培，但质量变异大的中药材。③生物特性尚不是很清楚，栽培技术不很成熟的中药材。④生长周期长，生产风险较大，且没有形成中药材主产区的中药材。⑤主产区不明确或多个主产区，以及存在其他生物学问题的中药材等。由于以上中药材的资源评估需要大量中药材野生资源分布、栽培中药材分布、产量以及栽培基地等数据和信息，评估时需要专业知识或比较丰富的实践经验，需要企业聘请具有相关专业背景的专业人士进行评估，或委托相关专业机构进行评估。

最后，从长远来看，企业应正确认识中药资源评估对中药产品及企业发展的重要意义，尽早建立中药资源评估及保障的人才队伍，在中药产品的日常生产和运营中，关注中药产品品质和原料药材质量的相关性，积累原料药材地理分布规律、全国生产布局、品质变异规律等信息，建立中药产品所用中药资源数据库，把中药资源评估工作融入企业中药产品发展规划和年度工作计划，从而不但可以极大地减小中药资源评估的难度和成本，更可以真正实现通过控制原料而控制产品质量的目标，而这，才是国家开展中药资源评估的真正目的。

## 五、中药资源评估思路与主要内容

根据国家《药品注册管理办法》及补充规定、《中药经典名方复方制剂的申报资料要求（征求意见稿）》《中药资源评估技术指导原则》等药品上市许可管理办法要求，我国要求新药申报与经典名方的申报需要提交中药资源评估报告。中药资源评估报告的内容如下。

### （一）一般背景资料

（1）研发过程摘要：详述产品研发背景、目的和依据；产品研发过程概述；同类产品市场分析；产品意义。

（2）市场规模分析：中成药从产品的适用人群、所治疗疾病的发病率、达到治疗效果的每个患者平均所需药品量和生物量、产品潜在的市场规模等方面论述。中药饮片及中药配方颗粒从销售目标市场覆盖范围论述。

（3）处方及实际投料：中成药列出处方所含成分的全部组成；中药饮片和中药配方颗粒列出中药品名。应详述投料与产品之间的关系。

（4）中药基本资源信息：企业所用中药资源基原物种分类信息，所使用中药资源的药用部位和加工炮制信息，来源于野生或栽培情况。矿物药从矿物组成、加工炮制情况说明。

（5）基地位置信息：企业所用中药资源产地、来源基地位置（野生提供来源区域）、面积、生产和组织方式。进口中药材需要提供原产国及进口商相关信息。

（6）质量信息：选择中药资源物种和基地位置的主要依据；对中药材质量进行的相关研究；所采用质量标准及标准编制依据。

### （二）预计消耗量评估

（1）预计消耗量的计算过程。

（2）各项数据来源的说明。

### （三）资源风险特征评估

（1）繁殖能力。

（2）生命周期。

（3）分布区域。

（4）濒危等级。

（5）特殊价值。

（6）风险特别提示。

### （四）中药资源可持续利用和质量稳定的措施

（1）可持续获得量计算过程，以及数据来源说明。

（2）中药资源质量稳定的措施。

（3）措施有效性评估。

### （五）最终结论和决策依据说明

根据评估结果，以准确、概括性措辞将评估结论言简意赅地表述出来。

### （六）不确定性分析

任何材料和数据方面的不确定性（如：知识的不足、数据限制、有争议问题等）都要在该节进行充分的讨论，并对各种不确定性对结果可靠性的影响程度进行详细说明。

### （七）数据汇总表

列出相关表格。

### （八）其他相关内容

根据需要，对报告中难以理解、易误导受众群体的问题进行详细说明。

### （九）参考资料

若评估报告中引用了文献和文件，在评估报告的最后要提供引用文献和文件的出处。

## 六、中药资源评估报告格式要求

一个完整的中药产品资源评估报告由概述和产品涉及的每一味中药材的资源评估分报告组成。

### （一）概述

概述包括：封面、声明、产品简介、评估程成介绍、主要评估结论、涉及商业秘密的说明。

1. **封面** · 封面应包括题目（产品名称＋所用药材名称＋资源评估报告）、上市许可持有人或生产企业名称、评估日期等。

2. **声明** · 载明本产品的中药资源评估报告资料真实完整、来源合法、未侵犯他人的权益，如有不实之处，承担由此导致的一切法律后果等内容。

3. **产品简介** · 介绍产品所涉及中药材品种，以及产品所处注册申报阶段或上市后生产销售情况。

（1）研发过程摘要：简述产品研发背景、目的；产品研发过程概述。

（2）市场规模分析：可从中药产品适用人群、所治疗疾病的发病率、分析达到治疗效果的每个患者平均所需药品量以及同类产品市场信息等方面进行综合分析。

中药饮片生产企业从销售目标市场覆盖范围分析中药饮片的市场规模。

4. **评估过程综述** · 综述产品资源评估的组织实施过程。

5. **主要评审结论** · 概述所涉及的每一味中药材资源的评估结论。

6. **涉及商业秘密的说明** · 说明所涉及商业秘密的内容、范围。

### （二）中药资源评估分报告

中药资源评估分报告由封面、说明、分报告和相关附件等四部分内容组成，并按此顺序排列。

1. **封面** · 封面应含有报告题目、评估单位、评估主要负责人和评估时间等信息。

2. **说明**

（1）评估所需收集的来源及其可靠性、完整性和真实性。

（2）评估人信息包括主要参与评估人员的姓名、单位、职称、职务、专业背景等。

3. **分报告**

（1）标题：药材名（中药产品所用）＋资源评估分报告，例如：山茱萸（六味地黄丸所用）资源评估分报告。

（2）摘要：简明扼要地概述评估所用数据的来源、评估方法、评估结果、评估结论等。

（3）一般背景资料

1）最小包装所需药材量。

2）中药资源基本信息：包括药品上市许可持有人或生产企业所用中药资源基原物种信息，所使用中药资源的药用部位和产地初加工信息，来源于野生或种植养殖情况。

3）产地信息：药品上市许可持有人或生产企业所用中药资源产地、位置（野生药材提供来源区域）、面积、生产和组织方式。进口中药材需要提供原产国及进口商相关信息。

4）质量信息：包括选择中药资源物种、基地位置或来源区域的主要依据，对中药材质量进行的相关研究，所采用质量标准及标准编制依据。

（4）预计消耗量评估

1）预计消耗量的计算过程。

2）各项数据来源的说明。

（5）预计可获得量评估：说明预计可获得量计算过程，以及数据来源。

（6）潜在风险评估

1）再生能力。

2）中药材成药周期。

3）分布区域。

4）濒危等级。

5）特殊价值。

6）风险特别提示。

（7）中药资源可持续发展利用和稳定质量措施

1）可持续获得性的措施。

2）稳定质量的措施。

3）措施有效性评估。

（8）最终结论：根据评估结果，言简意赅地表述评估结论。

（9）不确定性分析：任何材料和数据方面的不确定性（如知识的不足、数据限制、有争议问题等）都要在该节进行充分的讨论，并就各种不确定性对结果可靠性的影响程度进行详细说明。

（10）参考资料：若评估报告中引用了文献和文件，在评估报告的最后要提供引用文献和文件的出处。

**4. 相关附件**

（1）中药材种植养殖基地相关证明文件：如土地证或土地租赁合同、合作协议等复印件。

（2）规范化种植养殖技术规程。

（3）符合中药产品特性的中药材质量研究资料。

（4）其他与本报告有关的证明文件：如供销合同、相关检查报告等。

**5. 数据汇总**

数据汇总见表3-2。

表3-2　数据汇总表

| 产品名称 | （中成药或中药饮片名称） | | |
|---|---|---|---|
| 药材名 | （参见注1） | | |
| 基原 | （参见注2） | 拉丁学名 | （参见注2） |
| 药用部位 | □植物(□根　□果实和种子　□全草　□根及根茎　□花　　　□皮　□叶　□茎木　□树脂　□生理或病理产物)<br>□动物(□全体　□器官　□生理或病理产物　□组织　　　□角骨　□贝壳)<br>□矿物<br>□菌　□藻　□地衣　□其他：_____ | | |

| 预计消耗的资源量 | 年份 | 每个最小包装单位消耗中药材量＊(g) | 预计年销售最小包装总数＊ | 预计年消耗量(吨) |
|---|---|---|---|---|
| | 　　　　年 | | | |
| | 　　　　年 | | | |
| | 　　　　年 | | | |
| | 　　　　年 | | | |
| | 　　　　年 | | | |
| | 合计 | | | |

| 风险特征评估 | 人工繁育 | | □不可　□不成熟　□成熟 |
|---|---|---|---|
| | 分布区域 | | □1～2省　□3～6省　□6省以上 |
| | 中药材成药周期（参见注3） | 成药年限 | □1～2年　□3～5年　□5年以上<br>□其他：_____ |
| | | 采收周期 | □1～2年　□3～5年　□5年以上<br>□其他：_____ |
| | 中国特有种 | | □是　□否 |
| | 野生珍稀濒危 | | □是　□否(参见注4)<br>备注：_____ |
| | 具有特殊价值 | | □是　□否(参见注4)<br>备注：_____ |
| | 需要提示风险 | | |

（续表）

| 可持续利用措施 | 野生中药材 | 基地位置 | 经度： | | 纬度： | 地区： |
|---|---|---|---|---|---|---|
| | | 面积 | | 亩 | | |
| | | 获取途径 | □自采 □收购 □其他：_____ | | | |
| | | 限制措施 | □有围栏 □无 □其他：_____ | | | |
| | | 采收时间 | ××月—××月 | | | |
| | | 产地初加工方式 | | | | |
| | | 预计可获得量 | 年份 | | 可用区域 | 预计可获得量（吨） |
| | | | | 年 | | |
| | | | | 年 | | |
| | | | | 年 | | |
| | | | | 年 | | |
| | | | | 年 | | |
| | | | 合计 | | | |
| | 其他措施 | | | | | |
| 评估结论 | 资源量 | | 预计可获得量≥确认预计消耗量 □确认 | | | |
| | 资源质量 | | 质量稳定 □确认 | | | |

注1：为了科学和完整地获取中药资源评估的相关数据，申请人应按照以上表格汇总数据，每个中药材单独填写一张数据汇总表。

注2：中药资源基原物种信息以《中国药典》为主，《中国药典》未收载的以《中国植物志》《中国动物志》以及具有同等效力的分类学专著的名称为准，名称有更新的以最新名称为准，拉丁文应遵循双名法。具有种下分类单元或栽培品种或品系的应进一步详述。

注3：成药年限（以植物药材为例）是指从幼苗生长到符合药用要求首次采收所需要的时间。采收周期（以植物药材为例）是指从上次采收到下次采收中药材所需要的时间。

注4：野生药材相关保护名录《濒危野生动植物种国际贸易公约》(CITES)附录1、2，《国家重点保护野生动物名录》《国家重点保护野生植物名录（第1批）》《国家重点保护野生药材物种名录》等及地方保护名录。

注5：标*部分，中药饮片无需填写。

（四川省中医药科学院　方清茂）

◇参◇考◇文◇献◇

［1］郭兰萍,张泽坤,张小波,等.中药资源评估的背景及总体设计.中国中药杂志[J].2018,43(14)：2845-2849.

［2］国家食品药品监督管理总局.中药资源评估技术原则[S/OL].(2017-12-25)http://www.nmpa.gov.cn.

# 第五节　中药质量溯源系统

2015年，国务院发布的《关于加快推进重要产品追溯体系建设的意见》，要求食用农产品、食品、药品、农业生产资料、特种设备、危险品、稀土产品等重要产品生产经营企业，采用信息技术建设追溯体系。到2020年，全国追溯数据统一共享交换机制基本形成，初步实现有关部门、地区和企业追溯信息互通共享。

中药是疾病治疗和治未病的重要物质基础，建立中药质量溯源体系，相当于为中药质量安全增置了一道防火墙，让企业采购或消费者在购买产品的同时，自动获得产地、生产、加工、生产单位、原料及产品检测等产品质量信息，使产品来源可追溯、去向可查证、监管有依据、责任可追究成为现实。

中药质量溯源体系的建立，是一条连接政府监管、生产和消费的桥梁和纽带,是为优质产品证明、促进中药质量管理、实现中药优质优价、正确引导消费的有效途径。一方面可以有效降低监管部门信息获取成本,提升监管效率,不至于等到食品药品安全事故发生之后费时费力追根究底;另一方面可以提高企业质量安全意识和风控能力,进而提升消费者对中药材和中药的信任度。

## 一、建设目标

建立中药材质量溯源系统是保证消费者获得更加安全、透明、放心、快捷的消费体验;便于生产企业解决从种植、养殖、加工(含初级加工)、检测、包装、储运、销售全过程有效的质量监督管理、提供优质中药材产品展示及其质量溯源和政府监管的有效途径。

推进中药材质量溯源系统建设。建立中药质量溯源系统,以责任主体和流向管理为核心、以消费者为关注点、以溯源码为载体,推动溯源管理与市场准入相衔接,实现中药产品"从田间到用户"全过程溯源管理。

推进中药材产品溯源系统建设。围绕中药材产品督促和指导生产,企业依法建立中药质量安全溯源系统,切实落实质量安全主体责任。实行中药材产品全产业链无缝衔接的可溯源管理。

推进药品溯源系统建设。以推进药品全品种、全过程溯源与监管为主要内容,建设完善药品溯源系统。在完成药品制剂类品种电子监管的基础上,逐步推广到原料药(材)、饮片等类别药品。抓好经营环节电子监管全覆盖工作,推进医疗信息系统与国家药品电子监管系统对接,形成全品种、全过程完整溯源与监管链条。

推进中药材种植、养殖生产资料溯源系统建设。以种植、养殖场所、植保品、兽药、饲料、肥料、种子等主要生产资料登记、生产、经营、使用环节及方式与方法为生产全过程溯源主要内容,建立中药材生产资料电子溯源码标识制度、生产资料溯源系统,实施全程溯源管理,保障中药材产品质量安全、生态环境安全和人民生命安全。

## 二、溯源系统总体架构

地方中药质量溯源系统总体架构主要由基础设施层、数据资源层、应用支撑层、业务应用层、表现层组成,此外还包括运行维护保障体系、标准规范体系、数据共享交互和安全保障体系,各地可根据实际需求自行增、删、改相关组件(图3-25)。

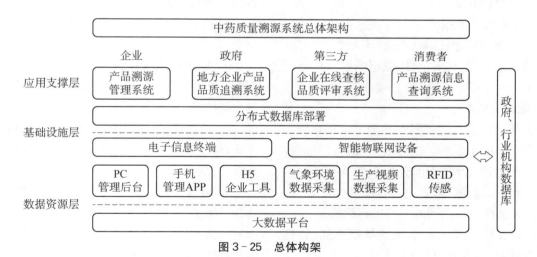

图3-25 总体构架

### (一)基础设施层

基础设施层是为系统各层提供必要的网络基础环境,包括网络基础环境、服务器、存储设备、安全设备、系统软件、管理软件及其他,包括但不限于下列要求。

系统的网络基础应基于网络技术建设,网络设备、结构、布缆、组网等应符合 GB/T 15629.3、GB 15629.11、GB/T 18233 和 GB/T 31240 的要求。

网络基础设施的网络结构、技术和产品应符合实用、可靠、可扩展等原则,包括但不限于下列要求。

(1)易于用户掌握、使用和维护,各应用系统可方便地接入网络。

（2）应保证数据不丢失和损坏，具有冗余容错能力。

（3）宜充分采用符合国家标准和行业标准的计算机网络先进技术和产品，应满足音频、视频等数据传输的要求，使网络具有良好的互连性和可扩展性。

（4）网络建成后应具有完备、科学、现代化的管理手段和技术保障措施，便于维护并保证网络的稳定运行。

（5）应保证网络系统能随时加入设备或增加带宽。

（6）应能够方便地由现有技术过渡到更先进的网络技术。

（7）主机、存储和安全设备应符合 GB/T 25068、GB/T 28452 的要求。

（8）若采用云计算技术架构，安全服务能力应符合 GB/T 31168 的要求。

**（二）数据资源层**

（1）数据资源层提供系统的核心数据，并为其上层提供数据支持。数据资源包元数据、数据元、生产经营主体信息、产品信息、检疫检测信息、标识管理信息、生产信息、交易信息、物流信息、应急管理信息、溯源设备信息等。

（2）数据资源的数据库的设计（表、字段、键等）和数据库的管理（数据的读取、校验、审核等）应保证数据的一致性、完整性和安全性，数据内容及代码应符合 GB/T 2260、GB/T 14395 的要求。

**（三）应用支撑层**

应用支撑层提供适应不同产品溯源应用系统和业务门户工具、功能、服务，支持组件化服务功能等，包括接口适配管理组件、查询分析引擎、GIS 组件、元数据管理组件、报表组件、门户组件等。

（1）工具支撑由一系列的开发工具组成。

（2）功能支撑提供应用系统的基础功能，包括统一用户管理、权限管理、行为审计等。

（3）服务支撑提供数据服务，并对提供的服务进行管理维护，对服务建设提出要求。

## 三、系统设计和建设要求

追溯体系是一项高度依赖现代信息技术，专业性极高的管理制度，也是未来商品质量监督管理的必然方向。鼓励各地充分利用、整合现有政务信息化资源，采取政企（含第三方溯源平台）共建、政府购买服务等多种方式，集约化设计和建设中药质量溯源系统，其具体要求是：

1. **规范性** · 中药质量溯源系统应符合国家、行业和地方的相关标准规范。

2. **统一性** · 中药质量溯源系统数据信息格式与接口标准应与各级中药材质量溯源系统相统一，中药质量溯源系统应实现对所辖区域中药材产品溯源业务及相关数据的统一管理。

3. **共享性** · 鼓励采用云中药质量溯源系统架构，充分利用已有的政务云基础设施，将中药质量溯源系统建设与当地电子政务网络、商务云、商务大数据等相关电子政务项目建设统筹规划，整合电子政务各类资源，避免重复建设，防止形成新的"信息孤岛"，有效降低中药质量溯源系统建设和运行成本。

4. **安全性** · 应按照网络安全等保护规范，开展定级、保护工作；应采取认证等必要措施，保证使用或接入中药质量溯源系统的设备、系统和用户接入的安全性；应采取适当的措施保证信息传输过程的安全性。

5. **可靠性** · 中药质量溯源系统应支持关键设备、关键数据、关键程序模块采集备份、冗余措施，有系统自检、容错、纠错和恢复能力，支持负载均衡功能。

6. **易操作性** · 应提供清晰、简洁、友好的中文人机交互界面，操作应简单、灵活、易学易用，便于管理和维护。

7. **可扩展性** · 采用模块化设计，将相关功能模块化，便于系统在产品种类、溯源环节及管理功能上升级扩充。

8. **可维护性** · 应充分考虑可维护性要求，包括功能可维护和代码可维护，其中，功能可维护要求有一定灵活性，如生产经营主体、产品品种信息等可添加和调整，提高中药质量溯源系统的可维护性。应具备自检、故障诊断及故障恢复功能。对运行环境应有一定的适应性，不应依赖某一型号和固定版本的设备或软件。

## 四、中药质量溯源信息采集与查询

中药质量溯源系统的应用包括：一是全过程的质量管理信息采集；二是根据不同对象，提供针对性的信息的查询。应根据中药材产品品种和生产质量控制管理及安全消费的要求,设置标准化溯源信息模块,以便在具体质量溯源管理工作中形成有效管理(图3-26)。

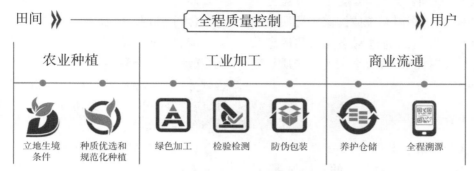

**图3-26　中药质量溯源系统**

中药质量溯源系统的溯源信息标准化模块应为生产全过程关键环节和质量控制点,其主要内容应包括:

**(一)道地性或优良性及生长自然环境条件**

生产品种、道地或优良产区的自然生长或种植、养殖使用历史与考证、自然条件(海拔、光照、经纬度、土壤条件及生产用水标准等)最适应性监测和检测、种植基地地理位置、地块分布、地块编号等。

**(二)种子种苗和规范化种植**

种植组织或种植户名称、土地权属证明、生产经营资质、物种鉴定报告、种源、种子种苗优选与检疫检验合格性证明、种植全过程(田间管理、肥料使用、病虫害生态防治、采收等)各环节管理责任人和记录人及其记录和信息。

**(三)加工**

原料来源、质量证明、加工(含:初级加工、炮制加工、精深加工)时间、场所环境条件、工序及责任人、工艺规程及责任人、投料(含辅料)名称和比例及责任人、生产场景、生产全过程及其质量控制记录和信息。

**(四)检验检测**

抽留样比例与责任人、中药材原料及其产品中的重金属、有害元素、毒性成分、残留溶剂、真菌毒素、生物安全和中药生产加工全周期所涉及的大气、环境、土壤、生产用水进行监测和检验检测与合格性证明,检测过程记录和信息。

**(五)产品包装**

生产批次、产品名称和规格及数量、包材合格证明和生产或销售方资质及购买凭证、包装条件(人员、场所、设施设备、度量衡器的合格状态及证明、安全及卫生等)、产品包装全过程管理和记录责任人、包装产品的可溯性、规范性、安全性、防伪性、均一性体现及其管理责任人和金象产品包装全过程的记录和信息。

**(六)仓储**

原辅料或产品出、入库功能库名称、批次、品种和规格及数量、仓储管理责任人、原料及产品出入库复核和在库维护保养责任人与实施场景、仓储环境安全管理、监测与应急处理责任人、产品分类储存(如:普通、贵细、特殊、毒性等)和仓储全过程管理和记录责任人。

## 五、中药质量溯源系统间的逻辑关系

**(一)各级系统之间的关系**

(1)国家中药质量溯源系统负责汇总交换省级中药质量溯源系统溯源信息。

(2)省级中药质量溯源系统承担全省溯源数据汇总统计、信息综合开发利用及对城市溯源系统运行情况进行监测评价等功能。

(3)市级中药质量溯源系统按照统一的数据传输格式和接口规范,分别实现与上一级中药质量溯源系统和各节点溯源子系统的互联互通。

**(二)与外部电子政务溯源系统的关系**

地方中药质量溯源系统应与国家中药质量溯源系统统一、对接和信息交换。同时,还应与本级政府电子政务中药质量溯源系统、相关部门建设的监管中药材产品质量溯源等系统,实现对接和数据共享交换。

### （三）与市场化第三方溯源系统的关系

行业组织、大型龙头企业、电商企业等建设的市场化第三方中药质量溯源系统，可按业务覆盖范围与当地省（市）中药质量溯源系统或国家中药质量溯源系统主管单位申请对接，通过网络互通和信息共享形成快速高效、实时无缝、覆盖全国的中药质量溯源系统。

## 六、溯源管理工作

### （一）安全保障体系

信息安全和运行监控贯通系统的各层面，信息安全为系统用户提供安全服务，主要涉及安全管理、安全协议、加密、密钥管理等方面的内容，溯源系统应监控生产企业生产和质量保障以及企业溯源系统的运行过程与状态。

### （二）溯源信息备案

可通过中药质量溯源系统直接登记溯源主体及其产品的备案信息，或接收企业溯源系统上传的备案信息。备案信息主要包括但不限于企业编码、企业名称、统一社会信用代码、生产资质、生产品类、自然生长或种植、养殖基地地理位置（含经纬度）、生产场所环境条件、加工场所地址、联系人、联系方式等。

系统应具备包括但不限于溯源主体和产品备案信息登记、修改、审核等功能。支持备案信息变更权限设置及同步变更等。

### （三）备案信息检索

按照所属区域、企业类型、产品种类、生产规模、备案时间等，对溯源主体备案信息进行检索和分页展示，并利用地理信息系统（GIS）进行标注和分析。

### （四）备案信息分析

设置企业备案信息，根据备案信息指标进行统计分析，并采用图表等方式加以展示。节点覆盖率是指已备案且已经上传溯源信息的节点数量占全部溯源节点数量的比例。商户覆盖率是指已备案且已经上传溯源信息的商户数量占全部商户数量的比例。

### （五）溯源数据审核

系统根据溯源主体的不同品种，设置较好兼容度的标准化统一模板，采取系统权限审核和自动审核方式，快速准确地进行溯源信息审核和溯源产品上线信息审核，以满足溯源主体和溯源查询的实际需要。

### （六）溯源应急管理

应急管理应实现中药质量溯源系统间的快速协调、联动，有效解决突发公共安全事件。根据业务流程划分，主要包括质量安全监测预警、应急预案管理、应急事件审核、应急协同处置、应急事件反馈和应急信息发布等。

### （七）质量安全监测预警

对产品质量安全关键控制点进行动态监测，支持异常情况自动预警提示功能。对产品质量安全数据进行统计分析，包括但不限于质量安全控制点数据报送量、安全限值达标率、质量安全预警统计等。

### （八）应急预案管理

对辖区产品安全事件、重大疫情事件、公共卫生事件、社会安全事件和市场供应保障事件等应急预案进行分类管理和维护。编制重要产品溯源应急管理预案，包括但不限于应急组织架构、应急资源保障、应急处置与调查评估、信息公告等内容，支持应急部门及人员登记、应急预案上传、应急预案分类查询、在线浏览等功能。

### （九）溯源数据分析

从行业、市场、产品、企业、消费者等角度，对溯源数据进行分析利用，包括但不限于市场运行分析、重点行业分析、查询行为分析等功能。

自动记录并按品类、企业主体、消费区域、消费群体等分析消费者查询行为，以便更好改进消费者的查询体验、协助政府监管和促进企业提质增效。

中药质量溯源体系是一项全国性的系统工程，它的成功构建与运作离不开一个全国性的专门机构具体负责，借助商业大数据和云网络等技术手段，打造覆盖全国的统一信息平台，保证无缝监管。

企业作为生产销售重要产品的主体，也应当承担起建设追溯体系的主体责任。同时，追溯体系中，离不开消费者的意识培养，引导消费者养成购买有可追溯标志产品、养成发现问题积极反馈或举报等习惯，与监管部门一起促进企业监督和管理。

（四川华邑检测认证服务有限公司　邓　彬　张　政）

## ◇参◇考◇文◇献◇

［1］国务院办公厅.《关于加快推进重要产品追溯体系建设的意见》［EB/OL］.（2016-01-12）http://www.gov.cn/zhengce/content_10584.htm.

［2］商务部办公厅.《重要产品追溯管理平台建设指南（试行）》［EB/OL］.（2018-07-03）http://sczxs.mofcom.gov.cn.

［3］四川华邑检测认证服务有限公司.7S道地保真中药材全程质量控制和溯源体系［CP/OL］.（2020-05-27）http://www.73ddbz.com/.

［4］中国国家标准化管理委员.GB/T 18233信息技术用户建筑群的通用布缆［S］.北京：中国标准出版社,2009.

［5］中国国家标准化管理委员会.GB/T 31240信息技术用户建筑群布缆的路径和空间［S］.北京：中国标准出版社,2015.

［6］中国国家标准化管理委员会.GB/T 22239信息安全技术信息系统安全等级保护基本要求［S］.北京：中国标准出版社,2019.

［7］中国国家标准化管理委员.GB/Z 24294信息安全技术基于互联网电子政务信息安全实施指南［S］.北京：中国标准出版社,2017.

［8］中国国家标准化管理委员会.GB/T 25068信息技术安全技术IT网络安全［S］.北京：中国标准出版社,2010.

# 第四章

# 中药材种子种苗与种质资源

## 第一节　中药材种子种苗监管与应用

### 一、中药材种子种苗监管意义

中药材种子种苗质量不仅关乎药材的产量，而且还影响药材的品质。《种子法》是政府监管种子市场的依据，国外很早就将种子管理纳入法规监管之下。《中华人民共和国种子法》于 2000 年 7 月首次颁布，后又历经 2004 年、2013 年、2015 年的三次修订，其规范和管理范围涵盖了农作物和林木的种植材料或者繁殖材料，极大地促进了我国农作物种子质量的全面提高。但由于中药材的特殊性，真正纳入农作物和林木管理的药用植物品种数量少，加之我国大多数药用植物种子种苗，缺乏质量标准，没有专业的市场和正规销售渠道，致使市场监管执法依据不足，管理薄弱。

当前市场上，中药材种子种苗质量参差不齐，存在诸多严重的问题，中药材种子种苗质量的市场监管处于真空状态。一方面我国尚无专门针对中药材种子种苗质量检验、控制的机构和执法部门；另一方面法律法规不健全：《种子法》主要偏向于农作物种子的管理，《中药材生产质量管理规范》虽对中药材种植进行了规范，但对中药材的良种繁育、选育、脱毒等技术性的管理比较笼统，无法细致涵盖。这种市场质量监管的真空状态，造成了大量经营者无经营许可证、违规经营等现象活跃于市场。

近年来，随着中药材种植面积的扩大，优质的种源成为必然需要。种子质量的优劣一般可从种子的纯度、净度、千粒重、发芽率、生活力、健康度和水分含量等方面来体现。对于药用植物而言，种子的质量不仅决定了该品种的品质，而且对药材的安全性、稳定性及有效性都会有所影响。另外，中药材的生产周期多为 1～3 年，甚至更长，因此，由于使用假种、劣种而造成的损失往往无法挽回。因此，在现代药材种子种苗产业逐渐发展的同时，应做好种子种苗质量的监管，完善相关制度，从源头上保障优良的中药材种子种苗，继而生产出优质的中药材，促进中药事业的健康发展。

### 二、中药材种子种苗监管现状

#### （一）中药材种苗种子标准管理现状

当前我国主要进行 300 多种药材栽培，主要从 20 世纪 60 年代开展大面积栽培，但很少有关于种子资源鉴别、培训、调查的研究，药材良种选育方法缺乏有效进展，退化品种复壮提纯工作滞后，自然变异类型的品种选育和比较筛选只在少量中药材中实施。原种繁殖和提纯、新品种生产示范和区域试验没有系统开展，满足布局要求的中药材品种区域试验网也没有设立，中药材省级、国家级审定两级审定制度也没有设立，基本上没有进行良种繁育技术的研究。普遍由分散农户个体进行中药材种子种苗生产，药材种子附属于药材生产，专业化良种繁育基地和中药材良种繁育技术也没有建立。中药材种子种苗缺乏规范、良好的包装，中药材种子经营许可制度和生产许可制度也没有实行。缺乏健全的中药材种子市场流通体系，多数种子用于农户自种或农户流动，没有正规渠道流入到市场中，个体商贩为主要经营者，并且存在无序、分散等问题。

中药材种植栽培为农业生产的一部分，所以大多依据农业模式进行药材种子管理。基于药材种子种苗市场混乱现状，应当以农作物模式为依据，制定中药材种子国家标准，构建国家药材种子库。应当将病虫害、发芽率、发芽势、生活力、含水量、千粒重、净度、纯度纳入到药材种子标准中，其中有4个指标最重要，分别是发芽率、含水量、净度、纯度，应当将其列为强制执行标准。实际中具有存在较多中药材品种，可将一些大宗常用道地药材作为着手点，制定国家标准和地方标准。当前中药材种苗种子管理体系尚未形成，中药材种子种苗管理体系中良种示范推广体系、种子质量认证体系、种子质量管理体系、种子质量管理法律法规体系有待完善，致使中药材种苗种子质量管理工作难以有效开展，并在很大程度上抑制了中药材种子种苗质量的提升与新品种选育。

**（二）中药材种子种苗标准现状**

种子种苗是中药材生产的物质基础，中药材生产规范化需要中药材种子种苗生产标准化研究、制定相关中药材种子种苗标准，规范中药材种子种苗生产与经营，是对《中华人民共和国种子法》的贯彻落实，对提升我国中药材种子种苗质量，推动中药材规范化标准化生产，具有其重要性、必要性和紧迫性。截至目前，我国中药材种子种苗标准颁布实施情况如下。

中药材种子种苗国际标准2项，分别是由中国中医科学院中药资源中心、中国农业科学院特产研究所和北京理工大学生命学院联合制定的"中国传统医学-人参种子种苗"（ISO17217-1-2014）和由昆明理工大学、澳门科技大学和中国中医科学院中药资源中心联合制定的"中医药——三七种子种苗"（ISO20408-2017），两项国际标准由国际标准化组织（ISO）分别于2014年和2017年颁布，由国际标准化组织（ISO）-中医药技术委员（ISO/TC249）归口管理。

中药材种子种苗国家标准5项，分别为"人参种子质量标准（GB6941-1986）"和"人参种苗质量标准（GB6942-1986）"，1986年由农业部颁布，全国农作物种子标准化技术委员会归口管理；"豆科草种子质量分级（GB6141-2008）"，2008年由中华人民共和国国家质量监督检验检疫总局和中国国家标准管理委员会联合颁布，由中华人民共和国农业部提出并归口管理；"小豆蔻第2部分：种子（GB/T22305.2-2008）"，2008年由中华全国供销合作社发布并归口管理；"麻黄属种子质量分级（GB/T26614-2011）"，2011年由农业部颁布，全国畜牧业标准化技术委员会归口管理。2014年，中国国家标准化管理委员会推荐了金莲花、平贝母等7种中药材种子种苗国家标准，均由国家中医药管理局负责编制，全国中药材种子（种苗）标准化技术委员会（TC479）归口管理。行业标准2项，分别为"紫花地丁种子生产技术规程（LY/T2067-2012）"和"桔梗种子生产技术规程（LY/T2068-2012）"，均属国家林业标准，2012年由全国花卉标准化技术委员会发布并归口管理。

中药材种子种苗团体标准139项，由中华中医药学会（CACM）组织审查立项、审批并发布，标准代码为T/CACM，于2017年12月、2019年1月先后共发布（T/CACM029.1-62-2017、T/CACM1056.64-140-2019），含种子标准79项、种苗标准44项、种根标准7项、种栽标准1项、种茎标准1项、菌种1项、芦头1项、零余子1项、珠芽1项、种球1项、鳞茎1项。地方标准130项，共涉及中药材品种91种，其中标准有4个类型的品种2个，有3个类型的品种8个，有2个类型的品种18个，有1个类型的品种63个，还有一些品种（如白木香、羌活、灯盏细辛等）的种子和种苗标准，在同一个标准中共同发布。（表4-1、表4-2）

我国中药材主要栽培品种数有300多种，但地方标准研制的品种数量少，单个品种的种子种苗质量标准、种子种苗质量检验操作规程等，形成较完整体系的品种较少。同时还发现，像黄芩、黄芪、甘草、菘蓝等中药材品种，每个品种现行发布的种子质量标准不止一项。

表 4-1 部分中药材种子种苗质量地方标准单品种颁布情况

| 序号 | 种子及质量标准 | 种子质量分级 | 种苗标准 | 种子生产操作规程 | 种子检验操作规程 | 种子繁育技术操作规程 | 种苗繁育技术操作规程 | 种子质量要求及其他标准 |
|---|---|---|---|---|---|---|---|---|
| 1 | 白术 | — | 白术 | 白术 | — | — | — | — |
| 2 | 当归 | — | 当归 | 当归 | — | 当归 | — | — |
| 3 | 厚朴 | — | 厚朴 | 厚朴 | — | — | — | — |
| 4 | 绞股蓝 | — | — | 绞股蓝 | — | — | — | 绞股蓝 |
| 5 | 白木香 | — | 白木香 | — | — | — | — | — |
| 6 | 太子参 | — | 太子参 | — | — | — | — | — |
| 7 | 铁皮石斛 | — | 铁皮石斛 | — | — | — | 铁皮石斛 | — |
| 8 | 五味子 | — | 五味子 | — | — | — | — | — |
| 9 | 云当归 | — | 云当归 | — | — | — | — | — |
| 10 | 灯盏细辛 | — | 灯盏细辛 | — | — | — | — | — |
| 11 | 广金钱草 | — | — | — | 广金钱草 | — | — | — |
| 12 | 黄连 | — | — | 黄连 | — | — | — | — |
| 13 | 肉苁蓉 | — | — | — | 肉苁蓉 | — | — | — |
| 14 | 掌叶大黄 | — | — | 掌叶大黄 | — | — | — | — |
| 15 | 丹参 | — | 丹参 | 丹参 | — | — | — | — |
| 16 | — | — | — | 天麻 | 天麻 | — | — | — |
| 17 | 降香檀 | — | 降香檀 | — | — | — | — | — |
| 18 | 唐古特大黄 | 唐古特大黄 | — | — | — | — | — | — |
| 19 | 滇龙胆 | — | 滇龙胆 | — | — | — | — | — |
| 20 | 降香檀 | — | 降香檀 | — | — | — | — | — |
| 21 | 羌活 | — | 羌活 | — | — | 羌活 | — | — |
| 22 | — | — | — | 黄花蒿 | — | — | — | 黄花蒿 |
| 23 | — | — | — | 乌天麻 | — | — | — | 乌天麻 |
| 24 | 甘草 | — | — | — | — | 甘草 | — | 甘草 |
| 25 | 党参 | — | 党参 | — | — | 党参 | 党参 | — |
| 26 | 黄芪 | — | — | 黄芪 | — | 黄芪 | 黄芪 | — |
| 27 | 黄芩 | — | — | — | — | 黄芩 | 黄芩 | — |
| 28 | 桔梗 | 桔梗 | — | — | — | — | — | — |
| 品种合计 | 25 | 2 | 15 | 10 | 3 | 6 | 4 | 4 |

表 4-2 部分中药材种子种苗团体标准颁布情况

| 标准编号 | 标准名称 | 标准编号 | 标准名称 |
|---|---|---|---|
| 中药材种子种菌 箭叶淫羊藿种子 | T/CACM 1056.64—2019 | 中药材种子种菌 川白芷种子 | T/CACM 1056.68—2019 |
| 中药材种子种菌 箭叶淫羊藿种菌 | T/CACM 1056.65—2019 | 中药材种子种菌 川党参种子 | T/CACM 1056.69—2019 |
| 中药材种子种菌 红禾麻株芽 | T/CACM 1056.66—2019 | 中药材种子种菌 虎杖种菌 | T/CACM 1056.70—2019 |
| 中药材种子种菌 刺梨种菌 | T/CACM 1056.67—2019 | 中药材种子种菌 金荞麦种菌 | T/CACM 1056.71—2019 |

（续表）

| 标准编号 | 标准名称 | | 标准编号 | 标准名称 | |
| --- | --- | --- | --- | --- | --- |
| 中药材种子种菌 | 牡丹种菌 | T/CACM 1056.72—2019 | 中药材种子种菌 | 桑种菌 | T/CACM 1056.107—2019 |
| 中药材种子种菌 | 霍山石斛种菌 | T/CACM 1056.73—2019 | 中药材种子种菌 | 银柴胡种子 | T/CACM 1056.108—2019 |
| 中药材种子种菌 | 番木瓜种菌 | T/CACM 1056.74—2019 | 中药材种子种菌 | 甘遂种子 | T/CACM 1056.109—2019 |
| 中药材种子种菌 | 阳春砂种菌 | T/CACM 1056.75—2019 | 中药材种子种菌 | 银杏种子 | T/CACM 1056.110—2019 |
| 中药材种子种菌 | 重楼种子 | T/CACM 1056.76—2019 | 中药材种子种菌 | 膜荚黄芪种子 | T/CACM 1056.111—2019 |
| 中药材种子种菌 | 黄芩种菌 | T/CACM 1056.77—2019 | 中药材种子种菌 | 牛膝种子 | T/CACM 1056.112—2019 |
| 中药材种子种菌 | 北乌头种根 | T/CACM 1056.78—2019 | 中药材种子种菌 | 远志种子 | T/CACM 1056.113—2019 |
| 中药材种子种菌 | 姜黄种姜 | T/CACM 1056.79—2019 | 中药材种子种菌 | 王不留行种子 | T/CACM 1056.114—2019 |
| 中药材种子种菌 | 川丹参种根 | T/CACM 1056.80—2019 | 中药材种子种菌 | 知母种子 | T/CACM 1056.115—2019 |
| 中药材种子种菌 | 菘蓝种子 | T/CACM 1056.81—2019 | 中药材种子种菌 | 知母种菌 | T/CACM 1056.116—2019 |
| 中药材种子种菌 | 决明种子 | T/CACM 1056.82—2019 | 中药材种子种菌 | 浙贝母熏蒸 | T/CACM 1056.117—2019 |
| 中药材种子种菌 | 紫苏种子 | T/CACM 1056.83—2019 | 中药材种子种菌 | 浙麦冬种菌 | T/CACM 1056.118—2019 |
| 中药材种子种菌 | 玄参种子 | T/CACM 1056.84—2019 | 中药材种子种菌 | 温郁金种菌 | T/CACM 1056.119—2019 |
| 中药材种子种菌 | 牛蒡种子 | T/CACM 1056.85—2019 | 中药材种子种菌 | 广东紫珠种子 | T/CACM 1056.120—2019 |
| 中药材种子种菌 | 金铁锁种子 | T/CACM 1056.86—2019 | 中药材种子种菌 | 广东紫珠种菌 | T/CACM 1056.121—2019 |
| 中药材种子种菌 | 阳春砂种子 | T/CACM 1056.87—2019 | 中药材种子种菌 | 栀子种子 | T/CACM 1056.122—2019 |
| 中药材种子种菌 | 国槐种子 | T/CACM 1056.88—2019 | 中药材种子种菌 | 栀子种菌 | T/CACM 1056.123—2019 |
| 中药材种子种菌 | 国槐种菌 | T/CACM 1056.89—2019 | 中药材种子种菌 | 草珊瑚种子 | T/CACM 1056.124—2019 |
| 中药材种子种菌 | 毛冬青种子 | T/CACM 1056.90—2019 | 中药材种子种菌 | 草珊瑚种菌 | T/CACM 1056.125—2019 |
| 中药材种子种菌 | 橘种菌 | T/CACM 1056.91—2019 | 中药材种子种菌 | 车前种子 | T/CACM 1056.126—2019 |
| 中药材种子种菌 | 天南星种子 | T/CACM 1056.92—2019 | 中药材种子种菌 | 车前种菌 | T/CACM 1056.127—2019 |
| 中药材种子种菌 | 白芍种子 | T/CACM 1056.93—2019 | 中药材种子种菌 | 夏天无种子 | T/CACM 1056.128—2019 |
| 中药材种子种菌 | 白芍种菌 | T/CACM 1056.94—2019 | 中药材种子种菌 | 掌叶覆盆子种子 | T/CACM 1056.129—2019 |
| 中药材种子种菌 | 三叉苦种子 | T/CACM 1056.95—2019 | 中药材种子种菌 | 掌叶覆盆子种菌 | T/CACM 1056.130—2019 |
| 中药材种子种菌 | 三叉苦种菌 | T/CACM 1056.96—2019 | 中药材种子种菌 | 枳壳种子 | T/CACM 1056.131—2019 |
| 中药材种子种菌 | 九里香种子 | T/CACM 1056.97—2019 | 中药材种子种菌 | 枳壳种菌 | T/CACM 1056.132—2019 |
| 中药材种子种菌 | 九里香种菌 | T/CACM 1056.98—2019 | 中药材种子种菌 | 党参种子 | T/CACM 1056.133—2019 |
| 中药材种子种菌 | 两面针种子 | T/CACM 1056.99—2019 | 中药材种子种菌 | 党参种菌 | T/CACM 1056.134—2019 |
| 中药材种子种菌 | 两面针种菌 | T/CACM 1056.100—2019 | 中药材种子种菌 | 铁棒槌种子 | T/CACM 1056.135—2019 |
| 中药材种子种菌 | 掌叶大黄种子 | T/CACM 1056.101—2019 | 中药材种子种菌 | 湘玉竹种菌 | T/CACM 1056.136—2019 |
| 中药材种子种菌 | 掌叶大黄种菌 | T/CACM 1056.102—2019 | 中药材种子种菌 | 吴茱萸种子 | T/CACM 1056.137—2019 |
| 中药材种子种菌 | 姜种 | T/CACM 1056.103—2019 | 中药材种子种菌 | 龙脑樟种菌 | T/CACM 1056.138—2019 |
| 中药材种子种菌 | 黄蜀葵种子 | T/CACM 1056.104—2019 | 中药材种子种菌 | 百合种球 | T/CACM 1056.139—2019 |
| 中药材种子种菌 | 荆芥种子 | T/CACM 1056.105—2019 | 中药材种子种菌 | 白及种菌 | T/CACM 1056.140—2019 |
| 中药材种子种菌 | 芡实种子 | T/CACM 1056.106—2019 | | | |

此外，中药材种子种苗质量标准研究的基础较为薄弱。中药材相同植物种存在不同的种子性状，具体包括种子形状、千粒重等。有 3 点原因能够引起药材种子性状差异：第一是药农提早采收种子，使得种子成熟度不合格。第二是在人为因素和自然条件作用下同类药材的多种品种逐渐形成，例如板蓝根栽培品种由小叶板蓝根、普通板蓝根、四倍体板蓝根构成。第三是中药材品种整齐度不高，生产上

药材种子具有不一致的性状。所以应当强化中药材种苗种子质量标准基础研究，并制定各类药材种子质量标准，强化市场监管力度，严格管控伪劣种子传播和交易进行，使得药材种子质量低劣问题得到根本性解决。

### （三）中药材种子种苗产业发展现状

改革开放后，多数药材公司进行自主经营，各级政府中没有设置相应部门负责药材生产。20世纪末国家中医药管理局成立，自此该局生产流通司生产处负责中药材生产，计划财务司统计处负责统计，生产则由药材公司主导。在机构调整后，国家经贸委负责医药产业，之后又变更为国家发改委管理，药监局则负责质量监管。但依据《种子法》规定，林业、农业行政主管部门分别进行去全国林木种子、农作物种子工作，林业、农业行政主管部门制定种子质量管理方法和行业标准（种子贮藏、检验、包装、加工、生产），种子质量监督由林业、农业行政主管部门进行，而药材种苗种子管理中缺乏正规渠道和专门经营种子机构，所以质量难以获得有效保障。目前，我国还没有药材种子公司形成对市场的主导，个体小公司是药材种苗种子市场的主要主体。实际中这些公司难以形成自身品牌，同时科研能力较为薄弱，适应形势发展要求难以得到满足。

现在药材种子的来源渠道主要有3个：一是国家批准的17个药材专业市场，如安徽亳州、成都荷花池、河北安国等卖药材种子的小商店；二是各地一些地方性农贸市场；三是各药材基地的生产者（主要是药农）。中药材种子种苗是决定中药材质量的重要因素，是发展优质中药材生产的前提。在农作物方面，农业部有种植业司种子处，省一级有种子管理站，县一级有种子管理站及种子公司，乡一级有农技推广中心。农作物种子销售渠道比较畅通，种子质量有保证，而中药材方面，这一套系统几乎没有，既没有正规的渠道，也没有专门经营种子的机构，质量很难保障。

目前，四川省还没有相对集中规范的中药材种子种苗交易市场，种子种苗大多仍是自产、自留、自用或产地零散销售的方式，种子种苗经营许可尚无相关明确的政策规定，大多数种子种苗的质量标准、生产规程、检验规程等缺乏权威机构的认证。随着这几年精准扶贫等工作的开展，对于中药材种子种苗的需求量急剧上升，中药材种子种苗质量缺乏监管、无售后保障等制约了中药材种子种苗产业化发展。

### （四）中药材种子种苗市场情况

由于药材种子的价格随市场变动很大，有时能差几十倍，所以当某种药材种子紧俏时，有人就会掺进旧种子甚至假种子，这样种子质量就无法保证。掺陈旧种子，如储存时间超过1年的当归、北沙参等药材的种子；出售或者将种子掺入到新种子中出售，还有的采取一定的手段，将陈种子进行加工后再出售，如将白芷陈种子用硫黄熏、将桔梗种子用鞋油上色等；销售假种子，如将唇形科植物石蚕的种子作为冬虫夏草种子出售，有的将石蒜、水仙的鳞茎作为西红花的种茎出售，有的将马齿苋科植物栌兰的种子作为人参种子出售等；还有的是将比较相像的假种子掺入到真种子当中，如将沙苑子种子掺入到黄芪种子当中等；以劣质种混充培育种，有些药材种植必须经过培育才能采种，一般植株上的种子质量低劣，是不能作为种子使用的，例如怀牛膝在生产中是作为一年生植株种植的，但在其种植当年所结的种子不能作为播种材料，否则生长出来的新植株根条短而分杈，药材的产量和质量都很差，用于生产的怀牛膝种子是经过2年培育植株的结实种子，但一些不法分子直接将一年生籽进行出售或掺入好种子中出售。

依据发芽率、净度等农作物种子标准，当前有50%市场流通的中药材种子不符合标准。当前多数药材种子通过野生采集获得，同时由于长期间反复应用，种子质量大大降低。在中国医学科学院针对北方地区开展种子质量现状调查中，共对36种药材778批次进行了检测，种子平均具有54%生活力，生活力低于20%的种子比例为16.2%，当年生荆芥、紫苏、小茴香仅具有70%发芽率，多年生甘草、黄芪仅具有60%发芽率，野生黄芪、防风仅具有40%～50%发芽率。

如果药材种子质量低劣问题长期存在，将会严重影响广大种植户的利益。实践中应当对市场监管进行强化，从根本上解决药材种子质量低劣问题。

## 三、中药材种子种苗经营现状

### （一）无专业市场与渠道

全国各地农作物种子已具有专门的农资市场、经销商，而中药材种子种苗却没有专业的市场和销售渠道,仅依托于我国已批准的 17 个中药材专业市场。相比农作物种子,中药材种子种苗市场规模小,专营性不强,销售渠道单一,致使购买者难以获得及时可靠的中药材种子种苗经销信息。

### (二)从业人员的专业素质参差不齐

市场中经营中药材种子种苗的大部分从业人员缺乏中药材种子种苗最基本的经营常识,对种子种苗真伪、质量指标、品种性能、栽培技术及病虫害防治技术等专业知识一无所知。随着中药材种植面积扩大,购买种子的药农、企业增加,非专业人士会成为从业人员,难免中药材种子种苗经营中出现未经区域试验和生产试验适应性种植就开始引种卖种、出售质量低劣和虚假种子等质量问题。

### (三)定价机制缺乏,市场价格不合理

当前,我国中药材种子种苗生产流通体系还不完善,存在价格不合理、不规范的现象。近年来,各种因素导致中药材价格急剧上下涨跌,中药材种子种苗也随之暴涨暴跌。同一种种子在不同的地区价格不同,甚至相同地区价格也相差甚大,相同产地之间价格也相差明显。另外一些商家散布虚假广告,鼓吹药材价格上涨,以误导药农购种从中提高种子价格而获利。

## 四、中药材种子种苗监管措施

### (一)健全中药材种子行业法制体系

切实制定中药材种子生产和管理相关的法律法规,并加强普法宣传,营造良好法治环境势在必行,针对性地对从事中药材种子生产、经营的从业人员进行法制宣传与教育。加强对从事中药材种子生产、经营的法制监管,一方面加强品种质量检验和控制,把握好种子"源头"关,对违法经营者按照《种子法》及有关规章和规范性文件的规定严肃查处,避免伪劣种子坑害药农的事件发生;另一方面规范种子市场秩序,交易必须遵循按质论价的原则,规定符合市场规律的种子价格,避免价格剧烈动荡现象出现,从而形成良好市场氛围。同时,各级部门应该正确引导药农选择种植品种,药农也应具有防范虚假信息的意识。

### (二)加强审查,提高企业市场竞争力

要想提高企业市场竞争力,就必须在地方打造属于自己的名牌企业,加强企业管理制度审查,提高企业市场竞争力。例如对中药材种子种苗企业经营进行全方面审查,对于规模小,管理不规范,经营资格不够,无中药材种子种苗品种的企业取消其经营资格。将龙头企业竞争力提高,加大科研投入,提高企业创新意识,按照中药材种子种苗生长的周期性,培育出品种优良的中药材种子种苗,加大市场占据份额与影响力,强化市场管理。

### (三)实名制经营户备案,提高经营要求

对于要开展中药材种子种苗经营的商户,推广实名制经营备案登记管理制度。例如经营户要具备一定的学历,掌握中药材种子种苗经营相关证书,以及具备承担风险的财产支付能力。中药材种子种苗市场管理部门对于经营者的经营信息要详细记录,例如姓名、住址、联系方式、代理公司名称、中药材种子种苗品牌类型等一系列资料信息。将这些资料记录在档,方便中药材种子种苗市场管理,以利于后期中药材种子种苗品种的抽查和监管。

### (四)推行品种登记备案,加大品种试验力度

在种子市场中推行中药材种子种苗销售前记录登记,对于中药材种子种苗各项证书进行严格审查,中药材种子种苗品种资质缺一不可。为中药材种子种苗质量以及防止市场上中药材种子种苗品种多、乱、杂等现象的发生提供保障。同时,也要注意中药材种子种苗销售前的品种试验示范工作。例如在中药材种子种苗销售前,邀请相关农业专家进行新品种试验示范,对新品种进行优胜劣汰的筛选,为农民及企业提供品质有保障的中药材种子种苗,为市场管理提供有力的技术支持。

### (五)发挥市场监管职能,加大中药材种子种苗品种抽查检验

提高市场中药材种子种苗检验能力,加大中药材种子种苗质量抽查力度,将中药材种子种苗的质量检验贯穿于中药材种子种苗生产加工到贮藏销售的各个环节,利用有效的抽查检验手段,认真做好中药材种子种苗质量监管工作。例如中药材种子种苗销售前要注重质量检验,销售后有问题的中药材种子种苗必须及时追回,并且要将品种不良的中药材种子种苗进行电视、报纸等媒体的通报,坚决抵制低品质中药材种子种苗流入市场,造成严重后果。

### (六)加强市场监管力度,有效整治市场经营秩序

中药材种子种苗市场管理工作的顺利展开,需要一支专业的、敬业的执法队伍。从监管中药材种

子种苗生产到打击不法商贩再到制止掺假贩假等一系列监管手段都需要这支有力的专业队伍来执行。例如在针对中药材种子种苗直接销售到农户手中的经营手段,管理者应采用"倒查"的监管方式,即走进田间,了解农户的购买及种植情况,掌握相关购买证据,再对商贩进行惩罚,回收低质量中药材种子种苗,取消商贩销售资格,多方面的净化中药材种子种苗市场环境,使中药材种子种苗市场更加有序的发展。

(四川省中医药科学院　李青苗　吴　萍)

◇参◇考◇文◇献◇

[1] 赵文吉,李敏,黄博,等.中药材种子种苗市场现状及对策探讨[J].中国现代中药,2012,14(3):5-8.

[2] 周红军,王凤云.种子市场现状及监管机制的探讨[J].现代农业科技,2008(2):156-157.

[3] 吴海燕,吕兆才.谈新形势下加强种子市场管理的策略[J].农业与技术,2016,36(21):159-160.

[4] 黄和平,张雨雷,高广印.亳州中药材种子种苗产业发展问题与对策[J].安徽农业科学,2017,45(11):240-241.

[5] 南中升,张爱芳,南军.种子市场存在的问题与对策[J].种子科技,2009(11):9-11.

[6] 李向东,康天兰,袁雪,等.关于加快甘肃中药材产业发展的思考[J].甘肃农业科技,2013(12):20-22.

[7] 邵长勇,尤泳,王光辉,等.安国中药材种子种苗产业发展中的现代物理技术应用[J].种子,2013(12):70-72,75.

[8] 康天兰,刘学周.甘肃省中药材种子种苗产业现状及发展对策[J].甘肃农业科技,2016(4):55-58.

[9] 焦建斌.华亭县中药材种子种苗生产情况调查及发展对策[J].农业科技与信息,2016(25):13,15.

[10] 杨波.中药材种子种苗的发展策略探究[J].现代园艺,2017(10):21-23.

[11] 宁书菊,魏道智.关于我国中药材种子产业的思考[J].中国种业,2013(10):3-4.

[12] 李隆云,彭锐,李红莉,等.中药材种子种苗的发展策[J].中国中药杂志,2010,35(2):247-252.

[13] 刘斌,陈宁,孙兴.贵州省中药材种子种苗繁育现状及对策[J].耕作与栽培,2017,42(3):59-61,69,80,82.

[14] 丁自勉.药用植物种业的现状及其发展策略[D].北京:中国农业大学,2004.

[15] 南中升,张爱芳,南军.种子市场存在的问题与对策[J].种子科技,2009(11):9-11.

[16] 陈菁瑛,张丽梅,葛培盛.种子成熟度对泽泻种子萌发与植株生长的影响[J].现代中药研究与实践,2007,21(1):3-5.

[17] 张进生,张玲,戴钢,等.中国种子标准化发展战略研究[J].河南农业科学,2003(11):23.

[18] 魏建和,陈士林,程慧珍,等.中药材种子种苗标准化工程[J].世界科学技术—中医药现代化,2005,7(6):104—107.

[19] 李永军.规范种子市场的若干法律对策[J].中国种业,2008(8):27.

[20] 张尚智,张建军,刘玲玲.我国中药材种子种苗标准发布状况及分析[J].畜牧兽医杂志,2019,38(1):49-54.

[21] 邹丽丽.世界种业的发展特点及其趋势[J].世界农业,2006,321(1)1:1-3.

[22] 张延秋.我国种子立法的背景和原则[J].种子世界,2016(10):3-5.

[23] 李雪墨.规范中药材种苗供应、种植和仓储[N].中国医药报,2016-03-10(1).

[24] 李秀凤,葛淑俊,王静华.药用植物种子标准化研究进展[J].中草药,2009,40(5):4-7.

[25] 魏良柱.陕西地区丹参种子质量标准研究[D].杨凌:西北农林科技大学,2016.

[26] 佚名.中华人民共和国种子法[J].中国种业,2015(12):1-7.

[27] 包文虎,陶有青,王璐,等.中医药国际标准化进展、问题和对策刍议[J].世界中医药,2015,10(4):613-618.

# 第二节　中药材种子种苗繁育与生产基地

## 一、建设背景

### (一)优质中药需要优质种子种苗的保障

我国是药用植物资源多样性最丰富的国家。近年来却因中药资源消耗巨大,导致一些重要的药用种质资源衰竭、丧失和生态平衡的失调。据统计,在我国处于濒危状态的近3 000种植物中,用于中药或具有药用价值的占60%~70%,被列入中国珍稀濒危保护植物名录的药用植物已达168种。目前,我国共有169种药用植物被列入《野生药材资源保护条例》《濒危动植物国际公约》和《国家野生植物保护条例》,在贸易和利用上受到相应的管制和限制。据统计，我国中药材年需求量已达400万吨以上，而栽培药材仅占常用药材品种的20%～30%（表4-3）。随着中药材市场需求量的增加和野生中药材资源的匮乏，优良中药材种子种苗的繁育已成为制约中药材产业发展的瓶颈。

### 表4-3 常见中药材年需求量

| 序号 | 品种 | 年需求量（吨） | 序号 | 品种 | 年需求量（吨） |
|---|---|---|---|---|---|
| 1 | 八角茴香 | 3 000～3 500 | 69 | 决明子 | 12 000 |
| 2 | 巴戟天 | 1 000～2 000 | 70 | 苦参 | 5 000 |
| 3 | 白芨 | 800 | 71 | 苦杏仁 | 18 000 |
| 4 | 白芍 | 10 000～12 000 | 72 | 款冬 | 800～1 000 |
| 5 | 白术 | 8 000～10 000 | 73 | 雷公藤 | 1 500 |
| 6 | 白鲜皮 | 700～900 | 74 | 连翘 | 4 000 |
| 7 | 白芷 | 10 000～12 000 | 75 | 灵芝 | 2 000 |
| 8 | 百部 | 2 000 | 76 | 鹿茸 | 400 |
| 9 | 百合 | 5 000～6 000 | 77 | 麻黄 | 3 000 |
| 10 | 柏子仁 | 500 | 78 | 麦冬 | 8 000～10 000 |
| 11 | 板蓝根 | 30 000 | 79 | 牡丹皮 | 4 500～5 000 |
| 12 | 薄荷 | 5 000 | 80 | 木瓜 | 4 000 |
| 13 | 北豆根 | 2 000 | 81 | 木香 | 5 000 |
| 14 | 北沙参 | 2 500～3 000 | 82 | 南沙参 | 800 |
| 15 | 冰片 | 200 | 83 | 南五味子 | 500 |
| 16 | 补骨脂 | 5 000 | 84 | 牛蒡子 | 4 000 |
| 17 | 苍耳子 | 4 000 | 85 | 牛黄 | 50 |
| 18 | 草果 | 5 500～6 000 | 86 | 蕲蛇 | 10～15 |
| 19 | 柴胡 | 5 000 | 87 | 芡实 | 3 000 |
| 20 | 蝉蜕 | 500 | 88 | 羌活 | 1 800～2 000 |
| 21 | 车前子 | 3 500～4 000 | 89 | 青黛 | 50 |
| 22 | 陈皮 | 20 000 | 90 | 全蝎 | 800 |
| 23 | 赤芍 | 3 000 | 91 | 肉苁蓉 | 1 000 |
| 24 | 川贝母 | 350～400 | 92 | 乳香 | 200 |
| 25 | 川楝子 | 4 000 | 93 | 三七 | 20 000 |
| 26 | 川芎 | 8 000～10 000 | 94 | 桑白皮 | 2 000 |
| 27 | 大黄 | 7 000～8 000 | 95 | 砂仁 | 3 000 |
| 28 | 丹参 | 20 000～25 000 | 96 | 山药 | 10 000 |
| 29 | 当归 | 20 000～25 000 | 97 | 山楂 | 25 000 |
| 30 | 党参 | 25 000 | 98 | 山茱萸 | 5 000 |
| 31 | 地龙 | 2 000～2 500 | 99 | 蛇床子 | 1 000 |
| 32 | 冬虫夏草 | 60～80 | 100 | 神曲 | 5 000 |
| 33 | 独活 | 3 000 | 101 | 生地 | 20 000 |
| 34 | 杜仲 | 2 000～2 500 | 102 | 石菖蒲 | 600 |
| 35 | 莪术 | 800 | 103 | 水蛭 | 600 |
| 36 | 番泻叶 | 5 000 | 104 | 酸枣仁 | 4 000 |
| 37 | 防风 | 3 500 | 105 | 太子参 | 4 000 |
| 38 | 防己 | 400 | 106 | 天花粉 | 2 000 |
| 39 | 蜂房 | 300 | 107 | 天麻 | 4 000 |
| 40 | 佛手 | 800～1 000 | 108 | 土茯苓 | 3 000 |
| 41 | 茯苓 | 15 000 | 109 | 土三七 | 200 |
| 42 | 附子 | 2 500 | 110 | 菟丝子 | 4 000 |
| 43 | 甘草 | 30 000 | 111 | 威灵仙 | 1 000 |
| 44 | 干姜 | 8 000 | 112 | 蜈蚣 | 300 |
| 45 | 葛根 | 15 000 | 113 | 五味子 | 3 000～3 500 |
| 46 | 钩藤 | 1 500 | 114 | 细辛 | 1 000 |
| 47 | 枸杞 | 70 000～75 000 | 115 | 夏枯草 | 3 500 |
| 48 | 海金砂 | 300 | 116 | 香附 | 8 000～10 000 |
| 49 | 旱半夏 | 4 000 | 117 | 雄黄 | 50 |
| 50 | 何首乌 | 3 000 | 118 | 续断 | 3 000 |
| 51 | 红参 | 10 000 | 119 | 玄参 | 4 000 |
| 52 | 红花 | 4 000 | 120 | 延胡索 | 4 000 |
| 53 | 厚朴 | 2 500～3 000 | 121 | 益智 | 800 |
| 54 | 胡椒 | 25 000～30 000 | 122 | 薏苡仁 | 10 000 |
| 55 | 怀牛膝 | 4 000 | 123 | 淫羊藿 | 6 000 |
| 56 | 黄柏 | 3 500 | 124 | 玉竹 | 2 000 |
| 57 | 黄精 | 3 000 | 125 | 郁金 | 3 500～4 000 |
| 58 | 黄连 | 3 000 | 126 | 郁李仁 | 300 |
| 59 | 黄芪 | 35 000 | 127 | 远志 | 3 000 |
| 60 | 黄芩 | 10 000 | 128 | 泽泻 | 6 000 |
| 61 | 黄药子 | 200 | 129 | 浙贝母 | 2 000 |
| 62 | 鸡血藤 | 4 000 | 130 | 知母 | 2 500 |
| 63 | 家桃仁 | 1 500～2 000 | 131 | 栀子 | 5 000 |
| 64 | 金刚藤 | 200 | 132 | 枳壳 | 3 000 |
| 65 | 金钱白花蛇 | 40～60 | 133 | 朱砂 | 200 |
| 66 | 金银花 | 15 000 | 134 | 猪苓 | 1 000 |
| 67 | 桔梗 | 15 000 | 135 | 紫草 | 1 500 |
| 68 | 菊花 | 5 000 | 136 | 紫菀 | 2 000 |

中药材质量稳定需要中药材生产的规范化，中药材生产规范化需要中药材种子种苗生产的标准化。种子种苗是中药材生产的物质基础，优良品种及优质的种子种苗是实现中药材规范化生产的基础和首要条件，是从源头把握好中药材、中药饮片及中

药产品的质量。我国中药材种子种苗产业发展严重滞后，因长期忽视优质种子种苗的选育繁殖，造成中药材生产中存在着品种混乱、质量低劣、产量不稳定等诸多乱象。种子种苗是中药材产业发展的源头，是决定中药材质量的内在因素。现代中医药的发展，要求中药材品种纯正、质量稳定、安全可靠，只有优良的中药材种子种苗，才能生产出优质的中药材。目前中药材种子种苗呈现"三无"状态：生产无标准，经营无渠道，管理无办法。

### （二）种子种苗繁育基地建设的必要性

目前没有规范的中药材种子种苗经营渠道，多为农户自产自用或农户之间流通，或由个体商贩经营，质量问题突出，急需制定种子种苗标准，规范种子种苗生产与经营，保证种子种苗的质量。针对我国现行的政策法规对中药材种子种苗管理的空白，急需制定中药材种子种苗管理条例或办法，明确中药种质资源保护，品种选育与审定，种子生产与经营，种子质量，种子进出口和对外合作，种子行政管理，法律责任等，建设中药材种子种苗标准化体系、生产经营体系、管理体系等。

2011年，全国在22个省份655个县组织开展全国第四次中药资源普查试点工作。为了加强道地药材、珍稀濒危品种保护和繁育研究，并在药用野生物种资源集中分布区建立一批繁育基地，以促进基本药物中药原料生产、供应和中药资源的保护和利用，国家中医药管理局先后在全国12个省份建设89个中药材种子种苗繁育基地，明确了繁育基地"种植保存、科研攻关、标准制定、人才培养"的目标任务。种子种苗繁育基地建设作为全国第四次中药资源普查四项重点任务之一，当务之急是加快建设步伐，保障优质种子种苗的供应，为中医药事业发展奠定良好的物质基础。

《中医药发展战略规划纲要（2016—2030年）》明确指出要推进中药材规范化种植养殖，加强道地药材良种繁育基地和规范化种植养殖基地建设。促进中药材种植养殖业绿色发展，制定中药材种植养殖、采集、储藏技术标准，加强对中药材种植养殖的科学引导，大力发展中药材种植养殖专业合作社和合作联社，提高规模化、规范化水平。

## 二、基地建设面临的挑战

### （一）种子种苗繁育工作基础薄弱

**1. 中药材种子种苗标准缺乏** · 目前，大多数中药材种子还没有相应的检验标准和质量标准。种子种苗繁育缺乏科学系统的质量标准和操作规范，传统的育苗方法仍在沿用，良种繁育和野生驯化技术落后，无法对市场上销售的中药材种子进行质量检验和有效控制。优良种质资源已成为制约中药材标准化生产的"瓶颈"。我国人工栽培药材近200种，其中约150种药材的规范化种植技术已有研究，但已培育出优良品种并在生产上推广应用的药材不超过10种（未经鉴定），只有解决源头问题才能提高中药材生产技术水平，提高药材产量，保证生产优质中药材。目前，我国中药材种子种苗管理处于边缘地带，呈现种源混乱，种质混杂两混状态。其原因是多方面的：第一，现行法规如《药品法》，中药材未涉及中药材种子种苗和新品种，实际工作中由于《种子法》偏重粮油果蔬种子管理，对中药材种子的特性考虑不够，至今我国没有中药材种子种苗管理条例或办法。第二，明确的管理部门缺失，行业管理和质量监督处于执法真空。第三，中药材种子种苗市场不规范，既没有质量标准，也没有规范包装，进入市场流通的种子种苗种源不清，其交易无法可依，致使假冒伪劣种子充斥市场，坑农害农事件时有发生。第四，中药材种子种苗品质退化严重，150种栽培中药材除人参等种子外，大部分没有国家标准。虽然国家已进行了100余种中药材种子种苗标准的研究，但未上升为国家标准。第五，中药材新品种选育工作严重滞后，中药材种子种苗标准化工作的基础是品种标准化，没有优良新品种就难以实现种子种苗的标准化，中药材基本没有新品种选育，中药材新品种审定处于空白，没有相应机构或办法，严重制约了中药材生产技术水平的提高。因此，新品种选育是中药材种子种苗标准化工程的突破口。建立中药材新品种审定和评价体系是从根本上促进中药材新品种选育发展所必须解决的瓶颈问题。

**2. 有关中药材种子种苗的研究力量薄弱** · 通过对种子种苗基地的实地调研发现，有些省的种子种苗基地科研力量薄弱，科研人才匮乏，短期内在制定种子种苗生产技术标准、技术规程方面，很难形成相关技术规范和标准及成为科技研究与人才培训的平台；在建立产学研用合作与运行机制方面，难以提供种子种苗服务的辐射能力和提供社会化专业化的服务。

### （二）品种繁育难度大，种源混杂、退化严重

与农作物种子相比，中药材的种子不仅种类多，

而且繁育周期长，种子千粒重较小，休眠周期长，种皮坚硬、萌发时间不一，造成中药材繁育难度大，选育出的优良品种少。另外，由于中药材种子多为药农自己留种，只种不选，自繁、自留、自用或采集野生种子，技术含量低，导致中药材种源混杂，严重退化。

### （三）种子种苗繁育需要技术支撑

调研中还发现种子种苗基地专业从事栽培、育种、加工和新药研发的高级人才奇缺，基层技术推广体系中的专业技术人员较少，优质高产栽培技术、病虫害防治、测土配方施肥以及加工储藏等技术推广困难，种植水平亟待提高，因此急需有技术支撑种子种苗的繁育工作。

### （四）运行机制不明确

目前大多数中药材种子种苗繁育基地建设滞后，不能满足产业发展需求，运行机制不明确。需搭建先进适用的技术研究平台，加强种质资源的收集、保存、评价、引种栽培及繁育技术等基础研究工作，积极推进道地药材、产业化药材的种繁基地建设，提高种子种苗生产的规范化水平，满足中药材生产发展的需要。

### （五）市场流通乱，缺乏流通监管

药材种苗为药农自己繁育销售，药材种子则由药材集散地个体性质的种子商出售，规模小，种子多是由药农自繁自育或采自野生药材源，没有品牌，没有正规包装，基本没有售后质量保障，甚至有些不法药商销售假冒伪劣种子来骗取农户。

## 三、基地建设情况

### （一）建设目标与任务

为了加强道地药材、珍稀濒危品种的保护和繁育研究，并在药用野生物资源集中分布区建立一批繁育基地，以促进基本药物中药原料生产、供应和中药资源的保护和利用，确立中药材种子种苗繁育基地"种质保存、科研攻关、标准制定、人才培养"的建设目标：①对中药资源普查中收集的种子种苗进行更新，建成种子种苗的繁育生产基地。②科学选定区域内的中药材品种进行繁育生产。③制定种子种苗生产技术标准、技术规程，形成相关技术规范和标准（包括采收、加工、流通、包装等的标准）。④开展中药材种子种苗检测服务，成为科技研究与人才培训的平台。⑤为行业、社会提供专业服务与人才培

养平台。根据建设目标，确定中药材种子种苗繁育基地的建设任务，主要为以下5项：①建成种子种苗繁育生产基地，要求基地建设总规模不少于2 000亩（1亩≈667 m²），主体基地面积不少于200亩，土地所有权清晰稳定。②对规定地区中药资源普查中收集的种子种苗进行有效的保存。③对5种以上省域内道地的，常用的或稀缺的药材进行繁育生产，药材种的选择不局限于植物类药材。④建成中药材种子种苗检测实验室，开展中药材种子种苗检测服务，制定种子种苗生产技术标准、技术规程，形成相关技术规范和标准。⑤建立产学研用合作与运行机制，具有提供种子种苗服务的辐射能力，提供社会化专业化的服务，成为科技研究与人才培训的平台。

### （二）建设进展

依托试点工作，联合科研院校、业内企业等140余家建设单位，先后在全国20个省区布局建设了28个中药材种子种苗繁育基地，在我国西北、西南、中部、东北、东南等地区均有分布，子基地合计近180个。

通过项目建设，各承建单位通过土地租赁等形式，保证基地建设面积及土地所有权的清晰稳定，中药材种子种苗繁育基地建成面积累计近7万亩。试点工作收集到的种质资源，种子形式交付种质资源库保存，部分活体种苗便可就近保存至中药材种子种苗基地。各基地除完成试点工作种质资源的保护外，在原有工作基础上，或依托基地建设，积极主动收集保存区域内药用种质资源，建设药用种质资源保种基地、保存圃、药用植物园等，进一步发挥项目优势，实现中药材种子种苗的有效收集保存。各基地结合自身区域地理环境的特点，每个基地对5种以上省域内道地的，或稀缺的药材进行繁育生产（表4-4）。在充分考虑药材道地性、地区药材生产特点的基础上，2012年和2013年分2批在吉林等12个省区建设的中药材种子种苗繁育基地，基地繁育的药材种以大宗常用药材种为主；2015年，在河北等11个省区建设的中药材种子种苗繁育基地，基地繁育的药材种侧重考虑药材本身或相对市场需求的稀缺性，多方面保障药用种质资源的繁育与供应。目前28个基地繁育中药材种子种苗近160种，推广种植面积超过3万亩，将会改善区域内中药材种子种苗用种供应与质量。在项目支持下，基地积极开展药材种新品种繁育工作，目前已审定或登记中药材

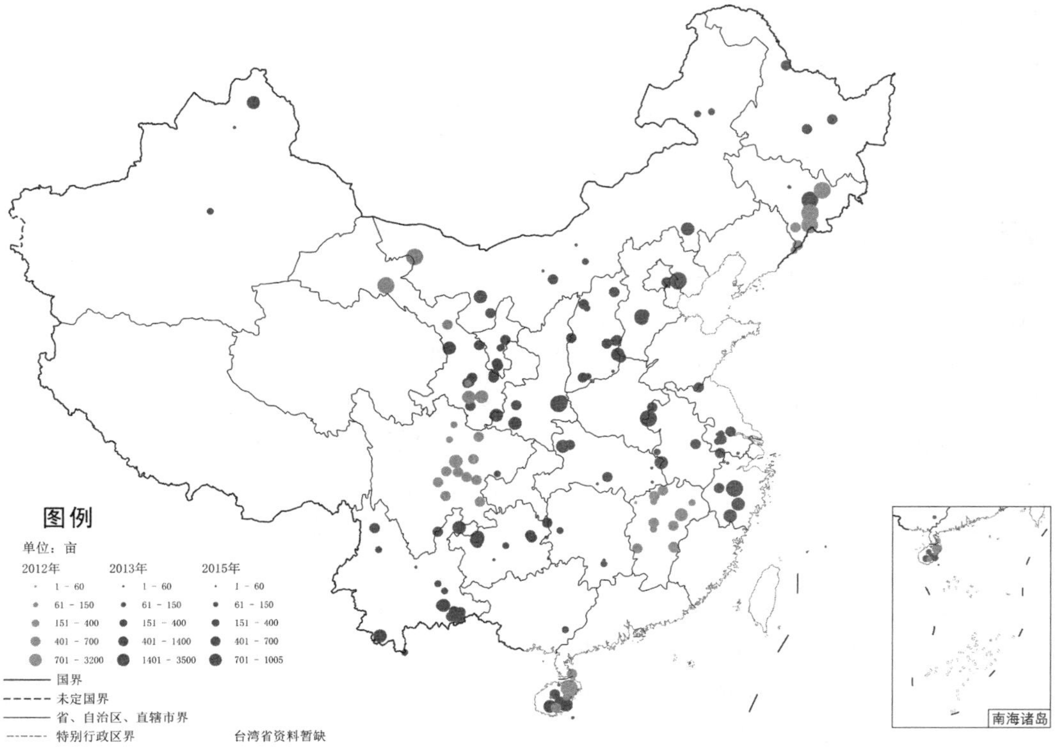

**图4-1 中药材种子种苗繁育基地分布**

新品种19个,育有新品种的药材种既有甘草、柴胡、桔梗等常用药材,也有人参、三七、石斛等贵细药材(表4-5)。各基地配套建有中药材种子种苗检测实验室,能够开展日常中药材种子种苗质量检测工作。实验室多依托省级技术牵头单位所在科研院所建设,设备、人员等软硬件条件能够保障。各基地配套实验室积极提升自身能力,进行资质认证工作,如甘肃等省区将实验室打造成省级中药材种子种苗质量检测中心,海南(2012)中药材种子检测实验室已获得CMA(中国计量认证)资质认定。

**表4-4 中药材种子种苗繁育基地主要繁育药材**

| 编号 | 省区 | 主要繁育药材 |
|---|---|---|
| 1 | 河北 | 菊花、山药、紫菀、沙参、薏苡仁、芥穗、白芷、丹参、北柴胡、知母、射干、远志、黄精、连翘、黄芩、北苍术、黄芪、苦参、防风等 |
| 2 | 山西 | 迷迭香、远志、北柴胡、苦参、党参、黄芪、黄芩、胡麻等 |
| 3 | 内蒙古 | 肉苁蓉、小秦艽、黄芪、赤芍、桔梗、枸杞、山沉香、黑果枸杞等 |
| 4 | 吉林 | 人参、刺五加、细辛、玉竹、西洋参、板蓝根、桔梗、赤芍、返魂草、白芍、防风、五味子、白鲜皮、北乌头、北豆根、林下参、灵芝等 |
| 5 | 黑龙江 | 寒地山楂、升麻、防风、关黄柏、黄芪、金莲花、苍术、龙胆、赤芍、北五味等 |
| 6 | 江苏 | 茅苍术、黄蜀葵、银杏、桑、芡实、青蒿、荆芥等 |
| 7 | 浙江 | 铁皮石斛、西红花、覆盆子、浙贝母、延胡索、黄精、重楼等 |
| 8 | 安徽 | 白芍、亳菊、霍山石斛、铁皮石斛、桔梗、颍半夏、丹参、白及、天麻、茯苓、灵芝等 |
| 9 | 江西 | 黄栀子、草珊瑚、龙脑樟、广东紫珠、金银花、曼地亚红豆杉、吴茱萸、枳壳、延胡索、白木通、车前子、掌叶覆盆子、夏枯草、夏天无等 |
| 10 | 湖北 | 茯苓、天麻、半夏、黄连、苍术、白及、柴胡、重楼、水蛭等 |

（续表）

| 编号 | 省区 | 主要繁育药材 |
|---|---|---|
| 11 | 湖南 | 玉竹、白及、重楼、龙樟脑、多花黄精、百合、茯苓等 |
| 12 | 广西 | 白及、五指毛桃、功劳木、两面针、鸡血藤等 |
| 13 | 海南 | 白木香、降香、莪术、裸花蜘蛛、海马、益智、槟榔、胆木、胡椒、砂仁、广藿香、铁皮石斛、灵芝、牛大力等 |
| 14 | 四川 | 川贝母、麦冬、川芎、栀子、红花、雅连、味连、赶黄草、姜黄（郁金）、黄柏、附子、半夏、黄精、丹参、白芷、虎杖等 |
| 15 | 贵州 | 三七、天麻、半夏、头花蓼、丹参、何首乌、黄精、太子参等 |
| 16 | 云南 | 铁皮石斛、重楼、金铁锁、三七、阳春砂、灯盏花、金银花、白及、黄草乌、乌天麻、滇黄精等 |
| 17 | 陕西 | 丹参、连翘、延胡索、黄精、太白贝母等 |
| 18 | 甘肃 | 当归、大黄、红芪、苦豆子、甘草、肉苁蓉、黄芪、柴胡、党参、板蓝根、枸杞等 |
| 19 | 宁夏 | 银柴胡、甘遂、秦艽、金莲花、黄芪等 |
| 20 | 新疆 | 甘草、罗布麻、黑果枸杞、香青兰、蜀葵、驱虫鸠菊等 |

表 4-5　中药材种子种苗繁育基地已审定或登记新品种

| 编号 | 省区 | 已审定或登记新品种 |
|---|---|---|
| 1 | 吉林 | 玉竹 1 号（玉竹），新开河 1 号（人参） |
| 2 | 甘肃 | 甘育甘草 1 号（甘草），甘育甘草 2 号（甘草），甘育甘草 3 号（甘草），银杞 1 号（枸杞），陇柴 1 号（柴胡），定蓝 1 号（菘蓝） |
| 3 | 安徽 | 霍山石斛 1 号（霍山石斛），霍山石斛 2 号（霍山石斛），金梗 1 号（桔梗） |
| 4 | 云南 | 苗乡三七 1 号（三七），滇七 1 号（三七），光明 1 号（铁皮石斛），光明 2 号（铁皮石斛），白药滇重楼 1 号（滇重楼），白药滇重楼 2 号（滇重楼），千山 1 号（灯盏花），千山 2 号（灯盏花） |

通过与科研院所合作，结合生产实际，制定种子种苗质量标准、繁育技术规程，形成标准规程草案 200 余项，其中颁布 20 余项；开展育种技术创新，获专利授权 10 余项，专利内容涉及种植养殖、保存培育、栽培方法、技术改良等多方面。各中药材种子种苗繁育基地主动提升社会化服务能力，通过技术培训、网站发布、技术咨询与指导、生产推广等多种形式，传统与信息化手段结合，积极开展技术服务，如甘肃省建有中药材种子种苗良种繁育技术服务中心，河北省建成太行山道地中药材工程技术服务中心等，在种植选址、品种选择、育种栽培、病虫害防治等多方面指导本地区农户；并联合生产、技术基础较好的企业，推广良种繁育，带动周边地区中药材种植生产，为企业自身原料的稳定供应和农业增效农民增收起到了良好的促进作用；同时繁育基地也成为人才培养、教育教学的园地，产生了良好的经济效益和社会效应。基地建设过程中，应势成立、发展了有利于中药材种子种苗产业发展的组织与企业，2014

年 5 月成立全国中药材种子种苗基地科技联盟，以加强对中药材种子种苗相关科技工作进行的集体攻关；2015 年 4 月国药种业有限公司成立，是国内唯一一家以中药材种子种苗为主营品种的国有企业，致力于打造全国一体化中药材种子种苗供应保障平台。

**（三）四川省种子种苗基地建设情况**

四川承担了 2012 年和 2013 年中医药部门公共卫生专项两批国家基本药物所需中药材种子种苗繁育基地建设任务，采用"三位一体"（科研＋基地＋服务）建设思路，四川省中医药科学院作为国家基本药物所需中药材种子种苗繁育基地建设指导单位，联合雅安市政府、广安市政府、四川大学、四川省农科院、雅安三九、四川新荷花中药饮片股份有限公司等 12 家科研单位及企业，共同建设了国家基本药物所需中药材种子种苗繁育四川基地和四川广安基地，包括：雅安主基地、广安基地、峨眉七里坪保种基地，以及川贝母、附子、麦冬、川芎等多个川产药材的种子种苗繁育基地,基地面积达 5 000 余亩。系统开展了川贝母、重楼、羌活、川芎、姜黄、附子等川产中药材种子种苗繁育技术、质量评价标准研究,形成了羌活、麦冬、川贝母等川产中药材种子种苗标准和检验规程,制定种子种苗质量标准 30 余项,制定种子种苗繁育及生产技术规程 30 余项,填补了西南区多种中药材种子种苗标准的空白。针对难繁育品种的繁育技术瓶颈开展研究,成功突破了川贝母、羌活、华重楼等难繁育品种的一些繁育技术瓶颈,使得川贝母、羌活等难繁育品种的种植面积得到大幅度提高,川贝母、重楼、羌活种子种苗年生产能力达 4 500 万株以上,羌活年可推广种植面积 3 000 亩以上,截至 2017 年底实际累计推广羌活近 1 000 亩,川贝母大棚种植面积达 18 000 $m^2$。对附子、川芎、麦冬、红花、赶黄草、栀子、味连、黄柏、姜黄、郁金等常规中药材品种进行种子种苗繁育生产,年种子种苗生产能力超 2 亿株,可推广种植面积将近 6 万亩。基于中药材种子种苗标准化方面的相关成果和基础,四川省质量技术监督局批准成立了四川省中医药标准化技术委员会(川质监函[2018]265 号),秘书处承担单位为四川省中医药科学院,归口部门为四川省中医药管理局,自此四川省中药材种子种苗繁育技术规程和质量标准的归口部门也由农业、林业相关部门调整为四川省中医药管理局归口。建设了中药材种子种苗检测实验室,2017 年 1 月获批四川省中医药管理局二级实验室【川中科实(2017)-006】。依托四川省中医药科学院省级中药资源动态监测平台,建立了四川省种子种苗繁育及中药材栽培信息平台和技术服务体系,通过平台发布种子种苗繁育基地、种子种苗供需、中药材规范化种植技术、种子种苗繁育技术、产业政策等相关信息。通过技术服务体系,开展技术培训、技术咨询与指导、生产推广等的技术服务,指导企业开展种子种苗繁育生产,指导农户进行中药材种植生产,促进了中药材种子种苗繁育基地及中药材种植基地的发展。

**(四)中药材种子种苗基地发展重点措施**

**1. 完善、提升标准草案水平**·中药材种子种苗标准化工作尚在推进当中,然其质量标准、技术规程等国家权威标准滞后严重,远不能满足中药材产业健康发展的需求。依托中药材种子种苗基地建设,制定种子种苗生产技术标准、技术规程,形成了相关技术规范和标准。然大多数标准、规程还处于初步

形成草案阶段。标准的完善与申报工作需认清渠道、加快进度,关注中药材种子(种苗)标准化委员会、有关学会等机构的信息发布,积极进行申报工作,让基地制定的标准、规程草案有更多的专家学者、从业人员关注,提出意见建议,合理修改完善,是对基地建设工作的鼓励、认可,也是让从田间凝练出的标准、规程为中药材农业、中药材生产发挥其应有价值。

**2. 保持并强化繁育功能**·中药材种子种苗繁育基地的建设,是为了优质中药材在供应保障,繁育基地生产中药材"原原种""原种""良种"的功能是其安身立命之本,良种繁育是中药材优质生产的源头,只有解决源头问题才能提高中药材生产技术水平,提高药材产量。试点工作所收集的种质资源是新鲜而宝贵的,试点工作中收集的种子种苗和濒危种子种苗要合理保存,对于试点工作中发现的优质种质资源,进行多渠道保护并开发。

**3. 加强多层次人才培养**·在中药材种子种苗繁育基地建设过程中,部分基地发展受制于专业技术人员缺乏,科研力量薄弱,或难以将标准规程科学发布推广,或难以提高种子种苗服务的辐射能力。因此,需有针对性地开展种子种苗基地建设方面的培训,尤其加强基层中药材生产流通从业人员培训,提升业务素质和专业水平;科研院校加强高层次和国际化专业技术人才培养,鼓励科技创业,推动中药材技术创新和成果转化。由此,培养一支强有力的中药材种子种苗资源保护、繁育、鉴定技术和信息服务队伍,以优质的人才资源支撑种子种苗的繁育工作。

**4. 探索市场化发展模式**·中药材种子种苗基地的建设除了基地自身,还能有效联动科研、企业、市场,推行"企业＋科研＋基地"的发展模式,或能更好地推进规范化、规模化的繁育基地的长远发展。中药材种子种苗企业发展方兴未艾,现代企业管理和科技的注入能够从产业发展角度共同推动中药材种子种苗繁育基地的发展,提升中药材种子种苗繁育生产的科技含量和规范化程度。抓住机遇,接受市场洗礼,培养、依靠龙头企业带动中药材种子种苗基地的良性发展,使繁育基地成为"科研的支撑,标准的主导,示范的带动,服务的规范",促进我国中药材产业规范化、持续化、健康化发展。通过政产学研用合作的机制,以中医药管理部门为指导、种植企业

为主体、科研单位为支撑,市场化运行方式,建好种子种苗繁育基地。

5. **多方联合,深化服务与发展** · 当今互联网大数据的高速发展下,实时获取发展动态和行业信息,积极开展行业内外的交流合作十分重要。目前,中药资源动态监测信息和技术服务网络已初步建成,66 个监测站覆盖全国 28 个省区。同样作为试点工作的重点任务,中药材种子种苗基地与中药资源动态监测和信息服务体系更能够有机结合,相互促进,通过该体系基地可获取中药材价格、成交量、产量、质量等信息,需求企业可直接对接基地产区,不仅能获得价优质优的原材料来源,更能普惠广大产区的农户,让中药材种得好、卖得出,实现可持续发展。《种子法》的修订实施,指明中药材种新品种实行登记管理,2017 年 8 月,现代农业产业技术体系新启动国家中药材产业技术体系,中药材种子种苗繁育基地所繁育的种质,可依托该体系设有的 27 个综合试验站,开展新品种备(筛选)试验、区域试验和生产试验等工作,为品种登记和推广提供依据。此外,还可开展合作,整合优势,共同进行技术的咨询、服务与推广。基地建设所涉及的主要环节多处于产业上游,与土地、与基层联系尤为紧密,是强力践行精准扶贫、发展具有地方特色的中药材产业、守护生态文明建设的一线阵地。关注行业动态,发现机遇,以开放共享的姿态方能更好的形成合力,实现多方长久发展,为行业、社会提供更为绿色、安全的产品与服务。

## 四、中药材种子种苗基地建设需要注意的问题

### (一)选址及种植需遵从道地性原则

中药材种子种苗繁育基地在选址建设过程中,应明确根据道地性原则,科学选定区域内的道地药材品种进行繁育,避免出现盲目种植,道地性不明等现象。同时在前期选址时,应根据药材生长要求,对周边土壤、水源、空气等外部环境做出严格检测,优选建设区域。

### (二)重视种子种苗繁育的研究

中药材选育工作基础薄弱。从目前研究基础、研发人员配置、基地所具备的生态条件等各方面来看,难以在短时间内进行成功繁育,技术难度较大。一些基地存在重基地建设,轻科学研究,种子种苗质量标准、新品种选育等研究工作滞后。应加强育种

工作,开展种质优选与良种繁育。制定相应道地药材种质资源收集、保存和评价标准,对道地药材种质优选做出规范,通过基于中药材物种层面对不同品种进行收集,并对不同种质对产地环境适应性、生理生态以及药材化学成分进行分析,做良种筛选及繁育,提升中药材种子种苗繁育生产的科技含量和规范化程度。

### (三)制定种子种苗繁育规范

结合相关院校、科研机构、监管部门等多方制定种子种苗生产相关技术规范和标准(包括采收、加工、流通、包装等的标准),为开展标准化种子种苗繁育及监管提供依据。

### (四)建立国家药用植物种子种苗质量检测中心

在全国中药资源普查工作的基础上,加强种子种苗检测平台建设,提高检测能力。检测平台建设包括:检测平台硬件建设(检验设备设施等)、人才队伍和管理制度系统建设、种子种苗质量标准及检验技术研究、检测资质认证等。

### (五)注意种子种苗基地与中药材基地的区别

调研中发现有些基地人员分不清种子种苗基地和药材基地的区别,存在工作上的盲目性。因此急需开展种子种苗基地建设方面的培训。

### (六)推动种子种苗基地科技联盟建设,着力培养龙头企业

为建设好中药材种子种苗繁育基地,交流繁育基地建设经验,逐步建成名贵道地、大宗常用及稀缺濒危中药材种子种苗规范化、规模化的繁育基地,2014 年 5 月成立全国中药材种子种苗基地科技联盟,以加强对中药材种子种苗相关科技工作进行集体攻关,从产业发展角度共同推动中药材种子种苗繁育基地的发展,使繁育基地成为“科研的支撑,标准的主导,示范的带动,服务的规范”,促进我国中药材产业规范化、持续化、健康化发展。该联盟以现代中药资源动态监测信息和技术服务中心为依托,以各省中药材种子种苗基地建设项目单位为基础,聚合中药材种植经营企业、中药材种子种苗科研机构等多方面力量,是国内首个中药材种子种苗科技联盟。该联盟以技术为核心、以产业为主线、以应用为导向,是政府与企业、科研单位之间的桥梁和纽带,收集保存全国中药资源普查试点获得的种质资源,开展繁育技术研究、种子标准制订、种子检测评价、

新品种选育鉴定、繁育和推广等产业化科技开发,使该科技联盟成为推动我国中药材种业的规范化、标准化和产业化发展的重要力量,从源头上促进中药材种植的质量和提升中药农业的现代化水平。前不久该联盟与国药种业合作,希望以此为契机,着力培养龙头企业带动中药材种子种苗基地的良性发展。

### (七)优良种质资源的保护与开发

对于普查工作中发现的优质种质资源,进行多渠道保护并开发。依照国家农作物品种试验站建设的相关标准,在全国中药材种子种苗基地联盟的基础上,建立覆盖全国的中药材品种试验站。中药材品种试验站的工作内容包括:预备(筛选)试验、区域试验和生产试验,试验站承担品种区域试验、生产试验和展示任务,为品种审(认、鉴)定和推广提供依据。中药材种苗繁育基地的建设,保证了普查成果的取得和承接,为保存国家珍贵的药用植物种质资源,建设名贵、大宗常用、道地药材,以及稀缺濒危药材的种子种苗基地奠定基础,促进国家基本药物目录所需中药原料资源的可持续利用。

(四川省中医药科学院 李青苗 吴 萍)

◇参◇考◇文◇献◇

[1] 吴海燕,吕兆才. 谈新形势下加强种子市场管理的策略[J]. 农业与技术,2016,36(21):159-160.
[2] 赵文吉,李敏,黄博,等. 中药材种子种苗市场现状及对策探讨[J]. 中国现代中药,2012,14(3):5-8.
[3] 黄和平,张雨雷,高广印. 亳州中药材种子种苗产业发展问题与对策[J]. 安徽农业科学,2017,45(11):240-241.
[4] 丁自勉. 药用植物种业的现状及其发展策略[D]. 北京:中国农业大学,2004.
[5] 郑安俭,王进生,钱虎君,等. 论发展种子产业在保障我国粮食安全中的地位及作用[J]. 中国种业,2010(1):7-9.
[6] 李敏,卫莹芳. 中药材GAP与栽培学[M]. 北京:中国医药科技出版社,2006.
[7] 南中升,张爱芳,南军. 种子市场存在的问题与对策[J]. 种子科技,2009(11):9-11.
[8] 李向东,康天兰,袁雪,等. 关于加快甘肃中药材产业发展的思考[J]. 甘肃农业科技,2013(12):20-22.
[9] 邵长勇,尤泳,王光辉,等. 安国中药材种子种苗产业发展中的现代物理技术应用[J]. 种子,2013(12):70-72,75.
[10] 周红军,王凤云. 种子市场现状及监管机制的探讨[J]. 现代农业科技,2008(2):156-157.
[11] 康天兰,刘学周. 甘肃省中药材种子种苗产业现状及发展对策[J]. 甘肃农业科技,2016(4):55-58.
[12] 焦建斌. 华亭县中药材种子种苗生产情况调查及发展对策[J]. 农业科技与信息,2016(25):13,15.
[13] 杨波. 中药材种子种苗的发展策略探究[J]. 现代园艺,2017,(10):21-23.
[14] 臧运森,田侃,喻小勇. 现阶段我国中药资源保护政策刍议[J]. 时珍国医国药,2015,26(2):453.
[15] 宁书菊,魏道智. 关于我国中药材种子产业的思考[J]. 中国种业,2013(10):3.
[16] 李军,方清茂,赵军宁,等. 基于SWOT模型的中药材种子种苗繁育基地建设发展现状分析与对策探讨[J]. 中国现代中药,2016,18(6):782.
[17] 李隆云,彭锐,李红莉,等. 中药材种子种苗的发展策[J]. 中国中药杂志,2010,35(2):247.
[18] 杨成民,魏建和,隋春,等. 我国中药材新品种选育进展与建议[J]. 中国现代中药,2013,15(9):727.
[19] 蒋传中. 中药材基地模式的探索与创新[J]. 中国现代中药,2015,17(2):145.
[20] 马小军,邹健强,肖小河,等. 我国药材基地建设的运营机制及关键技术[J]. 中国中药杂志,2000,25(11):643.
[21] 李菊丹,陈红. 新《种子法》对我国植物新品种保护的积极作用与局限[J]. 法学杂志,2016(7):70.
[22] 李颖,黄璐琦,张小波,等. 中药材种子种苗繁育基地建设进展概况[J]. 中国中药杂志,2017,42(22):4262-4265.
[23] 刘斌,陈宁,孙兴. 贵州省中药材种子种苗繁育现状及对策[J]. 耕作与栽培,2017,42(3):59-61,69,80,82.

# 第三节 中药种质资源库

中药种质资源是中医药可持续发展的物质基础,是中医药产业的源头,也是中药新药、植物药开发及优良品种选育的基因来源,是生物创新的核心材料,在我国中医药事业的发展中具有举足轻重的作用,也是国家中医药事业发展战略资源。近年来国家大力支持中医药事业的发展并出台了一系列政策,种质资源保护利用相关政策如《中药材保护和发展规划(2015—2020 年)》提出建设野生中药材资源保护工程,开展第四次全国中药资源普查,建立全国中药资源动态监测网络,建立中药种质资源保护体系;《中医药发展战略规划纲要(2016—2030 年)》提出加强中药资源保护利用,建立国家级药用动植物种质资源库。

中药种质资源是我国发展优势中医药的独有战略资源,中药种质资源库的建设运行对中药材品质改善、规范化生产、资源和生态修复等有重要意义。

## 一、中药种质资源库建设基本要求

中药种质资源库主要包括药用植物种子库、药用植物离体库、药用植物 DNA 库、药用植物种质资源圃及动物种质库等。由于动物资源保护的主要措施和方法主要是建立自然保护区及人工驯养繁殖等,因此此章节中药种质资源内容主要从药用植物种质资源库为主。药用植物种质资源库是以药用植物种质活体资源为保护对象的保存设施,而低温种质资源库是保存药用植物种质资源的最佳途径。自1958 年美国国家种子贮藏实验室率先建立世界上第一座国家级现代化低温种子库以来,目前全世界已建成各类种质库 1 700 余座,收集了植物种质资源740 多万份(含各国重复保存部分),其中约 90% 是以种子体的形式保存在各类种质资源库中。

低温种质库的贮藏对象是耐低温、干燥的正常型种子,种子在低温低湿条件下可大大延长其贮藏寿命。低温种质库以贮藏期长短可分为短期库、中期库和长期库。短期库(临时库)库温在 $15\pm2\ ℃$,RH<50%,供鉴定、研究和分发用,属临时保存的应用材料;中期库库温在 $-4\pm2\ ℃$(或 $4\pm2\ ℃$),RH<60%,储藏寿命 5～10 年,主要用作分发材料;长期库库温 $-18\pm2\ ℃$,RH<60%,贮藏寿命可达 20 年以上,任务是长期贮存,一般不作分发用,当分发材料用完时可以用作繁殖材料提取,所以也称基础库。我国药用植物种质资源库建设工作起步较晚,"七五"期间在浙江中药研究所建立的我国首座设计容量为 200 种计 5 万份的药用植物种质资源库,使得保护和合理开发利用药用植物种质资源工作迈出了重要的一步。2005 年在中国医学科学院药用植物研究所建设的我国首个现代化国家药用植物种质资源库,是我国也是全世界收集和保存药用植物种质

资源最多的专业种质库,目前完成入库的野生、栽培药用植物种质近 3 万份,实现了对 193 个科 1 017 个属种子的长期保存,保存期为 50 年。2012 年国家分别在四川和海南启动了国家中药种质资源库,四川库建在成都中医药大学,已于 2017 年 12 月通过项目建设验收,形成了由长期库、中期库、短期库、种质圃、离体库及 DNA 库有机融合的保存体系,是目前规模最大的中药种质资源保存中心。拟将完成第四次中药资源普查所收集中药种质资源的保存,预计共收集、保存种质资源达 5 万份,库容量 20 万份。

药用植物离体种质保存是对离体培养的小植株、组织、细胞或原生质等材料,采用限制、延缓或停止其生长的处理使之保存,在需要时可重新恢复保存立体种质的生长,使其再生植株的方法,植物离体种质保存是保护和解决珍稀药用植物资源短缺的有效手段。其原理是植物体的每一个细胞,在遗传上都是全能的,含有发育所必需的全部遗传信息。据不完全统计,到目前为止,通过药用植物细胞培养研究过的药用植物超过 400 种。中国科学院野生生物资源库植物离体库建立了稳定的离体保存技术体系,研制植物离体培养与保存的规程 25 项;建立的植物组织培养文献数据库共包含 1 476 属 3 534 种植物的中英文文献 14 960 余篇。

药用植物 DNA 库通过构建基因文库保存植物 DNA 的方法。首先从药用植物材料中获取总 DNA,然后用限制性内切酶将 DNA 切成许多片段并与适当载体体外重组,并转移到大肠杆菌或酵母菌等宿主中进行繁殖,使生物体内的所有基因都得到保存,如拟南芥、水稻等基因文库。DNA 库对筛选和鉴定重要功能基因的等科学研究具有重要意义,同时也是保存特有、珍稀、濒危和野生的植物种质材料,在云南昆明建立的中国西南野生生物种质资源库的 DNA 库中保存有 4 864 种 43 338 份植物 DNA 材料,包括红豆杉、五味子、大花卫矛、香叶树、箬竹等药用植物的 DNA 资源。

药用植物种质资源圃主要用于引种和驯化重要的野生药用植物,对珍稀濒危及具重要价值的药物植物物种进行人工繁殖、保育及科普展示等。我国建有国家级农作物种质资源圃共 32 个,占地面积2 896 亩,保存多年生无性繁殖作物种质资源 1 026种共 45 338 份,其中保存的药用植物种质资源包括了桑、山楂、龙眼、枇杷等药食两用的植物。除此之

外,各地方还建立了专门的药用植物种质圃,例如以天宝山自然保护区为基础建立的畲族民族药用植物种质圃、保健药膳(森林野菜)植物园、药用植物种苗繁育与产业示范园等。

动物药是我国中医药学遗产的重要组成部分,具有疗效确切、历史悠久的特点。中华人民共和国成立以来,我国开展了大规模的动物资源调查,编写出版了一批动物资源方面著作,如《中国中药资源志要》收载 11 门、414 科、879 属动物药共计 1 590 种,约占全国重要资源总数的 12%。中国西南野生生物种质资源库的动物种质库统计动物种质 1 988 种,共 53 874 份,主要保存珍稀濒危特有的野生脊椎动物种质资源,兼顾收集野生近缘种和特种经济动物的种质资源。

## 二、中药种质资源保存的意义

### (一) 为中药材品种改良提供物质基础

中药材新品种选育中优良基因的来源主要是从现有的品种资源中获得,野生资源和古老的地方种是长期自然选择与人工选择的产物,具有独特的优良性状和抵御自然灾害的特性。人工诱发突变的基因比现有品种资源所蕴藏的丰富基因要少得多,且人工诱发突变是不定向的,多为隐性的有害突变。所以中药材品种改良必须依赖于对关键性药用植物资源的保存、研究和利用。

1. **抗性方面** · 植物在长期进化过程中为了生存而具备广泛的防御性,能够对从微观病毒、真菌寄生物到昆虫等植食性动物及入侵者做出积极响应,这种能力可称为植物的抗性,它是植物和病原物及入侵者在一定的环境条件下长期斗争所形成的遗传特性,这种特性具有相对稳定性。植物体内存在大量能够抵抗不良环境的基因,当受到外界不良环境胁迫时可促使植物产生某些小分子信号物质,诱导并启动表达抗性基因,使植物对病原物及不良因素的潜在抗性基因表达为抗性表型,使植物获得对生物和非生物不良环境的抗性。在山药所有病害中,山药炭疽病的危害最为严重,钟步飞等对 103 份山药种质进行抗病性研究结果显示,对山药炭疽病具有抗性的种质均为野生种质资源,由此看来,长期在恶劣的环境中自然选择的种质具备一定的抗性,含有丰富的优良基因。

2. **品质改良** · 从药材产量和品质的形成过程来看,中药的有效成分绝大多数来源于植物生长发育过程中所产生的次生代谢产物。药用植物的次生代谢产物是其种质在一定条件下的表达结果,是长期进化过程中与自然环境相互作用的结果,与植物本身生长发育及其对环境的反应和适应密切相关。同时植物的次生代谢活动及其产物对植物本身的生长发育也有影响,植物体中的抗毒素、生物碱等可增强植物抵抗病害和抵御天敌侵袭的能力。在白芷的生产过程中,存在优良品种缺乏以及种植过程中容易出现早抽薹等现象,严重影响白芷的产量和品质。侯凯等对 16 份不同产地白芷种质资源进行研究分析,发掘出一批品质较好的白芷,其干重和鲜重在 16 份种质资源中均最高,分别增产 31.1% 和 39.2%。

3. **新品种选育** · 品种是指经人工选择,在遗传上具有相对稳定性,在形态特征和生物学特性上相对一致,并作为生产资料在农业生产过程中应用的作物类型。在甘草的生产过程中,马春英等通过对甘草单株性状、不同种源、不同花色类型、叶片内部结构和药用活性成分等方面进行综合研究及相关性分析,筛选出与甘草药用活性成分甘草酸及甘草苷含量相关性较大的性状,同时筛选出质量较优的白花类型;此外通过对不同栽培的种质材料的活性成分含量进行比较,筛选出质量较优的种源材料。

### (二) 保护濒危药用植物资源

在经济利益的驱动下,过度采挖的行为使得许多野生药用植物处于濒危灭绝的境地。《中国植物红皮书——稀有濒危植物》收载的 354 种植物中,药用植物达 168 种,占总数的 47%。在 46 种常用珍稀濒危药用植物中,崖柏(*Thuja sutchuenensis*)、地枫皮(*Illicium difengpi*)、马蹄参(*Diplopanax stachyanthus*)等 22 种至今没有具体的保护措施。自 1987 年国务院颁发《野生药材资源保护条例》以来,已有 169 种药用植物被列入其中,但由于人力、财力所限,未能对多数珍稀濒危的药用植物进行有针对性的保护。独一味(*Lamiophlomis rotata*)是我国藏、蒙等民族民间常用药之一,具有较高的药用价值和经济价值,其野生资源主要分布在青海、甘肃、四川及西藏等地。独一味在采挖地上部分以后,恢复到药用价值的周期一般为 4 年,从而使得该资源的利用变得不可持续,很多采挖过度的产地,植株极其矮小,加之草地退化,导致独一味这一资源种群的退化相当严重,2000 年已经将其列为一级濒危藏药品种。

此外,由于濒危植物本身的遗传因素、适应力及生活力等方面的缺陷,导致生活史中某一环节极为脆弱,使得其生存受到限制,从而导致种群数量减少、分布区面积逐步缩小。雪莲(*Saussurea involucrata*)的采挖期常在雪莲开花前和开花期,从而使土壤中的雪莲种子数量无法得到补充,导致其濒危现象日趋严重。我国刺五加(*Acanthopanax senticosus*)资源的开发是一种破坏性的开发,刺五加在自然状态下结实率少,加之种子虫害严重、产量低、质量差、自然状态成熟时间长、休眠程度深等原因,导致刺五加资源在相当长一段时期内无法更新恢复,使得资源遭到严重的破坏。因此,对珍稀濒危药用植物种质资源进行调查摸底,搞清楚其濒危的原因,研究开发、利用及保存技术,收集保存药用植物种质资源具有重要的现实意义。

### (三) 保护生物多样性

生物多样性是人类赖以生存的条件,是经济社会可持续发展的基础,亦是生态安全和粮食安全的保障。我国是世界上植物资源最为丰富的国家之一,大约有 3 万多种植物,仅次于世界植物最丰富的马来西亚和巴西,位居世界第三。我国现有的药用植物资源有 383 科 2 309 属共 11 118 种,在药用高等植物资源中,种子植物占 90％以上,是我国药用植物资源的主体,其中被子植物的药用种数有 213 科 1 957 属共 10 027 种。由此可见,药用植物是构成我国植物生物多样性的重要成员。

### (四) 为生态环境治理提供重要的基因资源

土地沙化是全球面临的最为严重的生态环境问题之一,而我国又是世界上土地沙化危害最为严重的国家之一,调查结果表明,我国荒漠化土地面积约为 262.2 万平方千米,占国土面积的 27.4％,其中又以新疆、内蒙古和甘肃三地土地沙化最为严重。

新疆的地形和水、热条件决定了新疆生态系统简单、功能低,系统平衡极易被打破,且难于逆转。占我国国土面积 1/6 的新疆仅有高等植物 3 000 余种,中药资源普查证实,新疆的药用植物有 151 科 1 721 种,其中野生药用植物 620 种,就人们熟知的主要有甘草、贝母、麻黄、肉苁蓉、罗布麻等。《内蒙古植物药志》记载,在 2 781 种高等植物中,有 1 198种可供药用,其中又以麻黄产量最大,位居首位,其次是黄芪和甘草。甘肃河西走廊荒漠干旱地区属于典型的内陆干旱区,该地区有药用植物 200 余种,主要有甘草、麻黄、锁阳、肉苁蓉等。这些植物除具有较高的药用价值外,大多数亦是畜牧饲料,更有甚者是国家重点保护的野生固沙植物如甘草、麻黄等,在保护生态环境和草原资源、防治土壤沙漠化方面起着极其重要的作用。甘草具有补脾益气、清热解毒、祛痰止咳、缓急止痛、调和诸药的作用,甘草亦是干燥地区钙质土的指示植物,同时具有极强的抗寒耐旱性,其群落在保护土壤、减少风沙及增加植被覆盖率等方面都具有重要的生态作用,具有"沙漠先锋植物"之称。贝母具有清热润肺、止咳化痰的功效,全国野生贝母以新疆的储量最大,而贝母生长的草原是新疆牧区夏季放牧使用的夏草场,是山区草地生态的重要组分之一。麻黄是常用中药材,亦是提取麻黄素的唯一原料,而麻黄属于强旱生荒漠植物,大多生长在干燥的沙土及戈壁滩上,是荒漠植被区中的主要建群种之一,是荒漠生态系统的重要组成部分。

然而,由于人们生态和资源保护意识淡漠,目前许多药用植物资源不仅没有得到科学的保护、开发和利用,反而进行着掠夺式和盲目的采挖,使得有些宝贵的药用植物资源面临灭绝,同时也对生态环境造成了灾难性的破坏,而这些药用植物资源又是生物多样性的重要组成部分,由此也充分体现了药用植物在防风固沙、水土保持上的生态效益。

### (五) 实现药用植物资源的可持续利用

药用植物资源是我国中医药事业发展的基础,随着我国"中药现代化科技产业行动计划"的实施和中药产业的快速发展,对药用植物资源的需求量会越来越大。然而,由于缺乏对绝大多数药用植物资源更新规律的研究,加之对药材采收的不合理及掠夺性的采挖,特别是野生药用植物资源有着成本低、质量好的优点,导致几乎所有经济价值较高的野生药用植物资源都遭到了不同程度的破坏。我国目前处于濒危状态的近 3 000 种植物中,具有药用价值的达到 60％～70％。因此对药用植物资源的研究,尤其是对野生濒危药用植物资源的研究,将对推动优质高效的药用植物可持续利用至关重要。

## 三、面临的问题及改进策略

### (一) 中药种质资源库保存药用植物资源所面临的问题

1. 中药种质收集困难 · 造成中药种质收集的

原因主要有以下两点：一是我国药用植物资源中栽培品种约 300 个，绝大部分为野生资源，受药用植物的药用部位影响，无论是人工种植还是野生的药用植物资源，药材采收一般选择最适采收期，一般在种子成熟前就已经完成采收；此外，由于一些药用植物内在遗传因素、适应力、生活力等方面的缺陷以及外部环境的剧烈变化，导致其生存受到限制，从而导致种群数量减少、分布区面积逐步缩小甚至灭绝。目前我国列入保护范围的野生植物达 300 多种，其中药用植物占一半以上，如甘草、白及、明党参、肉苁蓉、石斛、山豆根等药用植物被列入《国家重点保护野生植物名录》。

2. **种质保存相关研究薄弱**·种子成熟脱离母体后依旧具有生活力，但各类植物种子的寿命有很大的差异。种子由于自身差异其耐失水性亦存在差异，按是否耐失水大致可以将种子分为顽拗型种子、中间型种子及正常型种子。其中顽拗型种子指不耐失水的种子，这类种子成熟时仍具有较高的含水量（30%～60%），将种子干燥到 10%～12% 含水量时，种子会失去活力；正常型种子指的是可耐失水的种子，将种子干燥都 5% 的含水量并在 −20 ℃ 下保存 3 个月，种子依旧有活力；而中间型种子指的是可耐失水性介于顽拗型种子和正常型种子之间的种子。种子耐失水性的差异必然造成种子保存前处理方法的差异，而中药种子的耐失水性检测，种子分型罕见报道。

种子的寿命长短除了与自身遗传特性及发育状况相关外，还受种子贮藏保存的环境影响。1972 年 Harrington 提出两条种子寿命通则，在一定温度范围（0～50 ℃）和湿度范围（14%～4%）内，贮藏温度每降低 5 ℃ 或种子含水量每降低 1%，种子寿命可延长 1 倍。联合国粮食及农业组织（FAO）正是基于上述理论基础，提出了种质中长期贮藏的种子含水量和储藏温湿度技术标准。

种质安全保存的含义可以理解为，通过采取有效的保存技术，最大限度地减少种质在贮藏和更新过程中发生遗传漂移，以维持每份种质的遗传完整性。因此，种质资源在保存过程中，需要在种子发芽率降到一定程度时进行繁殖更新。种子从入库保存至其发芽率降低至更新发芽率下限的这段贮藏时间，即为种质的安全保存期。FAO 推荐了种质库种质资源更新发芽率的下限标准，即发芽率降至入库初始值的 85%。由此可见，种质的安全保存期比种质的保存寿命短。有关种子保存的研究多数是分析或经过数据模拟种子的保存寿命，而对种质安全保存期几乎没有关注，中药种质资源低温库和常温保存条件下实测获得的安全保存期更是报道罕见。在作物方面，宋超等对水稻和小麦种质资源安全保存进行了研究，研究结果表明，除了与温度、种子含水量等保存条件有关外，种质安全保存期还受诸如种质初始质量、品种类型、遗传特性等因素的影响。然而，种子在长期保存过程中的衰老是不可避免的，因此，种质的安全保存期在种质资源保存过程中不可忽视。所以，在低温条件下种质资源安全贮藏多少年已成为人们高度关注的问题。

3. **种质保存过程中生活力及遗传完整性改变**·低温种质库是植物种质资源保存的最主要方式，种子成熟后开始进入衰老过程，即使在目前认为较为安全的种子库（低温低湿）贮藏条件下，种子生活力仍在缓慢丧失。目前，有关于药用植物种质资源低温保存过程中生活力丧失的研究比较少。于 −10 ± 1 ℃ 保存的红麻种子，初始发芽率为 88%，31 年后种子发芽率仍然在 79.7% 以上；而紫云英种子在 −1 ℃ 保存 20 年后，其发芽率不足初始的 50%。金钺等对国家药用植物种质资源库中期库保存 4 年的荆芥、黄芩、桔梗、益母草、穿心莲、党参、冬凌草等 7 种药用植物进行种子生活力的检测，发现种子发芽率均下降，除荆芥、黄芩种子发芽率下降不显著外，降幅为 4.9% 和 5.4%，其余 5 种药用植物的种子发芽率显著下降，降幅分别为 8.9%、12.0%、12.2%、14.3% 和 17.0%。因此，低温贮藏只能延缓而不能阻止种子的衰老，且不同品种间的种子生活力丧失的差异非常大。

据研究报道，种质在贮藏过程中会发生遗传上的变化。其主要原因：一是贮藏期间老化种子诱导染色体、DNA 等发生变化；二是由于种子在贮藏和更新过程中遭受遗传选择，即遗传上异质种子样品中遗传变异性的丧失。

对于种质资源，FAO 推荐的更新标准是 85%，这是因为低的更新发芽率标准会造成以下结果：①混合群体中存在着不同基因型，若更新发芽率低，不仅不同存活组分的遗传变化大，而且发生某些基因型丧失的危险性也大。②种子的发芽率与种子活力呈正相关性，即低发芽率的种子，其活力也低。

③在更新过程中，对于群体中存活基因型较差的种子，遭受遗传选择的危险性会增大。但是这种标准对于种质保存的种子可能过高，因为库存种子的起始发芽率通常很高，参照这个标准则可能会导致频繁的繁殖更新。而对于药用植物种质资源在低温保存过程中遗传完整性的报道则近似于无，Jaroslava 等研究了经过4～10次繁殖更新后的豌豆种质遗传变化，遗传完整性有明显的变化，认为即使是自花授粉作物和高度同质性作物，在多次繁殖更新后也面临着丧失遗传完整性的风险。因此，我们需要尽量延长种子的贮藏寿命，以降低频繁更新可能会带来的遗传变异。

更新标准的确定，除了从遗传学基础考虑外，还要考虑种子生活力的丧失特性，尽可能在种子生活力快速下降之前更新。尽管染色体畸变率与种子生活力存在负相关性，但目前的研究仍无法找到种子的生活力临界值水平，在繁殖更新次数和繁殖更新发芽率水平之间找到平衡。因此，加强对种子衰老和遗传完整性的研究，制定适当的种质更新标准是种质库管理者面临的一大难题。

### （二）药用植物种质低温保存改进及策略

**1. 建立和完善药用植物种质资源保存体系·**低温种质资源库中，所有贮存种质的外在贮藏条件是相同的，因此，影响种子生活力丧失快慢的因素就取决于种子本身的遗传因子和贮藏前的环境条件。然而种子本身的遗传因子对生活力丧失的影响是无法控制的，所以除种子本身的遗传特性外，贮藏前种子的质量及环境条件是影响生活力丧失的另一重要因素。

研究表明，贮藏寿命会受到许多因素的影响，如物种或品种自身寿命长短，种子生长和收获期间的气候条件，种子收获后的脱粒、干燥及运输，存放以及入库前处理等。分析由不同单位繁种的小麦种子经长期库保存后的生活力差异，发现不同繁种单位提供种子生活力下降快慢不一致，可能是由于繁种地气候等环境差异对种子产生不同的影响。有研究发现高温高湿在大豆种子发育和成熟过程中可以导致种子在收获前就发生劣变。有报道指出，金钱松种子在低温贮藏的最佳含水量在5%～6%；川牛膝含水量在5.7%左右时，其种子活力及抗老化能力较强，而当归种子在阴凉处保存的最佳含水量为2.85%，并且有利于种子的后熟作用，而根据FAO

种质库保存的种子含水量为5%～8%。由此可见，是否制定各种子长期保存的最理想贮藏条件，还有待进一步研究。

因此，种质安全保存工作应从繁种工作开始，充分重视各个环节的质量把关，确保种子发育期、收获期和保存前处理期均处于最佳环境条件，控制种子初始质量和含水量，并采用合适的包装材质、保存温度等，在此基础上建立药用植物种质资源最佳保存体系。

**2. 做好种质生活力监测和更新标准工作·**随着种质资源库收集和保存的量越来越多，需要对不同种质定期进行抽样监测，以便更安全的贮藏更多种质和确定各种质繁殖更新时间。药用植物种质资源保护工作起步晚，到目前为止没有系统开展种子生活力监测工作，为确保药用植物种质资源得以长期安全保存，可参照国家库农作物种质资源的保存体系，制定种质生活力监测和更新方案。

首先，增加生活力监测频率，不耐贮藏的种质资源应作为重点监测对象，对生活力整体出现明显下降的某些繁种单位提供的种子，亦应作为重点监测对象。其次，生活力监测应逐份进行，不宜采用抽测方式，并增加活力监测内容。再次，确定适宜的种质发芽率更新标准，有研究发现，水稻等作物种子生活力出现快速下降的拐点发芽率水平为73%±2%，并认为有必要在降至该水平之前更新。因此，对于不同品种的药用植物种质资源，应制定各自的种质发芽率更新标准；开展种子生活力丧失预警指标及无破坏性的种子生活力、活力监测方法的研究，以提高种质衰老的预警能力；开展提高田间出苗率技术与方法研究，尤其是提高野生药用植物种子的出苗率和成苗率等技术的研究。

中药种质资源是国家发展中医药事业的战略资源，具有举足轻重的作用。因此，中药种质资源库对药用植物种质资源的保存尤为重要，种质保存最终目的是保持种子样品的活力、遗传完整性和质量以及使得它们可以利用。目前，对于中药种质资源保存研究逐渐被重视，如杨梅收集川牛膝主产区包括18批川牛膝种子，并进行种子质量评价及保存方法研究；徐红霞从人工老化红花种子入手，研究人工老化种子的生理生化特性、遗传稳定性、代谢途径及信号转导通路变化，研究红花种子的出入库及保存方法等；罗婷婷探索顽拗型黄连种子的脱水耐性及保存条件等。以上研究均可为中药种质资源库种质贮藏提供参考。总体来说我国药用植物种质资源保存技术开展较晚且建设工作是借鉴于农作物的保存体系，其中依然存在种质健康并长期储藏的问题，如何解决这些问题，还需要广大学者的共同努力。

（成都中医药大学　裴瑾）

## ◇参◇考◇文◇献◇

[ 1 ] FAO. The Second Report on the State of World's Plant Genetic Resources for Food and Agriculture[M]. Rome：FAO，2010.

[ 2 ] 刘忠玲.药用植物种质资源库的建设技术与保存技术研究[D].哈尔滨：东北林业大学，2008.

[ 3 ] FAO. Genebank Standards for Food and Agriculture[M]. Rome：FAO，2014.

[ 4 ] 金钺，杨成民，魏建和.国家药用植物种质资源库中期库贮存 7 种药用植物种子生活力监测[J].中国中药杂志，2016，41（9）：1592 - 1595.

[ 5 ] 肖培根，陈士林，张本刚，等.中国药用植物种质资源迁地保护与利用[J].中国现代中药，2010，12（6）：3 - 6.

[ 6 ] 刘忠玲，魏建和，陈士林，等.国家药用植物种质资源库建设技术分析[J].世界科学技术—中医药现代化，2007，9（5）：72 - 76.

[ 7 ] 罗月芳，江灵敏，谭朝阳.药用植物离体培养研究进展[J].中国南学，2018，16（6）：787 - 793.

[ 8 ] 李永成，蒋志国.药用植物的细胞悬浮培养技术与应用[J].生物技术通讯，2015，26（2）：271.

[ 9 ] 中国科学院植物研究所.中国科学院野生生物资源库植物离体库[EB/OL]. http://www.ibcas.ac.cn/jigou/zhicheng/pingtai/.

[10] 梨茂彪.天宝岩药用植物种质资源圃建设的探讨[J].华东森林经理，2009，23（3）：41 - 43.

[11] 李隆云，钟国跃，卫莹芳，等.中国中药种质资源的保存与评价研究[J].中国中药杂志，2002，27（9）：641 - 645.

[12] 俞振明，李家玉，林志华.植物抗性诱导防御病虫草害的研究进展[J].农业科学研究，2013，34（2）：69 - 76.

[13] 钟步飞.南方山药炭疽病菌致病力研究及抗炭疽病山药种质抗性评价[D].海口：海南大学，2014.

[14] 侯凯.川白芷资源评价与植物激素对其生长发育和产量品质的影响[D].雅安：四川农业大学，2013.

[15] 马春英.甘草品种选育基础及 HMGR 基因克隆研究[D].北京：北京中医药大学，2009.

[16] 杨世林，张昭，张本刚，等.珍稀濒危药用植物的保护现状及保护对策[J].中草药，2000，31（6）：401 - 426.

[17] 杨利民，韩梅，张连学，等.药用植物资源的可持续利用及其种群生态学研究与展望[J].吉林农业大学学报，2006，20（4）：383 - 388.

[18] 王慧春，王劼，王思文，等.高原野生濒危药材独一味的组培快繁技术研究[J].安徽农业科学，2014，42（19）：6133 - 6135.

[19] 钟世红，古锐，陈航，等.藏药独一味种群结构及更新规律初步研究[J].现代中药研究与实践，2011，25（5）：34 - 36.

[20] 谭敦炎，朱建雯，等.雪莲的生殖生态学研究 Ⅰ 生境、植物学及物候学特性[J].新疆农业大学学报，1998，21（1）：1 - 5.

[21] 陈远征，马祥庆.濒危植物生殖生态学研究进展[J].中国生态农业学报，2007，15（1）：186 - 189.

[22] 陈宝儿，陈丙銮，江荣斌，等.林区药用植物资源的综合开发利用及保护[J].基层中药杂志，2002，16（6）：44 - 45.

[23] 姚振生.药用植物学[M].北京：中国中医药出版社，2007.

[24] 何本鸿，朱敏英.中药资源学[M].武汉：华中科技大学出版社，2009.

[25] 唐学芳，刘冬梅，万婷，等.川西北高寒草地沙化土壤特征及治理模式探讨[J].四川环境，2013，32（6）：11 - 15.

[26] 郭萍，田云龙，刘雪，等.新疆药用植物资源及其生态环境保护对策[J].现代农业科技，2011（21）：151 - 153.

[27] 李学禹，马淼，崔大方，等.新疆植物物种多样性的特点分析[J].石河子大学学报（自然科学版），1998，2（4）：289 - 303.

[28] 韩建萍，张文生，孟繁蕴，等.内蒙古药用植物资源可持续开发及环境保护策略[J].中国农业资源与区划，2006，27（2）：18 - 21.

[29] 秦嘉海.河西走廊干旱荒漠区植物资源的开发利用[J].干旱地区农业研究，2005，23（1）：201 - 203.

[30] 庄起明，马骥，李俊祯，等.甘肃药用植物资源多样性机器保护利用[J].中国野生植物资源，2003，22（1）：11 - 14.

[31] 王玉庆，贺润喜.固沙植物甘草与土地荒漠化探析[J].中国生态农业学报，2004，12（3）：194 - 195.

[32] 周然，王永辉.中药资源的保护与可持续开发利用[J].世界中西医结合杂志，2008，3（1）：6 - 7.

[33] 杨梅，刘维，吴清华，等.我国药用植物种质资源保存现状探讨[J].中药与临床，2015，6（1）：4 - 7.

[34] FAO. Genebank Standards for Plant Genetic Resources for Food and Agriculture[M]. Rome：FAO，2014.

[35] 宋超，辛霞，陈晓玲，等.三种保存条件下水稻和小麦种质资源安全保存期的分析[J].植物遗传资源科学报，2014，15（4）：685 - 691.

[36] 辛霞,陈晓玲.小麦种子在不同保存条件下的生活力丧失特性研究[J].植物遗传资源科学报,2013,14(4):588-593.

[37] 覃初贤,温东强,覃武等.不同包装红麻种子库存 31 年后活力研究[J].种子,2016,35(4):22-26.

[38] 覃初贤.不同含水量的紫云英种子库存 20 年后活力研究[J].种子,2009,28(3):38-41.

[39] 金钱,杨成民,魏建和.国家药用植物种质资源库中期库贮存 7 种药用植物种子生活力监测[J].中国中药杂志,2016,41(9):1592-1595.

[40] 王小丽,李志勇,李鸿雁,等.种子老化对扁蓿豆种质遗传完整性变化的影响[J].中国草地学报,2010,32(6):52-57.

[41] 王栋,张志娥,陈晓玲,等.AFLP 标记分析生活力影响大豆中黄 18 种质遗传完整[J].作物学报,2010,36(4):555-564.

[42] 张晗,卢新雄,张志娥,等.种子老化对玉米种质资源遗传完整性变化的影响[J].植物遗传资源学报,2005,6(3):271-275.

[43] Cieslarova J，Smykal P，Dockalova Z，et al. Molecular evidence of genetic diversity changes in pea (*Pisum sativum* L.) germplasm after long-term maintenance [J]. Genet Resour Crop Evol, 2011(58):439-451.

[44] 辛霞.种子保存过程中生活力丧失特性及其机理研究[D].北京:中国农业科学院,2012.

[45] 谭美莲,严明芳,汪磊,等.世界特种油料种质资源保存概况[J].植物遗传资源学报,2011,12(3):339-345.

[46] 陈晓玲,卢新雄,辛萍萍,等.国家作物种质库长期贮藏的高粱种子生活力监测研究[J].中国农业科学,2006,39(11):2374-2378.

[47] 辛霞,陈晓玲,张金梅,等.国家库贮藏 20 年以上种子生活力与田间出苗率监测[J].植物遗传资源科学报,2011,12(6):934-940.

[48] Wang L Q，Ma H，Song L R，et al. Comparative proteomics analysis reveals the mechanism of pre-harvest seed deterioration of soybean under high temperature and humidity stress [J]. J Proteomics, 2012(75):2109-2127.

[49] 解楠楠,骆文坚,姜琴,等.温度与含水量对金钱松种子贮藏的影响[J].江西农业大学学报,2011,33(6):1100-1106.

[50] 王倩,杨梅,裴瑾,等.含水量对川牛膝种子活力的影响及其抗老化机制分析[J].中国中药杂志,2016,41(7):1222-1226.

[51] 王引权,赵勇,安培坤,等.不同含水量当归种子贮藏过程中生理生化特性研究[J].中国中药杂志,2012,37(2):181-185.

[52] 宋超,辛霞,陈晓玲,等.三种保存条件下水稻和小麦种质资源安全保存期的分析[J].植物遗传资源科学报,2014,15(4):685-691.

[53] 辛霞,陈晓玲,张金梅,等.国家库贮藏 20 年以上种子生活力与田间出苗率监测[J].植物遗传资源科学报,2011,12(6):934-940.

[54] 葛荣朝,赵茂林,赵宝存,等.长期贮藏对小麦根尖细胞分裂的影响[J].河北师范大学学报(自然科学版),2005,29(3):302-304.

[55] 卢新雄,陈晓玲.水稻种子贮藏过程中生活力丧失特性及预警指标的研究[J].中国农业科学,2002,35(8):975-979.

[56] 覃初贤.不同含水量的紫云英种子库存 20 年后活力研究[J].种子,2009,28(3):38-41.

[57] 杨梅.川牛膝种子质量评价与保存研究[D].成都:成都中医药大学,2015.

[58] 许红霞.红花种子人工老化机理及低温贮藏技术研究[D].成都:成都中医药大学,2018.

[59] 罗婷婷.基于黄连种子后熟生理特性的种子保存技术的初步研究[D].成都:成都中医药大学,2017.

# 第五章

# 中 药 材

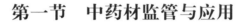

## 第一节　中药材监管与应用

### 一、中药材监管政策

中药材是中医药事业传承和发展的物质基础，是关系国计民生的战略性资源。保护和发展中药材，对于深化医药卫生体制改革、提高人民健康水平，对于发展战略性新兴产业、增加农民收入、促进生态文明建设，具有十分重要的意义。2017 年 7 月 1 日起实施的《中华人民共和国中医药法》规定，国家制定中药材种植养殖、采集、贮存和初加工的技术规范和标准，加强对中药材生产流通全过程的质量监督管理，保障中药材质量安全；加强中药材质量监测，建立中药材流通追溯体系和进货查验记录制度；鼓励发展中药材规范化种植养殖，严格管理农药、肥料等农业投入品的使用，禁止使用剧毒、高毒农药。为加强中药材保护、促进中药产业科学发展，2015 年 4 月国务院办公厅关于转发工业和信息化部等部门《中药材保护和发展规划（2015—2020 年）》，明确提出坚持以发展促保护、以保护谋发展，依靠科技支撑，科学发展中药材种植养殖，保护野生中药材资源，推动生产流通现代化和信息化，努力实现中药材优质安全、供应充足、价格平稳，促进中药产业持续健康发展，满足人民群众日益增长的健康需求。2018 年 12 月 18 日农业农村部、国家药品监督管理局、国家中医药管理局印发《全国道地药材生产基地建设规划（2018—2025 年）》，明确提出加强道地药材资源保护和生产管理，规划引导道地药材生产基地建设，推进标准化，规范化生产，稳步提升中药材质量。到 2020 年，建立道地药材标准化生产体系，基本建成道地药材资源保护与监测体系，加快建设覆盖道地药材重点产区的生产基地；到 2025 年，健全道地药材资源保护与监测体系，构建完善的道地药材生产和流通体系，建设涵盖主要道地药材品种的标准化生产基地，全面加强道地药材质量管理，良种覆盖率达到 50％以上，绿色防控实现全覆盖。在 2018—2025 年期间，每年在全国建设道地药材生产基地 300 万亩以上。到 2025 年，全国建成道地药材生产基地总面积 2 500 万亩以上，形成覆盖全国主要道地药材产区的质量追溯系统、产销信息监测体系和流通体系。

中药材在我国既是药品，也是农副产品。按照 2019 年 12 月 1 日起施行的《中华人民共和国药品管理法》的规定，中药材是药品。但是大部分中药材在我国还不是规模化和标准化生产的产品，而是通过传统种植养殖方法获取。根据国家统计局颁布的我国《行业分类标准》和《产品分类目录》，中药材种植属于农业种植范畴，中草药材产品属于农业产品。同样，动物药材养殖属于畜牧业，动物药材产品属于畜牧产品。由于对中药材定义的不同认识，导致政府相关职能部门对中药材和药用动植物相关初级产品的监管责任划分不够清晰具体，导致食药监部门在中药材监管工作中面临着非常被动的局面。针对标准化种植养殖落实不到位，不科学使用农药化肥造成有害物质残留；中药材产地初加工设备简陋，染色增重、掺杂使假现象时有发生；中药材专业市场以次充好，以假充真，制假售假，违法经营中药饮片和其他药品现象屡禁不止等问题，2013年国家食品药品监督管理总局、工业和信息化部、农业部等八部委发布"关于进一步加强中药材管理的通知"（食药监〔2013〕208号），要求加强中药材种植养殖、中药材产地初加工、中药材专业市场中药饮片生产经营管理，促进中药材产业健康发展。《全国道地药材生产基地建设规划（2018—2025年）》提出开展道地药材野生资源保护、优良品种选育、生态种植等基础研究，保障野生资源永续利用和药材的优质生产。推进育种创新。保护利用道地药材种质资源，推进特色品种提纯复壮，加快选育一批道地性强、药效明显、质量稳定的新品种。加快建设一批标准高、规模大、质量优的道地药材种子种苗繁育基地，提高道地药材供种供苗能力。加强种子（苗）质量监管，贯彻新修订的《种子法》，加快制定《中药材种子（苗）管理办法》，将中药材品种列入《农业植物新品种保护名录》，实施品种登记制度，强化品种保护和监管。

### （一）中药材商品规格与质量标准

中药材商品规格为了适应中药材商品交易的需要，按照药材品质优劣、外观品相差异、大小分档等不同层次的需求，进行了规格与等级的划分，以便在市场进行商品交易。中药材商品规格等级伴随中药材交易的发展而产生，自古以来就有"看货评级，分档定价"的传统，早在西汉时期《范子计然》中就有80多种药材的商品规格，历代本草均有对药材品质评价的论述，尤其是产地的差异，以及大量气味、形态、色泽等评价的描述。其历经萌芽期、初步形成期、深化认识期、成熟期、发展期、继承与转变期，最终伴随着中药材产业化的逐渐发展而形成至今天的商品规格。具体内容参见第五章第四节。

目前我国中药材的质量标准分为三级，即中国药典标准、部颁标准、地方标准。药典是国家对药品质量标准及检验方法所作的技术规定，是药品生产、供应、使用、检验、管理部门共同遵循的法定依据。中国药典自1953年版起至2015年版止，共出版10次，是世界上记载有关中药质量控制的最全面的法定药品标准，已成为国际植物药应用的参照标准。

药典一部各药材项下内容包括：汉语拼音、拉丁名、来源、性状、鉴别、检查、含量测定、炮制、性味与归经、功能与主治、用法与用量、贮藏等。中华人民共和国卫生部颁发的药品标准简称部颁标准。对药典未收载的常用而有一定疗效的中药材品种，由药典委员会编写，卫生部批准执行，作为药典的补充。各省、直辖市、自治区药品监管部门审批的药品标准简称地方标准。此标准系收载中国药典及部颁标准中未收载的中药材品种，它具有本地区性的约束力。上述三级标准，以药典为准，部颁标准为补充。凡是在全国经销的药材或生产中成药所用的药材，必须符合药典和部（局）颁标准。地方标准只能在本地区使用。

2015年版《中国药典》引入各种先进监测手段和方法，包括化学方法、显微方法、生物模式等都用于中药材的检测，质量评价技术已涵盖光谱、色谱、质谱、生物评价、代谢组学等先进分析技术。在定性定量分析方面，通过对药材中的单一成分或某几类成分提取后，采用检测其含量来衡量药材质量的方法应用较普遍。然而，由于目前中药缺乏科学完整的质量标准，而中药有效成分复杂，仅利用单一指标成分的定性、定量分析方法，未能切实、全面地反映其临床功效，影响中药材的质量评价和临床应用的安全有效。因此，研究建立更加科学、合理、符合中药特点的质量标准评价体系是中药发展的必然要求。

### （二）中药材生产质量管理规范

中药材资源是我国自然资源的重要组成部分，随着中药材用药量的增加以及盲目开发自然环境质量下降，某些珍贵药材的物种已濒临灭绝或资源枯竭。在保护野生药材资源的同时，引种、栽培、驯化是发展中药材资源的重要途径，特别是栽培引种植物药是保护、扩大、再生中药资源的最有效的手段。

国家药品监督管理局于2002年4月发布《中药材生产质量管理规范》（GAP），于2002年6月1日起正式实施。GAP是Good Agriculture Practice的简称，可翻译为"药材生产质量管理规范"，是基于对药材生产全过程进行规范化的质量管理提出的概念，它和GLP、GCP、GMP、GSP共同形成较为完备的药品质量规范化管理体系。为推动药材规范化种植、保证药材质量，国家一度实施中药材GAP认证。中药材GAP作为一项旨在推动药材规范化种植、保证药材质量的非强制性行业标准，中药材GAP认证从2004年至2016年取消中药材GAP认证为止，全国共有187个基地通过了GAP认证。2016年国务院印发《关于取消13项国务院部门行政许可事项的决定》（国发〔2016〕10号），规定取消中药材生产质量管理规范（GAP）认证。取消GAP认证后，将由中药生产企业（包括饮片、中成药生产企业）对产品生产全过程的质量保证负责，确保供应临床、医药市场的所有药品质量信息可溯源。药品经营企业销售中药材，必须标明产地。

国家市场监督管理总局为规范中药材生产，保证中药材质量，促进中药材生产规范化，依据《中华人民共和国药品管理法》《中华人民共和国中医药法》和2018年7月23日发布《中药材生产质量管理规范》（征求意见稿），要求企业应当统一规划生产基地，统一供应种子种苗或者其他繁殖材料，统一供应化肥、农药或饲料、兽药等投入品，统一种植或者养殖技术规程，统一采收与产地初加工技术规程，统一包装与贮藏技术规程。发运中药材必须有包装，在每件包装上，必须注明品名、产地、日期、调出单位，并附有质量合格的标志。规定中药材生产基地一般应当选址于传统道地产区，在非传统道地产区选址，应当提供充分文献或科学数据证明其适宜性；鼓励企业开展中药材优良品种选育，但应当符合以下规定：禁用人工选育的多倍体或者单倍体品种、种间杂交品种和转基因品种；如需使用非传统习惯使用的种间嫁接材料、人工诱变品种（包括物理、化学、太空诱变等）和其他生物技术选育品种等，企业应当提供充分的风险评估和实验数据证明新品种安全、有效和质量可控；只用于提取单体成分的中药材除外；禁止使用国家农业部门禁止使用的剧毒、高毒、高残留农药，以及限制在中药材上使用的其他农药；禁止使用壮根灵、膨大素等生长调节剂调节中药材收获器官生长；贮藏环节不得使用国家禁用的高毒性熏蒸剂；企业应当建立中药材生产质量追溯体系，保证从生产地块、种子种苗或其他繁殖材料、种植养殖、采收和产地初加工、包装、储运到发运全过程关键环节可追溯；鼓励企业运用现代信息技术建设追溯体系。

在生产方面，中药材作为中药产业发展的基础物质，是中药饮片和中成药生产的原料，中药材生产关系到中药材的供应、质量和疗效，关系到整个产业现代化的基础建设。中药材生产包括生产地块选址、种子种苗或者其他繁殖材料、种植养殖、采收和产地初加工、包装、储运到发运等过程。形成了以中药材种植养殖、产地初加工和专业市场为主要环节的中药材产业。产地初加工是指中药材采收后，经过拣选、清洗、切制或修整等适宜的加工，使中药材不受污染，有效成分不被破坏。主要方法有切割，去皮去壳，蒸煮炒制，晾晒等方法。中药材初加工是药品标准的一部分，不同品种药材初加工方法区别较大。中药材初加工对药材质量有重要影响，药典对每一个中药材品种的初加工方法是进行了不同的明确的界定，但是中药材初加工会对中药材质量有非常大的影响，药典又规定了初加工的方法。可是目前初加工过程又不按照药品生产要求进行监管，一是对初加工主体无资质要求；二是初加工后的产品不强制要求按照国家标准进行检验，即可上市销售。中药材初加工和农产品加工也有很多相似点，不能严格区分导致药用动植物的初加工监管责任难以落实，造成监管缺失。由于中药材初加工不需要许可，部分商贩打着中药材初加工或者农产品初加工的旗号，利用中药材初加工和中药饮片的加工方法相似，所需设备相同的漏洞，非法进行中药饮片加工的行为，而这种加工行为不需要到相关部门申请或备案，较为隐蔽，药监部门基本无法掌握其具体情况，要进行打击和有效监管，存在较大难度。

在流通过方面，中药材具有药品和农副产品的双重属性，导致其流通结构的复杂性，从而造成食药监部门难以实施有效监管。《药品管理法》规定，中药材属于药品，其经营流通应该按照药品相关要求执行，经许可后才能经营。所以，中药材已经作为药品经营许可的一个范围。药品经营企业必须按照药品相关要求对中药材购销进行管理。但是，中药材又是农副产品，普通消费者已经习惯直接购买消费使用。药品相关法律法规在制定的过程中也意识到这个特殊性，所以在中药材经营流通管理中，除了按照药品进行管理的一般规定外，还出现了不需要许可便可以经营中药材的3种例外：一是《药品管理法》第五十五条，药品上市许可持有人、药品生产企业、药品经营企业和医疗机构应当从药品上市许可持有人或具有药品生产、经营资格的企业购进药品；但是，购进未实施审批管理的中药材和中药饮片除外。第二十四条，实施审批管理的中药材、中药饮片品种目录由国务院药品监督管理部门会同国务院中医药主管部门制定。二是《药品管理法》第六十条，城乡集市贸易市场可以出售中药材，国务院另有规定的除外。1995 年、1996 年国家卫生部、工商总局四部委联合下发的文件"关于印发整顿中药材专业市场标准的通知""关于严格执行《整顿中药材专业市场标准》加强中药材专业市场管理的通知"明确指出：中药材专业市场是在工商行政管理部门核准登记的专门经营中药材的集贸市场，所以各类集贸市场和专业市场可以销售中药材。三是国务院法制办发布（国法函［2005］59 号）文中指出，在商场、超市等非药品经营单位销售尚未实行批准文号管理的人参、鹿茸等滋补保健类中药材的，不需要领取《药品经营许可证》。

中药材质量监控方面，我国对中药材主要实行标准管理，目前已经建立了以《中国药典》为核心的标准管理体系。中药材标准有国家和地方两级标准，国家标准分为药典标准、部颁标准和进口药材标准，地方标准为省级食品药品监管部门颁布的省、自治区药材标准。中药材国家标准作为"及格"标准，对产业发展具有很强的引导作用。《中国药典》1953 年版开始收载中药材，《中国药典》1963 年版首次将中药材、中成药单列成册，其后各版药典在中药材数量和质量标准方面进行了增减和完善，《中国药典》2015 年版共收载中药材 618 种。31 个省级食品药品监管部门颁布了地方药材标准；香港特别行政区卫生署出版《香港中药材标准》共九册，收载中药材 299 种。

针对地方药材标准与国家药品标准之间存在着同名异物等问题，近年来也有将引种自国外并且尚未批准进口的药用植物以及国内新发现的药材不当载入地方药材标准的现象，这些都给中药材安全带来了潜在的系统性风险。原国家食品药品监管总局印发的《关于加强地方药材标准管理有关事宜的通知》要求，禁止将以下情形收载入地方药材标准：无本地区临床习用历史的品种；已有国家标准的药材；国内新发现的药材；药材新的药用部位；从国外进口、引种或引进养殖的非我国传统习用的动物、植物、矿物等产品；经基因修饰等生物技术处理的动植物产品等。

近年来，国家食品药品监管部门在中药材标准管理方面实行提升、清理、完善等措施，中药材标准

体系日益完备。为了促进药品质量提升，国家药典委员会在编制《中国药典》工作中，一直坚持药品标准的科学性和实用性。2015 年版《中国药典》全面提高了中药材的质量控制水平。一方面，药材质量控制方法得到进一步完善，如加强了专属性鉴别和含量测定，增加了一测多评，建立了特征图谱和指纹图谱方法；另一方面，安全性控制项目明显增加。2015 年版《中国药典》根据常用中药材重金属及有害元素含量研究的结果，对牡蛎、珍珠等海洋来源的中药材增加了限量检查；进一步加强大宗、栽培、病虫害易于发生的中药材的农药残留控制，在人参、西洋参药材标准项下农药残留检测种类增加到 16 种，并参照国际上对食品和农产品中农药残留规定确定了相关限度；对产地加工、贮藏过程中易于霉变的果实类、种子类、动物类及少数其他类中药材制定了黄曲霉素限量标准，新增柏子仁、莲子、使君子、槟榔、麦芽等 14 味药材及其饮片的"黄曲霉毒素"检查。

### （三）野生药材资源保护管理

我国野生动植物保护的立法工作始于 1950 年中央人民政府颁布的《关于稀有生物保护办法》，2018 年 10 月 26 日，第十三届全国人民代表大会常务委员会第六次会议通过，再次对 2017 年施行的《中华人民共和国野生动物保护法》修改，至今已颁布相关法律法规 20 余部。1987 年国务院颁布《野生药材资源保护条例》，并出台了与之相配套的《国家重点保护野生药材物种名录》。其后，我国《野生动物保护法》《野生植物保护条例》颁布后，公布了配套的《国家重点保护野生动物名录》（1989）、《国家重点保护野生植物名录（第 1 批）》（1999）、《国家保护的有益的或者有重要经济、科学研究价值的陆生野生动物名录》（2000）。2003 年《国家重点保护野生动物名录》经国务院批准调整，将麝（所有种）保护级别由 II 级调为 I 级。此外，《濒危野生动植物种国际贸易公约》（CITES）附录一、二也列出了应禁止或控制国际贸易的重点保护物种。

《药品管理法》规定："国家保护野生药材和中药品种资源，鼓励培育道地中药材。"为保护和合理利用野生药材资源，适应人民医疗保健事业的需要，1987 年 10 月 30 日，国务院发布了《野生药材资源保护管理条例》，《条例》要求在中华人民共和国境内采猎、经营野生药材的单位或个人必须遵守。对野生药材资源实行保护、采猎相结合的原则，并创造条件

开展人工种养。国家重点保护野生药材物种名录收载野生药材物种 76 种,包含中药材 42 种。国家重点保护的野生药材物种分为三级:一级 4 种,为濒临灭绝状态的稀有珍贵野生药材物种(简称一级保护野生药材物种);二级 27 种,为分布区域小、资源处于衰竭状态的重要野生药材物种(简称二级保护野生药材物种);三级 45 种,资源严重减少的主要常用野生药材物种(简称三级保护野生药材物种)。《条例》规定,禁止采猎一级保护野生药材物种,采猎二、三级保护野生药材物种的,必须持有采药证,不得在禁止采猎区、禁止采猎期进行采猎,不得使用禁用工具进行采猎。采猎、收购二、三级保护野生药材物种的,必须按照批准的计划执行。周跃华等根据已发布的《国家重点保护野生动物名录》《国家重点保护野生植物名录(第 1 批)》《国家重点保护野生药材物种名录》及《濒危野生动植物物种国际贸易公约》(CITES)附录一及附录二,结合我国法定药材标准收载情况,初步建议可考虑将 145 种药材、160 个物种列入国家重点保护野生药材物种范围。此外,对《国家重点保护野生植物名录(第 2 批)》(讨论稿)中同时被我国法定药材标准收载的物种进行了整理,其中有 35 种药材、50 个物种可考虑列入保护名录,整理的内容可为《国家重点保护野生药材名录》的修订提供参考。

1993 年 5 月 29 日,国务院发出"关于禁止犀牛角和虎骨贸易的通知"。通知指出:犀牛和虎是国际上重点保护的濒危野生动物,被列为我国已签署了的《濒危野生动植物种国际贸易公约》"附录一"物种。为保护世界珍稀物种规定,重申禁止犀牛角和虎骨的一切贸易活动,明确取消犀牛角和虎骨药用标准,今后不得再用犀牛角和虎骨制药。

## 二、中药材应用范围

中药材指来源于药用植物、药用动物等资源,经产地初加工后用于中药饮片和中成药生产的原料。中药材的应用范围广泛,除了作为药品、药膳、特殊食品等主要供医疗保健使用外,在普通食品、食品添加剂、化妆品、中药源农药、中兽药等方面也广为应用。

### (一)中医临床应用

中药材之所以能够针对病情,是由于各种药材本身各自具有若干偏性和作用,把药材与疗效有关的性质和性能统称为药性,是药物性质与功能的高度概括。药性基本内容包括四气五味、升降浮沉、归经、有毒无毒、配伍、禁忌等。

中药材是指经过简单加工而未精制的天然药物,包括植物药、动物药和矿物药。中药材按中医临床药效分为解表药、清热药、泻下药、祛风湿药、化湿药、利水渗湿药、温里药、理气药、止血药、活血化瘀药、化痰止咳平喘药、平肝息风药、安神药、开窍药、补益药、收涩药、消食药、驱虫药、涌吐药、外用药等 20 类。在临床应用时,一般取中药饮片直接配方用于汤剂,或制成中成药、医疗机构制剂服用。在中药现代化过程中,也将中药材制成注射剂应用于临床,或将药材经提取、分离、纯化制成标准提取物、有效部位、有效成分,生产化学药品、中药新药、中药源农药、中兽药、化妆品等产品,用于大健康产业。

### (二)食品及食品添加剂中的应用

食品,指各种供人食用或者饮用的成品和原料以及按照传统既是食品又是中药材的物品(不包括以治疗为目的的物品)。从食品卫生立法和管理的角度,广义的食品概念还涉及:所生产食品的原料,食品原料种植,养殖过程接触的物质和环境,食品的添加物质,所有直接或间接接触食品的包装材料,设施以及影响食品原有品质的环境。药食同源是我国中医之传统,也是我国传统饮食文化的一大特色。我国传统的药膳就是将中药材使用到日常餐饮食品中,允许使用的中药材大致包括药食两用物质、新食品原料和传统食用中药材三部分。卫生部公布了《既是食品又是药品的物品名单》,在保健食品等特殊食品中,公布了《可用于保健食品的物品名单》和《保健食品禁用物品名单》,规范了中药材在普通食品及特殊食品中原料的管理。国家卫生健康委员会不定期发布新食品原料和传统食用原料,其中不乏中药材品种。天然着色剂、天然香辛料、甜味剂等食品添加剂中使用中药材原料亦不在少数。

我国芳香性中药的资源十分丰富,法规允许使用的中药食用香料有 399 种,除了如肉桂、八角茴香、花椒、白芷、丁香、栀子、薄荷、陈皮、砂仁、干姜等早已应用到食品调味剂中外,具有浓烈香气的广藿香,不仅是一种优良的定香剂,还是白玫瑰和馥奇型香精的调和原料,又可和香根草油共同作为东方型香精的调和基础,已在世界各国得到了广泛的应用。西红花则以其淡雅的芳香,诱人的色彩而成为餐桌上提高食欲的食物佐料。食品用天然香料见附录四,摘录于 GB2760－2014《食品安全国家标准 食品添加剂使用标准》。

现代食品加工和生产需要大量的色素物质,以提高食品的美学要求和消费需要。食用色素包括合成色素和天然色素。人类应用天然色素的历史已经很久,姜黄等许多中药材是天然食用色素的原料来源,它们色调自然,安全性较高,有的色素本身还兼有营养和治疗的作用,如紫胶虫所分泌的紫胶色素,可用于汽水,糖果的着色;从西红花中提取的西红花苷可用于食品及羊毛,丝绸等的染色;从栀子果实中提取的栀子黄用于食品着色,其着色力强,稳定性好,色泽鲜艳,色纯,无异味,无沉淀,性能大大优于其他的同类产品。

摄取高热量的传统天然甜味剂蔗糖、果糖、葡萄糖会引发肥胖、高血压、糖尿病等,从植物中寻找安全性高、热量低、甜味足、风味佳的优良天然甜味剂是一个引人注目的课题。新研究开发出 10 余个新品种,以中药材甘草、罗汉果、掌叶覆盆子叶为原料开发出的甘草甜素、罗汉果苷、悬钩子苷等,都是低热能天然甜味剂。葛根、山药、穿山龙、白首乌、牛蒡、红花、栀子等中药材富含淀粉、油脂,可作为淀粉、油脂资源加以利用,高淀粉药材也可发酵酿酒。

### (三) 中药材在化妆品中的应用

化妆品的发展趋势是倡导绿色、环保和安全,且追求功效。近十多年来,中药提取物作为天然物添加剂应用于化妆品中已成为新产品开发的热点,该类化妆品已逐渐为广大消费者所认知。在亚洲,特别是日本的消费者对含有中药活性成分的化妆品十分崇尚,《日本泛用化妆品原料》(JCID)中就已列出了 114 种中药材可用于化妆品,目前,在日本含有中药成分的化妆品已达 200 余种,欧洲各国的化妆品以添加天然药用植物萃取物为时尚。最近世界卫生组织(WHO)已充分肯定中医药的治疗作用,这将促进我国具有民族特色的含中药成分的化妆品创出品牌,更快地进入国际化妆品市场。

为了进一步加强化妆品原料管理,原国家食品药品监督管理总局对我国上市化妆品已使用原料开展了收集和梳理,编制了《已使用化妆品原料名称目录》,并于 2014 年 6 月 30 日发布。目录共收载已使用原料 8 783 种,天然原料(含中药材)及其制品近 4 000 种,其中中药材(含非药用部位)及其制品近 2 000 种(附录五)。

### (四) 中药材在中兽药中的应用

兽药(Veterinary Drugs)是指用于预防、治疗、诊断动物疾病或者有目的地调节动物生理功能的物质(含饲料添加剂)。中兽药是以中兽医药学理论为指导(如性味归经、升降浮沉、功效主治、七情配伍等),以动物、植物及矿物等为原料炮制加工而成的制剂,它是一种较好的绿色药物添加剂,其所含的天然成分不仅可促进畜禽生长发育、起到防病治病和保健的效果,还能避免出现药物残留、耐药性及毒副作用等问题,具有平衡阴阳、祛邪扶正、标本兼治的特点,近年来在提高畜禽生产性能和动物疾病防治中发挥了重要作用,在畜牧业生产中具有广阔的应用前景,目前已成为国内外的研究热点之一。中兽药是我国传统兽医学的重要组成部分,已有两千多年的应用历史,其独特的作用方式、良好效果、无残留、无抗药性以及无污染是化学药所无法比拟的,是绿色健康养殖的必然发展趋势。

目前中兽药需求主要集中在以下几类:一是具有抗菌作用的中药,如黄芩、黄连、黄柏、栀子、连翘、蒲公英、地丁、野菊花、山豆根、夏枯草、龙胆草、白头翁、苦参、大黄、金银花、鱼腥草、穿心莲等;二是具有促进动物生长的中药,主要为消食健脾类,如山楂、麦芽、陈皮等,以及与之配方的补中益气类,如黄芪、山药、白术、甘草、黄精等;三是具有驱虫作用的中药,如使君子、贯众,槟榔等。《中国兽药典》2015 年版二部收载药材和饮片 526 种,植物油脂和提取物 22 种,成方制剂和单味制剂 195 种(表 5－1)。中兽药常用注射剂和口服兽药粉末或微囊剂型,口服兽药常作为饲料添加剂,拌入饲料中供畜禽自由采食。

"十一五"以来,在中兽药新药发现、质量标准研究以及有效性安全性评价等方面取得重要突破,形成了中兽药创新发展的关键技术体系,研制出近 100 种中兽药新产品,形成了上千家现代化中药生产企业。2010 年以来,获批中兽药新药 82 个,占兽药新药的 18.6%(82/440)。中兽药新药申报以三类中兽药新药为主,共审批 67 个,占中兽药新药的 81.7%。剂型以口服液(39.0%)和颗粒剂(25.6%)为主,突破了传统中兽药剂型以散剂为主的局限,适合畜禽规模化养殖的饮水给药的需求特点。

**表5-1　《中国兽药典》2015年版二部收载药材和饮片（每列按笔画顺序排列）**

| | | | | | | | | |
|---|---|---|---|---|---|---|---|---|
| 一枝黄花 | 马钱子粉 | 石斛 | 朱砂 | 羌活 | 泽泻 | 急性子 | 野马追 | 槐花 |
| 十大功劳 | 马兜铃 | 石榴皮 | 竹叶 | 沙苑子 | 降香 | 姜黄 | 野菊花 | 槐角 |
| 丁香 | 马鞭草 | 石膏 | 竹叶柴胡 | 沙枣叶 | 细辛 | 前胡 | 蛇床子 | 硼砂 |
| 八角茴香 | 王不留行 | 煅石膏 | 延胡索(元胡) | 沙棘 | 珍珠 | 首乌藤 | 蛇蜕 | 雷丸 |
| 人工牛黄 | 天仙子 | 布渣叶 | 自然铜 | 沉香 | 珍珠母 | 洋金花 | 银柴胡 | 路路通 |
| 人参 | 天仙藤 | 龙胆 | 伊贝母 | 诃子 | 珍珠透骨草 | 穿山龙 | 甜地丁 | 蜈蚣 |
| 人参叶 | 天冬 | 北刘寄奴 | 血余炭 | 补骨脂 | 荆芥 | 穿心莲 | 猪牙皂 | 蜂房 |
| 儿茶 | 天花粉 | 北豆根 | 血竭 | 灵芝 | 荆芥炭 | 络石藤 | 猪苓 | 蜂蜜 |
| 了哥王 | 天竺黄 | 北沙参 | 全蝎 | 阿胶 | 荆芥穗 | 秦艽 | 猪胆粉 | 锦灯笼 |
| 三七 | 天南星 | 四季青 | 合欢皮 | 陈皮 | 荆芥穗炭 | 秦皮 | 猫爪草 | 矮地茶 |
| 三白草 | 制天南星 | 生姜 | 刘寄奴(奇蒿) | 附子 | 茜草 | 珠芽蓼 | 麻油 | 蔓荆子 |
| 三棱 | 天麻 | 仙茅 | 羊红膻 | 忍冬藤 | 草乌 | 莱菔子 | 麻黄 | 薇菜 |
| 三颗针 | 天葵子 | 仙鹤草 | 羊蹄 | 鸡内金 | 制草乌 | 莲子 | 麻黄根 | 蓼大青叶 |
| 干姜 | 木瓜 | 白及 | 关木通 | 鸡矢藤 | 草乌叶 | 莲须 | 鹿角 | 榧子 |
| 炮姜 | 木香 | 白术 | 关黄柏 | 鸡血藤 | 草豆蔻 | 莪术 | 商陆 | 榜嘎 |
| 土荆皮 | 木贼 | 白头翁 | 灯心草 | 鸡冠花 | 草果 | 荷叶 | 旋覆花 | 槟榔 |
| 土茯苓 | 木通 | 白芍 | 决明子 | 青木香 | 茵陈 | 桂枝 | 断血流 | 焦槟榔 |
| 土鳖虫 | 木槿花 | 白芷 | 冰片(合成龙脑) | 青风藤 | 茯苓 | 桔梗 | 淫羊藿 | 酸枣仁 |
| 大风子 | 木鳖子 | 白附子 | 寻骨风 | 青皮 | 茯苓皮 | 桃仁 | 淡竹叶 | 磁石 |
| 大血藤 | 五加皮 | 白茅根 | 防己 | 青葙子 | 茺蔚子 | 桉油 | 淡豆豉 | 豨莶草 |
| 大青叶 | 五味子 | 白矾 | 防风 | 青蒿 | 荜茇 | 夏枯草 | 密蒙花 | 蜘蛛香 |
| 大青盐 | 五倍子 | 白果 | 红大戟 | 青黛 | 荜澄茄 | 柴胡 | 续断 | 蝉蜕 |
| 大枣 | 太子参 | 白屈菜 | 红花 | 苦木 | 胡芦巴 | 党参 | 绵马贯众 | 罂粟壳 |
| 大黄 | 车前子 | 白药子 | 红芪 | 苦杏仁 | 胡黄连 | 鸭跖草 | 绵马贯众炭 | 辣椒 |
| 大蒜 | 车前草 | 白前 | 炙红芪 | 苦参 | 胡椒 | 铁皮石斛 | 绵萆薢 | 辣蓼 |
| 大蓟 | 瓦松 | 白扁豆 | 红豆蔻 | 苦楝皮 | 南五味子 | 铁苋草 | 绿豆 | 漏芦 |
| 大蓟炭 | 瓦楞子 | 白硇砂 | 红粉 | 苘麻子 | 南瓜子 | 积雪草 | 斑蝥 | 赭石 |
| 大腹皮 | 牛蒡子 | 白蔹 | 麦冬 | 枇杷叶 | 南沙参 | 射干 | 款冬花 | 槲寄生 |
| 山大黄 | 牛膝 | 白鲜皮 | 麦芽 | 板蓝根 | 南板蓝根 | 徐长卿 | 葫芦茶 | 墨旱莲 |
| 山豆根 | 毛诃子 | 白薇 | 远志 | 松花粉 | 南鹤虱 | 狼毒 | 葛根 | 稻芽 |
| 山茱萸 | 升麻 | 瓜蒌 | 赤小豆 | 松针 | 枳壳 | 高良姜 | 葶苈子 | 僵蚕 |
| 山药 | 化橘红 | 瓜蒌子 | 赤石脂 | 刺五加 | 枳实 | 拳参 | 萹蓄 | 鹤虱 |
| 山银花 | 月季花 | 炒瓜蒌子 | 赤芍 | 郁李仁 | 柏子仁 | 粉萆薢 | 棕榈 | 薤白 |
| 山楂 | 丹参 | 瓜蒌皮 | 芫花 | 郁金 | 栀子 | 粉葛 | 硫黄 | 薏苡仁 |
| 千年健 | 凤仙透骨草 | 玄明粉 | 花椒 | 虎杖 | 焦栀子 | 益母草 | 雄黄 | 薄荷 |
| 千里光 | 凤尾草 | 玄参 | 芥子 | 昆布 | 枸杞子 | 益智 | 紫石英 | 颠茄草 |
| 千金子 | 乌药 | 半边莲 | 苍术 | 岩陀 | 枸骨叶 | 浙贝母 | 紫花地丁 | 橘红 |
| 千金子霜 | 乌梢蛇 | 半枝莲 | 苍耳子 | 败酱草 | 柿蒂 | 娑罗子 | 紫花前胡 | 藁本 |
| 川木香 | 乌梅 | 半夏 | 芡实 | 知母 | 威灵仙 | 海风藤 | 紫苏子 | 藕节 |
| 川木通 | 火炭母 | 法半夏 | 芦荟 | 委陵菜 | 厚朴 | 海金沙 | 紫苏叶 | 藜芦 |
| 川贝母 | 火麻仁 | 姜半夏 | 芦根 | 使君子 | 厚朴花 | 海桐皮 | 紫苏梗 | 覆盆子 |

(续表)

| | | | | | | | | |
|---|---|---|---|---|---|---|---|---|
| 川牛膝 | 巴豆 | 清半夏 | 苏木 | 侧柏叶 | 砂仁 | 海螵蛸 | 紫草 | 瞿麦 |
| 川乌 | 巴豆霜 | 丝瓜络 | 杜仲 | 佩兰 | 牵牛子 | 海藻 | 紫珠叶 | 翻白草 |
| 制川乌 | 巴戟天 | 老鹳草 | 杠板归 | 金果榄 | 轻粉 | 浮小麦 | 紫萁贯众 | 藿香 |
| 川芎 | 水牛角 | 地龙 | 杨树花 | 金荞麦 | 鸦胆子 | 浮萍 | 紫菀 | 蟾酥 |
| 川楝子 | 水红花子 | 地耳草(田基黄) | 豆蔻 | 金钱白花蛇 | 韭菜子 | 通草 | 景天三七 | 鳖甲 |
| 广防己 | 水杨梅 | 地肤子 | 两面针 | 金钱草 | 虻虫 | 桑叶 | 蛤壳 | |
| 广枣 | 水蛭 | 地骨皮 | 连翘 | 金银花 | 骨碎补 | 桑白皮 | 蛤蚧 | |
| 广藿香 | 玉竹 | 地黄 | 吴茱萸 | 金樱子 | 钩吻 | 桑枝 | 黑芝麻 | |
| 女贞子 | 功劳木 | 熟地黄 | 岗梅 | 乳香 | 钩藤 | 桑寄生 | 黑豆 | |
| 小叶莲 | 甘松 | 地榆 | 牡丹皮 | 肿节风 | 香加皮 | 桑螵蛸 | 锁阳 | |
| 小茴香 | 甘草 | 地锦草 | 牡蛎 | 鱼腥草 | 香附 | 黄芩 | 鹅不食草 | |
| 小通草 | 炙甘草 | 芒硝 | 何首乌 | 狗肝菜 | 香青兰 | 黄芪 | 筋骨草 | |
| 小蓟 | 甘遂 | 百合 | 制何首乌 | 狗脊 | 香薷 | 炙黄芪 | 番泻叶 | |
| 飞扬草 | 艾叶 | 百部 | 伸筋草 | 京大戟 | 香橼 | 黄连 | 滑石 | |
| 马兰草 | 石韦 | 列当 | 皂角刺 | 卷柏 | 重楼 | 黄精 | 滑石粉 | |
| 马尾连 | 石见穿 | 当归 | 佛手 | 炉甘石 | 禹余粮 | 菟丝子 | 菁草 | |
| 马齿苋 | 石灰 | 肉苁蓉 | 谷芽 | 泡桐叶 | 胆矾 | 菊花 | 蒲公英 | |
| 马勃 | 石决明 | 肉豆蔻 | 谷精草 | 泡桐花 | 胆南星 | 救必应 | 蒲黄 | |
| 马钱子 | 石菖蒲 | 肉桂 | 辛夷 | 泽兰 | 独活 | 常山 | 椿皮 | |

### （五）中药材在植物源农药中的应用

植物源农药是指有效成分来源于植物体的农药,属生物农药范畴。植物源农药在农作物病虫害防治中具有对环境友好、毒性普遍较低、不易使病虫产生抗药性等优点,是生产无公害农产品应优先选用的农药品种。

随着植物源农药的发展,中药源农药逐渐成为植物源农药研究的重点。中药源农药是指用于防治病虫害的中药提取物或从中分离纯化的单体物质,主要应用在杀虫、杀菌、杀线虫、调节植物生长等方面。中药应用在杀虫方面,在我国早有记载,具有杀虫、抑菌生物活性的中药材有 60 多种,分布于 30 余科:唇形科、菊科、大戟科、豆科、樟科、茄科、伞形科、木兰科、芸香科、百部科、商陆科、兰科、楝科、锦葵科、木犀科、马兜铃科、银杏科、漆树科、石蒜科、杜鹃花科、毛茛科、卫矛科、茜草科、柏科、蔷薇科、棕榈科、苏木科、蓼科、桑科、松科、苦木科、麻黄科等。用作杀虫剂原料的中药材有:广藿香、薄荷、半枝莲、黄芩、野菊、艾叶、蒲公英、茵陈蒿、青蒿、山白菊、虾须草、鬼针草、苍耳、巴豆、大飞扬、蓖麻、乌桕叶、苦参、甘草、皂角、黄芪、肉桂、山苍子、烟草、辣椒、香茄、曼陀罗、莨菪、龙葵、蛇床子、厚朴、齿叶黄皮、芸香、柚皮、黄柏、百部、商陆、天麻、苦楝、土槿皮、连翘、细辛、银杏、白果皮、五倍子、大蒜、闹羊花、黄连、白头翁、雷公藤、大茶根、侧柏叶、桃树叶、黄藤根、皂角树叶、芦荟、大黄、何首乌、桑叶、松针、臭椿叶、麻黄等。

我国登记的植物源农药 40 余种,据农药部农药检定所调查,2012 年实际生产植物源农药品种 14 个,成熟应用于市场主要有黄酮类(flavonoids)、菊酯类(pyrethrins)、蒽醌类(anthraquinones)、萜烯类(terpenes)、生物碱类(alkaloids)、精油类(essentialkoils)等种类。具体品种为雷公藤甲素、烟碱、苦参碱、小檗碱、小檗碱盐酸盐、小檗碱盐酸盐、印楝素、鱼藤酮、狼毒素、松脂酸钠、除虫菊素、大黄素甲醚、蛇床子素、茶皂素、香菇多糖、苦皮藤素、大蒜素、楝素、藜芦碱、川楝素、百部碱、香芹酚、吲哚乙酸类、芸苔素内酯、24-表芸苔素内酯、14-羟基芸苔素甾醇、桉油精等。登记证书已过有效期品种:丁子香酚、氧化苦参碱、血根碱、茴蒿素、菇类蛋白多糖、蝮蛟素、海葱苷、毒鼠碱、赤霉素、脱落素、植物细胞分裂素、蜕皮素 A、蜕皮酮、闹羊花素、黄芩苷、儿茶素、辣椒碱等。除此之外,中药硫黄也作为杀菌剂用于防治黄瓜白粉病。

黄酮类多以苷或苷元、双糖苷或三糖苷状态存在,主要有鱼藤酮、毛鱼藤酮等。鱼藤在中药中主要用于散瘀止痛,杀虫,鱼藤酮在农药上作杀虫剂,也可防治人畜体外寄生虫。萜烯类包括蒎烯、单萜类、倍半萜、二萜类、三萜类等,这类物质有忌避、拒食、抑制生长发育,破坏害虫信息传递和交配,兼有触杀和胃毒作用。中药材代表品种是闹羊花,它含有多种毒素如梫木毒素、杜鹃素、石南素、闹羊花毒素等,其中闹羊花毒素为四环三站类化合物。实验证明闹羊花提取物对昆虫具有显著的触杀、胃毒、拒食等作用。生物碱类对害虫的作用方式多种多样,如毒杀、忌避、拒食、麻醉和抑制生长发育等,这一类农药活性物质可从苦参、烟叶、百部、雷公藤等中草药中提取,如烟碱、苦参碱、百部碱、雷公藤碱等。精油类不仅具有毒杀、忌避、拒食、抑制生长发育等作用,还具有昆虫性外激素对昆虫有引诱作用。例如从薄荷、肉桂、菊蒿、猪毛蒿提取挥发油用于杀虫。一些精油类农药已在美国投入市场,作为杀虫剂、杀螨剂、杀菌剂在葡萄、浆果、柑橘等果树的病虫害防治上使用。

（四川省中医药科学院　杨安东）

◇ 参 ◇ 考 ◇ 文 ◇ 献 ◇

［1］ 中医药局,工业和信息化部,发展改革委,等. 中药材保护和发展规划［EB/OL］. (2015 - 04 - 27). http://www. gov. cn/zhengce/content_9662. htm.

［2］ 白兰彬. 中药材监管工作中面临的问题探讨［J］. 中国食品药品监管,2015(4)：19 - 21.

［3］ 药学实践杂志. 国家重点保护野生药材物种名录［J］. 药学情报通讯,1988,6(2)：82.

［4］ 周跃华,徐增莱. 关于国家重点保护野生药材物种范围的探讨［J］. 中草药,2016,47(7)：1061 - 1073.

［5］ 韩宝瑞. 中药资源在食品添加剂中的应用［C］//吉林农业大学. 第十届全国药用植物及植物药学术研讨会论文集. 长春,2011.

［6］ 张红印. 新型甜味剂及其在食品工业中的应用［J］. 冷饮与速冻食品工业,2000(2)：34 - 36.

［7］ 中华人民共和国国家卫生和计划生育委员会. 中国标准书号：GB2760 - 2014［S］. 北京：中国标准出版社,2015.

［8］ 阎世翔. 中草药在化妆品中的应用［J］. 中国化妆品：专业版,2004(8)：84 - 86.

［9］ 杜军. 中草药在化妆品应用中的特点、监管和风险评估［C］//中国毒理学会. 中国毒理学会管理毒理与风险评估专业委员会第四届全国会员代表大会暨学术交流会论文集,2013.

［10］ 国家食品药品监督管理总局. 关于发布已使用化妆品原料名称目录的通告：2014 年第 11 号［EB/OL］. (2014 - 06 - 30) http://samr. cfda. gov. cn/WS01/CL0087/102178. html.

［11］ 田进锡. 中兽药在畜牧业生产中的应用［J］. 中国畜禽种业,2015,11(4)：43.

［12］ 郭金梅. 中兽药在动物养殖中的作用及发展前景［J］. 中国畜牧业,2014,(12)：40 - 41.

［13］ 全球品牌畜牧网. 中兽药成行业发展新趋势［OL］. http://www. ppxmw. com/news/35484. html.

［14］ 中国兽药典委员会. 中华人民共和国兽药典：第二部［S］. 北京：中国农业出版社,2016.

［15］ 杨志强. 中兽药与中药材［OL］. https://wenku. baidu. com/view/866d7a85db38376baf1ffc4ffe4733687e21fc06. html.

［16］ 张鹏,李西文,董林林,等. 植物源农药研发及中药材生产中的应用现状［J］. 中国中药杂志,2016,41(19)：3579 - 3586.

［17］ 张兴,马志卿,冯俊涛,等. 植物源农药研究进展［J］. 中国生物防治学报,2015,31(5)：685 - 698.

［18］ 严振,莫小路,王玉生. 中草药源农药的研究与应用［J］. 中国中药杂志,2005,30(21)：1714 - 1716.

［19］ 张雁冰,艾国民,刘宏民,等. 植物源农药的研制及其开发现状［J］. 河南农业科学,2005,(5)：30 - 32,45.

［20］ 金林红,宋宝安,杨松,等. 天然产物抗植物病毒剂国外研究进展［J］. 农药,2003,42(14)：10 - 12.

# 第二节　中药材 GAP 与基地建设

## 一、GAP 概述

### （一）GAP 的起草原则

GAP 内容广泛、复杂,涉及药学、生物学、农学及管理科学,是一个复杂的系统工程,但 GAP 的核心是"规范生产过程以保证药材的质量稳定、可控",因此各条款均应紧紧围绕药材质量及可能影响药材质量的内在因素(如种质)和外在因素(环境、生产技术等)的调控而制定。

GAP 的制定既要认真汲取国外先进经验,尽量与国际接轨,又必须与中国实际情况相结合。如欧共体禁用人的排泄物作肥料,但中国农村人口众多,必须而且应该充分利用这一肥源,因此在起草 GAP 时,允许使用农家肥,但强调"应充分腐熟,达到无害化卫生标准"。

GAP 概念涵盖的不仅是栽培的药用植物(欧共体 GAP 仅包括药用植物和芳香植物),还包括药用动物以及药用野生植物和动物,这是根据中国实际情况而订的,因为目前我国野生药材还占有相当大的比重。

### (二) GAP 的基本框架

第一章　总则:说明 GAP 的目的和意义。

第二章　产地环境生态:对大气、水质、土壤环境生态因子的要求。

第三章　种质和繁殖材料:正确鉴定物种,保证种质资源的质量。

第四章　栽培与饲养:制订药用植物栽培和药用动物饲养的多项技术措施,要点是病虫害防治及田间管理。

第五章　采收与产地加工:确定适宜采收期、干燥及产地加工技术。

第六章　包装、运输与储藏:包装应规范(含包装材料)运输、贮藏等。

第七章　质量管理:质量管理及监控对药材的性状、杂质、水分、灰分等的检测。

第八章　人员及设备:受过一定培训的人员及生产场地的硬件设备。

第九章　文件及档案管理:生产全过程的记录、有关软件资料等。

第十章　附则:术语的解释等,说明等。

## 二、中药材 GAP 概述

### (一) 中药材 GAP 实施的背景

栽培药材的主流化导致中药材 GAP 势在必行。我国的中药材来源曾经以野生药材为主,栽培品种很少,种植不成规模。随着中药工业的崛起,资源消耗方式发生转变,许多野生药材已不能满足需求,栽培药材比重逐步上升,中药材种植面积不断扩大,如何规范中药材的种植过程,避免种植不当引起质量问题已经成为急需解决的问题。

### (二) 中药材 GAP 的含义

GAP 是 Good Agricultural Practice 的缩写,中文意识是"良好农业规范"。GAP 代表了一般公认的、基础广泛的农业指南,是由 FDA、USDA 以及其他机构对当前食品安全的最新知识发展而成的,是在与多个联邦和州政府机构以及新鲜果蔬行业专家的共同合作中产生的。从广义上讲,良好农业规范(Good Agricultural Practices,GAP)作为一种适用方法和体系,通过经济的、环境的和社会的可持续发展措施,来保障食品安全和食品质量。它是以危害预防(HACCP)、良好卫生规范、可持续发展农业和持续改良农场体系为基础,避免在农产品生产过程中受到外来物质的严重污染和危害。该标准主要涉及大田作物种植、水果和蔬菜种植、畜禽养殖、牛羊养殖、奶牛养殖、生猪养殖、家禽养殖、畜禽公路运输等农业产业等。

它是我国中药制药企业实施的 GMP 重要配套工程,是药学和农学结合的产物,是确保中药质量的一项绿色工程和阳光工程。

中药材 GAP 是《中药材生产质量管理规范》的简称,是从保证中药材质量出发,控制影响药材生产质量的各种因子,规范药材各生产环节乃至全过程,以达到药材"真实、优质、稳定、可控"的目的。GAP 涉及中药材从种质资源选择、种植地选择一直到中药材的播种、田间管理、采收、产地初加工、包装运输以及入库整个过程的规范化管理。

### (三) 中药材 GAP 实施的意义

实施中药材 GAP 对于促进中医药产业的发展具有十分重要的意义,具体来说是"6 个需要":一是促进中药标准化、集约化、现代化和国际化的需要;二是促进中药制药企业、中药商业规模化健康发展的需要;三是促进农业生产结构调整和促进中药农业产业化的需要;四是改善生态环境获取生态效益,走可持续发展道路的需要;五是增加农民收入,促进地方经济发展的需要;六是逐步建立中药材规范化生产体系,提高地道药材质量和市场竞争力的需要。

### (四) 中药材 GAP 研究的主要内容

中药材 GAP 内容包括中药材的产地环境生态;对大气、水质、土壤环境生态因子的要求;种质和繁殖材料;物种鉴定、种质资源的优质化;优良的栽培技术措施,重点是田间管理和病虫害防治;采收与产地加工,确定适宜采收期及产地加工技术、包装、运输、贮藏、质量管理等系统原理。中药材 GAP 项目的研究应注意以下主要内容：①中药材优良品种的选育和繁育及种子种苗的标准化（中药材优良品种的选育和繁育；中药材种子种苗质量标准及检验规程的制订）。②中药材病虫害防治（主要病虫种类、发生规律及危害程度的调查；主要病虫害的有效防治措施）。③中药材质量标准的研究制订。④优质中药材栽培技术的标准操作规程（SOP）的制订。

### （五）中药材 GAP 存在的主要问题及建议

表 5-2　中药材 GAP 存在问题及其建议

| 主体 | 问题 | 建议及对策 |
|---|---|---|
| 药材 | （1）中药材栽培种源混杂，良种选育和提纯复壮工作落后。<br>（2）药材生产受环境条件影响大，产量与质量稳定困难 | （1）建立中药材种质资源库。<br>（2）在生产上应该根据需求量来安排种植面积 |
| 公司 | （1）药材忌连作，药材生产成本增加。<br>（2）草害严重，亟待开展生态种植模式和安全除草剂研究。<br>（3）土地分散，产业一体化困难。<br>（4）中药材生产技术人才缺乏，劳动力缺乏及劳动成本过高制约基地的发展。<br>（5）加工场地及设备设施简陋，技术落后，化验室建设投资大，检测费用多，成本高昂。<br>（6）GAP 认证条款过于复杂，负担重 | （1）研发和探索使用化学除草剂除草。<br>（2）加大中药材 GAP 相关人才的培养。<br>（3）建立并共享检测平台。<br>（4）国家加大基地建设科研投入 |
| 药农 | 种植积极性不高，自身条件限制 | 选择适合自身发展的组织模式，提高药农收入 |
| 政府 | （1）野生抚育药材认证空白。<br>（2）组织模式需要深入探讨。<br>（3）相关配套法规、政策不到位 | （1）制订野生抚育中药材 GAP 认证评定标准。<br>（2）药监部门要加大力度，对 GAP 基地药材注册统一认证标志，在税免上给予支持性政策，以优质优价的特点占领市场 |

### （六）中药材 GAP 在我国的发展

1998 年 11 月，国家药品监督管理局在海口市召开 GAP 第一次研讨会，会上学习了《欧共体 GAP》及日本厚生省药务局《药用植物栽培及质量评价》并研究为何制定我国的 GAP。任德权副局长在讲话中指出：学习国外经验，结合中国实情，加强基础研究，要以市场为导向，企业为主体，大力宣传 GAP。并成立了以周荣汉教授为首的 GAP 起草专家小组，并开始起草工作。

1999 年 5 月，国家药品监督管理局在天津召开第二次 GAP 起草工作会议，对起草专家提出的 GAP（第一稿）进行讨论，提出了修改意见。经专家组修订后，提出 GAP（征求意见第二稿）。

1999 年 11 月，中国药科大学与上海药材公司在上海举办第一期 GAP 知识培训班。来自全国的 43 名学员与教师一起，经过一周学习与讨论，对 GAP 第二稿提出许多宝贵意见。经过周荣汉同志修改后，于 2000 年 7 月 5 日寄交国家药品监督管理局安全监管司，经修订后提交第三次 GAP 工作会议讨论。

2000 年 9 月 4—7 日国家药品监督管理局在成都召开第三次 GAP 工作会议。对《中药材 GAP》进行讨论和修改。

2002 年 3 月 18 日，国家药品监督管理局局务会审议通过了《中药材生产质量管理规范（试行）》，该规范于 2002 年 6 月 1 日起施行。

2002 年 4 月 17 日颁布实施《中药材生产质量管理规范（试行）》，是世界上首个官方发布的中药材种植方面规范。

2003 年 9 月 19 日《中药材生产质量管理规范认证管理办法（试行）》和《中药材 GAP 认证检查评定标准（试行）》发布，正式开始开展中药材 GAP 认证检查工作。

2004 年雅安三九中药材科技产业化有限公司麦冬、鱼腥草基地等 8 家企业首批通过中药材 GAP 检查。

2016 年 2 月 3 日，国务院发布《关于取消 13 项国务院部门行政许可事项的决定》（国发〔2016〕10 号），决定取消中药材 GAP 认证。

2016 年 3 月 17 日，国家食药监总局根据国务院文件要求，发布《关于取消中药材生产质量管理规范认证有关事宜的公告》（2016 年第 72 号），取消中药材 GAP 认证。

2017 年 10 月 25 日食品药品监管总局办公厅发布了公开征求《中药材生产质量管理规范（修订稿）》意见。

## 三、中药材 GAP 基地建设

### （一）中药材 GAP 基地建设的原则

必须坚持六大原则：一是市场导向的原则；二是以效益为中心的原则；三是产业化原则；四是发挥

地道药材品牌优势的原则;五是重视产地最佳生态环境原则;六是以传统名优地道中药材和大宗药材为骨干品种的原则。

### (二) 中药材 GAP 基地建设的环境标准

中药材 GAP 基地应选择大气、水质、土壤无污染地区,要求在一定范围内没有各种污染源。灌溉水质达到农田灌溉水质标准 CB5084 - 92;大气环境要达到"大气环境"质量指标 CB3095 - 82 的二级标准;药园土壤环境质量要达到土壤质量 CB15618 - 1995 二级标准。

### (三) 中药材 GAP 基地环境检测具体项目

主要包括:农田灌溉指标,需检测 pH、汞、镉、铅、砷、铬、氯化物、氰化物;加工用水除检测上述检测外,还要检测细菌总数、大肠埃希菌数;大气质量指标需检测总悬浮微粒、二氧化硫、氢氧化物、氟化物;土壤质量指标主要检测汞、铅、铜、铬、砷及六六六、滴滴涕等残留。

### (四) 中药材 GAP 基地发展概况

1. **总体认证概况** · 截至 2016 年 1 月 7 日,国家食品药品监督管局已先后分 23 批审查并公告了 197 个中药材 GAP 基地,涉及企业 145 家,基地分布于 26 个省(市、区),涉及种植区域约 711 个,中药材品种 66 个(包含一种动物药),具体统计见表 5 - 3。

表 5 - 3  中药材 GAP 基地认证公告情况

| 序号 | 种植品种 | 企 业 名 称 | 种 植 区 域 |
|---|---|---|---|
| 1 | 人参 | 北京同仁堂吉林人参有限责任公司 | 吉林省靖宇县、临江县 |
| | | 吉林长白参隆集团有限公司 | 吉林省长白县宝泉山参场种植区、尼粒河参场种植区、马鹿沟参场种植区 |
| | | 集安市新开河有限公司 | 吉林省集安市麻线线乡、榆林镇、大路镇、台上镇、清河镇、头道镇 |
| | | 抚松县宏久参业有限公司 | 吉林省抚松县抽水乡:参场村、桦树包、泉阳班。抚松县东岗镇:锦北林场村、板石河村。抚松县北岗镇:胜利林场村、东泉村、大顶子林场村 |
| | | 北京同仁堂吉林人参有限责任公司 | 吉林市靖宇县蒙江乡徐家店、临江市林业局桦树镇大西林场 |
| | | 康美新开河(吉林)药业有限公司 | 太平参场(集安市麻线乡太平村、石庙村)、复兴参场(集安市榆林复兴村、榆林村)、大路参场(集安市大路镇大路村、爬宝村)、双岔参场(集安市台上镇老岭村、板岔村、东明村) |
| | | 吉林省宏久和善堂人参有限公司 | 抚松县北岗镇:胜利林场村、东泉村、西泉村、大顶子林场村 |
| | | 通化百泉参业集团股份有限公司 | 吉林省通化市东昌区江东乡银厂村 5 组 |
| | | 江苏苏中药业集团股份有限公司 | 珲春市密江乡三安村、杨泡乡东阿拉村、板石镇太阳村、英安乡里化村 |
| | | 吉林省集安益盛汉参中药材种植有限公司 | 集安市台上镇双岔村、东明村、板岔村;集安市财源镇马蹄村、新建村;集安市头道镇西村、团结村;集安市大路镇高地村、正义村 |
| | | 吉林加一土产有限公司 | 吉林省长白县马鹿沟镇小葡萄沟、老婆口、龙泉闸、二十八公里、二道岗 |
| | | 吉林紫鑫药业股份有限公司 | 珲春市哈达门乡二道沟参场、马滴达村、太平村;珲春市马川子乡依力村;敦化市额穆镇八里堡村、民众村、桦树村;和龙市头道镇青龙村 |
| 2 | 丹参 | 陕西天士力植物药业有限责任公司 | 陕西省商洛市商南县、山阳县、洛南县、丹凤县、镇安县、柞水县、商州区 |
| | | 陕西天士力植物药业有限责任公司 | 陕西省商州区、洛南县、山阳县、柞水县、丹凤县、商南县,JD01 - JD123 |
| | | 四川逢春制药有限公司 | 四川省中江县石泉乡西眉山村、林家沟村、堎宾寺村 |
| | | 临沂升和九州药业有限公司 | 山东省临沂市高新技术产业开发区罗西街道办事处西石埠村、涧沟崖村、金山村、北白埠子村 |
| | | 方城县华丰中药材有限责任公司 | 方城县拐河镇西关村、王家营村、许良庄村、养马口村,四里店乡四里店村,杨集乡尹店村 |
| | | 南阳白云山和记黄埔丹参技术开发有限公司 | 河南南阳市方城县杨集乡、柳河乡和拐河镇 |

（续表）

| 序号 | 种植品种 | 企业名称 | 种植区域 |
|---|---|---|---|
| 2 | 丹参 | 亚宝药业集团股份有限公司 | 山西省芮城县陌南镇天头村、上坡村、东垆乡西南村、许家坡村、坑北村、董壁村，古魏镇窑头村、兴耀村、董村，南卫乡东山底村、老庄村、西陌镇石湖村、板桥村、大王镇观庄村、鲁庄村、大王村、古仁村、上坊村，阳城镇阳祖村、杜庄村 |
| | | 菏泽步长制药有限公司 | 济南市长清区马山镇双泉村、大崖村、牛角沟村、大河东村、小河东村 |
| | | 蒙阴县神农中药饮片有限公司 | 蒙阴县垛庄镇万泉庄、大石龙、小石龙、刘庄、大山场、彭庄、风水沟；蒙阴县县城三路汶溪居委；蒙阴县旧寨乡卧龙湾村；蒙阴县坦埠镇桃花峪 |
| | | 陕西天士力植物药业有限责任公司 | 陕西省商洛市商州、洛南、山阳、丹凤、商南、镇安、柞水等六县一区 |
| 3 | 山茱萸 | 南阳张仲景山茱萸有限责任公司 | 河南省西峡县 |
| | | 北京同仁堂浙江中药材有限公司 | 浙江省临安区，淳安县 |
| | | 佛坪汉江山茱萸科技开发有限责任公司 | 陕西省佛坪县 |
| | | 北京同仁堂南阳山茱萸有限公司 | 河南省南阳市内乡县夏馆 |
| | | 南阳张仲景中药材发展有限责任公司 | 河南省西峡县太平镇乡、二郎坪乡、陈阳乡、寨根乡、米坪镇 |
| | | 北京同仁堂浙江中药材有限公司 | 浙江省杭州市临安区湍口镇洪岭、童家，浙江省杭州淳安县临岐镇审岭 |
| | | 北京同仁堂南阳山茱萸有限公司 | 河南省内乡县夏馆镇小湍河村、万沟村、湍源村 |
| | | 南阳张仲景中药材发展有限责任公司 | 河南省西峡县太平镇乡、二郎坪乡、陈阳乡、寨根乡、米坪镇 |
| 4 | 板蓝根 | 阜阳白云山板蓝根技术开发有限公司 | 安徽省太和县 |
| | | 大庆市大同区庆阳经贸有限责任公司 | 大庆市大同区八井子乡建立村小山屯、荣家围子、八井子乡建立村、长安村、永合村、民强村、国富村、杏山堡村、庆阳山村、公民村 |
| | | 黑龙江天翼药业有限公司 | 黑龙江省大庆市杜尔伯特蒙古族自治县东吐莫乡黑龙江省绿色草原牧场一管区九作业区绿色九队、三管区三作业区绿色三队、一管区二作业区绿色林场 |
| | | 大庆白云山和记黄埔板蓝根科技有限公司 | 黑龙江大庆市大同区八井子乡 |
| | | 北京同仁堂河北中药材科技开发有限公司 | 河北省唐山市玉田县大杨铺村、小杨铺村、中君铺村、斯家铺村、双铺村、东六村、六里村、三村、十一村、刘现庄村、邢庄村、孔雀店村、高马头村、西黄庄村、林西村、大丁庄村、三户庄村、三里屯村、小刘庄村 |
| | | 北京同仁堂河北中药材科技开发有限公司 | 河北省玉田县唐自头镇、玉田镇、郭家屯乡、彩亭桥镇、林南仓镇、林头屯乡 |
| | | 宁夏隆德县六盘山中药资源开发有限公司 | 宁夏隆德县沙塘镇魏李村、许川村、沙塘街道村；隆德县联财镇、好水乡、关堡乡、陈靳乡山河镇、温堡乡、奠安乡、神林乡、凤岭乡 |
| 5 | 三七 | 云南特安呐三七产业股份有限公司 | 云南省文山市、马关县、砚山县 |
| | | 云南白药集团中药材优质种源繁育有限责任公司 | 云南省文山州文山市马塘镇、德厚乡，马关县夹寒箐乡 |
| | | 云南特安呐三七产业股份有限公司 | 云南省文山县差黑、松树坪、砚山县凹龙科、干坝子、弥勒市西二乡；宜良县老竹乡 |
| | | 云南白药集团文山七花有限责任公司 | 云南省文山州砚山县平远镇（种子种苗基地）、云南省昆明市石林县圭山镇（商品三七基地）、云南省文山州砚山县盘龙乡（种质资源圃） |
| | | 昆明制药集团股份有限公司 | 种子种苗基地：云南省文山州砚山县平远乡阿三龙村；云南省红河州石屏县牛街乡过甲山村 |

(续表)

| 序号 | 种植品种 | 企业名称 | 种植区域 |
|---|---|---|---|
| 5 | 三七 | 云南哈珍宝三七种植有限公司 | 云南省文山州砚山县平远镇(三七种苗基地300亩);云南省红河州建水县临安镇(二年生三七基地1000亩);云南省红河州石屏县牛街镇(二年生三七基地1005亩);云南省红河州建水县官厅镇(三年生三七基地1020亩) |
| | | 云南特安呐三七产业股份有限公司 | 种苗基地:云南省砚山县平远镇木瓜铺村。良种基地:云南省砚山县盘龙乡凹龙科村、干河乡竜白村。商品三七基地:云南省砚山县盘龙乡凹龙科村、干河乡竜白村,寻甸县甸沙乡大清河村、铁厂村、大平地村、海尾村;华宁县青龙镇红岩村 |
| | | 云南维和药业股份有限公司 | 云南大理南涧县无量山镇发达村、卫国村、红星村 |
| 6 | 红花 | 裕民县永宁红花科技发展有限责任公司 | 新疆维吾尔自治区裕民县哈拉布拉乡霍斯哈巴克村和喀拉乔克村 |
| | | 新疆步长药业有限公司 | 乌鲁木齐市米东区八家户村、天山村、柏杨河村;乌鲁木齐市水磨沟区石人子沟村 |
| | | 裕民县华卫红花科技有限公司 | 新疆维吾尔自治区裕民县江格斯乡特布拉克村、吉兰德村 |
| | | 亚宝药业新疆红花发展有限公司 | 北庭镇余家宫村;二工乡红山子村;碧流河黄宫村 |
| | | 雅安三九中药材科技产业化有限公司伊犁分公司 | 新疆伊宁市霍城县果子沟牧场农业村、牧业村、芦草沟镇二大队 |
| | 西红花 | 上海华宇药业有限公司 | 上海市宝山区长兴岛、崇明岛 |
| 7 | 附子 | 雅安三九中药材科技产业化有限公司 | 四川省江油市太平镇普照村、合江村 |
| | | 四川佳能达攀西药业有限公司 | 四川省凉山州布拖县西溪河区火烈乡、补洛乡、乐安乡 |
| | | 四川新荷花中药饮片股份有限公司 | 四川省绵阳市江油市彰明镇 |
| | | 四川江油中坝附子科技发展有限公司 | 附子种根种植地点:四川省北川羌族自治县漩坪乡烧坊村(乌药坪)。附子种植地点:四川省江油市太平镇桥楼村 |
| | | 雅安三九中药材科技产业化有限公司 | 江油市太平镇普照村、合江村、桥楼村、竹林村、泗洲村、月爱村、双胜村 |
| 8 | 铁皮石斛 | 浙江省天台县中药药物研究所 | 浙江天台县丽泽基地、田洋陈基地、西方洋基地、后洋基地 |
| | | 天台县中药药物研究所 | 天台县田洋陈基地、西方洋基地、后洋基地 |
| | | 浙江寿仙谷生物科技有限公司 | 武义县白姆乡白姆村源口水库脚下 |
| | | 光明食品集团云南石斛生物科技开发有限公司 | 云南省西双版纳州勐海县曼尾村 |
| | 金钗石斛 | 赤水市信天中药产业开发有限公司 | 赤水市长期镇五七村建设保护基地1500亩;赤水市长期镇五七村建设抚育基地500亩(含种源地5亩);赤水市旺隆镇新春村泥池沟石斛种苗繁育基地60亩;赤水市旺隆镇红花村石斛GAP试验示范基地500亩;赤水市旺隆镇鸭岭村示范推广基地1000亩 |
| | 石斛 | 云南恩红集团德宏呈荣石斛科技开发有限公司 | 芒市那目(1号)种植基地、芒市那目(2号)种植基地、芒市那目(3号)种植基地、芒市万段种植基地、芒市松树寨种苗繁育种植基地、芒市锅盖石种植基地、瑞丽宏茂种植基地、瑞丽恩红仿野生种植基地、施甸由旺仿野生种植基地、施甸老麦仿野生种植基地 |
| 9 | 黄芪 | 乌兰察布市中—黄芪技术开发有限责任公司 | 乌兰察布市察右后旗贲红镇109号 |
| | | 大同丽珠芪源药材有限公司 | 山西省浑源县官儿乡 |
| | | 乌兰察布广药中药材开发有限公司 | 内蒙古乌兰察布市区域,种植基地位于乌兰察布丰镇市黑土台镇段家营村、柳家营村 |
| | | 甘肃扶正药业科技股份有限公司 | 甘肃省定西市陇西县碧岩镇塄岸村塄上基地、塄下基地、阳务川基地、郭家庄基地 |

（续表）

| 序号 | 种植品种 | 企业名称 | 种植区域 |
|---|---|---|---|
| 9 | 黄芪 | 甘肃九州天润中药产业有限公司 | 甘肃省岷县梅川镇车路村 |
| | | 宁夏隆德县六盘山中药资源开发有限公司 | 隆德县沙塘镇魏李村、许川村、沙塘街道村；订单种植在隆德县联财镇、好水乡、关堡乡、陈靳乡、山河镇、温堡乡、奠安乡、神林乡、凤岭乡 |
| 10 | 麦冬 | 雅安三九中药材科技产业化有限公司 | 四川省绵阳市三台县 |
| | | 雅安三九中药材科技产业化有限公司 | 四川省绵阳市三台县花园镇营城村 |
| | | 四川新荷花中药饮片股份有限公司 | 四川省绵阳市三台县老马乡 |
| | | 神威药业（四川）有限公司 | 四川省绵阳市三台县花园镇涪城村 |
| | | 江苏苏中药业集团股份有限公司 | 四川省绵阳市三台县花园镇四脊村 |
| | | 四川天基康中药材种植有限公司 | 四川省绵阳市三台县花园镇江村 |
| | | 雅安三九中药材科技产业化有限公司 | 四川省绵阳市三台县花园镇营城村2社、3社、4社、5社、6社、7社、8社，宝林寺村，小围村 |
| 11 | 金银花 | 新乡佐今明制药股份有限公司 | 河南省新乡市封丘县轩寨村 |
| | | 山东三精制药有限公司 | 山东省平邑县郑城镇大后沟、铁里营、母子山 |
| | | 临沂利康中药饮片有限公司 | 山东省平邑县流峪镇老泉崖村、梧桐沟村、双玉村、流峪村、西沟村、苗泉村、邵家庄村、鑫城村、车庄村 |
| | | 神威阿蔓达（平邑）中药材有限公司 | 山东省临沂市平邑县流峪镇流峪村、三合二村、谭家庄村 |
| | | 临沂金泰药业有限公司 | 金银花规范化生产基地位于郑城镇西半部，北至羊安石北边界，西至大殿沟西边界，南至五里庙南边界，东至大陈庄东边界，包括四合村、柿子峪、玉溪村、祥和村、陈家庄、崇圣村、双兴村、金山村、宁安庄、郑城村、七一村、兴源村、福安村、马家洼共十四个行政村 |
| | | 江苏康缘生态农业发展有限公司 | 江苏省连云港市东海县李埝乡李埝林场李林路 |
| | | 山东广药中药材开发有限公司 | 山东省平邑县郑城镇，包括四合村、祥和村、水湾村、杜家山村 |
| | | 四川惠丰天然药物发展有限公司 | 四川省成都市大邑县出江镇香桂村、出源村 |
| | | 新乡佐今明制药股份有限公司 | 河南省新乡市封丘县陈固乡东仲宫村、牛所村 |
| 12 | 玄参 | 湖北恩施硒都科技园有限公司 | 湖北省恩施州巴东县绿葱坡镇，建始县龙坪乡 |
| | | 湖北恩施硒都科技园有限公司 | 巴东县绿葱坡、建始县龙坪 |
| | | 西安安得药业有限责任公司镇坪分公司 | 华坪镇三坝村、尖山坪、团结村；洪石镇仁河村、云雾村、胜利村；曾家镇金坪村、鱼坪村、文溪村 |
| | | 重庆市南川区瑞丰农业开发有限责任公司 | 南川区三泉镇莲花村3、4社，大有镇水源村3、7社和指拇村5、6社，合溪镇风门村4、5、8社，德隆乡茶树村村1、2、3社和隆兴村2、3社，头渡镇前星村2、3、4、7社 |
| 13 | 黄连 | 重庆石柱黄连有限公司 | 重庆市石柱土家族自治县（包括本公司所辖黄水等6个子公司） |
| | | 恩施九州通中药发展有限公司 | 利川市建南镇龙塘沟村，恩施市新塘乡太山庙居民委员会，种质资源圃在恩施市下坝村（湖北省农科院中药材试验场） |
| | | 西安安得药业有限责任公司镇坪分公司 | 华坪镇团结村、三坝村、尖山坪村；钟宝镇金岭村、民主村、干洲河村；小曙河镇安坪村、中坪村、和平村 |
| 14 | 川芎 | 四川绿色药业科技发展股份有限公司 | 四川省彭州市敖平镇、汶川县水磨镇 |
| | | 四川新绿色药业科技发展股份有限公司 | 川芎坝区药材基地：彭州市敖平镇兴泉村。川芎中山苓种基地：汶川县水磨镇灯草坪村 |
| | | 四川新荷花中药饮片股份有限公司 | 四川成都彭州市葛仙山镇群柏村、百顺村 |

（续表）

| 序号 | 种植品种 | 企 业 名 称 | 种 植 区 域 |
|---|---|---|---|
| 15 | 鱼腥草 | 雅安三九中药材科技产业化有限公司 | 四川省雅安市雨城区 |
| | | 雅安三九中药材科技产业化有限公司 | 四川省雅安市严桥镇严桥村、新和村 |
| | | 四川美大康中药材种植有限责任公司 | 四川省什邡市回澜镇龙桥村、广汉市西高镇金光村 |
| 16 | 银杏叶 | 江苏银杏生化集团股份有限公司 | 江苏省邳州市港上镇、铁富镇 |
| | | 江苏银杏生化集团股份有限公司 | 邳州市港上镇：港中村、港西村、港东村、兴隆村、北荆邑村、南荆邑村、庄安村、南楼村、十房村、石家村、卢庄村、范庄村、半庄村、曹庄村、冯窑村、王庄村、北西村、展庄村、冯庄村、寨庄村、大范村、王李庄村、前湖村、曹楼村、北东村、齐村。邳州市铁富镇：宋庄村、吕骆家村、胡滩村、育才村、沟上村、油坊村、于家村 |
| | | 上海信谊百路达药业有限公司 | 上海市崇明区长征农场9队、22队 |
| 17 | 当归 | 甘肃岷归中药材科技有限公司 | 甘肃省宕昌县哈达部镇，岷县西寨镇 |
| | | 甘肃劲康药业有限公司 | 岷县禾驮乡石家台村红花沟，岷县麻子川乡麻子川村、上沟村 |
| | | 沾益县益康中药饮片有限责任公司 | 曲靖市沾益区播乐乡奴革村721亩、曲靖市沾益区播乐乡洒宇村763亩、曲靖市沾益区播乐乡独宇村730亩 |
| 18 | 地黄 | 南阳张仲景中药材发展有限责任公司 | 武陟县大封镇董宋村、寨上村；温县赵堡镇东坪滩村、南平皋村、黄河滩；温县温泉镇滩陆庄村、张庄村、黄河滩；温县南张羡朱家庄；荥阳市汜水镇口子村、南屯村 |
| | | 南阳张仲景中药材发展有限责任公司 | 河南省武陟县西陶镇、大封镇，温县招贤乡，孟州化工镇 |
| | | 山东东阿阿胶股份有限公司 | 东阿县牛角店镇朱圈村、周门前村、董圈村；陈集乡胡庄村；姜楼镇徐楼村；大桥镇康韩村、小生村 |
| 19 | 平贝母 | 铁力市兴安神力药业有限责任公司 | 黑龙江省铁力市工农乡 |
| | | 伊春北药祥锋植物药有限公司 | 黑龙江省伊春市红星去清水河经营所，伊春市红星区建设街 |
| | 川贝母 | 四川新荷花中药饮片股份有限公司 | 四川省阿坝州松潘县水晶乡寒盼村、茂县松萍沟乡岩窝寨村 |
| 20 | 西洋参 | 吉林省西洋参集团有限公司 | 吉林省靖宇县 |
| | | 通化百泉参业集团股份有限公司 | 吉林省通化市东昌区江东乡银厂村5组 |
| 21 | 黄芩 | 临沂升和九州药业有限公司 | 山东省临沂市高新技术产业开发区罗西街道办事处西石埠村、涧沟崖村、金山村、北白埠子村 |
| | | 中国药材集团承德药材有限责任公司 | 承德市宽城县峪耳崖镇唐家庄村；承德市围场满族蒙古族自治县黄土坎乡黄土坎村 |
| | | 宁夏隆德县六盘山中药资源开发有限公司 | 隆德县沙塘镇魏李村、许川村、沙塘街道村；订单种植在隆德县联财镇、好水乡、关堡乡、陈靳乡、山河镇、温堡乡、奠安乡、神林乡、凤岭乡 |
| 22 | 穿心莲 | 清远白云山穿心莲技术开发有限公司 | 广东省清远英德市 |
| | | 清远白云山和记黄埔穿心莲技术开发有限公司 | 广东省清远市英德市大湾镇、湛江市遂溪县城月镇、北坡镇、岭北镇 |
| 23 | 灯盏花 | 红河千山生物工程有限公司 | 云南省泸西县 |
| | | 红河千山生物工程有限公司 | 云南省泸西县中枢镇小村、吉双、阿勒、鲁克、小逸圃、里比、总村；云南省泸西县舞街镇镇凤舞、三棵树、水塘；云南省泸西县旧城镇木龙 |
| | | 红河灯盏花生物技术有限公司 | 云南省红河州弥勒市弥阳镇母乃村 |
| | | 红河千山生物工程有限公司 | 云南省泸西县中枢镇小村，永宁乡舍者，旧城镇三河、金马爵册、太平、白水镇桃园、红杏 |

（续表）

| 序号 | 种植品种 | 企业名称 | 种植区域 |
|---|---|---|---|
| 24 | 太子参 | 贵州省黔东南州信邦中药饮片有限责任公司 | 贵州省施秉县牛大场镇、马溪乡、白垛乡，黄平县一碗水乡，雷山县方祥乡，凯里市旁海镇 |
| | | 宁德市力捷迅农垦高科有限公司 | 福建省柘荣县城郊乡平岗基地、英山乡英山基地、富溪镇富溪基地 |
| 25 | 党参 | 北京同仁堂陵川党参有限责任公司 | 山西省陵川县六泉乡、古郊乡、崇文镇 |
| | | 东阿阿胶高台天龙科技开发有限公司 | 甘肃省定西市陇西县福星镇马营湾村 |
| | | 甘肃九州天润中药产业有限公司 | 甘肃省岷县梅川镇车路村 |
| 26 | 薏苡仁 | 浙江康莱特集团有限公司 | 浙江省泰顺县龟湖镇、洋溪乡、仕阳镇、万排乡 |
| | | 浙江康莱特新森医药原料有限公司 | 泰顺县林垟村；泰顺县晓旸坑村；泰顺县上林洋村；泰顺县叶瑞旸村；泰顺县高场村；泰顺县瑞后村；泰顺县翁家山村；泰顺县黄淡际村；泰顺县福船村；泰顺县外西坑村；泰顺县董庄村；缙云县姓潘村；缙云县稠门村；缙云县江沿村 |
| 27 | 天麻 | 陕西汉王略阳中药科技有限公司 | 陕西省略阳县九中金乡、观音寺乡、仙台坝乡、西淮坝乡、白石沟乡、两河口镇、白雀寺乡、何家岩镇 |
| | | 四川泰灵生物科技有限公司 | 平武县高村乡福寿村、阔达藏族乡仙坪村、木皮藏族乡金丰村、南坝镇建筑村、坝子乡轿子坪村、高村乡代坝村 |
| 28 | 荆芥 | 北京同仁堂河北中药材科技开发有限公司 | 河北省玉田县唐自头镇、玉田镇、郭家屯乡、彩亭桥镇、林南仓镇、林头屯乡 |
| | | 北京同仁堂河北中药材科技开发有限公司 | 河北省唐山市玉田县大杨铺村、小杨铺村、中君铺村、斯家铺村、东六村、六里村、三村、十一村、刘现庄村、邢庄村、大和平村、孔雀店村、高马头村、张家选村、板桥选村、小套村 |
| 29 | 头花蓼 | 贵州威门药业股份有限公司 | 贵州省黔东南州施秉县牛大场镇、城关镇、杨柳塘镇、双井镇，贵阳市乌当区新乡 |
| | | 贵州威门药业股份有限公司 | 贵州省黔东南州施秉县牛大场镇（牛大场村、吴家塘村、高厂坝村、老渡桥村、石桥村、大坪村、铜鼓村、紫荆村、山口村）、杨柳塘镇（杨柳塘村、翁塘村、地坝村）、白垛乡（谷定村、老寨场村）；贵州省贵阳市乌当区新堡乡（马头村） |
| 30 | 山药 | 南阳张仲景中药材发展有限责任公司 | 河南省武陟县西陶镇、大封镇，温县武德镇、招贤乡 |
| | | 南阳张仲景中药材发展有限责任公司 | 武陟县大封镇董宋村、寨上村；温县赵堡镇东平滩村、南平皋村、黄河滩；温县温泉镇滩陆庄村、张庄村、黄河滩；温县南张羌朱家庄；荥阳市汜水镇口子村、南屯村 |
| 31 | 龙胆 | 辽宁天瑞绿色产业科技开发有限公司 | 辽宁省清原县英额门镇、湾甸子镇 |
| | | 辽宁嘉运药业有限公司 | 清原满族自治县英额门镇大石沟村 |
| 32 | 五味子 | 抚顺青松药业有限公司 | 辽宁省新宾满族自治县永陵镇嘉禾村、永陵镇夏园村 |
| | | 辽宁好护士药业（集团）有限责任公司 | 边里一区：本溪满族自治县东营坊乡荒沟村。边里二区：本溪满族自治县碱厂镇兰河峪村。桓仁基地：桓仁满族自治县古城镇业主沟村。小市基地：本溪满族自治县小市镇城沟村 |
| 33 | 温莪术 | 温州市温医沙洲温莪术技术服务有限公司 | 浙江省温州市陶山镇沙洲村 |
| | 郁金、莪术（蓬莪术） | 四川金土地中药材种植集团有限公司 | 四川省成都市双流区金桥镇舟渡村一组（一区、二区、三区）、四川省成都市双流区金桥镇舟渡村二组（四区、五区）、四川省成都市双流区金桥镇舟渡村三组（六区、七区） |
| 34 | 茯苓 | 北京同仁堂湖北中药材有限公司 | 湖北省英山县石头咀镇周家畈村、天堂村、卡里村、郑坊村、方家畈村、程璋河村、栗树咀村、胡家山村，陶家河乡英太寨村、严坳村 |
| | | 黄冈金贵中药产业发展有限公司 | 湖北省罗田县九资河镇九资河村、徐凤冲村、王家铺村，罗田县白庙河乡白庙河村 |
| | | 湖南补天药业有限公司 | 湖南省靖州县太阳坪乡八龙村、地芒村，甘棠镇乐群村 |

（续表）

| 序号 | 种植品种 | 企业名称 | 种植区域 |
|---|---|---|---|
| 35 | 栀子 | 江西汇仁堂中药饮片有限公司 | 江西省樟树市,新干县 |
| 36 | 青蒿 | 重庆市华阳自然资源开发有限责任公司 | 重庆市酉阳县(仅供提取青蒿素)使用 |
| 37 | 罂粟壳 | 甘肃省农垦集团有限责任公司 | 甘肃省武威市、张掖市、金昌市、白银市 |
| 38 | 罂粟、紫斑罂粟、红花罂粟 | 甘肃省农垦集团有限责任公司 | 甘肃省武威市、张掖市、金昌市、白银市 |
| 39 | 何首乌 | 贵州省黔东南州信邦中药饮片有限责任公司 | 贵州省施秉县牛大场镇、从江县洛香镇、贯洞镇,岑巩县老鹰岩农场,锦屏县启蒙镇、铜鼓镇、敦寨镇,凯里市旁海镇 |
| 40 | 桔梗 | 山东鼎立中药材科技有限公司 | 山东省沂源县三岔乡 |
| | | 广安市凯瑞药材种植有限公司 | 乔家镇南山村、花园镇苏麻沟村、朝阳乡高井圈村、通江县龙凤乡环山村 |
| 41 | 绞股蓝 | 安康北医大平利绞股蓝有限公司 | 陕西安康平利县长安镇 |
| 42 | 广藿香 | 广州市香雪制药股份有限公司 | 广州经济开发区萝岗区、江市遂溪县乌塘镇 |
| 43 | 泽泻 | 福建金山生物制药股份有限公司 | 福建省建瓯市吉阳镇 |
| 44 | 白芷 | 四川银发资源开发股份有限公司 | 四川省遂宁市船山区永兴镇、新桥镇,射洪县柳树镇,蓬溪县红江镇 |
| 45 | 苦地丁 | 北京同仁堂河北中药材科技开发有限公司 | 河北省玉田县唐自头镇、杨家套乡、郭家屯乡、陈家铺乡、林南仓镇、虹桥镇 |
| | | 北京同仁堂河北中药材科技开发有限公司 | 玉田县陈家铺大杨铺村、小杨铺村、中君铺村、斯家铺村;林南仓六里村、东六村、小宋庄村、三村;鸦鸿桥刘现庄、大和平村、刑庄村、草桥头村;杨家套孔雀店村、高马头村、丁官屯村、小套村;玉田镇三里屯村、三户庄村、马头山村 |
| 46 | 款冬花 | 巫溪县远帆中药材种植有限责任公司 | 重庆市宁厂镇、徐家镇、易溪乡、鱼鳞乡、下堡镇、文峰镇、尖山镇、双阳乡 |
| 47 | 延胡索(元胡) | 江西荣裕药业集团有限公司 | 江西省抚州市临川区河埠乡熊尧村古崇水库两旁 |
| 48 | 云木香 | 丽江华利中药饮片有限公司 | 云南省丽江市玉龙县鲁甸乡新主行政村 |
| 49 | 山银花(灰毡毛忍冬) | 重庆精鼎药材科技开发有限公司 | 清溪场镇的南龙村南龙组、龙凤村龙凤组、平阳村龙脑组、常郎组;隘口镇的坝芒村坝芒组、老木组、平所村大土组、新院村引水组、油炭组;孝溪乡大尖坡组;钟灵乡马路村马路组、弯头组、凯贺村矮梯组、云隘村杨柳山组、核桃坪组;干川乡干川村猴梨洞组、桐木山组、杉木村凉伞坪组、河口村田家院组、水源村旧屋基组 |
| 50 | 苦参 | 山西振东制药股份有限公司 | 山西省长治市沁县牛寺乡西安庄村、里庄村、南涅水村、韩家庄村、走马岭、申则村、狮子沟村、辉坡村 |
| 51 | 淫羊藿(巫山淫羊藿) | 贵州同济堂制药有限公司 | 贵阳市修文县龙场镇;龙里县龙山镇(莲花村)、湾寨乡(红岩村);雷山县丹江镇固鲁村 |
| 52 | 美洲大蠊 | 四川好医生攀西药业有限责任公司 | 四川省西昌市安宁镇马坪坝村 |
| | | 腾冲县福德生物资源开发有限公司 | 云南省保山市腾冲县北海乡打苴村 |
| | | 云南腾药制药股份有限公司 | 云南省腾冲县石头山工业园区A区、腾冲县滇滩镇大梨树村105基地 |
| 53 | 化橘红 | 化州市绿色生命有限公司 | 广东省化州市平定镇积田村、马力村、瀚堂村 |
| | | 广东化州中药厂制药有限公司 | 广东省化州市河西街道办山车村天鹅岭、鱼九岭、大车岭和卜儿岭 |
| 54 | 牡丹皮 | 南阳张仲景中药材发展有限责任公司 | 安徽省南陵县何湾镇龙山村 |
| | | 北京同仁堂安徽中药材有限公司 | 安徽省铜陵市顺安镇牡丹村、陶凤村;顺安镇高桥高科技农业示范园,钟鸣镇缪村、丁山俞 |

（续表）

| 序号 | 种植品种 | 企 业 名 称 | 种 植 区 域 |
|---|---|---|---|
| 55 | 冬凌草 | 河南省济源市济世药业有限公司 | 河南省济源市克井镇西许村;河南省济源市克井镇枣庙村 |
| 56 | 短葶山麦冬 | 泉州东南中药材种植有限公司 | 核心实验片区:泉州市洛江区罗溪镇(双溪村、东方村、大路脚村)。核心规范化种植区:马甲镇、南安金淘镇 |
| 57 | 半夏 | 四川新荷花中药饮片股份有限公司 | 甘肃省西和县石堡乡张刘村、十里乡板桥村 |
| 58 | 菊花 | 麻城九州中药发展有限公司 | 福田河镇枣树坪村、甘家垸村、成家垸村、张店村,黄土岗镇喻家垸村 |
| | 山菊花 | 华润三九医药股份有限公司 | 湖北省黄石市汪仁镇章畈村、汪仁镇王叶村、白沙镇金龙村、白沙镇平原村、浮屠镇进中村、浮屠镇下秦村、王英镇高山村 |
| 59 | 苍术 | 黄冈九州通中药材有限公司 | 草盘地镇韩婆墩村、黄沙河村、星光村、孙家垸村 |
| 60 | 螺旋藻 | 云南施普瑞生物工程有限公司 | 云南施普瑞生物工程有限公司程海螺旋藻养殖厂 |
| 61 | 厚朴 | 四川国药药材有限公司 | 四川省都江堰市中兴镇两河村二组、四组、六组 |
| 62 | 枸杞子 | 中宁县杞瑞康商贸有限公司 | 宁夏中宁县舟塔乡孔滩村 |
| 63 | 滇重楼 | 丽江云鑫绿色生物开发有限公司 | 云南省丽江市玉龙县鲁甸乡拉美荣村 |
| 64 | 虎杖 | 重庆科瑞南海制药有限责任公司 | 重庆市黔江区鹅池镇学堂村、杜家村、方家村,石家镇渗坝村、石会镇中元村 |
| 65 | 甘草 | 新疆康隆农业科技发展有限公司 | 新疆塔城地区和布克赛尔蒙古自治县察和特农业综合开发区 |
| | | 大连绿波白城甘草科技开发有限公司 | 白城平台基地;白城市洮北区洮儿河镇六家子村基地 |
| 66 | 北柴胡 | 湖北神农本草中药饮片有限公司 | 房县军点(FXJDJD)基地种植区、竹山南口村(ZSNKJD)基地种植区、竹山向山村(ZSXSJD)基地种植区 |

**2. 认证时间分布概况** · 总体上,2007—2015 年中国获批中药材种植企业的数量呈增加趋势。但今年数量仍旧不平衡。2015 年中药材 GAP 种植企业基地的年平均认证数量为 44 家(次)(图 5-1)。

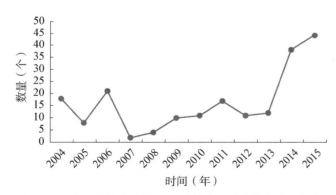

**图 5-1 中国获批中药材 GAP 种植企业公告的年度及数量**

**3. 认证的地区及企业分布概况** · 共有 145 家企业获批的中药材 GAP 种植企业,企业分布在中国 26 个省市,共建设种植区域约 711 个,其中,种植区域较多的有重庆、四川、陕西、吉林、江苏、云南等地(表 5-4)。

**表 5-4 中国获批中药材 GAP 种植企业数及所属种植区域个数分布**

| 企业所在省(市、区) | 种植企业数 | 种植区域个数合计 | 企业所在省市 | 种植企业数 | 种植区域个数合计 |
|---|---|---|---|---|---|
| 北京 | 8 | 43 | 山东 | 10 | 51 |
| 吉林 | 11 | 48 | 浙江 | 5 | 29 |
| 安徽 | 1 | 1 | 内蒙古 | 2 | 3 |
| 上海 | 2 | 4 | 广州 | 1 | 3 |
| 四川 | 17 | 71 | 福建 | 2 | 9 |
| 河南 | 7 | 37 | 江苏 | 4 | 39 |
| 云南 | 16 | 62 | 黑龙江 | 4 | 16 |
| 陕西 | 5 | 38 | 湖北 | 7 | 30 |
| 江西 | 2 | 3 | 辽宁 | 4 | 9 |
| 重庆 | 6 | 58 | 山西 | 4 | 32 |
| 甘肃 | 7 | 12 | 河北 | 2 | 34 |
| 广东 | 6 | 24 | 新疆 | 7 | 19 |
| 贵州 | 4 | 35 | 宁夏 | 1 | 1 |
| 合计:种植企业 145 个,种植区域 711 个 | | | | | |

**4. 认证的品种分布概况**

认证基地达到 2 个以上的中药品种有 34 个,通过认证的基地有 144 个(表 5-5)。

表5-5　认证基地达到2个以上的中药品种

| 品种 | 通过认证基地数 | 品种 | 通过认证基地数 |
|---|---|---|---|
| 人参 | 12 | 当归 | 2 |
| 丹参 | 10 | 地黄 | 2 |
| 山茱萸 | 8 | 贝母 | 2 |
| 板蓝根 | 7 | 西洋参 | 2 |
| 三七 | 8 | 黄芩 | 5 |
| 红花 | 7 | 穿心莲 | 4 |
| 附子 | 5 | 灯盏花 | 4 |
| 石斛 | 6 | 太子参 | 2 |
| 金银花 | 9 | 党参 | 3 |
| 麦冬 | 7 | 薏苡仁 | 2 |
| 玄参 | 4 | 天麻 | 2 |
| 黄芪 | 6 | 荆芥 | 2 |
| 黄连 | 3 | 头花蓼 | 2 |
| 川芎 | 3 | 山药 | 2 |
| 鱼腥草 | 3 | 龙胆 | 2 |
| 银杏叶 | 3 | 五味子 | 2 |
| 茯苓 | 3 | 莪术 | 2 |

注：包括再次认证基地。

### （五）中药材GAP基地的组织运营模式

中药材GAP基地建设是一项复杂的系统工程，需要企业的牵头、科技的支撑和分散药农的参与。如何将这三方力量协调组合，形成合力，是GAP基地建设者普遍感到棘手的难题。通过对各个GAP基地的调研，发现主要有以下运作模式。

1. **"公司＋农户"**·公司向农户提供种源、繁殖材料、专用肥料、技术指导及管理方面的服务，最终产品按照事先约定的保护价由公司收购。这种模式有利于调动农户的积极性，但在实际生产过程中，由于药农自身条件的限制，难以做到规范性，故不能保证药材质量的稳定。如天士力商洛丹参基地、雅安三九鱼腥草基地、上海华宇西红花基地等。

2. **"社会中介组织＋农户"**·社会中介组织通常为当地药材协会、合作社、药材公司或科研单位等

技术服务组织。该类模式管理成本低，能充分发挥药农积极性，中介组织主要起号召、宣传作用及提供一定的管理和技术服务。但缺乏严格的合同约束，技术指导没有强制性规范作用，故难以达到药材的均一和稳定，药材营销渠道不稳定，易出现产品滞销积压。

如河南中药研究所建立的"四大怀药"种植基地，广东阳春市农户联合组成承包组建立的砂仁GAP基地。

3. **"公司＋农场"**·公司通过租赁或认股等方式，取得土地的使用权，对土地实行封闭式管理，对生产中的规范和标准可实现全过程监控，有利于确保药材质量。如银川广夏的麻黄基地、四川石柱的黄连农场以及四川江油的银杏基地。

4. **股份合作制（股田制）**·GAP基地引入此形式，让农户以土地入股，与公司形成捆绑式的结合，组成股份合作式的独立实体，或作为公司的下设机构，自主经营。双方以合同的形式确定权利和义务、利润分配方式及基地管理机构设置等内容，对基地实行统一管理。既稳定了农民收入，又确保了生产人员的技术统一性和操作的标准化。公司既可从GAP基地药材中获得产品质量优势，又可从基地经营中直接获益。

5. **其他模式**·"药材基地公司"，基地公司专营药材生产，建立某些道地药材GAP生产品牌，形成对某些优质药材一定程度的垄断。另有政府直接建立的大型基地，如科技部批准挂牌的"国家中药现代化科技（四川）产业基地"，就是由国家"九五"攻关计划经费支持的，用于研究生产川贝母、川芎、附子等项目。

GAP基地应根据各自的地理位置和社会、经济、文化状况以及企业的具体情况等，选择适合自身发展的模式，同时有必要在实践中不断加以探讨和总结。

（四川省中医药科学院　李青苗　张松林）

◇参◇考◇文◇献◇

［1］潘正伟.中药材GAP体系下白芨组织培养与栽植技术[J].乡村科技,2018(8)：100-101,103.
［2］杨志云.中药材GAP将实施备案管理[J].中医药管理杂志,2016,24(7)：156.
［3］郭兰萍,周良云,莫歌,等.中药生态农业——中药材GAP的未来[J].中国中药杂志,2015,40(17)：3360-3366.
［4］张燕,梁宗锁,黄璐琦,等.中药材GAP认证准备过程中的生产质量管理体系建设[J].中国实验方剂学杂志,2015,21

(19)：185-188.

[5] 张雪,谢明.基于 SWOT 分析法的辽宁省中药材 GAP 基地发展战略研究[J].中国医药工业杂志,2015,46(8)：921-924.

[6] 张雪,谢明.辽宁省中药材 GAP 基地发展的 SWOT 分析及战略选择[J].中国现代中药,2015,17(6)：564-567.

[7] 冉懋雄,周厚琼.中药区划与中药材 GAP 和区域经济发展[J].中药材,2015,38(4)：655-658.

[8] 罗光军,张兰珍.按市场机制重构中药材 GAP 认证体系Ⅱ[J].世界科学技术—中医药现代化,2015,17(1)：21-28.

[9] 林禹,尹小娟,李儒杰,等.近十年我国中药材 GAP 文献的综合分析[J].中国药物经济学,2014,9(S2)：84-85.

[10] 周玲,王丹,吕强,等.实施中药材 GAP 与中药生产调研报告[J].中国药事,2014,28(10)：1093-1098.

[11] 宋新丽,王玲波.中药材 GAP 基地建设现状及前景展望[J].中国林副特产,2014(4)：107-109.

[12] 王河山,林青青,徐惠龙.福建省中药材 GAP 基地发展现状与建议[J].现代中药研究与实践,2014,28(3)：5-7.

[13] 中药材 GAP 网.中药材 GAP 有关知识介绍[J].农业技术与装备,2014(9)：80.

[14] 颜鲁合,罗中华,杨敬宇.基于二维码技术的中药材 GAP 生产模式的应用研究[J].中国中医药科技,2014,21(3)：286-287,294.

[15] 邓乔华,黄勇,徐友阳,等.中药材 GAP 基地建设中存在的问题与建议[J].现代中药研究与实践,2013,27(6)：3-6.

[16] 罗光军,张兰珍,杨智.按市场机制重构中药材 GAP 认证体系[J].中药材,2013,36(8)：1211-1214.

[17] 刘中均,尹小娟,杨昭武,等.近十年我国中药材 GAP 基地建设概况[J].现代中药研究与实践,2013,27(3)：3-5.

[18] 蒋传中.共建基地 共享资源[N].中国医药报,2013-03-11(8).

[19] 李永,陆华圣,段琼辉,等.中药材 GAP 十年回顾[J].现代中药研究与实践,2013,27(1)：8-9.

[20] 郑军.实现中药材 GAP 无农药残留的有效途径[C]//中国自然资源学会天然药物资源专业委员会,中国药材 GAP 研究促进会(香港),甘肃省人民政府.海峡两岸暨 CSNR 全国第十届中药及天然药物资源学术研讨会论文集,兰州,2012.

[21] 唐莉.把第一车间建立在田园上——记雅安三九中药材 GAP 基地建设发展之路[C]//中国自然资源学会天然药物资源专业委员会,中国药材 GAP 研究促进会(香港),甘肃省人民政府.海峡两岸暨 CSNR 全国第十届中药及天然药物资源学术研讨会论文集,兰州,2012.

[22] 史修强.坚持以“质量”为核心建设中药材 GAP 基地[C]//中国自然资源学会天然药物资源专业委员会,中国药材 GAP 研究促进会(香港),甘肃省人民政府.海峡两岸暨 CSNR 全国第十届中药及天然药物资源学术研讨会论文集,兰州,2012.

[23] 刘超.中药材 GAP 认证双轨制模式[C]//中国药学会药事管理专业委员会.2012 年中国药学会药事管理专业委员会年会暨“十二五”医药科学发展学术研讨会论文集：下册.北京,2012.

[24] 张尚智.对中国中药材 GAP 基地现状的文献学分析[J].农学学报,2012,2(3)：65-70.

[25] 曾纪荣,马超.浅谈中药材 GAP 的进展[J].中国现代药物应用,2011,5(24)：128-129.

[26] 秦佳梅.中药材 GAP 与“药用植物栽培学”实验教学探讨[J].通化师范学院学报,2011,32(12)：76-78.

[27] 郭杰,廖朝林,林先明,等.恩施州中药材 GAP 实施现状及建议[J].现代农业科技,2011(22)：369-370.

[28] 宋兆华.黑龙江垦区中药材 GAP 种植现状及对策[C]//中国植物学会药用植物及植物药专业委员会,中国科学院昆明植物研究所.第十届全国药用植物及植物药学术研讨会论文摘要集,昆明,2011.

[29] 王化东,黄俊勇,卫莹芳.我国中药材 GAP 基地建设现状[J].现代中药研究与实践,2011,25(4)：6-8.

[30] 肖江宜,王文全.中药材 GAP 认证现场检查情况分析与基地建设建议[J].中国新药杂志,2011,20(2)：106-109,128.

# 第三节　中药材品质评价

中药材的质量评价对于提高中药及其制剂质量有着重要的意义。没有原料药材的质量,也就不能保证药品的质量。多年来由于某些道地药材短缺,加上混淆品、假冒伪劣品充斥市场,使得中药材质量得不到保证。因此制定中药材质量标准及评价便是中医药界急待解决的问题。由于中药材的特点,使得它不同于化学药品,其质量标准较为复杂。我国药典规定的质量标准有以下几个方面：性状特征、显微特征、含量测定及生物评价。

## 一、药材性状

### (一)传统性状鉴别

性状鉴别是从整体上控制中药质量的方法之一,即通过药材的外观性状,其包含药材的形状、大小、色泽、表面特征、质地与断面特征及气味等方面来评价药材品质。传统的性状评价方法历代一脉相承，积累了丰富的经验。对药材进行性状鉴别，主要是靠眼、手、鼻、口、舌来进行，即通过看、摸、闻、尝的感官方法来鉴别药材。由于药材的外观性状与所含成分及其含量密切相关，且性状鉴别具有直观、简便、易行、省时、低耗的优点，能迅速作出评价，具有广泛的适应性，因此性状特征仍是一种最常规的、不可或缺的中药材质量评价方法。

性状鉴别通常有以下几方面内容。

1. **性状与大小性状**·指干燥药材的外观形态。观察时一般不需预处理，如观察全草、叶或花类等皱缩药材，可先用水浸软，展平后观察。对一些果实、种子类药材，如有必要，可浸软后取下果皮或种皮，以便观察其内部情况。大小，是指药材的长短、粗细和厚度。一般应测量较多的样品，可允许有少量高于或低于规定的数值。测量时可用毫米刻度尺。对细小的种子，可放在有毫米方格纸上，每 10 粒种子紧密排成一行，测量后求其平均值。

2. **药材的色泽与表面特征对药材的颜色**·一般应在日光灯下观察，如用两种色调复合描述色泽时，应将次要色放前面，主色调位于最后，如黄棕色，即黄色为次色，棕色为主色；色调程度的修饰词则位于主次色调之前，如浅黄棕色。表面特征，指药材表面的特殊之处，如是否光滑、粗糙，皱纹的有无及粗细、走向等。

3. **质地与断面质地**·指药材组织结构的手感特性，如软硬、轻重、坚韧、实脆等。断面，指药材的折断或切断面所呈现的结构及特点，如纹理、颜色、粉性、角质化、纤维性、颗粒性等。

4. **气味**·指鼻对药材挥发性物质的感受，如香臭、浓淡、微无等。检查气时，可直接嗅闻，或在折断、破碎或搓揉时进行。必要时可用热水湿润后检查。味，指口舌对药材的感受，如酸、甜、苦、辣、咸、辛、麻、涩、淡等。检查味时，可取少量直接口尝，或加开水浸泡后尝浸出液。有毒的药材如需尝味时，应注意防止中毒。

**（二）性状鉴别数字化新技术**

由于通过人体感官的方法来辨别中药的颜色和气味，检测结果不可避免地受到人员经验、感观差异和检测环境的影响，客观性和准确性难以保证。随着材料科学、电子信息技术、生物技术、计算机技术等相关学科的不断发展，通过模拟人体感官的一类仿生技术——人工智能感官技术（artificial intelligence sense technology，AIST）日趋成熟，目前已在环境、食品、医学、药品、交通、农业、烟草等多个领域均有所涉及。通过引入该技术，中药鉴定领域出现了许多行之有效的新方法。

1. **电子鼻（electronic nose）**·传统的性状鉴别中，人们凭借嗅觉对药材的气味特征进行评定，但是这种评定存在以下缺陷：①受鉴别者的主观意识和个人嗅觉感知能力影响，不够客观准确，重复性不佳。②常使用"气特异""气微香""气浓香"等词汇对气味特征进行模糊描述，不够准确。使用电子鼻则可以客观地对中药气味进行评定，并给出准确的气味信息。

电子鼻又称人工鼻、仿生鼻、仿生嗅觉系统或人工嗅觉系统，是由具有部分特异性或非特异性的传感器阵列和适用的模式识别系统所组成的仪器，能识别单一和复杂气味。最早的智能化电子鼻系统出现是在 1982 年，Persuad 和 Dodd 对戊基乙酸酯、乙醇、乙醚、戊酸、柠檬油、异茉莉酮等有机气体的鉴别分析。电子鼻模仿人类嗅觉，主要由以下几个部分组成：①具有交叉反应性的半选择性或非选择性传感器阵列。②信号预处理单元。③模式识别系统。

电子鼻的工作原理可分为 3 个步骤：①气味分子与人工嗅觉系统中的传感器阵列相互作用，产生信号。根据检测原理不同，传感器的主要类型有压电式、电化学型、光学型、热能型、生物型和质谱型传感器等。②对生成的信号进行预处理和传输。常见的预处理有滤波、放大和特征提取，其中特征提取最为重要。③将处理后的信号经模式识别系统做出判断。主要模式识别方法有主成分分析法（principal component analysis，PCA）、线性判别分析法（linear discriminant analysis，LDA）、判别因子分析法（discriminant function analysis，DFA）、偏最小二乘法（partial least squares，PLS）、统计质量控制法（statistical quality control analysis，SQC）和人工神经网络（artificial neural networks，ANN）等。

在中药材质量评价中，电子鼻主要集中在中药材不同种类的鉴别、中药材不同来源的鉴别以及中药材不同加工炮制品规格的鉴别等方面。

王蔚昕利用电子鼻，采用 PCA、SIMCA、DFA 等多元统计方法进行分析与模式识别，表明电子鼻可以识别药典收载的正品防风及其地方习用品——云防风、甘肃小防风、河南水防风,药典收载品种北柴胡及柴胡地方习用品——小叶黑柴胡、阿尔泰柴胡、三岛柴胡、海拉尔柴胡,甘肃和云南两大产区的当归。

刘杰等对 8 份进口血竭样品和 14 份国产血竭样品在传感器上的响应值,采用判别因子进行分析,发现进口血竭和国产血竭气味差异明显,并且电子鼻技术对进口血竭和国产血竭气味的判别与传统经验鉴别一致。

彭胜华等通过电子鼻检测白术的野生品与栽培品在气味传感器上的响应值,采用 PCA、DFA、SQC 等方法进行分析,对药材质量进行评价。结果表明,电子鼻可以对不同白术样品的气味进行识别,结果与传统经验鉴别的结果相一致:野生白术与栽培白术之间差异明显,电子鼻技术对白术气味的判别与传统经验鉴别一致。

Ye 等运用电子鼻,同时采用 PCA 进行分析,对摄像、麝香伪品及掺杂品进行鉴别。此方法快速、易用、精确、灵敏,不需要进行样品前处理,并且可以对麝香样品进行无损分析。

### 2. 电子舌(electronic tongue)

(1)原理:电子舌又称味觉芯片,味觉感受器或味觉感受系统。电子舌传感器能够模拟口腔中味蕾的结构,可对致味分子产生味觉感应,其腔状传感器结构及化学选择区域模拟有机脂生物膜对物质反应,从而起到模拟味蕾的作用,从而可对药物的不同味道进行区。

分电子舌与电子鼻的作用原理相似,由传感器、信号采集系统、模式识别系统 3 个部分组成,区别在于电子舌适用于分析和识别单一或混合的溶液,可用于测量液体中的离子和不挥发性物质。其检测原理主要包括:①基于电化学技术的电势测定法、电导分析法和伏安法。②基于光学技术的分光光度法和表面等离子体共振。③使用质量敏感型装置——压电晶体谐振器等。

电子舌具有高灵敏度和重复性,能客观地反映样品的味觉特征,是一种精确、可靠的味觉检测手段。

(2)应用:熊萧萧等应用 α-Astree 电子舌,对 2001~2010 年间 10 个样品以及 1 个盲样化橘红进行测定分析,发现通过 PCA 可以将不同年份样品进行有效区分,而通过 DFA 可以更好地加以区分,并能识别盲样。而且在模式识别中,DFA 识别结果均优于 PCA,前者两个判别因子的累计方差贡献量达到 99.929%,电子舌能够较好地区分不同年份的化橘红,改进后有望用于化橘红的快速鉴别。

日本学者 Kataoka 等将 Insent SA402 电子舌用于有苦味或涩味的药用植物,以及中药味觉评价和质量控制。先选取 11 种药用植物,用电子舌进行测量,通过模式识别可以将 6 种苦味药植物的水提取物分为 3 种类型,其余 5 种涩味药用植物分为两种类型,推测这些差异可能源自主成分的不同结构。其次,选取 10 种苦味或涩味的中药,对电子舌输出结果进行主成分分析,根据主成分图上欧氏距离可被分为两类,这表明了用电子舌评价中药的不同味道的可能性。作者同时还研究了苦味药(例如黄连根茎和黄柏)中主要成分小檗碱不同浓度所对应的电子舌响应值,发现其在味觉传感器人工膜吸附表面的吸附符合朗谬尔吸附模型,表明不同药用植物提取物中小檗碱含有量可以通过味觉传感器进行评估,验证了电子舌作为中药质量控制工具的可能性。

### 3. 机器视觉技术

(1)原理:药材颜色是药材性状鉴定的重要内容,部分药材的颜色能反映其质量优劣。但由于人们对颜色分辨上有很大的主观性,且相近颜色之间的差异难以准确描述,导致对颜色辨认度不一,故有必要用色度数值来评价药材质量。机器视觉技术能够客观评价颜色,将外观颜色信息数字化,以图像处理技术提取外观特征参数,建立品质与视觉信息之间耦合关系。这使得其在客观表达和控制中药外观颜色信息方面表现出巨大的应用潜力。

物体表面经过色度计或分光光度计测量后,可直接算出样品颜色三刺激值 XYZ(照度、色调、饱和度),也可将这些值转换成其他均匀色空间的颜色参数,如 $L^*a^*b^*$ 色空间、$L^*C^*h^*$ 色空间、亨特 Lab 色空间等。其中,$L^*a^*b^*$ 色空间(也称为 CIEL$^*a^*$ $b^*$)是在 1931 年国际照明委员会(CIE)制定的颜色度量国际标准模型的基础上建立的。1976 年,该模型经过重新修订并命名为 CIEL$^*a^*b^*$。它是基于人类色感的三度色彩空间,其三度空间的 $L^*$ 代表亮度,$a^*$ 代表红-绿色轴,$b^*$ 代表蓝-黄色轴。它是当前最通用的测量物体颜色的色空间之一,广泛应用于所有领域,具有如下 3 个主要特性:①从彩色信息中分离非彩色信息。②均衡的彩色空间。③与人类视觉的相似性。与 XYZ 比较,CIEL*a*b* 的色彩更适合于人眼感觉的色彩。用两个颜色的 CIEL*a*b* 之差值 ΔE 描述二者的差异。ΔE 表示两种色彩的 CIEL*a*b* 色彩空间之间的距离,用来表示总色彩差别和建立定量色彩公差。因此,可以很方便对中药材的颜色进行量化与比较。

(2) 设备:色彩测量装置具有内藏式标准光源、精密的光束反馈系统、恒定的照明和观察角、固定的测量面积,对所有的测量而言观察条件都是均匀的,不受时间、地点、人物、空间的限制,即使细微的色差也可以用数字表达出来而且容易被人所理解,测量简便、精度高、重现性良好。目前市场上用于测量色彩的装置有色密度计、色度计、分光光度计三种,原理都是利用仪器内部的标准光源照明样本,样本选择性吸收、反射及散射光线,光电探测器检测反射光并与标准光源作出比较、计算,但是应用范围不尽相同。①色密度计:密度值与墨层厚度相关,并可通过相应公式计算出网点面积,适用于对印刷生产过程的控制,应用非常狭窄。②色度计:基于三滤色片原理,测量精度较低,适用于颜色评价、显示器色度测量等对精度要求一般的场合。③分光光度计:分光光谱数据定义的颜色更完整,测量精度很高,并可测量专色,光谱数据经计算还可得到密度值和色度值,但价格最昂贵。适用于色彩管理过程中对专色的评价、光谱分析与评价,以及设备色彩特性文件的制作。

(3) 应用:吉光见稚代等采用测色计对黄连药材粉末进行色度测定,表述 L* 值、a* 值、b* 值,并用 HPLC 法测定黄连中小檗碱等 6 个生物碱的含量,对色度与生物碱含量之间的相关性进行分析。

何婉婉等用色差计测量北豆根药材粉末 ΔL*,Δa*,Δb* 和 ΔE* 值,采用 HPLC 法对北豆根中青藤碱、蝙蝠葛苏林碱、蝙蝠葛碱以及粉防己碱 4 种成分进行含量测定,并对数据进行相关性分析。结果显示,明度 ΔL*、总色差 ΔE* 均与蝙蝠葛碱含量呈极显著的相关性($p < 0.01$);所有色泽指标与青藤碱、蝙蝠葛苏林碱、粉防己碱的含量均不具相关性;但色泽指标 Δa*,Δb*,ΔE* 与蝙蝠葛苏林碱和蝙蝠葛碱含量总和以及 4 种生物碱含量总和均存在显著正相关($p < 0.05$)。

徐红霞等采用测色计测得红花样本的粉末色度

值,并利用 HPLC 法检测红花中羟基红花黄色素 D、槲皮素、柚皮素和山柰酚的含量,对二者间的相关性进行研究分析,结果表明测色计测定的色度值可用来反映红花中黄酮类成分的含量,与 MASD 呈显著正相关。

将机器视觉技术用于中药材性状形色差异性鉴别,明确其特征特性的分类界线,分类及定级,建立统一标准,能够实现中药材性状形色的客观化表达。并在此基础上,结合电子鼻、电子舌实现中药材性状气味客观化表达,加上内在成分含量,通过内在品质和外观品质相结合的评价模式评价中药材质量,划分其商品等级。

## 二、显微鉴别

显微鉴定是指用显微镜来观察中药的组织、细胞或内含物等的结构形态特征,以确定其真伪与纯度的鉴别方法。

### (一)显微制片(组织解剖学、粉末鉴别)

进行显微鉴定时,通常要将中药制成可供显微镜观察的片子,即显微制片。中药的显微制片一般有:切面制片、粉末制片、表面制片、解离组织制片等。

1. **切面制片** · 指将中药材料切成 10～20 μm 的薄片,经透化等处理后,封藏于载玻片所制成的显微观察片。可分为横切片与纵切片,主要用来观察中药材的组织结构和细胞形态等。

2. **粉末制片** · 指将能通过孔径 180～250 μm 筛(药典 4～5 号筛)的中药材料粉末适量,经透化等处理后,封藏于载玻片所制成的显微观察片。主要用来观察药材的细胞形态特征、后含物、组织碎块等。

3. **表面制片** · 指将药材材料切取一部分或撕取其表皮,经透化等处理后,封藏于载玻片所制成的显微观察片。主要用来观察药材的表皮细胞形态及附着物的特征等。

4. **解离组织制片** · 指将药材切成宽或厚约 5 mm 的小条或片段,用适当化学试剂处理,使其组织分离后,封藏于载玻片所制成的显微观察片。主要用于不宜制作切面片、质地较坚硬的药材。用来观察药材的细胞形态特征等。依解离组织所用化学试剂的情况,分为以下 3 种。

(1)氢氧化钠法:置材料于试管中,加 5％氢氧化钠溶液适量,加热至用玻璃棒挤压能离散为止,倾去碱液,加水洗涤后,取出少量置载玻片上,用解剖针撕开,以稀甘油装片。此法适宜薄壁组织较多,木化组织较少或分散的药材。

(2)硝铬酸法:置材料于试管中,加硝铬酸试液适量,放置,至用玻璃棒挤压能离散为止,倾去酸液,加水洗涤后,照氢氧化钠法操作装片。此法适宜木化组织较多或集成较大群束的较坚硬药材。

(3)氯酸钾法:置材料于试管中,加硝酸溶液(1→2)及氯酸钾少量,缓缓加热,待产生的气泡渐少时,再及时加入氯酸钾少量,以维持气泡稳定地发生,至用玻璃棒挤压能离散为止,倾去酸液,加水洗涤后,照氢氧化钠法操作装片。此法适宜坚硬的茎木类药材。

**5. 花粉粒与孢子制片** · 取花粉、孢子囊群、花药或小的花朵,干燥品浸泡于冰醋酸中软化,用玻棒捣碎,离心,取沉淀加新鲜配制的醋即与硫酸(9∶1)的混合液 1~3 ml,置水浴上加热 2~3 min,离心,取沉淀,用水洗涤 2 次,加 50% 甘油与 1‰ 苯酚 3 或 4 滴,用品红甘油胶封藏。也可以用水合氯醛试剂装片。

### (二)新技术与新方法在显微鉴别中的应用

**1. 荧光显微镜技术**(fluorescence microscopy) · 荧光显微技术是利用特定波长的光照射被检物体产生荧光进行镜检的显微光学观测技术。荧光显微镜多是在复式显微镜的架构上安装荧光装置集合而成。荧光装置包括荧光光源、激发光光路、激发/发射滤光片组件等器件。使用荧光显微镜不仅可以观察到药材组织、粉末中各种细胞及其内含物在普通光学显微镜下所呈现的特征,还能观察到由于细胞、内含物化学性质不同而产生的不同颜色或不同强弱的荧光,从而鉴别中药的真伪优劣。

Liang 等使用荧光显微技术,利用茎的横切面形状、内皮层细胞壁荧光特征等鉴别点,区分白花蛇舌草 *Hedyotis diffusa* 及其同属混淆品伞房花耳草 *H. corymbosa* 和纤花耳草 *H. Tenelliflora*;通过对比组织切片的荧光强弱鉴别何首乌原药材与蒸制过的何首乌炮制品;结合荧光显微技术及荧光光谱法对青风藤、黄连等 4 种含生物碱中药材进行了鉴别。Chu 等使用普通光学显微镜与荧光显微镜对忍冬 *Lonicera japonica*、灰毡毛忍冬 *L. macranthoides*、菰腺忍冬 *L. hypoglauca*、华南忍冬 *L. confusa* 和黄

褐毛忍冬 *L. fulvotomentosa* 的花蕾表面片、横切片及药材粉末进行镜检,通过腺毛、非腺毛等显微特征及横切面的不同荧光特征,鉴别来源于这 5 种植物的"金银花"。Wang 等对山柰 *Kaempferiae Rhizoma*、防风 *Saposhnikoviae*、红花 *Carthami Flos* 等 16 种中药材的 46 批粉末样品进行了荧光显微鉴别,对石细胞、纤维、导管、草酸钙结晶和分泌组织等显微特征进行观察。结果表明,同种中药粉末的不同显微特征产生的荧光存在差异,不同种中药粉末的同类显微特征(如导管)产生的荧光也各不相同;来自不同中药的分泌组织由于内含分泌物具有不同的化学组成,其荧光显微特征也有所区别。

**2. X 射线相衬显微技术**(X-ray microscopy in phase contrast) · 传统的 X 射线成像技术基于吸收衬度机制,不仅分辨率较低,并且对弱吸收或无吸收材料的成像衬度很低。X 射线相衬成像技术以折射率为基础,而非吸收度,因而对中药材等弱吸收材料的成像具有独特优势,同时具有较高的分辨率,能提供内部层析信息,而且不需要特殊的样品处理。Wei 等使用 X 射线相衬显微镜对射干 *Belamcandae Rhizoma*、大黄、天南星 *Arisaematis Rhizoma* 和黄柏 *Phellodendri Chinensis Cortex* 等中药的切片进行镜检,成功地观察到纤维、导管、草酸钙柱晶、簇晶、针晶束等显微特征,但是一些超精细结构,例如淀粉粒的脐点和草酸钙砂晶则不能分辨,表明 X 射线相衬显微技术的分辨率还有待提高。随着 X 射线相衬显微层析技术的发展,在不需要切片的情况下提供中药的三维结构也将成为可能。

**3. 计算机图像技术**(computer image technology) · 计算机图像分析又称数字图像分析,是研究利用计算机系统分析图像,实现类似人类视觉系统理解、分析外部环境的一门科学。其内容主要包括对给定的图像,应用计算机技术按照不同的目的对图像进行修正、结构分析、测量、特征提取、识别等。对显微镜下的图像进行分析处理,称为计算机显微图像分析技术。在中药显微鉴别中应用计算机图像分析技术可以代替人工进行繁琐的形态学测量,提高工作效率,并能提供更加准确的客观数据,描述和标准化从图片中观察到的显微特征;将各种显微特征量化成数字化特征,并通过计算机系统对不同中药的特征进行分类与识别。

有学者将草红花粉末涂,用 BO714 型荧光显微

镜和 DP70 - CU 型数码显微摄影装置记录其显微结构图像;然后将彩色图像变换成灰度图像,并利用灰度图像形态滤波技术,初步滤掉杂质干扰噪声,消除图像照度不均匀的影响;最后用变形雅可比-傅立叶矩(PJFM's)对草红花的花粉粒、分泌管碎片、花瓣细胞、花药中部细胞、花瓣顶端细胞、花柱头细胞等六个主要显微特正点进行数字化表达,发现不同特征点的不变矩的值有着明显的区别,相同显微特征点不同方位、不同灰度,不同大小的变形图像的不变矩的值几乎不变。并且通过重建试验,证明了使用很少的 PJFM's 就能很好地表达原始图像,是一种高度浓缩的图像特征,可用于中药粉末显微特征自动识别系统的特征描述量。

## 三、理化鉴别

理化鉴定是利用物理、化学或仪器分析等方法,来对中药所含主要化学成分、有效成分、相关成分以及其他物质进行定性定量分析,以确定中药的真伪及品质优劣程度。主要的理化鉴定方法有:

### (一)一般理化鉴别

利用中药所含化学成分能与某些试剂产生特殊颜色或沉淀反应的性质来鉴别。可分为:

1. **试管法** · 一般在试管中进行,亦有直接在中药切片或粉末上滴加试剂观察,以了解成分所存在的部位。

2. **显微化学分析** · 将中药的切片、粉末或浸出物等置于载玻片上,加某些化学试剂使产生沉淀或结晶,在显微镜下观察其形状和颜色。如黄连粉末加稀盐酸后,置显微镜下可观察到针状结晶。

### (二)分光光度法

分光光度法是通过测定被测物质在特定波长处或一定波长范围内的光吸收度,对该物质进行定性和定量分析的方法。其包括紫外分光光度法、比色法、红外分光光度法及原子吸收分光光度法。紫外与虹外分光光度法常用的波长范围为:紫外光区为 $200\sim400$ nm;可见光区为 $400\sim700$ nm;红外光区为 $2.5\sim25$ $\mu$m(按波数计为 $4\,000\sim400$ $cm^{-1}$)。

### (三)色谱法

色谱法,根据其分离方法分为:纸色谱法、薄层色谱法、柱色谱法、气相色谱法、高效液相色谱法等。

1. **纸色谱法** · 以纸为载体,以纸上所含水分或其他物质为固定相,用展开剂进行展开的分配色谱。

2. **薄层色谱法** · 薄层色谱法是将适宜的吸附剂或载体涂布育玻璃板、塑料或铝基片上,成一均匀薄层。将样品与适宜的对照物按同法在同板上点样、展开后所得色谱进行对比,并可用薄层扫描仪进行扫描,用以进行药品的鉴别、杂质检查或含量测定的方法。

3. **高效液相色谱法** · 用高压输液泵将具有不同极性的单一溶剂或不同比例的混合溶剂、缓冲液等流动相泵入装有固定相的色谱柱,经进样阀注入供试品,由流动相代入柱内,在柱内各成分被分离后,依次进入检测器,色谱信号由记录仪或积分仪记录。用以进行药品的鉴别、杂质检查或含量测定。

4. **气相色谱法** · 气相色谱法的流动相为气体,称为载气,诸如进样口的供试品被加热气化,并被载气带入色谱柱,经进样阀注入供试品,由流动相代入柱内,在柱内各成分被分离后,依次进入检测器,色谱信号由记录仪或数据处理器记录。用以进行药品的鉴别、杂质检查或含量测定。

气相色谱-质谱联用,可充分发挥气相色谱的高分离效能和质谱的高鉴别能力,如对辛夷、细辛、牡荆叶等含挥发性成分的中药进行分析,能检测出数十种单一成分和其含量。

### (四)化学指纹图谱

中药指纹图谱技术源于指纹鉴定学,是指某些中药材或中药制剂经适当处理后,采用一定的分析手段得到的能够标示其化学特征的色谱图或光谱图。指纹图谱已成为国际公认的控制天然药物质量的最有效方法。

中药指纹图谱的研究方法主要有色谱(chromatography)法、光谱(spectrometry)法、X 射线衍射(X-ray diffraction, XRD)法、核磁共振(nuclear magnetic, NMR)和联用技术,如气相色谱-质谱(gas chromatography-mass spectrum, GC-MS)等。其中,色谱法的分离效能十分适合中药样品的分离分析要求,可充分显示中药的内在特性。

中药指纹图谱的基本属性是整体性和模糊性。模糊性强调的是对照样品与待测样品指纹图谱的相似性,而不是完全相同。整体性是强调完整地比较色谱的特征"面貌",而不是将其"肢解"。这两种属性是来源于中药作为天然产物本身的"不确定性(uncertainty)",以及后生代谢产物受环境影响带来的变异。所以分析指纹图谱强调的是"准确的辨认（accuraterecognition）"，而不是"精密的计算（precisecalculation）"；比较图谱强调的是"相似（similarity）"而不是"相同（identical）"。因此，中药指纹图谱是一种综合的、可量化的鉴别手段，在现阶段，通过指纹特征相似程度的比较，判断真伪、评价优劣、考察稳定性和一致性，是一种符合中药特色的质量控制模式。

1. 色谱指纹图谱

（1）技术原理：中药的色谱分析主要有以下几种色谱模式：薄层色谱（TLC）、气相色谱（GC）、高效液相色谱（HPLC）、高效毛细管电泳（HPCE）、超临界流体色谱（SFC）等。

通过对色谱指纹图谱的整体特征的观察可鉴别药材原料的真伪、识别区分药材的不同部位、评估药材及成药的质量、实时追踪制剂中某些化学成分的变化以及监测原料不同批次之间的质量稳定性。因此，色谱指纹图谱技术因其多样性和较强的分析检测能力成为中药质量鉴别的主流技术。

色谱具有很强的分离效能，并且能够与多种检测器联用，可以在实现色谱分离的同时获得各种波谱信息以实现定量分析。

（2）建立中药色谱指纹图谱的步骤：中药色谱指纹图谱的建立有系统的流程，需要经过如下步骤。

1）确定研究对象：选择正确的研究方法，确定主要研究内容。

2）样品收集：至少收集 10 个批次的样品，并且要注意样品的代表性。不可将同一批样品拆分充当多个批次。

3）样品预处理：通过对样本的化学预处理得到药材的供试液。

4）参照物的选择：一般选取样品中容易获得且含量较高的一个主要活性成分或指标成分作参照物。

5）实验方法和条件的选择。

6）对照指纹图谱及其技术参数的建立。

7）药材、中间体及注射剂的指纹图谱的相关性及评价。

（3）数据处理方法：色谱指纹图谱的数据处理方法如下。

1）观察法：用待测样品的指纹图谱与标准图谱的特征值直接比较，查看其异同，从而得出结论。

2）数据对比法：指引入相对指数、重叠率、八强峰、N 强峰、表现丰度等量化数据进行比较。

3）计算机图谱解析技术：主要包括模糊信息分析法、人工神经网络法、灰色关联聚类法、非线性映照法等。

4）化学计量法：主要包括化学定量构效关系、分子模拟与优化、化学模式识别法等。

（4）中药色谱指纹图谱的评价

1）直观分析比较法：即将待测样品的图谱与标准图谱进行直接比较，可以鉴定判别药材真伪。但这种方法缺乏量化的数据和统一的标准，不利于中药指纹图谱的推广应用及规范化。因其缺点太多近年来已经使用甚少。

2）化学识别评价模式

● 主成分分析法：主成分分析法是一种应用广泛的多元统计方法，用于简化数据，快速实现模式或关系的可视化识别。在中药材指纹图谱研究中，一般先选定个别已知化学成分的相对峰面积作为特征值，采用主成分分析求出指标的相关矩阵的特征值。

● 聚类分析：聚类分析是用相似度来衡量样品之间的亲疏程度，并以此来实现分类。对于不同批次的中药样品，其色谱指纹图经计算机快速辨识处理可依据样品批与批之间的相似度，确定中药样品批间的稳定性。色谱指纹图谱常用模糊聚类分析，它是依据样品的特征、亲疏关系程度和相似性，通过建立模糊相似关系对样品进行分类的方法，能反映样品整体的、主要的特性。

3）相似度评价方法：计算中药色谱指纹图谱的相似性，一般可从两个角度来进行：一种是直接采用完整的指纹图谱来计算指纹图谱的相似性，这样做的优点是可以直接体现指纹图谱整体性的特征，缺点是所用数据点多；另一种是只采用色谱峰高或峰面积，以局部代整体进行指纹图谱相似性计算。

相似度评价方法最常用的为相关系数法和夹角余弦法。这两种方法有良好的稳健性和敏感性，即能对图谱的细微改变能够反应为数值变化以及对仪器误差能有效克服。常见相似度评价方法见表 5－6。

表 5-6 相似度评价方法

| | 定 义 | 公 式 | 应 用 |
|---|---|---|---|
| 相关系数法 | 以指纹图谱的两组向量的相关系数来反应样品的相似性 | $rij = \dfrac{\sum_{k=1}^{m}(X_{ik}-X_i)(X_k-X_j)}{\sqrt{\sum_{k=1}^{m}(X_{ik}-X_i)^2 \sum_{k=1}^{m}(X_k-X_j)^2}}$ | 适用于同属不同种的药材分析,鉴别样品的真伪优劣 |
| 夹角余弦法 | 两组向量的夹角余弦值来反应样品的相似性 | $C_{ir} = \dfrac{\sum_{k=1}^{m}X_{ik}\cdot X_{rk}}{\sqrt{\left(\sum_{k=1}^{m}X_{rk}^2\right)\left(\sum_{k=1}^{m}X_{ik}^2\right)}}$ | 此法能较好地评价指纹图谱间的相似性 |
| Nei 系数法 | 主要以两图谱峰重叠比率来反映两者的相关性 | $r = \dfrac{2n_0}{n_1+n_2}\times 100\%$ | 该方法只作为现有评价方法考虑的因素之一 |
| 改良 Nei 系数法 | 同上 | $f = \dfrac{2n_0}{n_1+n_2} - \dfrac{2}{n_1+n_2} = \sum\left|\dfrac{X_{ik}-X_{jk}}{X_{ik}+X_{jk}}\right|$ | 判断中药的真假、优劣 |
| 模糊欧氏距离法 | 以几何中两点间的距离大小来反映两图谱间的相似性 | $d_{ij} = \sqrt{\left[\sum_{k=1}^{n}(X_{ik}-X_{jk})^2\right]}$ | 适用于与总量有关的中药与中药材的质量分析 |

中药色谱指纹图谱相似度评价的研究历程分为3个阶段,即直观比较阶段(1988～1999 年)、相似度评价起步阶段(2000～2009 年)和相似度评价发展完善阶段(2010～2017 年),见图 5-2。

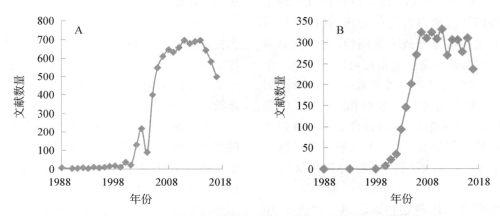

图 5-2 中药指纹图谱(A)及中药色谱指纹图谱(B)文献数量变化

相似度评价起步阶段。随着中药现代化、国际化理念的不断深入,迫切需要一种从中药材到中药制剂进行全面质量控制,以及对中药复杂成分检测的方法,指纹图谱技术应运而生。国家食品药品监督管理局于 2000 年下达关于印发《中药注射剂色谱指纹图谱研究的技术要求》的通知(国药管注[2000]348 号)文件。国家药典委员会从 2000 年 12 月起开始组织实施,进行了可行性调研(重点是色谱指纹图谱)、规范性技术文件起草与研究,同时进行了科技部立项。

2000 年屠鹏飞阐述了中药指纹图谱的概念,即中药材经适当处理后,采用一定的分析手段,得到的能够标示该中药材特性的共有峰的图谱。同时对中药指纹图谱的检测标准及起草说明进行了说明,促进了指纹图谱在中药领域的深入研究与应用。罗国安等认为中药色谱指纹图谱是到目前为止借助现代技术手段能够最好表达中药复杂体系的好方法。2001 年梁逸曾通过对几种不同层次中药指纹图谱的分析认为,光谱指纹图谱虽可用于不同药材的鉴别,但色谱指纹图谱能更充分准确明显地表达中药材内在化学成分的浓度分布等整体状况。因此,将中药色谱指纹图谱作为中药的质量控制手段,对GAP、GMP 及 GLP 都产生深远影响,是在中医药事业现代化和中药产业现代化上迈开的坚实一步,是中药质量控制的里程碑。谢培山对中药色谱指纹图谱鉴别的概念、属性、技术与应用进行了阐述,强调了色谱指纹图谱是中药鉴别技术的循序发展与延伸,相似性是色谱指纹图谱最基本的属性,是中药及制剂内在质量的稳定性和均一性的有效评价方法。

相似度评价完善阶段。《中国药典》2010 年版对人参茎叶总皂苷等 14 种（植物油脂、提取物、天舒胶囊等）成方制剂和单味制剂采用高效液相色谱指纹图谱进行相似度评价。在《中国药典》2010 年版及《中药色谱指纹图谱相似度评价系统》2004 版的基础上，国家药典委员会于 2012 年推出了《中药色谱指纹图谱相似性评价系统》2012 年版，并正式提供在线中药色谱指纹图谱电子标准图谱及其相似度评价软件系统。《中国药典》2015 年版对羌活等 2 种药材，人参茎叶皂苷等 23 种植物油脂用高效液相色谱进行相似度评价。从《中国药典》2010 年版到 2015 年版，采用中药色谱指纹图谱进行质量评价的中药由 20 中增加到 63 中，显示出高效液相色谱指纹图谱的在中药质量评价中越来越重要的地位。

（5）薄层色谱指纹图谱：薄层色谱指纹图谱是目前用于中药定性鉴别最常用的方法，其优点是可以提供直观形象的可见光或荧光图像，比柱色谱多了色彩这一可比参数。薄层色谱板可同时鉴别多个样品，与扫描技术配合数码成像和数据处理，可瞬间形成轮廓图谱，并给出各峰的积分值，加大了信息量，从而提高综合分析能力，比较适合原料药材指纹图像分析。谢培山等早在 1987 年就采用薄层色谱法建立了指纹图谱，对不同种属的人参药材进行鉴别。

1991 年苏薇薇采用薄层色谱法对 5 种黄芩 10 个样品的化学成分进行了分析，同时对斑点信息进行了特征提取，使定性信息数量化，便于进行数学运算和聚类分析，准确区分了正品黄芩和非正品黄芩。利用数学运算和聚类分析进行薄层斑点数据处理是在斑点直接进行比较定性基础上的一个进步。1993 年颜玉贞等经优化展开剂，采用薄层色谱经 2 次展开，分离出黄连所含原小檗碱型生物碱，以其 9～13 个荧光斑点作为黄连的指纹图谱来鉴别不同黄连样品，这是较早使用薄层指纹图谱技术进行鉴别的相关报道。

2001 年李彩君等建立了高良姜药材薄层色谱指纹图谱以高良姜药材的薄层色谱指纹图谱，以高良姜素和山柰素等 8 个指标成分荧光斑点及其扫描峰强度为评价指标，对 12 种不同来源的高良姜进行了鉴别并评价了其质量。

2004 年，谢培山等建立了 10 批白芍总苷 TLC

指纹图谱全谱图像，显示批间相似性高，白芍总苷含量一致。10 批样品的 TLC 指纹图谱所形成的全谱图像显示批间产品具有很高的相似性。特别是白芍总苷的 HPLC 指纹图谱共检出 8 个特征峰，而 TLC 指纹图谱（香草醛/硫酸试剂显色）可见 15 个有色条斑（含原点），质量信息更丰富，HPLC 和 TLC 在指纹图谱的应用中各有特色，互为补充。

刘美廷等建立了何首乌与制首乌的高效薄层色谱指纹图谱，并对不同干燥方式、生长年限、产地来源的药材进行了比较分析，结果发现，何首乌斑点信息丰富，不同年限、产地的药材在成分上存在差异。屈敏红等建立了不同商品来源的草豆蔻挥发油盒黄酮类成分高效薄层色谱指纹图谱，通过 HPTLC 指纹图谱考察，不同商品来源的草豆蔻药材斑点差别较小，草豆蔻及其近源品种常用药用植物的挥发油成分和黄酮类成分均有显著差异。

（6）气相色谱指纹图谱：气相色谱法是以气体为流动相的一种分析方法。它具有选择性好、灵敏度高、样品用量少和分析速度快等优点，是分析复杂生物样本的有力工具，特别适合中药挥发性成分的指纹图谱研究。

1988 年杨维稼等以气相色谱获得了生药柴胡的气相色谱数据，以保留时间和保留指数作为定性鉴别的依据，将未知样品与标准样品进行了比较，并证明了比较的可行性。

（7）高效液相指纹图谱：液相色谱法具有高效、快速、灵敏、重现性好、应用范围广等特点，在中药的质量控制（如有效成分的定性定量分析，杂质的限量检查和测定，稳定性考察等）及中药有效成分研究等方面都是重要的分析手段，目前已成为中药色谱指纹图谱研究的首选方法。

1993 年洪筱坤等根据其提出的气相色谱-指纹谱原理，建立了 19 批大黄样品的 HPLC 指纹谱，结果表明该方法可用于大黄样品的鉴别和内在质量优劣的评价。实验结果也证明，源于气相色谱的相对保留值指纹谱技术可用于各种色谱分析，为色谱信息借助电脑工具进行数字化处理提供了方便。

（8）毛细管电泳指纹图谱：毛细管电泳技术主要是根据化合物在毛细管中淌度和分配行为的不同对样品进行分离，该方法前处理简单，柱效高。毛细管电泳技术在中药材鉴别中的应用是近年来发展期起来的，它具有高效、快速、分辨力强等特点，在中药质量标准的制订方面的优势越来越明显,已成功用于连翘、虎杖、大青叶等药材的指纹图谱研究。

1997年胡平等建立了中药菟丝子的高效毛细管电泳指纹图谱,根据其种子植物蛋白的电泳谱图,可有效地鉴别3种基原的菟丝子。张朝晖等采用高效毛细管电泳法对12种海马、海龙类药材进行了鉴别,发现种间区别明显,但还缺乏具体的方法比较指纹图谱间的差别。

(9) 高速逆流色谱(high-speed countercurrent chromatography, HSCCC):20世纪80年代,美国国立卫生研究院Ito发明了不同于传统液相色谱法的新型液-液色谱分离方法—HSCCC。它是利用螺旋管方向性与高速行星式运动相结合而产生的一种独特的流体动力学现象,使相对移动的互补相溶的两相(其中一相为固定相,另一相有恒流泵连续输入的液体为流动相)在螺旋管中实现高效的接触、混合、分配和传递并按照分配系数的不同依次洗脱而获得分离。但样品前处理简单。顾铭等用高速逆流色谱仪分离纯化3个批次的丹参脂溶性成分,发现不同批次样品中同一组分的相对含量有较大差异,说明HSCCC法可以体现中药化学成分浓度分布的状况,作为指纹图谱研究方法具有可行性。这种方法是当前国际流行的新型液-液分配技术,具有很好的适应性,在中药成分分离制备中有广泛应用前景,也有望用于指纹图谱的研究。

以色谱指纹图谱为核心对中药质量进行综合评价主要应该包括以下内容:①中药化学成分分析:应用先进的色谱技术,如HPLC、GC、CE等,联合多柱、多检测器,对中药的不同提取部位进行系统分析,利用色谱指纹图谱获取全面的化学成分特征信息。②药效、毒性分析:引入"组学"研究策略,采用色谱及其联用技术,以色谱指纹图谱描述和表征中药对机体网络中疾病部分的恢复(药效)情况或对某些正常部分的损伤(毒性)情况。③数据信息处理:以化学计量学、生物信息学等方法对大量的复杂信息进行整合、筛选,以提取特征信息、寻找"谱-效"关系。④质量控制标准建立:最后建立包括中药各化学成分信息、毒性和药效、"谱-效"预测的全面综合反映中药质量且可操作性强的质量控制标准。

2. **光谱指纹图谱** · 光谱指纹图谱中常见的有红外光谱及近红外光谱、紫外-可见光谱以及X射线荧光光谱等。其中应用最多的是红外及近红外光指

纹图谱。目前已有众多的中药材建立了红外指纹图谱,如甘草、芍药、大黄、枸杞、牛膝、栀子、人参、苦丁茶、白僵蚕、淫羊藿、姜黄等。

(1) 紫外-可见光谱指纹图谱:紫外光谱法是中药及其制剂质量分析中常用的一种方法,具有灵敏性高、精密度好和操作简单等优点。

(2) 红外光谱指纹图谱:红外光谱技术以其整体、无损及快速等优点在中药复杂体系鉴定及质量评价中应用广泛。

杨波等采用傅里叶变换红外光谱分析方法,采集党参药材及水提物的红外光谱并进行双指标序列分析,发现7个产地党参药材的红外图谱有12个共有峰,主要对应党参中的多糖、党参苷、内酯类等成分。所得到的党参及其提取物的红外光谱分析结果具有独特而稳定的特征,可以作为其质量控制和真伪鉴别的根据。

(3) 拉曼光谱指纹图谱:激光拉曼光谱为光与物质分子非弹性碰撞后与入射光之间发生的能量转换而产生的散射光谱,测试样品方法快速简便。

董晶晶等采用共聚焦显微拉曼光谱仪获得中药姜黄的拉曼光谱。谱图中$200\sim1\,800\ \mathrm{cm}^{-1}$特征峰可作为姜黄拉曼光谱的指纹区域。通过解析粗略判定姜黄中可能含有碳水化合物、姜黄素类化合物、β-谷甾醇、脂肪酸等成分,已知的姜黄化学成分研究结果相符。

(4) 近红外光谱(near in frared spectoscopy, NIRS)

1) 概念与特点:目前国内外沿用的中药质量优劣评价主要方法是采用液相色谱法为主的指标成分含量测定或化学指纹图谱分析。但其缺点是样品需要前处理,并配置专业的仪器设备和操作人员,分析检测时间较长,这些因素导致了其不适合药材产地或集散地的大批量样品的快速检测和评价。

胡世林于1989年首次提出"中药光谱鉴定"概念,综述了包括紫外、红外、拉曼等在内的光谱技术用于中药鉴定所进行的探索和应用前景。2010年孙素琴等出版《中药红外光谱分析与鉴定》的专著。近红外光谱技术是发展最为迅速的中药光谱鉴定技术之一。

近红外光谱分析方法具有测定速度快(秒级),对样本可以进行无损、无消耗检测,提取物、饮片以及固体粉末等均可以直接进行定性鉴别以及定量分

析等特点,因此近年来近红外光谱技术在我国药物分析领域尤其是中药分析方面取得了较快发展。采用近红外光谱一方面可以更全面地反映药材的整体信息,便于宏观聚类分析;另一方面由于其光谱重叠严重,对于组成复杂的样品体系,必须通过化学计量学方法将光谱数据和其中特定成分的信息进行关联,实现对其中多种成分的同时进行定量分析。因此利用近红外光谱技术不但可以鉴别中药材的种类、产地和真伪,而且能够快速分析中药材中有效成分以及复方制剂中的特定药效成分、水分及挥发油等的含量信息。正因为近红外检测技术具有独特的优势,"天生"就适合中药材的快检分析。但如何将近红外这种快捷高效的分析技术与药效物质以及药材的功效相关联,为中药材的质量评价提供更丰富、全面、可靠并具有中医药特色的信息,还需要做大量工作。

但是 NIRS 的适用性验证受环境条件(如温湿度)、样品温度、探头深度,样品的厚度和位置、仪器条件(如换灯,预热时间)等的影响,而且验证了的近红外模式还需作经常性的效能评价或再验证近红外光谱技术在中药真伪鉴定方面的应用。

2)原理:近红外光谱是介于可见光和中红外之间的电磁波,美国试验和材料检测协会标准将其波长定义在 $780\sim2\,526$ nm($4\,000\sim10\,000$ cm$^{-1}$),根据波长的不同,可将其分为近红外短波和近红外长波两部分。在此范围内光谱显示的是 C—H、N—H、O—H、S—H 和 C═O 等基团震动的倍频和合频吸收信息。因此,扫描样品的近红外光谱,就可以得到样品中有机分子含氢基团的特征信息,从而完成近红外光谱的测量。

近红外光谱分析的光学原理主要包括反射和透射两大类。其中反射光谱主要指体漫反射(body reflectance),它是光能量透过物质表层与其微观结构发生相互作用,依据微观结构不同的化学键与具有不同运动模式和不同频率的光振动有选择性地发生耦合吸收,而没有发生耦合吸收的光能量出射再进入其他微粒,被原子核通过多次反射后折出该物质表层,体漫反射光信号与入射原始光信号之间的比值反映了物质对不同频率光的选择吸收特性,即形成了测量物质的吸收光谱。透射光谱是入射光通过样品并与样品分子相互作用后形成的光谱。若样品是透明的真溶液,则分析光在样品中经过的路程

一定,透射光的强度与样品组分浓度符合比耳定律。

3)应用

● 药材真伪鉴别:饶伟文等用药品快速检测车的车载 NIRS 仪直接测定药材或饮片粉末或药液,形状较均匀的饮片可选择数片代表性的样品,用刀片刮出新鲜的横切面直接用光纤探头照射扫描,采集 NIR 光谱,建立了冰片、朱砂粉、蒲黄、青黛等 63 种及其较常见的伪劣品的近红外鉴别模型,并在药品监督抽样工作中试用。钟建理等采用二阶导数法和因子化法建立鉴别模型 A;用二阶导数法加矢量归一化和因子化法建立鉴别模型 B,用 36 个样品进行验证,通过两个模型的组合能很好鉴别出伪劣的沉香。

● 贵重药材掺假识别:阳志云等收集不同来源的人工牛黄正伪品 39 批,采集其 NIRS 光谱,进行预处理后,采用矢量归一法加二阶导数法和因子化法建立人工牛黄 NIRS 鉴别模型能准确鉴别人工牛黄的掺伪品,可用于药品监督抽样的快速鉴别。

林培英等采用近红外漫反射光谱技术,在天然牛黄粉中掺入不等量人工牛黄粉,采集 NIRS,运用 PLS 建立数学模型,用校正样品集进行内部交叉验证及预测样品集进行外部验证,可以快速判定天然牛黄粉中人工牛黄粉的掺入量。实验结果证明样品"真值"与预测值之间相关性良好。

人参与西洋参的主要性状和所含化学成分类似,市场上以价格低廉的人参加工后伪充成西洋参或在西洋参制剂中掺入不等量的人参后出售,仅凭经验和外观不易鉴别,刘荔荔等用近红外漫反射光谱法可直接测定,通过以建立数学模型,可快速定量识别西洋参中人参掺入量。

川贝母和浙贝母的价格相差悬殊,故时有以"浙"掺"川"的情况发生,胡刚亮等制备 41 个样本建立校正集,采用近红外漫反射光谱数据,通过 PLS 进行回归,内部交叉验证,建立校正模型等,可以预测川贝母中浙贝母掺入量。

● 道地性研究:中药材产地和道地性的鉴定是保证中药的真实性、确切疗效和用药安全药材的关键因素。相对于传统方法,近红外光谱具有全息性特点,可以实现对药材全部信息:包括整个药材,各种化学成分,药材本身的物理性质和化学性质,甚至生物学属性。这一点对于道地药材的鉴别意义重大,因为只需利用简单的聚类分析或模式识别,就可

以实现基于总体特性的道地药材的鉴别，从而区别于以往以单一或个别化学成分对道地药材进行鉴别的局限性。

对于道地性指标不明确的药材，可采用近红外光谱的判断分析和聚类来进行鉴别。如王平等将人参片直接放在近红外反射光谱仪上测定比较后，发现吉林人参的光谱信号强于辽宁人参，但其二级微分图分散度和漂移小于辽宁人参，因此认为吉林人参 NIR 活性组分含量高，质地均匀，质量稳定。

王钢力等用近红外漫反射法测定了不同产地的冬虫夏草的药材粉末和甲醇残渣，用近红外透射光谱法测定甲醇提取物，并采用 TQ 分析软件进行药材产地判断，发现药材粉末判断准确率达 100%，药材甲醇提取物光谱较药渣更能显示产地差异。

而对于药效成分比较明确的道地药材，通过建立药效成分与近红外光谱的相关模型，可实现药材中药效成分的近红外检测。如范积平等以高效液相色谱法测定了 3 个不同产地大黄的大黄素、大黄酚、大黄酸、芦荟大黄素的含量，并用 41 个样品建立近红外光谱模型，用于预测大黄样品中各主要活性成分的含量，结果 4 种主要活性成分的优化模型的决定系数均超过 95.5，而预测均方差最大为 0.139（大黄素）。

刘沐华等采用近红外漫反射光谱法获得了来自不同产地的中药材的红外光谱，结合近邻法和多类支持向量机等模式识别技术，对来自 4 个不同产地的 269 个白芷样本和 6 个不同产地的 350 个野生和栽培丹参样本进行了产域鉴别，得到的交叉验证准确率分别达到 99% 和 95%。

李国辉等采集栽培和野生中药材灯盏花样品的近红外漫反射光谱，并在 2 台傅里叶变换近红外光谱仪上实验，建立了识别栽培和野生灯盏花样品的神经网络模型，可对栽培和野生中药材灯盏花的快速鉴别。

综上，中药指纹图目前还处于发展完善的阶段，其发展的高级阶段是功能指纹图谱，需在谱效学基础上，进一步开展谱效学研究，采用生物信息学方法把指纹图谱和生物活性、药效等相关的化合物群对应的联系起来，最终建立各种手段的指纹图谱的综合数据库。随着科学的进步以及现代仪器分析技术的快速发展，中药指纹图谱将能真正地反映中草药的内在质量，在中药质量控制的领域有十分广阔的前景。

随着世界各国对天然药物的研究不断深入，指纹图谱技术已经成为国际公认的控制天然药物和中药质量最有效的方法和手段。将中药化学指纹图谱和中药有效组分指纹图谱结合起来，加强谱效学研究，建立中药有效成分群的整体性的质量标准体系，是中药质量控制的重要发展趋势之一。随着以云计算、大数据为代表的数据处理技术快速发展，利用指纹图谱研究累积的大量研究数据和资料，建立一个统一规范的中药指纹图谱数据库，可以为中药日常检验、分析工工作提供参考和指导。总之，中药指纹图谱技术的不断发展和完善将为建立完备的中药质量评价体系提供有力的技术支持，为中药走向国际市场、推进中药现代化事业的发展提供重要的推动力。

## 四、DNA 分子标记鉴别

中药主要来源于天然药及其加工品，包括植物药、动物药、矿物药等，而以植物药居多，有"诸药以草为本"的说法。植物药、动物药均来自生命体，因此都具有遗传特性的核酸成分。药物的作用必然有其物质基础，因此对于中药的化学物质的研究备受重视，并且在多年的研究中取得很多成果，已经有比较完备的化学成分数据库供使用。对于生命来源的中药类而言，我们从遗传的中心法则（DNA→RNA→蛋白质）可以看出，蛋白质、多肽、小分子等，虽然种类繁多且作用路径繁杂，都可视为基因功能在不同时间、空间环境下的表达产物。因此从基因的角度对中药进行研究，必然会带来新的发现。另外，研究核酸（包括 DNA 和 RNA），相对于研究蛋白质和代谢物质而言有几点优势：一是核酸可以通过 PCR 的方式扩增，不容易受限于生物物质本身的微量限制；二是核酸（尤其是 DNA），各基因在量级上差别较小，而蛋白质和代谢物质，往往存在的量级跨越数个数量级，导致仪器检测困难；三是近年来测序技术的快速发展带来了数字化成本极速降低，有利于生物大数据的采集生产，进而为数据挖掘和新发现奠定了基础。

### （一）技术流程

研究中药的遗传信息，与研究其他物种的遗传信息的技术流程并无二致，都包括核酸的提取、测序文库的构建、测序、生物信息分析等步骤。中药的遗传信息研究，大体分为基于 DNA 的研究与基于

RNA 的研究两大类。

**1. 中药 DNA 的研究技术**

（1）中药的全基因组研究：中药的全基因组研究技术主要以 de novo 测序为主，即没有参考基因组的测序与重组装过程。其主要步骤包括：①基因组评估。对基因组大小和复杂度进行评估，以决定测序的数据量以及建库策略，从而设计测序方案。②样品准备。包括样本选择，基因组 DNA 提取，质控等步骤。在研究中药时，并不以成药为核酸提取的样品，因药物在应用或制成各种剂型前，根据医疗、调制、制剂的需要，而进行必要的加工处理的过程，导致核酸的丢失，而且很多组织含有较多次生代谢物，不利于核酸提取，因此一般植物以新鲜叶片，动物以血液为提取样品。③构建梯度文库。按照测序方案构建文库，一般文库包括 200 bp、500 bp 等长度的短序列文库，以及 2 kb～20 kb 不等的长序列文库。④测序。将文库上机测序，并对数据进行质控和过滤，以移除外源序列和测序错误。⑤基因组组装。联合不同长度文库的测序结果，进行基因组的组装。这一步工作经常需要尝试不同软件和调试参数。目前的二代测序的 N50 组装结果在 500 bp，三代测序的 N50 在 2 Mb 以上。⑥生物信息分析。包括基因预测、基因功能注释、重复序列分析、系统发生树的构建等。⑦数据挖掘。一般是依据大量的数据，联合表型信息等，进行深入的信息分析。

（2）中药 DNAbarcode 研究：DNAbarcode（DNA 条形码）是指生物体内能够代表该物种的、标准的、有足够变异的、易扩增且相对较短的保守的 DNA 片段。DNA 条形码技术是利用生物体 DNA 中一段保守片段对物种进行快速准确鉴定的新兴技术。DNA 条形码技术最初作为生态学研究的重要工具而得到发展利用。它不仅被用于物种鉴定，同时也帮助生物学家进一步了解生态系统内发生的相互作用。在发现一种未知物种或者物种的一部分时，研究人员便描绘其组织的 DNA 条形码，而后与国际数据库内的其他条形码进行比对。如果与其中一个相匹配，研究人员便可确认这种物种的身份。

陈士林是第一个在中药研究领域系统的研究、应用 DNA 条形码技术的研究者。目前，陈士林课题组已经建立起了一个完备的包括以 ITS2 序列为核心、加上 psbA-trnH 为补充序列的植物类中药材的 DNA 条形码，以及以 COI 序列为核心、ITS2 为辅助序列的动物类中药材的 DNA 条形码鉴定体系。据报道，细胞核基因组的 ITS2 序列在物种水平的鉴定效率高达 92.7%。

DNA 条形码技术的主要流程包括样品核酸提取、PCR、测序等。关于中药材的 DNA 分子鉴定，详细可参考陈士林主编的《中药 DNA 条形码分子鉴定》。

**2. 中药 RNA 的研究技术** · RNA 是 DNA 在一定时空条件下的转录产物，主要分为编码蛋白质的 mRNA 和不能直接编码蛋白质的 ncRNA 两大类，而 ncRNA 里又包括 lncRNA、microRNA、siRNA、piRNA、circRNA 等多类，随着科学研究的进展，未来可能有更多的 ncRNA 种类被发现。

RNA 研究的技术流程包括样品制备、样品检测、文库构建、上机测序、信息分析等步骤。样品制备和文库构建方面较 DNA 研究复杂。样品处理后，细胞中的 mRNA 和 ncRNA 同时被释放出来，针对真核生物的 mRNA 有 polyA 尾巴的特点，专门有 oligodT 磁珠富集法富集 mRNA 进行建库，ncRNA 往往是加接头直接测序，后期通过信息分析数据库比对确认种类。转录组狭义上指的是 mRNA 的集合，在目前的测序过程中，由于建库初期使用的 oligodT 富集技术，转录组测序得到的序列基本都是 mRNA 的序列信息。由于中药的植物药、动物药基本来自真核生物，因此目前的转录组测序技术在中药研究中得到广泛的应用。

对 RNA 样品的检测主要包括 4 种方法：①琼脂糖凝胶电泳分析 RNA 降解程度以及是否有污染。②Nanodrop 检测 RNA 的纯度（OD260/280 比值）。③Qubit 对 RNA 浓度进行精确定量。④Agilent 2100 精确检测 RNA 的完整性。样品检测合格后，用带有 Oligo(dT) 的磁珠富集真核生物 mRNA。随后加入 fragmentation buffer 将 mRNA 打断成短片段，以 mRNA 为模板，用六碱基随机引物（random hexamers）合成一链 cDNA，然后加入缓冲液、dNTPs 和 DNA polymerase I 和 RNase H 合成二链 cDNA，再用 AMPure XP beads 纯化双链 cDNA。纯化的双链 cDNA 先进行末端修复、加 A 尾并连接测序接头，再用 AMPure XP beads 进行片段大小选择。最后进行 PCR 扩增，并用 AMPure XP beads 纯化 PCR 产物，得到最终的文库。文库构建完成后，先使用 Qubit2.0 进行初步定量，稀释文库至 1.5 ng/ul，随后使用 Agilent 2100 对文库的 insert size 进行检测，insert size 符合预期后，使用 Q-PCR 方法对文库的有效浓度进行准确定量（文库有效浓度＞2 nM），以保证文库质量。

中药研究的转录组绝大部分都是没有基因组作为参考的，无参转录组分析的流程主要包括：①测序数据质量评估。②转录组组装拼接。③功能基因注释。④SNP 和 InDel 分析。⑤SSR 分析。⑥基因表达差异分析。⑦KEGG 通路和 GO 分析等步骤。

**（二）应用实例**

以中药的药用植物为例，从最早的中药著作的三百多味药，到现在的资源普查一万多种，涵盖了多种遗传分类的种属，其基因组大小、复杂度各有不同，因此在研究上难度较大，不可能一蹴而就。以药用植物为例，截至 2018 年初，进行全基因组测序的药用植物有丹参、甘草、蛹虫草、罗勒、大麻、灵芝、铁皮石斛、玛卡、牛耳草、金蝉花、青蒿等，大部分药用植物采用的是转录组测序的策略，并且具有逐年增长的态势（图 5-3）。转录组研究的优势在于：①测序成本较低，约为基因组测序的 1/100。②在一定程度上代表了物种的基因组信息，如国际上最大的千种植物转录组研究项目和千种昆虫转录组研究项目即以转录组数据作为物种进化研究的数据源。③转录组具有反应时空表达的表达量信息，有利于分析不同条件下基因的表达情况，并可以部分推导基因的最终产物。因此本节将着重介绍转录组测序在药用植物中的研究应用。

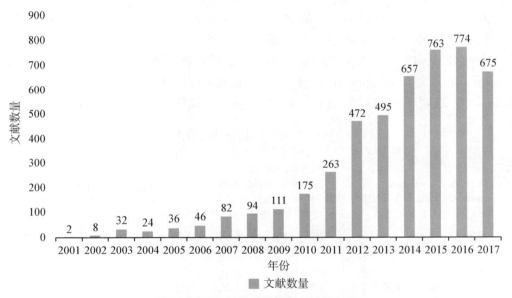

图 5-3 药用植物转录组文献数量统计

植物转录组研究，在测序数据生产完成后，要经过数据清洗、组装得到物种的基因信息，然后：①通过与数据库的比对对基因序列进行注释，推测其功能。②通过分析基因序列的序列特征，进行 SSR 分析，转录因子分析等。③通过将测序的原始 reads 与组装完成的基因序列进行比对，进行 SNP 和 InDel 的分析，基因表达量的分析等。④基于基因表达量信息，进行样品间的表达量差异分析。⑤基于注释信息和表达量信息，进行扩展的代谢路径及蛋白互作分析。

在分析中，最基础的是数据清洗，了解数据清洗的原则需要理解测序的部分原理。测序必然有误差，在第二代高通量测序中，测序错误率会随着测序序列（sequenced reads）长度的增加而升高，这是由测序过程中化学试剂的消耗导致的。另外，RNA 测序建库的过程中反转录需要随机引物进行扩增，随机引物与 RNA 模版的不完全结合也会引起测序错误。一般情况下，单个碱基位置的测序错误率应该低于 1%，最高在 6% 左右可以接受，这个数值对后期进行 SNP 或 RNA 编辑分析具有重要参考作用。数据清洗的筛选标准，一般包括：①去除带接头（adapter）的 reads。②去除 N（N 表示无法确定碱基信息）的比例大于 10% 的 reads。③去除低质量 reads（质量值＜＝20 的碱基数占整个 read 的 50% 以上的 reads）。

组装是整个转录组分析中最重要的步骤，是后续一切基于基因序列分析流程的基础。由于同一个基因的不同转录本可能来源于可变剪切、等位基因、同一个基因的不同拷贝、homolog、ortholog 等，转录组的组装具有不同于基因组组装的难度，因此国际公认使用专门的转录组组装软件如 Trinity（Grabherr，2011）对 clean reads 进行拼接组装。Trinity 是一款由 Broad Institute 和 Hebrew University of Jerusalem 合作研发的，针对 RNA-seq 数据的，高效稳定的转录组拼接软件。其结合了三个独立的软件模块依次对大量的 RNA-seq 数据进行了处理拼接，分别为：茧（Inchworm）、蛹（Chrysalis）、蝶（Butterfly）。茧（Inchworm）：分解 reads，构建 k-mer（k＝25）字典，选择种子 k-mer 并进行两边延伸，形成 contig；蛹（Chrysalis）：将有重叠的 contigs 聚类，构成 components，每个 component 就成为一组可变剪切 isoform 或同源基因可能的表征的集合。每个 component 会有相应的 de Bruijn graph；蝶（Butterfly）：化简每个 component 的 de Bruijn graph，输出可变剪切亚型的全长转录本，并梳理对应于旁系同源基因的转录本，最终得到拼接结果文件：TRINITY. fasta，后期作为定量分析的参考序列。但 TRINITY 会从拼接结果中挑选出最长的一条作为该基因的代表，称为 Gene，并以此进行后续的注释等分析。

众多学者对药用植物的转录组研究及应用主要围绕某一药用植物的功能基因的挖掘、次生代谢途径的探索和 SSR 分子标记开发等几个方面展开。

1. **药用植物功能基因的挖掘** · 药用植物功能基因的研究，主要是为了发现药用植物天然活性成分合成功能基因及其表达规律，确定有效药用活性成分的生物合成途径，了解其调控机制，并将所得的序列信息用于品种鉴定、资源保护和扩大、种质繁育等多个方面。为获得药用植物全面的基因功能信息，需要将组装得到的 Gene 进行功能注释，所使用的数据库包括：Nr，Nt，Pfam，KOG/COG，Swiss-prot，KEGG，GO。这七种数据库介绍如表 5-7。

表 5-7　转录组注释数据库简介

| 数据库 | 简　介 | 详　细　信　息 |
| --- | --- | --- |
| Nr | NCBI non-redundant protein sequences，NCBI 官方的蛋白序列数据库 | 包括了 GenBank 基因的蛋白编码序列，PDB（Protein Data Bank）蛋白数据库、SwissProt 蛋白序列及来自 PIR（Protein Information Resource）和 PRF（Protein Research Foundation）等数据库的蛋白序列 |
| Nt | NCBI nucleotide sequences，NCBI 官方的核酸序列数据库 | 包括了 GenBank、EMBL 和 DDBJ（但不包括 EST，STS，GSS，WGS，TSA，PAT，HTG 序列）的核酸序列 |
| Pfam | Protein family，最全面的蛋白结构域注释的分类系统 | PFAM 将蛋白质的结构域分为不同的蛋白家族，通过蛋白序列的比对建立了每个家族的氨基酸序列的 HMM 统计模型。PFAM 家族按注释结果可靠性分为两大类：手工注释的可靠性高的 Pfam-A 家族和程序自动产生 Pfam-B 家族。通过 HMMER3 程序，可以搜索已建好的蛋白结构域的 HMM 模型，从而对 Gene 进行蛋白家族的注释 |
| KOG/COG | COG：Clusters of Orthologous Groups of proteins KOG：euKaryotic Ortholog Groups | KOG 和 COG 都是 NCBI 的基于基因直系同源关系，其中 COG 针对原核生物，KOG 针对真核生物。COG/KOG 结合进化关系将来自不同物种的同源基因分为不同的 Ortholog 簇，目前 COG 有 4 873 个分类，KOG 有 4 852 个分类。来自同一 ortholog 的基因具有相同的功能，可以将功能注释直接继承同一 COG/KOG 簇的其他成员 |
| Swiss-Prot | A manually annotated and reviewed protein sequence database | 包含了经过有经验的生物学家整理及研究的蛋白序列 |
| KEGG | Kyoto Encyclopedia of Genes and Genomes | 系统分析基因产物和化合物在细胞中的代谢途径以及这些基因产物的功能的数据库。它整合了基因组、化学分子和生化系统等方面的数据，包括代谢通路（KEGG PATHWAY）、药物（KEGG DRUG）、疾病（KEGG DISEASE）、功能模型（KEGG MODULE）、基因序列（KEGG GENES）及基因组（KEGG GENOME）等 |
| GO | Gene Ontology，一套国际标准化的基因功能描述的分类系统 | GO 分为三大类 ontology：生物过程（Biological Process）、分子功能（Molecular Function）和细胞组分（Cellular Component），分别用来描述基因编码的产物所参与的生物过程、所具有的分子功能及所处的细胞环境 |

每种注释关注的侧重点不同，比如 PFAM 针对蛋白的结构域、KEGG 针对基因参与的代谢通路等。值得注意的是，注释率与数据库中该物种及其相关物种注释条目的数量有关，注释率越高越有利于后续的研究。

通过转录组学研究可以筛选与药用活性成分相关的功能基因以及关键酶基因，对药用植物的活性成分研究与高效利用具有重要的理论和实践意义。Jing Chen 等（2015）利用 Illumina Hiseq2000 平台对 3 个不同的蒙古黄芪组织进行 RNA -测序，发现与异丙氨酸和三萜皂苷的生物合成相关的基因。Lei Yang 等（2013）使用 454 GS-FLK 焦磷酸测序平台对丹参的根和叶组织进行转录组分析，鉴定出了 2 863 个在根中高度表达的功能基因，其中包括丹参素生物合成早期的编码酶基因，如柯巴基二磷酸合成酶（SmCPS）、贝壳杉烯合酶类（SmKSL）和 CYP76AH1。

在完成基因注释后常常进行基因的差异分析。Jing Chen 发现在发现与异丙氨酸和三萜皂苷的生物合成相关的基因，又涉及三萜皂苷生物合成的 MVA 和非 MVA 通路中的基因在三个检测组织中均有差异表达。值得注意的是差异基因的筛选是基于统计学意义的，不能直观的通过两个数值的大小判断差异基因。在有重复的项目中，重复的好坏也会对差异基因与否产生影响。如果重复较差，组内差异情况会屏蔽掉部分组间的差异，因此实验样品组的设计对照往往对后续结果分析非常重要。

2. **次生代谢途径的探索**·许多药用植物的活性成分是其次生代谢产物，一个基因的表达会受到其他基因的影响，同时也会对其他基因的表达产生一定的影响，几者相互关联，相互作用，形成基因表达调控网络。通过转录组测序后的海量基因数据，可有助于挖掘代谢途径数据库及代谢网络，为及时发现未知的酶提供助力。代谢途径的探索同样与基因注释有关。在生物体内，不同基因相互协调行使其生物学功能，通过 Pathway 显著性富集能确定差异表达基因参与的最主要生化代谢途径和信号转导途径。KEGG（Kyoto Encyclopedia of Genes and Genomes）是有关 Pathway 的主要公共数据库（Kanehisa，2008）。Pathway 显著性富集分析以 KEGG Pathway 为单位，应用超几何检验，找出差异基因相对于所有有注释的基因显著富集的

pathway。目前 KEGG 数据库中的收录的植物物种不多，且注释信息相比动物也比较少，但目前药用植物相关的研究也有许多值得参考的进展。美国人参（西洋参）是世界上使用最广泛的草药之一，其主要的生物活性成分是三萜皂苷，即人参皂苷。然而，人们对人参中人参皂苷的生物合成知之甚少，特别是在这一途径的晚期。Chao Sun 等（2010）对西洋参转录组数据进行分析，发现了所有与人参皂苷合成相关的酶，均从乙酰辅酶 α 通过异戊二烯途径开始。为了促进对喜马拉雅山上的一种濒临灭绝的药用草本植物——西藏延龄草的重要基因和药物重要生物合成途径的调控机制的基本了解，Pradeep Singh 等（2017）对西藏延龄草的首次空间转录组测序进行了研究，发现了甾体皂苷生物合成及其他次生代谢途径中包含的基因，包括 brassinosteroid、类胡萝卜素、双萜类、类黄酮、苯丙类、甾类和萜类化合物的生物合成，以及重要的 TF 家族（bHLH、MYB 相关、NAC、FAR1、bZIP、B3、WRKY）。

3. **SSR 分子标记的开发**·SSR 即简单重复序列标记（simple sequence repeats），又称为短串联重复序列或微卫星标记，是一类由几个核苷酸（1～6 个）为重复单位组成的长达几十个核苷酸的重复序列，长度较短，且广泛均匀分布于真核生物基因组中。由于重复单位的核苷酸不同以及重复次数不完全相同，造成了 SSR 长度的高度变异性，其中最常见的双核苷酸重复类型。

虽然 SSR 在基因组上的位置不尽相同，但是其两端序列多是保守的单拷贝序列，因此可根据 SSR 两端互补序列来设计引物，通过 PCR 反应扩增出含有 SSR 位点的片段。由于重复单位的串联重复次数不同，因而能够用 PCR 的方法扩增出不同长度的 PCR 产物，将得到的产物进行凝胶电泳，即可显示 SSR 位点的长度多态性。这是 SSR 作为遗传标记的原理。SSR 标记具有多态性高、易检测、重复性好、无放射、共显性、覆盖面广、操作简单等优点，已在基因定位、遗传多样性分析、DNA 指纹图谱的构建、分子标记辅助育种等方面得到广泛应用。与传统的随机基因组微卫星标记相比，基于基因的微卫星标记物更受欢迎，因为快速而廉价的隔离方法和它们的跨物种可移植性。运用转录组序列开发 SSR 标记可帮助提供更多的信息，能够提高遗传多样性和分子标记辅助育种研究的精准性。ShaohuaZeng

等(2010)用454 gs-flx焦磷酸测序技术对箭叶淫羊藿的cDNAs进行测序。从EST数据集确定总共有2 810个SSR,随机选择32个SSR及合成引物对52个淫羊藿物种的可转移性进行测试。18个引物(85.7%)可以成功转移到淫羊藿物种,其中16个具有较高的遗传多样性。HongmeiLuo等(2011)采用454焦磷酸测序技术对三七进行了转录组测序,获得了三萜皂苷生物合成的候选基因,包括CYP450s和UGTs,同时共有2 772个简单重复序列(SSR)被确定,SSRs的鉴定为三七的分子育种和遗传学应用提供了大量的分子标记信息。Xingfeizheng等(2013)使用转录组测序在魔芋属中发现了10 754个SSR标记,在25个个体中成功验证了一百七十七个多态标记,此研究中开发的大量遗传标记物应有助于研究魔芋属的遗传多样性和种质特性。

**(三)中药遗传信息的发展**

**1. 测序技术发展带来的新的进步** · 当前中药遗传信息的研究主要建立在以illumina为代表第二代测序技术的基础上。第二代测序技术带来了测序成本的下降,但其测序长度较短,在中药领域,无论基因组还是转录组的研究都离不开序列的组装,测序长度对组装的效果影响十分明显,因此以Pacbio和nanopore为代表的第三代测序技术带来的测序长度变化将深刻地影响到中药遗传信息的研究。目前nanopore的最佳测序长度达到了1.3 Mb,并且能够直接对转录组进行测序,虽在测序准确度上无法与二代测序相比,但多种测序策略对结合将有助于更准确、更广泛地发现新基因。

**2. 建立在大数据基础上的研究模式创新** · 随着大数据、人工智能等的革新和发展,现代的科学研究已经进入大科学时代。大样本、大数据、多维度地对中药遗传信息进行整合分析是未来的研究模式。未来的发展趋势将是通过建立药用植物遗传资源宝库,整合已有的药用植物遗传资源数据,建立遗传资源共享平台和药用植物遗传数据在线分析平台,引入全球的相关研究者进行合作研究。基于新的研究模式和可用的更丰富的共享资源,中药遗传信息的研究将可以扩展到更大的视野中,如将药用植物与植物界的比较,药用植物中同药性、药效植物的比较,以及药用植物遗传信息与环境信息的关系,遗传信息与表型的关系等,将得到更为充分的诠释。

## 五、生物评价

作为药物质量的药理学评价,其专门术语称药品的"生物检定",主要适用于那些化学质控难度大或不可能进行,而药效学指标又能满足要求的情况,如多种抗生素、生物制剂以及如洋地黄等其他制剂,在实际操作中通常以生物效价(单位)表达。我国近版药典均设有生物检定专部(如2010版、2015版药典),表明其技术已臻成熟。但迄今虽然已有大量的中药药效作用比较研究的论文及成果,却鲜见有作为药物质量控制标准的中药质量的生物检定技术出现。2010年版《中国药典》编写大纲的主要任务中首次明确提出:"中药的质量标准要逐步由单一指标成分定性定量测定,向活性有效成分及生物测定的综合检测过渡。"现在,中药品质的生物评价与控制已成为中药质量标准研究的重要趋势和方向。

中药在国内临床应用广泛,存在成分复杂,有效成分不明或未完全阐明等问题,中药质量控制是中药临床安全性和有效性的保证,一直是研究的热点和难点。大多数中药仅依赖于现今对已知有效成分的分析测定尚远不能满足作为一个中药质量控制的最低要求。现行中药质量控制模式、方法尚难以完全有效控制中药质量(尤其是安全性)。为了使中药的质量标准能更好地保证临床使用安全有效,有必要在现有测定方法基础上增加生物评价方法,对中药质量进行综合评价。

中药质量生物评价大体可分为定量和定性两大类。一是关联功效或毒性的生物活性检测(包括效价、生物活性限值和毒价测定等),如Microtox(微毒)技术,主要用于中药质量的优劣、毒性大小等的评价,属于定量或半定量检测的范畴。二是基于遗传信息的中药基原DNA分子鉴定。如RAPD、DNA条形码等,主要用于中药基原鉴定,属于定性鉴别的范畴。近年来,又发展起了生物效应表达谱检测,包括热活性指纹图谱(thermal activity fingerprint)、细胞指纹图谱(cell fingerprint)、生物自显影薄层色谱(bioautography TIC)、高内涵分析(high content analysis)、生物芯片(biochip)等,既能够定性鉴别、又能定量评价。还应包括以生物评价为核心的整合评价方法,如效应成分指数(effective components index,ECI)以及效应当量(efficacy equivalent，EE)、道地指数(dao-di index，DDI)、生物标志物(biomarker)等。这里介绍一种近年发展起来的能反应中药微小毒性特点的 Microtox(微毒)技术。

### (一) Microtox(微毒)技术

Microtox(微毒)技术是测定环境中有害有毒物质生物毒性的一种方法，以非致病的发光细菌作为试验系，以其发光强度变化作为检测指标，目前已成为一种快速、简便的生物毒性检测手段。赵军宁等研究建立了一种基于 Microtox 技术的、能够反映中药注射剂特点的早期、灵敏、快速、可靠的新技术平台和方法体系，有望解决现有中药注射剂生物评价及检测方法难以控制其风险的难题，实现高风险中药毒性参数的定量化表征，从而提高中药质量控制和安全性评价的可靠性。

### 1. 发光细菌

(1) 发光细菌定义及分类：发光细菌(luminescent bacteria)是一类在生理条件下能够发射可见荧光的革兰阴性菌，该荧光不发热，属于冷光，波长450～490 nm，在黑暗处肉眼可见。发光细菌分为海洋细菌和淡水细菌，海洋细菌包括发光杆菌属(*Photobacterium*)、希氏菌属(*Shewanella*)以及弧菌属(*Vibrio*)中的大多数，淡水细菌有霍乱弧菌(*Vibrio cholera*)、青海弧菌(*Vibrio Qinghai*)等。按传统分类，根据细菌表型特征，即细菌的形态、生理生化特征等方面的相对性，目前已发现并收入《伯杰氏细菌手册》的发光细菌有以下几种：①属于异短杆菌属(*Xenorhabdus*)的有发光异短杆菌(*Xenorhabdus luminescens*)。②属于发光杆菌属(*Photobacterium*)的有明亮发光杆菌(*Photosbacterium phosphoreum*)和鳗发光杆菌(*P. leiognathi*)。③属于希氏菌属(*Shewanella*)的有羽田希氏菌(*Shezoanella hanedai*)，以前也曾经把它归类为交替单胞菌属(*Alteromonas*)的海氏交替单胞菌(*Alteromonas hanedia*)。④属于弧菌属(*Vibrio*)的有哈氏弧菌(*Vibrio harveyi*)、美丽弧菌生物型Ⅰ(*V. splendidus* biotypeⅠ)、费氏弧菌(*V. fischeri*)、神弧菌(*V. logei*)和东方弧菌(*V. orientalis*)。霍乱弧菌(*V. cholerae*)和地中海弧菌(*V. mediterranei*)中的某些菌株有发光现象，曾有报道易北河弧菌(*V. albensis*)有发光现象，后将其重新分类归入霍乱弧菌(*V. cholerae*)。其中，发光杆菌属、希氏菌属以及弧菌属中的大多数发光细菌均为海洋细菌，而霍乱弧菌则是少数被发现的淡水发光细菌之一。我国学者朱文杰也从青海湖中分离得到一个淡水发光细菌新种并命名为青海弧菌。

(2) 发光细菌代谢过程和发光基因：尽管发光细菌种类繁多，但其发光机制均属酶促氧化反应。参与细菌发光反应的主要物质包括 FMN、NAD(P)H、荧光酶、分子氧、长链脂肪醛(RCHO)等。发光细菌所合成的荧光酶能够催化还原型黄素单核苷酸和长链脂肪醛，然后在氧的参与下发生氧化反应，产生的能量以光的形式释放。发光的代谢过程和原理见图5-4。

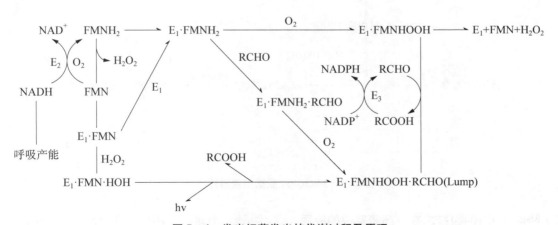

**图5-4　发光细菌发光的代谢过程及原理**

$E_1$：细菌荧光素酶，由 α、β 2个亚组成，单独均无发光活性，只有 α、β 共存时才有活性；$E_2$：NADH、FMN 氧化还原酶，分子量为 3 000D，对 FMN 有高度特异性；$E_3$：脂肪酸还原酶

$$NAD(P)H + FMN + H^+ \xrightarrow[\text{氧化还原酶}]{\text{NADH : FMN}}$$

$$NAD(P) + FMNH_2 \qquad (1)$$

$$FMHN_2 + RCHO + O_2 \xrightarrow{\text{荧光酶}}$$

$$FMN + RCOOH + H_2O + hv(490 \text{ nm}) \qquad (2)$$

有研究表明,发光基因(lux gene)系统中包括结构基因 luxC、D、A、B、E 和调节基因 luxI 和 luxR 等。从不同发光细菌中分离得到的发光基因其种类和数量有所差异,例如 luxF 仅发现于明亮发光杆菌,但以上五个结构基因 luxC、D、A、B、E 是普遍存在于已知的所有发光细菌中的。编码菌荧光素酶的基因是 luxA 和 luxB,在 lux 操纵子中,luxA 和 luxB 是紧密相连的。luxA、luxB 分别编码荧光酶的 α(40 kD)和 β(37 kD)亚基,形成的异二聚体即为具有产光能力的细菌荧光酶。而 luxC、D、E 分别编码依赖 NADPH 的醛蛋白还原酶(54 kD)、酰基转移酶(33 kD)和 ATP 合成酶(42 kD),三者共同构成脂肪酸还原酶复合体,产生长链脂肪醛作为发光反应的电子供体。

2. **Microtox 技术原理** · 发光细菌的发光强度在一定条件下是恒定的。当发光细菌接触到无机、有机毒物、抑菌、杀菌物等物质时,其细胞膜、酶及细胞质的结构会发生改变,导致其发光强度发生改变。发光强度变化与接触物质毒性呈相关关系,毒性越强,发光抑制率越高。通常认为外来受试物通过下面两个途径抑制细菌发光:①直接抑制参与发光反应的酶类活性。②抑制细胞内与发光反应有关的代谢过程(如细胞呼吸等)。发光菌毒性测试是在 20 世纪 70 年代后兴起的一种微生物监测环境污染及检测污染物毒性的新方法。1978 年美国 Beckman 公司即推出功能完备的生物发光光度计"Microtox"。自此这一急性毒性测试技术在世界范围内迅速推广。因此人们也将发光菌毒性测试称为 Microtox 测试。目前,市场上有许多测光仪器可供选择。国产的测光仪,大多适用于一般化学发光检测。由于发光细菌的发光是一种生物活体的发光,与单纯的化学反应导致的发光有所不同,如果不是处于最佳的响应波长范围内,就会大大影响检测的灵敏度和稳定性。故用专为发光细菌毒性检测用的测光仪,能保证结果的可靠性。专为发光细菌毒性检测用的测光仪一般都有配套的发光菌冻干粉,主要为进口仪器,如美国 Bechman 仪器公司 Microtox、CheckLight 公司 ToxSreen、Merck 公司 ToxA-lert、荷兰 SKaler 公司 ToxTracer、美国 SDI 公司 Deltatox、芬兰 BioTox、美国哈希 LUMIStox300 等。近年来,国内的北京滨松光子技术股份有限公司也研制出专门用于发光细菌急性毒性检测的 BHP9511 检测仪。

其主要操作流程见图 5-5。

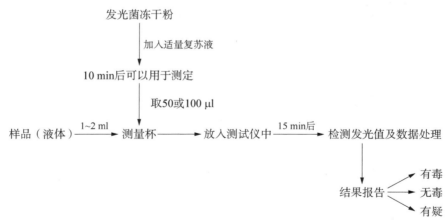

**图 5-5 Microtox 测试主要操作流程**

**（二）Microtox(微毒)技术在中药研究中的应用**

在国家自然科学基金委员会资助下,针对现行中药毒性分级缺少客观评价方法和技术瓶颈等难题,基于中药综合毒性快速检测 Microtox(微毒)技术平台,对现行《中国药典》及本科教材记载的最具代表性的 15 味有毒中药(大毒、有毒、小毒各 5 味)以及 5 味无毒中药为研究对象,系统研究了有毒中药对发光菌(费氏弧菌)发光强度影响的药效—毒性效应谱、剂量—反应曲线和剂量—时间—反应关系，客观描述有毒中药毒性效应动力学过程和作用特点，以 $IC_{50}$ 值及标准毒物（如氯化汞）相对发光强度参比值，客观评价和比较有毒中药毒性大小，系统研究了有毒中药发光抑制毒性效应与毒性物质、毒性表现（强度、靶器官）之间的内在规律发展了快捷、简便、客观的基于 Microtox 毒性测试表征的有毒中药毒性分级标准。

依托国家药品不良反应监测系统数据平台，在中药注射剂重点关注品种及其主要毒性风险信号、不良反应发生率研究基础上，探讨建立和完善中药注射剂等高风险品种的体外药物安全性评价替代模型、毒性预测及快速评价关键技术，系统研究中药注射剂对发光菌（luminescent bacteria）发光强度影响的药效—毒性效应谱、剂量—反应曲线和剂量—时间—反应关系，以毒性效应动力学过程、半数抑制浓度（$IC_{50}$）等综合指标，探索和阐明中药注射剂发光抑制毒性效应（in vitro）与毒性物质/成分、毒性作用和毒靶器官（in vivo）之间的内在规律，提出活血化瘀类、清热解毒类等中药注射剂毒性预测新技术及标准。客观比较微毒测试新方法评价结果与传统毒性评价方法及临床研究结果的差异，分析各方法的优势及不足；探讨新方法作为中药注射剂上市前风险检测评价指标的适用性，为高风险中药新药创制质量控制、风险预警和临床安全用药提供支撑。

基本的思路与技术方案见图 5-6。

李孝容等采用小鼠急性毒性试验及 Microtox（微毒）技术对比研究苍耳子（生品）水提取物、苍耳子（炒黄）水提取物、苍耳子（炒焦）水提取物的毒性，探索 Microtox 技术用于中药毒性快速评价的可行性。小鼠急性毒性试验计算半数致死量（$LD_{50}$），Microtox 技术计算发光细菌半数抑制浓度（$IC_{50}$），结果发现，苍耳子（生品）水提取物、苍耳子（炒黄）水提取物、苍耳子（炒焦）水提取物小鼠灌胃给药的半数致死量（$LD_{50}$）分别为生药 223.98 g/kg、311.86 g/kg、206.83 g/kg，对发光细菌（费氏弧菌）的半数抑制浓度（$IC_{50}$）分别为生药 0.044 6 g/ml、0.058 8 g/ml、0.031 9 g/ml，两种毒性检测方法评价结果总体趋势具有一致性，毒性相对大小均为：炒焦水提取物＞生品水提取物＞炒黄水提取物。研究表明，苍耳子水提取物采用小鼠急性毒性试验及基于 Microtox

技术的生物综合毒性的评价结果具有一定一致性，将 Microtox 技术用于苍耳子提取物毒性的快速评价具有一定的可行性，但两种毒性评价方法的相关程度还有待扩大样本量进一步研究。

夏见英等为探讨有毒中药苍耳子及其饮片、代表性成方制剂（鼻渊舒口服液）毒性效应变化规律，采用高效液相色谱法测定苍耳子药材、饮片、成方制剂中苍术苷类毒性成分含量，应用小鼠急性毒性试验和 Microtox（微毒）技术测定计算相应的毒性参数。结果发现，苍耳子药材、饮片、成方制剂毒性成分含量（苍术苷类）分别为 0.722、1.165、0.147 mg/g；苍耳子药材、饮片半数致死量（$LD_{50}$）分别为 367.8 g/kg、182.3 g/kg，成方制剂最大给药量为 17.44 g/kg（按苍耳子计），苍耳子药材、饮片、成方制剂发光细菌半数抑制浓度（$IC_{50}$）分别为 27.089 2、11.282 6、1.023 6 mg/ml。苍耳子药材、饮片及含苍耳子的代表性成方制剂（鼻渊舒口服液）苍术苷类毒性成分测定结果显示：饮片＞药材＞成方制剂，小鼠急性毒性试验结果表明毒性大小为：饮片＞药材，Microtox（微毒）技术测定结果显示：成方制剂＞饮片＞药材。结果表明，小鼠急性毒性试验与 Microtox 技术均提示苍耳子饮片毒性大于药材毒性，与二者苍术苷类毒性成分含量趋势一致。

郑晓秋等以费氏弧菌作为测试菌种，探索将 Microtox 技术应用于鱼腥草注射液综合毒性检测。通过方法学考察确定最优检测体系以及方法可靠性，在最优检测体系下，对 3 个批次鱼腥草注射液（成品），3 个批次鱼腥草注射液（半成品）以及 2 个批次鱼腥草注射液（溶媒）进行生物综合毒性检测。结果发现最优检测时间为 15 min，最优 pH 是 5.0～9.0，且 15 min 发光强度以 500～1 000 为宜；重复性试验和中间精密度试验的相对偏差均＜15%；成品的 $IC_{50}$ 分别为 51.62%、48.26%、41.69%，半成品的 $IC_{50}$ 分别为 57.64%、54.26%、57.04%，显示鱼腥草注射液半成品的综合毒性均不同程度地小于鱼腥草注射液成品的生物毒性；溶媒 100% 浓度（同注射液中溶媒浓度，即 2.5‰的吐温 80 溶液）的抑制率分别为 12.29% 和 7.97%，显示生物毒性均较小，几乎可认为无毒。故认为鱼腥草注射液对费氏弧菌的毒性存在显著的浓度-效应关系，故应用 Microtox 技术检测鱼腥草注射液综合毒性并用于控制其质量具有很好的应用前景。

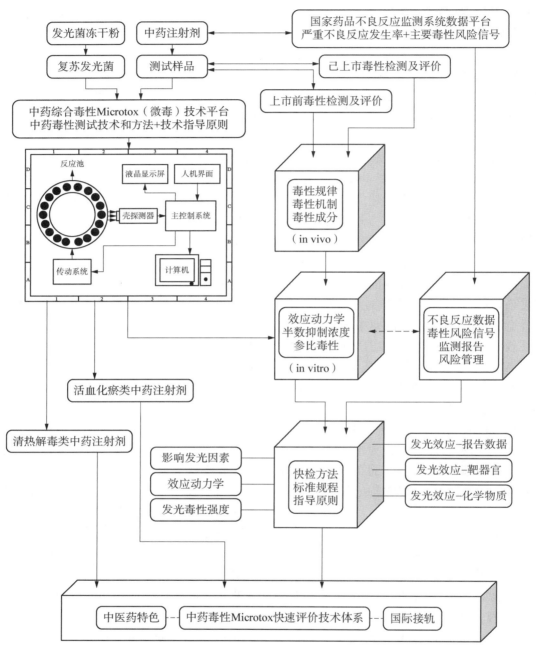

**图5-6　中药毒性及质量控制快速评价关键技术研究技术路线**

　　在对不同生产厂家所生产的红花注射液以费氏弧菌为测试菌种，进行发光菌综合毒性检测发现，在最优检测体系条件下不同生产厂家 A、B、C 成品的 $IC_{50}$ 平均值分别为 3.36%、5.58%、4.33%，具有显著性差异（$p<0.05$）。故我们认为红花注射液对费氏弧菌的毒性存在显著的浓度-效应关系，且不同生产厂家（包括原研单位在内）之间成品 $IC_{50}$ 值具有显著性差异，提示我们红花注射液成品生物学检测标准存在进一步提升的空间，应用 Microtox 技术检测红花注射液综合毒性并用于控制不同厂家成品质量波动具有很好的应用前景。类似的结论在参麦注射液、生脉注射液和银杏内酯注射液等中药注射剂综合毒性检测均得到验证。

　　（四川省中医药科学院　朱　宁　杨安东　严志祥　鄢良春）

## ◇参◇考◇文◇献◇

［1］刘芃. 中药鉴定学［M］. 北京：中医古籍出版社，2003.

［2］Persaud K，Dodd G. Analysis of discrimination mechanisms in the mammalian olfactory system using a model nose ［J］. Nature，1982，299(5881)：352－355.

［3］Hong X，Wang J. Detection of adulteration in cherry tomato juices based on electronic nose and tongue：Comparison of different data fusion approaches ［J］. Journal of Food Engineering，2014，126：89－97.

［4］王蔚昕. 中药的电子鼻鉴别方法研究［D］. 北京：北京中医药大学，2009.

［5］刘杰，杨瑶珺，王文祎，等. 基于电子鼻技术的国产血竭与进口血竭快速鉴别研究［J］. 世界中医药，2015(4)：583－585.

［6］彭华胜，程铭恩，张玲，等. 基于电子鼻技术的野生白术与栽培白术气味比较［J］. 中药材，2010，33(4)：503－506.

［7］Tao YE，Jin C，Zhou J，et al. Can odors of TCM be captured by electronic nose？The novel quality control method for musk by electronic nose coupled with chemometrics ［J］. Journal of Pharmaceutical & Biomedical Analysis，2011，55(5)：1239－1244.

［8］雷勇杰，章桥新，张覃轶. 电子舌常用传感器研究进展［J］. 传感器与微系统，2007，26(2)：4－7.

［9］熊萧萧，王鲁峰，徐晓云，等. 基于电子舌技术对不同年份的化橘红的识别［J］. 宁波大学学报(理工版)，2012，25(3)：21－24.

［10］Kataoka M，Tokuyama E，Miyanaga Y，et al. The taste sensory evaluation of medicinal plants and Chinese medicines. ［J］. International Journal of Pharmaceutics，2008，351(1)：36－44.

［11］吉光见稚代，瞿显友，罗维早，等. 基于色度对中药材品质评价研究(Ⅰ). 黄连粉末色度与化学成分含量之间的相关性［J］. 中药材，2014，37(5)：785－789.

［12］何婉婉，张建逵，李云静，等. 北豆根药材粉末色泽与有效成分的相关性［J］. 中国实验方剂学杂志，2017(5)：57－62.

［13］徐红霞，吴沂芸，裴瑾，等. 红花黄酮类成分与其色度值相关性研究［J］. 中药材，2018，41(1)：49－54.

［14］Liang Z T，Shi Y X，Chen H B，et al. Histochemical analysis of the root tuber of Polygonum multiflorum Thunb. (Fam. Polygonaceae). ［J］. Microscopy Research & Technique，2011，74(6)：488－495.

［15］Liang Z T，Jiang Z H，Leung K S Y，et al. Distinguishing the medicinal herb Oldenlandiadiffusa from similar species of the same genus using fluorescence microscopy ［J］. Microscopy research and technique，2006，69(4)：277－282.

［16］Liang Z，Chen H，Zhao Z. An experimental study on four kinds of Chinese herbal medicines containing alkaloids using fluorescence microscope and microspectrometer ［J］. Journal of microscopy，2009，233(1)：24－34.

［17］Wang Y Q，Liang Z T，Li Q，et al. Identification of powdered Chinese herbal medicines by fluorescence microscopy，Part 1：Fluorescent characteristics of mechanical tissues，conducting tissues，and ergastic substances ［J］. Microsc Res Tech，2015，74(3)：269－280.

［18］陈建文，高鸿奕，李儒新，等. X射线相衬成像［J］. 物理学进展，2005，25(2)：175－194.

［19］Mayo S C，Davis T J，Gureyev T E，et al. X-ray phase-contrast microscopy and microtomography ［J］. Optics Express，2003，11(19)：2289－2302.

［20］Xun W，Ti-Qiao X，Li-Xiang L，et al. Typical microstructures of Chinese medicines with x-ray microscopy in phase contrast ［J］. Chinese Physics Letters，2005，22(9)：2255.

［21］Wei X，Xiao T Q，Liu L X，et al. Application of x-ray phase contrast imaging to microscopic identification of Chinese medicines ［J］. Physics in Medicine & Biology，2005，50(18)：4277－4286.

［22］阿木古楞，哈斯苏荣，高璐琰，等. 中草药粉末显微特征图像的数字化表达［C］//中国畜牧兽医学会兽医药理毒理学分会. 中国畜牧兽医学会兽医药理毒理学分会第九次学术讨论会论文与摘要集. 合肥，2006.

［23］王夏炎. 现代分析技术在中药指纹图谱研究中的应用［J］. 中草药，2004，35(7)：U6－U9.

［24］谢培山. 中药色谱指纹图谱［M］. 北京：人民卫生出版社，2004.

［25］周玉新. 中药指纹图谱研究技术［M］. 北京：化学工业出版社，2002.

［26］安春志，刘莉，刑学锋，等. 中药指纹图谱的现状和研究进展［J］. 第一军医大学分校学报，2005，28(2)：197－200，204.

［27］王学良，冯艳春，胡昌勤. 近红外特征谱段相关系数法测定中药胶囊中添加枸橼酸西地那非［J］. 分析化学，2009，37(12)：1825－1828.

［28］徐永群，孙素琴. 红外指纹图谱库与阵列相关系数法快速鉴别中药材［J］. 光谱实验室，2002，19(5)：606－610.

［29］王元清,韩彬,陈婷,等.桂枝指纹图谱的建立及识别模式研究［J］.中药材,2017,40(7)：1623－1628.

［30］杨岩涛,吴春英,刘文龙,等.不同相似度法对当归补血汤指纹图谱分析的比较研究［J］.中华中医药杂志,2013(5)：1431－1435.

［31］赵曰利,于宏晓,岳勇,等.香精香料指纹图谱分析研究进展［J］.计算机与应用化学,2011,28(4)：509－512.

［32］赵曰利,于宏晓,岳勇,等.香精香料指纹图谱分析研究进展［J］.计算机与应用化学,2011,28(4)：509－512.

［33］付绍平,杨博,陈彤,等.北五味子的液相色谱指纹图谱的建立［J］.色谱,2008,26(1)：64－67.

［34］邹纯才,鄢海燕.我国中药色谱指纹图谱相似度评价方法30年(1988—2017年)研究进展与展望［J］.中国中药杂志,2018,43(10)：1969－1977.

［35］屠鹏飞.中药材指纹图谱的建立及技术要求实例解说［J］.中国药品标准,2000(4)：22－29.

［36］罗国安,沈群.中药注射剂指纹图谱建立实践分析［J］.中国药品标准,2000(4)：36－40.

［37］梁逸曾.浅议中药色谱指纹图谱的意义、作用及可操作性［J］.中药新药与临床药理,2001,12(3)：196－200.

［38］任德权.中药质量控制的里程碑——中药指纹图谱［J］.中成药,2001,23(1)：1－2.

［39］谢培山.中药色谱指纹图谱鉴别的概念、属性、技术与应用［J］.中国中药杂志,2001,26(10)：653－655.

［40］国家药典委员会.中华人民共和国药典：一部［S］.北京：中国医药科技出版社,2010.

［41］XiePeishan Yan Yuzhen. HPTLC fingerprint identification of commercial ginseng drugs-reinvestigation of HPTLC of ginsenosides［J］. Journal of separation science. 1987,10(11)：607－613.

［42］苏薇薇.聚类分析法在黄芩鉴别分类中的应用［J］.中国中药杂志,1991,16(10)：579－581.

［43］颜玉贞,林巧玲.黄连薄层指纹图谱研究［J］.中国中药杂志,1993,18(6)：329－331.

［44］李彩君,林巧玲,谢培山,等.高良姜中黄酮类成分薄层色谱指纹图谱鉴别［J］.中药新药与临床药理,2001,12(3)：183－187.

［45］刘美廷,李倩,屈敏红,等.何首乌与制何首乌的高效薄层色谱指纹图谱研究［J］.华西药学杂志,2018,33(2)：193－196.

［46］屈敏红,李倩,伍彩红,等.草豆蔻及其近缘种药用植物的高效薄层色谱指纹图谱研究［J］.中国药学杂志,2018,53(4)：258－262.

［47］杨维稼,罗燕,杨健,等.生药挥发油的气相色谱鉴定［J］.中日友好医院学报,1988,2(3)：135.

［48］洪筱坤,王智华,李旭.19个大黄样品HPLC指纹谱的比较分析［J］.上海中医药杂志,1993(8)：32－34.

［49］孙国祥,慕善学,侯志飞.连翘的毛细管电泳指纹图谱研究［J］.色谱,2006,24(2)：196－200.

［50］黄晟,张国庆,娄子洋,等.虎杖药材高效毛细管电泳指纹图谱研究［J］.药物分析杂志,2006(1)：24－26.

［51］孙国祥,慕善学,侯志飞,等.大青叶的毛细管电泳指纹图谱研究［J］.分析化学,2005,33(6)：853－856.

［52］胡平,罗国安,王如骥,等.中药菟丝子的高效毛细管电泳法鉴别［J］.药学学报,1997(7)：549－552.

［53］张朝晖,范国荣,徐国钧,等.12种海马、海龙类药材高效毛细管电泳法鉴别［J］.中国中药杂志,1998,23(05)：259－260.

［54］Ito Y, Conway W D. High-speed countercurrent chromatography［M］. ［s. l.］：［s. n.］,1986.

［55］赵碧清,段更利.高速逆流色谱法在中药有效成分分离中的应用［J］.中成药,2007,29(9)：1347－1349.

［56］洪筱坤,王智华.中药数字化色谱指纹谱［M］.上海：上海科学技术出版社,2003.

［57］顾铭,张贵峰,苏志国,等.高速逆流色谱技术在丹参指纹图谱中的应用［J］.中国药品标准,2005(06)：7－12.

［58］易伦朝,吴海,梁逸曾.色谱指纹图谱与中药质量控制［J］.色谱,2008,26(2)：166－171.

［59］韩晔华,霍飞凤,杨悠悠.中药指纹图谱研究的某些进展与展望［J］.色谱,2008,26(2)：142－152.

［60］杨波,张娟娟,孙胜杰,等.不同产地党参药材及其水提物的红外光谱特征分析［J］.药物分析杂志,2017,37(03)：438－443.

［61］董晶晶,戚雪勇,戈延茹.激光拉曼光谱快速测定中药姜黄［J］.海峡药学,2016：28(12)：55－58.

［62］胡世林.中药光谱鉴定进展［J］.中国医药学报,1989,4(2)：56－57.

［63］孙素琴,周群,陈建波.中药红外光谱分析与鉴定［M］.北京：化学工业出版社,2010.

［64］于晓辉,张卓勇,马群,等.径向基函数神经网络和近红外光谱用于大黄中有效成分的定量预测［J］.光谱学与光谱分析,2007,27(3)：481－485.

［65］Siesler H W, Ozaki Y. Near-Infrared Spectroscopy：Principles, Instruments, Applications［M］. ［s. l.］：［s. n.］,2002.

［66］饶伟文,钟建理,张治军等.中药近红外鉴别法的初步研究［J］.首都医药,2009(10)：55－56.

［67］钟建理,饶伟文,谢黔峰,等.沉香的近红外光谱法鉴别初探［J］.西北药学杂志,2010,25(4)：273－275.

［68］阳志云,饶伟文,张治军,等.人工牛黄近红外光谱鉴别法探讨［J］.首都医药,2010(3)：49.

［69］林培英,王洪,董昕,等.近红外漫反射光谱法测定天然牛黄粉中人工牛黄粉的掺入量［J］.中药材,2005,28(3)：177－179.

［70］刘荔荔，邢旺兴，贾暖，等.近红外漫反射光谱法测定西洋参中人参的掺入量［J］.中国中药杂志，2003，28：178－179.

［71］胡刚亮，陈瑞珍，程柯，等.近红外漫反射光谱快速检测川贝母中浙贝母掺入量［J］.药物分析杂志，2005，25（2）：150－152.

［72］Huck CW. Advances of near-infra red spectroscopy in phytochemistry［J］. Near Infrared Spectroscopy，2002，10：491.

［73］王平，谢洪平，陈泽琴，等.中药材人参的道地性差异的近红外光谱研究［J］.苏州大学学报：医学版，2004，24（5）：648－651.

［74］王钢力，石岩，魏玉海，等.近红外光谱鉴别冬虫夏草道地药材［J］.中草药，2006，37（10）：1569－1571.

［75］范积平，张柳瑛，张贞良，等.不同产地大黄药材的近红外漫反射光谱法鉴别［J］.药学实践杂志，2005，23（3）：148－150.

［76］刘沭华，张学工，周群，等.近红外漫反射光谱法和模式识别技术鉴别中药材产地［J］.光谱学与光谱分析，2006，26（4）：629－632.

［77］李国辉，张录达，杨建文，等.栽培和野生中药材灯盏花的近红外光谱鉴别模型［J］.光谱学与光谱分析，2007，27（10）：1959－1961.

［78］国家药典委员会.中药生物活性测定指导原则［M］.2009.

［79］肖小河，王伽伯，刘昌孝.中药质量生物评价［M］.北京：人民卫生出版社，2018.

［80］赵军宁，鄢良春，罗荔敏.基于Microtox技术（微毒技术）的中药注射剂毒性早期发现与质量控制技术研究进展［J］.世界科学技术—中医药现代化，2016，18（11）：1926－1934.

［81］Meighen EA. Molecular biology of bacterial bioluminescence［J］. Microbiol MolBiol，1991（55）：123－142.

［82］Delong EF，Steinhauer D，Israel A，et al. Isolation of the lux gene from Photobacteriumleiognathi and expression in Escherichia coli［J］. Gene，1987（54）：203－210.

［83］朱文杰，郑天凌，李伟民.发光细菌与环境毒性检测［M］.北京：中国轻工业出版社，2009.

［84］Tinikul R，Chaiyen P. Structure，Mechanism，and Mutation of Bacterial Luciferase［M］［s. l.］：Springer International Publishing，2014.

［85］黄灿克，刘婷婷，汤晓畏.发光细菌毒性法在饮用水水质评估与预警中的应用［J］.环境监控与预警，2015（3）：4－7.

［86］Bulich A A，Isenberg D L. Use of the luminescent bacterial system for the rapid assessment of aquatic toxicity［J］. Isa Transactions，1981，20（1）：29－33.

［87］方战强，陈中豪，胡勇有，等.发光细菌法在水质监测中的应用［J］.重庆环境科学，2003，25（2）：56－58.

［88］北京滨松光子技术股份有限公司.发光细菌［CP/OL］（2010－07－10）http://www. bhphoton.com/product/pdf/fgxjy.

［89］李孝容，华桦，鄢良春，等.苍耳子微毒测试（Microtox）与小鼠急性毒性的相关性研究［J］.中药药理与临床，2016，32（2）：134－138.

［90］夏见英，华桦，鄢良春，等.基于Microtox技术快速检测苍耳子药材及其饮片、成方制剂毒性变化规律［J］.中药药理与临床，2016，32（2）：151－154.

［91］赵军宁，鄢良春，郑晓秋，等.一种快速检测鱼腥草注射液综合毒性的生物检测方法［P］.中国：ZL201310369652.8，2016－02－17.

［92］赵军宁，鄢良春，郑晓秋.一种快速检测中药注射剂综合毒性的生物测试方法［P］.中国：ZL201310210195.8，2016－12－28.

［93］赵军宁，鄢良春.一种快速检测中药综合毒性的生物测试方法［P］.中国：ZL201410115374.8，2017－04－12.

［94］郑晓秋，鄢良春，赵军宁，等.Microtox技术检测鱼腥草注射液综合毒性的研究［J］.中药药理与临床，2013，29（6）：92－95.

［95］赵军宁，鄢良春，朱雅宁，等.一种快速检测红花注射液综合毒性的生物测试方法［P］.中国：ZL201410113782.X，2016－08－17.

［96］罗荔敏，鄢良春，卫天喜，等.Microtox（微毒）技术应用于红花注射液综合毒性检测［J］.世界科学技术—中医药现代化，2016，18（11）：1935－1941.

［97］赵炳祥，罗荔敏，鄢良春，等.Microtox（微毒）技术应用于参麦注射液综合毒性检测［J］.世界科学技术—中医药现代化，2016，18（11）：1942－1947.

［98］罗荔敏，鄢良春，华桦，等.Microtox（微毒）技术应用于生脉注射液综合毒性检测［J］.世界科学技术—中医药现代化，2016，18（11）：1948－1954.

［99］李欢，鄢良春，李浩然，等.基于Microtox技术的银杏内酯注射液质量控制初步研究［J］.中药药理与临床，2017，33（4）：45－49.

［100］Xiong Jing-Yue，Qin Xiu-Rong，Li Huan，et al. Biotoxicity Based on Microtox Fast Testing System and Correlative Material Basis of Shenmai Injection［J］. Remedy Open Access，2016（1）：1036－1039.

[101] 赵军宁,鄢良春,孙毅.一种银杏内酯注射液质量控制方法[P].中国：201810415895.3,2017－05－05.
[102] 熊静悦,秦秀蓉,周静,等.基于 Microtox 技术的参麦注射液过敏反应检测及相关物质基础的研究[J].中药药理与临床,
2017,33(6)：36－41.

## 第四节　中药材商品规格与产品认证

### 一、中药材传统经验名词术语与商品规格

#### （一）中药材传统经验名词术语

中药材经营者与医家在中药材的识别与交易过程,形成了一系列特殊的名词术语,称为中药材传统经验名词术语,如："丁头"专指三七药材上部生有若干瘤状隆起的支根痕,又称"乳包"。"马牙嘴"指炉贝药材呈棱状圆锥形和长卵圆形,形似马牙状,其顶端较瘦尖,均成开口状。"云锦花纹"指何首乌的块根横切面皮部有由多个异型维管束组成的云朵状花纹,又称"云纹"。"化渣"指药材经口嚼而无残渣。"方胜纹"指在蕲蛇背部两侧各有黑褐色与浅棕色组成的"V"大斑纹 17～24 个,其斑纹顶端在背中线上相接,形似古代书生的方胜帽形状。"心"泛指药材中央部位与边缘部位形态及质地不同的部分。"归头""归身""归尾""全归"是当归药材各部位的别称。"归头"是根头部（短缩的根茎和根的上端）;"归身"是主根;"归尾"是侧根（支根）和须根。全体称"全归"。"过桥"指黄连根茎部分细长的节间,如桥悬两岸,又称"过江枝""蚂蜂腰"。"同心环"指根类药材横切面有数轮同心排列环纹的异型构造,较大者形似罗盘,又称"罗盘纹"。"观音坐莲"指松贝底部平、微凹入,平放能端正稳坐。"芦头"指根类药材顶端残留的根状茎,常作为人参等药材的鉴别特征。"怀中抱月"指松贝的外层鳞叶 2 瓣,大小悬殊,大瓣紧抱小瓣,未抱部分呈新月形。"枫斗"指铁皮石斛剪去部分须根后,边炒边扭成螺旋形或弹簧状,烘干,习称"铁皮枫斗""耳环石斛"。"油头"指川木香的根头处常而有黑色发黏的胶状物,又称"糊头"。"狮子盘头"指条粗的党参根头部有多数疣状突起的茎痕及芽,每个茎痕顶端呈凹下的圆点状,形如狮子头。"蚕羌"指羌活中根茎节间缩短,呈紧密隆起的环状,形似蚕者。"粉性"（粉质、粉状）是对药材内部或断面质地的一种描述,主要指药材细胞中含较多的淀粉,干燥后呈细粒状,折断后有粉尘飞出。"菊花心"指药材横断面的放射状纹理,形如开放的菊花,又称"菊花纹"。"锦纹"指大黄药材表面或横切面上类白色薄壁组织与红棕色射线及星点交互排列形成的织锦状纹理。"橡胶丝"指杜仲体内特有的白色胶质丝体,又称"胶丝",树皮、树叶、翅果折断均可见。"鹦哥嘴"指天麻（冬麻）块茎顶端留的红棕色至深棕色鹦嘴状的干枯芽苞,又称"红小瓣"。

#### （二）商品规格

中药材是特殊商品,具有双重特性,它既有药品属性又有商品属性,同时中药材还具有有别于化学药品的农副产品特性,其从种子到种植、采收、加工、储藏、运输到出售,整个过程链长,受地理、气候、土壤等自然环境因素影响大且不完全可控,同时还受到种植管理、采收加工方法等人为因素影响大,较之化学药品而言不均一、差异大,必然产生了品质差异。为了适应商品交易的需要,将中药材按质量优劣及外观性状划分规格与等级,以便在市场进行商品交流,因此中药材的规格等级自有交易起就已经存在了,可以说中药材自古以来就有"看货评级,分档定价"的传统。

早在西汉时期《范子计然》中就有 80 多种药材的商品规格,历代本草均有对药材品质优劣评价的论述,尤其是产地的优劣,以及大量气味、形态、色泽等评价的描述。其历经萌芽期、初步形成期、深化认识期、成熟期、发展期、继承与转变期,最终伴随着中药材产业化的逐渐发展而形成至今天的商品规格。

自中华人民共和国成立以来,国家以及地方先后也制定过多个中药材商品规格等级,先后于 1959 年颁布了《38 种药材商品规格标准》,1964 年颁布了《54 种药材商品规格标准》,1984 年国家中医药管理局与卫生部联合下达了《76 种药材商品规格标准》。

然而该标准至今已经过去31年，而中药材商品的规格等级发生了较大的变化，中药材交易由计划调配转为市场经济，此外中药材由野生为主转向了栽培品为主的变化，加之各地无序的引种，药农盲目引入农药、化肥、植物生长激素等促进药材高产，导致其形态特征、质量等均发生了较大的改变，另外随着人民群众对中药材质量要求的增加，而当前的药材市场的规格等级处于随意状态，迫切需要制定适合当前中药材规格等级划分的标准。2013年经商务部及国家中医药管理局批准同意，以中国中医科学院中药资源中心为技术依托单位成立了"中药材商品规格等级标准技术研究中心"。并于同年开始了常用中药材商品规格等级标准的重新研究制定工作。2015年，《200种常用中药材商品规格》标准被中华中医药学会立项。2017年，龙兴超、郭宝林主编的《200种中药材商品电子交易规格等级标准》由中国医药科技出版社出版，规范了电子交易中药材的规格等级。

药材商品质量优劣的客观标准，应是临床疗效的好坏。但目前绝大多数药材商品所含有效成分、微量元素缺乏研究或缺乏定量检测方法。因此现在制定的药材商品规格、等级标准，仍以外观质量及性状特征为主，依据三级药材标准来划分药材的商品规格和等级。中药材商品规格与等级，不是每种药材可以划分的。有的既有规格，又有等级，有的没有规格，但有等级，有的既无规格，又无等级。既无规格，又无等级的则为统货。有些全草、果实和种实类药材，品质基本一致，或好次差异不大，常不划分规格等级，如枇杷、木瓜等。药材商品规格与等级的不同之处：人为改变原生药形态的，则为规格；区分大小、好次的则为等级。等级标准较规格标准更加具体。中药材规格与等级的划分：一般规格是按洁净度、采收时间，生长期，即老嫩程度、产地及药用部位形态不同来划分；而等级则指同一规格或同一品名的药材，按干鲜、加工部位、皮色、形态、断面色泽、气味、大小、轻重、货身长短等性质要求规定若干标准，每一个标准即为一个等级。等级名称以最佳者为一等，最次者为末等（符合药用的），一律按一、二、三、四……顺序编列。

由于中药材是自然形态，如货身长短粗细，大小轻重，同一等级亦有明显差异。因此在一个等级之内，要有一定的幅度，用"以内、以外"和"以上、以下"来划定起线和底线。例如药材一等每千克46个以内，这是最多个数的底数，超过此数就不够一等级了。二等68个以内，即47～68个之间的个数，均属二等，但在同一等级内，大小个头平均在57个左右为宜，只能是略有大小，基本均匀，不能以最大和最小者，混在一起来充二等个数。

**（三）76种中药材的商品规格**

1. 当归·本品为伞形科植物当归的干燥根。

（1）全归规格标准

一等：干货。上部主根圆柱形，下部有多条支根，根梢不细于0.2 cm。表面棕黄色或黄褐色。断面黄白色或淡黄色，具油性。气芳香，味甘微苦。每千克40支以内。无须根、杂质、虫蛀、霉变。

二等：干货。上部主根圆柱形，下部有多条支根，根梢不细于0.2 cm。表面棕黄色或黄褐色。断面黄白色或淡黄色，具油性。气芳香，味甘微苦。每千克70支以内。无须根、杂质、虫蛀、霉变。

三等：干货。上部主根圆柱形，下部有多条支根，根梢不细于0.2 cm。表面棕黄色或黄褐色，断面黄白色或淡黄色，具油性。气芳香，味甘微苦。每千克110支以内。无须根、杂质、虫蛀、霉变。

四等：干货。上部主根圆柱形，下部有多条支根，根梢不细于0.2 cm。表面棕黄色或黄褐色，断面黄白色或淡黄色，具油性。气芳香，味甘微苦。每千克110支以外。无须根、杂质、虫蛀、霉变。

五等（常行归）：干货。凡不符合以上分等的小货，全归占30%，腿渣占70%，具油性。无须根、杂质、虫蛀、霉变。

（2）归头规格标准

一等：干货。纯主根，呈长圆形或拳状，表面棕黄色或黄褐色。断面黄白色或淡黄色，具油性。气芳香，味甘微苦。每千克40支以内。无油个、枯干、杂质、虫蛀、霉变。

二等：干货。纯主根，呈长圆形或拳状。表面棕黄色或黄褐色。断面黄白色或淡黄色，具油性。气芳香，味甘微苦。每千克80支以内。无油个、枯干、杂质、虫蛀、霉变。

三等：干货。纯主根，呈长圆形或拳状。表面棕黄色或黄褐色，断面黄白色或淡黄色，具油性。气芳香，味甘微苦。每千克120支以内。无油个、枯干、杂质、虫蛀、霉变。

四等：干货。纯主根，呈长圆形或拳状。表面棕黄色或黄褐色,断面黄白色或淡黄色,具油性。气芳香,味甘微苦。每千克160支以内。无油个、枯干、杂质、虫蛀、霉变。

备注:全归一至四等内,包装、运输的自然压断腿不超过16%。

2. 川芎·本品为伞形植物川芎的干燥根茎。

川芎规格标准

一等:干货。呈绳结状,质坚实。表面黄褐色。断面灰白色或黄白色。有特异香气,味苦辛、麻舌。每千克44个以内,单个的重量不低于20 g。无山川芎、空心、焦枯、杂质、虫蛀、霉变。

二等:干货。呈结绳状,质坚实。表面黄褐色。断面灰白色或黄白色。有特异香气,味苦辛、麻舌。每千克70个以内。无山川芎、空心、焦枯、杂质、虫蛀、霉变。

三等:干货。呈结绳状,质坚实。表面黄褐色。断面灰白色或黄白色。有特异香气。味苦辛、麻舌。每千克70个以外,个大空心的属此。无山川芎、苓珠、苓盘、焦枯、杂质、虫蛀、霉变。

3. 地黄·本品为玄参科植物地黄的干燥块根。

生地规格标准

一等:干货。呈纺锤形或条形圆根。体重质柔润。表面灰白色或灰褐色。断面黑褐色或黄褐色,具有油性。味微甜。每千克16支以内。无芦头、老母、生心、焦枯、杂质、虫蛀、霉变。

二等:干货。呈纺锤形或条形圆根。体重质柔润。表面灰白色或灰褐色。断面黑褐色或黄褐色,具有油性。味微甜。每千克32支以内。无芦头、老母、生心、焦枯、杂质、虫蛀、霉变。

三等:干货。呈纺锤形或条形圆根。体重质柔润。表面灰白色或灰褐色。断面黑褐色或黄褐色,具有油性。味微甜。每千克60支以内。无芦头、老母、生心、焦枯、杂质、虫蛀、霉变。

四等:干货。呈纺锤形或条形圆根。体重质柔润。表面灰白色或灰褐色。断面黑褐色或黄褐色,具有油性。味微甜。每千克100支以内。无芦头、老母、生心、焦枯、虫蛀、霉变。

五等:干货。呈纺锤形或条形圆根。体质柔润。表面灰白色或灰褐色。断面黑褐色或黄褐色,具油性。味微甜。但油性少,支根瘦小。每千克100支以外,最小货直径1 cm以上。无芦头、老母、生心、焦枯、杂质、虫蛀、霉变。

备注:

(1) 保持原形即可,不必加工搓圆。

(2) 野生地如与栽培生地质量相同者,可同样按其大小分等。

4. 黄连·本品为毛茛科植物黄连、三角叶黄连或云连的干燥根茎。即味连、雅连、云连。

(1) 味连规格标准

一等:干货。多聚成簇,分枝多弯曲,形如鸡爪或单支,肥壮坚实、间有过桥,长不超过2 cm。表面黄褐色,簇面无毛须。断面金黄色或黄色。味极苦。无不到1.5 cm的碎节、残茎、焦枯、杂质、霉变。

二等:干货。多聚成簇,分枝多弯曲,形如鸡爪或单支,条较一等瘦小,有过桥。表面黄褐色,簇面无毛须。断面金黄色或黄色。味极苦。间有碎节、碎渣、焦枯。无残茎、杂质、霉变。

(2) 雅连规格标准

一等:干货。单枝,呈圆柱形,略弯曲,条肥状,过桥注,长不超过2.5 cm。质坚硬。表面黄褐色,断面金黄色。味极苦。无碎节、毛须、焦枯、杂质、霉变。

二等:干货。单枝,呈圆柱形,略弯曲,条较一等瘦小,过桥较多,质坚硬,表面钠褐色。断面金黄色,味极苦。间有碎节、毛须、焦枯。无杂质、霉变。

(3) 云连规格标准

一等:干货。单枝,呈圆柱形,略弯曲,顶端微有褐绿色鳞片、叶残留。条粗壮,质坚实,直径0.3 cm以上。表面黄棕色,断面金黄色,味极苦。无毛须、过桥、杂质、霉变。

二等:干货。单枝,呈圆柱形,微弯曲。条较瘦小,间有过桥。表面深黄色,极苦。无毛须、杂质、霉变。

备注:

(1) 四川味连原分南岸、北岸连。随着生产以发展,两岸的黄连质量互有优劣,故改分为一、二等。

(2) 各产地的黄连加工,应尽量去净毛须。

(3) 各地野生黄连,可照云连标准分等。

5. 白术·本品为菊科植物白术的干燥根茎。

白术规格标准

一等:干货。呈不规则团块,体形完整。表面灰棕色或黄褐色。断面黄白色或灰白色。味甘微苦。每千克40只以内。无焦枯、油个、炕泡、杂质、虫蛀、霉变。

二等：干货。呈不规则团块,体形完整。表面灰棕色或黄褐色。断面黄白色或灰白色。味甘微辛苦。每千克 100 只以内。无焦枯、油个、炕泡、杂质、虫蛀、霉变。

三等：干货。呈不规则团块,体形完整。表面灰棕色或黄褐色。断面黄白色或灰白色。味甘微辛苦。每千克 200 只以内。无焦枯、油个、炕泡、杂质、虫蛀、霉变。

四等：干货。体形不计,但需全体是肉(包括武子、花子)。每千克 200 只以外。间有程度不严重的碎块、油个、焦枯、炕泡。无杂质、霉变。

备注：

(1) 凡符合一、二、三等重量的花子、武子、长枝、顺降一级。

(2) 无论炕、晒白术,均按此规则标准的只数分等。

6. 甘草·本品为豆科植物甘草、胀果甘草或光果甘草的干燥根及根茎。

(1) 西草

1) 大草规格标准

统货：干货。呈圆柱形。表面红棕色、棕黄色或灰棕色,皮细紧,有纵纹,斩去头尾,切口整齐。质坚实、体重。断面黄白色,粉性足。味甘。长 25～50 cm,顶端直径 2.5～4 cm,黑心草不超过总重量的 5%。无须根、杂质、虫蛀、霉变。

2) 条草规格标准

一等：干货。呈圆硅形单枝顺直。表面红棕色、棕黄色或灰棕色,皮拉紧,有纵纹,斩去头尾,口面整齐。质坚实、体重。断面黄白色,粉性足。味甜。长 25～50 cm,顶端直径 1.5 cm 以上。间有黑心。无须根、杂质、虫蛀、霉变。

二等：干货。呈圆柱形,单枝顺直。表面红棕色、棕黄色或灰棕色,皮细紧,有纵纹,斩去头尾,口面整齐。质坚实、体重。断面黄白色,粉性足。味甜。长 25～50 cm,顶端直径 1 cm 以上。间有黑心。无须根、杂质、虫蛀、霉变。

三等：干货。呈圆柱形,单枝顺直。表面红棕色、棕黄色或灰芝色,皮细紧,有纵纹,斩去头尾,口面整齐。质坚实、体重。断面黄白色,粉性足。味甜。长 25～50 cm,顶端直径 0.7 cm 以上。无须根、杂质、虫蛀、霉变。

3) 毛草规格标准

统货：干货。呈圆柱形弯曲的小草,去净残茎,不分长短。表面红棕色、棕黄色或灰棕色。断面黄白色,味甜。顶端直径 0.5 cm 以上。无杂质、虫蛀、霉变。

4) 草节规格标准

一等：干货。呈圆柱形,单枝条。表面红棕色、棕黄色或灰棕色,皮细,有纵纹。质坚实、体重。断面黄白色,粉性足。味甜。长 6 cm 以上,顶端直径 1.5 cm 以上。无须根、疙瘩头、杂质、虫蛀、霉变。

二等：干货。呈圆柱形。单枝条。表面红棕色、棕黄色或灰棕色,皮细,有纵纹。质坚实、体重。断面黄白色,粉性足,有甜味。长 6 cm 以上,顶端直径 0.7 cm 以上。无须根、疙瘩头、杂质、虫蛀、霉变。

5) 疙瘩头规格标准

统货：干货。系加工条草砍下之根头,呈疙瘩头状。去净残茎及须根。表面黄白色。味甜。大小长短不分,间有黑心。无杂质、虫蛀、霉变。

(2) 东草

1) 条草规格标准

一等：干货。呈圆柱形,上粗下细。表面紫红色或灰褐色,皮粗糙。不斩头尾。质松体轻。断面黄白色,有粉性。味甜。长 60 cm 以上。芦下 3 cm 处直径 1.5 cm 以上。间有 5% 20 cm 以上的草头。无杂质、虫蛀、霉变。

二等：干货。呈圆柱形,上粗下细。表面紫红色或灰褐色,皮粗糙。不斩头尾。质松体轻。断面黄白色,有粉性。味甜。长 50 cm 以上,芦下 3 cm 处直径 1 cm 以上。间有 5% 29 cm 以上的草头。无杂质、虫蛀、霉变。

三等：干货。呈圆柱形,间有弯曲有分叉细根。表面紫红或灰褐色,皮粗糙。不斩头尾。质松体轻。断面黄白色。有粉性。甜味。长 40 cm 以上,芦下 3 cm 处直径 0.5 cm 以上。间有 5% 20 cm 以上的草头。无细小须子、杂质、虫蛀、霉变。

2) 毛草规格标准

统货：干货。呈圆柱形弯曲不上草。去净残茎,间有疙瘩头。表面紫红色或灰褐色。质松体轻。断面黄白色。味甜。不分长短,芦下直径 0.5 cm 以上。无杂质、虫蛀、霉变。

备注：

(1) 西草：系指内蒙古西部及陕西、甘肃、青海、新疆等地所产皮细、色红、粉足的优质草。不符合标准者可列为东草。

（2）东草：系指内蒙古东部及东北、河北、山西等地所产，一般未斩去头尾。如皮色好，又能斩去头尾，可列为西草。以上两类草，主要以品质区分、不受地区限制。

7. 白芍· 本品为毛科植物芍药的干燥根。

（1）白芍规格标准

一等：干货。呈圆柱形，直或稍弯，去净栓皮，两端整齐。表面类白色或淡红色。质坚实体重。断面类白色或白色。味微苦酸。长 8 cm 以上，中部直径 1.7 cm 以上。无芦头、花麻点、破皮、裂口、夹生、杂质、虫蛀、霉变。

二等：干货。呈圆柱形，直或稍弯，去净栓皮，两端整齐。表面类白色或淡红棕色。质坚实体重。断面类白色或白色。味微苦酸。长 6 cm 以上，中部直径 1.3 cm 以上。间有花麻点。无芦头破皮、裂口、夹生、杂质、虫蛀、霉变。

三等：干货。呈圆柱形，直或稍弯，去净栓皮，两端整齐。表面类白色或白色。味微苦酸。长 4 cm以上，中部直径 0.8 cm 以上。间有花麻点。无芦头、破皮、裂口、夹生、虫蛀、霉变。

四等：干货。呈圆柱形，直或稍弯，去净栓皮，两端整齐，表面类白色或淡红棕色。断面类白色或白色。味微苦酸。长短粗不分，兼有夹生、破皮、花麻点、头尾、碎节或未去净皮。无枯芍、芦头、杂质、虫蛀、霉变。

（2）杭白芍规格标准

一等：干货。呈圆柱形，条直，两端切平。表面棕红色或微黄色。质坚体重。断面米黄色。味微苦酸。长 8 cm 以上，中部直径 2.2 cm 以上。无枯芍、芦头、栓皮、空心、杂质、虫蛀、霉变。

二等：干货。呈圆柱形，条直，两端切平，表面棕红色或微黄色。质坚体重。断面米黄色。味微酸苦。长 8 cm 以上，中部直径 1.8 cm 以上。无枯芍、芦头、栓皮、空心、杂质、虫蛀、霉变。

三等：干货。呈圆柱形，条直，两端切平，表面棕红色或微黄色。质坚体重。断面米黄色。味微酸苦。长 8 cm 以上，中部直径 1.5 cm 以上。无枯芍、芦头、栓皮、空心、杂质、虫蛀、霉变。

四等：干货。呈圆柱形，条直，两端切平，表面棕红色或微黄色。质坚体重。断面米黄色。味微苦

酸。长 7 cm 以上，中部直径 1.2 cm 以上。无枯芍、芦头、栓皮、空心、杂质、虫蛀、霉变。

五等：干货。呈圆柱形，条直两端切平，表面棕红色或微黄色。质坚体重。断面米白色。味微苦酸。长 7 cm 以上，中部直径 0.9 cm 以上，无枯芍、芦头、栓皮、空心、杂质、虫蛀、霉变。

六等：干货。呈圆柱形，表面棕红色或微黄色。质坚体重。断面米白色。味微苦酸。长短不分。中部直径 0.8 cm 以上。无枯芍、芦头、栓皮、杂质、虫蛀、霉变。

七等：干货。呈圆柱形，表面棕红色或微黄色。质坚体重。断面米白色。味微苦酸。长短不分，直径 0.5 cm 以上。间有夹生、伤疤。无稍尾、枯心、芦头、栓皮、虫蛀、霉变。

备注：

（1）各地栽培的白芍，除浙江白芍因生长期较长，根条粗，分为七个等级外，其他地区均按四个等级分等。

（2）安徽习惯上加工的白芍片、花芍片、花芍个、花帽、狗头等可根据质量情况和历史习惯自定标准。

8. 茯苓· 本品为多孔菌科真菌茯苓的干燥菌核。

（1）个苓规格标准

一等：干货。呈不规则圆球形或块状。表面黑褐色或棕褐色。体坚实、皮细。断面白色。味淡。大小圆扁不分。无杂质、霉变。

二等：干货。呈不规则圆球形或块状。表面黑褐色或棕色。体轻泡、皮粗、质松。断面白色至黄赤色。味淡。间有皮沙、水锈、破伤。无杂质、霉变。

（2）白苓片规格标准

一等：干货。为茯苓去净外皮，切成薄片。白色或灰白色。质细。毛边（不修边）。厚度每厘米 7片，片面长宽不得小于 3 cm。无杂质、霉变。

二等：干货。为茯苓去净外皮，切成薄片。白色或灰白色。质细。毛边（不修边）。厚度每厘米 5片，片面长宽不得小于 3 cm。无杂质、霉变。

（3）白苓块规格标准

统货：干货。为茯苓去净外皮切成扁平方块。白色或灰白色。厚度 0.4～0.6 cm 之间，长度 4～5 cm，边缘苓块，可不成方形。间有 1.5 cm 以上的碎块。无杂质、霉变。

（4）赤苓块规格标准

统货：干货。为茯苓去净外皮切成扁平方块。赤黄色。厚度 0.4～0.6 cm 之间，长度 4～5 cm，边缘苓块，可不成方形。间有 1.5 cm 以上的碎块。无杂质、霉变。

（5）茯神块规格标准

统货：干货。为茯苓去净外皮切成扁平方形块。色泽不分，每块含有松木心。厚度 0.4～0.6 cm，长和宽 4～5 cm。木心直径不超过 1.5 cm。边缘苓块，可不成方形。间有 1.5 cm 以上的碎块。无杂质、霉变。

（6）骰方规格标准

统货：干货。为茯苓去净外皮切成立方形块。白色。质坚实。长、宽、厚在 1 cm 以内，均匀整齐。间有不规则的碎块，但不超过 10%。无粉末、杂质、霉变。

（7）白碎苓规格标准

统货：干货。为加工茯苓时的白色或灰白色的大小碎块或碎屑，均属此等。无粉末、杂质、虫蛀、霉变。

（8）赤碎苓规格标准

统货：干货。为加工茯苓时的赤黄色大小碎块或碎屑，均属此等。无粉末、杂质、虫蛀、霉变。

（9）茯神木规格标准

统货：干货。为茯苓中间生长的松木，多为弯曲不直的松根，似朽木状。色泽不分，毛松体轻。每根周围必须带有 2/3 的茯苓肉。木杆直径最大不超过 2.5 cm。无杂质、霉变。

备注：

（1）为了适应机器的需要，增加了"骰方"规格，希望产地试行加工试销。

（2）赤苓产销量均小，只加工一种赤苓块，在加工白茯苓片（块）时有赤色或黄色的，可改切成为赤苓块，不必再加工赤苓片。

（3）应辅导农民学会加工块片货，逐步改变交售个苓的作法。

9. **党参**·本品为桔梗科植物党参或同属数种植物的干燥根。

（1）西党规格标准

一等：干货。呈圆锥形，头大尾小，上端多横纹。外皮粗松，表面米黄色或灰褐色。断面黄白色，有放射状纹理。糖质多、味甜。芦下直径 1.5 cm 以上。无油条、杂质、虫蛀、霉变。

二等：干货。呈圆锥形，头大尾小，上端多横纹，外皮粗松，表面米黄色或灰褐色。断面黄白色，有放射状纹理。糖质多、味甜。芦下直径 1 cm 以上。无油条、杂质、虫蛀、霉变。

三等：干货。呈圆锥形，头大尾小，上端多横纹，外皮粗松，表面米黄色或灰褐色。断面黄白色，有放射状纹理。糖质多、味甜。芦下直径 0.6 cm 以上，油条不超过 15%。无杂质、虫蛀、霉变。

（2）条党规格标准

一等：干货。呈圆锥形，头上茎痕较少而小，条较长。上端有横纹或无，下端有纵皱纹，表面糙米色。断面白色或黄白色，有放射状纹理。有糖质、甜味。芦下直径 1.2 cm 以上。无油条、杂质、虫蛀、霉变。

二等：干货。呈圆锥形，头上茎痕较少而小，条较长，上端有横纹或无，下端有纵皱纹，表面糙米色。断面白色或黄白色，有放射状纹理。有糖质、味甜。芦下直径 0.8 cm 以上。无油条、杂质、虫蛀、霉变。

三等：干货。呈圆锥形，头上茎痕较少而小，条较长，上端有横纹或无，下端有纵皱纹，表面糙米色。断面白色或黄白色，有放射状纹理。有糖质、味甜。芦下直径 0.5 cm 以上。油条不超过 10%。无参秧、杂质、虫蛀、霉变。

（3）潞党规格标准

一等：干货。呈圆柱形，芦头较小，表面黄褐色或灰黄色，体结而柔。断面棕黄色或黄白色，糖质多，味甜。芦下直径 1 cm 以上。无油条、杂质、虫蛀、霉变。

二等：干货。呈圆柱形，芦头较小。表面黄褐色或灰黄色，体结而柔。断面棕黄色或黄白色。糖质多，味甜，芦下直径 0.8 cm 以上。无油条、杂质、虫蛀、霉变。

三等：干货。呈圆柱形，芦头较小。表面黄褐色或灰黄色，体结而柔。断面棕黄色或黄白色。糖质多，味甜，芦下直径 0.4 cm 以上。油条不得超过 10%。无杂质、虫蛀、霉变。

（4）东党规格标准

一等：干货。呈圆锥形，头较大，下有横纹。体较松质硬。表面土黄色或灰黄色，粗糙。断面黄白色，中心淡黄色、显裂隙、味甜。长 20 cm 以上，芦头下直径 1 cm 以上。无毛须、杂质、虫蛀、霉变。

二等：干货。呈圆锥形，芦头较大，芦下有横纹。体较松质硬。表面土黄色或灰褐色。粗糙。断面黄白色，中心淡黄色，显裂隙，味甜。长 20 cm 以下，芦下直径 0.5 cm 以上。无毛须、杂质、虫蛀、霉变。

（5）白党规格标准

一等：干货。呈圆锥形，具芦头。表面黄褐色或灰褐色。体较硬。断面黄白色，糖质少味微甜，芦下直径 1 cm 以上。无杂质、虫蛀、霉变。

二等：干货。呈圆锥形具芦头，表面黄褐色或灰褐色。体较硬，断面黄白色，糖质少，味微甜。芦下直径 0.5 cm 以上。间有油条、短节。无杂质、虫蛀、霉变。

备注：

（1）党参产区多，质量差民较大，现仍按 1964 年规格标准分为 5 个品种，未大动。各地产品，符合某种质量，即按该品种标准分等。

1）西党：即甘肃、陕西及四川西北部所产。过去称纹党、晶党。原植物为素花党参。

2）东党：即东北三省所产者。

3）潞党：即山西产及各地所引种者。

4）条党：即四川、湖北、陕西三省接壤地带所产。原名单枝党、八仙党。形多条状，故名条党。其原植物为川党参。

5）白党：即贵州、云南及四川南部所产。原称叙党，因质硬糖少，由色白故名白党。其原植物为管花党参。

（2）加强指导采挖加工技术，出土后即去净泥土毛须，及时干燥。

（3）潞党的一等，在山西即老规格的"老条"，是播种参、质量好、应鼓励发展。二至三等系压条参，质较轻泡。

10. **麦冬**·本品为百合植物麦冬的干燥块根。

（1）浙麦冬规格标准

一等：干货。呈纺锤形半透明体。表面黄白色。质柔韧。断面牙白色，有木质心。味微甜，嚼之有黏性。每 50 g 在 150 只以内。无须根、油粒、烂头、枯子、杂质、霉变。

二等：干货。呈纺锤形半透明体。表面黄白色，质柔韧，断面牙白色，有木心。味微甜。嚼之有黏性。每 50 g 在 280 只以内。无须根、油粒、枯子、烂头、杂质、霉变。

三等：干货。呈纺锤形半透明体。表面黄白色。质柔韧。断面牙白色，有木质心。味微甜一，嚼之有黏性。每 50 g 在 280 只以外，最小不低于麦粒大。油粒、烂头不超过 10%。无须根、杂质、霉变。

（2）川麦冬规格标准

一等：干货。呈纺锤形半透明体。表面淡白色，木质心细软。味微甜，嚼之少黏性。每 50 克 190 粒以内，无须根、乌花、油粒、杂质、霉变。

二等：干货。呈纺锤形半透明体。表面淡白色。断面淡白色。木质心细软。味微甜，嚼之少黏性。每 50 g 在 300 粒以内。无须根、乌花、油粒、杂质、霉变。

三等：干货。呈纺锤形半透明体。表面淡白色。断面淡白色。木质心细软。味微甜，嚼之少黏性。每 50 g 在 300 粒以外，最小不低于麦粒大。间有乌花、油粒不超过 10%。无须根、杂质、霉变。

备注：

（1）麦冬，浙江产者为二、三年生，川产者为一年生，质量不同，故分为浙川两类。各地引种的麦冬，符合那个标准即按那个标准分等。

（2）野生麦冬，与家种质量相同者，可按家种麦冬标准分等。

11. **黄芪**·本品为豆科植物膜荚黄芪、蒙古黄芪或多序岩黄芪的干燥根。前二者习称"黄芪"，后者习称"红芪"。

（1）黄芪规格标准

特等：干货。呈圆柱形的单条，斩疙瘩头或喇叭头，顶端间有空心，表面灰白色或淡褐色。质硬而韧。断面外层白色，中间淡黄色或黄色，有粉性。味甘、有生豆气。长 70 cm 以上，上部直径 2 cm 以上，末端直径不小于 0.6 cm。无须根、老皮、虫蛀、霉变。

一等：干货。呈圆柱形的单条，斩去疙瘩头或喇叭头，顶端有空心。表面灰白色或淡褐色。质硬而韧。断面外层白色，中间淡黄色或黄色，有粉性。味甘、有生豆气。长 50 cm 以上，上中部直径 1.5 cm 以上，末端直径不小于 0.5 cm。无须根、老皮、虫蛀、霉变。

二等：干货。呈圆柱形的单条，斩去疙瘩头或喇叭头，顶端间有空心，表面灰白色或淡褐色，质硬而韧。断面外层白色，中间淡黄色或黄色，有粉性。味甘、有生豆气。长 40 cm 以上，上中部直径 1 cm 以上，末端直径不小于 0.4 cm。间有老皮。无须根、虫蛀、霉变。

三等：干货。呈圆柱形单条，斩去疙瘩头或喇叭头，顶端间有空心。表面灰白色或淡褐色。质硬而韧。断面外层白色，中间淡黄色或黄色，有粉性。味甘、有生豆气。不分长短，上中部直径 0.7 cm 以上，末端直径不小于 0.3 cm。间有破短节子。无须根、虫蛀、霉变。

（2）红芪规格标准

一等：干货。呈圆柱形、单条，斩去疙瘩头或喇叭头，表面红褐色。断面外层白色，中间黄白色。质坚，粉足、味甜。上中部直径 1.3 cm 以上，长 33 cm 以上。无须根、虫蛀、霉变。

二等：干货。呈圆柱形、单条，斩去疙瘩头。表面红褐色。断面外层白色。质坚、粉足、味甜。上中部直径 1 cm 以上，长 23 cm 以上。无须尾、杂质、虫蛀、霉变。

三等：干货。呈圆柱形、单条，斩去疙瘩头。表面红褐色。断面外层白色，中间黄白色。质坚，粉足，味甜，上中部直径 0.7 cm 以上。长短不分，间有破短节子。无须尾、杂质、虫蛀、霉变。

备注：

（1）黄芪的品种较多，应发展优质的蒙古黄芪。

（2）黄芪已逐步改为栽培，为了鼓励发展优质、条粗的大货，增订了中上部直径 2 cm 以上的为特等。

（3）过去标准二、三等有侧根，但未规定粗细度，在调拨中容易发生矛盾，故改为单条。

（4）修下的侧根，斩为平头，根据条的粗细度，归入相应的等级内。

12. 贝母

（1）浙贝母：本品为百合科植物浙贝母的干燥鳞茎。

1）宝贝规格标准

统货：干货。为鳞茎外层的单瓣片，呈半圆形。表面白色或黄白色。质坚实。断面粉白色。味甘微苦。无僵个、杂质、虫蛀、霉变。

2）珠贝规格标准

统货：干货。为完整的鳞茎，呈扁圆形。断面白色或黄白色。质坚实断面粉白色。味甘微苦。大小不分，间有松块、僵个、次贝。无杂质、虫蛀、霉变。

（2）川贝母：本品为百合科植物川贝母、暗紫贝母、甘肃贝母或梭砂贝母的干燥鳞茎。前三者按形

状不同分别称"松贝"和"青贝"，后者习称"炉贝"。

1）松贝的规格标准

一等：干货。呈类圆锥形或近球形，鳞瓣二，大瓣紧抱小瓣，未抱部分呈新月形，顶端闭口，基部底平。表面白色，体结实，质细腻。断面粉白色。味甘微苦。每 50 g 在 240 粒以外。无黄贝、油贝、碎贝、破贝、杂质、虫蛀、霉变。

二等：干货。呈类圆锥形或近球形，鳞瓣二，大瓣紧抱小瓣，未抱部分呈新月形，顶端闭口或开口，基部平底或近似平底。表面白色。体结实、质细腻。断面粉白色。味甘微苦，每 50 g 在 240 粒以内。间有黄贝、油贝、碎贝、破贝。无杂质、虫蛀、霉变。

2）青贝规格标准

一等：干货。呈扁球形或类圆形，两鳞片大小相似。顶端闭口或开口。基部较平或圆形，表面白色，细腻，体结。断面粉白色。味淡微苦。每 50 g 在 190 粒以外。对开瓣不超过 20％。无黄贝、油贝、碎贝、杂质、虫蛀、霉变。

二等：干货。呈扁球形或类圆形，两鳞片大小相似。顶端闭口或开口，基部较平或圆形。表面白色、细腻，体结。断面粉白色。味淡微苦。每 50 g 在 130 粒以外。对开瓣不超过 25％。间有花油贝、花黄贝，不超过 5％。无全黄贝、油贝、碎贝、杂质、虫蛀、霉变。

三等：干货。呈离扁球形或类圆形，两鳞片大小相似。顶端闭或开口。基部较平或圆形。表面白色、细腻，体结。断面粉白色。味淡微苦。每 50 g 在 100 粒以外。对开瓣不超过 30％。间有油贝、碎贝、黄贝，不超过 5％。无杂质、虫蛀、霉变。

四等：干货。呈扁球形或类球形，两鳞片大小相似。顶端闭口或开口较多，基部较平或圆形，表面牙白色或黄白色，断面粉白色。味淡微苦。大小粒不分。间有油粒、碎贝、黄贝。无杂质、虫蛀、霉变。

3）炉贝规格标准

一等：干货。呈长锥形，贝瓣略似马牙。表面白色。体结。断面粉白色。味苦。大小粒不分。间有油贝及白色破瓣。无杂质、虫蛀、霉变。

二等：干货。呈长锥形，贝瓣略似马牙。表面黄白色或淡黄棕色，有的具有棕色斑点。断面粉白色。味苦。大小粒不分。间有油贝及白色破瓣。无杂质、虫蛀、霉变。

（3）平贝母：本品为百合科植物平贝母的干燥

鳞茎。

平贝母规格标准：

统货：干货。呈圆形扁平。表面白色或黄白色，细腻、光滑，顶端闭口或开口。质坚实。断面白色。味苦微酸。大小粒不分。间有黑脐、碎贝、油贝、焦粒。无全黑枯贝、杂质、虫蛀、霉变。

（4）伊贝母：本品为百合科植物新疆贝母或伊犁贝母的干燥鳞茎。

伊贝母规格标准：

统货：干货。呈扁圆形，顶端略尖、闭口或开口，基部平形。表面白色或黄白色。体坚实。断面粉白色。味苦。间有黄斑、油贝、碎贝。无杂质、虫蛀、霉变。

备注：

（1）全国的野生贝母，资源逐渐减少，各地野变家有所发展。由于相互引种的结果，已打破了地区生产范围。因此，贝母的规格标准，仍按不同的形式特征划分。各地所产的贝母，符合那个标准，即按那个标准执行。

（2）湖北的贝母。因《中国药典》尚未收载。可自行制定规格。

13. **金银花**·本品为忍冬科植物忍冬或同属数种植物的干燥根花蕾或带开放的花。

（1）密银花规则标准

一等：干货。花蕾呈棒状，上粗下细，略弯曲。表面绿白色，花冠厚质稍硬，握之有顶手感。气清香，味甘微苦。无开放花朵，破裂花蕾及黄条不超过5%。无黑条、黑头、枝叶、杂质、虫蛀、霉变。

二等：干货。花蕾呈棒状，上粗下细，略弯曲。表面绿白色，花冠厚质硬，握之有顶手感。气清香，味甘微苦。开放花朵不超过5%，黑头、破裂花蕾及黄条不超过10%。无黑条、枝叶、杂质、虫蛀、霉变。

三等：干货。花蕾呈棒状，上粗下细，略弯曲。表面绿白色，花冠厚质硬，握之有顶手感。气清香，味甘微苦。开放花朵、黑条不超过30%。无枝叶、杂质、虫蛀、霉变。

四等：干货。花蕾或开放花朵兼有。色泽不分。枝叶不超过3%。无杂质、虫蛀、霉变。

（2）东银花规格标准

一等：干货。花蕾呈棒状，肥壮，上粗下细，略弯曲。表面黄、白、青色。气清香，味甘微苦。开放花朵不超过5%。无嫩蕾、黑头、枝叶、杂质、虫蛀、霉变。

二等：干货。花蕾呈棒状，较瘦，上粗下细，略弯曲。表面黄、白、青色。气清香，味甘微苦。开放花朵不超过15%，黑头不超过3%。无枝叶、杂质、虫蛀、霉变。

三等：干货。花蕾呈棒状，上粗下细，略弯曲，瘦小。外表黄、白、青色。气清香，味甘微苦。开放花朵不超过25%，黑头不超过15%，枝叶不超过1%。无杂质、虫蛀、霉变。

四等：干货。花蕾或开放的花朵兼有。色泽不分，枝叶不超过3%。无杂质、虫蛀、霉变。

（3）山银花规格标准

一等：干货。花蕾呈棒状，上粗下细，略弯曲，花蕾长瘦。表面黄白色或青白色。气清香，味淡微苦。开放花朵不超过20%。无梗叶、杂质、虫蛀、霉变。

二等：干货。花蕾或开放的花朵兼有。色泽不分。枝叶不超过10%。无杂质、虫蛀、霉变。

备注：

（1）密银花：现系指河南密县、荥阳、登封、新郑、巩义市所产的家银花，具有色泽清白、花冠较厚、握之有顶手感特点的银花，均属此类。在国内外都认为是质量最佳的传统品种，故另订一个密银花的规格标准。

（2）山银花：品种来源较多，有的地区采收加工还很粗放，质量较差，产品中枝叶较多，色泽不好。应向农民宣传、指导采摘加工的方法，要求做到保证药品质量。

14. **麝香**·本品为鹿科动物林麝、马麝或原麝成熟雄体香囊中的干燥分泌物。

（1）毛壳规格标准

统货：干货。呈球形或扁圆形，囊壳完整，剪净革质盖皮周围的边皮，面皮，灰褐色，囊口周围有灰白色及棕褐色的短毛。内囊皮膜质，无毛、棕褐色。内有饱满柔软的香仁和粉末。质油润。囊内间有少许细柔毛及彩色膜皮、香气特异、浓厚、味微苦辛。无杂质、霉变。

（2）净香规格标准

统货：干货。为去净外壳的净麝香。有颗粒状香仁和粉末。香仁表面光滑，油润。黑褐色。断面黑红色。粉末呈棕黄色、紫红或棕褐色。间有薄俗称银皮。香气浓厚，味微苦辛。无杂质、霉变。

15. **枸杞子** · 本品为茄科植物宁夏枸杞的干燥成熟果实。

(1) 西枸杞规格

一等：干货。呈椭圆形或长卵形。果皮鲜红，紫红或红色，糖质多。质柔软滋润。味甜。每 50 g 在 370 粒以内。无油果、杂质、虫蛀、霉变。

二等：干货。呈椭圆形或长卵形。果皮鲜红或紫红色，糖质多。质柔软滋润。味甜。每 50 g 在 580 粒以内。无油果、杂质、虫蛀、霉变。

三等：干货。呈椭圆形或长卵形。果皮红褐或淡红色，糖质较少。质柔软滋润。味甜。每 50 g 在 900 粒以内。无油果、杂质、虫蛀、霉变。

四等：干货。呈椭圆形或长卵形。果皮红褐或淡红色，糖质少。味甜。每 50 g 在 1 100 粒以内。油果不超过 15%。无杂质、虫蛀、霉变。

五等：干货。呈椭圆形或长卵形。色泽深浅不一，糖质少，味甜。每 50 g 在 1 100 粒以外。破子、油果不超过 30%。无杂质、虫蛀、霉变。

(2) 血枸杞规格标准

一等：干货。呈类纺锤形，略扁。果皮鲜红色或深红色。果肉柔润。味甜微酸。每 50 g 在 600 粒以内。无油果、黑果、杂质、虫蛀、霉变。

二等：干货。呈类纺锤形，略扁。果皮鲜红色或深红色。果肉柔润。味甜微酸。每 50 g 在 800 粒以内，油果不超过 10%。无黑果、杂质、虫蛀、霉变。

三等：干货。呈类纺锤形，略扁。果皮紫红色或淡红色，深浅不一。味甜微酸。每 50 g 在 800 粒以外，包括油果。无黑果、杂质、虫蛀、霉变。

备注：枸杞子近年因引种地区较多，由于自然条件不同，产品质量有差别，故分为西宁枸杞、血枸杞两个品种。

(1) 西枸杞：系指宁夏、甘肃、内蒙古、新疆等地的产品，具有粒大、糖质足、肉厚、籽少、味甜的特点。

(2) 血枸杞：系指河北、山西等地的产品，具有颗粒均匀、皮薄、籽多、糖质较少、色泽鲜红、味甜微酸的特点，各地产品可按相符标准分等，不受地区限制。

16. **泽泻** · 本品为泽泻科植物泽泻的干燥块茎。

(1) 建泽泻规格标准

一等：干货。呈椭圆形，撞净外皮及须根。表面黄白色，有细小突出的须根痕。质坚硬。断面浅黄白色，细腻有粉性。味甘微苦。每千克 32 个以内。无双花、焦枯、杂质、虫蛀、霉变。

二等：干货。呈椭圆形或卵圆形，撞净外皮及须根。表面灰白色，有细小突起的须根痕。质坚硬。断面黄白色，细腻有粉性。味甘微苦。每千克 56 个以内。无双花、焦枯、杂质、虫蛀、霉变。

三等：干货。呈类球形，撞净外皮及须根。表面黄白色，有细小突起的须根痕。质坚硬。断面浅黄黄白色或灰白色，细腻有粉性。味甘微苦。每千克 56 个以外，最小直径不小于 2.5 cm。间有双花、轻微焦枯，但不超过 10%。无杂质、虫蛀、霉变。

(2) 川泽泻规格标准

一等：干货。呈卵圆形，支净粗皮及须根，底部有瘤状小疙瘩。表面灰黄色。质坚硬。断面淡黄白色。味甘微苦。每千克 50 个以内。

二等：干货。呈卵圆形，支净粗皮及须根，底部有瘤状小疙瘩，表面灰黄色。质坚硬。断面淡黄白色。味甘微苦。每千克 50 个以外，最小直径不小于 2 cm。间有少量焦枯、碎块，但不超过 10%。无杂质、虫蛀、霉变。

备注：泽泻根据主产地区福建、四川分为建泽泻与川泽泻两个品种。其他地区引自哪里，即按哪种标准执行。

17. **附子** · 本品为毛茛科植物乌头的子根的加工品。

(1) 盐附子规格标准

一等：呈圆锥形，上部肥满有芽痕，下部有支根痕。表面黄褐色或黑褐色，附有结晶盐粒。体质沉重。断面黄褐色。味咸而麻，刺舌。每千克 16 个以内。无空心、腐烂。

二等：呈圆锥形，上部肥满有芽痕，下部有支根痕。表面黄褐色或黑褐色，附有结晶盐粒。体质沉重。断面黄褐色。味咸而麻、刺舌。每千克 24 个以内。无空心、腐烂。

三等：呈圆锥形，上部肥满有芽痕，下部有支根痕。表面黄褐色或黑褐色。附有结晶盐粒。体质沉重。断面黄褐色。味咸而麻、刺舌。每千克 80 个以内。间有小药扒耳，但直径不小于 2.5 cm。无空心、腐烂。

(2) 附片规格标准

1) 白片规格标准

一等：干货。为一等附子去净外皮，纵切成厚

0.2～0.3 cm 的薄片。片面白色。呈半透明体。片张大、均匀。味淡。无盐软片、霉变。

二等：干货。为二等附子去净外皮，纵切成厚 0.2～0.3 cm 的薄片。片面白色。呈半透明体。片张较小，均匀。味淡。无盐软片、霉变。

三等：干货。为三等附子去净外皮，纵切成 0.2～0.3 cm 的薄片。片面白色。呈半透明体。片张小，均匀。味淡。无盐软片、霉变。

2) 熟片的规格标准

统货：干货。为一等附子去皮去尾，横切成厚 0.3～0.5 cm 的圆形厚片。片面冰糖色，油面光泽。呈半透明体。无盐软片、霉变。

3) 挂片规格标准

统货：干货。为二、三等附子各 50% 去皮，纵切两瓣。片面冰糖色或褐色。油面光泽，呈半透明状。块瓣均匀。味淡或微带麻辣。每 500 g 在 80 瓣左右。无白心、盐软瓣、霉变。

4) 黄片规格标准

统货：干货。为一、二等附子各 50% 去皮去尾，横切成 0.3～0.5 cm 的厚片。片面黄色，薄厚均匀。味淡。无白心、尾片、盐软片、霉变。

5) 黑顺片规格标准

统货：干货。为二、三等附子不去外皮，顺切成 0.2～0.3 cm 的薄片。边黑褐色。片面暗黄色。油面光滑。片张大小不一，薄厚均匀。味淡。无盐软片、霉变。

备注

(1) 附片过去规格较多，现根据产销习惯，只保留五个规格。

(2) 新引种产区的附子加工方法应注意改进，保证质量。

(3) 盐附子与附片的调拨折合率为 3.5∶1。

(4) 鲜附子可参照盐附子升降率制订等级。

18. **酸枣仁** · 本品为鼠李科植物酸枣仁的干燥成熟种子。

酸枣仁规格标准

一等：干货。呈扁圆形或扁椭圆形，饱满。表面深红色或紫褐色，有光泽。断面内仁浅黄色，有油性。味甘淡。核壳不超过 2%。碎仁不超过 5%。无黑仁、杂质、虫蛀、霉变。

二等：干货。呈扁圆形或扁椭圆形，较瘦瘪。表面深红色或棕黄色。断面内仁浅黄色。有油性。

味甘淡。核壳不超过 5%。碎仁不超过 10%。无杂质、虫蛀、霉变。

备注：坚决不收未成熟的酸枣果或核。

19. **山药** · 本品为薯蓣科植物薯蓣的干燥根茎。

(1) 光山药规格标准

一等：干货。呈圆柱形，条均挺直，光滑圆润，两头平齐。内外均匀为白色。质坚实，粉性足。味淡。长 15 cm 以上，直径 2.3 cm 以上。无裂痕、空心、炸头、杂质、虫蛀、霉变。

二等：干货。呈原柱形，条均挺直，光滑圆润，两头平齐。内外均匀为白色。质坚实，粉性足。味淡。长 13 cm 以上，直径 1.7 cm 以上。无裂痕、空心、炸头、杂质、虫蛀、霉变。

三等：干货。呈原柱形。条均挺直，光滑圆润，两头平齐。内外均为白色。质坚实，粉性足。味淡。长 10 cm 以上，直径 1 cm 以上。无裂痕、空心、炸头、杂质、虫蛀、霉变。

四等：干货。呈原柱形，条均挺直，光滑圆润，两头平齐。内外均为白色。质坚实，粉性足。味淡。直径 0.8 cm 以上，长短不分。间有碎块。无杂质、虫蛀、霉变。

(2) 毛山药规格标准

一等：干货。呈长条形，弯曲稍扁，有顺皱纹或周沟，去净外皮。内外均为白色或黄白色，有粉性。味淡。长 15 cm 以上，中部围粗 10 cm 以上。无破裂、空心、黄筋、杂质、虫蛀、霉变。

二等：干货。呈长条形，弯曲稍扁，有顺皱纹或抽沟，去净外皮。内外均为白色或黄白色，有粉性。味淡。长 10 cm 以上，中部围粗 6 cm 以上。无破裂、空心、黄筋、杂质、虫蛀、霉变。

三等：干货。呈长条形，弯曲稍扁，有顺皱纹或抽沟，去净外皮。内外均为白色或黄白色，有粉性。味淡。长 10 cm 以上，中部围粗 3 cm 以上。间有碎块。无杂质、虫蛀、霉变。

备注：

(1) 山药的规格，是指长条形家种山药加工的，不包括野生山药或家种山药的加工品。

(2) 光山药与包山药的疗效相同，为节省劳力和费用，今后国内销售应以毛山药为主。

(3) 毛山药长条形稍扁、两头粗细不一，故按中部围粗划分等级。光山药加工搓圆品，条干粗细均匀,故仍按直径大小分等。

20. **牛黄** · 本品为牛科动物各种牛干燥的胆结石。

天然牛黄规格标准:

一等:干货。牛的胆结石呈卵形,类球形或三角形。表面金黄色或黄褐色,有光泽。质松脆。断面棕黄色或金黄色,有自然形成层。气清香,味微苦后甜。大小块不分,间有碎块。无管黄、杂质、霉变。

二等:干货。牛的胆结石呈管状(管黄)或胆汁渗入的各种块黄。表面黄褐色或棕褐色。断面棕褐色,有自然形成层。气清香,味微苦。无杂质、霉变。

备注:人工合成牛黄的规格应按以卫生部确定的质量标准为准。

21. **枳壳、枳实** · 本品为芸科植物酸橙的干燥未成熟果实(枳壳)或幼果(枳实)。

(1)枳壳规格标准

一等:干货。横切对开,呈扁圆形。表面绿褐色或棕褐色,有颗粒状突起。切面黄白色或淡黄色,肉厚、瓤小。质坚硬。气清香,味苦微酸。直径3.5 cm以上,肉厚0.5 cm以上。无虫蛀、霉变。

二等:干货。横切对开。呈扁圆形。表面绿褐色或棕褐色,有颗粒状突起切面黄白色或淡黄色,肉薄,质坚硬。气清香,味苦微酸。直径2.5 cm以上,肉厚0.5 cm以上。无虫蛀、霉变。

(2)枳实规格标准

一等:干货。幼果横切两瓣,呈扁圆片形,隆起,表面现象表黑色或黑褐色,具颗粒状突起和皱纹。切面果肉黄白色。肉厚瓤小,质坚硬。气清香,味苦微酸。直径1.5～2.49 cm。无杂质、虫蛀、霉变。

二等:干货。幼果横切两瓣,呈扁形,表面表黑色或黑褐色,具颗粒状突起和皱纹。切面隆起,果肉黄白色,肉厚瓤小,质坚硬,罐子清香。味苦微酸。直径1.5 cm以下。间有未切的个子,但不得超过30％。无杂质、虫蛀、霉变。

备注:枳壳、枳实系按四川、江西、湖南主产的酸橙果实,制订的标准,其他习惯用的枳壳、枳实,可自行制订标准。

22. **槟榔** · 本品为棕榈科植物槟榔的干燥成熟种子。

槟榔规格标准

一等:干货。呈扁圆形或圆锥形。表面淡黄色或棕黄色。质坚实。断面有灰白色与红棕色交错的大理石样花纹。味涩微苦。每千克160个以内。无枯心、破碎、杂质、虫蛀、霉变。

二等:干货。呈扁圆形或圆锥形。表面淡黄色或棕黄色。质坚实。断面有灰白色与红棕色交错的大理石样花纹。味涩微苦。每千克160个以外,间有破碎、枯心,不超过5％,轻度虫蛀不超过3％。无杂质、霉变。

23. **山茱萸** · 本品为山茱萸入植物山茱萸的干燥成熟果肉。

山茱萸规格标准

统货:干货。果肉呈不规则的片状或囊状。表面鲜红、紫红色至暗红色,皱缩、有光泽。味酸涩。果核不超过3％。无杂质、虫蛀、霉变。

24. **红花** · 本品为菊科植物红花的干燥花。

红花规格标准

一等:干货。管状花皱缩弯曲,成团或散在。表面深红、鲜红色,微带淡黄色。质较软。有香气。味微苦。无枝叶、杂质、虫蛀、霉变。

二等:干货。管状花皱缩弯曲,成团或散在。表面浅红、暗红或黄色。质较软。有香气。味微苦。无枝叶、杂质、虫蛀、霉变。

备注:红花的等级是按传统习惯制定的。浙江红花可按地区习惯自行制订。

25. **菊花** · 本品为菊科植物菊花的干燥头状花序。

(1)亳菊花规格标准

一等:干货。呈圆珠笔盘或扁扇形。花朵大、瓣密、胞厚、不露心,花瓣长宽,白色,近基部微带红色。体轻,质柔软。气清香,味甘微苦。无散朵、枝叶、杂质、虫蛀、霉变。

二等:干货。呈圆珠笔盘或扁扇形。花朵中个、色微黄,近基部基部微带红色。气芳香,味甘微苦。无散朵、枝叶、杂质、虫蛀、霉变。

三等:干货。呈圆盘形或扁扇形。花朵小,色黄或暗。间有散朵。叶棒不超过5％。无杂质、虫蛀、霉变。

(2)滁菊花规格标准

一等:干货。呈绒球状或圆形(多为头花)。朵大色粉白,花心较大、黄色。质柔。气芳香,味甘微苦。不散瓣。无枝叶、杂质、虫蛀、霉变。

二等:干货。呈绒球状或圆形(即二水花)。色粉白。朵均匀,不散瓣。无枝叶、杂质、虫蛀、霉变。

三等:干货。呈绒球状。朵小、色次(即尾花)。间有散瓣、并条。无杂质、虫蛀、霉变。

(3)贡菊花规格标准

一等:干货。花头较小,圆形,花瓣密,白色。花蒂绿色,花心小、淡黄色、均匀不散朵。体轻,质柔软。气芳香,味甘微苦。无枝叶、杂质、虫蛀、霉变。

二等:干货。花头较小,圆形色白,花心淡黄色,朵欠均匀。气芳香,味甘微苦。无枝叶、杂质、虫蛀、霉变。

三等:干货。花头小,圆形白色,花心淡黄色,朵不均匀。气芳香,味甘微苦。间有散瓣。无枝叶、杂质、虫蛀、霉变。

(4)药菊(怀菊、川菊、资菊)规格标准

一等:干货。呈圆形盘或扁扇形。朵大、瓣长、肥厚。花黄白色,间有淡红或棕红色。质松而柔。气芳香,味微苦。无散朵、枝叶、杂质、虫蛀、霉变。

二等:干货。呈圆形或扁扇形。朵较瘦小,色泽较暗。味微苦。间有散朵。无杂质、虫蛀、霉变。

(5)杭白菊规格标准

一等:干货。蒸花呈压缩状。朵大肥厚,玉白色。花心较大、黄色。气清香。味甘微苦。无霜打花、蒲汤花、生花、枝叶、杂质、虫蛀、霉变。

二等:干货。蒸花呈压缩状。花朵小,玉白色,花心黄色。气清香,味甘微苦。间有不严重的霜打花和蒲汤花。无枝叶、杂质、虫蛀、霉变。

(6)汤菊花规格标准

一等:干货。蒸花呈压缩状。朵大肥厚,色黄亮。气清香。味甘微苦。无严重的霜打花和蒲汤花、生花、枝叶、杂质、虫蛀、霉变。

二等:干货。蒸花呈压缩状。花朵小、较瘦薄、黄色。气清香。味甘微苦。间有霜打花和蒲汤花。无黑花、枝叶、杂质、虫蛀、霉变。

备注:菊花的产区较多,花形各异,所订的规格标准,是按照花形不同结合传统名称制订的。新产区产品,符合哪个品种,即按哪个品种规格分行等。

26. 牛膝

(1)怀牛膝:本品为苋科植物牛膝的干燥根。

怀牛膝规格标准:

一等(头肥):干货。呈长条圆柱形。内外黄白色或浅棕色。味淡微甜。中部直径 0.6 cm 以上。长 50 cm 以上。根条均匀。无冻条、油条、破条、杂

质、虫蛀、霉变。

二等(二肥):干货。呈长条圆柱形。内外黄白色或浅棕色。味淡微甜。中部直径 0.4 cm 以上,长 35 cm 以上。根条均匀。无冻条、油条、破条、杂质、虫蛀、霉变。

三等(平条):干货。根呈长条圆柱形。内外黄白色或浅棕色。味淡微甜。中部直径 0.4 cm 以下,但不小于 0.2 cm,长短不分。间有冻条、油条、破条。无杂质、虫蛀、霉变。

(2)川牛膝:本品为苋科植物川牛膝的干燥根。

川牛膝规格标准

一等:干货。呈曲直不一的长圆柱形、单支。表面灰黄色或灰褐色。质柔。断面棕色或黄白色,有筋脉点。味甘微苦。上中部直径 1.8 cm 以上。无芦头、须毛、杂质、虫蛀、霉变。

二等:干货。呈曲直不一的长圆柱形、单支。表面灰黄色或灰褐色。质柔。断面棕色或黄白色,有筋脉点。味甘微苦。上中部直径 1 cm 以上。无芦头、须毛、杂质、虫蛀、霉变。

三等:干货。呈曲直不一的长圆柱形、单支。表面灰黄色或灰褐色。质柔。断面棕色或黄白色,有筋脉点。味甘微苦。上中部直径 1 cm 以下,但不小于 0.4 cm,长短不限。无芦头、毛须、杂质、虫蛀、霉变。

备注:

(1)怀牛膝的等级,是按主产区河南省制订的。其他地区,凡引种此品种者,亦按此规定分等级。

(2)川牛膝:系指四川主产者,其他地区所产此品种,亦按此分等。

27. 白芷·本品为伞形科植物白芷或杭白芷的干燥根。

白芷规格标准

一等:干货。呈圆锥形。表面灰白色或黄白色。体坚。断面白色或黄白色,具粉性。有香气,味辛微苦。每千克 36 支以内。无空心、黑心、芦头、油条、杂质、虫蛀、霉变。

二等:干货。呈圆锥形。表面灰白色或黄白色。体坚。断面白色或黄白色,具粉性。有香气,味辛微苦。每千克 60 支以内。无空心、黑心、芦头、油条、杂质、虫蛀、霉变。

三等:干货。呈圆锥形。表面灰白色或白黄色。具粉性。有香气,味辛微苦。每千克 60 支以

外,顶端直径不得小于 0.7 cm。间有白芷尾、黑心、异状、油条,但总数不得超过 20%。无杂质、霉变。

28. 三七·本品为五加科植物三七的干燥根。

(1) 春三七规格标准

一等(20 头):干货。呈圆锥形或类圆柱形。表面灰黄色或黄褐色。质坚实、体重。断面灰褐色或灰绿色。味苦微甜。每 500 g 在 20 头以内。长不超过 6 cm。无杂质、虫蛀、霉变。

二等(30 头):干货。呈圆锥形或类圆柱形。表面灰黄色或黄褐色。质坚实、体重。断面灰褐色或灰绿色。味苦微甜。每 500 g 在 30 头以内。长不超过 6 cm。无杂质、虫蛀、霉变。

三等(40 头):干货。呈圆锥形或类圆柱形。表面灰黄色或黄褐色。质坚实、体重。断面灰褐色或灰绿色。味苦微甜。每 500 g 在 40 头以内。长不超过 5 cm。无杂质、虫蛀、霉变。

四等(60 头):干货。呈圆锥形或类圆柱形。表面灰黄色或黄褐色。质坚实、体重。断面灰褐色或灰绿色。味苦微甜。每 500 g 在 60 头以内。长不超过 4 cm。无杂质、虫蛀、霉变。

五等(80 头):干货。呈圆锥形或类圆柱形。表面灰黄色或黄褐色。质坚实、体重。断面灰褐色或灰绿色。味苦微甜。每 500 g 在 80 头以内。长不超过 3 cm。无杂质、虫蛀、霉变。

六等(120 头):干货。呈圆锥形或类圆柱形。表面灰黄色或黄褐色。质坚实、体重。断面灰褐色或灰绿色。味苦微甜。每 500 g 在 120 头以内。长不超过 2.5 cm。无杂质、虫蛀、霉变。

七等(160 头):干货。呈圆锥形或类圆柱形。表面灰黄色或黄褐色。质坚实、体重。断面灰褐色或灰绿色。味苦微甜。每 500 g 在 160 头以内。长不超过 2 cm。无杂质、虫蛀、霉变。

八等(200 头):干货。呈圆锥形或类圆柱形。表面灰黄色或黄褐色。质坚实、体重。断面灰褐色或灰绿色。味苦微甜。每 500 g 在 200 头以内。无杂质、虫蛀、霉变。

九等(大二外):干货。呈圆锥形或类圆柱形。表面灰黄色或黄褐色。质坚实、体重。断面灰褐色或灰绿色。味苦微甜。长不超过 1.5 cm。每 500 g 在 250 头以内。无杂质、虫蛀、霉变。

十等(小二外):干货。呈圆锥形或类圆柱形。表面灰黄色或黄褐色。质坚实、体重。断面灰褐色或灰绿色。味苦微甜。长不超过 1.5 cm。每 500 g 在 300 头以内。无杂质、虫蛀、霉变。

十一等(无数头):干货。呈圆锥形或类圆柱形。表面灰黄色或黄褐色。质坚实、体重。断面灰褐色或灰绿色。味苦微甜。长不超过 1.5 cm。每 500 g 在 450 头以内。无杂质、虫蛀、霉变。

十二等(筋条):干货。呈圆锥形或类圆柱形。间有从主根上剪下的细支根(筋条)。表面灰黄色或黄褐色。质坚实、体重。断面灰褐色或灰绿色。味苦微甜。不分春、冬七每 500 g 在 450～600 头以内。支根上端直径不低于 0.8 cm,下端直径不低于 0.5 cm。无杂质、虫蛀、霉变。

十三等(剪口):干货。不分春冬七,主要是三七的芦头(羊肠头)及糊七(未烤焦的)均为剪口。无杂质、虫蛀、霉变。

(2) 冬三七规格标准:各等头数与春七相同。但冬三七的表面灰黄色。有皱纹或抽沟(拉槽)。不饱满,体稍轻。断面黄绿色。无杂质、虫蛀、霉变。

备注:

(1) 三七分春七、冬七两类。"春七"是打去花蕾,在七月收获的,体重色好,产量、质量均佳,应提倡生产"春七"。"冬七"是结籽后起收的,体大质松。除有计划的留籽外,不宜生产"冬七"。

(2) "冬七"外皮多皱纹抽沟,体轻泡,比"春七"质量差,其分等的颗粒标准均与"春七"同,不另分列。

29. 郁金·本品为姜科植物郁金、广西莪术、姜黄或莪术的干燥块根。

(1) 川郁金

黄丝规格标准

一等:干货。呈类卵圆形。表面灰黄色或灰棕色,皮细,略现细皱纹。质坚实,断面角质状,有光泽,外层黄色。内心金黄色有姜气,味辛香。每千克 600 粒以内,剪净残蒂。无刀口、破瓣、无杂质、虫蛀、霉变。

二等:干货。呈类卵圆形。表面灰黄色或灰棕色,皮细,略现细皱纹。质坚实,断面角质状,有光泽,外层黄色。内心金黄色有姜气,味辛香。每千克 600 粒以外,直径不小于 0.5 cm。间有刀口、破瓣。无杂质、虫蛀、霉变。

(2) 桂郁金

绿白丝规格标准

一等：干货。呈纺锤形、卵圆形或长椭圆形。表面灰黄或灰白色，有较细的皱纹。质坚实而稍松脆。断面角质状，淡黄白色。微有姜气，味辛苦。每千克600粒以内，剪净残蒂。无刀口、破瓣。无杂质、虫蛀、霉变。

二等：干货。呈纺锤形、卵圆形或长椭圆形。表面灰黄或灰白色，有较细的皱纹。质坚实而稍松脆，断面角质状，淡黄白色。略有姜气，味辛苦。每千克600粒以外，直径不小于0.5 cm。间有刀口、破瓣。无杂质、虫蛀、霉变。

统货：干货。呈纺锤形或不规则的弯曲形，体坚实。表面灰白色、断面淡白、或黄白色，角质发亮，略有姜气、味辛苦。大小不分，但直径不得小于0.6 cm。无杂质、虫蛀、霉变。

（3）温郁金

绿丝规格标准

一等：干货。呈纺锤形，稍扁，多弯曲，不肥满。表面灰褐色，具纵直或杂乱的皱纹。质坚实，断面角质状，多为灰黑色。略有姜气，味辛苦。每千克280粒以内。无须根、杂质、虫蛀、霉变。

二等：干货。呈纺锤形，稍扁，多弯曲，不肥满。表面灰褐色，具纵直或杂乱的皱纹。质坚实，断面角质状，多为灰黑色。略有姜气，味辛苦。每千克280粒以外，但直径不小于0.5 cm。间有刀口、破碎。无须根、杂质、虫蛀、霉变。

备注：郁金，根据各产区品种不同，形色有异的特点，划分为以下三个品别。

（1）川郁金分黄绿、白绿丝两个规格。

（2）桂郁金多产于广西、四川、云南。

（3）温郁金多产于浙江各地。

30. **使君子** · 本品为使君子科植物使君子的干燥成熟果实。

（1）使君子规格标准

统货：干货。呈椭圆形，具五条纵棱。表面黑褐色或紫褐色，平滑有光泽。破开后内有种子一枚，黄白色，有油性。味微甜。间有瘪仁、油仁，但不得超过20%。无空壳、虫蛀、霉变。

（2）君子仁规格标准

统货：干货。种子呈纺锤形。表面棕褐色或黑褐色，有多数纵皱纹，种皮薄，易剥离。断面黄白色、有油性。味微甜。间有瘪仁、油仁，不超过15%。无杂质、虫蛀、霉变。

备注：药用配方，多采用君子仁，故应提倡在产区加工为君子仁干燥密封后外调。

31. **延胡索（元胡）** · 本品为罂粟科植物延胡索的干燥块茎。

延胡索规格标准

一等：干货。呈不规则的扁球形。表面黄棕色或灰黄色，多皱缩。质硬而脆。断面黄褐色，有蜡样光泽，味苦微辛。每50 g在45粒以内。无杂质、虫蛀、霉变。

二等：干货。呈不规则的褐球形。表面黄棕色或灰黄色，多皱缩。质硬而脆，断面黄褐色，有蜡样光泽，味苦微辛。每50 g在45粒以外。无杂质、虫蛀、霉变。

32. **木香** · 本品为菊科植物木香的干燥根。

云木香规格标准

一等：干货，呈圆柱形或半圆柱形。表面棕黄色或灰棕色。体实。断面黄棕色或黄绿色，具油性。气香浓，味苦而辣。根条均匀，长8～12 cm，最细的一端直径在2 cm以上。不空、不泡、不朽。无芦头、根尾、焦枯、油条、杂质、虫蛀、霉变。

二等：干货，呈不规则的条状或块状。表面棕黄色或灰棕色。体实。断面黄棕色或黄绿色。具油性。气香浓，味苦而辣。长3～10 cm，最细的一端直径在0.8 cm以上。间有根头根尾、碎节、破块。无须根、枯焦、杂质、虫蛀、霉变。

33. **玄参** · 本品为玄参科植物玄参的干燥根。

玄参规格标准

一等：干货。呈类纺锤形或长条形。表面灰褐色，有纵纹及抽沟。质坚韧。断面黑褐色或黄褐色。味甘微苦咸。每千克36支以内，支头均匀。无芦头、空泡、杂质、虫蛀、霉变。

二等：干货。呈类纺锤形或长条形。表面灰褐色，有纵纹及抽沟。质坚韧。断面黑褐色或黄褐色。味甘微苦咸。每千克72支以内。无芦头，空泡、杂质、虫蛀、霉变。

三等：干货。呈类纺锤形可长条形。表面灰褐色，有纵纹及抽沟。质坚韧。断面黑褐色或黄褐色。味甘微苦咸。每千克72支以外，个头最小在5 g以上。间有破块。无芦头、杂质、虫蛀、霉变。

34. **北沙参** · 本品为伞形科植物珊瑚菜的干燥根。

北沙参规格标准

一等:干货。呈细长条柱形,去净栓皮。表面黄白色。质坚而脆。断面皮部淡黄白色,有黄色木质心。微有香气,味微甘。条长 34 cm 以上,上中部直径 0.3~0.6 cm。无芦头、细尾须、油条、虫蛀、霉变。

二等:干货。呈细长条圆柱形,去净栓皮。表面黄白色。质坚而脆。断面皮部淡黄白色,有黄色木质心。微有香气,味微甘。条长 23 cm 以上,上中部直径 0.3~0.6 cm。无芦头、细尾须、油条。杂质、虫蛀、霉变。

三等:干货。呈细长条圆柱形,去净栓皮。表面黄白色。质坚而脆。断面皮部淡黄白色,有黄色木质心。微有香气,味微甘。条长 22 cm 以下,粗细不分,间有破碎。无芦头、细尾须、杂质、虫蛀、霉变。

35. **天麻** 本品为兰科植物天麻的干燥块茎。

天麻规格标准

一等:干货。呈长椭圆形。扁缩弯曲,去净粗栓皮,表面黄白色,有横环纹,顶端有残留茎基或红黄色的枯芽。末端有圆盘状的凹脐形疤痕。质坚实、半透明。断面角质,牙白色。味甘微辛。每千克 26 支以内,无空心、枯炕、杂质、虫蛀、霉变。

二等:干货。呈长椭圆形。扁缩弯曲,去净栓皮,表面黄白色,有横环纹,顶端有残留茎基或红黄色的枯芽。末端有圆盘状的凹脐形疤痕。质坚实、半透明。断面角质,牙白色。味甘微辛。每千克 46 支以内。无空心、枯炕、杂质、虫蛀、霉变。

三等:干货。呈长椭圆形。扁缩弯曲,去净栓皮,表面黄白色,有横环纹,顶端有残留茎基或红黄色的枯芽。末端有圆盘状的凹脐形疤痕。质坚实、半透明。断面角质,牙白色或棕黄色稍有空心。味甘微辛。每千克 90 支以内,大小均匀。

四等:干货。每千克 90 支以外。凡不合一、二、三等的碎块、空心及未去皮者均属此等。无芦茎、杂质、虫蛀、霉变。

备注:家种或野生天麻,均按此分等。

36. **木瓜** 本品为蔷薇科植物贴梗海棠的干燥成熟果实。

皱皮木瓜规格标准

统货:干货。纵剖成半圆形。表面紫红或棕红色、皱缩。切面远缘向内卷曲,中心凹陷,紫褐色或淡棕色,有种子或脱落。质坚硬、肉厚。味酸而涩。

无光皮、焦枯、杂质、虫蛀、霉变。

备注:光皮木瓜(木梨)不包括在内。

37. **牡丹皮** 本品为毛茛科植物牡丹的干燥根皮。

(1)凤丹规格标准

一等:干货。呈圆筒状,条均匀微弯,两端剪平,纵形隙口紧闭,皮细肉厚。表面褐色,质硬而脆。断面粉白色,粉质足,有亮银星,香气浓,味微苦涩。长 6 cm 以上,中部围粗 2.5 cm 以上。无木心、青丹、杂质、霉变。

二等:干货。呈圆筒状,条均匀微弯,两端剪平,纵形缝口紧闭,皮细肉厚,表面褐色,质硬而脆。断面粉白色,粉质足,有亮银星,香气浓,味微苦涩。长 5 cm 以上,中部围粗 1.8 cm 以上。无木心、青丹、杂质、霉变。

三等:干货。呈圆筒状,条均匀微弯,两端剪平。纵形缝口紧闭,皮细肉厚,表面褐色,质硬而脆,断面粉白色,粉质足,有亮银星。香气浓,味微苦涩。长 4 cm 以上,中部围粗 1 cm 以上。无木心、杂质、霉变。

四等:干货。凡不合一、二、三等的细条及断支碎片,均属此等。但最小围粗不低于 0.6 cm。无木心、碎末、杂质、霉变。

(2)连丹规格标准

一等:干货。呈圆筒状,条均匀,稍弯曲。表面灰褐色或棕褐色,栓皮脱落处呈粉棕色。质硬而脆。断面粉白或淡褐色,有粉性。有香气,味微苦涩。长 6 cm 以上,中部围粗 2.5 cm 以上。碎节不超过 5%,去净木心。无杂质、霉变。

二等:干货。呈圆筒状,条均匀,稍弯曲。表面灰褐或淡褐色,栓皮脱落处呈粉棕色。质硬而脆。断面粉白或淡褐色,有粉性。有香气,味微苦涩。长 5 cm 以上,中部围粗 1.8 cm 以上。碎节不超过 5%。无青丹、木心、杂质、霉变。

三等:干货。呈圆筒状,条均匀,稍弯曲。表面灰褐或棕褐色,栓皮脱落处呈粉棕色。质硬而脆。断面粉白或淡褐色,有粉性。有香气、味微苦涩。长 4 cm 以上,中部围粗 1 cm 以上。碎节不超过 5%。无青丹、木心、杂质、碎末、杂质、霉变。

四等:干货。凡不合一、二、三等的细条及断支碎片均属此等。但最小围粗不低于 0.6 cm。无木心、碎末、杂质、霉变。

（3）刮丹规格标准

一等：干货。呈圆筒状，条均匀，刮去外皮。表面粉红色，在节瘢、皮孔根痕处，偶有未去净的栓皮，形成棕褐色的花斑。质坚硬。断面粉白色，有粉性。气香浓，味微苦涩，长 6 cm 以上，中部围粗 2.4 cm 以上。皮刮净，色粉红，碎节不超 5%。无木心、杂质、霉变。

二等：干货。呈圆筒状，条均匀，刮去外皮。表面粉红色，在节瘢、皮孔根痕处偶有未去净外皮。形成棕褐色的花斑。质坚硬。断面粉白色，有粉性。香气浓，味微苦。长 5 cm 以上，中部围粗 1.7 cm 以上。皮刮净，色粉红，碎节不超过 5%。无木心、杂质、霉变。

三等：干货。呈圆筒状，条均匀，刮去外皮。表面粉红色，在节瘢、皮孔根痕处，偶有未去净的栓皮，形成棕褐色的花斑。质坚硬。断面粉白色，有粉性。香气浓，味微苦涩。长 4 cm 以上，中部围粗 0.9 cm 以上。皮刮净，色粉红，碎节不超 5%。无木心、杂质、霉变。

四等：干货。凡不合一、二、三等长度的断支碎片均匀属此等。无木心、碎末、杂质、霉变。

38. **羌活** · 本品为伞形植物羌活或宽叶羌叶羌活的干燥根茎及根。

（1）川羌规格标准

一等（蚕羌）：干货。呈圆柱形。全体环节紧密，似蚕状。表面棕黑色。体轻质松脆。断面有紧密的分层，呈棕、紫、黄白色相间的纹理。气清香纯正，味微苦辛。长 3.5 cm 以上，顶端直径 1 cm 以上。无须根、杂质、虫蛀、霉变。

二等（条羌）：干货。呈长方形。表面棕黑色，多纵纹。体轻质脆。断面有紧密的分层，呈棕紫、黄、白相间的纹理。气清香纯正，味微苦辛。长短大小不分，间有破碎。无芦头、杂质、虫蛀、霉变。

（2）西羌规格标准

一等（蚕羌）：干货。呈圆柱形，全体环节紧密，似蚕状。表面棕黑色。体轻质松脆。断面紧密分层，呈棕紫白色相同的纹理。气微，味微苦辛。无须根、杂质、虫蛀、霉变。

二等（大头羌）：干货。呈瘤状突起，不规则的块状。表面棕黑色。体轻质脆。断面具棕黄色相间的纹理。气浊，味微苦辛。无细须根、杂质、虫蛀、霉变。

三等（条羌）：干货。呈长条形。表面暗棕色，多纵纹。香气较淡，味微辛苦。间有破碎。无细须根、杂质、虫蛀、霉变。

备注：羌活分川羌与西羌两种。

（1）川羌系指四川的阿坝、甘孜等地所产的羌活。

（2）西羌系指甘肃、青海所产的羌活。

（3）其他各地所产的羌活，可根据以上两种羌活的品质、形态，近于哪种，即按哪种分等。

39. **款冬花** · 本品为菊科植物款冬的干燥花蕾。

款冬花规格标准

一等：干货。呈和长圆形，单生或 2～3 个基部连生，苞片呈鱼鳞状，花蕾肥大，个头均匀，色泽鲜艳。表面紫红或粉红色。体轻，撕开可见絮状毛茸。气微香，味微苦。黑头不超过 3%，花柄长不超过 0.5 cm。无开头、枝杆、杂质、虫蛀、霉变。

二等：干货。呈长圆形，苞片呈鱼鳞状，个头瘦小，不均匀。表面紫褐色或暗紫色，间有绿白色。体轻，撕开可见絮状毛茸。气微香，味微苦。开头、黑头均不超过 10%，花柄长不超过 1 cm。无枝杆、杂质、虫蛀、霉变。

备注：冬花采集加工不善，极易变质，产地应向农民宣传指导，注意保证质量。

40. **杜仲** · 本品为杜仲科植物杜仲的干燥树皮。

杜仲规格标准

特等：干货。呈平板状，两端切齐，去净粗皮。表面呈灰褐色，里面黑褐色。质脆。断处有胶丝相连。味微苦。整张长 70～80 cm，宽 50 cm 以上，厚 0.7 cm 以上。碎块不超过 10%。无卷形、杂质、霉变。

一等：干货。呈平板状，两端切齐，去净粗皮。表面呈灰褐色，里面黑褐色。质脆。断处有胶丝相连，味微苦。整张长 40 cm 以上，厚 0.5 cm 以上。碎块不超过 10%。无卷形、杂质、霉变。

二等：干货。呈板片状或卷曲状。表面呈灰褐色，里面青褐色。质脆。断处有胶丝相连。味微苦。整张长 40 cm 以上，宽 30 cm 以上，厚 0.3 cm 以上。碎块不超过 10%。无杂质、霉变。

三等：干货。凡不合特、一、二等标准，厚度最薄不得小于 0.2 cm，包括枝皮、根皮、碎块，均属此等。无杂质、霉变。

备注：杜仲以宽度和厚度为确定等级的主要标准，长度只作参考。可自行制订标准。胸高直径在 12 cm 以下的幼树，应严禁砍剥。

**41. 五味子**·本品为木兰科植物五味子或华中五味子的干燥成熟果实。前者习称"北五味"，后者习称"南五味"。

（1）北五味规格标准

一等：干货。呈不规则球形或椭圆形。表面紫红色或红褐色，皱缩。肉厚，质柔润。内有肾形种子 1～2 粒。果肉味酸。种子有香气，味辛微苦。干瘪粒不超过 2%。无枝梗、杂质、虫蛀、霉变。

二等：干货。呈不规则球形或椭圆形。表面黑红、暗红或淡红色，皱缩。肉较薄。内有肾形种子 1～2 粒。果肉味酸。种子有香气，味辛微苦。干瘪粒不超过 20%。无枝梗、杂质、虫蛀、霉变。

（2）南五味规格标准

统货：干货。呈球形或椭圆形。表面棕红色或暗棕色，皱缩。肉薄。内有种子 1 粒。味酸微苦辛。干枯粒不超过 10%。无枝梗、杂质、虫蛀、霉变。

**42. 细辛**·本品为马兜铃科植物北细辛或华细辛的干燥全草。

（1）北细辛规格标准

1）野生

统货：干货。呈顺长卷曲状。根茎多节，须根细，须毛多，土黄色或灰褐色。叶片心形，先端急尖，小而薄，灰绿色，叶柄细长。花蕾较多，暗紫色。有浓香气，味辛辣。无泥土、杂质、霉变。

2）家种

统货：干货。呈顺长卷曲状。根茎多节，须根较粗长均匀，须毛少，土黄色或灰褐色。叶片心形，大而厚，黄绿色，叶柄粗短。花蕾较少，暗紫色。有浓香气，味辛辣。无泥土、杂质、霉变。

（2）华细辛规格标准

统货：干货。呈顺长卷曲状。根节细密，须根粗大。叶片心形，先端较尖，较薄，叶柄密生或散生较长的毛。气味均较北细辛弱。无泥土、杂质、霉变。

备注：细辛规格系按《中国药典》收载的品种制订的。

（1）北细辛习称辽细辛，指东北三省所产的细辛，（包括汉城细辛）叶柄有毛。

（2）华细辛指陕西华限所产的细辛。

（3）北细辛野生变家种后植株和产品有差异，故以家种和野生分规格。

**43. 僵蚕**·本品为蚕蛾科昆虫家蚕 45 令的幼虫感染或人工接种的白僵菌而致死的干燥僵体。

僵蚕规格标准

统货：干货。呈圆柱形，多弯曲皱缩，头、足、体、节明显。外有白色菌丝和孢子，如粉霜。质硬而脆。断面外围灰白色，中间棕黑色，角质、明亮。气微腥，味微咸。长短肥瘦不分。无死蚕中空体、丝头、灰屑、杂质、霉变。

备注：僵蛹由产地制订规格标准。

**44. 龙骨**·本品为古代哺乳动物的骨骼和牙齿化石。

（1）五花龙骨规格标准

统货：干货。呈圆柱形或不规则的块状。表面略光泽，牙白色，具有兰、黄、黑、棕等色深浅粗细的纹理。

（2）土龙骨规格标准

统货：干货。呈不规则的节条、块状。表面白色、类白色或淡棕色不等。有纵裂隙或棕色斑点。体重，质坚硬。断面白色而粗糙，关节处有多数蜂窝状小孔，有吸湿力。无臭味、杂质。

（3）青龙齿规格标准

统货：干货。呈圆锥和方柱形，略弯曲、有纵沟棱。表面青灰色或棕绿色；有棕黄色条纹，具光泽釉质层。体重，质坚硬。断面粗糙，凹凸不平，有吸湿性，粘舌。间有碎块。无臭味、杂质。

（4）白龙齿规格标准

统货：干货。呈圆锥和方柱形，稍弯曲。呈不规则的块状。表面黄白色，有棕红色花斑。体重质坚硬。断面粗糙，凹凸不平，有吸湿性，粘舌。间有碎裂块。无臭味、杂质。

备注：

（1）连带牙床的盘齿，可分开并入齿和骨内；碎龙齿可分别并入青、白龙齿内。

（2）龙齿、龙骨，以火烧之，焦臭变黑者，为未变成的化石，不得收购。

**45. 黄柏**·本品为芸香科植物黄皮树或黄檗的干燥树皮。前者为川黄柏，后者为关黄柏。

（1）川黄柏规格标准

一等：干货。呈平板状。去净粗栓皮。表面黄褐色或黄棕色。内表面暗黄或淡棕色。体轻,质较坚硬。断面鲜黄色。味极苦。长 40 cm 以上,宽 15 cm 以上。无枝皮、粗栓皮、杂质、虫蛀、霉变。

二等:干货。树皮呈板片状或卷筒状。表面黄褐色或黄棕色。内表面暗黄色或黄棕色。体轻,质较坚硬。断面鲜黄色。味极苦。长宽大小不分,厚度不得薄于 0.2 cm。间有枝皮。无粗栓皮、杂质、虫蛀、霉变。

(2)关黄柏规格标准

统货:干货。树皮呈片状。表面灰黄色或淡黄棕色。内表面淡黄色或黄棕色。体轻,质较坚硬。断面鲜黄、黄绿或淡黄色。味极苦。无粗栓皮及死树的松泡皮。无杂质、虫蛀、霉变。

备注:川黄柏树是以供药用为主,皮分两个等级,鼓励生产厚皮,并应禁止砍剥胸高直径 12 cm 以下的幼树。关黄柏多以木材为主,皮为副产品,厚薄皮混收即可,故未分等。

46. **广藿香** · 本品为唇形科植物广藿香的干燥地上部分。

(1)石牌香规格标准

统货:干货。除净根,枝叶相连。老茎多呈圆形,茎节较密;茎嫩略呈方形密被毛茸。断面白色,髓心较小。叶面灰黄色,叶背灰绿色。气纯香,味微苦而凉。散叶不超过 10%。无死香、杂质、虫蛀、霉变。

(2)高要香规格标准

统货:干货。全草除净根,枝叶相连。枝干较细,茎节较密;嫩茎方形,密被毛茸。断面白色,髓心较大。叶片灰绿色。气清香,味微苦而凉。散叶不超过 15%。无枯死、杂质、虫蛀霉变。

(3)海南香规格标准

统货:干货。全草除净根,枝叶相连。枝干粗大,近方形,茎节密;嫩茎方形,具稀疏毛茸。断面白色,髓心大。叶片灰绿色,较厚。气香浓,叶微苦而凉。散叶不超过 20%。无枯死、杂质、虫蛀、霉变。

47. **桔梗** · 本品为桔梗科植物桔梗的干燥根。

(1)南桔梗规格标准

一等:干货。呈顺直的长条形。去净粗皮及细稍。表面白色。体坚实。断面皮层白色,中间淡黄色。味甘苦辛。上部直径 1.4 cm 以上,长 14 cm 以上。无杂质、虫蛀、霉变。

二等:干货。呈顺直的长条形,去净粗皮及细稍。表面白色。体坚实。断面皮层白色,中间淡黄色。味甘苦。

三等:干货。呈顺直的长条形。去净粗皮及细稍。表面白色。体坚实。断面皮层白色,中间淡黄色。味苦后苦。上部直径不低于 0.5 cm,长度不低于 7 cm。无杂质、虫蛀、霉变。

(2)北桔梗规格标准

统货:干货。呈纺锤形或圆柱形,多细长弯曲,有分枝。去净粗皮。表面白色或淡黄白色。体松泡。断面皮层白色,中间淡黄白色。味甘。大小长短不分,上部直径不低于 0.5 cm。无杂质、虫蛀、霉变。

备注:

(1)桔梗由于各产地规格等级不同,暂分为南、北二类。南桔梗主产于安徽、江苏、浙江等地。北桔梗主产于东北、华北等地。

(2)家种桔梗须照南桔梗标准收购。

48. **肉苁蓉** · 本品为列当科植物肉苁蓉的干燥带鳞片的肉质茎。

(1)甜苁蓉规格标准

统货:干货。呈圆柱形略扁,微弯曲。表面赤褐色或暗褐色,有多数鳞片覆瓦状排列。体重,质坚硬或柔韧。断面棕褐色,有淡棕色斑点组成的波状环纹。气微、味微甜。枯心不超过 10%。去净芦头。无干稍、杂质、虫蛀、霉变。

(2)咸苁蓉规格标准

统货:干货。呈圆柱形或扁长条形。表面黑褐色,有多数鳞片呈覆瓦状排列,附有盐霜。质较柔。断面黑色或黑绿色,有光泽。味咸。枯心不超过 10%。无干稍、杂质、霉变。

49. **砂仁** · 本品为姜科植物阳春砂或海南砂、绿壳砂的干燥成熟果实。

(1)阳春砂规格标准

统货:干货。呈椭圆形或卵形,有不明显的三棱。表面红棕色或棕褐色,密生刺状突起。种子成团,具白色隔膜,分成三室。籽粒饱满,棕褐色,有细皱纹。气芳香浓厚,味辛凉微苦。果柄不超过 2 厘米,间有瘦瘪果。无果枝、杂质、霉变。

(2)绿壳砂规格标准

统货:干货。呈棱状长圆形。果皮表面淡红棕色或棕褐色,有小柔刺。体质轻泡。种子团较小。

间有瘦瘪果。无果枝、杂质、霉变。

（3）海南砂规格标准

统货：干货。呈三棱状的长圆形。表面棕褐色，有多数小柔刺。体质沉重。种子分三室集结成团，籽粒饱满。种子呈多角形，灰褐色。气芳香，味辛凉而辣。无空壳、果柄、杂质、霉变。

（4）净砂规格标准

一等：干货。为除去外果皮的种子团，呈钝三棱状的椭圆形或卵形，分成三瓣。每瓣约有种子十数粒，籽粒饱满，表面灰褐色，破开后，内部灰白色。味辛凉微辣。种子团完整。每 50 g 在 150 粒以内。无糖子、果壳、杂质、霉变。

二等：干货。形状气味与一等相同，唯种子团较小而瘪瘦。每 50 g 在 150 粒以外。间有糖子。无果壳、杂质、霉变。

（5）砂壳规格标准

统货：干货。为砂仁剥下的果皮。呈瓢形或压缩成片状。表面红棕色、棕褐色或绿褐色，有许多短柔刺；内表面光洁，色泽较淡。气微、味淡。无杂质、霉变。

备注：净砂、砂壳是指海南砂、绿壳砂的加工品，执行同一规格标准。

50. **吴茱萸** · 本品为芸香料植物吴茱萸或疏毛吴茱萸将近成熟的干燥果实。

（1）大粒规格标准

统货：干货。呈五棱扁球形。表面黑褐色、粗糙，有瘤状突起或凹陷的油点。顶点具五瓣，多裂口。气芳香浓郁，味辛辣。无枝梗、杂质、霉变。

（2）小粒规格标准

统货：干货。果实呈圆球形，裂瓣不明显，多闭口，饱满。表面绿色或灰绿色。香气较淡，味辛辣。无枝梗、杂质、霉变。

备注：吴茱萸分大粒、小粒两种。大粒者系吴茱萸的果实。小粒者多为石虎及疏毛吴茱萸的果实。

51. **厚朴** · 本品为木兰科植物厚朴或皮叶厚朴的干燥干皮、根皮、枝皮。

（1）温朴筒朴规格标准

一等：干货。卷成单筒或双筒，两端平齐。表面灰棕色或灰褐色，有纵皱纹，内面深紫色或紫棕色，平滑。质坚硬。断面外侧灰棕色，内侧紫棕色，颗粒状。气香，味苦辛。筒长 40 cm，重 800 g 以上。

无青苔、杂质、霉变。

二等：干货。卷成单筒或双筒，两端平齐。表面灰褐色或灰棕色，有纵皱纹，内面深紫色或紫棕色，平滑。质坚硬。断面外侧灰棕色，内侧紫棕色，颗粒状。气香，味辛苦。筒长 40 cm，重 500 g 以上。无青苔、杂质、霉变。

三等：干货。卷成单筒或双筒，两端平齐。表面灰褐色或灰棕色，有纵皱纹，内面紫棕色，平滑。质坚硬。断面紫棕色。气香，味苦辛。筒长 40 cm，重 200 g 以上。无青苔、杂质、霉变。

四等：干货。凡不合以上规格者以及碎片、枝朴，不分长短、大小，均属此等。无青苔、杂质、霉变。

（2）川朴筒朴规格标准

一等：干货。卷成单筒或双筒，两端平齐。表面黄棕色，有细密纵皱纹，内面紫棕色，平滑，划之显油痕。质坚硬。断面外侧黄棕色，内侧紫棕色，显油润，纤维少。气香，味苦辛。筒长 40 cm，不超过 43 cm，重 500 g 以上。无青苔、杂质、霉变。

二等：干货。卷成单筒或双筒，两端平齐。表面黄棕色，有细腻的纵皱纹，内面紫棕色，平滑，划之显油痕。质坚硬。断面外侧黄棕色，内侧紫棕色，显油润，纤维少。气香，味苦辛。筒长 40 cm，不超过 43 cm，重 200 g 以上。无青苔、杂质、霉变。

三等：干货。卷成单筒或双筒，两端平齐。表面黄棕色，有细腻的纵皱纹，内面紫棕色，平滑，划之显油痕。质坚硬。断面外侧黄棕色，内侧紫棕色，显油润，纤维少。气香，味苦辛。筒长 40 厘米，不超过 43 cm，重不低于 100 g。无青苔、杂质、霉变。

四等：干货。凡不合以上规格者以及碎片、枝朴，不分长短、大小，均属此等。无青苔、杂质、霉变。

（3）蔸朴规格标准

一等：干货。为靠近根部的干皮和根皮，似靴形。上端呈筒形。表面粗糙，灰棕色或灰褐色，内面深紫色。下端呈喇叭口状，显油润。断面紫棕色颗粒状，纤维性不明显。气香，味苦辛。块长 70 cm 以上，重 2 000 g 以上。无青苔、杂质、霉变。

二等：干货。为靠近根部的干皮和根皮，似靴形，上端呈单卷筒形。表面粗糙，灰棕色或灰褐色，内面深紫色。下端呈喇叭口状，显油润。断面紫棕色，纤维性不明显。气香，味苦辛。块长 70 cm 以上，重 2 000 g 以下。无青苔、杂质、霉变。

三等：干货。为靠近根部的干皮和根皮，似靴形。上端呈单卷筒形。表面粗糙,灰棕色或灰褐色,内面深紫色。下端呈喇叭口状,显油润。断面紫棕色,纤维很少。气香,味苦辛。块长 70 cm,重 500 g 以上。无青苔、杂质、霉变。

(4) 耳朴规格标准

统货:干货。为靠近根部的干皮,呈块片状或半卷形,多似耳状。表面灰棕色或灰褐色,内面淡紫色。断面紫棕色,显油润,纤维性少。气香,味苦辛。大小不一。无青苔、杂质、霉变。

(5) 根朴规格标准

一等:干货。呈卷筒状长条。表面土黄色或灰褐色,内面深紫色。质韧。断面油润。气香,味苦辛。条长 70 cm,重 400 g 以上。无木心、须根、杂质、霉变。

二等:干货。呈卷筒状或长条状,形弯曲似盘肠。表面土黄色或灰褐色,内面紫色。质韧。断面略显油润。气香,味苦辛。长短不分,每枝 400 g 以上。无木心、须根、泥土等。

备注:

(1) 厚朴沿历史分为温朴、川朴两类。温朴主要为福建、浙江等地所产的厚朴;川朴主产四川、云南、贵州、湖北、湖南、江西、安徽等地。耳朴、根朴为共同标准,不分温、川。

(2) 树蔸上下的根、干皮各地名称不同(如脑朴、靴朴等)。现统称为蔸朴,脑朴与耳形相似,名耳朴为宜。

(3) 为保护资源、提高质量,胸直径在 12 cm 以下的幼树、应严禁砍剥。

52. **防风** · 本品为伞形科植物防风的干燥根。

防风规格标准

一等:干货。根呈圆柱形。表面有皱纹,顶端带有毛须。外皮黄褐色或灰黄色。质松较柔软。断面棕黄色或黄白色,中间淡黄色。味微甜。根长 15 cm 以上,芦下直径 0.6 cm 以上。无杂质、虫蛀、霉变。

二等:干货。根呈圆柱形,偶有分枝。表面有皱纹,顶端带有毛须。外皮黄褐色或灰黄色。质松较柔软。断面棕黄色或黄白色,中间淡黄色。味微甜。芦下直径 0.4 cm 以上。无杂质、虫蛀、霉变。

备注:

(1) 抽薹根空者不收。

(2) 有习惯购销的竹叶防风、松叶防风、水防风

等,可由产区自订规格标准。

53. **龙胆** · 本品为龙胆科植物条叶龙胆、龙胆、三花龙胆或坚龙胆的干燥根及根茎。前三种为山龙胆,后一种为坚龙胆。

(1) 山龙胆规格标准

统货:干货。呈不规则块状。顶端有突起的茎基,下端生着多数细长根。表面淡黄色或黄棕色,上部有细横纹。质脆易折断。断面淡黄色,显筋脉花点。味极苦。长短大小不分。无茎叶、杂质、霉变。

(2) 坚龙胆规格标准

统货:干货。呈不规则的结节状。顶端有木质茎秆,下端生着苦干条根。粗细不一。表面棕红色,多纵皱纹。质坚脆,角质样。折断面中央有黄色木心。味极苦。无茎叶、杂质、霉变。

备注:

(1) 山龙胆:系指黑龙江、吉林、辽宁、内蒙古等地区主产的龙胆,其原植物包括条叶龙胆、龙胆、三花龙胆。

(2) 坚龙胆:系指云南、贵州、四川等地所产的去净茎节的龙胆,其原植物主要为坚龙胆。

(3) 部分省区有用带有茎叶的龙胆的习惯,称龙胆草,不包括标准内,可自行制订规格。

54. **人参** · 本品为五科植物人参的干燥根。野生者为"山参",栽培者为"园参"。

(1) 野山参规格标准

一等:干货。纯野山参的根部,主根粗短呈横灵体,支根八字分开(俗称武形),五形全美(芦、芋、纹、体、须相衬)。有元芦。芋中间丰满,形似枣核。皮紧细。主根上部横纹紧密而深。须根清疏而长,质坚韧(俗称皮条须),有明显的珍珠疙瘩。表面牙白色或黄白色,断面白色。味甜微苦。每支重 100 g 以上,芋帽不超过主根重量的 25%。无瘢痕、杂质、虫蛀、霉变。

二等:干货。纯野生的根部,主根粗短呈横灵体,支根八字分开(俗称武形),五形全美(芦、芋、纹、体、须相衬)。有元芦。芋中间丰满,形似枣核。皮紧细。主根上部横纹紧密而深。须根清疏而长,质坚韧(俗称皮条须),有明显的珍珠疙瘩。表面牙白色或黄白色,断面白色。味甜微苦。每支 75 g 以上,芋帽不超过主根重量的 25%。无瘢痕、杂质、虫蛀、霉变。

三等:干货。纯野生的根部,主根粗短呈横灵体,支根八字分开(俗称武形),五形全美(芦、芋、纹、

体、须相衬)。有元芦。芋中间丰满,形似枣核。皮紧细。主根上部横纹紧密而深。须根清疏而长,质坚韧(俗称皮条须),有明显的珍珠疙瘩。表面牙白色或黄黄白色,断面白色。味甜微苦。每支 32.5 g以上,芋帽不超过主根重量的 25%。无瘢痕、杂质、虫蛀、霉变。

四等:干货。纯野生的根部,主根粗短呈横灵体,支根八字分开(俗称武形),五形全美(芦、芋、纹、体、须相衬)。有元芦。芋中间丰满,形似枣核。皮紧细。主根上部横纹紧密而深。须根清疏而长,质坚韧(俗称皮条须),有明显的珍珠疙瘩。表面牙白色或黄白色,断面白色。味甜微苦。每支 20 g以上,芋帽不超过主根重量的 25%。无瘢痕、杂质、虫蛀、霉变。

五等:干货。纯野生的根部,呈灵体或顺体(俗称文形),五形全美(芦、芋、纹、体、须相衬)。有元芦。芋中间丰满,形似枣核。皮紧细。主根上部横纹紧密而深。须根清疏而长,质坚韧(俗称皮条须),有明显的珍珠疙瘩。表面牙白色或黄白色,断面白色。味甜微苦。每支 12.5 g以上,芋帽不超过主根重量的 40%。无瘢痕、杂质、虫蛀、霉变。

六等:干货。纯野生的根部,呈灵体、顺体或崎形体(俗称苯形)。有元芦。有芋或无芋,形似枣核。皮紧细。主根上部横纹紧密而深。须根清疏而长,质坚韧(俗称皮条须),有明显的珍珠疙瘩。表面牙白色或黄白色,断面白色。味甜微苦。每支 6.5 g以上,芋帽不大,无杂质、虫蛀、霉变。

七等:干货。纯野生的根部,呈灵体、顺体(俗称苯形)。有元芦。芋中间丰满,形似枣核。皮紧细。主根上部横纹紧密而深。须根清疏而长,有明显的珍珠疙瘩。表面牙白色或黄白色,断面白色。味甜微苦。每支 4 g以上,芋帽不大。无杂质、虫蛀、霉变。

八等:纯野生的根部,呈灵体、顺体(俗称苯形)。有元芦。芋中间丰满,形似枣核。皮紧细。主根上部横纹紧密而深。须根清疏而长,有明显的珍珠疙瘩。表面牙白色或黄白色,断面白色。味甜微苦。每支 2 g以上,间有芦须等残次品。芋帽不大。无杂质、虫蛀、霉变。

(2)园参

1)边条鲜参规格标准

一等:鲜货。根呈长圆柱形,芦长、身长、腿长,有分枝 2～3。须芦齐全,体长不短于 20 cm。浆足丰满,芋帽不超过 15%。每支重 125 g以上。不烂,无瘢痕、水锈、泥土、杂质。

二等:鲜货。根呈长圆形,芦长、身长、腿长,有分枝 2～3 个,须芦齐全,体长不短于 18.3 cm。浆足丰满,芋帽不超过 15%。每支重 85 g以上。不烂,无疤痕、水锈、泥土、杂质。

三等:鲜货。根呈长圆形,芦长、身长、腿长,有分枝 2～3 个,须芦齐全,体长不短于 16.7 cm。浆足丰满,芋帽不超过 15%。每支重 60 g以上。不烂,无疤痕、水锈、泥土、杂质。

四等:鲜货。根呈长圆形,芦长、身长、腿长,有分枝 2～3 个,须芦齐全,体长不短于 15 cm。浆足丰满,芋帽不超过 15%。每支重 45 g以上。不烂,无疤痕、水锈、泥土、杂质。

五等:鲜货。根呈长圆形,芦长、身长、腿长,有分枝 2～3 个,须芦齐全,体长不短于 13.3 cm。浆足丰满,芋帽不超过 15%。每支重 35 g以上。不烂,无泥土、杂质。

六等:鲜货。根呈长圆形,芦长、身长、腿长,有分枝 2～3 个,须芦齐全,体长不短于 13.3 cm 浆足丰满,芋帽不超过 15%。每支重 25 g以上。不烂,无泥土、杂质。

七等:鲜货。根呈长圆形,须芦齐全,浆足丰满,每支重 12.5 g以上。不烂,无泥土、杂质。

八等:鲜货。根呈长圆形,凡不合以上规格和缺少芦,破断条者,每支重 5 g以上。不烂,无泥土、杂质。

2)普通鲜参规格标准

特等:鲜货。根呈圆柱形,有分枝,须芦齐全,浆足。每支重 100～150 g。不烂,无瘢痕、水锈、泥土、杂质。

一等:鲜货。根呈圆柱形,有分枝,须芦齐全,浆足。每支重 62.5 g以上。不烂,无瘢痕、水锈、泥土、杂质。

二等:鲜货。根呈圆柱形,有分枝,须芦齐全,浆足。每支重 41.5 g以上。不烂,无瘢痕、水锈、泥土、杂质。

三等:鲜货。根呈圆柱形,有分枝,须芦齐全,浆足。每支重 31.5 g以上。不烂,无瘢痕、水。

四等:鲜货。根呈圆柱形,有分枝,须芦齐全,浆足。每支重 25 g以上一个。不烂,无瘢痕、水锈、泥土、杂质。

五等：鲜货。根呈圆柱形，有分枝，须芦齐全，浆足。每支重 12.5 g 以上。不烂，无瘢痕、水锈、泥土、杂质。

六等：鲜货。根呈圆柱形，每支重 5 g 以上。不合以上规格和缺须少芦折断者。不烂，无瘢痕、水锈、泥土、杂质。

3）16 支边条红参规格标准

一等：干货。根呈长圆柱形，芦长、身长、体长 18.3 cm 以上，有分枝 2～3 个，表面棕红色或淡棕色，有光泽。上部较淡，有皮有肉。质坚实，断面角质样。气香。味苦。每 500 g 在 16 支以内，每支重 31.3 g 以上。无中尾、黄皮、破瘢、虫蛀、霉变、杂质。

二等：干货。根呈长圆柱形，芦长、身长、体长 18.3 cm 以上，有分枝 2～3 个，表面棕红色或淡棕色，有光泽。稍有黄皮、抽沟、干疤。断面角质样。每 500 g 在 16 支以内，每支重 31.3 g 以上。无中尾、破瘢、虫蛀、霉变、杂质。

三等：干货。根呈长圆柱形，芦长、身长、腿长，体长 18.3 cm 以上，有分枝 2～3 个。色泽较差。有黄皮、抽沟、破瘢、腿红。断面角质样。每 500 g 在 16 支以内，每支重 31.3 g 以上。无中尾、虫蛀、霉变、杂质。

4）25 支边条红参规格标准

一等：干货。根呈长圆形，芦长、身长、腿长，体长 16.7 cm 以上，有分枝 2～3 个。表面棕红色或淡棕色，有光泽。上部色较淡。有皮有肉。质坚实，断面角质样。气香，味苦。每 500 g 在 25 支以内，每支重 20 g 以上。无中尾、虫蛀、霉变、杂质。

二等：干货。根呈长圆形，芦长、身长、腿长，体长 16.7 cm 以上，有分枝 2～3 个，表面棕红色或淡棕色，有光泽。稍有黄皮、抽沟、干疤。断面角质样。每 500 g 在 25 支以内，每支重 20 g 以上。无中尾、虫蛀、霉变、杂质。

三等：干货。根呈长圆形，芦长、身长、腿长，体长 16.7 cm 以上，有分枝 2～3 个。色泽较差。有黄皮、抽沟、破疤、腿红。每 500 g 在 25 支以内，每支重 20 g 以上。无中尾、虫蛀、霉变、杂质。

5）35 支边条红参规格标准

一等：干货。根呈长圆形，芦长、身长、腿长，体长 15 cm 以上，有分枝 2～3 个。表面棕红色或淡棕色，有光泽。上部色较淡。有皮有肉。质坚实，断面

角质样。气香，味苦。每 500 g 在 35 支以内，每支重 14.3 g 以上。无中尾、黄皮、虫蛀、霉变、杂质。

二等：干货。根呈长圆形，芦长、身长、腿长，体长 15 cm 以上，有分枝 2～3 个。表面棕红色或淡棕色，有光泽。稍有黄皮、抽沟、干疤。断面角质样。每 500 g 在 35 支以内，每支重 14.3 g 以上。无中尾、虫蛀、霉变、杂质。

三等：干货。根呈长圆形，芦长、身长、腿长，体长 15 cm 以上，有分枝 2～3 个。色泽较差。有黄皮、抽沟、干疤。断面角质样。每 500 g 在 35 支以内，每支重 14.3 g 以上。无中尾、虫蛀、霉变、杂质。

6）45 支边条红参规格标准

一等：干货。根呈长圆形，芦长、身长、腿长，体长 13.3 cm 以上，有分枝 2～3 个。表面棕红色或淡棕色，有光泽。上部色较淡。有皮有肉。质坚实，断面角质样。气香，味苦。每 500 g 在 45 支以内，支头均匀。无中尾、黄皮、虫蛀、霉变、杂质。

二等：干货。根呈长圆形，芦长、身长、腿长，体长 13.3 cm 以上，有分枝 2～3 个。表面棕红色或淡棕色，有光泽。稍有黄皮、抽沟、干疤。断面角质样。每 500 g 在 45 支以内，支头均匀。无中尾、虫蛀、霉变、杂质。

三等：干货。根呈长圆柱形，芦长、身长、腿长，体长 13.3 cm 以上，有分枝 2～3 个。色泽较差。有黄皮、抽沟、破疤、腿红。每 500 g 在 45 支以内，支头均匀，无中尾、虫蛀、霉变、杂质。

7）55 支边条红参规格标准

一等：干货。根呈长圆形，芦长、身长、腿长，体长 11.7 cm 以上，有分枝 2～3 个。表面棕红色或淡棕色，有光泽。上部色较淡。有皮有肉。质坚实，断面角质样。气香，味苦。每 500 g 在 55 支以内，支头均匀。无中尾、黄皮、破疤、虫蛀、霉变、杂质。

二等：干货。根呈长圆形，芦长、身长、腿长，体长 11.7 cm 以上，有分枝 2～3 个。表面棕红色或淡棕色，有光泽。稍有黄皮、抽沟、干疤。断面角质样。每 500 g 在 55 支以内，支头均匀。无中尾、虫蛀、霉变、杂质。

三等：干货。根呈长圆形，芦长、身长、腿长，体长 11.7 cm 以上，有分枝 2～3 个。色泽较差。有黄皮、抽沟、破疤、腿红。每 500 g 在 55 支以内，支头均匀，无中尾、虫蛀、霉变、杂质。

8）80 支边条红参规格标准

一等：干货。根呈长圆形，芦长、身长、腿长，体长 11.7 cm 以上。表面棕红色或淡棕色，有光泽。上部色较淡。有皮有肉。质坚实，断面角质样。气香，味苦。每 500 g 在 80 支以内，支头均匀。无中尾、黄皮、虫蛀、霉变、杂质。

二等：干货。根呈长圆形，芦长、身长、腿长，体长 11.7 cm 以上。表面棕红色或淡棕色，有光泽。稍有黄皮、抽沟、干疤。断面角质样。每 500 g 在 80 支以内，支头均匀。无中尾、黄皮、虫蛀、霉变、杂质。

三等：干货。根呈长圆形，芦长、身长、腿长，体长 11.7 cm 以上，有分枝 2～3 个。色泽较差。有黄皮、抽沟、破疤、腿红。每 500 g 在 80 支以内，支头均匀，无中尾、虫蛀、霉变、杂质。

9）小货边条红参规格标准

一等：干货。根呈长圆柱形，表面棕红或淡棕色，有光泽。上部色较淡，有皮有肉。断面角质样。气香、味苦。支头均匀。无中尾、黄皮、破疤、虫蛀、霉变、杂质。

二等：干货。根呈长圆柱形，表面棕红或淡棕色，有光泽。有黄皮不超过身长 1/2。稍有抽沟、干疤。断面角质样。支头均匀。无中尾、虫蛀、霉变、杂质。

三等：干货。根呈长圆柱形，色泽较差。有黄皮、抽沟、破疤。腿红。支头均匀。无中尾、虫蛀、霉变、杂质。

10）20 支普通红参规格标准

一等：干货，根呈圆柱形。表面棕红色或淡棕色，有光泽，质坚实。无细腿、破疤、黄皮、虫蛀。断面角质样。气香、味苦。每 500 g 在 20 支以上。每支重 25 g 以上。

二等：干货，根呈圆柱形。表面棕红色或淡棕色。稍有干疤、黄皮、抽沟、无细腿、虫蛀。断面角质样。每 500 g 在 20 支以内，每支重 25 g 以上。

三等：干货，呈圆柱形。色泽较差。有黄皮、干疤、抽沟、腿红。无虫蛀。断面角质样。每 500 g 在 20 支以内，每支重 25 g 以上。

11）32 支普通红参规格标准

一等：干货。根呈圆柱形。表面棕红或淡棕色，有光泽。质坚实。无细腿、破疤、黄皮、虫蛀。断面角质样。气香，味苦。每 500 g 在 32 支以内，每支重 15.6 g 以上。

二等：干货。根呈圆柱形。表面棕红色或淡棕色。稍有干疤、黄皮、抽沟。无细腿、虫蛀。断面角质样。每 500 g 在 32 支以内，每支重 15.6 g 以上。

三等：干货。根呈圆柱形。色泽较差。有黄皮、干疤、抽沟、腿红。无虫蛀。断面角质样。每 500 g 在 32 支以内，每支重 15.6 g 以上。

12）48 支普通红参规格标准

一等：干货。根呈圆柱形。表面棕红或淡棕色，有光泽。质坚实。无细腿、破疤、黄皮、虫蛀。断面角质样。气香、味苦。每 500 g 在 48 支以内，支头均匀。

二等：干货。根呈圆柱形。表面棕红色或淡棕色。稍有干疤、黄皮、抽沟。无细腿、虫蛀。断面角质样。每 500 g 在 48 支以内，支头均匀。

三等：干货。根呈圆柱形。色泽较差。有黄皮、干疤、抽沟、腿红。无虫蛀。断面角质样。每 500 g 在 48 支以内，支头均匀。

13）64 支普通红参规格标准

一等：干货。根呈圆柱形。表面棕红或淡棕色，有光泽。质坚实。无细腿、破疤、黄皮、虫蛀。断面角质样。气香，味苦。每 500 g 在 64 支以内，支头均匀。

二等：干货。根呈圆柱形。表面棕红或淡棕色，稍有干疤、黄皮、抽沟、无细腿、虫蛀。断面角质样。每 500 g 在 64 支以内，支头均匀。

三等：干货。根呈圆柱形。色泽较差。有黄皮、干疤、抽沟，腿红。无虫蛀。断面角质样。每 500 g 在 64 支以内，支头均匀。

14）80 支普通红参规格标准

一等：干货。根呈圆柱形，表面棕红或淡棕色，有光泽。质坚实。无细腿、破疤、黄皮、虫蛀。断面角质样。气香，味苦。每 500 g 在 80 支以内，支头均匀。

二等：干货。根呈圆柱形。表面棕红或淡棕色，稍有干疤、黄皮、抽沟，无细腿、虫蛀。断面角质样。每 500 g 在 80 支以内，支头均匀。

三等：干货。根呈圆柱形。色泽较差。有黄皮、干疤、抽沟、腿红。无虫蛀。断面角质样。每 500 g 在 80 支以内，支头均匀。

15）小货普通红参规格标准

一等：干货。根呈圆柱形。表面棕红或淡棕色，有光泽。质坚实。无细腿、破疤、黄皮、虫蛀。断面质样。气香,味苦。支头均匀。

二等:干货。根呈圆柱形。表面棕红或淡棕色,稍有干疤、黄皮、抽沟。无细腿、虫蛀。断面角质样。支头均匀。

三等:干货。根呈圆柱形。色泽较差。有黄皮、干疤、抽沟、腿红。无虫蛀。断面角质样,支头均匀。红混须规格标准:

混货:干货。根须呈工条形或弯曲状。棕红或橙红色,有光泽,半透明。断面角质。气香味苦。须条长短不分,其中直须 50% 以上。无碎末、杂质、虫蛀、霉变。

16)红直须规格标准

一等:干货。根须呈长条形,粗壮均匀。棕红色或橙红色,有光泽,呈半透明状。断面角质。气香味苦。长 13.3 cm 以上。无干浆、毛须,无杂质、虫蛀、霉变。

二等:干货。根须呈长条形。粗壮均匀。棕红色或橙红色,呈半透明状。断面角质。气香味苦。长 13.3 cm 以下。最短不低于 8.3 cm。无干浆、毛须,无杂质、虫蛀、霉变。

17)红弯须规格标准

混货:干货。根须呈条形弯曲状,粗细不均。橙红色或棕黄色,有光泽,呈半透明状,不碎,气香味苦。无碎末、杂质、虫蛀、霉变。

18)干浆参规格标准

混货:干货。根呈圆柱形,体质轻泡,瘪瘦,或多抽沟。表面棕黄色或黄白色。味苦。无杂质、虫蛀、霉变。

19)全须生晒参规格标准

一等:干货。根呈圆柱形,有分枝。体轻有抽沟,芦须全,有芋帽。表面黄白色或较深。断面黄白色。气香味苦。每支重 10 g 以上,绑尾或不绑。无破疤、杂质、虫蛀、霉变。

二等:干货。根呈圆柱形,有分枝,体轻有抽沟,芦须全,有芋帽。表面黄白色或较深。断面黄白色。气香味苦。每支重 7.5 g 以上,绑尾或不绑。无破疤、杂质、虫蛀、霉变。

三等:干货。根呈圆柱形,有分枝,体轻有抽沟,芦须全,有芋帽。表面黄白色或较深。断面黄白色。气香味苦。每支重 5 g 以上,绑尾或不绑。无破疤、杂质、虫蛀、霉变。

四等:干货。根呈圆柱形,有分枝,表面黄白色或较深。有抽沟。断面黄白色。气香味苦。大小支不分。绑尾或不绑尾。芦须不全,间有折断。无杂质、虫蛀、霉变。

20)生晒参规格标准

一等:干货。根呈圆柱形,体轻有抽沟,去净芋须。表面黄白色,断面黄白色。气香味苦。每 500 g 在 60 支以内。无破疤、杂质、虫蛀、霉变。

二等:干货。根呈圆柱形,体轻有抽沟,去净芋须。表面黄白色。断面黄白色。气香味苦。每 500 g 在 80 支以内。无破疤、杂质、虫蛀、霉变。

三等:干货。根呈圆柱形,体轻有抽沟,去净芋须。表面黄白色,断面黄白色。气香味苦。每 500 g 在 100 支以内。无杂质、虫蛀、霉变。

四等:干货。根呈圆柱形,体轻有抽沟、死皮,去净芋须。表面黄白色,断面黄白色,气香味苦,每 500 g 在 130 支以内。无杂质、虫蛀、霉变。

五等:干货。根呈圆柱形,体轻有抽沟、死皮,去净芋须。表面黄白色,断面黄白色,气香味苦,每 500 g 在 130 支以外。无杂质、虫蛀、霉变。

21)白干参规格标准

一等:干货。根呈圆柱形,皮细、色白、芦小。质充实。肥壮,去净枝根。断面白色。气香味苦。每 500 g 在 60 支以内,支条均匀。无抽沟、皱皮、水锈,无杂质、虫蛀、霉变。

二等:干货。根呈圆柱形,表面白色,芦小。质充实。肥壮,去净枝根。断面白色。气香味苦。每 500 g 在 80 支以内,支条均匀。无抽沟、皱皮、水锈;无杂质、虫蛀、霉变。

三等:干货。根呈圆柱形,表面白色,稍有抽沟,水锈,去净枝根。断面白色。气香味苦。每 500 g 在 100 支以内,无杂质、虫蛀、霉变。

四等:干货。根呈圆柱形,条状,无分枝,去净细须。表面黄白色。气香味苦。每 500 g 在 100 支以外。无杂质、虫蛀、霉变。

22)皮尾参规格标准

混货:干货。根呈圆柱形,条状,无分枝,去净细须。表面灰棕色。断面黄白色。气香味苦。无杂质、虫蛀、霉变。

23)白混须规格标准

混货:干货。根须呈长条形或弯曲状。表面断面均黄白色。气香味苦。须条长短不分,其中直须占 50% 以上。无碎末、杂质、虫蛀、霉变。

24) 白直须规格标准

一等：干货，根须呈条状，有光泽。表面、断面均黄白色。气香味苦。长 13.3 cm 以上，条大小均匀。无水锈、破皮；无杂质、虫蛀、霉变。

二等：干货，根呈条状，有光泽。表面断面均黄白色。气香味苦。长 13.3 cm 以下，最短不低于 8.3 cm，条大小不匀。无水锈、破皮；无杂质、虫蛀、霉变。

25) 白糖参规格标准

一等：干货，根呈圆柱形，芦、须齐全。表面白色，体充实，支条均匀。断面白色。味甜、微苦。不返糖，无浮糖、碎芦。无杂质、虫蛀、霉变。

二等：干货，根呈圆柱形，表面黄白色，大小不分。断面白色。味甜，微苦。不返糖，无浮糖、碎芦；无杂质、虫蛀、霉变。

26) 轻糖直须规格标准

一等：干货，根须呈长条形，红棕或棕黄色，半透明，粗条均匀，质充实。味甘、微苦。长 13.3 cm 以上，不返糖。无皱皮、干浆；无杂质、虫蛀、霉变。

二等：干货，根须呈长条形，红棕或棕黄色，半透明，粗条不均匀。质充实。味甘、微苦。长 13.3 cm 以下，不返糖。无杂质、虫蛀、霉变。

备注：

(1) 野山参

1) 鲜货与成品的形态标准，基本相同，由省参照干货，自订鲜货标准。

2) 每支重 150 g 以上的山参和 2 g 以下的小山参，可酌情收购。

3) 芋帽超过规定或有顺长、缩脖芦者，均可酌情降等。芋变、移山、趴货、池底等参，数量不大，由省酌情经营。

(2) 边条鲜参

1) 分枝根(腿)，在 1982 年前可按 2～3 个执行，最多不超过 4 个，1982 年产新期起，执行 2 个，最多不超过 3 个。

2) 检测方法：体条，是从顶端第一个芦碗到粗腿的末端止，为参的体长；腿粗直径，一、二等的为 0.7 cm，三、四等的为 0.5 cm，五、六等的为 0.4 cm 为止；一至六等的腿长，不得短于体长的 1/3。

(3) 边条和普通鲜参

1) 每支重 150 g 以上的，可酌情加价。

2) 凡有破断、疤痕、水锈、须芦不全、体长不够、分枝超过等不符标准者，均酌情降等收购。

3) 参秧幼根、虚泡质次的由产地酌情购销。

(4) 边条参和普通红参

1) 各个规格的二等中，有"稍有黄皮、干疤"的规定，应限定"黄皮"不超过身面的 30%，"干疤"不超过身面的 20% 为度，如有超过，即为三等。

2) 红(白)直须的长度，短于 8.3 cm 以下的，应并入红(白)混须之内。

**55. 鹿茸·**本品为鹿科动物梅花鹿或马鹿的雄鹿未骨化密生茸毛的幼角。

(1) 梅花茸

1) 二杠锯茸规格标准

一等：干货。体呈圆柱形，具有"八"字分岔一个，大挺、门桩相称，短粗嫩状，顶头钝圆。皮毛红棕或棕黄色。锯口黄白色，有蜂窝状细孔，无骨化圈。不拧嘴，不抽沟，不破皮、悬皮、乌皮、不存折、不臭、无虫蛀。每支重 85 g 以上。

二等：干货。体呈圆柱形，具有"八"字分岔一个，大挺、门柱相称，短粗嫩状，顶头钝圆。皮毛红棕或棕黄色。锯口黄白色，有蜂窝状细孔，无骨化圈。不拧嘴、不抽沟、不破皮、悬皮、乌皮，存折不超过一处，虎口以下稍显棱纹。不臭、无虫蛀。每支重 65 g 以上。

三等：干货。体呈圆柱形，具有"八"字分岔一个，大挺、门桩相称，枝杆较瘦。皮毛红棕或棕黄色。锯口黄白色，有蜂窝状细孔，无骨化圈。不拧嘴，不抽沟，兼有悬皮、乌皮，破皮不露茸，存折不超过二处，虎口以下有棱纹。不臭、无虫蛀。每支重 45 g 以上。

四等：干货。体呈圆柱形，具"八"字分岔一个。不拧嘴，不臭、无虫蛀。兼有独挺、怪角。不符合一、二、三等者，均属此类。

2) 三岔锯茸规格标准

一等：干货。体呈圆柱形，具分岔二个。挺圆茸质松嫩，嘴头饱满。皮毛红棕色或棕黄色。不乌皮(黑皮茸除外)，不抽沟，不拧嘴，不破皮、悬皮，不存折、不怪角。下部稍有纵棱筋，骨豆不超过茸长的 30%。不臭、无虫蛀。每支重 250 g 以上。

二等：干货。体呈圆柱形，具分岔二个。挺圆茸质松嫩，嘴头饱满。皮毛红棕或棕黄色。不乌皮(黑皮茸除外)，不抽沟、不拧嘴、不破皮、悬皮，存折不超过一处，不怪角。突起纵棱筋长不超过 2 cm，骨豆不超过茸长的 40%。不臭、无虫蛀。每支重 200 g 以上。

三等：干货。体呈圆柱形，具分岔二个。条杆稍瘦,茸质嫩。不拧嘴,稍有破皮不露茸,不悬皮,存折不超过一处,不怪角。纵棱筋、骨豆较多。不臭、无虫蛀、每支重 150 g 以上。

四等:干货。体畸形或怪角,顶端不审尖,皮毛红乌暗。不臭、无虫蛀、凡不符合一、二、三等者,均属此类。

3) 初生茸规格标准

统货:干货。体呈圆柱形,圆头质嫩,锯口有蜂窝状细孔,不骨化,不臭,不虫蛀。

4) 再生茸规格标准

统货:干货。体呈圆柱形,兼有独挺,圆头质嫩。锯口有蜂窝状细孔,不骨化、不臭、不虫蛀。

(2) 马鹿茸

1) 锯茸规格标准

一等:干货。体呈支岔,类圆柱形。皮毛灰黑色或灰黄色。枝干粗壮,嘴头饱满。皮毛灰黑或灰黄色。质嫩的三岔、莲花、人字等茸,无骨豆,不拧嘴,不偏头,不破皮,不发头,不骨折,不臭,不虫蛀。每支重 275～450 g。

二等:干货。体呈支岔类圆柱形。皮毛灰黑色或灰黄色。质嫩的四岔茸、不足 275 g 重的三岔,人字茸均可列为此等。四岔茸嘴头不超过 13 cm,骨豆不超过主干长度的 50%。破皮长度不超过 3.3 cm,不拧嘴,不发头,不臭,不虫蛀。

三等:干货。体呈支岔类圆柱形。皮毛灰黑色或灰黄色。皮毛灰黑或灰黄色。嫩五岔和三岔老茸。骨豆不超过主干长度的 60%,破皮长度不超过 4 cm。不审尖,不臭,不虫蛀。

四等:干货。体呈支岔圆柱形或畸形,皮毛灰黑色或灰黄色。老五岔、老毛杠和嫩再生茸,破皮长度不超过 4 cm。不臭、不虫蛀。

五等:干货。体呈支岔圆柱形或畸形,皮毛灰黑色或灰黄色。茸皮不全的老五岔、老毛杠、老再生茸。不臭、不虫蛀。

2) 锯血茸规格标准

一等:干货。不臭,无虫蛀,不骨化,茸内充分含血,分布均匀,肥嫩上冲的莲花、三岔茸。不偏头,不抽沟,不破皮,不畸形。主枝及嘴头无折伤,茸头饱满,不空,不瘪。每支重不低于 0.5 kg。

二等:干货。不臭,无虫蛀,不骨化,茸内充分含血,分布均匀,不足一等的莲花、三岔茸用肥嫩的四岔、人字茸,不破皮,不畸形,茸头不空不瘪。每支重 0.3 kg 以上。

三等:干货。不臭,无虫蛀,无骨化,不折断,茸内充分含血,不足一、二等的莲花、三岔茸、四岔茸及肥嫩的畸形茸。每支重不低于 0.25 kg。

备注:

(1) 梅花茸一等中门桩存折者,降为二等;大挺存折者,降为三等。

(2) 梅花茸一、二等中有破皮、悬皮等不符规定,者均应酌情降等。

(3) 马鹿的锯血茸,主要是供出口的规格,如在国内购销也应照此标准。

(4) 三岔锯茸一等中有存折一处者降为二等,凡有不符合分等规定标准者均应酌情降等。

(5) 骨化超过全茸的 40% 以上、茸体脱皮者,作鹿角收购。

56. **丹参** · 本品为唇形科植物丹参的干燥根及根茎。

(1) 丹参(野生)规格标准

统货:干货。呈圆柱形,条短粗,有分支,多扭曲。表面红棕色或深浅不一的红黄色,皮粗糙,多鳞片状,易剥落。体轻而脆。断面红黄色或棕色,疏松有裂隙,显筋脉白点。气微,味甘微苦。无芦头、毛须、杂质、霉变。

(2) 川丹参(家种)规格标准

一等:干货。呈圆柱形或长条状,偶有分支。表面紫红色或黄棕色。有纵皱纹。质坚实,皮细而肥壮。断面灰白色或黄棕色,无纤维。气弱,味甜微苦。多为整枝,头尾齐全,主根上中部直径在 1 厘米以上。无芦茎、碎节、须根、杂质、虫蛀、霉变。

二等:干货。呈圆柱形或长条形,偶有分枝。表面紫红色或黄红色,有纵皱纹。质坚实,皮细而肥壮。断面灰白色或黄棕色,无纤维。气弱、味甜、微苦。主根上中部直径 1 cm 以下,但不得低于 0.4 cm。有单枝及撞断的碎节。无芦茎、须根、杂质、虫蛀、霉变。

备注:丹参野生者可按统货收购。近年野生变家种的增多,应参照家种川丹参的标准执行。

57. **大黄** · 本品为蓼科植物掌叶大黄、唐古特大黄或药用大黄的根及根茎。

(1) 西大黄

1) 蛋片吉规格标准

一等:干货。去净粗皮,纵切成瓣。表面黄棕色,体重质坚,断面淡红棕色或黄棕色,具放射状纹理及明显环纹,红肉白筋。髓部有星点环列或散在颗粒,气清香,味苦微涩。每千克 8 个以内,糠心不超过 15%。无杂质、虫蛀、霉变。

二等:干货。去净粗皮,纵切成瓣。表面黄棕色,体重质坚,断面淡红棕色或黄棕色,具放射状纹理及明显环纹,红肉白筋。髓部有星点环列或散在颗粒,气清香,味苦微涩。每千克 12 个以内,糠心不超过 15%,无杂质、虫蛀、霉变。

三等:干货。去净粗皮,纵切成瓣。表面黄棕色,体重质坚,断面淡红棕色或黄棕色,具放射状纹理及明显环纹,红肉白筋。髓部有星点环列或散在颗粒,气清香,味苦微涩。每千克 18 个以内,糠心不超过 15%,无杂质、虫蛀、霉变。

2)苏吉规格标准

一等:干货。去净粗皮,横切成段,呈不规则圆柱形,表面黄棕色,体重质坚,断面黄色或棕褐色,具放射状纹理及明显环纹,红肉白筋。髓部有星点环列或散在颗粒。气清香,味苦微涩。每千克 20 个以内,糠心不超过 15%,无杂质、虫蛀、霉变。

二等:干货。根及根茎去净粗,横切,呈不规则圆柱形。表面黄棕色,体重质坚,断面淡红棕色或黄棕色,具射线状纹理及明显环纹,红肉白筋,髓部有星点环列或散在颗粒,气清香,味苦微涩。每千克 30 个以内,糠心不超过 15%,无杂质、虫蛀、霉变。

三等:干货。去净粗皮,横切成段,呈不规则圆柱形,表面黄棕色,断面具有放射状纹理及明显环纹,红肉白筋,髓部有星点环列或散在颗粒。气清香,味苦微涩。每千克 40 个以内,糠心不超过 15%,无杂质、虫蛀、霉变。

3)水根规格标准

统货:干货。为掌叶大黄或唐古特大黄的主根尾部及支根的加工品,呈长条状,表面棕色或黄褐色,间有未去净的栓皮。体重质坚,断面淡红色或黄褐色,具放射状纹理。气清香,味苦微涩,长短不限,间有闷茬,小头直径不小于 1.3 cm,无杂质、虫蛀、霉变。

4)原大黄规格标准

统货:干货。去粗皮,纵切或横向联合切成瓣段,块片大小不分。表面黄褐色,断面具放射状纹理及明显环纹。髓部有星点或散在颗粒。气清香,味苦微涩,中部直径在 2 cm 以上,糠心不超过 15%。无杂质、虫蛀、霉变。

(2)雅黄规格标准

一等:干货。切成不规则块状,似马蹄形,去净粗皮,表面黄色或棕褐色,体重质坚,断面黄色或棕褐色。气微香,味苦,每只 150～250 g,无枯糖、焦糊、水根、杂质、虫蛀、霉变。

二等:干货。切成不规则块状似马蹄形,去净粗皮,表面黄褐色。体较轻泡,质松,断面黄褐色,气微香,味苦。每只 100～200 g。无枯糖、焦糊、水根、虫蛀、杂质、霉变。

三等:干货。切成不规则块状似马蹄形,未去粗皮,表面黄褐色,体质轻泡。质松,断面黄褐色,气微香,味较淡,大小不分。间有直径 3.5 cm 以上的根黄。无枯糖、焦糊、杂质、虫蛀、霉变。

(3)南大黄规格标准

一等:干货。横切成段,去净粗皮,表面黄褐色,体结实,断面黄色或绿色,气微香,味涩而苦,长 7 cm 以上,直径 5 cm 以上。无枯糖、糊黑、水根、杂质、虫蛀、霉变。

二等:干货。根茎横切成段,去净粗皮,表面黄褐色,体质轻松。断面黄色或绿色,气微香,味涩而苦。大小不分,间有水根,最小头直径不低于 1.2 cm,无枯糖、糊黑、杂质、虫蛀、霉变。

备注:大黄按传统规格,原分为西大黄、雅黄、南大黄三类。前一类的原植物为掌叶大黄及唐古特大黄。后二类的原植物均为药用大黄。

(1)西大黄多已变为家种,各地家种大黄品种优良者均应参照所订规格标准加工,分为蛋片吉、苏吉、水根三个规格。不善于加工者,可皆按原大黄标准,统货购销。

(2)南大黄系指川东与湖北、贵州及陕西毗邻地区的栽培品。

58. 半夏

(1)半夏:为天南星科植物半夏的干燥块茎。

半夏规格标准

一等:干货。呈圆球形,半圆球形或扁斜不等,去净外皮。表面白色或浅黄白色,上端圆平,中心凹陷(茎痕),周围有棕色点状根痕,下面钝圆,较平滑,质坚实,断面洁白或白色,粉质细腻,气微,味辛、麻舌而刺喉。每千克 800 粒以内。无包壳、杂质、虫蛀、霉变。

二等:干货。呈圆球形、半圆球形或偏斜不等,去净外皮。表面化白色或浅黄白色,上端圆平,中心凹(茎痕),周围有棕色点状根痕,下面钝圆,较平滑。质坚实。断面洁白或白色。粉质细腻。气微、味辛、麻舌而刺喉。每千克1 200粒以内。无包壳、杂质、虫蛀、霉变。

三等:干货。呈圆球形、半圆球形或偏斜不等,去净外皮。表面化白色或浅黄白色,上端圆平,中心凹(茎痕),周围有棕色点状根痕,下面钝圆,较平滑。质坚实。断面洁白或白色。粉质细腻。气微、味辛、麻舌而刺喉。每千克3 000粒以内。无包壳、杂质、虫蛀、霉变。

（2）水半夏:本品为天南星科植物水半夏的干燥块茎。

水半夏规格标准

统货:干货。略呈椭圆形、圆锥形或半圆形,去净外皮,大小不分。表面类白色或淡黄色,略有皱纹,并有多数隐约可见细小根痕,上端类圆形有凸起的叶痕或芽痕。呈黄棕色。有的下端略尖。质坚实。断面白色。粉性。气微、味辣,麻舌而刺激喉。颗粒不得小于0.5 cm。无杂质、虫蛀、霉变。

备注:为保护资源,提高质量,每千克在3 000粒以外的不采收。

59. **天花粉** · 本品为葫芦科植物栝楼的干燥根。

天花粉规格标准

一等:干货。呈类圆柱形、纺锤形或纵切两瓣。长15 cm以上,中部直径3.5 cm以上。刮去外皮,条均匀,表面白色或黄白色,光洁,质坚实,体重。断面白色,粉性足,味淡微苦,无黄筋、粗皮、抽沟;无、糠心、杂质、虫蛀、霉变。

二等:干货。呈类圆柱形、纺锤形或纵切两瓣。长15 cm以上,中部直径2.5 cm以上。刮去外皮,条均匀,表面白色或黄白色,光洁,质坚实、体重,断面白色,粉性足,味淡微苦。无黄筋、粗皮、抽沟;无糠心、杂质、虫蛀、霉变。

三等:干货。呈类圆柱形、纺锤形或纵切成两瓣或扭曲不直。去净外皮及须根,表面粉白色,淡黄白色或灰白色,有纵皱纹,断面灰白色有粉性,少有筋脉,气弱味微苦,中部直径不小1 cm。无糠心、杂质、虫蛀、霉变。

60. **紫菀** · 本品为菊科植物紫菀的干燥根及根茎。

紫菀规格标准

统货:干货。呈马尾形,根茎顶端有茎、叶的残基,呈不规则的疙瘩头状;簇生多数细根,松散弯曲或编成辫状。表面紫红色或灰棕色。质较柔韧。断面灰白色。气微香,味甜微苦。大小不一。无苗芦、杂质、虫蛀、霉变。

备注:系指河北、安徽、河南所产家种紫菀。他地所产的野生硬紫菀不包括在内,有购销习惯的可酌情自订。

61. **板蓝根** · 本品为十字花科植物菘蓝的干燥根。

板蓝根规格标准

一等:干货。根呈圆柱形,头部略大,中间凹陷,边有柄痕,偶有分支。质实而脆。表面灰黄色或淡棕色。有纵皱纹。断面外部黄白色,中心黄色。气微,味微甜后苦涩。长17 cm以上,芦下2 cm,外直径1 cm以上。无苗茎、须根、杂质、虫蛀、霉变。

二等:干货。呈圆柱形,头部略大,中间凹陷。边有柄痕。偶有分支。质实而脆。表面灰黄色或淡棕色,有纵皱纹。断面外部黄白色,中心黄色。气微,味微甜后苦涩。芦下直径0.5 cm以上。无苗茎、须根、杂质、虫蛀、霉变。

备注:爵床科马蓝的板蓝根,有习惯药用者,可自立规格购销。

62. **天冬** · 本品为百合科植物天门冬的干燥块根。

天门冬规格标准

一等:干货。呈长纺锤形,去净外皮。表面黄白色或淡棕黄色,半透明,条肥大,有糖质。断面黄白色,角质状,中央有白色中柱(白心)。气微,味甜微苦。中部直径1.2 cm以上。无硬皮、杂质、虫蛀、霉变。

二等:干货。呈长纺锤形,去净外皮。表面黄白色或淡黄棕黄色,间有纵沟纹,半透明,有糖质。断面黄白色,角质状,中央有白色中柱(白心)。气微,味甜微苦。中部直径0.8 cm以上。间有未剥净硬皮,但不得超过5%。无杂质、虫蛀、霉变。

三等:干货。呈长纺锤形,去外皮。表面红棕色或红褐色,有糖质。断面红棕色,角质状,中内有白色中柱(白心)。气微,味甜微苦。中部直径0.5 cm以上。稍有未去净硬皮,修正不得超过15%。无杂质、虫蛀、霉变。

备注:各地所产天冬,按根条粗细分等,应鼓励发展大条天冬。

63. **牛蒡子**·本品为菊科植物牛蒡子的干燥成熟果实。

牛蒡子规格标准

统货：干货。呈瘦长扁卵形，稍弯曲。表面灰褐色，有数条微凸起的纵脉，散有紫黑色的斑点。外皮坚脆。剥开有黄白色种仁两瓣，有油性。气微，味微苦。颗粒饱满，瘪瘦粒不超过 10%。无杂质、虫蛀、霉变。

64. **益智**·本品为姜科益智的干燥成熟果实。

益智规格标准

统货：呈椭圆形，两端略尖。表面棕色或灰棕色。有纵向隆起棱线。内种子团分三瓣。种粒红棕色或灰褐色，断面红白色、质坚硬、气香、味辛苦。果实饱满，显油性。瘦瘪果不超过 10%。无果柄、杂质、霉变。

65. **栀子**·本品为茜草科植物小果栀子的干燥成熟果实。

栀子规格标准

一等：干货。呈长圆形或椭圆形，饱满。表面橙红色、红黄色、淡红色、淡黄色。具有纵棱，顶端有宿存萼片。皮薄革质。略有光泽。破开后种子聚集成团状，短红色、紫红色或淡红色、棕黄色。气微，味微酸而苦。无黑果、杂质、虫蛀、霉变。

二等：干货，呈长圆形或圆形，较瘦小。表面橙黄色、暗紫色或带青色具有纵棱，顶端有宿存萼片。皮薄革质。破开后，种子聚集成团状，棕红色、红黄色、暗棕色、棕褐色。气微，味微酸而苦。间有怪形果或破碎。无黑果、杂质、虫蛀、霉变。

备注：

(1) 本品不包括长大形的水栀子。

(2) 一、二等的区别，不是果的大小区分，主要是以栀子果的成熟程度、是否饱满和色泽深浅来分等级。

(3) 无论何种栀子，均要防止抢青，严禁采收嫩果。

66. **连翘**·本品为木樨科植物连翘的干燥果实。

(1) 黄翘规格标准

统货：干货。呈长卵形或卵形，两端狭尖，多分裂为两瓣。表面有一条明显的纵沟和不规则的纵皱纹及凸起小斑点，间有残留果柄表面棕黄色，内面浅黄棕色，平滑，内有纵隔。质坚脆。种子多已脱落。气微香，味苦。无枝梗、种籽、杂质、霉变。

(2) 青翘规格标准

统货：干货。呈狭卵形至卵形，两端狭长，多不开裂。表面青绿色，绿褐色，有两条纵沟。质坚硬。气芳香、味苦。间有残留果柄。无枝叶及枯翘，杂质、霉变。

备注：青翘只山西省采收供应。黄翘是河南、陕西等地产，应防止抢青采收。

67. **黄芩**·本品为唇形科植物黄芩的干燥根。

(1) 条芩规格标准

一等：干货。呈圆锥形，上部皮较粗糙，有明显的网纹及扭曲的纵皱。下部皮细有顺纹或皱纹。表面黄色或黄棕色。质坚脆。断面深黄色，上端中央有黄绿色或棕褐色的枯心。气微、味苦。条长 10 cm 以上，中部直径 1 cm 以上。去净粗皮。无杂质、虫蛀、霉变。

二等：干货。呈圆锥形，上部皮较粗糙，有明显的同，网纹及扭曲的纵皱，下部皮细有顺纹。表面黄色或黄棕色。质坚脆。断面深黄色，上端中央有黄绿色或棕褪色的枯心。气微、味苦。条长 4 cm 以上，中部直径 1 cm 以下，但不小于 0.4 cm。去净粗皮。无杂质、虫蛀、霉变。

(2) 枯碎芩规格标准

统货：干货。即老根多中空的枯芩和块片碎芩，破断尾芩。表面黄或淡黄色。质坚脆。断面黄色。气微、味苦。无粗皮、茎芦、碎渣、杂质、虫蛀、霉变。

备注：条芩即枝芩、子芩，系内部充实的新根、幼根。枯芩系枯老腐朽的老根和破头块片根。

68. **知母**·本品为百合科植物知母的干燥根茎。

(1) 毛知母规格标准

统货：干货。呈扁圆形，略弯曲，偶有分枝；体表上面有一凹沟具环状节。节上密生黄棕色或棕色毛；下面有须根痕；一端有浅黄色叶痕（俗称金包头）。质坚实而柔润。断面黄白色。略显颗粒状。气特异，味微甘略苦。长 6 cm 以上。无杂质、虫蛀、霉变。

(2) 知母肉规格标准

统货：干货。呈扁圆条形，去净外皮。表面黄白色或棕黄色。质坚。断面淡黄色，颗粒状。气特异。味微甘略苦。长短不分，扁宽 0.5 cm 以上。无烂头、杂质、虫蛀、霉变。

**69. 赤芍** · 本品为毛茛科植物芍药的干燥根。

赤芍规格标准

一等：干货。呈圆柱形，稍弯曲，外坂有纵沟或皱纹，皮较粗糙。表面暗棕色或紫褐色。体轻质脆。断面粉性，直径 1.2 cm 以上。无疙瘩头、空心、须根、杂质、霉变。

二等：干货。呈圆柱形，稍弯曲，外坂有纵沟或皱纹，皮较粗糙。表面暗棕色或紫褐色。体轻质脆。断面粉白色或粉红色，中间有放射性状纹理，粉性足。气特异，味微苦酸。长 15.9 cm 以下，丙端粗细较匀。中部直径 0.5 cm 以上。无疙瘩头、空心、须根、杂质、霉变。

备注：赤芍规格系以内蒙古、河北、黑龙江产品制定的。

**70. 远志** · 本品为远志科植物或卵叶远南的干燥根。

（1）志筒规格标准

一等：干货。呈筒状，中空。表面浅棕色或灰黄色，全体有较深的横皱纹，皮细肉厚。质脆易断。断面黄白色。气特殊，味苦微辛。长 7 cm，中部直径 0.5 cm 以上。无木心、杂质、虫蛀、霉变。

二等：干货。呈筒状，中空。表面浅棕色或灰黄色，全体有较深的横皱纹，皮细肉厚。质脆易断。断面黄白色，气特殊，味苦微辛。长 5 cm，中部直径 0.3 cm 以上。无木心、杂质、虫蛀、霉变。

（2）志肉规格标准

统货：干货。多为破裂断碎的肉质根皮。表面棕黄色或灰黄色，全体为横皱纹，皮粗细厚薄不等。质脆易断。断面黄白色。气特殊，味苦微辛。无芦茎、无木心、杂质、虫蛀、霉变。

备注：远志根是抽不出木心的小根，为保护资源，未制订规格标准。

**71. 葛根** · 本品为豆科植物野葛或甘葛藤的干燥根。

（1）野葛

1）葛方规格标准

统货：干货。鲜时纵横切成 1 cm 的骰形方块。切面粉白色或淡黄色，有粉性，质坚实。气微味甘平。无杂质、虫蛀、霉变。

2）葛片规格标准

统货：干货。类圆柱形，鲜时横切成 0.6～0.8 cm 厚片。表皮多黄白色。切面粉白色或黄白色，具粉性，有较少纤维和环状纹理。质坚实。间有碎破、小片。无杂质、虫蛀、霉变。

（2）家葛

广葛规格标准

一等：干货。鲜时去皮切去两端后，纵剖两瓣。全体粉白色。断面显环纹，粉性足，纤维很少。气微、味甘。剖瓣长 13～17 cm，中部宽 5 cm 以上。无杂质、虫蛀、霉变。

二等：干货。鲜时刮去外皮，不剖瓣。表皮黄白色。断面白色，有环纹、纤维多、有粉性。气微、味甘。中部直径 1.5 cm 以上，间有断根、碎破、小块。无茎蒂、杂质、虫蛀、霉变。

备注：

（1）家葛系指广西种者，特征是纤维少，去外皮、粉性足。

（2）原规格配方时还需加工。建议在产区试行加工为 1 cm³ 的小块（似骰形）便于使用。

**72. 柴胡** · 本品为伞形科植物柴胡、狭叶柴胡或同属数种植物的干燥根。

（1）北柴胡规格标准

统货：干货。呈圆锥形，上粗下细，顺直或弯曲，多分枝。头部膨大，呈疙瘩状，残茎不超过 1 cm。表面灰褐色或土棕色，有纵皱纹。质硬而韧，断面黄白色。显纤维性。微有香气，味微苦辛。无须毛、杂质、虫蛀、霉变。

（2）南柴胡规格标准

统货：干货。类圆锥形，少有分枝，略弯曲。头部膨大，有残留苗茎。表面土棕色或红褐色，有纵皱纹及须根痕。断面淡棕色。微有香气。味微苦辛。大小不分。残留苗茎不超过 1.5 cm。无须根、杂质、虫蛀、霉变。

备注：

（1）北柴胡习称"硬柴胡"是根据河北、河南等地产品制订的。

（2）南柴胡习称"软柴胡"或"红柴胡"。

（3）部分地区习用的竹叶柴胡，带苗茎的柴胡，可根据习惯自行制订标准。

**73. 苍术** · 本品为菊科植物茅苍术或北苍术的干燥根茎。

（1）茅苍术规格标准

统货：干货。呈不规则连珠状的圆柱形，略弯曲。表面灰黑色或灰褐色。质坚。断面黄白色，有朱砂点,露出稍久,有白毛状结晶体,气浓香,味微甜而辛。中部直径 0.8 cm 以上。无须根、杂质、虫蛀、霉变。

（2）北苍术规格标准

统货：干货。呈不规则的疙瘩状或结节状。表面黑棕色或棕褐色。质较疏松。断面黄白色或灰白色,散有棕黄色朱砂点。气香。味微甜而辛。中部直径 1 cm 以上。无须根、杂质、虫蛀、霉变。

**74. 香附** · 本品为莎草科植物莎草的干燥根茎。

光香附规格标准

统货：干货。呈纺锤形,有的略弯曲。去净毛须。表面棕褐色、紫褐色。具光泽有纵皱纹,通常有数个隆起的环节及残留的根痕。质坚硬、粉足。断面淡褐色、灰白色或棕黄色。气芳香、味微苦。大小不分。无杂质、虫蛀、霉变。

备注：原收毛香附的应指导加工去净毛须。

**75. 秦艽** · 本品为龙胆科植物秦艽、麻花秦艽、粗茎秦艽或小秦艽的干燥根。

（1）大秦艽规格标准

一等：干货。呈圆锥形或圆柱形,有纵向皱纹,主根粗大似鸡腿、萝卜、牛尾状。表面灰黄色或棕色。质坚而脆。断面棕红色或棕黄煞费苦心,中心土黄色。气特殊,味苦涩。芦下直径 1.2 cm 以上。无芦头、须根、杂质、虫蛀、霉变。

二等：干货。呈圆锥形或呈圆柱形,有纵向皱纹,主根粗大似鸡腿、萝卜、牛尾状。表面灰黄色或黄棕色。质坚而脆。断面棕红色或棕黄色,中心土黄色。气特殊,味苦涩。芦下直径 1.2 cm 以下,最小不低于 0.6 cm。无芦头、须根、杂质、虫蛀、霉变。

（2）麻花艽规格标准

统货：干货。常由数个小根聚集交错结缠绕呈辫状或麻花状。全体有显著的向左扭曲的纵皱纹。表面棕褐色或黄褐色、粗糙,有裂隙显网状纹,体轻而疏松。断面常有腐朽的空心,气特殊,味苦涩,大小有分,但芦下直径不小于 0.3 cm。无芦头、须根、杂质、虫蛀、霉变。

（3）小秦艽规格标准

一等：干货。呈圆锥形或圆柱形。常有数个分枝纠合在一起,扭曲,有纵向皱纹。表面黄色或黄白色。体轻疏松。断面黄白色或黄棕色。气特殊性殊、味苦。条长 20 cm 以上。芦下直径 1 cm 以上。无残茎、杂质、虫蛀、霉变。

二等：呈圆锥形或圆柱形。有分枝,常数个分枝纠合在一起,扭曲。有纵向皱纹。表面黄色或黄白色。体轻质疏松。断面黄白色或黄棕色。气特殊,味苦。长短大小不分,但芦下最小直径不低于 0.3 cm。无残茎、屑渣;无杂质、虫蛀、霉变。

备注：为使商品易于区分,现归纳为大秦艽、麻花艽、小秦艽三类。各地产区,符合哪一类型,即按哪种规格分等,不受地区限制。

**76. 陈皮** · 本品为芸香科植物橘的干燥成熟果皮。

（1）橘皮规格标准

一等：干货。呈不规格片状,片张较大。表面橙红色或红黄色,有无数凹入的油点（鬃眼）。对光照视清晰。内面白黄色。质稍硬而脆。易折断。气香、味辛苦。无杂质、虫蛀、霉变、病斑。

二等：干货。呈不规格片,片张较小,间有破块。表面黄褐色或黄红色。暗绿色。内面类或灰黄色,较松泡。质硬而脆。易折断。气香、味微苦。无杂质、虫蛀、霉变、病斑。

（2）广陈皮规格标准

一等：干货。剖成三至四瓣。而瓣多向外反卷。表面橙红色或棕紫色,显皱缩,有无数大裂凹入的油室。内面白色、略呈海绵状,质柔。片张较厚。断面不齐。气清香浓郁、味微辛。无杂质、虫蛀、霉变、病斑。

二等：干货。剖成三至四瓣和不规则片张,裂瓣多向外反卷。表面橙红色或红棕色,有无数大而凹入的油室。内面白色、较光洁。质较柔。皮张较薄。断面不齐。气清香、味微苦辛。无杂质、虫蛀、霉变、病斑。

三等：货干。剖成三至四瓣。裂片多向外反卷。皮薄而片小。表面红色或带有青色,有无数凹入的油室。内面类白色。质坚而脆。有香气、味微辛,不甚苦。无杂质、虫蛀、霉变。

备注：

（1）橘皮系指各地所产橘子果皮,不包括广柑皮。广柑皮有需要者可另订规格。

（2）广陈皮系指广东的新会等地所产的大红柑的果皮。

（3）广东地区所产的四会皮、潮皮,浙江地区所产的橘皮,不在此内。可酌情自订。

（4）凡粘有泥土或污染的橘皮。不得收购和使用。

**（四）《七十六种药材商品规格标准》中的名词、术语解释**

（1）干货：指本品的干湿度，是以传统经验公认的干燥度为准，所含水分的以不致引起霉烂变货为限；具有油性、糖货的，应注意保持。

（2）霉变：因干燥不够，或受潮湿侵袭所产和的霉变，引起内部变质者；但表皮的轻微霉霜，去净后不影响疗效者，仍可药用。

（3）虫蛀：即生虫受伤者，又称虫伤。一般应做到无虫蛀；但有的品种，极易生虫，故有的注明"间有"虫伤，是指虫蛀较轻微者，以不影响疗效为度。

（4）杂质：系指非药用部分，包括泥沙石、灰渣、柴木屑、矿渣等，除特殊者外，一般都要去净。

（5）中上部：是指测量长园条形的根茎药物的部位，即全长中部的上折半处（全长 1/4 的地方），测量直径的大小。

（6）焦枯：药在加工干燥，或防治虫蛀的熏炕过程中，因火力过大，或操作不当，所发生的灼，变黑枯者。内部色正常，表面黑色末到 50％不影响疗效者，不算焦枯。

（7）枯干：系指药材在生长中枯死，或采收失时，所含成分不足的干枯品，形状瘪瘦、松泡、细小，不能药用。

（8）油条（个、烂、块）：系指堆存发热、烘炕不当、气候影响等因素引起的返油变色者。

（9）过桥：黄连在生长过程中，由于培土不当、产生的两端有连节，中间呈光杆，瘦小不滑者。

（10）烧根：当归抽薹后，根部失去肉质、松泡、虚软和归根，不能药用。

（11）山川芎：四川育芎苓子的母根，质较松软次，仍可药用。

（12）苓珠：即过小芎苓子不能当川芎药用。

（13）老母：指地黄栽子，经繁殖后的母根。已空虚，失去有效成分，不能药用。

（14）生心：或称夹生，系指在焙制中或煮烫中，末透心者。

（15）花子：指瘤状疙瘩积聚在白术的主体，占表面面积 30％以上者。

（16）武子：指白术体形，呈二叉以上者（包括两叉）。

（17）炕炮：指白术加工时，用急火炕燥，造成白术内部空泡者。

（18）疙瘩头：指甘草斩下的芦头部分，呈疙瘩状之称。

（19）沙皮：茯苓皮和肉，含有较多的沙粒。

（20）烂头：有药些材，受各种影响，发生一头或头破烂或霉烂者。

（21）僵个（只）：指贝母等在加工或生长中，受到影响，汁枯僵化，变色者。

（22）顶手：系指密银花的特点，由于该品种的花苞肉质较厚，干燥后较硬，握之有顶手的感觉，又称手感。

（23）银皮：指麝香中间层的薄膜，呈银白色，故称银皮。

（24）扒耳：指附子上，再生有较小的附子，产地称"扒耳"，加工成的附皮，称"扒儿片"。

（25）浦汤花：指杭菊花，在蒸花中，沸水上升，烫熟了的菊花。

（26）大挺：指各种鹿茸较长粗的主干。

（27）门桩：指鹿茸的第一分枝。

（28）独挺：即未分岔的独角鹿茸，多为二年幼鹿的"初生茸"，名又"一棵葱"。

（29）拧嘴：指鹿茸大挺的顶端，初分支岔时，顶端嘴头，扭曲不正者。

（30）骨化圈：鹿茸锯口的周围，靠皮层处，有骨质化的一圈。

（31）抽沟：鹿大挺不饱满，抽缩成沟形者。

（32）乌皮：梅花茸的表皮棕黄色，因受加工影响，出现部分皮变成黑色。

（33）存折：鹿茸内部已折断，而表皮未开裂，但有裂痕。

（34）棱筋、棱纹、骨豆：均指鹿茸逐渐变老硬的特征，多大鹿茸的下部，开始出现各种状。

（35）窜尖：鹿茸渐老时，大挺顶端，破皮窜出瘦小的角尖。

（36）莲花：指马鹿的嫩锯茸、短二杠、大挺有了小的分岔，称莲花。

（37）老毛杠：指三、四岔以上的马鹿茸，快成老鹿角者。但末脱去茸皮，习称"老毛杠"。

（38）蔸朴：指厚朴介于地面和地下相连的部分的树蔸皮。

（39）双花：指建泽泻。长成两个相连的根茎，产地习称"双花"。

（40）油果、黑果：指枸杞由于成熟过分或炕晒不当,保管不好,氧化泛油变黑色之果。

(41)边条参:是家种人参的一种,生长年限较长,一般是八、九年,其中倒栽二、三次,并"整形下须",使呈人形;其特点是三长:即芦长、身长、腿长、体形优美。

(42)普通参:栽种时间较短,一般六年收获,参皮较嫩,肩部不显横皱纹;特点是芦短,身短而粗胖,支根不限。

(43)有皮有肉:加工后红参(边条参),肩部有明显的横皱纹,习称"有皮"参体表面棕红色,有肉嫩感,习称"有肉",两者具有联称"有皮有肉"。

(44)黄皮:指人参采收季节不当,浆汁减少,俗称"跑浆",加工后出现的皮,黄色较多,习称"黄皮"。

(45)无中尾:指边条红参,规定是二、三条腿的粗细,直径不得小于0.3 cm,如小于这个指标,称为"中尾",上等货中,是不允许有的则叫"无中尾"。

(46)破疤、干疤:人参在起土前受到的创伤或虫伤,加工红参后疤痕呈黑色者,叫"破疤";已经愈合好的伤疤,加工后不显黑色与红参体色相同者,称"干疤"。

(47)青丹:指牡丹皮生长时,根露出地面,时久丹根变青者。

## 二、中药材专业市场

### (一)中药材专业市场现状

目前,我国有17家国家批准的中药材专业市场:1. 安徽亳州中药材市场;2. 河北安国中药材市场;3. 河南禹州中药材专业市场;4. 江西樟树中药材市场;5. 重庆解放路中药材市场;6. 山东鄄城舜王城药材市场;7. 广州清平中药材市场;8. 湖北蕲州中药材市场;9. 广西玉林中药材市场;10. 哈尔滨三棵树中药材专业市场;11. 湖南岳阳花板桥中药材市场;12. 湖南邵东廉桥药材专业市场;13. 广东普宁中药材专业市场;14. 昆明菊花园中药材专业市场;15. 成都荷花池中药材专业市场;16. 西安万寿路中药材专业市场;17. 兰州黄河中药材专业市场(图5-7)。其中安徽亳州中药材市场、河北安国中药材市场、成都荷花池中药材市场、江西樟树中药材市场这四家,都有着悠久的历史,被称为"四大药都"。

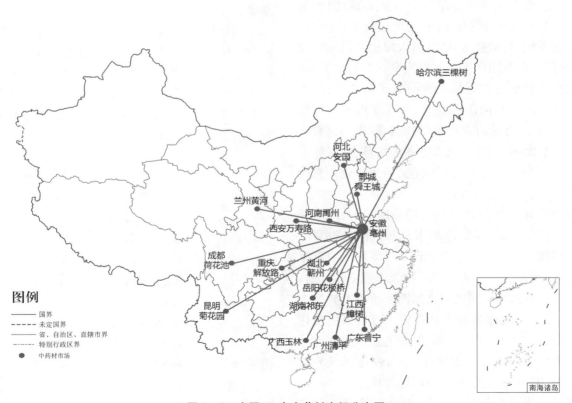

图5-7 中国17个中药材市场分布图

主要市场的介绍如下。

**1. 成都荷花池中药材专业市场**

（1）概况：成都位于四川盆地西部，成都平原腹地，境内地势平坦、河网纵横、物产丰富、农业发达，自古就有"天府之国"的美誉。成都市地处亚热带湿润地区，地形地貌复杂，自然生态环境多样，生物资源十分丰富。据初步统计，仅动、植物资源就有11纲、200科、764属、3 000余种。其中，中药材860多种，川芎、川郁金、乌梅、黄连等蜚声中外。

成都荷花池中药材专业市场是西部地区最大的中药材市场，也是全球最大的虫草集散中心。该市场占地142亩，建筑面积达20万平方米，市场内设4 000多个展位，经营品种约4 500种，常见药材近2 000种，历经30年风雨，4次产业升级，是目前全国体量最大、硬件设施最优秀的中药材专业市场。2009年8月6日，荷花池中药材市场整体迁入成都国际商贸城，正式拉开荷花池中药材市场新一轮产业升级序幕。

市场大厅设有巨大的LED显示屏，滚动显示全国中药材市场交易动态图，一楼已入驻的近2 000家中药材商户可通过该屏查看最新的全国中药材市场交易动态。荷花池中药材市场为打造最现代化、最先进的商贸市场，内设有24 h电子监控系统、自动消防报警系统、自动喷淋系统，最大限度地消除安全隐患，保障商户及顾客人身财产安全。在软件方面，荷花池中药材市场拥有最完善的电子商务平台，市场内经营户实体与网络店铺兼有，有形市场与无形市场合二为一，互通有无把握最新消息，市场设有现代化的新品发布中心，长期举办各种博览会、新闻发布会、采购商大会等，为上、中、下游商家提供信息交流平台。

成都荷花池中药材专业市场采用地下、地面和屋面3种停车方式，紧贴市场东侧和西侧各设置了一条直跑式车道，可直接到达市场二层及屋面停车场，立体交通系统使车流、人流、物流形成立体流通，解决传统商业市场不同楼层之间商业价值差异巨大的问题，使每一处商业价值最大化。市场采用现代化的商铺设计理念，中央空调、专业的通风采光设计和自动关合玻璃顶棚等现代化设施，使市场成为国内最大的、唯一的"会呼吸的中药材市场"。

成都荷花池中药材市场自2009年8月6日试营业以来，市场人流量现已达到每日2万人次。

荷花池中药材市场下设三大中心：中药材市场培育中心、中药材价格形成中心以及中药材标准制定中心。

1）中药材市场培育中心：该中心主要作用在于巩固四川中药材市场龙头地位，建立跨区域市场经营网络，构建完善中药材商品配送、信息传输体系，建设全球最大中药材基三中心、贸易中心、信息中心和出口基地。

2）中药材价格形成中心：该中心定期举办专业展会，编制发布中药材指数，及时发布市场内价格变化趋势和景气程度，提供权威、准确的商情信息，建设全球最大的商品交易、信息发布、产品创新、价格形成的综合性平台。

商务部授权发布的"中国·成都中药材指数"便是以荷花池中药材专业市场的商户为主要价格采集点。

3）中药材标准制定中心：该中心依托成都中药材市场强劲的销售和辐射功能，以市场为导向，邀请专家教授组织开展中药材质量标准化的研究和中药材采收、加工、包装、运输、贮藏技术的攻关，制定中药材生产的规范化标准、分类标准和质量控制标准等。

（2）市场情况：成都荷花池中药材专业市场年成交中药材20余万吨，药材辐射整个西部地区，并销往沿海一带，以及日本、韩国等国家，其规模和效益在17个被国家卫生部、药监局、工商局定点批办的专业药材市场中名列前三位，是西部最大的中药材专业市场，享有很高的知名度（表5-8）。

**表5-8　荷花池中药材专业市场详细信息**

| 项　目 | 详　细　信　息 |
| --- | --- |
| 药商类型 | 药材经营企业、个体工商户 |
| 药材品种 | 全国各地药材 |
| 供应区域 | 以西部为主，兼顾全国各地 |
| 药材来源 | 企业、商家自行全国采购（本地种植较少） |
| 营业时间 | 8:00—16:00 |
| 用地面积 | 142亩，总建筑面积20万平方米 |
| 交易展位 | 规划4 000多个，已入住2 000多家 |
| 销售额 | 日销售额达到500多万元 |
| 人流量 | 达每日2万人次 |
| 交通 | 建有立体交通系统，使人流、车流、物流形成立体流通 |

荷花池中药材专业市场位于成都北部新城的国际商贸城内。商贸城是集小商品研发、生产、加工、展示、洽谈、交易与电子商务为一体的、中西部最大的、辐射能力最强的、综合的现代化商贸平台,并具有商务办公、金融服务、休闲娱乐、酒店公寓等完善的配套服务(表5-9)。荷花池中药材专业市场则是国际商贸城的首推项目。

表5-9 成都荷花池中药材专业市场功能分区

| 层数 | 功　能 |
| --- | --- |
| 地下室 | 停车场 |
| 一层 | 中药材经营区(粗药、细药) |
| 二层 | 医药公司、保健品、中药材饮片、医疗器械 |
| 三层 | 仓储区、中医药博物馆、国医馆、旅游专区 |

市场分为南北两个大厅,四周设置18个进出口,采用纵横交错规划,南北向2条主干道,东西向10条纵街,交通便利。

一层中药材经营区划分为不同的区域:粗药区、细药区以及部门医疗器械区。

粗药区:位于市场东侧,主要经营枸杞、三七、黄芪、香料等一般日常、产量大的中药材。

细药区:位于市场西侧,主要经营西洋参、麝香、冬虫夏草等贵重的稀有中药材。

医疗器械区:位于西侧最外延,主要经营中药粉碎机、制丸机、切药机、煎药机以及包装卷材,各种规格滤药袋等。

北中区块为选商区,不对外招商。

荷花池中药材市场具有完善的配套设施,包括交易中心配套以及市场服务配套等。

交易中心配套:建有客户服务中心(物业服务、咨询服务、运营服务);市场管理部、招商部、秩序维护部以及消防监控中心;规划并建有中药材市场培育中心、中药价格形成中心以及中药材标准制定中心,同时为了便于管理和服务,市场同时入驻了工商管理所以及驻场警务室。

市场服务配套:中药材市场东西两侧建有商铺,并已招商入驻有各类银行、餐饮,设施完善;正在规划建设的附属配套区包括酒店住宿、休闲娱乐、餐饮美食、票务中介等(服务于整个商贸城);市场西北侧附近入驻有各类大大小小的货运物流商家,为中药材市场的货运提供了保障。

(3)中国成都中药材指数报价系统:"中国·成都中药材指数"是依据统计指数与统计评价理论,采用合成指数编制方法,选择一系列反应中药材市场运行状况的指标,进行综合处理,用以反应中药材价格和行业景气程度的综合指数体系,主要由中药材价格指数和中药材购销经理指数等构成。"中国·成都中药材指数"从4 500种中药材中筛选出1 275种代表品种的价格进行价格指数发布,在中药材专业市场发展史上具有里程碑的重大意义,它使成都荷花池中药材市场在行业内具有了最有影响力的价格话语权,成为中药材市场价格变化的晴雨表和行业发展的风向标,在中药材市场中进一步确定了成都价格引导中国价格甚至价格的交易中心和信息中心地位,对促进四川乃至全国中药材产业的发展具有深远的历史意义。

系统分为价格快讯、报价系统、价格指数、功效指数、市场信息等10个模块。其中价格指数定义了植物根茎类、植物茎木垒、类、植物皮类、植物叶类、植物花类、植物果种类、全草类、藻、菌、地衣类、树脂类、植物其他类、动物类以及矿物类等共计12类药材的周价格定基指数、周价格环比指数、月价格定基指数以及月价格环比指数4个指数,并根据市场信息定期发布。

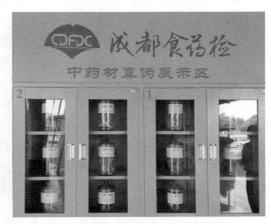

图5-8 成都荷花池市场真伪药材对照柜

(4)黑名单制度:为便于管理并建立有效的惩罚机制,荷花池中药材专业市场建立了"黑名单制度",监督部门一旦发现中药材经营商家有违法违规销售的行为,将会立即把商家的名字和违规情况,在市场的公示栏内进行公布,让经营假冒伪劣的商户在市场内公开曝光。通过将以前对于违法违规商户进行批评教育加罚款的惩罚方式的改变，黑名单制度使违法违规商家处于市场方、商家、消费者公共监管之下，有效促使了商家的自觉规范经营行为。

（5）成都荷花池监测站：成都监测站是由国家现代中药资源动态监测信息和技术服务中心在四川省成都市设立的部门，成都监测站由运营主体为成都天地网信息科技有限公司，负责监测站经营与社会化服务工作。

成都监测站以天地网公司为基础，集聚成都中医药大学、四川省中医药科学院、荷花池中药材专业市场等社会资源。同时与中药材产业主管单位——四川省中医药科学院，对辖区内中药材产业发展动态开展跟踪调查，覆盖全市规模以上中药材种植企业50多家，监测站现有主要工作人员3人。

荷花池监测站现在主要收集川贝母、姜黄、川芎、白芷、羌活、黄精、丹参、大黄、麦冬、附子等10种道地药材的价格和流通量信息。

（6）市场优势

1）位于中国西部最繁荣地区，是西部药材聚集地。

2）立体式布局规划。首层主要经营中药，二层则有医药公司及饮片、保健品等，三层仓储及博物馆、医药馆等。待全部建成并开放后，将有效扩发经营范围和影响力。

3）粗细药严格区分。粗药区与细药区有明显的分割线，在内部装修方面也有较大区分，为外来客商选择药材提供了较大便捷。

4）医药公司、保健品和医疗器械等配套商品，丰富了医药交易范围，扩大了业态和收入。

5）国医馆、医药旅游区的规划是根据成都的旅游环境所设立，不仅能够增加中药材交易的知名度，扩大医药行业收入，而且能够为成都旅游业增加新的模块。

6）物流园区规模较大，为后期发展提供了充足保障。

7）配套设施完善，处基本的交易大厅呢服务咨询中心、质检中心等基础配套，还有用工商管理局、警务室、银行、饮食等其他配套。

8）二、三楼车辆直达，南北大厅大屏等细节处理大气规范，为未来市场发展提供了保障。

大厅顶层天窗呼吸处理，天窗为半自动化的玻璃盖顶，具有采光、通风、防潮等多种功能，保证了室内药材质量。

**2. 河北安国中药材交易市场**

（1）安国概况：安国，古称祁州，位于中国河北省中南部，面积486平方千米，人口39.05万。辖1个街道、5个镇、5个乡、4个社区居委会、198个村委会。市政府驻祁州大路94号。基础设施功能完善，已形成"五纵八横"市区道路基本框架，城区面积为12平方千米。

安国位于京、津、石三角中心地带，处于环京津和渤海经济圈中，距北京200 km，距天津230 km，距石家庄108 km，G5京石高速公路和G45大广高速公路从安国东西两侧通过，分别距离安国市40 km和25 km。安国城区内，神黄铁路穿境而过，西距京广铁路35 km，距北京机场200 km，距石家庄机场80 km，距天津港220 km，交通较为便利。

被誉为"华夏珍药荟萃之区，举步走遍九州之地"的东方药城，曾是全国最大的中药材专业交易市场。市场面积60万平方米，上市品种2 000多种，年成交额38.8亿元，药材吞吐量10万吨，是全国最大的中药材交易集散地，有"举步可得天下药"之称，素以"药都"和"天下第一药市"驰名中外。

"十二五"期间，安国市委、市政府紧紧围绕药业这条安国的"生命线"，大力发展安国中药产业，积极建设中药都"三区"（仓储物流商贸区、绿色循环工业区、健康养生文化区）以及"三基地、三体系"（中药研发基地、中药材出口基地、中药材种植示范基地；道地药材种植规范体系、中药材流通标准体系、中药质量追溯体系），并通过"十大名企进安国"战略，在引进同仁堂、天士力、百消丹、石药的基础上，力争引进国药、天药、步长、葵花、康美、贵州百灵等更多的知名企业入驻安国，从而力争将安国打造成全国中药产业发展的聚集区、示范区。

（2）市场历史：安国药业的昌盛发展及"天下第一药市"的由来，渊源于药王庙的建立。药王庙位于安国市老城区城南。药王庙原名邳王神阁，它始建于东汉，在北宋年间扩建，现庙宇占地面积3 200 m²。药王庙的来历，有一个神话传说。相传宋秦王（赵匡胤之子赵德芳）得疾，久治不愈，邳彤显灵治愈，宋秦王问其姓名，告之"祁州南门外人也"，"遣使即其地，始知为神"，遂封王建庙祀之。

邳彤为西汉信都（今河北冀州人），是东汉开国皇帝刘秀部下二十八宿将之一，曾做过曲阳郡（今河北晋州市）太守。同时，因他酷爱医学，颇受军民拥戴，死后葬于祁州南门外。

封建社会由于缺医少药，人们把治疗疾病寄托于神灵。善男信女有病也纷纷去庙中上香，于是各地药商纷纷立铺于药王庙周围。安国药市在开市（一年分春秋两次，春庙以农历四月二十八日为正期、秋庙以农历十月十五为正期）之前，由地位、名气较大的同仁堂先在店门外敲锣，然后到药王庙祭拜药王，最后喊一声："开市！"方可进行药物买卖。如果不到庙中祭拜药王，那么药市是不允许开的。而正因为这里药市集中，庙前的大街也称之为"药市街"。在明清鼎盛时期，这里"货山人海，药气熏天"，安国因此也被称为"药都""天下第一药市"。

安国药业源于北宋，发展于明，兴盛于清，绵延至今，是国务院命名的"中药材之乡"，素以"药都"和"天下第一药市"享誉海内外，是国内最大的中药材集散地和中药材出口基地。历史上，每逢中药材交流盛会，全国各地药商以及俄国、印度、朝鲜、日本、越南等国外药商"轮蹄辐辏，驰奔祁州"，上市品种"集全国之大全，荟海外之名贵"，整个城区"货山人海，药气熏天"。随着药材交流的发展，安国的中药材种植、加工随之兴旺起来。明代初期，祁艾、祁薏米、祁薄荷、祁菊花、祁白芷、祁木香、祁紫菀、祁大黄等种植品种因质地优良、疗效显著而成为地道药材和宫廷贡品，遂有了"八大祁药"之说。药材加工到明代万历年间已具相当规模，人们已掌握了切、煅、炒、炙等加工炮制技术。加工生产的"百刀槟榔""蝉翼清夏""镑制犀角""云片鹿茸"四个品种被称为"祁州四绝"。规模宏大的中药材市场和精湛绝伦的加工技艺，赢得了"草到安国方成药，药经祁州始生香"的美誉。

（3）市场情况：安国东方药城，是国家认定的17家中药材专业市场之一，被评为全国百强市场第二名，为安国市政府拥有和经营。占地面积2 000多亩，建筑面积60万平方米，分上下两层，于1994年建成，总投资8亿元，其规模是全国之最。整个药城由"井"字形成四条大街构成，内分为九个区，一百多条街巷道路纵横交接（图5-9）。内有商楼1 100多座，中药材经营企业1 300多家，其中有来自北京、天津、上海、内蒙古、西藏等全国各地的医药经销企业80多家。药城经营品种2 800多个，日客流量3

万余人次，日吞吐中药材1 000多吨，是以中药产业为龙头，集经销加工、医疗保健、科研、信息、购物、娱乐、参观为一体的大型中药材专业市场（图5-10、图5-11）。

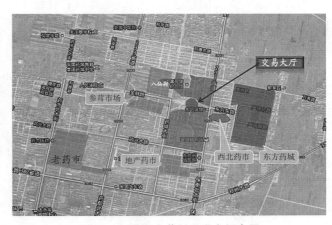

**图5-9　安国中药材交易市场布局**

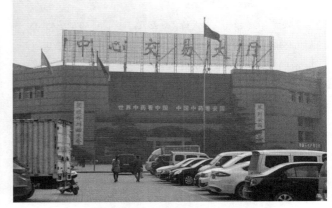

**图5-10　安国中药材交易市场**

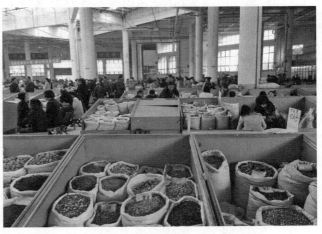

**图5-11　安国中药材交易市场交易情况**

1995 年 6 月,东方药城与韩国最大的中药材市场"汉城汉药商街"缔结姊妹市场,进一步加强了中药材国际贸易。1999 年,安国东方药城交易额达到 45 亿元,市场规模和档次居全国同类市场之首,现在东方药城年成交额超过 60 亿元,年药材吞吐量 10 万吨,日交易客商超过 1 万人,中药材年交易额超过 60 亿元。

安国中药材中心交易大厅位于城区东北方向的药材集散地东方药城内,东北人参、广西罗汉果、新疆雪莲、青藏虫草等各地药材均有交易。

表 5-10　安国中药材交易中心情况

| 项目 | 详细信息 |
| --- | --- |
| 规模 | 占地 15 亩,经营面积 12 000 平方米,有固定摊位 2 000 多个,经营品种达 1 500 多种,经营商家约 2 800户 |
| 功能定位 | 中药材集散交易中心 |
| 产品业态 | 一楼以各地中草药交易为主,二楼以精细药、动物药等交易为主 |
| 从业人员 | 市场从业人员 2.5 万人,日客流量 2.5 万人 |
| 周边环境 | 周边围绕着大大小小上百家散户药材经营店铺 |
| 服务水平 | 政府管理运营 |
| 营业时间 | 每日营业时间为半日(上午) |
| 交易额 | 年成交额逾 100 亿元,经营触角遍及全国各地,辐射东南亚、欧美、澳大利亚及我国港台等 20 多个国家和地区 |
| 租金 | 药材交易格子 1 000～5 000 元/格不等,多数集中在 3 000～4 000 元/格,每个约 1 m²,大厅内商铺面积约 10 m²,年租金约 10 000 元 |

为规范安国市中药材市场的生产经营秩序,促进安国药业持续健康发展,安国市人民政府发布了《安国市中药材市场治理整顿实施方案》,明确了药城管理局、食药监局、工商局等各部门的工作职责。其中,药城管理局作为市场开办主体,为第一责任人。

1)管理制度:交易大厅建立了《中药材市场准入制度》《中药材市场举报奖励制度》《中药材市场黑名单管理制度》《中药材经营商户基本守则》等各项管理制度和行为守则,同时张贴了《常用中药材的名称规范》,规范地介绍了各类药材的正确名称及书写,以上制度及守则规范张贴在交易大厅入口醒目位置处。

为落实交易大厅工作人员的职责,监管部门建立了《交易大厅岗位职责分工》《交易大厅管理人员职责》《交易大厅药材质量监管职责》《交易大厅管理所考勤及请销假制度》《中心交易大厅值班制度》《中心交易大厅消防制度》《中心交易大厅设施安检制度》《中心交易大厅灾情应急预案》等一系列管理制度。

以上监管制度,即明确了管理人员的职责,又落实了商户的奖惩,是交易大厅正常运行的基础。

2)区域划分:为了便于交易和管理,大厅根据功能划分为产地初加工区、精细药材区、杂药区等,在不同区域内进行不同药材的交易。

3)准入制度:交易大厅建立了准入制度,符合入住条件的商户,可以获得大厅经营准入证以及商品标价签等证件(图 5-12)。

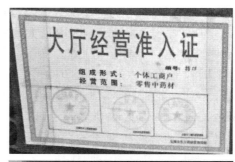

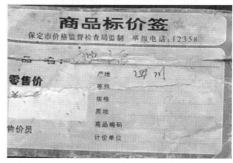

图 5-12　安国中药材交易市场准入证与商品标签

商品标价签需要商户根据所经营药材,填写品名、产地、等级、规格、质地、商品编码、计价单位、零售价、物价员等与药材交易相关的中药信息。

4)监督制度:交易大厅设置有多个"安国市食品药品监督举报箱"及举报电话,用以对商户进行一定的监管。

5)服务台及中药材流通追溯服务中心:交易大厅中心设置有服务台,服务台内有公平秤等基础检测设备,可为中药材交易提供基础服务。同时,安国中药材交易大厅内建有中药材流通追溯服务中心,国家溯源体系以发展现代流通方式为基础,运用信息技术手段,实现中药材流通的索证索票、购销台账的电子化,从而形成来源可追溯、去向可查证、责任可追究的质量安全追溯链条。

6)消防制度:交易大厅随处可见消防宣传标示;组织引导人员疏散逃生能力、消防安全知识宣传教育培训能力、人员密集场所消防安全责任承诺书、消防安全三提示等,并建有消防工作站,同时,整个大厅设置有一定量的消防栓,从而确保了交易大厅的消防安全。

(4)药材存储及物流:药材交易市场的配套存储和物流具有重要的作用,目前安国市拥有大型仓储面积共计 51 355 m²(表 5 - 11)。

**表 5 - 11 安国中药材交易中心仓储物流分布**

| 名称 | 库房面积 | 名称 | 库房面积 |
|------|----------|------|----------|
| 老土产公司 | 30 000 m² | 仕庄粮站 | 850 m² |
| 省外贸 | 14 500 m² | 流各庄粮站 | 655 m² |
| 粮局直属库 | 2 300 m² | 郭村粮站 | 710 m² |
| 南娄底粮站 | 530 m² | 药市购销站 | 810 m² |
| 庞各庄粮站 | 1 000 m² | | |

当地仓储主要分为自有仓库和租用仓库两种,中药专业加工户一般都自有仓库,产地直销经营户一般都租用仓库,也有存储量比较大的产地户租用 2～3 个仓库。

安国市中药材交易市场物流主要分为自有运输、配货站以及专业物流园区三类。其中,九州通中药材物流中心为规模最大的物流园区,占地规模为 300 亩,2012 年一期项目建成运营。

(5)市场周边

1)交易大厅周边:交易大厅周边聚集着安国市中药材经营散户的 40%,经营范围涉及中药材行业的全部所有大类,例如各地中药材交易、中药加工设备交易、中医馆药材箱柜交易等,大部分经营模式主要是以经营单一品种为主,被动接受顾客上门交易(表 5 - 12)。该类商户到固定产地购货后拉回市场销售,除去个人有固定关系外,大部分销售给有资质的经营户。

2)老市场:老药市有中药材经营户约 400 户,常年经营地产药材,以地产药材个子货为主,部分商户经营外地货,同时有部分外地直销户,年经销药材

**表 5 - 12 东方药城散户商铺统计表**

| 项目 | 详细信息 |
|------|----------|
| 规模 | 约 2 000 多户,每户约 250 m² |
| 功能定位 | 沿街商铺,联体商业街 |
| 产品业态 | 中草药、中药饮片、各种中药保健、娱乐、购物等生活配套 |
| 周边环境 | 主要围绕交易中心开展药材生意 |
| 服务业态 | 经营性商铺、个体公司、药厂销售公司等 |
| 经营情况 | 一般为坐商,有固定老客户 |

约 5 000 吨。老药市大部分为老经营户,经验丰富,知药识药懂药,销售客户以南方商户及老大厅附近商户居多。

经营商户在区域内多集中在一、二街,市场内整体硬件配套严重落后。

3)参茸市场:参茸市场处于交易大厅以西 500 m 处一个小区内部,全部商户约 450 家,主要经营鹿茸、人参、海龙、海马散货以及一些包装精美的礼品。商户 90% 来自东北,年经营各种人参 1 500 吨,其他北药 500 吨。

4)西北药市:西北药市位于交易大厅东南方向,主要为西北药集散地,拥有商户 300 多家,经营当归、甘草、黄芪、党参等。

5)其他药市:安国市内还有地产药市以及八仙药市等小区域药材交易场所。地产药市长 100 多米,主要经营当地药材为主,辅以鲜货交易;八仙药市主要经营品种为人参,商户大约 170 户。

6)药王庙:药王庙,原名"皮王神阁"。始建于东汉,北宋时拓址新建,是中国目前规模最大的纪念历史医圣的庙宇建筑群。安国药市的兴盛,起源于药王庙,凡参加药市的人,总要去瞻仰、拜谒药王庙。安国药王庙坐落于安国市城南(原南关),至今已有千年历史,是全国重点文物保护单位。

目前药王庙正在进行区域改造和升级,改造后的药王庙区域将占地 1 280 亩,包括文化居住区、配套商业区以及旅游区三个重点区域。

7)安国监测站:现代中药资源动态监测信息和技术服务中心安国站是根据《国家中医药管理局办公室关于建立国家基本药物中药原料资源动态监测和信息服务体系的通知》(国中医药办科技发〔2012〕44 号)、《关于国家基本药物中药原料资源动态监测与信息服务站建设有关事项的函》(国中药普查办

〔2012〕3 号)文件精神,由现代中药资源动态监测信息和技术服务中心在河北省安国市建立的部门,主要负责将安国中药材交易市场的中药材信息进行收集并上报至河北省级中心,为省级中心提供信息支撑,同时根据省级中心传达的中药材信息,为中药材从业人员提供一系列中药材信息咨询、技术指导(规范化种植、科学施肥等)、技术服务(药材和种子种苗真伪及质量检测等)以及相关技术培训等服务(图 5 - 13)。

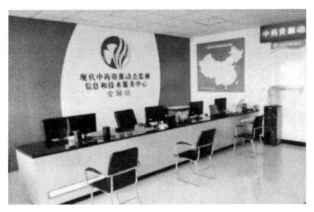

**图 5 - 13 安国中药材交易市场动态监测站**

安国监测站现在主要收集并上报山药、天花粉、北沙参、射干、知母、苦地丁、紫菀、白芷、菊花、荆芥等 10 种道地药材价格和流通量信息。

(6)从业人员:安国中药材交易市场主要从业人员有:药材种植户、产地初加工户、饮片生产企业、制药厂、GSP 认证的经销企业、一般纳税人企业、小规模纳税人、摊商以及药业经纪人。

1)药材种植户:年种药材 10 万亩以上,产量 2 500 万千克左右,大部分产新后自行经销,主要通过集贸市场销售,随行就市,受市场制约大,但效益较好,风险低。

2)产地初加工户:经营模式为收购中药材或代有资质的客户加工中药材,自己加工后销售给有资源共享质的单位,一般没有固定的客户群,受市场制约较大,规模小,生意难做,但风险一般。

3)饮片生产企业:包括光明、金康迪、金木等在内的通过 GMP 认证的 19 家中药饮片生产企业,销售范围涉及 20 多个省市地区,年经销中药饮片在 3.2 亿~6 亿元。

4)制药厂:河北安国药业集团有限公司、药都集团、安国市天下康制药有限公司以及河北金木药业集团等四家药厂,全年销售中成药 2.5 亿元左右,中药饮片 3 千~4 千万元,提取物 800 万元。

5)GSP 认证的经销企业:安国市跃民药材栈、安国市益强药材有限公司等 40 家经销企业,每年销售饮片从几十万到几百万不等,经营模式以本地市场采购中药材,经过加工包装后销往全国各地,大宗品种去产地采购,销售对象为全国的制药厂和大中小医院。

6)一般纳税人企业、小规模纳税人:安国中药材市场周围分布着 160 余家一般纳税人企业和 200 余家小规模纳税人。

7)摊商:安国中药材市场有 8 000~10 000 户摊商(其中有很多也是初加工户),经营模式主要是以经营单一品种为主,大部分属于低层次经营户,方式为到固定产地购货后,拉回市场销售。

8)药业经纪人:安国中药材市场内大约有 400 人的药业经纪人。药业经纪人信息灵通、组织货快,通过达成买卖双方协议的方式收取佣金,佣金为买卖双方的 5%。

(7)社会组织:安国中药材交易市场内现分布着多个中药材社会团体,例如安国中小企业药业商会、安国市总商会国贸药业商会、祁州药业商会、河北省安国市中药材研究协会等,除此之外还建有中国中药协会中药材种植养殖专业委员会优质道地药材展示中心、中药文化博物馆、国家中医药管理局全国中医药文化宣传教育基地等,充分反映了安国市浓厚的中医药文化。

(8)新建项目:近年来,安国市大力发展中药材产业,积极打造安国数字中药都项目,项目分为中药都商贸区和仓储物流区,项目总投资额为 30 亿元,共分二期建成,一期工程已于 2014 年 5 月奠基,将于 2016 年 6 月投入使用,二期工程将随后展开。力争到 2020 年形成年销售额 300 亿元、工业增加值 37.5 亿元、利润 13 亿元、税收 34 亿元的世界级药材交易中心。

安国数字中药都将建立中药材交易、支付、运输、仓储、融资监管、检测的交易闭环。通过线上系统可以实时监控商品交易、仓储、物流、行情;在线支付方式中资金由银行监管,可以让交易商的资金更安全并提供更方便、快捷的电子融资模式;优质的仓储管理及仓单管理系统,让仓储与交易系统完美结合。同时,安国数字中药都还将联合国家中检院、中国中医科学院和河北省药检院的专家团队和技术力量,对国内目前最先进的检验技术和最新标准进行评估、引进和转化,共同打造"国家级唯一中药材第三方检测机构"。

为了实现中药材市场的有效管理,安国市率先建设国家八部委力推的中药材流通追溯体系建设。经过3年的探索,安国市中药材流通追溯体系已进入试运营。通过给种植的中药材贴上二维条码电子标签,用传感器记录种植、加工、检测、配送、物流、销售等各环节的关键信息,实现来源可倒追,去向可查询。同时,完善检验检疫机构建设,建设达到国际认可标准的检验机构,实现从种植、质检到生产、交易完整规范的产业链条,推动中药材国际化。

3. **安徽亳州中药材市场** · 亳州是神医华佗的故乡,几千年的老庄文化与中国中医药文化融为一体,中药材的种植、炮制、使用、经营有近两千年的历史。亳州也是闻名遐迩的"中华药都",是名副其实的全国最大的中药材集散地,市区内建有全国规模最大、设施最好、档次最高的"中国(亳州)中药材交易中心",因此,亳州赢得了"数天下药都,药材天地,此城最古;量人间风采,神医故里,医药文化吾地独优"的美誉(图5-14)。

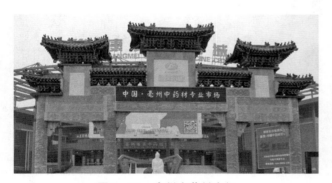

**图5-14 亳州中药材市场**

亳州中药材市场全名为中国(亳州)中药材交易中心,创建于1995年,1996年7月,正式通过国家中医药管理局、卫生部、国家工商管理局的检查验收,被正式批准为亳州中药材专业市场。现已发展为国内规模最大的中药材专业交易市场,占地387亩,建筑面积35万平方米,拥有1000多家中药材经营店面。交易大厅面积3.2万平方米,办公主楼建筑面积7000多平方米,内设中华药都投资股份有限公司办公机构、大屏幕报价系统、交易大厅电视监控系

统、中华药都信息中心、优质中药材种子种苗销售部、中药材种苗检测中心、中药材饮片精品超市等。目前,交易中心中药材日上市量高达6000吨,上市品种2600余种,日客流量3万~5万人次,中药材年成交额达100多亿元。市场自2010年4月由康美药业收购以后,经过重组,整合市场,规模已得到较大的提升。

中国(亳州)中药材交易中心自开办以来,交易鼎盛,热闹非凡,连续五年被国家工商局命名为"全国文明集贸市场",来自全国各省、市、自治区的客商以及40多个国家和地区的友人、贸易集团等来亳州市场参观、洽谈生意。

中国(亳州)中药材交易中心的形成,极大的带动和促进了亳州市农村种植结构的调整和产业化的发展,目前亳州市农村约有近百万亩土地种植中药材,近百万人从事中药材的种植、加工、经营及相关的第三产业。同时,以中药材交易中心为龙头,促进了亳州市交通、旅游、通讯、信息业和市政建设的迅猛发展。

亳州市现代中药产业被授予"国家火炬计划中药特色产业基地",列为安徽省八大高新技术产业基地之一。

(1)市场概况

1)主体经营模式:亳州中药材交易市场的经营模式分为两大主体,一是交易大厅的摊位销售:交易大厅分为两层,数千个摊位,商贩多为当地居民或来自各地的药农、药商,主要进行各类散装药材的批发销售,基本不接受零售。交易大厅二层除固定摊位商贩外,还有部门零散药材销售人员,交易时间短。交易大厅一层均为固定摊位,交易时间较长。二是围绕交易大厅外四周的商铺销售:与交易大厅摊位不同,各商铺都有自己独立的店面和商铺名,通常为某药材的直销店或专营店,其销售大多为冬虫夏草、藏红花、鹿茸、人参等名贵中药材,该类店铺提供不同规格和质量的某种或某几种中药材的批发或包装零售,也提供异地发货服务。此外,在交易市场周围,还零散分布着一些中药饮片企业展示厅、中药材信息服务部、中药药械器具经营单位、中药材包装销售点,以及搬运、寄存、饭店、旅社、金融、邮政等其他服务组织,形成了一个具有相当规模的经济贸易体系。

2)中药材市场管理体系:亳州中药材交易市场现由康美(亳州)世纪国药有限公司开办。2003年,亳州市政府依据"市场运作、公司管理、规范经营、政

府监督"原则,建立了中药材市场管理体系,后与康美(亳州)世纪国药有限公司签订责任书,成立了亳州中药材交易中心管理有限公司,作为亳州中药材专业市场的直接管理责任单位,确保中药材专业市场的规范有序经营。

3) 药材情况:作为全国最大的中药材交易市场,亳州以其全国南北地理中心的特殊位置容纳了来自全国乃至世界各地的品种,规格各异。交易大厅以各类药材切片为主,包括统货和各级别的选货,个子货(根茎类中药)较为少见或仅作为样品供参考鉴定。因亳州为芍药重要栽培产地,所以,白芍在交易市场的出售量较大。受药材质量、规格等因素影响,亳州中药材交易市场的药材售价虽存在一定摊位差异,但平均售价较其他地区中药材交易市场的售价低。以甘草为例,亳州中药材交易市场平均售价较河北安国低约1.9%,且品质更好。

(2) 市场详细情况:市场以交易大厅为中心形成中轴线,东西两侧为三层商铺,入口处多为药材苗木以及种子商铺,并引进知名品牌同仁堂(图5-15)。

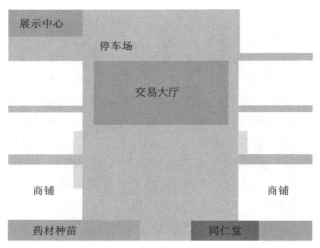

**图5-15 亳州中药材市场功能布局**

1) 市场业态分布:交易大厅入口左侧为康美(亳州)世纪国药信息服务中心,内设市场日常服务及康美中药网药材信息服务点。交易大厅分上下两层,东西两厅,大厅内有固定摊位3 500个,交易时间为7:30—10:30。

一楼西区每个摊位为15 m²左右(用玻璃间隔),一季度租金为3 000元(含各项税务及市场管理费)。该区域是药材原料区,为规模稍大的个人摊位粗药区,可进行多个摊位进行合并出租,可摆放较多

品种的药材。

一楼东区为两个3 m²的柜子组成,每季度租金约为2 500元(含各项税务及市场管理费),该区域为饮片区以及规模较小的粗药区,多为几个人合租一个摊位,适合药材品种较少或单一的个人。

二楼东侧为细药区,每个摊位面积约为15 m²,主要展示并销售较为名贵的中药材。

二楼西侧为样片区,多人共用一个摊位,每人仅限展示3种药材左右。展示时间为7:40—8:50,展示时间结束即收摊关门,后续交易由展示上和购买商在其他地方进行。该区域的开发和使用便于培育个人及小商户的成长,以低廉的租金形成最大的规模效应,同时也极具交易效率。

交易大厅周边分布着大量中药材经营店铺,据统计,现有约260余家固定门店,多为三层建筑,每层均有独立楼梯,多为来自全国各地的小型药材公司或个体工商户入驻,其中一楼用于饮片展示和销售,二、三楼用户居住或作为仓库。该类周边店铺大部分都拥有长期固定客源,商铺多销售冬虫夏草、贝母以及天麻等贵重药材。

2) 市场调查信息

亳州中药材市场基本情况和主要经营药材品种见表5-13、5-14。

**表5-13 亳州中药材市场基本情况**

| 项 目 | 详 细 信 息 |
|---|---|
| 城市名称 | 亳州 |
| 地址 | 亳州市谯城区芍花路 |
| 形成历史 | 创办于1995年,交易中心的成立把当时亳州较为分散无序的经营场所集中起来,形成规模化、规范化交易市场,并以其规模最大、设施最完善、管理最先进,成为国内同类市场的龙头 |
| 摊位数 | 4 800个 |
| 年销售额 | 46亿元 |
| 年吞吐量 | 15千万吨 |
| 药市管理体制 | 市场运作、公司管理、规范经营、政府监督 |
| 药市主管部门 | 亳州市药业发展局 |
| 经营企业总数 | 4 319家 |
| 个体所占比例 | 97% |
| 有无药市经营者准入制度 | 有 |
| 准入制度谁来执行 | 亳州世纪国药有限公司 |

（续表）

| 项　目 | 详细信息 |
|---|---|
| 有无质检部门 | 有 |
| 何种情况进行质检 | 随机抽检、定期巡检 |
| 药市在地方经济中作用 | 已成为亳州市支柱性经济产业,促进了社会就业,带动了药材种植、加工、经营等一体化,实现了富民增收,促进了地方经济发展 |
| 药市周边药农数量 | 150万人 |
| 药农年均收入 | 5 000～10 000元 |

表5-14　亳州市药材专业市场主要经营药材品种

| 年销售量前13名品种 | 药材名称 | 产地 | 规格 | 年销售额（万元） | 是否地产药材 | 地产药材面积（万亩） | 是否野生药材 |
|---|---|---|---|---|---|---|---|
| 1 | 甘草 | 内蒙古 | 统货 | 8 000 | 是 | | 否 |
| 2 | 黄芪 | 内蒙古 | 统货 | 6 000 | 是 | | 否 |
| 3 | 当归 | 甘肃 | 统货 | 1 080 | 是 | | 否 |
| 4 | 生地 | 山西 | 统货 | 5 600 | 是 | | 否 |
| 5 | 川芎 | 四川 | 统货 | 4 200 | 是 | | 否 |
| 6 | 白芍 | 安徽 | 统货 | 2 400 | 是 | 4 | 否 |
| 7 | 板蓝根 | 东北、甘肃 | 统货 | 5 600 | 是 | | 否 |
| 8 | 丹参 | 山东 | 统货 | 3 900 | 是 | | 否 |
| 9 | 泽泻 | 四川 | 统货 | 1 200 | 是 | | 否 |
| 10 | 白术 | 安徽 | 统货 | 9 600 | 是 | 2 | 否 |
| 11 | 党参 | 甘肃 | 统货 | 4 800 | 是 | | 否 |
| 12 | 白芷 | 安徽 | 统货 | 3 200 | 是 | 1.5 | 否 |
| 13 | 桔梗 | 安徽 | 统货 | 1 700 | 是 | 1.5 | 否 |

3）市场配套：亳州中药材专业市场配套设施包括市场内部标准配套和后期进驻配套两大类。目前,市场内部标准配套设施包括：交易大厅显示屏、公告栏、信息咨询中心、药材质量检测中心、物流展示交易中心等；外部配套设施包括药都银行、中国邮政、贷款机构、同仁堂饮片展示中心以及饮片博物馆、中药材信息交易网站、物流公司等。

康美中药网：康美药业在市场内建有信息中心康美中药网,用以对中药材交易信息、市场行情以及求购信息进行及时发布,为商户和采购者提供信息服务。

药材质检中心：市场建有药材质检中心,用以对中药材进行质量检测。

外部中药材信息网：市场现入驻有其他主营中药材信息采集与发布的企业,例如：中药材天地网、药材通网等。

物流交易展示中心：市场建有物流交易展示中心,用于大型活动期间各类商家的展示和销售。

同仁堂进驻,形成了亳州中药材专业市场品牌性的饮片展示销售区,起到了较好的带动作用。

物流：市场没有统一的大型物流,现有物流夹杂在市场的周边商铺中,市场外部则分散着大量物流公司。

4）亳州监测站：现代中药资源动态监测信息和技术服务中心亳州站是根据《国家中医药管理局办公室关于建立国家基本药物中药原料资源动态监测和信息服务体系的通知》(国中医药办科技发〔2012〕44号)、《关于国家基本药物中药原料资源动态监测与信息服务站建设有关事项的函》(国中药普查办〔2012〕3号)文件精神,由现代中药资源动态监测信息和技术服务中心在河北省安国市建立的部门,主要负责将安国中药材交易市场的中药材信息进行收集并上报至河北省级中心,为省级中心提供信息支撑,同时根据省级中心传达的中药材信息,为中药材从业人员提供一系列中药材信息咨询、技术指导(规范化种植、科学施肥等)、技术服务(药材和种子种苗真伪及质量检测等)以及相关技术培训等服务。

亳州站目前主要收集并上报前胡、菊花、牡丹皮、天麻、白术、茯苓、灵芝、铁皮石斛、白芍、桔梗等十种道地药材的价格数据和流通量数据。

（3）康美中药城：康美(亳州)华佗国际中药城地处亳州市谯城区南部新区,总投资15亿元,用地总面积约为106.6万平方米,总建筑面积约122.1万平方米,建有药材及饮片交易市场、中药养生保健品交易市场等交易市场,并配套建设会展中心、中药材电子交易平台,以及配套物流、仓储、养护设施、质检中心、办公楼、健康园餐饮保健等相关设施(表5-15)。

表5-15　康美中药城药材交易中心功能分布

| 层　数 | 功　能 |
|---|---|
| 地下室 | 停车场(机动车2 590个) |
| 一层 | 层高8 m,药材交易区 |
| 一、二层夹层 | 步行街两层商铺(74个) |
| 二层 | 层高8 m,药材交易区 |
| 三、四层 | 层高4.5 m,药材展示以及办公、检测、服务中心 |

中药城建有八大功能区：药材交易中心、单元式药材交易中心、现货交易中心、饮片营销展示中心、中药养生文化街、大型现代物流仓储区、香料城以及中心综合体，是目前中国最大最具规模的中药材集散基地，预计年交易额达100多亿元。

2013年11月，康美将交易所南迁至康美中药城，延续了老药行样品号与摊位号的划分标准。

康美中药城与老药市相比，具有以下不同之处：

1) 扩大了规模，逐步打造"一站式"服务。康美中药城相比较于"老药行"不仅是中药材集中贸易展示铺面区域扩大了，还增添了更多的功能区，采用两轴两心的布局，中药材交易中心为第一核心，第二核心是以国际会展、五星级酒店、研发中心为延续的配套服务区。另外，银行、药房、养生产品供应站、超市、物流业等也在其周围展开经营，逐渐形成一站式服务。

2) 布局更加合理，有利于发展产业集群。康美中药城分三期进行建设，目前一期已竣工，二期在规划中。一期已体现了产业集群的理念，将个体经商户聚集起来，将中药销售与养生、中药文化、民族医药等有机结合起来，协调发展。

3) 管理更加标准化、规范化。为了更好地经营整个交易场所，设置了高级办公区，并招聘了更多的场内管理人员，从而提高了中药城的整体管理水平和能力。

(4) 亳州市现代中药产业基地：亳州市现代中药产业基地被商务部认定为"第一批国家外贸转型升级专业型示范基地"以来，亳州市委、市政府把现代中药产业作为全市的首位度产业，把加快现代中药产业集聚发展作为全市加快"调结构、转方式、促升级"的重要抓手，着力打造"双千亿"现代中药产业基地。

现代中药产业基地总投资3.5亿元，建设谯城区十八里现代农业综合开发示范区，确保亳州地产药材种植、加工、销售全程质量安全。加强公共服务平台建设，已建立各类专业性服务平台12个，为中药进出口企业提供展览展示、报关报检、出口企业孵化、科技项目孵化、产品检测、信息咨询等服务。亳州市中药材进出口检测中心，获得CNAS和CMA认证，检测项目达96项，公共平台作用显著。加强品牌建设，药业行业创新型企业达到5家，高新技术企业达到14家，基地企业获主要出口国（地区）认证

数量12个、省级著名品牌7个、省级著名商标12个，名牌产品出口3000多万美元。市场贸易方式转型升级，总投资15亿元，占地1200亩的康美（亳州）华佗国际中药城一期工程已经完工，将建成集"贸易、会展、旅游、检验检测、信息发布、金融服务、物流配送、办公、配套商务"于一体的综合型现代中药交易中心和世界知名中药城。协和成药业精制出口中药饮片、广印堂中药股份保健品、济人药业的中药配方颗粒等转型升级产品备受市场青睐，形成了中成药、中药提取、中药饮片、中药保健品、中药日化、中药杀虫杀菌剂和中药兽药等中药工业七条龙，中药产品出口到韩国、日本、美国等20多个国家和地区。

截至2015年底，市财政共筹集各类专项资金3.2477亿元，扶持121家企业或示范区。基地中药材种植面积达110.7万亩、总产值达33.2亿元，现有通过GMP认证的药品生产企业135家，医药制造业实现产值232亿元，其中产值超亿元药业企业达到69家，超过10亿元的3家。目前，产业基地已经形成了以现代中医药产业为主导、产业链条较为完整、特色鲜明、初具规模效益的现代中药产业集聚区。

（5）市场优势：中药材种植面积大，具有中药交易基础。亳州市共有60万亩药材种植面积，共有50万人参与中药相关行业。

中药交易历史悠久，具有全国性的交易惯性，市场基础较好，是全国首批17家中药材交易市场之一。

中药交易品种丰富，包括原材料、饮片、加工、种植等囊括整个中药产业链。

交易中心内粗细药分区出租，不同品种药材价格上区分，便于管理。

大型品牌药业入驻。康美集团整体收购亳州中药材市场，提高管理能力，同仁堂进驻提高市场饮片展示及销售影响力。

信息采集及公布能力较强。康美药业信息中心及外部进驻网站为市场提供准确市场信息，为及时交易提供保障。

大型中药材展示交易活动的举办为亳州进一步提升全国性的影响力提供保障。

经过多年的发展，亳州拥有了同仁堂、济人药业等一批龙头企业，并通过发展基地、实行订单农业及最低保护价收购政策，既保护了农户的利益，提高了农户的中药积极性，又发展和壮大了企业，为亳州中

药产业发展起到了良好的带动作用。

### 4. 广西玉林市中药材专业市场

（1）市场概况：玉林市中药材专业市场是经国家卫生部、国家医药局、国家中医药局、国家工商局首批获准开办的全国17家中药材市场之一，也是广西唯一的中药材专业市场。该市场于1988年4月兴建，同年12月开业，总投资441万元，占地面积28亩，建筑面积上下两层共1.45万平方米，有门店812间，现有经营户809户，是全国第三大中药材市场。市场内常年经营着1000多种草药，每天进出的药材达几万公斤。2002年，该市场年成交额11.5亿元，年创税1000多万元。2004年，该市场年成交额7亿元。位于玉林市城区东南面的中秀路，距离玉林火车站800米，公路、铁路运输十分方便（图5-16）。

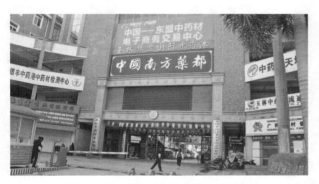

图5-16 广西玉林中药材专业市场

玉林市中药材市场全面实施规范化的市场管理和服务，市场内的经营户依法、守法、诚信经营。玉林市中药材市场曾被评为"全国文明市场"、广西壮族自治区"无假冒伪劣商品"经销单位、"计量先进集贸市场""精神文明建设""玉林市首批农业企业化重点龙头企业"先进单位的称号。

（2）市场发展：多年来，玉林市在调整农业产业结构中根据市场需求，大力发展玉林中药材种植业，中药材种植面积逐年扩大。涌现出如兴业县博爱乡、石南镇，福绵管理区成均镇、樟木镇，玉州区的名山镇等多个较大面积的中药材种植基地，打造了八角、天冬、沙姜、肉桂、鸡骨草等10多种地产药材名牌，玉林市中药材市场也由过去很少经营地产药材，发展为有100多户专营地产药材，有效促进了玉林市地产药材的生产和发展。

（3）经营环境：玉林市中药材市场1988年12月建成并投入使用，市场占地60亩，共有铺面式摊位812间，市场经营户800多户，经营药材品种1000多种，市场年成交额近10亿元，年创税费1000多万元。玉林中药材市场是全国十七家中药材专业市场之一，市场贸易辐射全国20多个省市地区，转口远销日本、韩国、越南、泰国、马来西亚、新加坡等东南亚地区，对带动其他产业的发展，推进玉林中药产业化的发展起到重要作用。

（4）市场药博会："药博会"以"健康·发展·合作·共赢"为主题，以"弘扬中医药文化，发展中医药产业，壮大南方2009中国（玉林）中医药博览会药都"为宗旨，以"政府引导、企业参与"为运作机制，打造以中华医药为媒介的招商引资平台，着力把"药博会"办成具有海内外广泛影响力的药材药品贸易会、招商引资洽谈会、城市形象展示会、文化交流促进会。于2009年成功举办第一届。

中国（玉林）中医药博览会暨中药材交易会在玉林市中药材专业市场举行，广西玉林市中药材专业市场建成于1988年，经过20多年的发展，玉林中药材市场经营品种1000多种，市场年成交额超过10亿元，成为全国规模最大的中药材专业市场之一，中药材也已成为玉林市的一个重要产业。

### 5. 甘肃陇西中药材市场

陇西县是全国"地道药材"的重要产销地，素有"千年药乡""西北药都"之美称，是中国农学会命名的"中国黄芪之乡"和国家质检总局认证的黄芪、党参原产地。陇西县中药材产业现已形成"三个基地""两个园区"的新格局，药材种植、经营等已逐渐走向规范，中药材产业化循环经济发展模式情况良好（图5-17）。

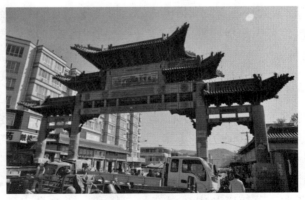

图5-17 甘肃陇西中药材市场

陇西县共有各类中药材资源313种，其中党参、黄芪、红芪、柴胡等地道中药材面积占中药材种植面积的 90％ 左右，是全国重要的中药材集散地，文峰、首阳两个药材市场的中药材资源交易品种多达 600 多个，其中党参、黄芪、当归占全国中药材资源的 80％，每年集散量达 20 余万吨，年交易额达 10 亿元，平均每天从陇西交易向外发运的中药材近 1 000 吨，全县中药材集散量占全国市场份额的 20％ 以上。中药材年加工能力达到 2 万吨，产值 1.45 亿元，出口量达 1 500 吨，出口创汇达 300 多万美元，产品远销东南沿海或转口销往韩国、日本、东南亚等国家和地区。

改革开放以来，陇西先后建成了文峰、首阳两大中药材市场。首阳中药材市场占地面积 68 亩，建筑面积 21 220 平方米，是西北最大的党参、黄芪集散交易市场，有党参、黄芪"晴雨表"之称。文峰中药材交易市场占 202 亩，有两层营业楼 31 幢，经营铺面 550 间，两个交易大厅交易功能不断完善，充分发挥了窗口作用。同时陇西建有全国唯一的中药材专业种苗市场——首阳"西部中药材种苗市场"已建成运营，吸引了来自四川、广东、广西、湖北、福建、安徽等地的 2 000 多名客商常驻市场经销药材。两大市场年集散各类中药材 600 个品种 15 万吨，成交量 7 万吨，成交额 5 亿元。经营水平逐步提高。县内有经销企业 218 户，其中百万元以上的 12 户，50 万元以上的 78 户，20 万元以上的 128 户，贩运人员一万多人。

（1）文峰药材交易城：陇西文峰药材交易城是西北地区最大的药材集散市场，是全国十大药材市场之一，年吞吐各类药材 600 多个品种 10 万吨，成交额 4.5 亿元，大宗品种全国销量占比为：当归占 75％、党参占 50％、黄芪占 30％、大黄占 60％，以及质优量大的板蓝根、柴胡等 48 个品种由该市场集散全国。

文峰药材城位于陇西中医药循环经济产业园文峰园区内，总投资 2 亿元，规划占地面积 188 亩，总建筑面积 9 万多平方米，地上建筑共分 5 层，每层建筑面积 12 000 多平方米，共计 1 100 多套产权式商铺，单间面积 50～120 m²。药材城主要包括"三馆两市场"，即陇西社会发展馆、定西市六县一区博物馆、陇西黄芪馆以及中药材交易市场和电子交易市场。交易城集药业采购销售、中药材现货交易、中医药文化展览、信息发布、旅游观光、仓储物流等六大功能于一体。2011 年 8 月，全国药财盈（文峰）中药材物联网电子交易市场的启动，标志着我国中药材电子交易迈上了一个新台阶。

1）功能分布：文峰药材城一层为交易大厅及商铺，层高约 4.5 m，主要为黄芪、党参等各类药材的交易。二层为展示区及商铺，商铺依次编号，面积为每间 36 m²，层高约为 4.2 m，主要用于经营户的药材展示及洽谈、交易（图 5-18）。三层至五层则为药材城办公区域。

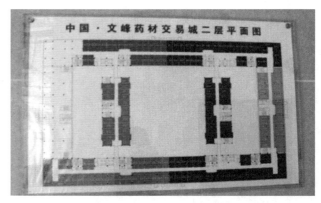

**图 5-18　陇西中药材市场文峰交易城功能布局图**

2）仓储物流：文峰药材交易城自身配备药材仓库 20 个，每个仓库面积在 700 m² 左右，最大仓库可容纳 1 万吨药材储存，该类仓库位于药材城内，较为便利，但是数量有限。

药材交易城周边已建有较多的药材仓库，且有一批正在建设中，例如中天集团的陇西中药材物流园，康美集团即将建设的药材物流园等。这些物流园区的建设，为文峰药材城的药材交易提供了完善的配套仓储及物流。

3）周边配套：药材交易城内设置有信息发布区域，区域内设置有全国各地药市动态、供求信息发布以及国家商务部中药材流通分析直报点等展示栏。管理人员会定期将相关信息张贴在展示栏上，以便经营户和采购人员查看。

药材城周围分布有大量物流经营户，能够及时、快速地将药材发往全国各个地区。

4）全国药财盈（文峰）中药材物联电子交易市场：文峰药材城内除了交易市场外，还建有电子交易市场，该市场由甘肃惠森药业科技集团筹建，是我国第一家以多品种中药材电子交易试点的专业市场。全国药财盈（文峰）中药材物联交易市场上市交易的现货有党参、当归、黄芪、黄芩、甘草、板蓝根、柴胡等 20 个地产中药材品种。目前可进行这 20 个地产中药材品种的模拟电子盘交易,交易市场设有 28 个席位,配备有交易信息数据显示所用的 18 平方米全彩色 LED 屏,用于即时显示交易信息等。该"药财盈"在全国建立了 367 个区域性中药材产销信息采集点,对 3 239 个品种规格中药材产品进行信息采集,通过"药财盈"中药材电子交易系统,可实现中药材交易的电子化、快捷化、减少药厂在采购过程中的中间成本(图 5-19)。B2C 电子商城系统,可实现优质中药材的互联网销售,切实为用药百姓省钱、省力、省心。中药材数字化仓储管理,可解决中药材保管过程中虫害、霉变、熏蒸二次污染等问题,使得中药材仓储安全化、规范化。交易市场采用 GPS 车载定位系统,实现中药材物流全程监控。该市场还设有中药材 4 大行业 12 大类 3 239 个品种规格 16 年历史价格查询数据库,帮助经营者了解中药材价格历史变化情况,以供决策参考。

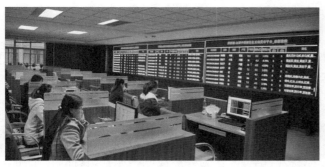

图 5-19　陇西中药材市场电子交易大厅

5)市场优势:西北地区较具规模并有较完善配套的中药材市场,具有一定的知名度。

围合型立体式交易大楼,不同规格商铺的规划为不同经营商提供便利的选择,同时能提供办公环境。

本地商户市场参与度较高,商铺售价较高但基本售罄。

具有较大规模的专业仓储空间,不仅仅为本地原产药材提供仓储,并根据南药北储条件,为南方药材商提供仓储空间。

具有多家知名物流公司企业,为药材交易提供便捷的物流。

设置有药材信息墙,为采购商和经营户及时提供市场信息,所有商户均进驻国内知名药材网站进行药材信息登记,以便进行网上交易。

与当地金融信贷业务进行合作,为商户提供各项专项贷款事宜。

政府强有力的支持。政府部门在招商政策上推出大幅度的优惠,不仅局限于租金,甚至税务、贷款、水电费、暖气等各方面均给予一定优惠。

交易城具有一定的宣传意识和形象宣传力度。

(2)首阳中药材市场:首阳中药材市场位于陇西县西大门的首阳镇,是全国最大的党参集散地。首阳中药材市场自然条件优越,电力充足,交通便利,距县城 21 公里,316 国道穿境而过。首阳镇种植中药材历史悠久,产品质高量大,现已形成"市场带基地,基地连农户"的新格局。首阳种植的中药材有党参、黄芪、红芪等 10 余种,种植面积 3 万亩,总产值 400 多万元。

首阳中药材交易市场始建于 1992 年,2010 年元月甘肃江能医药科技集团斥资 2.6 亿进行市场搬迁重建,打造集中药材采购销售、现货交易、信息发布、仓储物流四大功能为一体的首阳中药材交易市场。2012 年 8 月市场试运营,市场占地面积 10 万平方米,总建筑面积 5.2 万平方米,建有三层框架结构综合服务楼 1 栋,面积 1.4 万平方米、商铺铺面 3.25 万平方米、现代化陇药展销大厅一座 3 200 $m^2$。市场可满足 3 000 多个固定中药饮片加工户入场交易,原材料交易占地 8 000 $m^2$,可满足万人正常交易,并建有配套临时仓库 3 200 平方米。市场内常驻来自四川、湖北、广东等 8 省市的客商 1 000 多人,首阳中药材主要销往国内东南沿海各省市及韩国、加拿大、南非等国家和我国香港、台湾地区。

1)功能分布:交易大厅内,商户的摊位依次排列,可容纳 1 600 个中药材品种的展示和交易,每日交易原料可达到 350 吨、各类饮片 60 吨、年交易额可达到 20 亿元,上缴税金达到 2 000 万元。

2)物流运输:依托首阳中药材市场的建设,首阳镇成立了中药材运销协会,组建了拥有 86 台大型货运车辆的四海快运中心、让生药精有限公司、宏伟快运、明珠快运四家货运公司,确保了中药材与国内各大市场的衔接运转,使首阳的中药材流向全国各地乃至非洲与泰国、马来西亚、新加坡等东南亚国家,中药材流通步入了规范化进程。

3)西部药材种业市场:首阳中药材市场建有 20 亩的西部药材种业市场,年交易种苗 2 万吨、种子 5 000 吨。

4）优势及劣势

• 市场优势：①开放性的市场环境和宅间空地为药材集市提供基础条件。②市场进驻了具有一定影响力的药材信息网站。③配备了一定规模的药材种业市场。

• 市场劣势：交易规模有待进一步提高。

（3）陇西中药材物流园

陇西县为了大力积极推进中药材产业发展，建立了陇西中药材物流园区，采企业牵头、政府扶持、社会参与、市场化运作的方式，筹集资金 1.5 亿元，占地 340 亩，建设集中了药材仓储、配送、检测、信息、会展为一体的中药材物流园。

（4）陇西监测站：现代中药资源动态监测信息和技术服务中心陇西站是根据《国家中医药管理局办公室关于建立国家基本药物中药原料资源动态监测和信息服务体系的通知》（国中医药办科技发〔2012〕44 号）、《关于国家基本药物中药原料资源动态监测与信息服务站建设有关事项的函》（国中药普查办〔2012〕3 号）文件精神，由现代中药资源动态监测信息和技术服务中心在河北省安国市建立的部门，主要负责将安国中药材交易市场的中药材信息进行收集并上报至河北省级中心，为省级中心提供信息支撑，同时根据省级中心传达的中药材信息，为中药材从业人员提供一系列中药材信息咨询、技术指导（规范化种植、科学施肥等）、技术服务（药材和种子种苗真伪及质量检测等）以及相关技术培训等服务。

陇西站目前主要负责收集上报当归、黄芪、党参、大黄、甘草、红芪、半夏、柴胡、枸杞子、秦艽 10 种道地药材的价格数据和流通量数据。

（5）中药材市场体系建设和完善：甘肃省陇西县把培育完善市场体系作为加快中医药产业转型升级的重要环节，以建设全国最大的中药材物流配送、标准化仓储、现期货交易基地和大宗中药材价格形成、信息发布中心为目标，以文峰、首阳两大专业市场为龙头，以菜子、马河、福星等产地集贸市场为补充，以各乡镇收购网点为延伸的中药材市场体系。

1）依托仓储带动市场：陇西县积极引导鼓励已有的仓储企业对传统仓储库进行改造扩容，并广泛采用辐照灭菌、低温干燥、红外线干燥等先进贮存技术，切实增强中药材贮藏的安全性和品质的优良性。

2）网络信息占领市场：陇西中药材市场切实加大中药材交易信息服务网络和专业协会组织发展扶持力度，已建成专业网站 13 个，与国内外制药企业和专业市场广泛链接，日均发布各类信息 1 000 多条；建成中药材专业协会和货运信息中介组织 58 个，发展运输专线 30 多条，销售网络遍及国内 31 个省市和东南亚国家、地区。

3）加强监管规范市场：陇西县切实加大市场监管力度，建成运营了全省首家县级农产品质量安全监督检测中心，实行药品药材经营登记备案管理，实现了药材质量源头可溯。畅通投诉举报渠道，对于购买的疑似假劣中药材、中药饮片实行免费检验，拓宽监管渠道，接受社会监督。进一步提高中药材经营户的依法诚信经营意识，组织开展企业诚信经营等级评定，将诚信等级评定结果与银行信贷、产品推介等方面相挂钩，有力地促进了中药材市场诚信体系建设。

此外，还有许多未经国家批准的小型中药材市场，比如重庆市石柱黄连市场，西藏那曲虫草交易市场，四川省阿坝县中藏药材市场等等。

**（二）中药材市场存在的问题**

中药材市场主要的特点是散、乱、杂、无序，存在许多问题，如：

（1）经营范围广，不仅仅是中药材，商品复杂，成都荷花池，除了中药材外，还有农产品、日用品、保健品、医疗器械等。

（2）中药材本身的用途广泛，除了作为中药的原料外，也可以作为天然提取物原料、食品、化妆品、保健品、兽药、农药等，而其他用途的检验标准与中药材不一定一致。

不同用途的原料，检验标准的不一致引起了监管的困难。

（3）经营场地广，市场外的交易监管难。成都荷花池中药材市场与甘肃陇西中药材市场的交易全部是在市场内进行，而其他如安国市场与亳州市场的交易比较乱，既有市场内的交易，又有市场外的交易，而市场外的交易不易管理。多数情况下，药材购买商是到市场上看样品，在质量与价格上达成一致协议后，再到药材储存的地方看大货交易。

（4）市场经营的品种多，而且不断有新的品种进入。比如广西玉林市场，中草药品种超过 3 000 种，而《中国药典》收载的品种只有 600 多种，其他的品种都无标准，无法监控。有些品种地方药检所的检验人员无法鉴定到基源种，无法判断其真伪。荷花池市场不断有新的品种,如玛卡、天山雪菊、黑枸杞等进入,新品种的性质难于确定,监管上存在盲区。

(5) 中药材市场的仓储能力不足,中药材的保存不规范,影响了药材的质量。甘肃陇西中药材市场修建了一定面积的仓库,而其他中药材市场都没有专业的药材保存仓库,临时租用的民房在温度、湿度、光照等方面都没有保障,药材霉变、走油、生虫等影响质量的情况时有发生。

(6) 除甘肃陇西中药材市场外,大多数市场的中药材无统一的包装,无统一的标识,无条形码。

(7) 不少中药材以切片的形式销售。中药饮片是经过炮制、加工过的中药材,可直接用于煎制汤药。国家对中药饮片实施批准文号和视同成药管理,以保证人们的用药安全。国家食品药品监督管理局等部门,2003 年起,就对全国中药材市场展开专项整治,禁止在中药材专业市场销售中药饮片、毒性中药材以及濒危动植物中药材。

(8) 全国中药材市场上出售的药材几乎都没有检验报告,质量缺乏保障。

(9) 中药材市场从业人员的素质较低,中药材相关知识缺乏、质量意识、法制意识都比较淡薄。不少中药材的名称都有错别字,不少中药材品种还存在一些非法宣传功效的情况发生。

(10) 中药材市场的培训不足。除成都荷花池中药材市场外,其他市场开展的中药材相关的培训比较少。市场从业人员对于中药材规范的名称、药材的质量标准等缺乏相应的认识。

### (三) 中药材市场监管

中药材市场是一个中国特色的"农产品市场",仅仅用政府监管与法制监督都是不够的,必须要建立长期的信用评价体系,通过第三方的质量检测,结合失信惩戒来确保市场自身的良性运行机制。中药材市场的管理手段可以用四句话来总结:"以溯源提升质量,以检测保证质量,以信用管理市场,以惩治规范市场"。

## 三、地理标志产品认证

### (一) 地理标志产品认证管理

地理标志保护是中国知识产权保护的重要体现。在 2018 年国务院机构改革之前中国存在三套地理标志保护制度,即:①根据《中华人民共和国产品质量法》《中华人民共和国标准化法》《中华人民共和国进出口商品检验法》《地理标志产品保护规定》由国家质量监督检验检疫总局批准实施保护的地理标志产品(旧称原产地标记)。②根据《中华人民共和国商标法》《中华人民共和国商标法实施条例》《集体商标、证明商标注册和管理办法》由国家工商行政管理总局批准作为集体商标、证明商标注册的地理标志(即地理标志商标)。③根据《中华人民共和国农业法》《中华人民共和国农产品质量安全法》《农产品地理标志管理办法》由中华人民共和国农业部批准登记的农产品地理标志。

我国地理标志产品保护制度自 20 世纪 90 年代初开始探索,原国家质量技术监督局借鉴法国原产地监控命名制度的基本做法,结合我国国情,探索建立我国的地理标志产品专门保护制度,依据《产品质量法》和《标准化法》,于 1999 年发布了《原产地域产品保护规定》;2001 年,为积极应对入世需要,原国家出入境检验检疫局依据商检法发布了《原产地标记管理规定》及其实施办法,为促进国际贸易和保护知识产权发挥了积极作用;国家质检总局成立后,进一步完善了具有中国特色的地理标志专门保护制度,于 2005 年修订发布了《地理标志产品保护规定》,使地理标志保护工作走上了更加规范、科学、快速发展的轨道。2008 年 5 月,国务院发布了《知识产权战略纲要》,明确要适时做好地理标志立法工作,并且在专项任务中强调要"完善地理标志保护制度,建立健全地理标志的技术标准体系、质量保证体系与检测体系。普查地理标志资源,扶持地理标志产品,促进具有地方特色的自然、人文资源优势转化为现实生产力"。质检总局同期印发了《地理标志产品保护工作细则》,以更好指导和推动《地理标志产品保护规定》的贯彻实施,自 2009 年 5 月 21 日起实行。2018 年国务院机构改革后,国家工商总局、国家知识产权局和国家质检总局合并,根据国务院《关于国务院机构改革涉及行政法规规定的行政机关职责调整问题的决定》文件精神,重组后的国家知识产权局(国家知识产权局是国家市场监督管理总局管理的国家局)负责地理标志产品保护申请的受理、批准与专用标志的核准等工作。国家知识产权局负责组织专家对地理标志产品保护申请进行技术审查,经审查合格后,批准为地理标志保护产品。地理标志产地范围内的生产者,可向地方原产地地理标志行政部门提出使用"地理标志产品专用标志"的申请,经地方原产地地理标志行政部门审核,报国家知识产权局核准后予以公告。

各地也纷纷出台了结合地方特色的政策办法,如四川省质量技术监督局于2013年印发了《四川省地理标志产品保护省级示范区创建工作指导意见》,深入实施"多点多极支撑"战略和"质量提升工程",扎实推进国家地理标志产品保护工作。

按照《地理标志产品保护规定》(第2条),地理标志产品,是指"产自特定地域,所具有的质量、声誉或其他特性本质上取决于该产地的自然因素和人文因素,经审核批准以地理名称进行命名的产品"。地理标志产品包括:①来自本地区的种植、养殖产品。②原材料全部来自本地区或部分来自其他地区,并在本地区按照特定工艺生产和加工的产品。我国《商标法》第16条第二款规定:"地理标志是指示某商品来源于某地区,该商品的特定质量、信誉或者其他特征,主要由该地区的自然因素或者人文因素所决定的标志。"中药材属于地理标志产品所覆盖的特色产品范围。

《农产品地理标志管理办法》,是农业部为规范农产品地理标志的使用,保证地理标志农产品的品质和特色,提升农产品市场竞争力,依据《中华人民共和国农业法》《中华人民共和国农产品质量安全法》相关规定制定,于2007年12月发布的中华人民共和国农业部 第11号令,于2008年2月1日起施行,共计五章二十五条。其第二条规定:"本办法所称农产品是指来源于农业的初级产品,即在农业活动中获得的植物、动物、微生物及其产品。本办法所称农产品地理标志,是指标示农产品来源于特定地域,产品品质和相关特征主要取决于自然生态环境和历史人文因素,并以地域名称冠名的特有农产品标志。"人工种植、品质稳定的中药材也属于农产品地理标志申请范围。

**(二)地理标志产品认证流程**

**1. 申请及受理**

(1)申请:产品所在地县级以上人民政府指定的地理标志产品保护申请机构,应填写《地理标志产品保护申请书》,并提供相关资料上报省级质检机构。

相关资料包括:①县级及以上地方政府成立申请机构或认定协会、企业作为申请人的证明材料。②县级及以上地方政府关于划定拟申报产品产地范围的正式公函。③该申报产品现行有效的专用标准

或技术规范,在总局批准公告发布前不制定地理标志产品的地方标准。④地理标志产品的证明材料,应包括:a)产品名称、产地范围及地理特征的说明;b)产品的知名度,产品生产、销售情况及历史渊源的说明,如地方志等;c)产品的理化、感官指标等质量特色及与产地的自然因素和人文因素之间关联性的说明;d)产品生产技术资料,包括生产或形成时所用原材料、生产工艺、流程、安全卫生要求、主要质量特性、加工设备的技术要求等;e)其他旁证资料。

(2)受理:省级质检机构负责对申请进行初审,重点审查形式要件,不组织召开专家审查会,不进行公示。初审合格的,向知识产权局/市场监管局出具关于初审意见的函,并将相关文件、资料上报总局管理机构。

**2. 审核和批准**

(1)形式审查:总局管理机构负责对初审合格的申请进行形式审查。对同类别初次受理的产品或地域范围较大的产品等,总局管理机构可组织专家进行审议。形式审查合格的,在知识产权局/市场监管局公报、政府网站上向社会发布受理公告;形式审查不合格的,由总局管理机构向省级质检机构下发形式审查意见反馈通知。

在发布受理公告后规定的异议期内如收到异议,责成有关省级知识产权/市场监管机构对异议进行处理,并将处理结果上报国家知识产权局/市场监管局;特殊情况由总局管理机构组织有关专家进行论证,借鉴专家论证意见进行调研;跨省的异议由国家知识产权局/市场监管局负责协调。对异议期满无异议或有异议但已调解完毕的申请,总局管理机构负责组织专家审查委员会进行技术审查。

(2)技术审查:总局发布受理公告后,做如下准备工作:①申报机构准备专家审查会的相关文件,包括:该产品的陈述报告、质量技术要求等。②省级质检机构以文件的形式向总局管理机构提交关于拟制订的地理标志产品技术标准体系层级(省级地方标准、技术规范等)的建议函。③申报机构准备就绪后,由省级质检机构以公函形式向总局管理机构提出召开专家审查会的申请,并提出评审地点及时间的建议。④总局管理机构可组织有关专家进行实地核查。

技术审查遵循如下原则进行审核:①产品名称应当符合《地理标志产品保护规定》第二条的规定

"本规定所称地理标志产品,是指产自特定地域,所具有的质量、声誉或其他特性本质上取决于该产地的自然因素和人文因素,经审核批准以地理名称进行命名的产品"。②产品的品质、特色和声誉能够体现该地区的自然环境和人文因素,有一定知名度,并具有稳定的质量,生产历史较长。③加工的产品采用特定工艺。④其产地保护范围是公认的或协商一致的,并经所在地方政府确认的。⑤涉及安全、卫生、环保的产品应当符合国家同类产品的强制性规范的要求。种植、养殖的产品须满足上述①②④⑤项的要求;其他产品须满足上述全部项目要求。

专家审查会按照上述原则对申报方的陈述和产品质量技术要求等进行审查,并形成会议纪要。技术审查合格的,由国家知识产权局/市场监管局发布该产品获得地理标志产品保护的公告,并函告申请人。颁发《地理标志保护产品批准证书》。

**3. 标准制定及专用标志使用**

(1) 标准制定:产品获得批准后,申报方按照总局批准公告的要求,完善地理标志保护产品的技术文件,并报总局管理机构审核备案。技术文件包括生产过程规范和产品标准两部分,地理标志保护的产品标准应制定为省级地方标准,地理标志保护产品的生产过程规范可制定为技术规范或省级地方标准。

(2) 专用标志使用:获得批准的地理标志产品所在地的生产者应向批准公告中确定的机构提出使用地理标志产品专用标志的申请,并提交以下材料:①地理标志产品专用标志使用申请书。②由地理标志产品管理机构出具产品产自特定地域的证明。③有关产品质量检验机构出具的检验报告。

省级质检机构对专用标志的使用申请进行审核后,将相关信息以书面及电子方式上报总局管理机构,由总局发布核准企业使用地理标志保护产品专用标志的公告,核发《地理标志保护产品专用标志使用证书》。按照国家知识产权局 2006 年第 109 号公告的要求印制专用标志。

专用标志的使用及监督管理:①可直接加贴或吊挂在产品或包装物上。②可直接印刷在产品标签或包装物上;直接印刷在产品标签或包装物上的,由当地质检机构指定印刷企业、派专人监印,并将印刷数量登记备案。③对特殊产品,应申请人的要求或根据实际情况,采用相应的标示方法。总局批准公告明确的地理标志产品管理机构必须控制专用标志

的使用数量,建立产品的溯源体系。

地理标志产品专用标志使用的有效期为五年,有效期满前 6 个月,使用者可向产品所在地质检机构提出申请,经省级质检机构报总局管理机构审核备案;审核不合格的,取消专用标志使用资格;到期不申请的,有效期至届满为止。

**4. 保护和监督** · 地理标志产品的质量检验由经直属出入境检验检疫部门或省级质量技术监督部门指定的法定检验机构承担。必要时,国家知识产权局/市场监管局将组织予以复检。各地质检机构对地理标志产品的产地范围、产品名称、原材料、生产技术工艺、质量特色、质量等级、数量、包装、标识,产品专用标志的印刷、发放、数量、使用情况,产品生产环境、生产设备,产品的标准符合性等方面进行日常监督管理。

各地质检机构依法对地理标志保护产品实施保护。对于擅自使用或伪造地理标志名称及专用标志的;不符合地理标志产品标准和管理规范要求而使用该地理标志产品的名称的;或者使用与专用标志相近、易产生误解的名称或标识及可能误导消费者的文字或图案标志,使消费者将该产品误认为地理标志保护产品的行为,质量技术监督部门和出入境检验检疫部门将依法进行查处。消费者、社会团体、企业、个人可监督、举报。

获得使用专用标志资格的生产者,应在产品包装标识上标明"国家地理标志保护产品"字样以及地理标志产品名称、总局批准公告号等,并施加专用标志(如图 5 - 20)。

**图 5 - 20 中江丹参地理标志**

总局每年安排一定数量的地理标志保护产品列入监督抽查的目录;各省级质量技术监督局每年须

将本省一定数量的地理标志保护产品列入地方监督抽查目录。各直属检验检疫局每年须对辖区内一定数量的出口的地理标志保护产品进行检查。各级质检部门依照职能，对假冒地理标志保护产品的行为进行查处。省级质检机构须在每年3月底前将上一年度本辖区地理标志产品保护的情况及专用标志的使用情况报总局管理机构。

从事地理标志产品保护工作的人员应忠于职守，秉公办事，不得滥用职权，以权谋私，不得泄露技术秘密。违反以上规定的，予以行政纪律处分；构成犯罪的依法追究刑事责任。

### （三）农产品地理标志登记流程

1. **登记** · 申请地理标志登记的农产品，应当符合下列条件：①称谓由地理区域名称和农产品通用名称构成；②产品有独特的品质特性或者特定的生产方式；③产品品质和特色主要取决于独特的自然生态环境和人文历史因素；④产品有限定的生产区域范围；⑤产地环境、产品质量符合国家强制性技术规范要求。

农产品地理标志登记申请人为县级以上地方人民政府根据下列条件择优确定的农民专业合作经济组织、行业协会等组织：①具有监督和管理农产品地理标志及其产品的能力；②具有为地理标志农产品生产、加工、营销提供指导服务的能力；③具有独立承担民事责任的能力。

符合农产品地理标志登记条件的申请人，可以向省级人民政府农业行政主管部门提出登记申请，并提交下列申请材料：①登记申请书；②申请人资质证明；③产品典型特征特性描述和相应产品品质鉴定报告；④产地环境条件、生产技术规范和产品质量安全技术规范；⑤地域范围确定性文件和生产地域分布图；⑥产品实物样品或者样品图片；⑦其他必要的说明性或者证明性材料。

省级人民政府农业行政主管部门自受理农产品地理标志登记申请之日起，应当在45个工作日内完成申请材料的初审和现场核查，并提出初审意见。符合条件的，将申请材料和初审意见报送农业部农产品质量安全中心；不符合条件的，应当在提出初审意见之日起10个工作日内将相关意见和建议通知申请人。

农业部农产品质量安全中心应当自收到申请材料和初审意见之日起20个工作日内，对申请材料进行审查，提出审查意见，并组织专家评审。专家评审工作由农产品地理标志登记评审委员会承担。农产品地理标志登记专家评审委员会应当独立做出评审结论，并对评审结论负责。经专家评审通过的，由农业部农产品质量安全中心代表农业部对社会公示（图5-21）。有关单位和个人有异议的，应当自公示

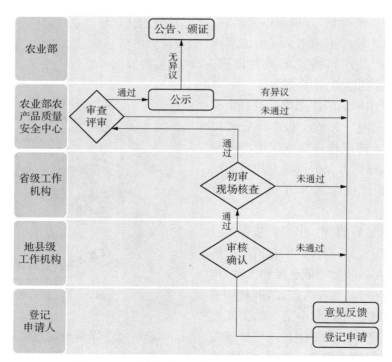

**图5-21 农产品地理标志登记保护办理流程图**

截止日起20日内向农业部农产品质量安全中心提出。公示无异议的,由农业部做出登记决定并公告,颁发《中华人民共和国农产品地理标志登记证书》,公布登记产品相关技术规范和标准。专家评审没有通过的,由农业部做出不予登记的决定,书面通知申请人,并说明理由。农产品地理标志登记证书长期有效。

2. 标志使用・符合下列条件的单位和个人,可以向登记证书持有人申请使用农产品地理标志:①生产经营的农产品产自登记确定的地域范围。②已取得登记农产品相关的生产经营资质。③能够严格按照规定的质量技术规范组织开展生产经营活动。④具有地理标志农产品市场开发经营能力。使用农产品地理标志,应当按照生产经营年度与登记证书持有人签订农产品地理标志使用协议,在协议中载明使用的数量、范围及相关的责任义务。农产品地理标志登记证书持有人不得向农产品地理标志使用人收取使用费。

农产品地理标志使用人享有以下权利:①可以在产品及其包装上使用农产品地理标志(图5-22)。②可以使用登记的农产品地理标志进行宣传和参加展览、展示及展销。

3. 监督管理・县级以上人民政府农业行政主管部门应当加强农产品地理标志监督管理工作,定期对登记的地理标志农产品的地域范围、标志使用等进行监督检查。登记的地理标志农产品或登记证

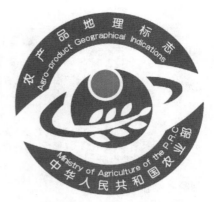

图5-22 农产品地理标志

书持有人不符合本办法第七条、第八条规定的,由农业部注销其地理标志登记证书并对外公告。地理标志农产品的生产经营者,应当建立质量控制追溯体系。农产品地理标志登记证书持有人和标志使用人,对地理标志农产品的质量和信誉负责。任何单位和个人不得伪造、冒用农产品地理标志和登记证书。

**(四)地理标志产品名单**

截至2019年4月,根据"中国地理标志网"(网址 http://www.cgi.gov.cn/Products/List/)和"全国农产品地理标志查询系统"(网址 http://www.anluyun.com/)查到的全国中药材地理标志产品数为311种,其中四川省有40种(占比12.9%,排名第一),河南省有35种,甘肃省有23种,具体名单见表5-16。

表5-16 各省/直辖市中药材地理标志产品汇总

| 序号 | 省/直辖市 | 地理标志产品名单(中药材) | | 农产品地理标志产品名单(药材类) | | 总数量 |
|---|---|---|---|---|---|---|
| | | 中药材名称 | 数量 | 中药材名称 | 数量 | |
| 1 | 北京 | 无 | 0 | 无 | 0 | 0 |
| 2 | 上海 | 无 | 0 | 无 | 0 | 0 |
| 3 | 天津 | 无 | 0 | 无 | 0 | 0 |
| 4 | 重庆 | 酉阳青蒿、石柱黄连 | 2 | 秀山金银花、城口太白贝母、垫江丹皮、铜梁枳壳 | 4 | 6 |
| 5 | 河北 | 无 | 0 | 祁紫菀、涉县柴胡、祁菊花、祁山药 | 4 | 4 |
| 6 | 山西 | 恒山黄芪、安泽连翘 | 2 | 平顺潞党参、阳城山茱萸、平顺连翘、介休绵芪 | 4 | 6 |
| 7 | 辽宁 | 桓仁山参、桓仁蛤蟆油、建平苦参、抚顺林下参、连山关刺五加、抚顺辽五味子 | 6 | 宽甸石柱人参、本溪林下参、本溪辽五味、新宾辽细辛 | 4 | 10 |
| 8 | 吉林 | 长白山五味子、长白山淫羊藿、吉林长白山人参、吉林梅花鹿产品、大川平贝母、长白山红景天 | 6 | 集安五味子、集安边条参、靖宇林下参、靖宇西洋参、靖宇平贝母 | 5 | 11 |

（续表）

| 序号 | 省/直辖市 | 地理标志产品名单（中药材） | | 农产品地理标志产品名单（药材类） | | 总数量 |
|---|---|---|---|---|---|---|
| | | 中药材名称 | 数量 | 中药材名称 | 数量 | |
| 9 | 黑龙江 | 铁力"中国林蛙"油、铁力北五味子、红星平贝母、铁力平贝母 | 4 | 无 | 0 | 4 |
| 10 | 江苏 | 无 | 0 | 宝应慈姑、滨海白何首乌 | 2 | 2 |
| 11 | 浙江 | 樟村浙贝、金华佛手、磐安中药材、龙泉灵芝、天台乌药、温郁金、枫桥香榧、天目山铁皮石斛 | 8 | 武义铁皮石斛、金华佛手、雁荡山铁皮石斛、遂昌菊米、建德西红花、淳安覆盆子 | 6 | 14 |
| 12 | 安徽 | 霍山石斛、亳白芍、霍山灵芝、李兴桔梗、凤丹 | 5 | 宁前胡、鸦山瑞草魁、亳菊、亳丹皮、九华黄精、明光甜叶菊 | 6 | 11 |
| 13 | 福建 | 三元草珊瑚、柘荣太子参、永安金线莲 | 3 | 和溪巴戟天、漳浦穿心莲、永定巴戟天、明溪金线莲、武平仙草、冠豸山铁皮石斛、长泰砂仁 | 7 | 10 |
| 14 | 江西 | 金溪黄栀子、樟树黄栀子、余江夏天无、横峰葛、樟树吴茱萸、商洲枳壳 | 6 | 广昌泽泻、东乡白花蛇舌草、德兴铁皮石斛、怀玉山三叶青、铜鼓黄精 | 5 | 11 |
| 15 | 山东 | 冠县灵芝 | 1 | 马山栝楼、郑城金银花、莱阳莱胡参、莱芜白花丹参、文登西洋参、单县罗汉参、柳下邑猪牙皂、高唐栝蒌、荣成西洋参、莒县黄芩、莒县丹参、临朐丹参 | 12 | 13 |
| 16 | 河南 | 确山夏枯草、怀牛膝、怀地黄、怀山药、怀菊花、封丘金银花、唐半夏、商茯苓、商桔梗、息半夏、禹白附、禹白芷、济源冬凌草、南召辛夷、唐栀子、大别山银杏及制品、伏牛山连翘及其制品、西峡山茱萸、方城丹参、嵩县柴胡、桐桔梗、密二花、禹南星 | 23 | 安阳栝楼、卫辉卫红花、尖山金银花、嵩县银杏、嵩县皂角刺、渑池丹参、汝阳杜仲、汝阳甪里艾、禹州金银花、栾川山茱萸、禹州丹参、禹州半夏 | 12 | 35 |
| 17 | 湖北 | 巴东独活 | 1 | 建始厚朴、竹山肚倍、郧阳天麻、潜半夏、房县虎杖、罗田天麻、郧西杜仲、郧西黄姜、伏龙山七叶一枝花、英山天麻 | 10 | 11 |
| 18 | 湖南 | 新晃龙脑 | 1 | 靖州茯苓、绥宁绞股蓝 | 2 | 3 |
| 19 | 广东 | 西牛麻竹叶、春砂仁、连州溪黄草、始兴石斛、高要巴戟天、罗定肉桂、化橘红、徐闻良姜、新会陈皮、连州溪黄 | 10 | 德庆何首乌、德庆巴戟、江门牛大力 | 3 | 13 |
| 20 | 海南 | 无 | 0 | 澄迈山柚油 | 1 | 1 |
| 21 | 四川 | 江油百合、江油附子、布拖附子、南江金银花、夹江叠鞘石斛、合江金钗石斛、宝兴川牛膝、金口河川牛膝、中江白芍、都江堰川芎、都江堰厚朴、平武厚朴、平武天麻、梓潼桔梗、九寨猪苓、巴州川明参、苍溪川明参、青川天麻、松贝（松潘产区）、金堂明参、涪城麦冬、刀党、金川秦艽、金口河乌天麻、川白芷、中江丹参、雅连、旺苍杜仲、南江杜仲、南江厚朴、米易何首乌 | 31 | 崇州郁金、阆中川明参、苍溪川明参、天全川牛膝、荥经天麻、芭蕉木瓜、仪陇半夏、彭州川芎、大邑黄连 | 9 | 40 |
| 22 | 贵州 | 正安白及、罗甸艾纳香、大方天麻、大方圆珠半夏、赤水金钗石斛、绥阳金银花、六枝龙胆草、织金续断、赫章半夏、织金头花蓼、剑河钩藤、威宁党参、连环砂仁 | 13 | 安顺山药、赤水金钗石斛、兴义黄草坝石斛、安龙白及 | 4 | 17 |
| 23 | 云南 | 龙陵紫皮石斛、泸西除虫菊、红河灯盏花、芒市石斛、盘龙云海药品（排毒养颜胶囊系列产品；灵丹草颗粒；散痛舒片等）、广南铁皮石斛、昭通天麻、文山三七、福贡云黄连、云南白药 | 10 | 龙陵紫皮石斛、玉龙滇重楼、马厂当归 | 3 | 13 |
| 24 | 陕西 | 商洛丹参、周至山茱萸、略阳杜仲、宁强华细辛、佛坪山茱萸、略阳猪苓、太白贝母（咀头产区）、平利绞股蓝、略阳天麻、汉中附子、子洲黄芪 | 11 | 耀州黄芩、镇坪黄连、宁陕猪苓、宁陕天麻、镇巴天麻、镇巴大黄 | 6 | 17 |

| 序号 | 省/直辖市 | 地理标志产品名单（中药材） | | 农产品地理标志产品名单（药材类） | | 总数量 |
|---|---|---|---|---|---|---|
| | | 中药材名称 | 数量 | 中药材名称 | 数量 | |
| 25 | 甘肃 | 陇西白条党参、礼县大黄、民勤甘草、文县纹党、靖远枸杞、西和半夏、陇西黄芪、岷县当归 | 8 | 渭源白条党参、瓜州枸杞、宕昌黄芪、瓜州锁阳、宕昌大黄、武都纹党参、宕昌党参、武都红芪、哈达铺当归、岷县当归、陇西白条党参、陇西黄芪、景泰枸杞、天水连翘、清水半夏 | 15 | 23 |
| 26 | 青海 | 青海冬虫夏草 | 1 | 柴达木枸杞、果洛蕨麻、果洛大黄 | 3 | 4 |
| 27 | 广西 | 雅长铁皮石斛、桂林西瓜霜、金秀绞股蓝、正骨水 | 4 | 白石山铁皮石斛、都峤山铁皮石斛、桂林罗汉果 | 3 | 7 |
| 28 | 内蒙古 | 内蒙古肉苁蓉 | 1 | 莫力达瓦苏子、阿拉善锁阳、阿拉善肉苁蓉、牛家营子北沙参、牛家营子桔梗、巴彦淖尔河套枸杞、巴彦淖尔河套肉苁蓉、鄂伦春北五味子、固阳黄芪 | 9 | 10 |
| 29 | 西藏 | 林芝灵芝、西藏藏药（"卓攀林"牌）、林芝天麻 | 3 | 波密天麻 | 1 | 4 |
| 30 | 宁夏 | 无 | 0 | 六盘山秦艽、盐池甘草、六盘山黄芪、中宁枸杞、同心银柴胡 | 5 | 5 |
| 31 | 新疆 | 无 | 0 | 裕民无刺红花、精河枸杞、于田红柳大芸、石河子肉苁蓉、新疆兵团三十一团罗布麻、巩留天山伊贝 | 6 | 6 |
| 合计 | | | 160 | | 151 | 311 |

## 四、道地药材认证

### （一）道地药材认证的意义

认证认可是国际通行、社会通用的质量管理手段和贸易便利化工具，是市场经济条件下加强质量管理、提高市场效率的基础性制度。其本质属性是"传递信任、服务发展"，向消费者、企业、政府、社会、国际传递信任，可以形象地称为质量管理的"体检证"、市场经济的"信用证"、国际贸易的"通行证"。《中华人民共和国认证认可条例》2003 年 8 月 20 日国务院第 18 次常务会议通过，2003 年 9 月 3 日中华人民共和国国务院令第 390 号公布施行，根据 2016 年 2 月 6 日《国务院关于修改部分行政法规的决定》第一次修正。2018 年 1 月 17 日，国务院印发了《国务院关于加强质量认证体系建设促进全面质量管理的意见》（国发〔2018〕3 号），充分体现了党中央、国务院对认证认可工作的高度重视，为全面加强质量认证体系建设，促进中国制造向中国创造转变、中国速度向中国质量转变、制造大国向制造强国转变，推动经济社会高质量发展，提供了重要的制度保障和政策支持。

2017 年 1 月 1 日正式实施的《中华人民共和国中医药法》中明确提出道地药材定义："道地药材，是指经过中医临床长期应用优选出来的，产在特定地域，与其他地区所产同种中药材相比，品质和疗效更好，且质量稳定，具有较高知名度的中药材。"道地药材是具有中国特色、植根于中医药理论体系、来源于生产和用药实践、世所公认的特定产区的名优正品药材的代名词。千百年来，道地药材始终以药材"道地产区"为条件，"择优而立"为准则，"质优效佳"为标志，"规范生产"为保障，"中华人文"为特色，是中国优秀传统文化的标志和金招牌。在几千年历史中，中药材"道地性"始终处于抽象模糊的概念化状态，道地药材的品种和产地不断涌现，争摘冠名、各有说辞，至今已呈现道地化泛滥的态势。所谓"道地药材"的真实性与品质可靠性缺乏监管标准，同时道地药材在国际化发展中也面临着身份缺乏正名的依据、生产规范化不足、质量标准低下等难题，很大程度上导致了中药的国际贸易弱势。党中央、国务院高度重视中医药发展，明确提出推进中药材规范化种植，全面提升中药产业发展水平。按照《中医药发展战略规划纲要（2016—2030 年）》和《全国农业现代化规划（2016—2020 年）》的要求，农业农村部会同国家药品监督管理局、国家中医药管理局编制了《全国道地药材生产基地建设规划（2018—2025

年)》。因此,我国对制定与中药材的道地性及优质性相匹配的生产与核查标准的需求十分迫切,在制定标准的基础上进行规范化认证,将打破道地药材有名无分的尴尬现状。

围绕如何保持道地药材的优势地位,实现道地药材可持续发展,近年来许多学者提出我国应当建立道地药材标准,开展道地药材认证,通过认证来严格管理和保护道地药材,可实现道地药材保持区别性特征、维护药材质量、体现自身价值、继承传统文化的内在需求,真正实现与道地药材品质一致、疗效稳定、保障权益、持续发展等需求相一致的保护机制,把我国道地药材这一资源优势转变为地方的现实优势,为中医药事业的继承和发展做好基础保障,为地方经济建设创造新的增长点。

《中华人民共和国认证认可条例》规定,认证是指由认证机构证明产品、服务、管理体系符合相关技术规范、相关技术规范的强制性要求或者标准的合格评定活动。认证方式分为强制性认证和自愿性认证;认证类别分为产品、服务、管理体系三个大类,每个认证类别划分为若干"认证领域"。中药相关的认证是属于自愿性产品认证,划分在"01 农林(牧)渔;中药"领域。道地药材认证,是中药行业的全新认证制度,属于自愿性产品认证。

2016 年 1 月 18 日,国家中医药管理局、国家认监委签署《关于共同推进中医药健康服务完善中医药认证体系的合作协议》,将在中医药领域全面推行认证制度和检验检测体系建设。

**(二)道地药材认证的管理及流程**

1. **管理机构** · 中国国家认证认可监督管理委员会(简称认监委)是国务院认证认可监督管理部门,履行行政管理职能,统一管理、监督和综合协调全国认证认可工作的主管机构。主要依据《中华人民共和国认证认可条例》《国家认监委关于自愿性认证领域目录和资质审批要求的公告》(2016 年第 24 号)等文件对认证机构审核批准及对认证活动的监管。

2. **认证机构及流程** · 根据认证认可条例,认证机构,应当经国务院认证认可监督管理部门批准,并依法取得法人资格后,方可从事批准范围内的认证活动;未经批准,任何单位和个人不得从事认证活动。认证机构的软硬件支撑条件应符合认证认可条例的要求。

2016 年 5 月,在中国中药协会推动下,国家中医药管理局主管的现代中药资源动态检测信息和技术服务中心参与组建成立第三方认证机构——中健安检测认证中心,率先在国内开展道地药材认证。2018 年 7 月,四川省中医药科学院、成都中医药大学、中健安检测认证中心、四川华邑检测认证服务有限公司共同发起申请成立的"川产道地药材品质评价与认证标准研究中心",旨在为进一步研究川产道地药材的形成模式与科学内涵,制定川产道地药材生产和质量管理规范及质量评价体系,建立可持续的道地药材生产模式。道地药材认证及标准研制的主要研究内容包括:道地性考证研究、种质资源研究、质量安全标准研究、生产技术标准研究、特色加工技术标准研究、药材质量标准研究及包装、贮藏与运输标准研究等(图 5 - 23,图 5 - 24)。

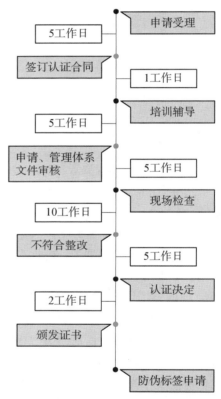

**图 5 - 23　中健安道地药材认证流程**

以上工作日仅为认证机构工作时间

绿色:道地药材　　　　黄色:道地药材饮片

**图 5 - 24　中健安道地药材认证防伪标识**

四川省在四川省中医药标准化技术委员会的组织倡导下,也积极探索构建川产道地药材认证体系,已制定发布《川产道地药材认证　通则》(DB 51/T 2565—2018)和羌活等多种川产道地药材认证标准。

**(三) 道地药材认证名单及团体标准**

中健安检测认证中心作为道地药材认证的先行者,根据道地药材认证依据和流程,截至 2018 年 12 月 31 日,已有 7 种药材通过了该机构组织的道地药材认证(详见表 5-17)。

中华中医药学会也积极发挥行业影响力和领导作用,组织全国中药行业专家开展《道地药材》团体标准的编制工作,目前已完成对行业公认的 156 种道地药材团体标准的编制(见表 5-18),其中川产道地药材 49 种。

表 5-17　首批中健安道地药材产品认证情况(2017—2018 年)

| 序号 | 获证品种 | 获证企业 |
| --- | --- | --- |
| 1 | 长白山人参 | 康美新开河(吉林)药业有限公司 |
| 2 | 石柱黄连 | 重庆旺隆黄连科技有限公司 |
| 3 | 中宁枸杞 | 宁夏源乡枸杞产业发展有限公司 |
| 4 | 铁皮石斛(浙江) | 寿仙谷医药股份有限公司 |
| 5 | 花鹿茸 | 铁岭春天药业有限公司 |
| 6 | 江栀子 | 江西景德中药股份有限公司 |
| 7 | 江栀子 | 樟树市庆仁中药饮片有限公司 |

表 5-18　道地药材名单

| 序号 | 药材名 | 序号 | 药材名 | 序号 | 药材名 | 序号 | 药材名 |
| --- | --- | --- | --- | --- | --- | --- | --- |
| 1 | 东北人参 | 27 | 杜吴黄 | 53 | 川泽泻 | 79 | 信前胡 |
| 2 | 北芪 | 28 | 川芎 | 54 | 川枳壳 | 80 | 茅山苍术 |
| 3 | 西甘草 | 29 | 川乌 | 55 | 川枳实 | 81 | 苏薄荷 |
| 4 | 三七 | 30 | 川椒 | 56 | 川续断 | 82 | 苏芡实 |
| 5 | 肉桂 | 31 | 川黄连 | 57 | 川白芍 | 83 | 霍山石斛 |
| 6 | 潞党参 | 32 | 川黄柏 | 58 | 川附子 | 84 | 凤丹皮 |
| 7 | 岷当归 | 33 | 川姜黄 | 59 | 川君子 | 85 | 亳白芍 |
| 8 | 宁夏枸杞 | 34 | 川楝子 | 60 | 川木通 | 86 | 亳菊 |
| 9 | 蕲州艾叶 | 35 | 川麦冬 | 61 | 川车前 | 87 | 亳桑皮 |
| 10 | 密银花 | 36 | 川白芷 | 62 | 建神曲 | 88 | 亳紫菀 |
| 11 | 怀地黄 | 37 | 川贝母 | 63 | 建莲子 | 89 | 滁菊 |
| 12 | 怀菊 | 38 | 川大黄 | 64 | 建青黛 | 90 | 贡菊 |
| 13 | 怀牛膝 | 39 | 川丹参 | 65 | 建泽泻 | 91 | 滁州白头翁 |
| 14 | 怀山药 | 40 | 南五味子 | 66 | 北五味 | 92 | 宣木瓜 |
| 15 | 浙白术 | 41 | 川丹皮 | 67 | 辽细辛 | 93 | 安苓 |
| 16 | 浙贝母 | 42 | 川独活 | 68 | 关龙胆 | 94 | 广陈皮 |
| 17 | 浙麦冬 | 43 | 川杜仲 | 69 | 关白附 | 95 | 化橘红 |
| 18 | 浙玄参 | 44 | 川佛手 | 70 | 关防风 | 96 | 阳春砂 |
| 19 | 浙元胡 | 45 | 川甘松 | 71 | 东北蛤蟆油 | 97 | 广巴戟 |
| 20 | 杭白菊 | 46 | 川干姜 | 72 | 东北鹿茸 | 98 | 广地龙 |
| 21 | 杭白芍 | 47 | 川骨脂 | 73 | 江香薷 | 99 | 广佛手 |
| 22 | 杭白芷 | 48 | 川厚朴 | 74 | 江栀子 | 100 | 广藿香 |
| 23 | 台乌药 | 49 | 川牛膝 | 75 | 江枳壳 | 101 | 广首乌 |
| 24 | 温郁金 | 50 | 川羌活 | 76 | 江枳实 | 102 | 广香附 |
| 25 | 淳木瓜 | 51 | 川升麻 | 77 | 江吴黄 | 103 | 广益智 |
| 26 | 淳萸肉 | 52 | 川郁金 | 78 | 江车前 | 104 | 合浦珍珠 |

（续表）

| 序号 | 药材名 | 序号 | 药材名 | 序号 | 药材名 | 序号 | 药材名 |
|---|---|---|---|---|---|---|---|
| 105 | 广岗梅 | 119 | 滇龙胆 | 133 | 半夏 | 147 | 潼沙苑 |
| 106 | 高良姜 | 120 | 滇重楼 | 134 | 徐长卿 | 148 | 银柴胡 |
| 107 | 广西罗汉果 | 121 | 天麻 | 135 | 远志 | 149 | 汉射干 |
| 108 | 广西蛤蚧 | 122 | 诃子 | 136 | 祁薏米 | 150 | 锁阳 |
| 109 | 广西莪术 | 123 | 湘莲子 | 137 | 祁紫菀 | 151 | 赤芍 |
| 110 | 广豆根 | 124 | 湘玉竹 | 138 | 西陵知母 | 152 | 肉苁蓉 |
| 111 | 八角 | 125 | 邵阳龙牙百合 | 139 | 河北款冬 | 153 | 黄芩 |
| 112 | 海南沉香 | 126 | 鳖甲 | 140 | 邢枣仁 | 154 | 赤芝 |
| 113 | 广槟榔 | 127 | 辰砂 | 141 | 安阳花粉 | 155 | 铁皮石斛 |
| 114 | 云当归 | 128 | 常吴萸 | 142 | 禹白附 | 156 | 资丘木瓜 |
| 115 | 云黄连 | 129 | 阿胶 | 143 | 西大黄 | 157 | |
| 116 | 云苓 | 130 | 东银花 | 144 | 秦艽 | 158 | |
| 117 | 云木香 | 131 | 莱阳沙参 | 145 | 连翘 | 159 | |
| 118 | 云南草果 | 132 | 青州蝎 | 146 | 秦皮 | 160 | |

（四川省中医药科学院　方清茂　蒋舜媛　杜玖珍　孙洪兵）

◇ 参 ◇ 考 ◇ 文 ◇ 献 ◇

［1］ 国家医药管理局,中华人民共和国卫生部. 七十六种药材商品规格(S). 1984.

［2］ 中国药材公司. 中国中药资源[M]. 北京：科学出版社,1995.

［3］ 中国药材公司. 中国中药区划[M]. 北京：科学出版社,1995.

［4］ 国家质量监督检验检疫总局. 中华人民共和国国家质量监督检验检疫总局令——地理标志产品保护规定：第78号[EB/OL]. (2005 - 06 - 07)[2019 - 12 - 25]. http://www. gov. cn/gongbao/content/2006/content_292138. htm.

［5］ 国家出入境检验检疫局. 原产地标记管理规定[EB/OL]. (2001 - 03 - 05)[2019 - 12 - 25]. http://ip. people. com. cn/n1/2019/0704/c192427-31214276. html.

［6］ 中华人民共和国农业部. 中华人民共和国农业部令第11号：农产品地理标志管理办法[EB/OL]. (2007 - 12 - 25)[2019 - 12 - 25]. http://jiuban. moa. gov. cn/zwllm/tzgg/bl/200801/t20080109_951594. htm.

［7］ 中华人民共和国国务院. 中华人民共和国国务院令第666号：中华人民共和国认证认可条例[EB/OL]. (2016 - 02 - 06)[2019 - 12 - 25]. http://www. cnca. gov. cn/bsdt/ywzl/flyzcyj/zcfg/200809/t20080925_36655. shtml.

［8］ 中华人民共和国主席令第五十九号：中华人民共和国中医药法[EB/OL]. (2016 - 12 - 25)[2019 - 12 - 25]. http://www. cacm. org. cn/zhzyyxh/hangyeyaowen/201612/ecbf5c0440fc43e78e251ef8c1dd4157. shtml.

# 第六章

# 中药饮片、配方颗粒与中药提取物

## 第一节　中　药　饮　片

### 一、中药饮片监管

#### （一）应用范围

中药饮片是指在中医药理论的指导下，可直接用于调配或制剂的中药材及其中药材的加工炮制品。中药饮片包括部分经产地加工的中药切片（包括切段、块、瓣），原形药材饮片以及经过切制（在产地加工的基础上）、炮炙的饮片。

中药饮片作为中国传统药物，尤其在以中医特色为主的中医院临床中应用较多，中药饮片及其汤剂具有随证加减，个性化给药的优点，能最好体现中医的整体观念及辨证论治的特点，受到中医医师的青睐。它既是中医学临床辨证施治必需的传统武器，用于临床调剂使用，也是中成药的重要原料，其独特的炮制理论和方法，无不体现着中医学的精深智慧。饮片炮制和配方的质量如何，直接关系到能否使方尽其效，能否实现防病治病、康复保健的医疗效果，关系到党的中医药政策的贯彻，关系到祖国中医药事业的兴衰。

#### （二）监管政策

1. **监管政策**·为了规范中药材和饮片的生产、流通和使用，加强各环节的监管，国家先后出台了《关于推进中药饮片等类别药品监督实施 GMP 工作的通知》《关于加强中药饮片生产监督管理的通知》《关于加强中药饮片监督管理的通知》《关于加强中药饮片包装监督管理的通知》《中医药创新发展规划纲要 2006—2020 年》《国家食品药品监督管理总局办公厅关于严格中药饮片炮制规范及中药配方颗粒试点研究管理等有关事宜的通知》《关于发布〈药品生产质量管理规范（2010 年修订）〉中药饮片等 3 个附录的公告》等一系列的法规、公告、通知等。

公告明确中药饮片是国家基本药物目录品种，质量优劣直接关系到中医医疗效果，要求自 2008 年 1 月 1 日起中药饮片经营企业、使用单位（药品生产企业、医疗机构）必须从具有《药品 GMP 证书》的中药饮片生产企业或具有中药饮片经营资质（批发）的药品经营企业购进饮片；生产中药饮片必须持有《药品生产许可证》《药品 GMP 证书》，批发零售中药饮片必须持有《药品经营许可证》《药品 GSP 证书》，必须从持有《药品 GMP 证书》的生产企业或持有《药品 GSP 证书》的经营企业采购。严禁生产企业外购中药饮片半成品或成品进行分包装或改换包装标签等行为；严禁经营企业从事饮片分包装、改换标签等活动；严禁从中药材市场或其他不具备饮片生产经营资质的单位或个人采购中药饮片；严禁医疗机构从中药材市场或其他没有资质的单位和个人，违法采购中药饮片调剂使用。特别是 2014 年 6 月发布的《药品生产质量管理规范（2010 年修订）》中药饮片等 3 个附录的公告，更是对中药饮片生产管理和质量控制的全过程进行了规范。

2. **传统饮片领域存在的问题** · 随着中成药和饮片生产的工业化发展,2015 年我国的中医药工业总产值已达 7 866 亿元,占医药产业规模近 1/3,中医药产业已成为国家新经济增长点,中药材需求量的持续增加与野生资源不足之间的矛盾日益尖锐化,为此,许多地方尝试大规模的专业种植中药材和野生资源的驯化工作,取得了一定的成效,但中药材作为农产品的特性,具有生产周期长、产出能力受地域、气候、种植面积限制,产量波动大的特点,同时也存在变异现象加重、种质退化、药性品质下降明显等问题。且由于来源广泛,生产厂家众多,生产规模化程度低的影响,饮片在生产、炮制、流通、使用等各环节的规范管理存在较大难度。现今中药饮片领域存在的主要问题如下。

(1)现有基原混乱:我国幅员辽阔,地域条件各不相同,各地用药习惯多有不同,中药材同药异名或同名不同药的现象较为突出。如败酱草与北败酱和蒴藋混淆;苍术与关苍术混淆。

(2)炮制规范不统一:现在饮片炮制遵照中国药典、全国中药炮制规范和省、自治区、直辖市地方炮制规范三级标准,省、自治区、直辖市《炮制规范》没有规定的品种,生产企业根据自身的情况,在传统加工工艺基础之上,经过整理汇编成册,作为企业的炮制工艺,饮片缺少全国统一的炮制规范,且仅有炮制加工后的质量标准,炮制加工工艺缺乏统一要求,炮制程度、火候大小受人为主观因素影响较大,多数凭药工个人的经验判断,炮制用辅料没有统一的品种、规格和质量标准,质量难以保证。饮片炮制企业生产水平不高,技术水平相对落后。

(3)包装存储不善:饮片包装和包装条件简陋,储存条件差,饮片易生霉虫蛀、潮解、风化等。

(4)重金属农残超标:药材生产者为追求更高的经济效益,超量使用化肥农药、植物生长剂,导致农药、有害元素含量严重超标等问题。

(5)流通领域乱象丛生:在流通领域一些企业和个人为了谋取不正当的经济利益,不惜采取掺假掺杂、以次充好、缺斤少两、一些中药饮片生产经营企业只走货,不生产,外购非法饮片出售,药品生产经营企业出租出借证照或虚开票据为非法生产经营提供便利,违规药材炮制等不胜枚举的手段,致使采购的饮片品质大幅降低。

仅从 CFDA 近年发布的关于中药饮片的质量监管报告,即可发现饮片生产流通领域存在的一些问题。如:吉林一正药业集团有限公司中药材、中药饮片供应商审计混乱;物料管理不符合要求,如中药饮片甘草,有标识厂家但无生产批号,部分库存标识为中药材的品种,实际为中药饮片,且无生产批号。该企业 10 批次产品女金丸中检出苋菜红、日落黄、亮蓝三种人工合成色素,说明企业生产过程、原料中药材把关存在问题;安国路路通中药饮片有限公司熟地黄批生产记录真实性存疑,辅料黄酒采购的合法性及使用的真实性存疑,涉嫌伪造物料采购的相关票据。2013 年通报专项抽验共抽样 397 批,检验证实 22 批存在染色问题,共涉及红花、延胡索、西红花 3 个品种,涉及使用的染料有金橙 II、日落黄、柠檬黄、胭脂红。

以上关于进货渠道不规范、中药材与饮片混淆不清、违规使用添加剂、药用辅料不规范等问题的暴露,说明我国中药饮片各个环节的监管和规范,任重而道远,还需要从加强中药材规范化种植基地(GAP 栽培)、制定统一的饮片炮制规范和标准、制定炮制用辅料的质量标准、加强饮片炮制企业的 GMP 监管,督促企业规范生产,坚决取缔无证经营等多方面进一步进行监管。

## 二、炮制加工与储存贮藏

### (一)炮制加工的目的

炮制是指中药在应用或制成各种剂型前,根据中医药理论,依照辨证施治用药的需要和药物的自身性质,以及调剂、制剂的不同要求,而进行必要的加工处理的过程,它是我国的一项传统制药技术,也是中医药学的一大特色。现在饮片炮制遵照中国药典、全国中药炮制规范和省、自治区、直辖市地方炮制规范三级标准,省、自治区、直辖市《炮制规范》没有规定的品种,生产企业根据自身的情况,在传统加工工艺基础之上,经过整理汇编成册,作为企业的炮制工艺。饮片炮制除满足临床配方、调剂使用以外,制剂中使用的饮片规格,应符合相应制剂品种实际工艺的要求。

中药炮制是伴随中药的应用而产生的独特技术,包含着深厚的中医药理论及丰富的经验技艺,是最具有民族特色和自主知识产权的制药技术,是中医用药的一大特色。随着中药饮片炮制理论的不断完善和成熟,目前它已成为中医学临床防病、治病的重要手段。中药炮制具有以下几个主要作用：

**1. 净制药材、区分等级的作用**·大黄用瓷片刮去粗皮及顶芽，天门冬洗净后除去根头及须根，远志在平板上搓至皮肉与木心分离，抽出木心，晒干等操作可起到净制药材作用。红参根据身长、芦长、腿长、色泽、质地、抽沟破疤等区分成不同等级；三七按每千克的头数分等。

**2. 降低毒副作用，保证安全用药**·对一些毒副作用较强的药物经过加工炮制后，可以明显降低药物的毒性和副作用。

炮制减毒的研究实例——苍耳子的炮制：

朵睿等系统考察了炒制对苍耳子毒性成分的影响。苍耳子使用不当或长期使用会出现肾脏、肝脏、心脏损伤或是腹痛、恶心、呕吐等不良反应。现代研究表明苍耳子中的主要毒性成分为水溶性苷类：羧基苍术苷与苍术苷及其衍生物。这些水溶性苷类可抑制人的正常肝细胞株 L‑02 和正常大鼠肝细胞 BRL 增殖，且随着浓度升高，抑制作用增强，其重要的毒性机制是对线粒体膜外氧化磷酸化的抑制作用，其中羧基苍术苷是苍术苷的 10 倍。对 3 批生品苍耳子进行净制、炒黄、炒焦、炒炭加工炮制，并检测其毒性成分羧基苍术苷与苍术苷的变化情况。结果显示，生品苍耳子中羧基苍术苷含有量较高，不含苍术苷；而炒黄后羧基苍术苷的含有量降低约 90%，转化为苍术苷。炒焦苍耳子中基本不含羧基苍术苷，苍术苷有小幅下降；炒炭后苍术苷显著降低或检不出。炒制使羧基苍术苷转化为苍术苷，再进一步降低苍术苷的量，可显著降低苍耳子的毒性。又考察了炒制对苍耳子的 6 种活性成分的影响，对两批苍耳子分别进行净制、炒黄、炒焦、炒炭加工炮制，采用 HPLC 法测定各样品中绿原酸、新绿原酸等 5 种酚酸和噻嗪双酮苷的含量。由于酚酸类物质受热不稳定，苍耳子炒制过程中酚酸类成分发生分解转化和破坏，如炒焦样品中绿原酸和 1,5‑二咖啡酰奎宁酸含量显著降低，新绿原酸和隐绿原酸含量却显著增加，总酚酸含量亦明显降低。色谱图也显示苍耳子炒制后 HPLC 谱图多处出现新的色谱峰，其 DAD 光谱与酚酸相同，说明酚酸类成分发生了分解和转化。

研究结果显示，苍耳子炒黄后 1,5‑二咖啡酰奎宁酸含量明显下降，新绿原酸和隐绿原酸含量却明显增加，其他成分变化不大，提示部分 1,5‑二咖啡

酰奎宁酸可能分解转化新绿原酸和隐绿原酸，总酚酸含量略有下降。炒焦样品中新绿原酸和隐绿原酸含量进一步增加，绿原酸、1,5‑和 4,5‑二咖啡酰奎宁酸含量显著下降，总酚酸下降 40%～50%；炒炭样品中已检不出 1,5‑和 4,5‑二咖啡酰奎宁酸，其他 4 种成分含量进一步下降，表明苍耳子炒制不宜过度，否则会严重破坏其抗炎镇痛的酚酸和噻嗪双酮类成分。文献报道苍耳子中火炒至黄褐色，其急性毒性显著降低，结合作者的研究结果，苍耳子炒至黄褐色在显著降低毒性的同时，还能保持其活性。现行版《中国药典》规定，苍耳子照清炒法炒至黄褐色是合理的，炒制对苍耳子起到了显著的减毒作用。

**3. 增强药物功能，提高临床疗效**·羊脂炒能增强淫羊藿的补肾壮阳作用。范晨怡等发现在淫羊藿苷浓度相同的条件下，羊脂炙品所含淫羊藿苷的吸收渗透系数明显大于生品及单体化合物，初步说明淫羊藿经过羊脂加热炮制以后，能促进有效成分淫羊藿苷的吸收。李杰等对淫羊藿炮制增效的机制进行了深入研究，淫羊藿经炮制加热后，其主要黄酮类成分更多的转化成了易于吸收的活性黄酮。进一步研究表明，由于活性黄酮类成分的增加，其在血液中的药物浓度也有所增加并最终表现为生物利用度的提高。此外，炮制用羊脂油主要成分为具有脂肪长链和表面活性的脂肪酸类成分，此类表面活性剂可以和胆酸盐作用形成混合胶束作为药物载体，促进药物吸收。淫羊藿主要活性黄酮类成分在羊脂油的作用下，在人工胃肠液中可以自组装形成粒径较小的胶束，增加药物溶解度，改善药物吸收，最终达到增效作用。实验结果表明：Caco‑2 细胞模型中淫羊藿活性黄酮和淫羊藿总黄酮加入羊脂油自组装形成胶束后，吸收渗透系数显著提高，外排比率（PBA/PAB）下降。大鼠在体单向肠灌流模型中，加入羊脂油自组装形成胶束后：淫羊藿苷在十二指肠、空肠、结肠段的肠壁表观渗透系数与不加羊脂油相比显著增加，宝藿苷 I 在十二指肠、空肠段肠壁表观渗透系数显著增加，淫羊藿总黄酮中的淫羊藿苷成分在十二指肠、空肠段的表观渗透系数显著增加，淫羊藿活性黄酮和淫羊藿总黄酮自组装形成胶束后肠道吸收增加。

李杰等还采用药理效应法对比研究了淫羊藿总黄酮及其在羊脂油作用下自组装形成胶束后的药动学参数，选择氢化可的松肾阳虚模型，以 SOD 和

MDA 为检测指标,建立体存生物相当药量-时间关系,并最终得到药动学参数。采用 HPLC-ESI-MS 方法对淫羊藿苷、宝藿苷 I 及其自组装胶束在体内吸收后不同时间点的药物浓度进行分析测定。结果表明淫羊藿活性黄酮和淫羊藿总黄酮自组装形成胶束后,其在动物体内的 $AUC_{(0-t)}$、$AUC_{(0-t)}$、$Cmax$ 与原形药物相比均显著提高,淫羊藿活性黄酮和淫羊藿总黄酮生物利用度提高,体内吸收增加,进一步阐释了炮制辅料羊脂油增强淫羊藿温肾助阳作用的机制。从整体动物、组织、细胞等不同水平,多层次研究了羊脂油对淫羊藿活性黄酮温肾助阳作用的增效作用和机制。

这些研究结果,采用现代的技术手段,科学解释了中药饮片的炮制增效机制,说明了合理炮制的必要性。

4. **改变药物性能,扩大应用范围** · 如生首乌补益力弱且不收敛,具有截疟解毒、润肠通便的功效,用黑豆汁拌匀蒸制成制首乌后专补肝肾,补益筋血。还有生地黄清热凉血、滋阴生津,酒制成熟地黄后则具有补血滋阴、填精益髓之功效。可见药物经炮制后,可改变其药性,扩大应用范围,从而更加适应病情的需要。

此外,药材炮制还具有切制饮片便于调剂,干燥药材利于存贮,矫臭矫味,引药入经等作用。

**(二)饮片炮制的方法**

中药的炮制方法是历代逐步发展起来的,最早的中药炮制学专著,刘宋时代雷敩编撰的《雷公炮炙论》,对药材的净制、切制、水火制方法进行了记述,还涉及多种添加辅料进行炮制的方法,净制方法有去粗皮、去节并沫、揩、拭、刷等;切制方法有切、锉、锤、舂、研、水飞等;水火制法有浸、煮、煎、炙、焙、煅等;加辅料制法有蜜涂炙、麻油煮、苦酒浸、药汁制等。现代根据实际炮制经验,把炮制方法分为以下几类:

1. **修制** · 包括净选、粉碎、切制,主要目的为净化药材,挑选分等分级,或通过切制和粉碎,便于干燥、贮存、分剂量和调配。

2. **水制** · 药材用水、酒、药汁、胆巴水等液体辅料处理的方法统称为水制。通过水制,可以实现清洁药物、除去杂质、软化药材、降低毒性、调整药性的目的。常见的水制方法有漂洗、浸泡、闷润、喷洒、水飞等。例如半夏用白矾水浸泡、附子用胆巴水浸泡。甘草、白芍切制成片前先要用水闷润至透,便于切片。

3. **火制** · 火制是对药物加热处理的方法,主要有炒、炙、煅、煨等。不同的加热方法,对加热的时间、温度和方法,均有不同的要求。炒法可分为清炒法和加辅料炒法,如苍耳子清炒至表面黄褐色,山楂需炒至表面焦黄,荆芥炒至外部枯黑,内部焦黄为度,称为荆芥炭。加液体辅料置容器中拌炒,使液体辅料渗入药材或附着于药材表面为炙法,如甘草加炼蜜炒至表面深黄色,不粘手为度,称为炙甘草。而一些矿物药、动物骨头、化石类,质地坚实,难以粉碎,则需通过煅烧,使质地松脆,易于粉碎,也利于有效成分的溶出,如牡蛎、龙骨、紫石英需要煅烧粉碎后入药。

4. **水火共制** · 水火共制法既要用水也需要用火,有些药物还必须加入辅料进行炮制。主要有煮、蒸、炖、燀、淬等方法。如生地黄酒炖至酒吸净或蒸至黑润,取出,切成厚片或块,制成熟地黄。何首乌片或块,用黑豆汁拌匀,置非铁质的适宜容器内,炖至汁液吸尽;或清蒸或用黑豆汁拌匀后蒸,蒸至内外均呈棕褐色,或晒至半干切片,干燥,制得制何首乌。将自然铜煅烧至暗红,醋淬至表面呈黑褐色,光泽消失并酥松,制成煅自然铜。

另外还有制霜、发酵、发芽等特殊的制法。

5. **炮制方法的现代化改良实例——附子的炮制方法改进** · 以上这些经过历代经验总结摸索的炮制方法,特别是一些减毒增效的炮制方法,经过当代医药学家的研究,采用现代化的研究手段,从化学成分、吸收代谢、生物效应等各个方面验证了炮制的科学性,并进一步对炮制方法进行改进,以适应现代工业化生产的需求。如川产道地药材附子,具有回阳救逆,补火助阳,散寒止痛之功效,其"补火助阳之要药"被历代医家推崇。同时附子的毒性也为历代医家高度重视,具有久煎、炮制、配伍、控制用量等多种传统制毒方法,方法囊括炮、炒、煨、蒸、煮等数十种,当前附子的炮制品多达 10 余种,现行版《中国药典》收载的黑顺片、白附片、淡附片和炮附片,即是附子经过胆巴水浸制、煮、漂、蒸、晒等工艺加工炮制而成。现今附子的毒性成分研究得已较为清楚,主要是其所含脂溶性双酯型生物碱,包括乌头碱、新乌头碱和次乌头碱等。附子中的二萜双酯类生物碱是由氨基醇类衍生的酯型生物碱,亲脂性较强,不稳定,在加热和酸碱条件下水解为苯甲酰单酯型生物碱,毒性降低,然后可进一步于 $C_{14}$ 位的苯甲酰基水解成亲水性的氨基醇类生物碱,毒性更低。传统的炮制方法利用胆巴水浸泡和煎煮降低附子的毒性,但法定方法过程繁杂,可控性差,不同批次制附片中生物碱成分其含量相差可高达 10 倍,有效成分流失严重,存在炮制过度之嫌,且漂洗不彻底还可导致 $CaCl_2$、$MgCl_2$ 等无机杂质的残留。唐小龙等发现使用蒸法和煮法对附子进行炮制后附子毒性明显降低。炮制后附子含有的单酯型生物碱具有镇痛和抗炎等作用,附子灵和宋果宁具有镇痛、降压作用,次乌头原碱、新乌头原碱等原碱和去甲猪毛菜碱等强心作用成分得以保留。已有文献报道了蒸制和烘制对附子 6 种酯型生物碱含量的影响,杨昌林等在国家 973 项目的支持下,进一步探讨附子直接蒸制或烘制方法的可行性,研究 13 种主要生物碱成分的动态变化规律。结果表明生附子直接采用湿热蒸制或干热烘制,能有效去除毒性成分双酯型生物碱,达到药典要求,同时很好地保留了药效成分单酯型生物碱、原碱和去甲猪毛菜碱等,且不含胆巴(无胆附片),生产工艺简便易行,方法可控,具有推广和应用价值,建议《中国药典》增加附子无胆炮制方法。

**(三)饮片的储存贮藏**

动植物类中药饮片作为天然产物的属性,含有较多的淀粉、蛋白质、脂肪等成分,决定了其在存贮过程中,如果管理不当,养护不善,极易发生各种变色变质虫蛀鼠害问题,因此对饮片生产、流通、调配各个环节的储存进行规范极为重要。饮片在外界条件和自身性质相互作用下,含较多油脂、糖类、黏性成分的中药,会出现发霉、虫蛀、变色、变味、泛油、风化等现象,直接影响饮片的质量。温度、湿度、空气、阳光、微生物、害虫、鼠害等都可能造成饮片的变异。饮片的储存保管方法分为传统方法和现代方法,传统方法有通风、晾晒、吸湿、密封、对抗。现代方法又分为化学方法和物理方法,化学方法有二氧化硫熏、氯化苦熏蒸、磷化铝熏蒸、环氧乙烷防霉、$^{60}Co-\gamma$ 射线辐射;物理方法有气调养护、气幕防潮、低温冷藏、机械吸湿、蒸汽加热、无菌包装等。传统方法简单实用、成本也低,是最基本的贮存方法。

饮片的包装存贮对保证饮片的质量极为重要,有必要制定包装质量标准。饮片外包装需选用与饮片性质相适应的包材,具有良好的保护性、安全性、相对药材的惰性、不污染饮片、简便实用性,直接与饮片接触的包材应保证饮片在运输贮藏各环节的质量。

贮藏条件的低劣是造成市场上饮片质量下降的重要原因。国家食品药品监督管理总局对饮片生产企业通过《药品生产质量管理规范(2010 年修订)》中药饮片公告进行了规范,要求从事养护、仓储保管人员应掌握中药材、中药饮片贮存养护知识与技能,厂房地面、墙壁、天棚等内表面应平整,易于清洁,不易产生脱落物,不易滋生霉菌;应有防止昆虫或其他动物等进入的设施,灭鼠药、杀虫剂、烟熏剂等不得对设备、物料、产品造成污染。

为保证饮片在流通、存贮过程中质量的稳定,中药饮片存放时应按性质要求进行分类定位,分层存放,分别管理,采取自动化调节措施,调好储存库内的湿度、温度、通风状况。

药房调配用饮片的贮藏,可根据不同药用部位,如根茎类、全草类、果实种子类、花叶皮类等分类存储,温湿度进行控制,水分是导致中药饮片霉变的重要原因,一般根茎类药物含水的安全水分是 8%~10%,花类、叶类大约是 13%,皮类、全草类、动物类含水安全水分大约是 8%,果实、种子类大约是 10%,因此中药做好湿度、温度控制工作,将湿度控制在 45%~75%,温度控制在 0~30 ℃。

## 三、饮片种类、炮制品规和质量控制

中药饮片作为一种特殊商品,从生产领域进入流通领域,除具有一般商品的共性外,还具有防病治病的特殊作用,多具有被动购买的性质,与广大人民群众的身体健康密切相关,同时饮片的生产种类、规格繁多,所以中药饮片的经营、管理、质量控制都应有严格的管理。

1. **中药饮片的种类** · 中药饮片的分类方法有多种,根据药用部位可分为花类、根茎类、全草类、叶类、树皮类、藤木类、果实种子类、树脂类、菌藻类、动物类、矿物类、其他加工类;根据药性可分为解表、清热、温里、活血化瘀、理气、消食、止血、平肝熄风、安神、开窍、补虚、芳香化湿、泻下、驱虫、收涩、利水渗湿、化痰止咳等;根据产地可分为川药、广药、云药、贵药、怀药、浙药、关药、北药、西药、南药、进口药。

2. **中药饮片的炮制规格** · 中药材根据使用目的,可以炮制成多种品种规格。比如附子作为回阳救逆的要药,有多种炮制品规,除中国药典收载的盐附子、淡附片、白顺片、黑顺片四种炮制品外,四川省中药饮片炮制规范还收载了生附片、蒸附片、炒附片、熟附片、黄附片、卦附片、刨附片、炮天雄共 8 种附子饮片规格。蒸附片、炒附片、熟附片、黄附片、卦附片、刨附片炮制后可降低对心血管系统、消化系统、神经系统等毒性,炮天雄可增强补火助阳作用,降低对心血管系统、消化系统、神经系统等的毒性。大黄饮片规格有除大黄、酒大黄、熟大黄,大黄炭外,安徽省中药饮片炮制规范 2005 版收载了清宁片,清宁片泻下作用缓和,具缓泻而不伤气,逐瘀而不败正气之功;广东省中药饮片炮制规范版还收载了醋大黄的饮片规格,醋炒可增强活血祛瘀的功效。

**3. 中药饮片的质量控制** · 中药炮制的主要作用是减毒、增效,故饮片炮制的质量非常重要。中药饮片的质量控制主要从外观和内在质量来检测。

(1)常用的质控指标和方法:外在质量包括外观形状、净度、有无变色变味。内在控制指标有水分、灰分、浸出物、有效成分的含量、有毒成分的限度控制、重金属、砷盐,以及农药的残留量、卫生学指标,考察饮片有无受到细菌、霉菌感染。采用的方法有显微鉴别、一般理化鉴别(沉淀、显色反应)、分光光度法、液相色谱法、气相色谱法、液质联用法等。饮片的质量控制传统方式主要靠有经验的药工主观判断,随着现代科学技术的发展,饮片的质量检测方法不断更新,仪器设备精密度、灵敏度和稳定性大幅度提升,饮片的质量控制也更加规范化和标准化。现代的药学工作者为加强饮片的质量控制,一直不懈地努力着。

(2)中药饮片质量控制研究实例——川芎的质量标准提升研究:川芎作为四川的道地药材,具有活血行气,祛风止痛的功效,临床应用广泛。川芎的主要活性成分有以阿魏酸为代表的酚酸类成分和以藁本内酯为代表的苯酞类成分,藁本内酯的含量与川芎药效的发挥关系密切,但藁本内酯极不稳定,对照品获得困难,以致川芎饮片标准没有藁本内酯含量的控制指标。作者在药典委员会的资助下,对川芎药材和饮片的质量标准进行了提升,增加了替代对照品法测定藁本内酯的方法。以丁苯酞作为藁本内酯的替代对照品,在不同条件下测定相对校正因子,利用相对校正因子和替代对照品同时测定川芎中丁苯酞和藁本内酯的含量。测得相对校正因子 f 为 1.080 6,不同条件下相对校正因子的重现性良好,利用相对校正因子计算川芎中待测成分含量与外标法实测值之间没有明显差异,同时测定川芎中丁苯酞及藁本内酯的含量,解决了藁本内酯对照品不稳定的难题,进一步提升了川芎的质量控制标准。

(3)饮片质量控制存在的问题和展望:虽然药学工作者潜心进行中药的药效成分和作用机制研究,采取现有各种检测手段对饮片的质量进行分析,以上这些理化指标能在一定程度上控制饮片的质量,但因为中药化学成分的复杂性,药效活性物质基础研究还较薄弱,仅以指标成分或有效成分的含量来控制饮片的质量失之偏颇。但中药"四气五味、升降沉浮"等传统理论的现代研究尚未取得突破,生物药效模型建立困难,使中药质量以生物活性为评价指标难以实现。为了更好地控制饮片质量,应基于质量源于设计、质量源于生产的理念,从药材的生产源头开始,包括产地、采收、产地加工、炮制、包装、贮存的各个环节进行规范化操作,最大程度上保证饮片质量的稳定可控。

## 四、著名品牌

中药饮片的生产长期处于小、散、乱状态,饮片的传统炮制方法很多是手工操作,小作坊式生产,设备简陋,技术落后,炮制规范不统一,饮片质量难以保证。从 2008 年 1 月 1 日起,国家食品药品监督管理局规定未通过 GMP 认证的中药饮片生产企业不得再从事饮片生产,其产品不得在市场上销售,中药饮片经营企业、使用单位(药品生产企业、医疗机构)必须从具有《药品 GMP 证书》的中药饮片生产企业或具有中药饮片经营资质(批发)的药品经营企业购进饮片。使用单位从经营企业购进中药饮片的,必须要求经营企业提供中药饮片生产企业的《药品 GMP 证书》复印件。凡持有《药品 GMP 证书》的中药饮片生产企业,必须严格按照工艺规程自行炮制生产,且只能生产销售认证范围内的品种,才使中药饮片像西药和中成药一样受 GMP 规范制约,从而进入规范化生产的轨道。目前取得生产许可证的饮片厂家有 2 000 多家,经过近 10 年的市场监管和培育,目前已出现了康美药业、盛实百草、芍花堂、广印堂、北京同仁堂(亳州)饮片有限责任公司、四川省中药材饮片公司、四川新荷花饮片、德仁堂药业、源和药业等著名饮片生产企业。

这些著名饮片企业,为保证药材供应的持续稳定,避免价格大起大落,保证药材质量稳定可控,在不断整合道地药材资源,大力推进药材的标准化栽培,自建 GAP 生产基地或与当地药农签约共建生产合作社,对药材生产源头进行控制。如行业龙头康美药业近年来分别建立了吉林新开河和集安人参基地,四川阆中毒性药材基地、云南文山三七基地以及丽江、普洱、昭通、甘肃西和等道地药材 GAP 规范化种植基地。2014 年底,康美药业已开展菊花、金银花、怀山药等 32 个品种战略联盟种植基地,遍布河南、安徽、四川、山东、广西等多个省市,开拓产地道地药材资源。在广东、北京、上海、四川、吉林、安徽、甘肃等地建立 11 个中药饮片生产基地,覆盖全国的生产布局已经基本完成,公司 2016 年年报显示,该公司的饮片销售收入达到了 47 亿元,同比增长 26.43%。四川新荷花中药饮片股份公司为我国第一家取得 GMP 认证的中药饮片生产企业,依托四川丰富的道地药材资源,分别建立了川贝母、附子、麦冬、川芎、半夏 5 个国家 GAP 栽培基地,形成了以白顺片、黑顺片、制川乌、法半夏、姜半夏、麦冬、川芎、川贝母、制何首乌为特色饮片炮制体系,主攻川内市场,同时远销国内各地。

(四川省中医药科学院 刘玉红 易进海)

## ◇参◇考◇文◇献◇

[1] 国家食品药品监督管理总局.国家食品药品监督管理总局"关于推进中药饮片等类别药品监督实施 GMP 工作的通知"(国食药监安〔2004〕514 号)[EB/OL].(2004 - 10 - 26)[2018 - 05 - 17] http://samr.cfda.gov.cn/WS01/CL0844/10314.html.

[2] 国家食品药品监督管理总局.国家食品药品监督管理总局"关于加强中药饮片生产监督管理的通知"(国食药监办〔2008〕42 号)[EB/OL].(2008 - 02 - 01)[2018 - 05 - 17]http://samr.cfda.gov.cn/WS01/CL0844/27837.html.

[3] 国家食品药品监督管理总局.国家食品药品监督管理总局"关于加强中药饮片监督管理的通知"(国食药监安〔2011〕25 号)[EB/OL].(2011 - 01 - 05)[2018 - 05 - 17]http://samr.cfda.gov.cn/WS01/CL0844/58096.html.

[4] 国家食品药品监督管理总局.国家食品药品监督管理总局"关于加强中药饮片包装监督管理的通知"国食药监办〔2003〕358 号[EB/OL].(2003 - 12 - 18)[2018 - 05 - 17]http://samr.cfda.gov.cn/WS01/CL0844/10192.html.

[5] 国家食品药品监督管理总局办公厅.国家食品药品监督管理总局办公厅"关于严格中药饮片炮制规范及中药配方颗粒试点研究管理等有关事宜的通知"食药监办药化管〔2013〕28 号[EB/OL].(2013 - 06 - 26)[2018 - 05 - 17]http://samr.cfda.gov.cn/WS01/CL0844/81780.html.

[6] 国家食品药品监督管理总局.国家食品药品监督管理总局"关于发布《药品生产质量管理规范(2010 年修订)》中药饮片等 3 个附录的公告"(第 32 号)[EB/OL].(2014 - 06 - 27)[2018 - 05 - 17]http://samr.cfda.gov.cn/WS01/CL0087/102260.html.

[7] 国家食品药品监督管理总局.对吉林一正药业集团有限公司飞行检查通报.[EB/OL].(2018 - 02 - 06)[2018 - 05 - 17]http://samr.cfda.gov.cn/WS01/CL1760/224211.html.

[8] 国家食品药品监督管理总局.对安国路路通中药饮片有限公司飞行检查通报.[EB/OL].(2018 - 02 - 06)[2018 - 05 - 17]http://samr.cfda.gov.cn/WS01/CL1760/224216.html.

[9] 国家食品药品监督管理总局.部分中药饮片存在染色问题国家食品药品监管总局组织严厉查处.[EB/OL].(2013 - 10 - 15)[2018 - 05 - 17]http://samr.cfda.gov.cn/WS01/CL1662/93277.html.

[10] 朵睿,陈燕,刘玉红,等.苍耳子炒制对羧基苍术苷和苍术苷的影响[J].中成药,2013,35(2):353 - 356.

[11] 朵睿,易进海,刘玉红,等.炒制对苍耳子中 6 种主要成分含量的影响[J].华西药学杂志,2015,30(6):697 - 700.

[12] 范晨怡,陈彦,蔡垠,等.淫羊藿生品及羊脂炙品中主成分淫羊藿苷的吸收差异比较[J].中药材,2012,35(9):1408 - 1410.

[13] 李杰.基于黄酮自组装胶束模拟形成—增溶—促吸收机制的羊脂油炙淫羊藿机理研究[D].镇江:江苏大学,2015.

[14] 黄勤挽,周子渝,王瑾,等.附子炮制历史沿革研究[J].中国实验方剂学杂志,2011,17(23):269.

[15] 刘芳.高压蒸制附子中酯型生物碱类成分变化规律的研究[D].北京:北京中医药大学,2006.

[16] 曾茂贵,陈学习.附子药效与毒性影响因素探讨[J].福建中医学院学报,2009,19(4):30 - 32.

[17] 刘道平.炮制对附子中化学成分的影响[J].山东医药工业,2001,20(2):25 - 27.

[18] 陈东安,易进海,刘云华,等.附片中总灰分、酸不溶性灰分和总无机盐的测定[J].华西药学杂志,2012,27(1):98 - 100.

[19] 唐小龙,易进海,夏燕莉,等.不同炮制方法对附子 6 种酯型生物碱含量的影响[J].中国实验方剂学杂志,2013,19(21):96 - 100.

[20] 杨昌林,黄志芳,张意涵,等.蒸制和烘制对附子生物碱成分含量的影响研究[J].中国中药杂志,2014,39(24):4798 - 4803.

[21] 蒋春飞.包装中药饮片安全水分范围的初步研究[J].首都食品与医药,2005,12(18):51-53.

[22] 王娣,刘玉红,刘云华,等.川芎药材及饮片质量标准提升研究[J].亚太传统医药,2017,13(5):34-38.

# 第二节　中药配方颗粒

## 一、中药配方颗粒应用范围与监管

汤剂是中药最经典的用药方式,集中体现了中医辨证论治的特点,但中药汤剂煎服耗时、携带不便、药材利用率低,且煎煮时间与方法对汤剂的疗效都有不同程度的影响,难以适应现代生活快节奏生活方式的变化和需求。因此,越来越多的人不喜欢用饮片煎煮汤药,全国中药饮片用量呈限逐年加速下滑的趋势,饮片占整个中药销售额比例,从20世纪50年代的70%到下降到90年代30%,到2006年中成药与饮片的销售统计数据为8.16:1.14,绝大部分中医院饮片销售额仅占中药总销售额的10%左右。这说明最具中医特色的汤剂用量正在减少,中医治疗的领域正在缩小。为扭转此种不利局面,顺应生活方式快节奏化的需求,中医药工作者研发了一系列中药饮片深加工产品,包括配方颗粒、精制饮片、超微饮片、破壁饮片、定量压制饮片等新型饮片,尤其是配方颗粒,从20世纪90年代开始研制,经过20多年的发展,形成了一定的市场规模。

中药配方颗粒是指在中医药理论指导下,把中药饮片经现代化科学提取、浓缩、干燥、制粒,并定量分装而成的一种统一规格、统一剂量、统一质量标准的可供直接配方的颗粒状中药,供医生临床上辨证施治、随证加减使用,既保持原饮片的药性、药效,又不需煎煮、可直接冲服,服用量少,携带保存方便,易于调剂,因而又称"固体汤剂""方便汤剂""免煎汤剂"。

配方颗粒取得较广泛应用,起源于日本,日本药厂在20世纪60至80年代,首先将《伤寒论》经方,遵照经方的制备方法结合现代制药技术,制备成汉方颗粒。20世纪80年代中国台湾受日本汉方制剂启发,开始制备单味中药提取浓缩物,称之为"科学浓缩中药",简称"科学中药"。20世纪90年代,国内将单味中药饮片经水提、浓缩、干燥,制成定量的干颗粒开始受到关注,并将单味中药提取物称之为配方颗粒。

2001年7月,国家药监局发布《中药配方颗粒管理暂行规定》公告,规定中药配方颗粒从2001年12月1日起纳入中药饮片管理范畴,实行批准文号管理,由试点企业进行生产。

配方颗粒在很长一段时间里没有制定专门的管理法规,国家仅批准了华润三九、广东一方等6家饮片企业进行试点生产,而后各省又批准了一批省级试点生产企业和省级科研专项/试点,包括神威药业(石家庄)、力源药业、吉林敖东、安徽华润金蟾药业等28家药品生产企业进行配方颗粒生产,产品可以在医院药房和药店进行销售。部分省市将配方颗粒纳入了医保报销范围。

由于配方颗粒没有统一的国家标准和行业标准,不同企业配方颗粒生产工艺、质量标准不统一,导致疗效不稳定,市场不规范,严重制约了配方颗粒的发展。2015年12月,国家食品药品监督管理总局起草了《中药配方颗粒管理办法(征求意见稿)》,对生产企业、生产管理、药品标准、备案管理、监督管理等各方面进行规范,以便加强对中药配方颗粒的管理,引导产业健康发展,更好满足中医临床需求(表6-1)。

表6-1　中药配方颗粒使用范围相关政策

| 时间 | 部门 | 相关规定 | 主要内容 |
|---|---|---|---|
| 2001 | 药监局 | 《中药配方颗粒管理暂行规定》 | 纳入中药饮片管理范畴,实行批准文号管理,由试点企业进行生产 |
| 2006 | 食药监局 | 《关于中药配方颗粒在未经批准单位经营使用予以行政处罚问题的批复》 | 医院必须向所在药监局申请获批使用中药配方颗粒 |
| 2010 | 食药监局 | 《关于规范中药配方颗粒管理的通知》 | 试点机构限定为二级以上中医院 |
| 2015 | 食药监局 | 《中药配方颗粒管理办法(征求意见稿)》 | 拟放开限制 |

## 二、制备工艺与质量控制

配方颗粒现在还没有国家标准,目前生产厂家建立了各自生产品种的企业标准。标准不统一,临床疗效难以保证,征求意见稿引入了标准汤剂概念,作为配方颗粒的化学基准和生物学基准。

征求意见稿中规定中药配方颗粒的制备工艺,除成型工艺外,其余应与传统汤剂基本一致,即以水为溶媒提取,以物理方法固液分离、浓缩、干燥、颗粒成型等工艺生产。除另有规定外,中药配方颗粒应符合《中国药典》现行版制剂通则颗粒剂项下的有关规定。根据各品种的性质,可使用颗粒成型必要的辅料,辅料用量以最少化为原则。除另有规定外,辅料与中间体(以干燥品计)之比一般不超过1:1。

配方颗粒的质量控制基于质量源于设计、质量源于生产的理念,要求中药配方颗粒需要建立的标准主要包括作为初始原料的中药材标准、作为提取用原料的饮片标准、作为制剂用原料的中间体标准和作为终产品的成品标准。按照质量一致性原则,建立从原料、生产到使用的全产业链质量控制体系,以标准汤剂为基准进行批与批之间质量一致性的合理评价,并建立生产工艺标准规程和相应控制方法。作为原料的药材和饮片应符合国家药品标准的相关要求,为保证批间质量基本一致及可追溯,应在工艺规程中建立投料方案,规定原料混批调配投料方法。原料、中间体、成品三者药效物质的指纹或特征图谱和含量测定的成分均应以标准汤剂为基准进行合理评价,并应有确定的量值传递相关性和转移率范围。

## 三、试点生产企业

配方颗粒在很长一段时间里没有制定专门的管理法规,国家仅批准了华润三九、广东一方、江阴天江药业、北京康仁堂、培力药业、四川新绿色药业6家饮片企业进行试点生产,而后各省又批准了一批省级试点生产企业和省级科研专项/试点,包括神威药业(石家庄)、力源药业、吉林敖东、安徽华润金蟾药业、安徽济人药业、安徽九洲方圆制药、华佗国药股份、安徽广印堂中药、安徽协和成制药、仲景宛西制药股份、河南润弘本草制药、上海凯宝新谊(新乡)药业、河南辅仁堂制药、保和堂(焦作)制药、河南天鸿医药集团、浙江惠松、浙江华通景岳堂、左力药业、贝尼菲特药业、天施康中药股份、百神药业、青春康源制药、康美药业、香雪制药、李时珍医药集团、劲牌生物医药、湖北香连药业、湖北恒安芙林药业、马应龙药业集团、国药集团中联药业共28家药品生产企业进行配方颗粒生产。2008年,江阴天江并购广东一方,广东一方成为江阴天江的全资子公司,康仁堂2012年被红日药业全资收购,故目前国家批准的试点企业有5家。虽然在试点阶段,但行业发展迅速,从品种数量看,目前中药配方颗粒已有700多种,占中药饮片品种50%;从市场规模看,2010—2016年复合增速达40%,远高于同期中药饮片27.6%的增速。2016年销售额约107亿元,同比增长30.5%,在中药饮片市场的比重也升至6%左右。

(四川省中医药科学院 刘玉红 易进海)

### ◇参◇考◇文◇献◇

[1] 刘晖晖,李盛青,詹若挺,等.中药配方颗粒发展现状与临床推广应用面临的主要问题分析[J].世界科学技术—中医药现代,2011,12(1):9-17.

# 第三节 中药提取物

## 一、中药提取物应用范围与监管

### (一)我国植物提取物的发展趋势和出口贸易形势

在近几十年人们追求天然,无人工合成添加的消费潮流影响下,具备功能性或活性的植物提取产品备受青睐,植物提取物在保健品、食品添加剂、营养添加剂、烟草、化妆品领域的使用增长迅猛。植物提取物产业发展非常迅速,已经成为一个以中药提取物为核心,包括了源自世界各地植物提取物的现代产业和新兴产业,我国也是世界上植物提取物重要的生产国。

统计数据显示,2011 年我国植物提取物出口额达到 11.3 亿美元,同比增长 47%,2002—2011 年复合增长率达到 21.91%,是中药出口第一个超过 10 亿美元的商品类别,主要出口品种有银杏、贯叶连翘、刺五加、当归、人参。2016 年,我国共向 150 个国家和地区出口提取物产品。美国自 2011 年起,取代日本成为我国最大的提取物出口国。2016 年,我国对美共出口 27.7 亿元的提取物,出口金额占比高达 21.76%,同比增长 5.88%。

日本、韩国也是我国提取物出口的重要市场。2016 年对日出口额为 14.4 亿元,同比上升 1.16%。对韩出口规模出口额达 6.4 亿元,同比增长 33.24%。

2016 年,我国植物提取物出口排名前十的品种包括:甜菊提取物、桉叶油、薄荷醇、甘草提取物、万寿菊提取物、辣椒色素、越橘提取物、芸香苷及其衍生物、橙皮苷、桂油。

国内的提取物应用市场处于形成期,除了传统中成药生产领域,也在向保健品、食品添加剂,日化产品、饲料、兽药和植物农药产品拓展,这些都是具有广泛应用前景的应用对象。

**(二)植物提取物的使用范围**

现今植物提取的使用领域有普通食品、中成药、保健品、食品添加剂、化妆品、日化用品、饲料添加剂、中药农药、中药兽药、烟草用香精香料等,在不同领域使用需遵循相应的法律法规。

我国出口美国的植物提取物主要用于膳食补充剂和食品添加剂的生产。美国自 1994 年发布 DAHEA(Dietary Supplement Health and Education Act)后,膳食补充剂产业高速发展,对原料需求急剧增长,提取物出口呈现刚性特征。

日本汉方药产业对原料需求量极大,汉方药提取物如芍药甘草汤、麦门冬汤、五苓散、加味逍遥散等等,出口额达到 5.4 亿元。

韩国进口我国植物提取物主要应用范围为保健品和化妆品产业。

在西方主要消费市场,特别是欧洲市场,植物提取物是植物药制剂的主要原料,而在北美、日本市场,则主要应用于营养补充剂、保健食品、化妆品等行业,是天然保健品市场的核心产品。

**(三)中药提取物的应用范围**

中药提取物主要应用于中成药的生产,另外还应用于普通食品、保健食品、食品添加剂、化妆品、日化用品、烟草添加剂、植物兽药、植物农药等。在各领域使用时需遵循相应的法律法规。

**(四)中药提取物在中成药生产和使用中的监管**

随着植物提取物市场扩大,进入该领域的中小企业激增。至 2016 年,我国共有提取物出口企业 2 120 家,市场竞争加剧,产品缺乏统一的国家标准或行业标准,产品质量检测方法混乱,一些不规范行为应运而生,给企业的生产经营带来障碍,与之相关的行业标准的建立与监管,成为迫切需要解决的问题。特别是应于中成药生产的中药提取物,直接关系到人民的身体健康,加强对应用于中成药生产的中药提取物的监管势在必行。

为了加强中药提取物在中成药中生产和使用的监管,国家食药监局在 2013 年 11 月发布了《关于征求加强中药提取和提取物监督管理意见的函》,组织起草了《关于加强中药提取和提取物监督管理的通知(征求意见稿)》,意见稿要求"自 2016 年 1 月 1 日起,凡不具备中药提取能力的中成药生产企业,一律停止相应品种的生产,已获得批准的委托加工也应一律废止",意见稿还规定:对中成药国家药品标准处方项下载明,且具有单独国家药品标准的中药提取物,实施备案管理。凡生产或使用上述应备案中药提取物的药品生产企业,均应按《中药提取物备案管理实施细则》(附件 1)的要求进行备案。自 2015 年 1 月 1 日起,凡未按要求备案的中药提取物一律不得用于中成药的生产。

中成药生产企业应严格按照药品标准投料生产,处方项下规定为中药提取物投料的,方可购买并使用已备案的中药提取物。中成药标准中附有制法且无单独国家标准的中药提取物,相关中成药生产企业必须自行提取,不得外购。

很快国家药监局又于 2014 年 7 月 29 日发布了《关于加强中药生产中提取和提取物监督管理的通知》和 2015 年 12 月 31 日发布了《要求落实中药提取和提取物监督管理有关规定》的公告,明确了中药提取和提取物管理要求并规定了过渡期。公告要求,自 2016 年 1 月 1 日起,凡不具备相应提取能力的中成药生产企业必须停止生产,公告指出,自2016年1月1日起,生产使用中药提取物必须备案。

## 二、种类和制备方式

目前中药提取物的数量在180种以上,分类方式有多种,按所含成分不同,可分为皂苷、多酚、黄酮、生物碱、多糖、萜类等;按照提取物的形态可分为植物油、浸膏、粉体、晶体状等;按产品活性部位可分为3类:单味中药提取物,如黄芪、五味子、枳实、当归、灵芝、厚朴、刺五加、贯众、连翘、当归、枳实、山楂、绿茶、大蒜、银杏叶等提取物;复方中药提取物,如补中益气方提取物等;纯化提取物,包括活性部位和单体化合物,如大豆异黄酮、人参皂苷、茶叶儿茶素、白藜芦醇、石杉碱甲等。

中药提取物的制备方式根据提取物的理化性质,常用的制备方式有水煎煮提取、醇提取、树脂吸附、有机溶剂萃取、二氧化碳超临界萃取、物理压榨等(表6-2)。

表6-2 中药提取物制备方法及实例

| 制备方法 | 应用实例 |
| --- | --- |
| 水煎煮 | 肿节风浸膏 |
| 乙醇提取 | 远志流浸膏、浙贝母浸膏 |
| 大孔吸附树脂分离 | 人参茎叶提取物、银杏提取物 |
| 连续逆流萃取 | 绿茶提取物、红车轴草提取物 |
| 吸附色谱 | 紫杉醇、白果内酯 |
| 超临界萃取 | 天然维生素E |
| 冷冻干燥 | 大蒜提取物 |
| 酶解 | 白藜芦醇 |
| 水蒸气蒸馏 | 莪术油、桉油、肉桂油 |
| 物理压榨 | 茶油、香果脂 |
| 离子交换树脂 | 石杉碱甲 |

## 三、中药提取物标准

目前,大多数中药提取物没有国家标准或行业标准,企业多以合同中的质量条款作为产品交付的质量依据,有少数企业建立了企业技术标准体系,对药材种植规范、药材质量标准、生产提取工艺规程、检验操作规程、提取物质量标准进行规范。

现行2015版药典一部收载了人参总皂苷、三七总皂苷、三七三醇皂苷、甘草流浸膏、连翘提取物、银杏叶提取物、积雪草总苷、桉油、莪术油等47种提取物标准,这些提取物除了常规的性状、鉴别、含量测定等质控指标外,根据制法、用途的不同,还增加了指纹图谱、特征图谱、农残重金属、树脂残留、热原、异常毒性等检查项目,使中药提取物的质量控制有了较大提升(表6-3)。

表6-3 中药提取物质量控制标准

| 品种 | 特异性质控指标 |
| --- | --- |
| 人参总皂苷 | 重金属及有害元素、有机氯农药残留量、特征图谱 |
| 三七总皂苷 | 重金属及有害元素、指纹图谱、注射剂用原料还需进行蛋白质、鞣质等有关物质、树脂残留、异常毒性、热原检查 |
| 三七三醇皂苷 | 树脂残留、指纹图谱 |
| 甘草流浸膏 | 总灰分、水中不溶物 |
| 连翘提取物 | 重金属、砷盐、特征图谱 |
| 银杏叶提取物 | 炽灼残渣、重金属 |
| 积雪草总苷 | 重金属及有害元素、指纹图谱 |
| 桉油 | 相对密度、折光率、重金属 |
| 莪术油 | 相对密度、比旋度、折光率、重金属、砷盐、指纹图谱 |
| 山楂叶提取物 | 特征图谱、干燥失重 |
| 丹参总酚酸提取物 | 重金属、炽灼残渣、指纹图谱 |
| 水牛角提取物 | 浸出物、总灰分、酸不溶性灰分 |

## 四、市场热销品种

目前市场销售的中药提取物上百种,但市场需求量较大、提取技术较为成熟,建立了技术标准的只有几十种。当前市场上比较畅销的提取物主要集中在几个方面:增强记忆力、防治老年痴呆症领域,如红景天、银杏、人参、积雪草、灵芝、香菇等菌类提取物;减肥降脂、降血糖及糖尿病预防,如绿茶、枳实、绞股蓝提取物等;天然抗癌、增强免疫力领域,如紫杉醇、绿茶提取物(茶多酚与茶氨酸)、生物黄酮类,如番茄红素、花青素、叶黄素等;增强人体免疫力方面,如甘草提取物、大蒜粉、黄芪、大豆提取物等。其中银杏叶提取物、当归流浸膏、人参提取物、虎杖提取物、月见草提取物、黄芪提取物、绞股蓝提取物、红景天提取物等是市场热销品种。

银杏提取物:银杏提取物主要含黄酮类、银杏内酯、烷基酚和烷基酚酸类物质,具有增加脑血管流量、扩张动脉血管的作用,广泛用于心脑血管疾病,对心绞痛、心肌梗死有较好的疗效。银杏萜内酯为血小板凝聚因子,可治疗气喘、心力衰竭等疾病。白果内酯为神经系统疾病的良好药物,可用于老年痴呆病的治疗。

银杏叶提取物现行国际公认的标准是由德国提出的,标准规定黄酮醇苷的含量不低于 24%,银杏内酯不低于 6%,白果酸低于 5 mg/kg;我国 2015 版药典一部也收载了银杏叶提取物的质量标准,建立了银杏叶提取物的国家标准,标准规定总黄酮醇苷含量不低于 24%,萜类内酯不低于 6%,总银杏酸不得过 10 mg/kg。

银杏叶提取物的生产厂家众多,规模较大的有上海天工植物提炼厂、江苏省植物研究所、浙江新昌生物制品厂、浙江康恩贝制药有限公司、山东绿叶制药股份有限公司、深圳三九医药股份有限公司、中国蓝田集团随州公司。国外较大的银杏叶提取物生产商有日本 greenwave 公司、法国 Ipsen 公司、德国施瓦伯公司等。2017 年全球各种银杏叶制剂、保健食品和化妆品市场总销售额超过 100 亿美元。国际市场对银杏浸膏的年需求量为 700~1 000 吨,银杏提取物年市场销售额达 60 亿美元,我国银杏叶制品的年市场销售额 8~9 亿美元,仅占全球市场的 13%~

15%,这与我国银杏叶提取物标准偏低不无关系。我国要求银杏提取物的银杏酸不超过百万分之十,而欧美国家标准不能超过百万分之五。

人参提取物:人参主要含皂苷类成分,包括人参皂苷 $Rg_1$、$Rg_2$、$Rg_3$、$Rb_1$、$Rh_1$、$Rh_2$、$Rh_3$、$Re$、$Rc$、$Rd$ 等,具有兴奋和抑制中枢神经、增强记忆力、降低血糖、降低血脂、抗疲劳、提高免疫力、调节内分泌等作用。基于人参在强体、抗疲劳、增强记忆等方面作用显著,市场需求旺盛,是极有市场生命力的品种。

人参提取物的生产厂家有吉林抚松宏久参业有限公司、广东省惠州市炎黄保健品公司、上海信谊百路达药业有限公司、深圳三九医药股份有限公司、沈阳天野保健品有限责任公司、南京斯拜科生化实业有限公司等。

绞股蓝提取物:绞股蓝为葫芦科植物,含有皂苷类成分 50 余种,主要为绞股蓝皂苷 Ⅲ、Ⅳ、Ⅴ、Ⅶ、Ⅻ,具有降血脂、降血压、降血糖作用。

绞股蓝提取物的生产厂家有上海信谊百路达药业有限公司、南京斯拜科生化实业有限公司、珠海楚明发展有限公司、湖南莨山天然植物制药有限公司等。

(四川省中医药科学院　刘玉红　易进海)

◇参◇考◇文◇献◇

[1] 国家食品药品监督管理总局. 国家食品药品监督管理总局"关于征求加强中药提取和提取物监督管理意见的函"(食药监药化监便函〔2013〕152 号)[EB/OL]. [2013-11-21]http://samr.cfda.gov.cn/WS01/CL0778/94385.html.

[2] 国家食品药品监督管理总局. 国家食品药品监督管理总局"关于加强中药生产中提取和提取物监督管理的通知"(食药监药化监〔2014〕135 号)[EB/OL]. (2014-07-29)[2018-06-08]http://samr.cfda.gov.cn/WS01/CL0844/103794.html.

[3] 国家食品药品监督管理总局. 国家食品药品监督管理总局"关于落实中药提取和提取物监督管理有关规定的公告"(2015 年第 286 号)[EB/OL]. (2015-12-31)[2018-06-08]http://samr.cfda.gov.cn/WS01/CL0087/140420.html.

# 第七章

# 医疗机构制剂

## 第一节　中医医疗机构制剂监管与应用

在我国医疗健康事业中,医疗机构制剂发挥着重要且不可或缺的作用。对医疗机构中药制剂的注册管理,之前主要依据原国家食品药品监督管理局印发的《医疗机构制剂注册管理办法(试行)》(原国家食品药品监督管理局第 20 号令)及 2010 年原卫生部、国家中医药管理局和原国家食品药品监督管理局共同发布的《关于加强医疗机构中药制剂管理的意见》(国中医药医政〔2010〕39 号)实施,这些法规文件对整顿全国医疗机构制剂注册秩序、规范制剂注册行为、统一制剂审评原则起到了积极作用。医疗机构制剂,是指医疗机构根据本单位临床需要经批准而配制、自用的固定处方制剂。医疗机构配制的制剂,应当是市场上没有供应的品种。医疗机构制剂只能在本医疗机构内凭执业医师或者执业助理医师的处方使用,并与《医疗机构执业许可证》所载明的诊疗范围一致。医疗机构制剂主要分为两类,一类是中药制剂,一类是化药制剂,其各有特点、不尽相同。医疗机构中药制剂以临床应用效果良好的中药处方为基础研制而成,具有临床疗效确切、使用方便、费用相对低廉等优势,体现了中医地域特色、医院特色、专科特色和医生的临床经验,是中医临床用药的重要组成部分。

长期以来,医疗机构制剂的注册管理缺少全国性的法规文件,各省要求不统一。2005 年 8 月 1 日,原国家食品药品监督管理局(SFDA)颁发实施的《医疗机构制剂注册管理办法(试行)》(以下简称《办法》),是建国以来国家层面第一次针对医院制剂注册管理的部门规章,其使医院制剂的注册、再注册、补充申请、调剂事项的申报、审批实现了规范化和科学化,同时也为医院制剂的发展奠定了良好的法规依据及支持。2010 年 8 月,原卫生部发布的《关于印发加强医疗机构中药制剂管理意见的通知》中对"传统工艺配制"和"5 年使用历史"作出的进一步解释,是对《办法》的补充。除此之外,各省按照《办法》要求,根据自身情况分别制定了《医疗机构制剂注册管理办法实施细则》,以细化实施医院制剂注册工作。

2017 年 7 月实施的《中华人民共和国中医药法》规定:国家鼓励医疗机构根据本医疗机构临床用药需要配制和使用中药制剂,支持应用传统工艺配制中药制剂,支持以中药制剂为基础研制中药新药。医疗机构配制中药制剂,应当依照《中华人民共和国药品管理法》的规定取得医疗机构制剂许可证,或者委托取得药品生产许可证的药品生产企业、取得医疗机构制剂许可证的其他医疗机构配制中药制剂。委托配制中药制剂,应当向委托方所在地省、自治区、直辖市人民政府药品监督管理部门备案。医疗机构对其配制的中药制剂的质量负责;委托配制中药制剂的,委托方和受托方对所配制的中药制剂的质量分别承担相应责任。

2018年2月12日，为贯彻落实《中华人民共和国中医药法》，食品药品监管总局发布《总局关于对医疗机构应用传统工艺配制中药制剂实施备案管理的公告》，将医疗机构应用传统工艺配制的中药制剂由批准制改为备案制，这将大大提高医疗机构配制中药制剂的积极性，推动医疗机构中药制剂得到更加广泛的应用。

2018年7月19日，国家市场监督管理总局又对《关于调整医疗机构制剂管理审批事项的决定（征求意见稿）》公开征求意见，其主要是考虑医疗机构制剂及管理主要在省级食品药品监督管理部门，无论是从对调剂品种的安全性和有效性的认识，还是对调剂使用需求的了解程度来讲，由省级部门负责审批更为科学、便利、可行，故而将医疗机构制剂的跨省调剂审批权委托给调剂双方所在地的省级食品药品监督管理部门承担。

医疗机构配制的中药制剂品种，应当依法取得制剂批准文号。但是仅应用传统工艺配制的中药制剂品种，向医疗机构所在地省、自治区、直辖市人民政府药品监督管理部门备案后即可配制，不需要取得制剂批准文号。医疗机构应当加强对备案的中药制剂品种的不良反应监测，并按照国家有关规定进行报告。药品监督管理部门应当加强对备案的中药制剂品种配制、使用的监督检查。

医疗机构中药制剂多是中医临床医师经验的总结，是学术传承的重要载体之一，是突出医疗机构诊疗特色、推动医疗机构专科发展的重要途径。依据《医疗机构制剂注册管理办法（试行）》《关于加强医疗机构中药制剂管理的意见》等文件，现行的医疗机构中药制剂鼓励政策主要包括如下。

（1）中药制剂"免报政策"：根据中医药理论组方，利用传统工艺配制（即制剂配制过程没有使原组方中治疗疾病的物质基础发生变化的），且该处方在本医疗机构具有5年以上（含5年）使用历史的中药制剂，可免报资料项13～17。但是，如果处方组成含有法定标准中标识有毒性及现代毒理学证明有毒性的药材，或处方组成含有十八反、十九畏配伍禁忌，或处方中的药味用量超过药品标准规定的，需报送资料项目14、15。

（2）允许中药制剂委托配制：未取得《医疗机构制剂许可证》或者《医疗机构制剂许可证》无相应制剂剂型的"医院"类别的医疗机构，可以申请医疗机构中药制剂，但必须同时提出委托配制制剂的申请。

（3）明确了不纳入医疗机构中药制剂管理的几种情况：中药加工成细粉，临用时加水、酒、醋、蜜、麻油等中药传统基质调配、外用，在医疗机构内由医务人员调配使用，或鲜药榨汁，或受患者委托，按医师处方（一人一方）应用中药传统工艺加工而成的制品等情形，不纳入医疗机构中药制剂管理。

（4）明确了允许制剂调剂的情形：对经卫计委或国家中医药管理局批准的对口支援，或国家级重点专科技术协作，或国家级科研课题协作等情形，允许进行制剂调剂。

# 第二节　制备工艺与质量控制

## 一、制备工艺

医疗机构中药制剂配制工艺应根据临床需要、传统用药经验、处方组成及剂型特点，结合生产实际等进行设计，力求做到工艺合理、可行、稳定、可控。根据中药制剂的特点，配制工艺研究包括下列内容：

### （一）中药原料的来源与前处理

中药原材料包括中药材、中药饮片、提取物等。中药原料的来源与前处理是保障中药制剂安全、有效、可控的首要步骤，一般包括中药原料的来源与鉴定和检验、炮制与加工及中药投料形式。

1. **中药原料的来源与鉴定和检验**·中药材应确定来源，多来源一般应固定品种，对品种不同而质量差异较大的药材应提供品种选用的依据。药材质量随产地不同而有较大变化时应固定产地，药材质量随采收期不同而有较大变化时应注意采收期。由于存在品种、产地、加工方法、储藏方式等环节的差异，造成了中药材质量的差别，为保证制剂质量和投料准确,中药材必须经过鉴定和检验和合格方能使用,鉴定和检验的依据为法定标准。

制剂中使用的中药原料应符合法定标准,包括中国药典、部颁中药材标准、省级药材标准及中药饮片炮制规范。实施批准文号管理的中药材、中药饮片必须有批准文号,来自濒危物种的药材应符合国家相关规定。

中药提取物应具有法定标准,应提供提取物的制备方法、质量标准及相关研究资料。外购提取物的除提供提取物的制备方法和质量标准外,还应提供其来源的相关证明性文件。实施药品批准文号管理的提取物,需提供提取物的批准证明文件和质量标准。

**2. 中药材的炮制与加工**·中药炮制是中医用药的重要特点,与中药制剂质量的关系非常密切。处方中若使用炮制品,其炮制与加工应符合法定标准,包括中国药典、各地中药饮片炮制规范,未收载的炮制方法应提供方法来源及研究资料。

中药炮制与加工应根据处方对药材的要求及药材质地、特性的不同和提取方法的需要,采取净制、切制、炮炙、粉碎等。

**3. 中药原料的投料形式**·中药制剂原则上应以中药饮片投料,其他需特殊处理的应根据制剂配制的需求确定其投料形式并提供相关研究资料。

**（二）提取纯化工艺研究**

提取纯化工艺是根据临床用药和制剂要求,用适宜溶剂和方法从净药材中富集有效物质、除去杂质的过程,以利于提高疗效、减少剂量,一般包括提取、纯化、浓缩以及干燥等。

**1. 提取和纯化工艺**·中药的提取应选择适当的方法和溶剂尽可能多的提取有效成分,或根据某一成分或某类成分的性质提取目的物。提取溶剂应避免使用一、二类有机溶剂。不同的提取与纯化方法均有其特点和使用范围,应根据与治疗作用相关的有效成分的理化性质或药效研究结果,通过试验对比,选择适宜的提取纯化工艺路线与方法。

中药的提取一般需对溶媒、工艺条件进行选择,确定工艺参数,一般采用单因素或多因素、多水平（如正交试验）等方法,如溶媒种类、提取时间、提取次数及溶媒的浓度、用量等进行考察。中药的纯化工艺应考虑拟制成的剂型和服用量、有效成分与去除成分的性质、后续制剂成型的需要、配制的可行

性、环保问题等,一般采用单因素、多因素等方法考察分离纯化步骤的合理性及所测成分的保留率,如对醇沉、水沉、滤过、离心等方法的考察。通过试验确定纯化工艺的具体条件,如醇沉前浸膏的浓缩程度、醇沉时含醇量、醇沉时间等。若用大孔吸附树脂、聚酰胺、硅胶或有机溶剂等材料进行分离纯化,应进行方法的必要性、可行性、安全性等项目的研究,提供相应的研究资料。

**2. 浓缩和干燥工艺**·浓缩和干燥工艺应依据提取纯化所得物料的理化性质、制剂成型的要求以及影响浓度、干燥效果的因素,选择相应的工艺路线,使所得物达到要求的相对密度或含水量,以便于制剂成型。对于含挥发性、热敏性成分的物料应注意浓缩和干燥可能造成的损失。

浓缩应提供浓缩程度、温度、压力、时间等主要的工艺参数;干燥应提供浸膏的相对密度、温度、时间等主要的工艺参数。

**（三）制剂成型工艺研究**

中药制剂工艺研究应充分考虑临床需要和制剂性质,借鉴传统组方、用药理论和经验、结合生产实际,选择具有代表性的指标对关键工艺参数进行优选,明确工艺参数,做到工艺合理,努力实现制剂的安全、有效、稳定、可控。

**1. 剂型选择**·剂型选择应在尊重传统组方、用药理论与经验的基础上,以满足临床需要为目的,全面考虑临床适应证、用药对象、药物性质、处方剂量、药物的安全性以及使用、贮藏、运输等各种因素。可以通过提供文献资料或实验依据来阐明剂型选择的合理性与必要性。此外,对已有标准制剂品种的剂型改变,应在对原剂型的应用进行全面、综合评价的基础上有针对性地研究,充分阐述改变剂型的必要性和所选剂型的合理性。

**2. 处方研究**·制剂处方研究是根据药物性质、剂型特点、临床用药要求、给药途径等筛选适宜的辅料,确定制剂处方的过程。

首先应了解与制剂成型性、稳定性有关的原辅料的理化性质及影响因素,然后根据各辅料在不同剂型中的作用的特点,采用科学合理的评价指标与方法,有针对性地筛选辅料的种类与用量。辅料应用的原则是在满足剂型制备需要的前提下,尽量少用或不用。辅料的选择一般应考虑以下原则:满足制剂成型、稳定、作用特点的要求,不与药物发生不

良相互作用,避免影响制剂的检测。如用于制备固体制剂,应了解原辅料的吸湿性、流动性、溶解性等;用于制备液体制剂,应了解溶解性、pH、相对密度等。制剂处方量一般应以 1 000 个制剂单位(片、粒、g、ml 等)计,提供制剂规格选择与使用量确定的依据,包括选择辅料的目的、试验方法、结果(数据)和结论等在内的研究资料。

辅料一般应符合药用要求,且应提供合法来源,并有固定的供应商。辅料经质量检验合格后方可使用。

**3. 成型工艺研究·** 制剂成型工艺是在剂型选择、制剂处方研究基础上的具体实施过程,并通过实施进一步调整和完善处方设计,选定制剂处方、制剂技术和制药设备。

制剂成型工艺应注意实验室条件与中试和配制的衔接,保障中试和配制的可行性、适应性。考察的重点是操作的可重复性、制剂质量的稳定性和一致性,为此应确定工艺参数及其所用设备。在上述条件确定后,应进行验证试验和稳定性考察。在配制过程中,对于含有有毒药物以及用量小而活性强的药物,应特别注意其均匀性。

制剂配制应明确所用设备及其工艺参数、各工序技术条件、提供详细的制剂成型工艺流程、实验依据等资料,以保证制剂配制的一致性。

制剂处方筛选、制剂成型需在一定的制剂技术和配制设备下实现。制剂配制工艺一经研究确定,不得随意变更其配制用制剂技术、工艺参数、辅料种类及用量和配制设备,以减少批间差异,保障配制制剂的质量稳定及制剂临床使用的安全有效。

**4. 直接接触制剂包装材料和容器的选择·** 包装材料和容器是制剂的组成部分,应符合相关要求。在选择包装材料和容器时,可以通过对同类药品及其包装材料和容器的文献调研,为包装材料和容器的选择提供参考,并通过稳定性试验进行考察。

**(四)中试研究**

中试研究是对工艺合理与否的验证和完善,是保证制备工艺可行、稳定、可重复的必要环节。

中试研究的投料量原则上应不少于制剂处方量(以制成 1 000 个制剂单位计)的 10 倍。为了达到工艺稳定的目的,中试研究应考察关键工序的工艺参数及相关的质控数据,应提供至少 3 批中试研究数据,包括批号、投料量、辅料量、半成品量、成品量、成

品率、规格和制剂检验数据等。

中试研究应注意对数据的收集、分析评价,确定适宜的工艺参数。配制工艺的技术参数应与中试研究确定的技术参数基本相符。

## 二、质量控制

质量标准中建立含量测定的制剂应提供转移率研究资料。

传统中药制剂质量研究内容可分为定性研究与定量研究,具体内容要求如下。

**(一)性状**

按颜色、外形、气味、味觉等依次描述。色泽的描述可规定一定的范围,胶囊剂等应就其内容物的性状进行描述。外用药、剧毒药不描述味觉。

**(二)鉴别**

(1)鉴别应满足专属性强、灵敏度高、重现性好、操作简便的基本要求。鉴别常用的方法包括显微鉴别、理化鉴别及色谱鉴别等。

(2)应对处方中主要药味、贵细药材(如天然牛黄、天然麝香、冬虫夏草、人参、西红花、血竭等)进行鉴别研究。

(3)以生粉入药的品种一般应建立显微鉴别。显微特征应选取易观察的、专属性强的特征。

(4)理化鉴别应选择专属性强、反应明显的显色反应、沉淀反应等鉴别方法,必要时写明化学反应式。一般用于制剂中矿物药的鉴别;尽量避免用于中药复方制剂中共性成分的鉴别,若要采用,应进行专属性研究的有关说明。

(5)色谱鉴别一般为首选方法,包括薄层色谱、气相色谱、液相色谱等。其中薄层色谱是最常用的鉴别方法。色谱鉴别研究必须设置空白样品,以避免假阳性,同时,一般应以对照药材作对照或对照品作对照。对于多来源的药材,应注意不同来源品种色谱的差异,应采用与实际投料相符的对照药材品种进行对照。薄层色谱鉴别展开剂避免使用《中国药典》"残留溶剂测定法"中第一类溶剂。应参照现行版《中国药典》收录的药品质量分析方法验证指导原则对不同的展开剂系统、不同的湿温度条件(高温、低温、高湿、低湿)、不同的显色条件、不同生产企业的薄层板等进行考察。气相色谱、液相色谱应对空白样品、供试品与对照品溶液进行分析,供试品色谱峰保留时间应与对照品色谱峰保留时间一致,且

空白样品在此处无干扰。实验时应记录详细，并拍摄薄层彩色照片或记录色谱图。

**（三）检查**

检查应根据各自的剂型按照现行版《中国药典》相关的制剂通则及必要的检查项目进行研究。

（1）处方中含有现行版中国药典一部列为大毒的药材、国务院《医疗用毒性药品管理办法》（1988年）规定的 28 种毒性药材、卫生部标准（中药材分册、藏药分册、维药分册、蒙药分册）注明大毒或剧毒的药材、全国各省区（市）药材标准注明大毒或剧毒的药材，应用色谱法或质谱法建立毒性成分的限量检查项（进行了定量研究的可不进行该项目）。

（2）含矿物药的制剂，应进行重金属、砷盐检查。若重金属含量大于百万分之十，或砷盐含量大于百万分之二，应对铅、铬、砷、汞、铜进行限度检查，限度值参考现行版《中国药典》中各论项下的有关规定。

（3）不同剂型应按现行版《中国药典》要求进行微生物限度检查或无菌检查。同时还应提供方法学验证资料。

（4）限量检查采用色谱法时应附代表性的照片或图谱，照片或图谱中应有供试品、对照品和阴性对照。

（5）检查应符合现行版《中国药典》各有关剂型通则项目的要求。如有通则规定以外的项目或通则中某项检查不同时，需充分说明理由。通则以外的剂型应另行制定要求。

**（四）浸出物**

经过研究，部分品种或剂型（黑膏药）确实无法建立含量测定方法，或含量测定结果低于万分之二又无法建立总有效类别成分的测定方法时，应增加浸出物测定指标。一般应结合已知化学成分的类别及功效作用等选择适宜溶剂和方法，测定其浸出物或提取物量以控制质量。而且必须进行必要的研究，如溶剂的选择、溶剂的用量、提取方法的考察、重复性及耐用性研究等。

**（五）含量测定**

（1）原则上应对处方中君药、贵重药和毒性药进行定量研究。对于药效成分明确的制剂，应进行其有效成分的含量测定研究。对于药效成分尚不明确的制剂，应选择指标成分进行含量测定研究。对于尚无法建立有效成分含量测定、或虽已建立含量测定但成分微量（一般指含量低于万分之二）。而其有效成分类别又清楚的，可进行有效类别成分的测定，如总黄酮、总生物碱、总皂苷、总鞣质等的测定。若无法进行研究的，需提供充足的理由。如果非处方制剂中毒性药材为君药者，若国家药品标准中已收载了含量测定方法的，应对其进行定量研究。

（2）所建立的含量测定方法应具有专属性、准确性、重复性。色谱法作为首选方法。

（3）建立含量测定方法时，应按现行版《中国药典》收录的药品质量标准分析方法验证指导原则进行方法验证试验，包括准确度、精密度、专属性、线性范围和耐用性。应随资料附代表性的图谱，并标明相关成分在图中的位置，色谱法分离度应符合要求，应有供试品、对照品和阴性对照的图谱，并附测定波长选择和线性关系图谱。

（4）含量限度指标应参考相关药材或饮片标准，并建议根据 10 批以上样品（其中中试以上规模至少 3 批）的实测数据制定，如检测方法与药典规定不同的或药典药材中无相应含量测定项的应提供至少 3 批以上的原料药材含量数据，以便计算转移率。原粉入药的转移率一般要求在 90% 以上。一般规定低限或制定限度范围。毒性成分的含量一般应规定低限和高限。

（5）含量测定用对照品应符合"中药新药质量标准用对照品研究的技术要求"的规定。

（6）申报资料应提供全部研究试验内容。包括未收入质量标准正文中的含量测定项，应将详细的实验条件、方法和结果等归纳在本项质量研究资料中，同时还应提供研究的相关图谱。

**（六）功能与主治**

传统中药制剂功能主治表述原则上应符合中医传统表述习惯，主治一般应有相应的中医症候或中医病症的表述或限定，不得使用生僻或有歧义的术语。建议在本医疗机构内该制剂处方临床使用经验的基础上，结合处方方解、古代经典文献、药效及安全性研究结果等确定。

**（七）用法与用量**

用法与用量的表述应规范、详细、易懂，便于患者自行服用。建议根据本医疗机构该制剂处方临床使用经验、处方方解、古代经典文献、药效及安全性研究结果等总结。如不同适应证、不同年龄段、不同病情的用法用量不完全一致，应详细列出。如丸剂

"口服。每次 2 g,每日 3 次;或遵医嘱。"

### (八)规格

应根据剂型、品种的特点和临床用法与用量制定规范合理的规格,并提供相应根据。规格表述应遵循《中成药规格表述技术指导原则》的要求(表 7-1)。

### (九)贮藏

贮藏条件根据稳定性考察情况制定。其表述所用术语符合现行版《中国药典》一部凡例的规定,如"密封,置阴凉处"。

表 7-1　不同剂型制剂的规格表述举例

| 序号 | 剂型 | 药品规格 | 装量规格 | 一次用量 |
| --- | --- | --- | --- | --- |
| 1 | 丸剂(大蜜丸) | 每丸重＊＊g | 每盒装＊＊丸 | 一次＊＊丸 |
| | 丸剂(小蜜丸、水蜜丸、水丸、浓缩丸) | 每＊＊丸重＊＊g(每1g相当于饮片＊＊g) | 每瓶装＊＊g | 一次＊＊g |
| | | 每＊＊丸重＊＊g(相当于饮片＊＊g) | 每盒装＊＊丸 | 一次＊＊丸 |
| 2 | 颗粒剂 | 每1g相当于饮片＊＊g | 每袋装＊＊g | 一次＊＊袋 |
| 3 | 胶囊剂 | 每粒装＊＊g(相当于饮片＊＊g) | 每瓶装＊＊粒 | 一次＊＊粒 |
| 4 | 散剂 | 每1g相当于饮片＊＊g | 每袋装＊＊g | 一次＊＊g |
| 5 | 煎膏剂 | 每1g相当于饮片＊＊g | 每瓶装＊＊g | 一次＊＊g |
| 6 | 酒剂、酊剂 | 每1mL相当于饮片＊＊g | 每瓶装＊＊ml | 一次＊＊ml |
| 7 | 膏剂 | 每贴相当于饮片＊＊g(标明尺寸) | 每盒装＊＊贴 | 一次1贴 |

注:表中制剂规格的表述以处方药味均为饮片为例。

## 第三节　中医医疗机构制剂特点与应用

医疗机构制剂是医疗机构根据本单位临床、科研及特殊需要进行配制、生产的,市场上没有供应的,符合中医药组方理论,并经长期临床使用,安全有效的固定处方制剂。医疗机构中药制剂体现了中医院的特色诊疗优势,是名老中医学术经验传承的重要组成部分,其来源于临床并应用于临床,为我国新药研发提供了丰富的制剂学资源。具有品种多、临床适应性强、针对性强、周转快、供应及时、价格相对上市药品便宜等特点,深受广大患者的欢迎。医疗机构中药制剂在继承和发展中医药传统,发挥中医药优势与特色,弥补上市中成药品种的不足,满足临床及时用药的需求等方面发挥了积极作用,同时中药制剂也是中药新药研究和开发的重要来源之一。除此之外,医疗机构制剂本身还具有剂型、规格、品种、批次多和批量小等特点。

医院中药制剂,以自配、自用为原则,具有配制量小、规模小、品种多、使用周期短的特点,可以弥补一些地方因中药产业发展不平衡造成的供给不足。

1. **具有生产和科研的两重性**·我国现有医疗机构中药制剂 3 万多个,正是这些资源的存在,制药企业研发中药新药有了重要的选题来源,尤其是复方新药,医疗机构中药制剂成为其主要来源之一。医疗机构中药制剂是中药新药研发的摇篮,科学规范的研究、医疗机构的有力支持、良好的基础调减、优秀的科研团队将有助于其转化工作的推动。

2. **品种多,产量小**·临床与科研用药,少则十几种,多则数十种,剂型从古老的膏、丹、丸、散等,到现代的片剂、膜剂、胶囊剂、口服液、针剂等等,几乎覆盖了整个中西药制剂的剂型,对中药制剂室提出了难度不小的问题。由于治疗与科研的需要,有些品种生产的数量少,不能大批量生产,这使得生产效益不能提高,但为了满足某些临床科室的特殊需要,数量少也要生产。生产不能只是为了经济效益,更主要的是为临床与社会效益服务。

**3. 生产流程长**·中药制剂产品的生产流程一般相对于西药来说要长些。如中药冲剂,其生产流程就有提取、浓缩、精制(包括酒沉、水沉等)、制粒、干燥、包装等工序,比西药冲剂的工序多,生产流程长。

## 一、发展医疗机构中药制剂应遵循以下基本原则

**1. 注重特色**·发展医疗机构中药制剂要统筹规划,紧密结合本医疗机构的中医专科特色,注重体现地域特点和疾病谱特点,体现工艺、剂型的传统特色和合理性。突出重点领域与品种,避免盲目追求品种数量,改变小而全、多而散的状况。

**2. 突出疗效**·医疗机构中药制剂的研制要注重以名老中医长期临床实践的验方为基础,与名老中医临床经验和学术的传承相结合。发展医疗机构中药制剂要注重安全性,突出疗效,保证质量,方便使用,要与当地经济社会发展水平相适应。

**3. 支撑发展**·发展医疗机构中药制剂既要体现辨证论治,突出中药传统特色,又要遵循药物研发的基本规律,注重临床使用数据的积累和效果的评价。要把社会效益放在首位,立足于满足患者的需求,规范管理,不断提高制剂水平,为名科、名院建设和中医药事业发展服务。

## 二、医疗机构中药制剂应用注意

中药制剂起源于夏商时代的汤和酒,到张仲景的《伤寒论》和《金匮要略》两书,已总结了前人的丸、散、酒、煎、浸、洗、糖浆、浸膏、软膏等多种剂型。传统上,制剂技术的传承和制作主要通过国营和私营的医院及药店来完成,可以说这些制剂多具有医疗机构制剂的性质,是中医药事业的重要组成部分。我国医疗机构中药制剂经过长时间发展,在 20 世纪 80 至 90 年代达到了高峰,大型中医院拥有的品种一般大于 200 个。医疗机构中药制剂在应用中应注意以下几个方面。

**1. 严把药品质量关**·要严把药品质量,因为药品的质量会直接影响到临床的疗效,但是药品的质量会直接影响到临床的疗效、但是药品的质量会因为厂家、批号等出现质量不同。因此要对药品的质量进行严格质量检查。

**2. 积极参与临床合理用药**·对于中药的临床研究要深入到临床,了解患者的具体情况,参与到难病、危病、急病等病例研究,用药要与医师商拟用药方案,从而更加正确地选用和使用药物。对于最新的药物资料、药物知识、用药方法、用药品质和检测要熟练掌握,并且要不断提高药物疗效和减少不良反应的发生,同时对于患者的治疗过程,患者的病史、处方以及用药情况进行调查和临床用药分析。如果出现问题,则要及时处理,以此来确保整个用药安全。

**3. 重视药物药效和不良反应监测**·古人对于禁忌早有认识,并且还提出了相应的妊娠禁忌、候诊禁忌、用药禁忌和配伍禁忌,为中药的临床应用和合理反应的检测奠定坚实了基础。临床药师要对药物的两重性进行宣传,防止药物的药量长期和不当使用。认真收集到药物的不良反应,尤其是对危重患者等服用多种药物及服用毒性大或者是生理活性强的患者要加强监测,从根本上做好中药不良反应的监测工作。

**4. 注意药物的配伍和相互作用**·中药使用中通过合理配伍可以协调药物的偏性、降低药物的毒性,同时还可以增加药物疗效,从而起到减少不良反应的作用。

中药的长期临床研究中,前人总结了相使、相恶、相畏、相杀、相须、相反等药物的配伍关系和作用,在临床实践中和配伍时要充分利用相使和相须的方法,促进药物的协同作用以及疗效的提高。

对于有毒中药或者是药性强烈的药物,则可以利用相杀和相畏的配伍方法,达到以毒制毒效果。相反和相恶则属于配伍禁忌,要避免使用,防止出现不良反应或者是药效降低。药师在研究药物配伍时要立足于临床实际药理研究,采用现代科学的方法设立药理指标实现对配方的验证,从而达到药物主治功效。

**5. 广泛收集药物情报**·随着我国中药事业的发展,药物的数量和品种均以非常高的速度增长,药物的文献也非常广泛,却单纯由医师掌握着药物知识和信息。临床药师要加快反应速度,有针对性地完成药物情报收集,获取药物治疗方面的资料,建立起药学情报信息库,对于临床治疗工作问题要从根本上提高药物信息储备,为医务人员和患者提出相关问题,加强对药物知识宣传以及教育,从而提高临床治疗效果。

6. **注重药物咨询服务** · 通过药物咨询服务窗口,实现与患者进行面对面交流和沟通。通过咨询服务可以对患者讲解药物用量,确保患者可以正确用药,同时使得患者对于药物治疗的毒副作用以及作用正确看待,还能对自身疾病正确认识,使得患者积极配合治疗,为患者排除顾虑使得更好地发挥出药物的疗效,从而提高患者疾病的治愈率。通过开展药物咨询服务,可以实现临床中药的使用科学依据讲解。

随着国家加大对中医药事业的支持力度,中药制剂迎来良好的发展机遇,同时也面临着新的挑战,其瓶颈问题是品种研发速度慢、成本高,新陈代谢难以实现。必须打破僵局,探索一套符合中药制剂自身特点的研发模式,促进中药制剂在医疗机构的健康发展,发挥中药制剂应有的临床作用,造福广大患者。

(四川省中医药科学院 · 四川省中医药转化医学中心 刘 俐 华 桦 赵军宁)

◇ **参 ◇ 考 ◇ 文 ◇ 献** ◇

［1］战嘉怡,刘春,丁建华,等. 全国医疗机构制剂注册管理现状研究[J]. 中国药事,2015,29(6):571-576.

［2］李慧,牟蓉. 我国中药相关政策法规的发展现状与解析[J]. 2019,27(11):5-8.

［3］夏杰,尹蔚萍,文莔. 发展中医医院中药制剂的思考[J]. 中医药管理杂志,2014,22(9):1523.

［4］梁晓. 医疗机构制剂管理现状及对策分析[J]. 医疗卫生管理,2019,177-178.

［5］沈小莉. 对《医疗机构制剂注册管理办法(试行)》有关问题的探讨[J]. 中国药房,2017,28(25):3471-3474.

［6］夏杰,尹蔚萍,张文莔. 发展中医医院中药制剂的思考[J]. 中医药管理杂志,2014,22(9):1523-1527.

［7］宋英,黄永亮,盛蓉,等. 医疗机构中药制剂系列研发的规划与实践[J]. 中国实验方剂学杂志,2016,22(7):19-23.

［8］欧阳宇,闫彩霞,廖义芳. 临床药学与中药制剂的应用探讨[J]. 中国医药指南,2014,12(23):371-372.

［9］朱全刚. 院内中药制剂推广应用政策分析[J]. 中国药房,2014,25(27):2591-2592.

［10］李灿,丁建华,刘春,等. 关于医疗机构中药制剂向中药新药转化的思考[J]. 中国新药杂志,2016,25(9):973-975.

# 第八章

# 中　成　药

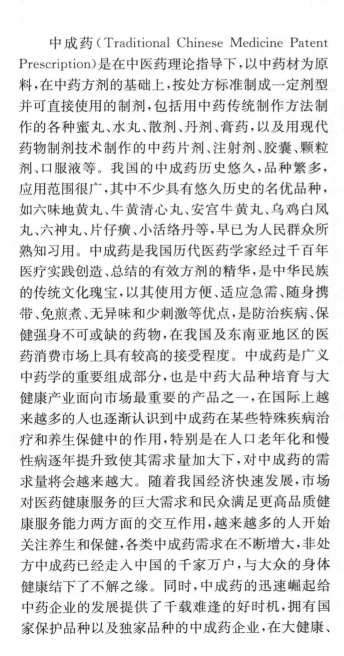

中成药（Traditional Chinese Medicine Patent Prescription）是在中医药理论指导下，以中药材为原料，在中药方剂的基础上，按处方标准制成一定剂型并可直接使用的制剂，包括用中药传统制作方法制作的各种蜜丸、水丸、散剂、丹剂、膏药，以及用现代药物制剂技术制作的中药片剂、注射剂、胶囊、颗粒剂、口服液等。我国的中成药历史悠久，品种繁多，应用范围很广，其中不少具有悠久历史的名优品种，如六味地黄丸、牛黄清心丸、安宫牛黄丸、乌鸡白凤丸、六神丸、片仔癀、小活络丹等，早已为人民群众所熟知习用。中成药是我国历代医药学家经过千百年医疗实践创造、总结的有效方剂的精华，是中华民族的传统文化瑰宝，以其使用方便、适应急需、随身携带、免煎煮、无异味和少刺激等优点，是防治疾病、保健强身不可或缺的药物，在我国及东南亚地区的医药消费市场上具有较高的接受程度。中成药是广义中药学的重要组成部分，也是中药大品种培育与大健康产业面向市场最重要的产品之一，在国际上越来越多的人也逐渐认识到中成药在某些特殊疾病治疗和养生保健中的作用，特别是在人口老年化和慢性病逐年提升致使其需求量加大下，对中成药的需求量将会越来越大。随着我国经济快速发展，市场对医药健康服务的巨大需求和民众满足更高品质健康服务能力两方面的交互作用，越来越多的人开始关注养生和保健，各类中成药需求在不断增大，非处方中成药已经走入中国的千家万户，与大众的身体健康结下了不解之缘。同时，中成药的迅速崛起给中药企业的发展提供了千载难逢的好时机，拥有国家保护品种以及独家品种的中成药企业，在大健康、

大消费时代，更有其独特优势，通过中成药产品创新及大品种开发延伸大健康产业链，已成为中药企业实现可持续发展的必然选择。近年来，以中成药为主要代表的工业产值年平均增长率超过 20%，包括中药工业在内的中药大健康产业已达到万亿元规模，潜力巨大，中医药行业逐渐上升成国民经济重要的支柱性行业。

中医药学是中国有望取得原始性创新突破、对世界医学乃至科学技术发展产生重大影响的学科，中成药新产品的研发是中医药发展的重要方向之一，在继承和改进传统剂型的基础上，运用现代科学知识和方法，将中药新有效成分、有效验方、经典名方等研制成中成药新剂型、新品种，是实现中成药新型化、方便化、高效化的重要途径之一。当前的药物研究模式正转向多元药物发现模式，药物筛选的目标已从单靶转向多靶，从单一成分转向组合化学物。因此，复方药物、老药新用、淘汰药再评价、已上市药物二次开发等将是未来药物研发的重点，而这也正是中成药的优势领域。然而，大多数中成药品种因原研时期条件所限，存在药效物质及其作用机制不清、临床定位宽泛、制药工艺粗糙、质量控制技术落后、制药过程管理控制缺失等共性问题，导致中成药质量标准不高、产品科技含量低，缺乏国际市场竞争力。虽然大部分中成药品种源自经方或验方，有一定的临床基础，但符合现代药物研究开发要求的前期研究工作明显薄弱，且上市后没有开展系统规范的再研究，致使中成药临床应用缺乏强有力的科技支撑，这些因素制约了中成药创新及大品种的形成。因此，为促进中成药产业向科技型转变，培育

实现健康可持续发展,需大力推进中成药产品创新,加速培育名优中成药大品种,催生我国自己的"重磅炸弹"级药品,以满足民众日益增长的健康需求。

# 第一节 中药新药、天然药物注册管理

中药新药(new traditional Chinese medicine)是指未曾在我国境内外上市销售的、在我国传统医药理论指导下使用的药用物质及其制剂。天然药物(natural medicine)是指在现代医药理论指导下使用的天然药用物质及其制剂。中药新药、天然药物注册,是指申请人依照法定程序和相关要求提出中药新药或天然药物注册申请,药品监督管理部门基于现有法律法规要求和科学认知进行安全性、有效性和质量可控性等审查,作出是否同意其申请的过程。即根据药品注册申请人的申请,依照法定程序,对拟申请临床试验或拟上市销售的中药新药、天然药物的安全性、有效性、质量可控性等进行审查,并决定是否同意其申请的审批过程。药品注册申请人拟将其研发的中药新药、天然药物上市销售,必须进行药品注册的申报并获得批准。有关注册事项,包括临床试验申请、上市注册申请、补充申请、再注册申请等许可事项,以及其他备案或者报告事项。作为药品管理的一种手段,对中药新药、天然药物注册是确保人体用药安全有效所采取的必要控制措施之一,为规范中药、天然药物的研究,确保中药新药、天然药物安全有效、质量可控,国家药品监督管理局(National Medical Products Administration,NMPA)相继制定出台了一系列技术规范,这些技术规范主要表现形式为药物研究的技术要求和药物研究的技术指导原则。在中药新药、天然药物的研制和注册过程中,了解我国药品注册管理的法规政策和技术要求,并密切关注其变化非常必要。根据《药品注册管理办法》《中华人民共和国中医药法》《关于深化审评审批制度改革鼓励药品医疗器械创新的实施意见》《中药注册管理补充规定》等政策法规和指导原则,国家鼓励和支持中药传承和创新,中药新药的研制注册应当符合中医药理论,注重临床实践基础,具有临床应用价值,保证中药的安全有效和质量稳定均一,保障中药材来源的稳定和资源的可持续利用,并应关注对环境保护等因素的影响,涉及濒危野生动植物的应当符合国家有关规定。此外,中药新药研究要从临床实际需要出发,针对常见病、多发病、疑难病症或者是中药防治作用明显的优势病种;或者针对常见病、多发病寻找疗效更好、毒性更小、作用长效的新制剂;或者改进工艺,降低成本,增强疗效;或者改变剂型,增加吸收,使用方便,提高稳定性;或者发掘利用新资源;或者在已知有效药物中提取、寻找活性强的有效成分或部位。总而言之,中药新药就是要围绕"安全、有效、可控"三个基本原则,突出一个"新"字,应尽量避免缺乏开拓性、创造性、科学性和先进性的低水平重复。在中药新药研制过程中从事的研究活动(试验条件、试验内容、试验记录和申报资料等)必须按照国家药品监督部门规定的条件和规则来进行,在申报时依据《药品注册管理办法》等技术指导原则并结合具体品种的特点、注册分类要求进行必要的相应研究,即根据不同情况采取不同的科研手段,否则研究活动就容易走弯路,不易获得注册。

## 一、中药、天然药物注册分类及申报资料要求（2007 年版）

### （一）中药、天然药物注册分类

根据国家药品监督管理局颁布的《药品注册管理办法》(局令第 28 号)和《中药注册管理补充规定》(国食药监注〔2008〕3 号),中药、天然药物的注册分为以下 9 类。

（1）未在国内上市销售的从植物、动物、矿物等物质中提取的有效成分及其制剂。

（2）新发现的药材及其制剂。

（3）新的中药材代用品。

（4）药材新的药用部位及其制剂。

（5）未在国内上市销售的从植物、动物、矿物等物质中提取的有效部位及其制剂。

（6）未在国内上市销售的中药、天然药物复方制剂。

（7）改变国内已上市销售中药、天然药物给药途径的制剂。

（8）改变国内已上市销售中药、天然药物剂型的制剂。

（9）仿制药。

**（二）说明**

注册分类 1～6 的品种为新药,注册分类 7、8 按新药申请程序申报。

（1）"未在国内上市销售的从植物、动物、矿物等物质中提取的有效成分及其制剂"是指国家药品标准中未收载的从植物、动物、矿物等物质中提取得到的天然的单一成分及其制剂,其单一成分的含量应当占总提取物的 90% 以上。

（2）"新发现的药材及其制剂"是指未被国家药品标准或省、自治区、直辖市地方药材规范(统称"法定标准")收载的药材及其制剂。

（3）"新的中药材代用品"是指替代国家药品标准中药成方制剂处方中的毒性药材或处于濒危状态药材的未被法定标准收载的药用物质。

（4）"药材新的药用部位及其制剂"是指具有法定标准药材的原动、植物新的药用部位及其制剂。

（5）"未在国内上市销售的从植物、动物、矿物等物质中提取的有效部位及其制剂"是指国家药品标准中未收载的从单一植物、动物、矿物等物质中提取的一类或数类成分组成的有效部位及其制剂,其有效部位含量应占提取物的 50% 以上。

（6）"未在国内上市销售的中药、天然药物复方制剂"包括：

1）中药复方制剂；

2）天然药物复方制剂；

3）中药、天然药物和化学药品组成的复方制剂。

中药复方制剂应在传统医药理论指导下组方。主要包括：来源于古代经典名方的中药复方制剂、主治为证候的中药复方制剂、主治为病证结合的中药复方制剂等。

天然药物复方制剂应在现代医药理论指导下组方,其适应证用现代医学术语表述。

中药、天然药物和化学药品组成的复方制剂包括中药和化学药品,天然药物和化学药品,以及中药、天然药物和化学药品三者组成的复方制剂。

（7）"改变国内已上市销售中药、天然药物给药途径的制剂"是指不同给药途径或吸收部位之间相互改变的制剂。

（8）"改变国内已上市销售中药、天然药物剂型的制剂"是指在给药途径不变的情况下改变剂型的制剂。

（9）"仿制药"是指注册申请我国已批准上市销售的中药或天然药物。

**（三）申报资料**

药品注册的申报资料分为综述资料、药学研究资料、药理毒理研究资料及临床研究资料 4 个大类,但不同类别药品、不同注册分类的申报资料项目和要求不同。现行《药品注册管理办法》中,中药、天然药物注册申报资料共有 33 项,详见表 8-1。

表 8-1　中药、天然药物注册申报资料

| 申报资料类别 | 申报资料序号及名称 |
| --- | --- |
| 综述资料 | 1. 药品名称<br>2. 证明性文件<br>3. 立题目的与依据<br>4. 对主要研究结果的总结及评价<br>5. 药品说明书样稿、起草说明及最新参考文献<br>6. 包装、标签设计样稿 |
| 药学研究资料 | 7. 药学研究资料综述<br>8. 药材来源及鉴定依据<br>9. 药材生态环境、生长特征、形态描述、栽培或培植(培育)技术、产地加工和炮制方法等<br>10. 药材标准草案及起草说明,并提供药品标准物质及有关资料<br>11. 提供植物、矿物标本,植物标本应当包括花、果实、种子等<br>12. 生产工艺的研究资料、工艺验证资料及文献资料,辅料来源及质量标准<br>13. 化学成分研究的试验资料及文献资料。<br>14. 质量研究工作的试验资料及文献资料<br>15. 药品标准草案及起草说明,并提供药品标准物质及有关资料<br>16. 样品检验报告书<br>17. 药物稳定性研究的试验资料及文献资料<br>18. 直接接触药品的包装材料和容器的选择依据及质量标准 |
| 药理毒理研究资料 | 19. 药理毒理研究资料综述<br>20. 主要药效学试验资料及文献资料<br>21. 一般药理研究的试验资料及文献资料<br>22. 急性毒性试验资料及文献资料<br>23. 长期毒性试验资料及文献资料<br>24. 过敏性(局部、全身和光敏毒性)、溶血性和局部(血管、皮肤、黏膜、肌肉等)刺激性、依赖性等主要与局部、全身给药相关的特殊安全性试验资料和文献资料<br>25. 遗传毒性试验资料及文献资料<br>26. 生殖毒性试验资料及文献资料<br>27. 致癌试验资料及文献资料<br>28. 动物药代动力学试验资料及文献资料 |
| 临床试验资料 | 29. 临床试验资料综述<br>30. 临床试验计划与方案<br>31. 临床研究者手册<br>32. 知情同意书样稿、伦理委员会批准件<br>33. 临床试验报告 |

**（四）申报资料项目说明**

**1. 综述资料**

（1）资料项目 1 药品名称包括：

1）中文名。

2）汉语拼音名。

3）命名依据。

（2）资料项目 2 证明性文件包括：

1）申请人合法登记证明文件、《药品生产许可证》《药品生产质量管理规范》认证证书复印件，申请新药生产时应当提供样品制备车间的《药品生产质量管理规范》认证证书复印件。

2）申请的药物或者使用的处方、工艺、用途等在中国的专利及其权属状态的说明，以及对他人的专利不构成侵权的声明。

3）麻醉药品、精神药品、医用毒性药品研制立项批复文件复印件。

4）申请新药生产时应当提供《药物临床试验批件》复印件。

5）直接接触药品的包装材料（或容器）的《药品包装材料和容器注册证》或《进口包装材料和容器注册证》复印件。

6）其他证明文件。

如为进口申请，还应提供：①生产国家或者地区药品管理机构出具的允许药品上市销售及该药品生产企业符合药品生产质量管理规范的证明文件、公证文书；出口国物种主管当局同意出口的证明。②由境外制药厂商常驻中国代表机构办理注册事务的，应当提供《外国企业常驻中国代表机构登记证》复印件。境外制药厂商委托中国代理机构代理申报的，应当提供委托文书、公证文书以及中国代理机构的《营业执照》复印件。③安全性试验资料应当提供相应的药物非临床研究质量管理规范证明文件；临床试验用样品应当提供相应的药品生产质量管理规范证明文件。

（3）资料项目 3 立题目的与依据：中药材、天然药物应当提供有关古、现代文献资料综述。中药、天然药物制剂应当提供处方来源和选题依据，国内外研究现状或生产、使用情况的综述，以及对该品种创新性、可行性、剂型的合理性和临床使用的必要性等的分析，包括和已有国家标准的同类品种的比较。中药还应提供有关传统医药的理论依据及古籍文献资料综述等。

（4）资料项目 4 对研究结果的总结及评价：包括申请人对主要研究结果进行的总结，以及从安全性、有效性、质量可控性等方面对所申报品种进行的综合评价。

（5）资料项目 5 药品说明书样稿、起草说明及最新参考文献：包括按有关规定起草的药品说明书样稿、说明书各项内容的起草说明、有关安全性和有效性等方面的最新文献。

**2. 药学研究资料**

（6）资料项目 16 样品检验报告书：是指对申报样品的自检报告。临床试验前报送资料时提供至少 1 批样品的自检报告，完成临床试验后报送资料时提供连续 3 批样品的自检报告。

**3. 药理毒理研究资料**

（7）资料项目 24 过敏性（局部、全身和光敏毒性）、溶血性和局部（血管、皮肤、黏膜、肌肉等）刺激性、依赖性等主要与局部、全身给药相关的特殊安全性试验资料和文献资料：根据药物给药途径及制剂特点提供相应的制剂安全性试验资料。具有依赖性倾向的新药，应提供药物依赖性试验资料。

（8）资料项目 25 遗传毒性试验资料及文献资料：如果处方中含有无法定标准的药材，或来源于无法定标准药材的有效部位，以及用于育龄人群并可能对生殖系统产生影响的新药（如避孕药、性激素、治疗性功能障碍药、促精子生成药、保胎药或有细胞毒作用等的新药），应报送遗传毒性试验资料。

（9）资料项目 26 生殖毒性试验资料及文献资料：用于育龄人群并可能对生殖系统产生影响的新药（如避孕药、性激素、治疗性功能障碍药、促精子生成药、保胎药以及遗传毒性试验阳性或有细胞毒作用等的新药），应根据具体情况提供相应的生殖毒性研究资料。

（10）资料项目 27 致癌试验资料及文献资料：新药在长期毒性试验中发现有细胞毒作用或者对某些脏器组织生长有异常促进作用的以及致突变试验结果为阳性的，必须提供致癌试验资料及文献资料。

**（五）申报资料的具体要求**

（1）申请新药临床试验，一般应报送资料项目 1～4、7～31。

（2）完成临床试验后申请新药生产，一般应报送资料项目 1～33 以及其他变更和补充的资料，并详细说明变更的理由和依据。

（3）申请仿制药（中药、天然药物注射剂等需进行临床试验的除外），一般应报送资料项目 2～8、12、15～18。

（4）进口申请提供的生产国家或者地区政府证明文件及全部技术资料应当是中文本并附原文；其中质量标准的中文本必须按中国国家药品标准规定的格式整理报送。

（5）由于中药、天然药物的多样性和复杂性，在申报时，应当结合具体品种的特点进行必要的相应研究。如果减免试验，应当充分说明理由。

（6）中药、天然药物注射剂的技术要求另行制定。

（7）对于"注册分类 1"的未在国内上市销售的从植物、动物、矿物等中提取的有效成分及其制剂，当有效成分或其代谢产物与已知致癌物质有关或相似，或预期连续用药 6 个月以上，或治疗慢性反复发作性疾病而需经常间歇使用时，必须提供致癌性试验资料。

申请"未在国内上市销售的从植物、动物、矿物等中提取的有效成分及其制剂"，如有由同类成分组成的已在国内上市销售的从单一植物、动物、矿物等物质中提取的有效部位及其制剂，则应当与该有效部位进行药效学及其他方面的比较，以证明其优势和特点。

（8）对于"注册分类 3"的新的中药材代用品，除按"注册分类 2"的要求提供临床前的相应申报资料外，还应当提供与被替代药材进行药效学对比的试验资料，并应提供进行人体耐受性试验以及通过相关制剂进行临床等效性研究的试验资料，如果代用品为单一成分，尚应当提供药代动力学试验资料及文献资料。

新的中药材代用品获得批准后，申请使用该代用品的制剂应当按补充申请办理，但应严格限定在被批准的可替代的功能范围内。

（9）对于"注册分类 5"未在国内上市销售的从单一植物、动物、矿物等中提取的有效部位及其制剂，除按要求提供申报资料外，尚需提供以下资料：

1）申报资料项目第 12 项中需提供有效部位筛选的研究资料或文献资料；申报资料项目第 13 项中需提供有效部位主要化学成分研究资料及文献资料。

2）由数类成分组成的有效部位，应当测定每类成分的含量，并对每类成分中的代表成分进行含量测定且规定下限（对有毒性的成分还应该增加上限控制）。

3）申请由同类成分组成的未在国内上市销售的从单一植物、动物、矿物等物质中提取的有效部位及其制剂，如其中含有已上市销售的从植物、动物、矿物等中提取的有效成分，则应当与该有效成分进行药效学及其他方面的比较，以证明其优势和特点。

（10）对于"注册分类 6"未在国内上市销售的中药、天然药物复方制剂按照不同类别的要求应提供资料为：

1）中药复方制剂，根据处方来源和组成、功能主治、制备工艺等可减免部分试验资料，具体要求另行规定。

2）天然药物复方制剂应当提供多组分药效、毒理相互影响的试验资料及文献资料。

3）处方中如果含有无法定标准的药用物质，还应当参照相应注册分类中的要求提供相关的申报资料。

4）中药、天然药物和化学药品组成的复方制剂中的药用物质必须具有法定标准，申报临床时应当提供中药、天然药物和化学药品间药效、毒理相互影响（增效、减毒或互补作用）的比较性研究试验资料及文献资料，以及中药、天然药物对化学药品生物利用度影响的试验资料；申报生产时应当通过临床试验证明其组方的必要性，并提供中药、天然药物对化学药品人体生物利用度影响的试验资料。处方中含有的化学药品（单方或复方）必须被国家药品标准收载。

（11）对于"注册分类 8"改变国内已上市销售中药、天然药物剂型的制剂，应当说明新制剂的优势和特点。新制剂的功能主治或适应证原则上应与原制剂相同，其中无法通过药效或临床试验证实的，应当提供相应的资料。

（12）对于"注册分类 9"仿制药应与被仿制品种一致，必要时还应当提高质量标准。

（13）关于临床试验

1）临床试验的病例数应当符合统计学要求和最低病例数要求。

2）临床试验的最低病例数（试验组）要求：Ⅰ期为 20～30 例，Ⅱ期为 100 例，Ⅲ期为 300 例，Ⅳ期为

2 000 例。

3）属注册分类 1、2、4、5、6 的新药，以及 7 类和工艺路线、溶媒等有明显改变的改剂型品种，应当进行Ⅳ期临床试验。

4）生物利用度试验一般为 18～24 例。

5）避孕药Ⅰ期临床试验应当按照本办法的规定进行，Ⅱ期临床试验应当完成至少 100 对 6 个月经周期的随机对照试验，Ⅲ期临床试验应当完成至少 1 000 例 12 个月经周期的开放试验，Ⅳ期临床试验应当充分考虑该类药品的可变因素，完成足够样本量的研究工作。

6）新的中药材代用品的功能替代，应当从国家药品标准中选取能够充分反映被代用药材功效特征的中药制剂作为对照药进行比较研究，每个功能或主治病证需经过 2 种以上中药制剂进行验证，每种制剂临床验证的病例数不少于 100 对。

7）改剂型品种应根据工艺变化的情况和药品的特点，免除或进行不少于 100 对的临床试验。

8）仿制药视情况需要，进行不少于 100 对的临床试验。

9）进口中药、天然药物制剂按注册分类中的相应要求提供申报资料，并应提供在国内进行的人体药代动力学研究资料和临床试验资料，病例数不少于 100 对；多个主治病证或适应证的，每个主要适应证的病例数不少于 60 对。

**（六）申报资料项目表及说明**

**1. 中药、天然药物申报资料项目表**·详见表 8-2 所示。

表 8-2　中药、天然药物申报资料项目表

| 资料分类 | 资料项目 | 注册分类及资料项目要求 | | | | | 6 | | | 7 | 8 | 9 |
|---|---|---|---|---|---|---|---|---|---|---|---|---|
| | | 1 | 2 | 3 | 4 | 5 | 6.1 | 6.2 | 6.3 | 7 | 8 | 9 |
| 综述资料 | 1 | + | + | + | + | + | + | + | + | + | + | − |
| | 2 | + | + | + | + | + | + | + | + | + | + | + |
| | 3 | + | + | ± | + | + | + | + | + | + | + | + |
| | 4 | + | + | + | + | + | + | + | + | + | + | + |
| | 5 | + | + | + | + | + | + | + | + | + | + | + |
| | 6 | + | + | + | + | + | + | + | + | + | + | + |
| 药学资料 | 7 | + | + | + | + | + | + | + | + | + | + | + |
| | 8 | + | + | + | + | + | + | + | + | + | + | + |
| | 9 | − | + | + | − | ▲ | ▲ | ▲ | ▲ | − | − | − |

（续表）

| 资料分类 | 资料项目 | 注册分类及资料项目要求 | | | | | 6 | | | 7 | 8 | 9 |
|---|---|---|---|---|---|---|---|---|---|---|---|---|
| | | 1 | 2 | 3 | 4 | 5 | 6.1 | 6.2 | 6.3 | 7 | 8 | 9 |
| 药学资料 | 10 | − | + | + | + | ▲ | ▲ | ▲ | ▲ | − | − | − |
| | 11 | + | + | + | − | ▲ | ▲ | ▲ | ▲ | − | − | − |
| | 12 | + | + | + | + | + | + | + | + | + | + | + |
| | 13 | + | + | ± | + | + | + | + | + | + | + | + |
| | 14 | + | + | ± | + | + | + | ± | ± | ± | + | + |
| | 15 | + | + | + | + | + | + | + | + | + | + | + |
| | 16 | + | + | + | + | + | + | + | + | + | + | + |
| | 17 | + | + | + | + | + | + | + | + | + | + | + |
| | 18 | + | + | + | + | + | + | + | + | + | + | + |
| 药理毒理资料 | 19 | + | + | * | + | + | + | + | + | + | ± | − |
| | 20 | + | + | * | + | + | + | + | + | + | + | + |
| | 21 | + | + | * | + | + | + | + | + | + | + | + |
| | 22 | + | + | * | + | + | + | + | + | + | + | + |
| | 23 | + | + | ± | + | + | + | + | + | + | + | + |
| | 24 | * | * | * | * | * | * | * | * | * | * | * |
| | 25 | + | + | ▲ | + | + | + | + | + | + | + | + |
| | 26 | + | + | * | + | + | + | + | + | + | + | + |
| | 27 | * | * | * | * | * | * | * | * | * | * | * |
| | 28 | + | + | + | + | + | + | + | + | + | + | + |
| 临床资料 | 29 | + | + | + | + | + | + | + | + | + | + | − |
| | 30 | + | + | + | + | + | + | + | + | + | * | * |
| | 31 | + | + | + | + | + | + | + | + | + | + | + |
| | 32 | + | + | + | + | + | + | + | + | + | + | + |
| | 33 | + | + | + | + | + | + | + | + | + | * | * |

**2. 表中有关说明**

（1）"＋"指必须报送的资料。

（2）"－"指可以免报的资料。

（3）"±"指可以用文献综述代替试验研究或按规定可减免试验研究的资料。

（4）"▲"具有法定标准的中药材、天然药物可以不提供，否则必须提供资料。

（5）"＊"按照申报资料项目说明和申报资料具体要求。

# 二、中药、天然药物注册分类及申报资料要求（2017 年版，试行）

**（一）中药、天然药物注册分类**

按照国家食品药品监督管理总局（CFDA）2017

年颁布的《药品注册管理办法》(修订稿)、《中药、天然药物注册分类及申报资料要求(试行)》和《中药、天然药临床试验与药品上市许可管理办法》(内部征求意见稿),中药、天然药物注册分类可分为以下5个类别。

1 类:创新药。

2 类:改良型新药。

3 类:古代经典名方。

4 类:同方类似药。

5 类:进口药。

**注**:按照《中药、天然药临床试验与药品上市许可管理办法》(内部征求意见稿)尚将"天然药"单独列为1类。

此外,中药不再设置仿制药和中西复方制剂;经典名方中药复方制剂按照简化标准审评审批(另行制订要求)。天然药按照现代医学标准审评审批;中药创新药和中药改良型新药根据其研发策略和技术路线,可以按传统医学标准进行研发评价,也可以按现代医学标准进行研发评价。

**(二)中药、天然药物注册分类说明**

1. **创新药**·指含有未在中药或天然药物国家标准的【处方】中收载的新处方,且具有临床价值的药品,包括单方制剂和复方制剂。亦指未在中国境内外上市的,来源于中药的新复方制剂(含单方制剂)、新的中药材代用品(含药材新的药用部位)和新发现的药材及其制剂。创新药应突出临床价值和疗效,可以基于传统医学的功能主治,也可以基于现代医学的适应证,但应有符合科学标准的临床获益证据。其分类包括:

(1)中药新复方制剂(含单方制剂)

1)定义:中药新复方制剂(含单方制剂)是指有传统医药理论指导且未在国内外上市生产和销售的中药复方制剂或单方制剂。中药新复方制剂(含单方制剂)可采用饮片入药也可采用提取物入药(即多味饮片、提取物或有效成分等组方而成的制剂)。包括:主治为证候的新复方制剂、主治为病证结合的新复方制剂。

2)临床应用经验:对来源于我国传统医学的临床经验方的开发应提供既往的临床使用情况总结,通过对处方演变、理法方药分析以及处方发明人的典型医案和人群疗效重现等情况的总结分析,以此来充分评估该临床经验方在未来新药开发中可能的

临床治疗定位、制备工艺、拟用人群、用法用量、作用特点和处方安全有效等基本信息。

如果临床经验方的既往人用历史和临床应用情况总结比较全面且附有高质量的临床数据,申请人可与国家药品审评机构沟通交流以确定能否豁免部分非临床研究和/或人体早期临床试验。

3)豁免部分临床试验:如果中药新复方制剂(含单方制剂)具有充分、可靠的临床应用资料,且生产工艺、用法用量和拟用人群与既往临床应用基本一致的,可仅提供非临床安全性评价研究资料,临床研究可直接进行Ⅲ期临床试验。

如果中药新复方制剂(含单方制剂)具有一定的临床应用资料,生产工艺、用法用量和拟用人群与既往临床应用不一致的,应提供必要的工艺对比研究资料和非临床安全性评价研究资料,临床研究应当进行Ⅱ、Ⅲ期临床试验。

如果是作用全身的中药新复方制剂(含单方制剂)中含有大毒药材、剧毒药材或有研究发现有较大的人用安全性风险担忧,须先进行Ⅰ期耐受性试验和人体药代动力学试验。申请人可根据产品前期人用经验、拟定适应证、非临床安全性评价研究、Ⅰ期耐受性试验和/或人体药代动力学情况,向国家药品审评机构提出沟通交流以确定后续临床试验是直接进行Ⅲ期临床试验还是要开展Ⅱ、Ⅲ期临床试验。

4)不能豁免部分研究的情况:如果中药新复方制剂(含单方制剂)缺乏前期人用基础,应提供处方合理性和制剂工艺合理性的相关研究资料,并提供其制剂的药理毒理研究资料,临床研究应进行Ⅰ、Ⅱ、Ⅲ期临床试验。

(2)新的中药材代用品及其制剂

1)定义:新的中药材代用品是指替代已在我国上市的中药成方制剂处方中的涉及我国独有以及珍稀或濒危物种的药材,且未被国内外法定标准收载的药用物质。

2)一般要求:新的中药材代用品与被替代药材的物质基础基本一致的,可免药效学研究,但需提供非临床安全性评价研究资料,临床研究可只要求进行Ⅰ期耐受性试验和Ⅲ期临床试验。否则,应进行药理毒理研究和Ⅰ、Ⅱ、Ⅲ期临床试验。

3)临床试验的对照要求:新的中药材代用品临床试验时应评估其与被替代药材之间的疗效差异,

首选被替代药材的已上市单方制剂开展临床对比研究。

如没有已上市单方制剂,可选择以被替代药材为君药的已上市复方制剂为对照,用替代后的复方制剂与原复方制剂进行临床对比研究。

如前述两款情形均不符合的情况下,可选择3个含有被替代药材的已上市复方制剂为对照,用替代后的复方制剂与原复方制剂进行临床对比研究。

4)关于药材替换:国家药品监督管理部门可根据国内外监管形势的需要,以及药品不良反应监测和药物警戒的提示,对含有特定毒性药材的已上市制剂进行统一的药材替换。

如果申请人拟直接用其他已有国家标准的中药材替换复方制剂中的毒性药材或珍稀、濒危药材,以及拟直接删去处方中的毒性药材或珍稀、濒危药材,则应按中药改良型新药相关规定进行研究。

(3)新发现的药材及其制剂

1)定义:新发现的药材及其制剂是指未被国内外法定标准收载的药材及其制剂。

2)基本要求:新发现的药材及其制剂根据其有无民间应用资料的情况,以及生产工艺、用法用量和拟用人群与既往人用经验是否一致等信息,可就药理毒理和临床试验采取不同要求,具体可参照中药新复方制剂的相关规定执行。

**2. 改良型新药**

(1)定义:指对已上市销售中药、天然药物的剂型、给药途径、适应证等进行优化,且具有明显临床优势的药品。包括:①改变已上市销售中药、天然药物给药途径的制剂,即不同给药途径或吸收部位之间相互改变的制剂。②改变已上市销售中药、天然药物剂型的制剂,即在给药途径不变的情况下改变剂型的制剂。③中药增加功能主治,或天然药物增加适应证。

(2)改良型新药的标准:改良型新药的临床价值既可以是基于传统医学的标准也可以是基于现代医学的标准,但应有明确的临床证据证实改良型新药的临床价值。

(3)改良型新药的临床评价方法:改良型新药既可以按照传统医学的诊断和评价标准进行药物研发评价,也可以按照现代医学的诊断和评价标准进行药物研发评价,还可以按照现代医学和传统医学相结合的方式去进行药物研发评价。

一般情况下,改良型新药需通过设计良好的临床试验去证实其临床应用优势。以适应证或功能主治优化为目的改良型新药,其非临床研究和临床试验要求基本同创新药,但申请人可就产品具体研制情况与国家药品审评机构沟通交流以确定其能否豁免部分非临床研究和/或人体早期临床试验。

(4)对照药的选择:改良型新药如果是在原批准适应证或功能主治的基础上进行优化,则需根据适应证或功能主治优化的目的去合理选择对照药。除此之外,改良型新药均应选择原批准产品作为对照。

(5)一般要求:改良型新药如不涉及对原批准给药途径、用法用量和拟用人群的调整,可免非临床安全性评价研究,直接开展Ⅲ期临床试验。否则,应开展必要的非临床安全性评价研究和临床试验。

(6)鼓励性政策:改良型新药可参照《化学药物和生物制品临床试验与药品上市许可管理办法》有关"专利补偿与数据保护制度"的相关要求执行。

**3. 古代经典名方**

(1)定义:是指目前仍广泛使用、疗效确切、且具有明显特色与优势的清代及清代以前医籍所记载的方剂,并经国家相关部门对外正式公布后,根据传统工艺制成的中药制剂。

(2)基本要求:根据《中华人民共和国中医药法》有关规定,对来源于国家公布目录中的古代经典名方的中药制剂(以下简称经典名方制剂)申请上市按照简化标准审评审批(以下简称"简化审批")。

简化审批是指申请人对已被列入国家公布目录中的经典名方制剂申请生产上市时,可仅提供药学及非临床安全性评价研究资料,免报药理学研究资料和临床研究资料。

经典名方制剂不发给新药证书。

(3)简化审批的前提条件:实施简化注册审批的经典名方制剂应当符合以下条件。

1)处方中不含配伍禁忌或国家法定标准中标识有"剧毒""大毒""有毒"及现代毒理学证明确有较强毒性的药材。

2)处方中的药味有国家法定标准。

3)制备工艺应与古代医籍记载基本一致。

4）剂型应当接近传统用药方式。

5）给药途径与古代医籍记载一致,日用饮片量与古代医籍记载相当。

6）处方中的药味应尽量选用道地药材。

7）功能主治应当采用中医术语表述,并与古代医籍记载一致。

8）适用范围不包括急症、危重症和传染病,不涉及孕妇、婴幼儿等特殊用药人群。

（4）审评基本原则:国家药品审评机构根据国家公布的经典名方目录进行审评。该目录包括每个方剂的处方出处、处方药味及剂量、制法等基本内容。

4. **同方类似药.** 是指处方、剂型、日用生药量与已上市销售中药或天然药物原研药相同或者与具有充分的临床安全性及有效性证据的已上市销售中药或天然药物非原研药(原研药缺失时)相同,且在质量、安全性和有效性方面与该中药或天然药物具有相似性的药品。

5. **进口药.** 指境外上市的中药、天然药物申请在境内上市。包括境外上市的中药申请在境内上市和境外上市的天然药物申请在境内上市。

6. **天然药**

（1）定义:是指在现代医药理论指导下研制、评价和使用的药用物质及其制剂。其来源包括植物、动物和矿物,一般不包括来源于基因修饰动植物的物质、经微生物发酵或经化学等修饰的物质。天然药包括新的单一提取物制剂、新的提取物复方制剂、单一成分制剂和进口植物药。

（2）一般原则:天然药通常是按照现代植物药研发模式进行开发,故应遵循现代药物的研发理念和循证逻辑的要求。天然药的研制应注意以下四点。

1）应以现代医学标准指导临床试验方案的设计与评价。

2）活性成分或物质基础的确定应有充分的依据。

3）应有充分的研究数据说明处方合理性、安全性和有效性以及质量可控性。

4）确保药材资源的可持续利用。

鼓励单一成分制剂可进一步研究能否通过更加经济简便的人工合成技术以取代传统的提取分离和纯化技术。

（3）一般要求:天然药的研制应当按照现代医学的认识,基本清楚其药理作用机制和人体内代谢行为,明确适应证和拟用人群的临床获益风险大小。

（4）临床前研究:为保证药材资源的可持续利用及保护生态环境,天然药物一般不应以野生动植物为原材料,若确需使用非重点保护的野生动植物为原材料的,应提供相关研究资料说明相应品种的开发生产不会对药材资源和生态环境产生不利影响,鼓励研制者可使用不影响其生长、繁殖的药用部位为其原材料等。

天然药应进行系统的化学成分研究,明确所含大类成分的结构类型及主要成分的结构,并应研究确定活性成分或物质,物质基础基本明确。

天然药应提供充分的药理研究和非临床安全性评价研究资料以支持其临床研究的开发。

天然药的药理毒理研究应为其从实验室研究向人体研究的转化提供科学支持。药理毒理试验相关研究可分阶段在临床试验开展前、临床试验期间或上市后进行,有关要求可参照 ICH M3 执行。国家药品审评机构基于必要的非临床安全性评价研究结果支持天然药开展临床试验。

（5）临床研究:天然药的临床有效性和安全性应当采用现代医学的标准进行评价,适应证须采用现代医学术语予以规范描述。

对于在中国境内外均未上市的天然药物,应开展Ⅰ、Ⅱ、Ⅲ期临床试验,其中Ⅲ期确证性临床试验一般宜采用两个临床试验来说明其有效性。一般情况下,天然药需在健康受试者身上开展人体药代动力学研究。

天然药若是用于长期治疗不危及生命的疾病,可参照 ICH E1A 有关要求执行。申请人可与国家药品审评机构通过沟通交流方式确定该研究是在产品上市前要求还是在上市后要求。

（6）部分豁免:如果天然药在境外已按药品合法身份具有生产上市或销售使用的经验,则应提供其上市国家或地区所有相关的非临床和临床研究资料,以及产品上市后不良反应监测情况。原则上所有进口植物药应在中国人群身上开展人体药代动力学研究。

如果进口植物药的境外研究资料基本符合我国法规和技术要求,申请人可结合境外研究资料和中国人群的药代动力学研究结果与国家药品审评机构沟通交流以确定后续临床研究是直接进行Ⅲ期临床试验还是需进行Ⅱ、Ⅲ期临床试验。

如果进口植物药的境外研究资料不符合我国法规和技术要求,则应进行人体药代动力学试验和Ⅰ、Ⅱ、Ⅲ期临床试验,且Ⅲ期确证性临床试验一般宜采用两个临床试验来说明其有效性。

（7）全球同步研发：天然药的全球同步研发和国际多中心临床试验可参照"中药创新药"相关规定执行。

### （三）中药、天然药物注册申报资料项目

按照国家食品药品监督管理总局(CFDA)颁布的《中药、天然药物注册分类及申报资料要求（试行）》,中药、天然药物注册申报资料分为申报临床试验资料、申报生产资料、补充申请申报资料三个部分。中药、天然药物注册的申报资料内容分为药学研究资料、非临床研究资料及临床研究资料三个部分。但不同类别中药品种、不同注册分类的申报资料项目和要求不同,具体如下：

**1. 申报临床试验资料项目及撰写要求**

（1）资料项目编号及名称：中药、天然药物注册申报临床资料项目见表8-3。

表8-3　中药、天然药物注册申报临床资料项目

| 申报资料类别 | 申报资料项目编号及名称 | |
|---|---|---|
| 药学研究资料 | 模块1　组方药味及药材资源评估 | 1.1　组方药味 |
| | | 1.2　药材资源评估 |
| | | 1.3　参考文献 |
| | 模块2　药材产地加工与药材炮制 | 2.1　药材产地加工 |
| | | 2.2　药材净制 |
| | | 2.3　药材切制 |
| | | 2.4　药材炮炙 |
| | | 2.5　参考文献 |
| | 模块3　生产工艺 | 3.1　处方 |
| | | 3.2　制法 |
| | | 3.3　剂型及产品组成 |
| | | 3.4　生产工艺研究资料 |
| | | 3.5　中试 |
| | | 3.6　药理毒理试验用样品制备情况 |
| | | 3.7　参考文献 |

（续表）

| 申报资料类别 | 申报资料项目编号及名称 | |
|---|---|---|
| 模块4　成品质量 | | 4.1　成品质量标准 |
| | | 4.2　化学成分研究 |
| | | 4.3　质量研究 |
| | | 4.4　样品检验报告书 |
| | | 4.5　参考文献 |
| 模块5　稳定性 | | 5.1　稳定性总结 |
| | | 5.2　稳定性研究数据 |
| | | 5.3　直接接触药品的包装材料的选择 |
| | | 5.4　参考文献 |
| 模块6　药学研究资料总结报告 | | 6.1　主要研究结果总结 |
| | | 6.2　分析与评价 |
| 非临床研究资料 | 模块1　药理毒理研究综述 | 1.1　品种概述 |
| | | 1.2　药理毒理试验研究策略 |
| | | 1.3　药理学研究总结 |
| | | 1.4　毒理学研究总结 |
| | | 1.5　非临床药代动力学研究总结 |
| | | 1.6　综合概述和结论 |
| | | 1.7　参考文献 |
| | 模块2　药效学研究模块 | 2.1　目录 |
| | | 2.2　摘要 |
| | | 2.3　研究报告正文 |
| | | 2.4　试验材料 |
| | | 2.5　试验方法 |
| | | 2.6　试验结果 |
| | | 2.7　试验结论 |
| | | 2.8　个体数据 |
| | | 2.9　参考文献 |
| | 模块3　毒理学模块 | 3.1　毒理学研究概述 |
| | | 3.2　毒理学受试物情况 |
| | | 3.3　单次给药毒性试验 |
| | | 3.4　重复给药毒性试验 |
| | | 3.5　过敏性、刺激性、溶血性等主要与局部、全身给药相关的试验 |
| | | 3.6　遗传毒性试验 |
| | | 3.7　生殖毒性试验 |
| | | 3.8　致癌性试验 |
| | | 3.9　其他毒理学试验 |

（续表）

| 申报资料类别 | 申报资料项目编号及名称 | |
|---|---|---|
| 模块4　非临床药代动力学模块 | 4.1 | 药代动力学概述 |
| | 4.2 | 分析方法及验证报告 |
| | 4.3 | 吸收试验 |
| | 4.4 | 组织分布 |
| | 4.5 | 血浆蛋白结合 |
| | 4.6 | 排泄 |
| | 4.7 | 代谢（体外代谢、体内代谢、可能的代谢机制分析） |
| | 4.8 | 药物代谢酶的诱导或抑制 |
| | 4.9 | 药物相互作用 |
| | 4.10 | 其他研究 |
| 临床研究资料 | 模块1　立题目的与依据 | 1.1 | 品种概况 |
| | | 1.2 | 立题目的 |
| | | 1.3 | 立题依据 |
| | | 1.4 | 参考文献 |
| | 模块2　人用经验 | 2.1 | 证明性文件 |
| | | 2.2 | 既往临床应用情况概述 |
| | | 2.3 | 文献综述 |
| | | 2.4 | 既往临床应用总结报告 |
| | | 2.5 | 人用经验对立题依据的支持情况评价 |
| | | 2.6 | 参考文献 |
| | 模块3　临床试验综述资料 | 3.1 | 主要研究内容总结 |
| | | 3.2 | 分析与评价 |
| | 模块4　风险受益评估 | 4.1 | 风险 |
| | | 4.2 | 受益 |
| | 模块5　研究计划及方案 | 5.1 | 临床试验计划 |
| | | 5.2 | 临床试验方案 |
| | | 5.3 | 临床研究者手册 |
| | | 5.4 | 数据管理计划 |
| | | 5.5 | 统计分析计划 |
| | | 5.6 | 知情同意书样稿 |
| | | 5.7 | 伦理委员会批准件 |
| | | 5.8 | 科学委员会审查报告 |
| | 模块6　药品说明书及包装、标签 | 6.1 | 说明书样稿 |
| | | 6.2 | 起草说明 |

（2）资料项目撰写要求

**第一部分　药学研究资料**

**模块1　组方药味及药材资源评估**

1）组方药味：中药、天然药物的组方药味包括中药饮片、提取物和有效成分。用于中药组方的提取物、有效成分的起始原料为中药饮片，用于天然药物组方的提取物、有效成分的起始原料为净制后的药材。

a. 组方药味的来源：以列表的形式汇总处方中各个药味的来源，相关证明文件以及执行标准。相关示例如下。

| 药味 | 生产商/供应商 | 执行标准 | 药材产地 | 药材基原 | 批准文号/注册证号/备案号 | …… |
|---|---|---|---|---|---|---|
| | | | | | | |
| | | | | | | |
| | | | | | | |
| | | | | | | |

药材来源：应提供资料说明药材的基原（包括科名、中文名、拉丁学名）、药用部位、产地、采收期、产地加工方法、不同生长年限药材的质量差异、是否种植/养殖（人工生产）或来源于野生资源等信息。

对于药材基原易混淆品种，均需提供药材基原鉴定报告。多基原的药材除必须符合质量标准的要求外，必须固定基原，并提供基原选用的依据。

药材质量随产地不同而有较大变化时，应固定产地，固定产地并非一定固定在某一块地，而是必须在某一区域内，在这一区域内中药质量变化幅度较小，相对均一，提倡使用道地药材。

药材质量随采收期不同而明显变化时，应固定采收期。

涉及濒危物种的药材应符合国家的有关规定，并特别注意来源的合法性。

中药饮片来源：除"药材来源"项下内容以外，还应说明饮片炮制以及供应厂商等信息。

提取物和有效成分来源：外购提取物、有效成分，应提供其批准（备案）情况、制备方法及供应商等信息。

单独成方的提取物和有效成分，应按照相应的注册分类提供研究资料。

与其他药味组方的自制提取物和有效成分,应提供所用药材/饮片的来源信息(具体要求同上述"药材来源"部分),提供详细制备工艺及其工艺研究资料(具体要求同"模块3 工艺研究"部分)。

b. 组方药味的质量鉴定

提供组方药味的质量标准,检验报告书。

中药、天然药物组方药味的鉴定与检验的依据为国家药品标准。收载于地方标准或炮制规范中的药材和中药饮片标准,若已用于已上市中成药的组方,不视为无国家药品标准。若含有无国家标准的中药材,应建立药材的质量标准,提供质量标准研究资料(要求参照"模块4 成品质量"),申报新药材的,药材质量标准单独提供,其他情况,药材质量标准附于制剂质量标准之后;无国家标准的提取物和有效成分,应单独建立可控的质量标准,提供质量标准研究资料(要求参照"模块4 成品质量"),创新药单方制剂的提取物、有效成分的质量标准单独提供,其他自制提取物、有效成分的质量标准附于制剂质量标准之后。

组方药味的质量标准若过于简单,难以满足新药研究的要求时,应自行完善标准,并提供组方药味质量标准草案及起草说明,并提供药品标准物质及有关资料。如药材标准未收载制剂中所测成分的含量测定项时,应建立含量测定方法,并制定含量限度,但要注意所定限度应尽量符合原料的实际情况。完善后的标准可作为企业的内控标准。

对药材中可能含有的农残、真菌毒素、重金属、砷盐等杂质,应结合相关指导原则要求,控制限度。提取物和有效成分应特别注意有机溶剂残留的检查。

c. 药材生态环境、形态描述、生长特征、种植或养殖(人工生产)技术等。

无国家药品标准的药材需提供该份资料。

d. 组方药味质量标准草案及起草说明,药品标准物质及有关资料。

无国家药品标准的药材需提供该份资料。

e. 植物、动物、矿物标本,植物标本应当包括全部器官,如花、果实、种子等。

无国家药品标准的药材需提供该份资料。

2)药材资源评估:中药、天然药物新药的研制应当保障中药材来源的稳定和资源的可持续利用,并应关注对环境生态的影响。生产企业应在立项、研制、上市后的不同阶段开展药材资源评估。

药材资源评估是指中药、天然药物生产企业对一定时间段内所使用药材资源的预计消耗量与预计可获得量之间的关系以及产品生产对药材资源可持续利用可能造成的影响进行科学评估的过程。

药材资源评估内容及其评估结论的有关说明详见《中药资源评估技术指导原则》。

3)参考文献:提供引用文献和文件的出处。

**模块2 药材产地加工与药材炮制**

提供药材产地初加工、药材净制、切制、炮炙等详细过程,并提供加工依据。

1)药材产地加工:详细描述药材产地加工的方式方法及主要工艺参数。对鲜药材进行切制等处理的,应说明原因并明确加工后药材的规格。

2)药材净制:经净制的药材,应详细描述药材净制的方法,如挑选、风选、水选、筛选、剪、切、刮、削、剔除、刷、擦、碾、撞、抽、压榨等,净制处理后的药材应符合药用要求。

3)药材切制:经切制的药材,应详细说明切制类型和规格,切制前需经过软化处理的,需明确软化时间、吸水量、温度、浸润设备的技术参数等可能造成有效成分损失或破坏的影响因素。

4)药材炮炙:经炮炙的药材,应明确炮炙方法(如炒、炙、煨、煅、蒸、煮、烫、炖、霜水飞等)及具体工艺参数,加辅料炮炙的,应明确辅料来源、种类、用量及执行标准等情况。

炮炙方法应符合国家标准或各省、直辖市、自治区制定的炮制规范。如炮炙方法不为上述标准或规范所收载,应自行制定炮炙方法和炮炙品的规格标准,提供相应的研究资料。制定的炮炙方法应具有科学性和可行性。

5)参考文献:提供引用文献和文件的出处。

**模块3 生产工艺**

1)处方:提供1000个制剂单位的处方组成。

2)制法

a. 制备工艺流程图:按照制备工艺步骤提供完整、直观、简洁的工艺流程图,应涵盖所有的工艺步骤,标明主要工艺参数和所用提取溶媒等。

b. 详细制备方法:以中试批次为代表,按单元操作过程描述工艺(包括包装步骤),明确操作流程、工艺参数和范围。在描述各单元操作时,应结合不同剂型、工艺的特点关注主要工艺步骤与参数。

3）剂型及产品组成

a. 说明具体的剂型和规格,规格项下需明确单位剂量中的饮片量、提取物量或有效成分量。以表格的方式列出单位剂量产品的处方组成,列明各药物(如饮片、提取物、有效成分等)及辅料在处方中的作用,执行的标准。对于制剂工艺中用到但最终去除的溶剂也应列出。

| 药物及辅料 | 用量 | 作用 | 执行标准 |
|---|---|---|---|
| | | | |
| 制剂工艺中使用到并最终去除的溶剂 | | | |

b. 说明产品所使用的包装材料及容器。

4）生产工艺研究资料:应围绕产品的安全性、有效性和质量可控性开展中药、天然药物的生产工艺研究工作,兼顾经济性。

a. 中药饮片/净制后药材前处理工艺

切制:中药饮片/净制后药材需进行切制处理的,应详细说明切制的类型和规格,切制前需经过软化处理的,需明确软化时间、吸水量、温度、浸润设备的工艺参数等可能造成有效成分损失或破坏的影响因素。

粉碎:中药饮片/净制后药材需进行粉碎处理的,应详细说明粉碎的方式方法、粉碎粒度及依据,并注意出粉率。含挥发性成分的药材应注意粉碎温度;含糖、胶质或蛋白(如动物药)较多且质地柔软的药材应注意粉碎方法;毒性药材应单独粉碎。

灭菌:中药饮片/净制后药材或切制、粉碎后的中药饮片/净制后药材需进行灭菌处理的,应说明灭菌的方法和具体工艺参数,提供灭菌工艺选择依据。

b. 提取纯化工艺研究

提取纯化工艺描述:描述提取纯化工艺流程、主要工艺参数及范围等。

提取纯化工艺路线筛选研究:提供提取纯化工艺路线筛选研究资料。

提取纯化工艺路线筛选研究内容和相关要求详见《中药、天然药物提取纯化工艺研究技术指导原则》。另外,需要关注以下问题:

工艺路线研究直接关系到新药研发的成败,新药的注册申请人应承担新药工艺研究的主体责任。

与有效性相关的工艺路线筛选研究,一般可从以下4个方面考虑:

临床用药经验。采用的工艺路线与已有人用经验(如医院制剂等)的工艺路线相同,或工艺路线与传统中药工艺路线相同的,可视为工艺路线与临床用药经验相符。如临床以汤剂形式给药,工艺路线选择水煎煮提取(若药物所含多糖等大分子的生物活性与其有效性无关,采用水提醇沉也可视为相符的特例)等。

药效学证据。在有合适的药效模型和主要药效学指标的情况下,以临床用药形式(如汤剂)为对照,进行工艺路线的对比研究,可以为工艺路线的合理性评价提供有益参考。

已知有效成分。工艺路线是否与传统中药工艺相符,或主要已知有效成分是否充分保留。

其他。其他能支持工艺合理性的依据。从研究的角度,支持工艺路线合理性的证据越多,后期临床试验失败的风险越小,从多角度充分证明工艺路线的合理性,有助于提高新药研发的成功率。对于无充分依据说明工艺路线合理性的,新药的注册申请人应对可能因工艺路线的合理性问题而引发的研发风险负责。

与安全性相关的工艺路线研究应在临床试验开始前完成。

工艺条件考察:提供主要工艺参数的确定依据,如:提取、分离、纯化等工艺参数的考察试验方法、考察指标、验证试验等。生产工艺参数范围的确定应有相关研究数据支持。

提取纯化工艺条件研究内容和相关要求详见《中药、天然药物提取纯化工艺研究技术指导原则》。另外,生产工艺与生产设备密切相关,应树立生产设备是为药品质量服务的理念,生产设备的选择应符合生产工艺的要求。

提取纯化工艺验证:提供提取纯化工艺重复或放大试验验证研究数据,说明提取纯化工艺参数的科学、合理和可行性。

c. 浓缩

浓缩工艺描述:描述浓缩工艺方法、主要工艺参数及范围、生产设备等。

浓缩工艺研究:提供浓缩工艺方法、主要工艺参数的确定依据,如考察试验方法、考察指标、验证试验等。生产工艺参数范围的确定应有相关研究数据支持。

浓缩工艺研究内容和相关要求详见《中药、天然药物提取纯化工艺研究技术指导原则》。另外,生产工艺与生产设备密切相关,应树立生产设备是为药品质量服务的理念,生产设备的选择应符合生产工艺的要求。

浓缩工艺验证:提供浓缩工艺重复或放大试验验证研究数据,说明浓缩工艺参数的科学、合理和可行性。

d. 干燥

干燥工艺描述:描述干燥工艺方法、主要工艺参数及范围、生产设备等。

干燥工艺研究:提供干燥工艺方法以及主要工艺参数的确定依据,如考察试验方法、考察指标、验证试验等。工艺参数范围的确定应有相关研究数据支持。

干燥工艺研究内容和相关要求详见《中药、天然药物提取纯化工艺研究技术指导原则》。

干燥工艺验证:提供干燥工艺重复或放大试验验证研究数据,说明干燥工艺参数的科学、合理和可行性。

e. 制剂成型工艺

制剂成型工艺描述:描述制剂成型工艺流程、主要工艺参数及范围等。

剂型选择:提供剂型选择依据。

剂型选择研究内容和相关要求详见《中药、天然药物制剂研究技术指导原则》。另外,中药、天然药物口服固体制剂剂型筛选研究中,应视需要进行溶出度考察;已有国家药品标准品种的剂型改变,应在对原剂型的应用进行全面、综合评价的基础上有针对性地进行,应当采用新技术以提高药品的质量和安全性,且与原剂型比较有明显的临床应用优势,以充分阐述改变剂型的必要性和所选剂型的合理性。

制剂处方前研究(提取物的特性研究):提供详细的提取物特性研究资料。

制剂处方前研究内容和相关要求详见《中药、天然药物制剂研究技术指导原则》。

辅料研究:提供详细的辅料筛选研究资料。

辅料研究内容和相关要求详见《中药、天然药物制剂研究技术指导原则》。

制剂处方筛选研究:提供详细的制剂处方筛选研究资料,通过处方筛选研究,初步确定制剂处方组成,明确所用辅料的种类、型号、规格、用量等。

制剂处方筛选研究内容和相关要求详见《中药、天然药物制剂研究技术指导原则》。

制剂成型工艺研究:提供详细的制剂成型工艺研究资料。

制剂成型研究内容和相关要求详见《中药、天然药物制剂研究技术指导原则》。

制剂相关特性:对与制剂性能相关的理化性质,如 pH、相对密度、融变时限、崩解时限、水分、硬度、溶化性、澄明度、溶出度等进行分析。同方类似药应提供自研产品与原研产品的质量特性对比研究结果。

制剂成型工艺的优化:制剂成型工艺研究应注意实验室条件与中试和生产的衔接,考虑大生产制剂设备的可行性、适应性。在制剂研究过程中,特定的制剂技术和设备往往可能对成型工艺,以及所使用辅料的种类、用量产生很大影响,应正确选用、固定所用设备及其工艺参数,以减少批间质量差异,保证药品的安全、有效,及其质量的一致。

制剂生产工艺进行优化的,应重点描述工艺研究的主要变更(包括批量、设备、工艺参数等的变化)及相关的支持性验证研究。

汇总研发过程中代表性批次(包括但不限于中试放大批次等)的样品情况,包括:批号、生产时间及地点、批规模、用途(如用于稳定性试验等)、分析结果(例如含量及其他主要质量指标)。示例如下:

**表×× 批分析汇总**

| 批号 | 生产日期 | 生产地点 | 规模 | 收率 | 样品用途 | 样品质量 | |
|------|---------|---------|------|------|---------|---------|---------|
| | | | | | | 含量 | 其他指标 |
| | | | | | | | |
| | | | | | | | |

制剂成型工艺验证:提供制剂工艺重复或放大试验验证研究数据,说明制剂工艺参数的科学、合理和可行性。

5) 中试

a. 生产商:根据实际情况填写。如不适用,可不填。

b. 批处方：以表格的方式列出中试放大规模产品的批处方组成，列明各药物（如饮片、提取物、有效成分等）及辅料执行的标准。

| 药物及辅料 | 用量 | 执行标准 |
|---|---|---|
|  |  |  |
| 制剂工艺中使用到并最终去除的溶剂 |  |  |
|  |  |  |

处方饮片的投料方式可采用混批投料（即对饮片进行质量均一化处理后投料）。要求：所用饮片应符合法定标准的要求，质量可追溯，混批调配的指标合理（如指纹图谱、浸出物及指标成分含量等）。

c. 工艺描述：按单元操作过程描述中试批次样品的工艺（包括包装步骤），明确操作流程、工艺参数和范围。

d. 辅料、生产过程中所用材料：以列表的形式汇总所用辅料、生产过程中所用材料的来源、相关证明文件以及执行标准。相关示例如下：

| 辅料 | 规格（或型号） | 生产商/供应商 | 批准文号/注册证号 | 执行标准 | …… |
|---|---|---|---|---|---|
|  |  |  |  |  |  |
|  |  |  |  |  |  |

| 生产过程中所用材料 | 规格（或型号） | 生产商/供应商 | 批准文号/注册证号 | 执行标准 | …… |
|---|---|---|---|---|---|
|  |  |  |  |  |  |
|  |  |  |  |  |  |

提供辅料、生产过程中所用材料生产商的检验报告以及制剂生产商对所用辅料、生产过程中所用材料的检验报告。

如所用辅料系在已上市辅料基础上根据制剂给药途径的需要精制而得，例如精制为注射给药途径用，需提供精制工艺选择依据、详细的精制工艺及其验证资料、精制前后的质量对比研究资料、精制产品

的注射用内控标准及其起草依据。

如对辅料制定了内控标准，应提供内控标准。

e. 主要生产设备：提供中试过程中所用主要生产设备的信息，如提取罐、浓缩罐等型号、生产厂、关键技术参数；过滤滤器的种类和孔径；配液、灌装容器规格等。

f. 关键步骤和提取物（中间体）的控制：列出所有关键步骤及其工艺参数控制范围。提供研究结果支持关键步骤确定的合理性以及工艺参数控制范围的合理性。

列出中间体的质量控制标准，包括项目、方法和限度，必要时提供方法学验证资料。明确中间体（如浸膏等）的得率范围。

g. 中试生产数据：一般情况下，中试研究的投料量为制剂处方量（以制成 1 000 个制剂单位计算）的 10 倍以上。装量大于或等于 100 ml 的液体制剂应适当扩大中试规模；以有效成分、提取物为原料或以全生药粉入药的制剂，可适当降低中试研究的投料量，但均要达到中试研究的目的。半成品率、成品率应相对稳定。

中试研究一般需经过多批次试验，以达到工艺稳定的目的。申报临床研究时，一般应提供 3 批稳定的中试研究数据，包括批号、投料量、半成品量、辅料量、成品量、成品率等。

h. 成品检验结果：提供成品自检结果。与样品含量测定相关的药材，应提供所用药材与中试样品含量测定数据，并计算转移率。

6）药理毒理试验用样品制备情况：申报临床试验时，应提供资料说明药理毒理试验用样品生产情况。一般应包括：

a. 药理毒理试验用样品的生产数据汇总，包括批号、投料量、样品得量、用途等。

b. 制备药理毒理试验用样品所用组方药味的来源、批号以及自检报告等。

c. 制备药理毒理试验用样品用主要生产设备的信息。

d. 药理毒理试验用样品的质量标准、自检报告及相关图谱等。

7）参考文献：提供引用文献和文件的出处。

**模块 4  成品质量**

1）成品质量标准：提供药品质量标准草案及起草说明，并提供药品标准物质及有关资料。

需要关注以下问题：

a. 质量标准制定依据：说明各质控项目设定的考虑，总结分析各检查方法选择以及限度确定的依据，未纳入标准项目的考虑及确定依据。

b. 保障不同批次药品质量一致的措施：鼓励在中药复方新药的质量标准中建立指纹图谱（特征图谱）等方法，鼓励进行生物活性检测的探索，以尽可能通过检验反映产品的整体质量状况。中药新药质量标准中的含量测定限度等质量要求应有合理的范围。

c. 对照品：在药品研制过程中如果使用了药典对照品，应说明来源并提供说明书和批号。在药品研制过程中如果使用了自制对照品，应提供详细的含量和纯度标定过程。

d. 进口申请提供的质量标准的中文本必须按照中国国家药品标准的格式整理报送。

2）化学成分研究

a. 化学成分研究文献资料综述：提供化学成分研究的文献资料，分析说明与提取工艺、制剂生产、制剂性能相关的主要化学成分及其理化性质。

b. 化学组分的研究资料：提供化学成分研究的试验资料，包括化学成分的系统研究（提取、分离、结构鉴别）和分析研究资料及相关图谱等。

3）质量研究：提供质量研究工作的试验资料及文献资料。一般包括以下内容：

a. 分析方法：列明质量标准中各项目的检查方法。

b. 分析方法的验证

列入标准项目的分析方法学验证：按照现行版《中华人民共和国药典》中有关的指导原则逐项提供方法学验证资料，并提供相关验证数据和图谱。

未列入标准项目的分析方法学验证：按照现行版《中华人民共和国药典》中有关的指导原则逐项提供方法学验证资料，并提供相关验证数据和图谱。

c. 外源性污染物分析：对于可能含有的农残、重金属、砷盐、真菌毒素、溶剂残留、树脂残留等杂质，分析杂质的产生来源，结合相关指导原则要求，控制限度。对于最终质量标准中是否进行控制以及控制的限度，应提供依据。

4）样品检验报告书：临床试验前报送资料时提供至少1批样品的自检报告。

5）参考文献：提供引用文献和文件的出处。

**模块5　稳定性**

1）稳定性总结：总结所进行的稳定性研究的样品情况、考察条件、考察指标和考察结果，并提出贮存条件和有效期。示例如下：

a. 试验样品

**表××　样品情况**

| 批号 | |
| --- | --- |
| 规格 | |
| 组方药味来源和执行标准 | |
| 生产日期 | |
| 试验开始时间 | |
| 生产地点 | |
| 批量[注] | |
| 包装/密封系统的性状（如包材类型、性状和颜色等） | |

注：稳定性研究需采用中试或者中试以上规模的样品进行研究。

b. 研究内容

**表××　常规稳定性考察结果**

| 项目 | | 放置条件 | 考察时间 | 考察项目 | 分析方法及其验证 |
| --- | --- | --- | --- | --- | --- |
| 影响因素试验 | 高温 | | | | |
| | 高湿 | | | | |
| | 光照 | | | | |
| | 其他 | | | | |
| | 结论 | | | | |
| 加速试验 | | | | | |
| 长期试验 | | | | | |
| 其他试验 | | | | | |
| 结论 | | | | | |

填表说明：

影响因素试验的"结论"项中需概述样品对光照、温度、湿度等哪些因素比较敏感，哪些因素较为稳定，作为评价贮藏条件合理性的依据之一。

"其他试验"是指根据样品具体特点而进行的相关稳定性研究，如中药贴剂、乳剂等进行的低温试验，注射剂进行的容器密封性试验等。

"分析方法及其验证"项需说明采用的方法是否为已验证并列入质量标准的方法。如所用方法和质量标准中所列方法不同，或质量标准中未包括该项目，应在上表中明确方法验证资料在申报资料中的位置。

**表×× 使用中产品稳定性研究结果**

| 项目 | 放置条件 | 考察时间 | 考察项目 | 分析方法及其验证 | 研究结果 |
|---|---|---|---|---|---|
| 配伍稳定性 | | | | | |
| 多剂量包装产品开启后稳定性 | | | | | |
| 制剂与用药器具的相容性试验 | | | | | |
| 其他试验 | | | | | |

### c. 研究结论

| 内包材 | |
|---|---|
| 贮藏条件 | |
| 有效期 | |
| 对说明书中相关内容的提示 | |

2）稳定性研究数据

以表格形式提供稳定性研究的具体结果，并将稳定性研究中的相关图谱作为附件。

a. 影响因素试验：

**表×× 影响因素试验**

批号：（一批样品）　　批量：　　规格：

| 考察项目 | 限度要求 | 光照试验 4 500 Lux（天） | | | 高温试验 60℃（天） | | | 高湿试验 92.5% RH（天） | | |
|---|---|---|---|---|---|---|---|---|---|---|
| | | 0 | 5 | 10 | 0 | 5 | 10 | 0 | 5 | 10 |
| 性状 | | | | | | | | | | |
| 鉴别 | | | | | | | | | | |
| 水分 | | | | | | | | | | |
| 澄清度 | | | | | | | | | | |
| 含量 | | | | | | | | | | |
| 其他项目 | | | | | | | | | | |

说明：影响因素试验的要求详见《中药、天然药物稳定性研究技术指导原则》。

b. 加速试验

**表×× 加速试验**

批号：（三批样品）　批量：　　规格：
包装：　　　　　考察条件：

| 考察项目 | 限度要求 | 时间（月） | | | | |
|---|---|---|---|---|---|---|
| | | 0 | 1 | 2 | 3 | 6 |
| 性状 | | | | | | |
| 鉴别 | | | | | | |

（续表）

| 考察项目 | 限度要求 | 时间（月） | | | | |
|---|---|---|---|---|---|---|
| | | 0 | 1 | 2 | 3 | 6 |
| 水分 | | | | | | |
| 澄清度 | | | | | | |
| 含量 | | | | | | |
| 其他项目 | | | | | | |

说明：加速试验的要求详见《中药、天然药物稳定性研究技术指导原则》。

### c. 长期试验

**表×× 长期试验**

批号：（三批样品）　　批量：　　　规格：
包装：　　　考察条件：

| 考察项目 | 限度要求 | 时间（月） | | | | | | | |
|---|---|---|---|---|---|---|---|---|---|
| | （低/高） | 0 | 3 | 6 | 9 | 12 | 18 | 24 | 36 |
| 性状 | | | | | | | | | |
| 鉴别 | | | | | | | | | |
| 水分 | | | | | | | | | |
| 澄清度 | | | | | | | | | |
| 含量 | | | | | | | | | |
| 其他项目 | | | | | | | | | |

说明：长期试验的要求详见《中药、天然药物稳定性研究技术指导原则》。

### d. 使用中产品稳定性试验

批号：（一批样品）　　批量：　　规格：　　包装：

| 考察项目 | 限度要求 | 配伍稳定性（h） | 多剂量包装产品开启后稳定性（次） | 制剂与用药器具的相容性试验（h） |
|---|---|---|---|---|
| 性状 | | | | |
| 鉴别 | | | | |
| 水分 | | | | |
| 澄清度 | | | | |
| 含量 | | | | |
| 其他项目 | | | | |

说明：使用中产品稳定性试验是在接近药品的实际使用条件下进行的稳定性试验，包括配伍稳定性、多剂量包装产品开启后稳定性、制剂与用药器具的相容性试验等。

3）直接接触药品的包装材料的选择

a. 包材类型、来源及相关证明文件：

| 项目 | 包装容器 | 配件(注²) |
|---|---|---|
| 包材类型(注¹) | | |
| 包材生产商 | | |
| 包材注册证号 | | — |
| 包材注册证有效期 | | |
| 包材质量标准编号 | | |

注¹：关于包材类型，需写明结构材料、规格等。例如，铝塑泡罩包装，组成为：3.2VC/铝、3.2VC/3.2E/3.2VDC/铝、3.2VC/3.2VDC/铝；复合膜袋包装，组成为：聚酯/铝/聚乙烯复合膜袋、聚酯/低密度聚乙烯复合膜袋。

注²：表中的配件一栏应包括所有使用的直接接触药品的包材配件。如：塑料输液容器用组合盖、塑料输液容器用接口等。

提供包材的检验报告（可来自包材生产商或供应商）。

b. 阐述包材的选择依据：直接接触药品的包装材料的选择应符合《药品包装材料、容器管理办法》（暂行）、《药品包装、标签规范细则》（暂行）及相关要求，提供相应的注册证明和质量标准。在选择直接接触药品的包装材料时，应对同类药品及其包装材料进行相应的文献调研，证明选择的可行性，并结合药品稳定性研究进行相应的考察。

c. 描述针对所选用包材进行的支持性研究：在某些特殊情况或文献资料不充分的情况下，应加强药品与直接接触药品的包装材料的相容性考察。特别是含有有机溶剂的液体制剂或半固体制剂。一方面可以根据迁移试验结果，考察包装材料中的成分（尤其是包材的添加剂成分）是否会渗出至药品中，引起产品质量的变化；另一方面可以根据吸附试验结果，考察是否会由于包材的吸附/渗出而导致药品浓度的改变、产生沉淀等，从而引起安全性担忧。采用新的包装材料，或特定剂型，在包装材料的选择研究中除应进行稳定性实验需要进行的项目外，还应增加相应的特殊考察项目。

4）参考文献：提供引用文献和文件的出处。

### 模块6　药学研究资料总结报告

药学研究资料总结报告是申请人对所进行的药学研究结果的总结、分析与评价。

1）主要研究结果总结

a. 组方药味及药材资源评估：说明组方药味法定标准出处。简述组方药味新建立的质量控制方法及限度。无法定标准的组方药味，说明是否按照相关技术要求进行了研究或申报，简述结果。

简述药材资源评估情况。

b. 药材产地加工与药材炮制：简述药材产地加工与药材炮制情况。

c. 生产工艺

剂型选择及规格的确定依据：根据试验研究结果和/或文献，简述剂型选择及规格确定的依据。

制备工艺的研究：简述制剂处方和制法。若为改良型新药或同方类似药，还需简述现工艺和原工艺的异同及有关参数的变化情况。

简述制备工艺路线、工艺参数及确定依据，如：前处理、提取、分离、纯化、浓缩、干燥、成型工艺研究的试验方法、考察指标、辅料种类和用量等。说明是否建立了中间体的相关质量控制方法，简述检测结果。

简述中试研究结果和质量检测结果，包括批次、投料量、辅料量、中间体得量（率）、成品量（率）。说明成品中含量测定成分的实际转移率。

评价工艺的合理性，分析工艺的可行性。

辅料的质量标准：说明辅料法定标准出处。简述辅料新建立的质量控制方法及限度。无法定标准的辅料，说明是否按照相关技术要求进行了研究及申报，简述结果。

d. 质量标准

性状：简述性状项内容及样品性状检测结果。

鉴别：简述质量标准中列入的鉴别项目、方法及结果，包括所采用的鉴别方法、鉴别药味、对照药材和/或对照品、阴性对照结果、方法是否具有专属性。对未列入质量标准的药味说明不列入质量标准（草案）正文的原因。说明对照品和/或对照药材的来源。

检查：说明检查项目、检查依据、检查方法及结果。并简述与安全性有关的指标是否建立了质量控制方法和限度，如：重金属及有害元素、有机溶剂残留量、农药残留量、黄曲霉毒素、大孔树脂残留物等。

浸出物测定：说明是否建立了浸出物测定方法，简述检测结果。

含量测定：说明含测指标的确定依据、方法学研究结果、样品测定的批次、含量限度制定的依据、对照品的来源及纯度等。说明非法定来源的对照品是否按照相关技术要求进行了研究，简述研究结果。

简述样品的自检结果。

评价所制订质量标准的合理性和可控性。

e. 稳定性研究：简述稳定性考察结果，包括考察样品的批次、时间、方法、考察指标与结果、直接接触药品的包装材料和容器等。需要进行影响因素考察的，还需简述影响因素的考察结果。评价样品的稳定性。

2) 分析与评价：对组方药味及药材资源评估研究、剂型选择、工艺研究、质量控制研究、稳定性考察的结果进行总结，分析各项研究结果之间的联系。结合临床应用背景、药理毒理研究结果及相关文献等，分析药学研究结果与药品的安全性、有效性之间的相关性。评价工艺合理性、质量可控性，初步判断稳定性。

## 第二部分 非临床研究资料

### 模块 1 药理毒理研究综述

药理毒理研究综述应为所申请药物的药理学、药代动力学、毒理学评估提供综合性和关键性评价。应对非临床试验策略进行讨论并说明理由。应说明所提交非临床安全性研究是否符合药品非临床研究质量管理规范（GLP）的状态。

撰写按照以下顺序：品种概述、药理毒理试验研究策略、药效学研究总结、非临床药代动力学研究总结、毒理学研究总结、综合概述和结论、参考文献。

1) 品种概述：药品名称和注册分类，申请阶段。介绍药物组成（处方，尽量含辅料，尤其是含有特殊辅料时）、规格、申请的功能主治/适应证、拟定用法用量（包括剂量和持续用药时间信息）、人日用量（需明确制剂量、饮片量）。

简要介绍立题依据，如处方来源、人用经验等。

2) 药理毒理试验研究策略：结合申请类别、处方来源或人用背景资料、申请的功能主治/适应证等，介绍进行各项研究的研究思路及策略。

3) 药理学研究总结：简要概括药理学研究的主要结论。应总结和评估主要药效学研究。若有次要药效学研究，应按照器官系统总结次要药效学的相关研究，并进行评估。如果进行了药效学药物相互作用研究，则在此部分进行简要概述。

讨论药效学试验对拟申请功能主治/适应证的相关性和支持程度。

4) 毒理学研究总结：简要归纳毒理学研究的主要结果，并说明研究的 GLP 状态。

按以下顺序进行总结：毒理学研究概述、单次给药毒性试验、重复给药毒性试验、遗传毒性试验、生殖毒性试验、致癌性试验、制剂安全性试验（刺激性、溶血性、过敏性试验等）、其他毒性试验、试验结果讨论和结论，并附列表总结。

5) 非临床药代动力学研究总结：简要概括非临床药代动力学研究的主要内容，包括生物分析方法概述、各项试验结果，分析其吸收、分布、排泄、代谢特征。

需要关注所采用种属和品系是否与在药理学和毒理学评估中所用的种属和品系相同，其结果是否支持药效和毒理学动物种属的选择。

6) 综合概述和结论：对药效学、毒理学、药代动力学研究进行综合评估。

分析主要药效学试验的量效关系（如起效剂量、有效剂量范围等）及时效关系（如起效时间、药效持续时间或最佳作用时间等），并对药理作用特点及其与拟申请功能主治的相关性进行综合评价。

分析各项毒理学试验结果，综合分析及评价各项安全性试验结果之间的相关性，种属和性别的差异性。如单次给药毒性试验之间、重复给药毒性试验之间以及单次给药与重复毒性试验之间的毒性反应和靶器官的相关性；静脉注射的重复给药毒性试验与过敏性、溶血性及局部刺激性试验结果的相关性；体外试验与体内试验结果的相关性；啮齿类和非啮齿类动物毒性反应的差异性等。

重点分析受试物和/或活性代谢物的药代动力学特征，如吸收速率和程度、药物分布的主要脏器、消除的主要途径、与血浆蛋白的结合程度等。评价受试物剂量与药代动力学参数的关系（是否为线性动力学过程）。分析与评价缓、控释制剂中主要活性成分的药代动力学的缓、控释特性，以及复方制剂的药代动力学相互作用特性。

分析药效学、毒理学与药代动力学结果之间的相关性。如药效作用部位、毒性靶器官及受试物分布和/或消除途径之间的关系，吸收速率与起效时间的关系，作用维持时间与药物消除速率的关系。若试验结果之间、试验结果与文献报道之间相互矛盾，应分析其可能原因。

结合其他专业进行综合分析：

应结合药效学和毒理学研究结果，对所有可能影响有效性或引起安全性方面担忧的药学方面的因素加以考虑和分析。如药学方面，综合分析有效性和安全性与处方、工艺及质量标准之间的关系。当毒理学研究出现了与处方中药材特点不相符合而又难以解释的毒性反应时,应结合制备工艺,分析其毒性产生的可能原因,并阐明工艺的合理性。

应对药理毒理研究与临床研究的相关性进行分析:分析药效学试验结果与拟定的功能主治的关系,主要药效学有效剂量或起效剂量与拟定的临床试验剂量的关系。分析毒理学安全剂量与Ⅰ期临床初始剂量的关系,提示供临床参考的毒性反应、毒性靶器官、中毒剂量和临床研究期间需监测的指标等。分析动物药代动力学研究结果对临床人体药代动力学研究的参考意义。基于申报适应证/功能主治就获益与风险进行评估,确定是否可支持临床试验,以及临床试验的风险控制措施,或上市后说明书相关内容。

通过以上分析,对申请药品进行临床试验的风险效益进行评估。

7)参考文献:提供有关的参考文献,必要时应提供全文。

**模块2　药效学研究模块**

非临床药效学研究是通过动物或体外、离体试验来获得药物有效性信息,包括药效学作用及其特点、药物作用机制等。

承担非临床药效学试验的单位必须具备进行所承担项目相关的试验条件与设备。

药效学申报资料应列出试验设计思路、试验实施过程、试验结果及评价,为进行临床试验提供非临床试验支持依据。

可参考以下撰写格式:

1)目录

2)摘要:简要描述主要药效学试验内容,包括动物模型、给药方式(周期、剂量、途径等)、组别设置(对照和剂量组设置,与临床拟用量的倍数关系)、主要观察指标及主要试验结果。

3)研究报告正文:先介绍试验设计总体思路。再逐个试验撰写报告。最后进行药效学试验综合评价,根据试验结果提出主要药效学研究的结论,是否支持拟申请临床适应证。

每个试验报告中,应包括以下内容(但不仅限于):

4)试验材料:包括受试药物、检测试剂与仪器、实验动物与环境等。

5)试验方法:应有详细的试验方法介绍,可追溯试验过程。

包括:剂量设计、药液配制、动物适应性饲养、实验分组、观察指标(包括具体检测方法)、统计方法等。

6)试验结果:用文字和表格形式对主要结果进行简要描述,重点描述表征动物主要药效学的相关指标。

应有结果分析过程,包括统计学意义和生物学意义分析。

7)试验结论:总结试验结果,分析对申请的功能主治所提供的信息,作出是否可支持进行临床试验的结论。

8)个体数据:提供单个动物性别、体重、给药情况、主要药效指标变化等。

9)参考文献:列出所参考的文献。对于重要的对评价提供参考的重要文献(如特殊模型的制备方法),应提供参考文献全文。

**模块3　毒理学模块**

创新药在进入人体试验之前,应进行相应的非临床安全性研究。非临床安全性研究包括:安全药理学试验,单次给药毒性试验,重复给药毒性试验,遗传毒性试验,生殖毒性试验,致癌性试验,依赖性、过敏性(局部、全身和光敏毒性)、溶血性和局部(血管、皮肤、黏膜、肌肉等)刺激性、依赖性等主要与局部、全身给药相关的特殊安全性试验资料和文献资料,其他毒性(如免疫毒性试验)等。

毒理学研究资料应列出试验设计思路、试验实施过程、试验结果及评价。

撰写顺序如下:

1)毒理学研究概述

2)毒理学受试物情况

3)单次给药毒性试验

4)重复给药毒性试验

5)过敏性、刺激性、溶血性等主要与局部、全身给药相关的试验

6)遗传毒性试验

7)生殖毒性试验

8)致癌性试验

9)其他毒理学试验

**模块4　非临床药代动力学模块**

非临床药代动力学研究是通过体外和动物体内的研究方法,揭示药物在体内的动态变化规律,获得

药物的基本药代动力学参数,阐明药物的吸收、分布、代谢和排泄的过程和特征。

报告撰写按照以下顺序进行:

1) 药代动力学概述

2) 分析方法及验证报告

3) 吸收试验

4) 组织分布

5) 血浆蛋白结合

6) 排泄

7) 代谢(体外代谢、体内代谢、可能的代谢机制分析)

8) 药物代谢酶的诱导或抑制

9) 药物相互作用

10) 其他研究

## 第三部分 临床研究资料

### 模块1 立题目的与依据

1) 品种概况:药品名称和注册分类。如有附加申请,需说明附加申请事项、理由及依据。

2) 立题目的

a. 拟定功能主治、适应证及临床定位:中药新药一般用"功能主治"表述,天然药物新药一般用"适应症"表述。中药新药"功能"表述用语原则上应该符合中医表述习惯,"主治"一般应该有相应的中医证候或中医病机的表述或限定。有明确的中西医疾病者,应该根据临床研究的结果确定中西医疾病的合理表述。临床定位是指药物在拟定目标适应病证中预期的治疗作用,该作用应具有公认的临床价值。

应提供拟定功能主治、适应证及临床定位的确定依据,包括但不限于文献分析、药理研究、前期临床研究结果等。经典名方还应提供古今文献对拟定功能主治的具体论述和相关表述的历史沿革及释义。

b. 疾病概要、现有治疗手段、未解决的临床需求:详细论述拟选择适应病证的病因、病机、治疗等研究现状及存在的主要问题。如涉及西医疾病,则需分别论述中西医理论对拟用于疾病和/或证候发病原因、发病机制的认识、国内外研究现状(包括如发病率、患病率、病死率、病残率等)及中西医治疗现状及存在的主要问题、未被满足的临床需求等。

c. 同类药物国内外研究和上市情况,本品国内外上市情况,本品的特点及拟解决的问题:论述中医治疗拟用于疾病和/或证候的主要优势和特点并进行古今中医的治疗对比分析,与国内外已上市同类品种的比较,针对未被满足的临床需求,说明本品预期的安全性、有效性特点和拟解决的问题。

还可以进行与处方治法、适应证接近的同类已上市品种循证医学评价。

3) 立题依据

a. 处方组成及标准:提供申报品种处方组成、剂量、剂型、规格、折合日服生药总量、处方中各药材标准出处及折合日服生药量、与法定用量的比较、是否含有毒性药材及十八反、十九畏等配伍禁忌。

如处方中还有毒性药材,需特别明确毒性药材的主要毒性及日用量是否超出法定用量要求。

如处方中含有贵细药材、濒危药材等,应提供资源分析及保证资源可持续利用的分析说明。

新的提取物或有效成分制成的制剂,应说明新提取物或有效成分制剂的临床拟用剂量的确定依据。

如为进口申请,还应提供生产国家或者地区药品管理机构出具的允许药品上市销售及该药品生产企业符合药品生产质量管理规范的证明文件、公证文书以及出口国物种主管当局同意处方各组成的出口证明。

b. 来源及历史沿革:来源于古方的中药新药应提供原方最早出处(著作名称),来源著作所标注的原发明人或设计者、编著者、颁布的所处朝代或年代、颁布单位(注明是否为当时的官方机构)等;提供原文记载的各药物记载药量、原方功能主治、原方剂型、原文记载的处方药物煎服法及使用方法、适应人群的历史沿革,包括后世引用文献中被广泛应用的功用、主治证候或疾病等,原方剂型和/或拟上市后所采用的剂型之间的差异;说明申报品种与原处方组成药物及药物剂量是否存在差异(若药物组成有变化需说明依据)以及处方剂量换算依据,并说明申报品种剂量选择的合理性。需提供著作原文中各药物记载药量、拟研发处方药物的剂量、古今药量的换算关系及依据等。

来源于临床经验方的应说明处方的出处,原处方各药药量、功能主治、剂型、用法用量、疗程等,以及原处方临床使用过程中的应用、筛选或演变过程。

其他来源的处方应参照上述情形说明处方出处和历史沿革。

c. 理论阐述:从组方所依据的理论说明申报品

种功能主治或适应证与方中药物配伍关系。

d. 处方合理性：说明申报品种与已上市品种处方的比较情况，论证处方的合理性。

如为创新药，还需说明处方的创新性和潜在的临床价值，处方中如含有贵细药材、濒危药材和毒性药材等，应论证使用的必要性和合理性；处方组成或所含成分与已上市药品类似的，如申报品种处方为已上市药品基础上进行处方加减化裁而来的，或已有由同类成分组成的有效提取物及其制剂上市的，或申报品种所含成分含有已上市的有效提取物等，应进行充分比较，提供充分依据以说明申报处方的合理性、与已上市药物相比可能具有的技术创新性、明显临床应用优势和特点等。

如为改良型新药，还需说明拟改良的合理性依据，与原研药相比可能具有的技术创新性和明显临床优势。

如为同方类似药，还需说明参比药物的选择依据、比较与参比药物的功能主治、日服生药量是否一致，与参比药物质量和安全性、有效性是否类似等。

e. 处方专利说明：提供申报品种处方、工艺、用途等的国内外专利及其权属状态的说明，以及对他人的专利不构成侵权的声明，并提供相关证明性资料和文件。

4）参考文献：提供有关的参考文献全文，外文文献还应同时提供中文译本。

**模块 2　人用经验**

1）证明性文件：提供申报品种既往临床应用的证明性文件。

如来源于院内制剂的，需要提供院内制剂的批准文件及其质量标准等附件、院内制剂使用机构合法登记证明文件、批准后连续生产情况、使用范围及销售情况等。

如来源于名老中医临床经验的医疗机构协定处方，需要提供处方人资质的证明文件、处方使用的授权文件、使用机构合法登记证明文件、协定处方确定时间、连续使用情况、适用范围等证明性文件及支持文件。

如有省部级、国家级科研立项资助的，还应提供相关证明性文件及结题验收证明。

如为同方类似药，应提供参比药物的相关证明性文件，如药物批准证明文件等。

如为境外已上市品种，应简述原产国及全球范围申请注册上市的国家和地区（包括已上市、已撤市和申请未被批准的）监管部门对于本品的监管类别、方式、要求、临床使用规定、批准历史、变更情况、批准条件、撤市原因、未被批准原因及相关技术要求等。

2）既往临床应用情况概述：提供申报品种既往临床应用的综述，包括申报品种相关文献综述和申报品种既往临床应用总结两部分，简述其有效性、安全性结果。

3）文献综述：提供申报品种相关文献，包括历代古代文献综述（历代医家对处方临床应用经验的综合论述和分析，对其药物组成特点、临床适应证、临床使用注意，煎服法等等的论述）、现代文献综述［临床疗效文献评价，当代医家临床应用经验，临床适应证（疾病或证候）、疗效分析及处方使用方法等］。注意分析讨论文献中处方与申报品种之间的关系。

4）既往临床应用总结报告：提供申报品种相关的临床应用的有效性、安全性总结，包括临床应用经验的总结报告和开展进行的各类临床试验报告等。总结报告应有主要研究者和负责单位的签字或盖章。具体撰写要求可参考《中药、天然药物临床试验报告的撰写原则》等相关技术要求、指导原则。

如为已上市品种，还应提供对上市后各种渠道收集的安全性信息的总结。

如为同方类似药，应提供参比药物经国家食品药品监督管理总局批准进行临床试验的总结资料。

如有境外开展的以注册上市为目的的临床试验，还应提供境外监管部门同意进行临床试验的证明性文件、临床试验计划与方案、境外进行所有临床研究的完整研究报告及附件以及监管部门对临床试验的审评意见及其中文译本。

5）人用经验对立题依据的支持情况评价：评价现有申报品种相关文献和申报品种既往临床应用总结对于立题依据的支持情况。需要比较文献报道及既往临床应用与申报品种在药味组成、剂量、用法用量、功能主治以及制备方法等各个方面的异同，充分说明现有人用经验对于立题依据的支持情况。

6）参考文献：提供有关的参考文献全文，外文文献还应同时提供中文译本。与申报品种密切相关的文献应有特殊标注。

**模块 3　临床试验综述资料**

1）主要研究内容总结：本部分内容为支持进入

临床试验的所有与临床有关的理论与试验研究资料的简要介绍。应注意围绕适应病证,对处方合理性、创新性及临床试验的科学性、可行性进行简明扼要的论述。

a. 命名依据:简述药品命名依据。

b. 立题目的与依据:简述拟选择适应病证的病因、病机、治疗等研究现状及存在的主要问题;如涉及西医疾病,还应简述现代医学对发病原因、发病机制的认识以及现有治疗手段、未解决的临床需求。简述本品的特点及拟解决的问题和临床定位,本品国内外上市情况、同类药物国内外研究和上市情况。

简述处方来源、应用、筛选或演变过程,说明处方合理性依据。如按照中医理论组方,应简述处方中君、臣、佐、使及各自功用。如处方中含有毒性药材及十八反、十九畏等配伍禁忌,应明确。如为创新药,则需说明处方的创新性和临床价值;如为改良型新药,则需说明拟改良的合理性依据,与原研药相比可能具有的技术创新性和明显临床优势;如为同方类似药,则需说明原标准出处,比较现标准与原标准的功能主治、日用原料药量是否一致,与原研药质量和安全性、有效性是否类似。

如有相关的人用经验,还应简述原临床适应病证、用法、用量、疗程、疗效特点、安全性情况以及文献报道情况、对立题依据的支持情况。

c. 临床试验计划与方案:临床试验计划应明确拟进行的临床试验各期的试验目的,概述试验方案要点,以反映临床试验的整体思路,需要关注临床试验方案的科学性和对安全性风险的控制,保障受试者的安全。以下仅提供了Ⅰ期人体耐受性试验和Ⅱ期临床试验方案综述格式和内容撰写要求。

Ⅰ期人体耐受性试验方案需简述试验目的,受试者选择,主要试验方法,明确单次给药初始剂量、最大剂量、剂量梯度及确定依据,多次给药组组别设置、剂量、给药方法、给药时间确定的原则和方法,说明终止指标、观测指标、观测时点,预计可能出现的不良反应等。

Ⅱ期临床试验方案需根据试验目的和试验具体内容撰写。如存在多个适应病证,应分别撰写;对于同一适应病证,如存在针对不同试验目的设计的多个试验,也应分别撰写。需要简述试验目的,纳入标准和排除标准的关键内容,诊断标准出处或依据,临床试验设计方法(例如假设检验类别、随机化方法、盲法水平、样本含量确定方法、对照药物及选择依据、进行剂量研究应说明不同剂量设置依据等),数据管理与统计学分析的原则,试验药物和对照药物的给药途径、剂量、给药次数、疗程和有关合并用药的规定,明确是否进行随访及相关规定,明确主要疗效指标和次要疗效指标,安全性指标,可能出现的不良反应,疗效评价方法及依据等。

2)分析与评价:以处方和适应病证为关注重点,从立题目的、立题依据、临床试验计划与方案的合理性和可行性等方面对申请注册药物进行客观的综合分析与评价。应特别关注与已上市用于相同适应病证的品种比较、申报品种与已上市品种处方的比较情况,本品的临床定位、优点、特点及开发意义和价值。申报品种组成与拟选择适应病证病因、病机、治法之间的对应关系。所述结论应来源于文献资料和前期已有的研究结果,应具体、客观、具有逻辑性。关注临床试验方案的科学性和对安全性风险的控制,是否参考了药学、药效学、毒理学试验结果及先期临床研究结果,是否符合法规要求、伦理要求和临床实际。

**模块 4 风险受益评估**

风险/受益评估,一般是指受试者使用受试药物以后所能获得的治疗方面的受益与所承担的风险之间平衡的把握,应该充分考虑临床价值在风险/受益评估中的重要性,以评价其是否具有上市价值。

受益主要体现在所治疗疾病的病情程度的改善,疾病持续时间的缩短,生命维持时间的延长和生存质量的提高等方面。风险主要包括不良反应的类型、严重程度、持续时间及发生频率等。

对于临床试验申请,申请人应基于方案评估现有风险控制措施能否控制受试者风险。

**模块 5 研究计划及方案**

1)临床试验计划:临床试验计划应反映临床试验的整体思路及实施方法。药物临床试验是一个有逻辑、有步骤的过程,早期试验结果应用于指导后期临床试验设计。本资料应明确拟进行的临床试验各期的试验目的,概述试验方案要点,以反映临床试验的整体思路。

2)临床试验方案:临床试验研究方案应对拟定的适应证、用法用量等临床试验的重要内容进行详细描述,并有所报送的研究资料支持。临床试验方案应科学、完整,并有对与拟定试验的潜在风险和受益相关的非临床和临床资料进行的重要分析的综合性摘要。鼓励申请人提供的临床试验方案事先通过伦理委员会和科学委员会审查。

3）临床研究者手册：是指所申请药物已有的临床试验资料和非临床试验资料的摘要汇编，目的是向研究者和参与试验的其他人员提供资料，帮助他们了解试验药物的特性和临床试验方案。研究者手册应当简明、客观。

4）数据管理计划：是指由临床试验的数据管理人员依据临床试验方案书写的一份详细、全面地规定并记录临床试验的数据管理任务的独立文件，内容包括人员角色、工作内容、操作规范等。

5）统计分析计划：是指包括试验涉及的全部统计学考虑的一份独立文件，应比试验方案中描述的分析要点具有更多技术细节，且具有实际的可操作性。

6）知情同意书样稿：鼓励申请人提供知情同意书样稿。

7）伦理委员会批准件：鼓励申请人提供的临床试验方案事先通过伦理委员会审查。

8）科学委员会审查报告：鼓励申请人建立科学委员会，对品种研发过程及结果等进行全面审核，保障数据的科学性、完整性和真实性。申请人应一并提交对研究资料的自查报告。

**模块 6　药品说明书及包装、标签**

申请人应按照有关规定起草药品说明书样稿，撰写说明书各项内容的起草说明，并提供有关安全性和有效性等方面的最新文献。鼓励申请人在申请临床试验时根据申报品种的处方特点、既往人用经验、拟定的临床定位等撰写药品说明书。

**（3）申报资料撰写说明**

1）本申报资料项目及要求适用于中药、天然药物创新药、改良型新药、经典名方、同方类似药以及进口药。申请人需要按照上述格式和技术要求整理、提交研究资料，并需注意基于不同注册分类、不同申报阶段的要求提供相应资料。申报资料的格式、目录及项目编号不能改变，对应项目无相关信息或研究资料，项目编号和名称也应保留，可在项下注明"无相关研究内容"或"不适用"。由于中药、天然药物的多样性和复杂性，在申报时，应当结合具体品种的特点进行必要的相应研究。如果申请人要求减免资料，应当充分说明理由。申报资料的撰写还可

参考相关法规、技术要求及指导原则的相关规定。

2）同方类似药按与原研药质量和疗效一致的原则开展研究。未能与原研药进行对比研究的，应按照创新药的技术要求开展研究。药学研究未达到与原研药一致性要求的，不应再进行其他研究。

3）进口申请提供的生产国家或者地区政府证明文件及全部技术资料应当是中文本并附原文。

4）药学申报资料撰写说明

a. 申请人需注意基于不同申报阶段的要求提供相应药学研究资料。

模块 1 分阶段要求：申请临床试验前，应明确药材的基原及药用部位，了解是否含濒危药材。

Ⅱ期临床试验前及实施期间，应对处方中药材的产地、采收期、产地加工及不同生长年限药材的质量差异进行系统研究或文献研究，为确定保证药材质量一致的方法提供依据；提供药材的资源评估报告。

Ⅲ期临床试验前，应确定Ⅲ期临床试验样品制备用药材的基原、产地、采收期、产地加工及质量要求等；开展药材可持续利用研究。

模块 2 分阶段要求：申请临床试验前，应明确处方饮片的炮制方法。

模块 3 分阶段要求：申请临床试验前，应研究确定工艺路线、主要工艺参数，确定剂型，完成工艺的小试、中试。

Ⅱ期临床试验前及实施期间，应确定药材前处理的方法及条件；应进一步研究确定工艺参数、制剂处方、成型工艺，完成工艺放大研究；如工艺参数需根据常规生产的要求进行调整，或根据临床试验需要调整剂型、规格，应进行相应研究，必要时应提出补充申请。

Ⅲ期临床试验前，应完成工艺验证等研究，基本确定生产工艺规程、生产过程中质量控制方法和"生产现场检查用生产工艺"；Ⅲ期临床试验用样品的制备过程有完整的记录，包括所用药材、饮片、中间体的质量检验报告等相关详细资料。

模块 4 分阶段要求：申请临床试验前，应建立初步的质量标准，对毒性成分进行有效控制。

Ⅱ期临床实验前及实施期间，应研究完善质量标准，提高标准的可控性，探索质量标准中的质控指标与临床安全性及有效性的关联。

Ⅲ期临床试验前，应研究完善质量标准，提高标

准的可控性,尽可能将质量标准中的质控指标与临床安全性及有效性的关联。

模块5分阶段要求:申请临床试验前,应完成初步的稳定性研究。

Ⅱ期临床实验前及实施期间,稳定性研究应支持临床期间样品的稳定性。

Ⅲ期临床试验前,应以能够反映药品质量的指标继续进行稳定性考察。

b. 申请人应基于不同申报阶段撰写相应的药学研究资料总结报告。药学研究资料总结报告的信息是基于申报资料的抽提,各项内容和数据应与申报资料保持一致。

c. 药品注册申报资料所附的色谱数据和图谱的纸面文件可参照原国家食品药品监督管理局药品审评中心发布的《药品研究色谱数据工作站及色谱数据管理要求(一)》的相关内容准备,建议对每项申报资料所附图谱前面建立交叉索引表,说明图谱编号、申报资料中所在页码、图谱的试验内容。

用于准备药品注册申报资料的色谱数据的纸面文件应采用色谱数据工作站自动形成的输出文件形式,内容应包括如下相关信息:

标明使用的色谱数据工作站,并保留色谱数据工作站固有的色谱图谱头信息,包括:实验者、试验内容、进样时间、运行时间等,进样时间(指 injection time)精确到秒,对于软件本身使用"acquired time""作样时间""试验时间"等含糊表述的,需说明是否就是进样时间。

应带有存盘路径的数据文件名。这是原始性、追溯性的关键信息,文件夹和文件名的命名应合理、规范和便于图谱的整理查阅。

色谱峰参数应有保留时间(保留到小数点后三位)、峰高、峰面积、定量结果、积分标记线、理论板数及其他系统适用性要求的参数等。

申报资料的色谱数据的纸面文件还应包括色谱数据的审计追踪信息(如色谱数据的修改删除记录及原因)。

5) 非临床研究资料撰写说明

a. 非临床安全性研究应执行GLP规范,并在通过GLP认证的单位进行;承担非临床药效学试验的单位必须具备进行所承担项目相关的试验条件与设备。在证明性文件中,安全性试验资料应当提供相应的药物非临床研究质量管理规范证明文件,药效学试验资料应当提供实验室资质证明文件。

b. 药效学资料要求:中药、天然药物新药,应提供主要药效学试验资料,为药物进入临床试验提供试验证据。药物进入临床试验的非临床有效性证据包括中医药理论、临床应用经验和药效学研究。根据处方来源不同,以上证据所占有权重不同,进行试验时应予综合考虑。

药效学试验设计时应考虑中医药特点,根据受试物的功能主治(或适应证),选择合适的试验项目,进行主要药效学研究。

新药材及制剂、单一成分及其制剂、提取物及其制剂,应进行全面的药效学研究,包括作用机制研究或探索研究。有效成分及或有效部位的确定时应采用主要模型进行研究。

单一成分及其制剂中,如有由同类成分组成的已在国内上市销售的从单一植物、动物、矿物等物质中提取纯化得到的提取物及其制剂,则应当与该提取物进行药效学及其他方面的比较,以证明其优势和特点。

提取物及其制剂,提取物纯化的程度应经系统筛选研究确定,该过程中所进行的药理毒理研究应体现在药理毒理申报资料中;如其中含有已上市销售的从植物、动物、矿物等中提取的单一成分,则应当与其进行药效学及其他方面的比较,以证明其优势和特点。

中药复方制剂,根据处方来源和组成、功能主治、制备工艺等可减免部分试验资料。

古代经典名方,生产工艺与传统的制备工艺基本一致,功能主治也采用原传统应用的功能主治,可不进行非临床药效学试验。

有中医药理论支持、来源于有大量临床应用经验的中药复方制剂,如能提供系统的临床应用有效性资料,药效学试验可相应弱化,若这类复方制剂的生产工艺如与源于临床的制备工艺基本一致,则可不进行非临床药效学试验。

依据现代药理研究结果组成的中药、天然药物复方制剂,需采用试验研究的方式来说明组方配伍配比的合理性,并通过药效学试验来提供有效性信息,以支持进行临床试验。

天然药物复方制剂应采用主要药效学试验或毒理研究证明组方的合理性,必要时应说明处方组成之间的相互作用。天然药物复方制剂应当提供充分的非临床有效性研究资料,并进行作用机制研究。应当提供多组分药效、毒理相互影响的试验资料及文献资料。

天然药物的非临床有效性研究,应重视天然药物活性成分筛选、确认阶段的药效学研究,为天然药物立题提供支持依据;应关注天然药物非临床有效性研究的剂量探索。药效学试验受试物所采用的剂量应在预试验的基础上确定。对于主要药效学试验的关键指标,应进行量效关系的研究。必要时,还应与阳性对照药进行量效关系的比较研究;应进行天然药物作用机制和作用特点的研究,为临床试验合理设计提供必要的信息。

改良型新药,应根据其立题依据来确定药效学资料的要求,若立题依据在于或包含提高有效性,应进行相应的对比性药效学研究资料,以说明改良的优势。

增加中药的功能主治的中药或天然药物增加适应证,应提供支持新功能主治/适应证的药效学研究研究资料(结合针对新适应证的临床资料评价可适当减免)。

进口药根据其处方组成情况,提供相应的药效学研究资料。

c. 毒理学研究资料要求:中药、天然药物制成的新药,应尽可能获取较多的安全性信息。根据其立题依据的不同,对其安全性的认知不同,毒理学试验要求会有所差异。

单一成分、新药材及其制剂,应进行全面的毒理学研究,包括安全药理学试验、单次给药毒性试验、重复给药毒性试验、遗传毒性试验、生殖毒性试验等,根据给药途径、制剂特点可能需要进地相应的制剂安全性试验,其余试验根据品种具体情况确定。

复方制剂中若含有新药材,需按新药材要求提供毒理学资料。

其余类别的中药,根据非临床安全性担忧程度的不同,提供相应的毒理学试验资料,若减免部分试验项目,应提供充分的理由。

天然药物复方制剂应当提供多组分药效、毒理相互影响的试验资料及文献资料。必要时,天然药物还应进行毒性机制的探索研究。

改良型新药,若立题依据在于或包含提高安全性的,应进行毒理学对比研究,设置原剂型/原给药途径/原工艺进行对比,以说明改良的优势。

中药增加功能主治,或天然药物增加适应证,需延长用药周期或者增加剂量者,应当提供支持相应延长或增加的毒理学资料。

若适用人群包括儿童人群,应提供支持相应儿童年龄段的重复给药毒理学试验资料。

一般情况下,安全药理学、单次给药毒性、支持相应临床试验周期的重复给药毒性、遗传毒性试验资料、过敏性、刺激性、溶血性试验资料或文献资料应在申请临床试验时提供。后续需根据临床试验进程提供支持不同临床试验给药期限或支持上市的重复给药毒性试验。生殖毒性试验根据风险担忧程度在不同的临床试验开发阶段提供。致癌性试验资料一般可在申请上市时提供。

用于育龄人群并可能对生殖系统产生影响的新药(如治疗性功能障碍药、促精子生成药、促孕药、保胎药、具有性激素样作用或有细胞毒作用等的新药),应进行遗传毒性试验。在人体试验开始前,应完成标准组合的遗传毒性试验;若出现可疑或阳性试验结果,应进一步进行其他相关试验。对于其他需进行遗传毒性研究的中药、天然药物,如长期毒性试验中发现有异常增生、处方中含有高度怀疑的遗传毒性的药味或成分等,应根据具体情况提供相应的遗传毒性研究资料,并根据具体情况来确定所需要进行的遗传毒性试验的内容及进行的时间。

用于育龄人群并可能对生殖系统产生影响的新药(如治疗性功能障碍药、促精子生成药、促孕药、保胎药、具有性激素样作用或有细胞毒作用等的新药)以及遗传毒性试验阳性、重复给药毒性试验中发现对生殖系统有明显影响的药物,应根据具体情况提供相应的生殖毒性研究资料,这时需根据具体情况来确定生殖毒性试验内容及进行的时间。此类天然药物应在申请临床试验前完成相应的生殖毒性试验。

当有效成分或其代谢产物与已知致癌物质有关或相似,或当药物预期连续用药6个月以上,或治疗慢性反复发作性疾病而需经常间歇使用时,必须提供致癌性试验资料。若所含成分具有致癌性可疑结构,或在重复给药毒性试验或其他毒性试验中发现有细胞毒性或者对某些脏器生长有异常促进作用的,或者遗传毒性试验结果为阳性的,应提供致癌性试验。致癌性试验资料一般应在上市前完成。

若药物制剂经皮肤、黏膜、腔道、血管等非口服途径给药,需要根据给药途径及制剂特点提供相应的特殊安全性试验资料资料,如研究对用药局部产生的毒性(如刺激性、局部过敏性等)、对全身产生的毒性(如全身过敏性、溶血性等)。应在临床试验前完成。

具有依赖性倾向的新药,应提供药物依赖性试验。

药物研发的过程中,若受试物的工艺发生可能影响其安全性的变化,应进行相应的安全性研究。

d. 非临床药代动力学研究资料要求:对于活性成分单一的中药、天然药物,参考化学药非临床药代动力学研究要求。

对于非单一活性成分但物质基础基本清楚的中药,其中药效或毒性反应较强、含量较高的成分,一般需进行药代动力学探索性研究。对于活性成分复杂且物质基础不清楚的中药,应根据对其中部分已知成分文献研究的基础上,重点考虑对明确毒性的成分进行非临床药代动力学研究。若有足够证据表明某类结构相似的一类成分中某一个成分的药代动力学属性可以代表该类成分的药代动力学特征,可从同类成分中选择一个代表性成分进行测定。被测成分应根据机体的暴露水平和暴露形式,以及药效作用/安全性相关性等因素来确定。

缓、控释制剂,临床前应进行非临床药代动力学研究,以说明其缓、控制特征;若为改剂型品种还应与原剂型进行药代动力学比较研究;若为同方类似药的缓、控释制剂,应进行非临床药代动力学比较性研究。

在进行中药、天然药物非临床药代动力学研究时,应充分考虑中药、天然药物所含化学成分不同于化学合成药物的特点,结合其特点选择适宜的方法开展体内过程或活性代谢产物的研究,为后续研发提供参考。

若拟进行的临床试验中涉及与其他药物(特别是化学药)联合应用,应考虑通过体外、体内试验开展药物相互作用研究。

天然药物,应进行体内过程的探索研究,以主要活性成分进行体内吸收、分布、代谢和排泄研究,了解其药代动力学基本特点。应当充分考虑天然药物不同于化学药物的特点,对天然药物体内过程适宜性评价应当充分结合药物的作用特点,开展活性代谢产物的跟踪研究。鼓励在天然药物研发的早期进行体内过程的评价研究,为给药途径的确定及后续研发提供参考数据。

多成分天然药物,在尽可能多地了解所含成分体内暴露程度的基础上,鼓励选择其中能反映主要药效的主要活性成分进行非临床药代动力学探索性研究。

若临床试验中涉及天然药物拟与其他药物联合应用的试验内容,应当对该天然药物与拟联合用药的已上市药品的相互作用进行研究,包括通过体外和体内药物代谢研究来评价药物间可能存在的相互作用。

6) 临床试验资料撰写说明

a. 处方组成或所含成分与已上市药品类似的,如申报品种处方为已上市药品基础上进行处方加减化裁而来的,或已有由同类成分组成的提取物或有效成分及其制剂上市的,或申报品种所含成分含有已上市的提取物或有效成分等,应与已上市药物进行比较,以证明申报品种优势和特点。

b. 处方中含有毒性药材或无法定标准的原料,或非临床安全性试验结果出现明显毒性反应等有临床安全性担忧的中药注册申请,应当进行Ⅰ期临床试验。

c. 处方组成符合中医药理论、有充分人用经验支持的中药复方制剂,至少应当进行Ⅱ、Ⅲ期临床试验。

d. 对于新的中药材代用品应提供人体耐受性试验资料以及通过相关制剂进行的临床试验资料,如果代用品为单一成分,还应当进行药代动力学试验并提供相关文献资料。

e. "改变国内已上市销售中药、天然药物给药途径的制剂"的临床试验研究应在药学研究与非临床有效性、安全性试验研究后,并初步评估了剂型改变对药物成分及其吸收利用与有效性、安全性的影响基础上,根据相关法规要求,参照相关技术指导原则,进行临床试验研究,以证明改剂型的合理性和必要性,以及临床应用方面的优势。

具体临床试验研究的设计应根据改剂型的立题目的和依据进行,如定位于提高有效性,临床试验研究应采用优效性设计。

新剂型的功能主治或适应证原则上应与原剂型相同,其中无法通过临床试验验证的,应提供相应的资料。

临床试验需根据试验目的、科学合理性、可行性等原则选择对照药物,改剂型研究一般需选择原剂型作为对照药。

f. "改变国内已上市销售中药、天然药物剂型的制剂"应提供充分依据说明其科学合理性,且与原剂型比较有明显的临床应用优势。

缓释、控释制剂应根据普通制剂的人体药代动力学参数及临床实际需要作为其立题依据,临床前研究应当包括缓释、控释制剂与其普通制剂在药学、生物学的对比研究试验资料,临床研究包括人体药代动力学和临床有效性及安全性的对比研究试验资料,以说明此类制剂特殊释放的特点及其优势。

g. "中药增加功能主治,或天然药物增加适应证"临床试验应当按照下列进行:

增加中药新的功能主治,需延长用药周期或者增加剂量者,临床试验按新药要求;增加中药新的功能主治,用药周期和服用剂量均不变者,至少应进行确证性临床试验。

h. 进口药应提供在国内进行的人体药代动力学研究和临床试验资料,原则上首次申请进口注册且国内尚无相同药品上市的品种,所有适应证均须在中国进行临床试验。

i. 用于长期治疗不危及生命疾病的药物(如连续治疗 6 个月或以上,或者间断治疗的累计时间大于 6 个月),需进行长期给药的安全性研究,暴露 6 个月的受试者 300 至 600 例和暴露至少 1 年的受试者 100 例。药物延长的暴露试验可以从 Ⅲ 期临床试验开始。

### 2. 申报生产资料项目及撰写要求

(1)资料项目编号及名称

见表 8-4。

**表 8-4 中药、天然药物注册申报生产资料项目**

| 申报资料类别 | 申报资料项目编号及名称 | |
|---|---|---|
| 药学研究资料 | 模块 1 组方药味及药材资源评估 | 1.1 组方药味 |
| | | 1.2 药材资源评估 |
| | | 1.3 参考文献 |
| | 模块 2 药材产地加工与药材炮制 | 2.1 药材产地加工 |
| | | 2.2 药材净制 |
| | | 2.3 药材切制 |
| | | 2.4 药材炮炙 |
| | | 2.5 参考文献 |

（续表）

| 申报资料类别 | 申报资料项目编号及名称 | |
|---|---|---|
| 药学研究资料 | 模块 3 生产工艺 | 3.1 处方 |
| | | 3.2 制法 |
| | | 3.3 剂型及产品组成 |
| | | 3.4 生产工艺研究资料 |
| | | 3.5 工艺及过程控制验证 |
| | | 3.6 临床试验所用样品制备情况 |
| | | 3.7 生产现场检查用生产工艺资料 |
| | | 3.8 参考文献 |
| | 模块 4 成品质量 | 4.1 成品质量标准 |
| | | 4.2 化学成分研究 |
| | | 4.3 质量研究 |
| | | 4.4 样品检验报告书 |
| | | 4.5 参考文献 |
| | 模块 5 稳定性 | 5.1 稳定性总结 |
| | | 5.2 稳定性研究数据 |
| | | 5.3 直接接触药品的包装材料的选择 |
| | | 5.4 上市后的稳定性研究方案及承诺 |
| | | 5.5 参考文献 |
| | 模块 6 药学研究资料总结报告 | 6.1 主要研究结果总结 |
| | | 6.2 分析与评价 |
| 非临床研究资料 | 模块 1 药理毒理研究综述(含临床试验期间的补充研究) | 1.1 品种概述 |
| | | 1.2 药理毒理试验研究策略 |
| | | 1.3 药理学研究总结 |
| | | 1.4 毒理学研究总结 |
| | | 1.5 非临床药代动力学研究总结 |
| | | 1.6 综合概述和结论 |
| | | 1.7 参考文献 |
| | 模块 2 药效学研究模块(含临床试验进行的药理研究) | 2.1 目录 |
| | | 2.2 摘要 |
| | | 2.3 研究报告正文 |
| | | 2.4 试验材料 |
| | | 2.5 试验方法 |
| | | 2.6 试验结果 |
| | | 2.7 试验结论 |
| | | 2.8 个体数据 |
| | | 2.9 参考文献 |

（续表）

| 申报资料类别 | 申报资料项目编号及名称 | |
|---|---|---|
| 非临床研究资料 | 模块 3　毒理学模块（含临床试验进行的毒理研究） | 3.1　毒理学研究概述 |
| | | 3.2　毒理学受试物情况 |
| | | 3.3　单次给药毒性试验 |
| | | 3.4　重复给药毒性试验 |
| | | 3.5　过敏性、刺激性、溶血性等主要与局部、全身给药相关的试验 |
| | | 3.6　遗传毒性试验 |
| | | 3.7　生殖毒性试验 |
| | | 3.8　致癌性试验 |
| | | 3.9　其他毒理学试验 |
| | 模块 4　非临床药代动力学模块 | 4.1　药代动力学概述 |
| | | 4.2　分析方法及验证报告 |
| | | 4.3　吸收试验 |
| | | 4.4　组织分布 |
| | | 4.5　血浆蛋白结合 |
| | | 4.6　排泄 |
| | | 4.7　代谢（体外代谢、体内代谢、可能的代谢机制分析） |
| | | 4.8　药物代谢酶的诱导或抑制 |
| | | 4.9　药物相互作用 |
| | | 4.10　其他研究 |
| 临床研究资料 | 模块 1　立题目的与依据 | 1.1　品种概况 |
| | | 1.2　立题目的 |
| | | 1.3　立题依据 |
| | | 1.4　参考文献 |
| | 模块 2　人用经验 | 2.1　证明性文件 |
| | | 2.2　既往临床应用情况概述 |
| | | 2.3　文献综述 |
| | | 2.4　既往临床应用总结报告 |
| | | 2.5　人用经验对立题依据的支持情况评价 |
| | | 2.6　参考文献 |
| | 模块 3　临床试验综述资料 | 3.1　主要研究内容总结 |
| | | 3.2　分析与评价 |
| | 模块 4　风险受益评估 | 4.1　风险 |
| | | 4.2　受益 |
| | 模块 5　研究计划及方案 | 5.1　临床试验计划 |
| | | 5.2　临床试验方案 |
| | | 5.3　临床研究者手册 |

（续表）

| 申报资料类别 | 申报资料项目编号及名称 | |
|---|---|---|
| 临床研究资料 | 模块 6　研究报告 | 5.4　数据管理计划 |
| | | 5.5　统计分析计划 |
| | | 6.1　临床试验报告 |
| | | 6.2　数据管理报告 |
| | | 6.3　统计分析报告 |
| | | 6.4　临床试验数据库电子文件 |
| | | 6.5　知情同意书样稿 |
| | | 6.6　伦理委员会批准件 |
| | | 6.7　科学委员会审查报告 |
| | 模块 7　药品说明书及包装、标签 | 7.1　说明书样稿 |
| | | 7.2　起草说明 |

**（2）资料项目撰写要求**

**第一部分　药学研究资料**

**模块 1　组方药味及药材资源评估**

1）组方药味：中药、天然药物的组方药味包括中药饮片、提取物和有效成分。用于中药组方的提取物、有效成分的起始原料为中药饮片，用于天然药物组方的提取物、有效成分的起始原料为净制后的药材。

a. 组方药味的来源：以列表的形式汇总处方中各个药味来源，相关证明文件及执行标准。相关示例如下：

| 药味 | 生产商／供应商 | 执行标准 | 药材产地 | 药材基原 | 批准文号／注册证号／备案号 | …… |
|---|---|---|---|---|---|---|
| | | | | | | |
| | | | | | | |
| | | | | | | |
| | | | | | | |

药材来源：应提供资料说明药材的基原（包括科名、中文名、拉丁学名）、药用部位、产地、采收期、产地加工、不同生长年限药材的质量差异、是否种植/养殖（人工栽培）或来源于野生资源等信息。

对于药材基原易混淆品种，均需提供药材基原鉴定报告。多基原的药材除必须符合质量标准的要求外,必须固定基原,并提供基原选用的依据。

药材质量随产地不同而有较大变化时,应固定产地,固定产地并非一定固定在某一块地,而是必须在某一区域内,在这一区域内中药质量变化幅度较小,相对均一,提倡使用道地药材。

药材质量随采收期不同而明显变化时,应固定采收期。

涉及濒危物种的药材应符合国家的有关规定,并特别注意来源的合法性。

中药饮片来源:除"药材来源"项下内容以外,还应说明饮片炮制以及供应厂商等信息。

提取物和有效成分来源:外购提取物、有效成分,应提供其批准(备案)情况、制备方法及供应商等信息。

单独成方的提取物和有效成分,应按照相应的注册分类提供研究资料。

与其他药味组方的自制提取物和有效成分,应提供所用药材/饮片的来源信息(具体要求同上述"药材来源"部分),提供详细制备工艺及其工艺研究资料(具体要求同"模块3 工艺研究"部分)。

b. 组方药味的质量鉴定:提供组方药味的质量标准,检验报告书。

中药、天然药物组方药味的鉴定与检验的依据为国家药品标准。收载于地方标准或炮制规范中的药材和中药饮片标准,若已用于已上市中成药的组方,不视为无国家药品标准。若含有无国家标准的中药材,应建立药材质量标准,提供质量标准研究资料(要求同"模块4 成品质量"),申报新药材的,药材质量标准单独提供,其他情况,药材质量标准附于制剂质量标准之后;无国家标准的有效提取物和有效成分,应单独建立可控的质量标准,提供质量标准研究资料(要求同"模块4 成品质量"),创新药单方制剂的提取物、有效成分的质量标准单独提供,其他自制提取物、有效成分的质量标准附于制剂质量标准之后。

组方药味的质量标准若过于简单,难以满足新药研究的要求时,应自行完善标准,并提供组方药味质量标准草案及起草说明,并提供药品标准物质及有关资料。如药材标准未收载制剂中所测成分的含量测定项时,应建立含量测定方法,并制定含量限度,但要注意所定限度应尽量符合原料的实际情况。

完善后的标准可作为企业的内控标准。

对药材中可能含有的农残、真菌毒素、重金属、砷盐等杂质,应结合相关指导原则要求,控制限度。提取物和有效成分应特别注意有机溶剂残留的检查。

c. 药材生态环境、形态描述、生长特征、种植或养殖(人工生产)技术等:无国家药品标准的药材需提供该份资料。

d. 组方药味质量标准草案及起草说明,药品标准物质及有关资料:无国家药品标准的药材需提供该份资料。

e. 植物、动物、矿物标本,植物标本应当包括全部器官,如花、果实、种子等:无国家药品标准的药材需提供该份资料。

2)药材资源评估:中药、天然药物新药的研制应当保障中药材来源的稳定和资源的可持续利用,并应关注对环境生态的影响。生产企业应在立项、研制、上市后的不同阶段开展药材资源评估。

药材资源评估是指中药、天然药物生产企业对一定时间段内所使用药材资源的预计消耗量与预计可获得量之间的关系以及产品生产对药材资源可持续利用可能造成的影响进行科学评估的过程。

药材资源评估内容及其评估结论的有关说明详见《中药资源评估技术指导原则》。

3)参考文献:提供引用文献和文件的出处。

**模块2 药材产地加工及药材炮制**

提供药材产地加工、药材净制、切制、炮炙的详细过程,并提供加工依据。临床前研究使用购买的饮片、报生产时改为自制的,应提供研究资料证明饮片的炮制方法没有变更。

1)药材产地加工:详细描述药材产地加工的方式方法及主要工艺参数,对鲜药材进行切制等处理的,应说明原因并明确加工后的药材规格。

2)药材净制:经净制的药材,应详细描述药材净制的方法,如挑选、风选、水选、筛选、剪、切、刮、削、剔除、刷、擦、碾、撞、抽、压榨等,净制处理后的药材应符合药用要求。

3)药材切制:经切制的药材,应详细说明切制类型和规格,切制前需经过软化处理的,需明确软化时间、吸水量、温度、浸润设备的技术参数等可能造成有效成分损失或破坏的影响因素。

4)药材炮炙:经炮炙的药材,应明确炮炙方法

（如炒、炙、煨、煅、蒸、煮、烫、炖、霜、水飞等）及具体工艺参数，加辅料炮炙的，应明确辅料来源、种类、用量及执行标准等情况。炮炙方法应符合国家标准或各省、直辖市、自治区制定的炮制规范。如炮炙方法不为上述标准或规范所收载，应自行制定炮炙方法和炮炙品的规格标准，提供相应的研究资料。制定的炮炙方法应具有科学性和可行性。

5）参考文献：提供引用文献和文件的出处。

**模块 3　生产工艺**

1）处方：提供1000个制剂单位的处方组成。

2）制法

a. 制备工艺流程图：按照制备工艺步骤提供完整、直观、简洁的工艺流程图，应涵盖所有的工艺步骤，标明主要工艺参数和所用提取溶媒等。

b. 详细制备方法：以临床试验用样品批次为代表，按单元操作过程描述工艺（包括包装步骤），明确操作流程、工艺参数和范围。在描述各单元操作时，应结合不同剂型、工艺的特点关注主要工艺步骤与参数。

3）剂型及产品组成

a. 说明具体的剂型和规格，规格项下需明确单位剂量中的饮片量、提取物量或有效成分量。以表格的方式列出单位剂量产品的处方组成，列明各药物（如饮片、提取物、有效成分等）及辅料在处方中的作用，执行的标准。对于制剂工艺中用到但最终去除的溶剂也应列出。

| 药物及辅料 | 用量 | 作用 | 执行标准 |
|---|---|---|---|
| | | | |
| 制剂工艺中使用到并最终去除的溶剂 | | | |

b. 说明产品所使用的包装材料及容器。

4）生产工艺研究资料

a. 中药饮片/净制后药材的前处理工艺：提供中药饮片/净制后药材的前处理工艺及具体工艺参数，明确工艺过程控制点、风险控制点。

切制：中药饮片/净制后药材需进行切制处理的，应详细说明切制类型和规格，切制前需经过软化处理的，需明确软化时间、吸水量、温度、浸润设备的技术参数等可能造成有效成分损失或破坏的影响因素。

粉碎：中药饮片/净制后药材需进行粉碎处理的，应详细说明粉碎的方式方法、粉碎粒度及依据，并注意出粉率。含挥发性成分的药材应注意粉碎温度；含糖、胶质或蛋白（如动物药）较多且质地柔软的药材应注意粉碎方法；毒性药材应单独粉碎。

灭菌：中药饮片/净制后药材或切制、粉碎后的中药饮片/净制后药材需进行灭菌处理的，应说明灭菌的方法和具体工艺参数，提供灭菌工艺选择依据。

b. 提取纯化工艺研究

提取纯化工艺描述：描述提取纯化工艺流程、主要工艺参数及范围等。

提取纯化工艺验证：提供提取纯化工艺放大试验验证研究数据，说明提取纯化工艺参数的科学、合理和可行性。明确工艺过程控制点、风险控制点。

c. 浓缩

浓缩工艺描述：描述浓缩工艺方法、主要工艺参数及范围、生产设备等。

浓缩工艺验证：提供浓缩工艺放大试验验证研究数据，说明浓缩工艺参数的科学、合理和可行性。明确工艺过程控制点、风险控制点。

d. 干燥

干燥工艺描述：描述干燥工艺方法、主要工艺参数及范围、生产设备等。

干燥工艺验证：提供干燥工艺放大试验验证研究数据，说明干燥工艺参数的科学、合理和可行性。明确工艺过程控制点、风险控制点。

e. 制剂成型研究

制剂成型工艺描述：描述制剂成型工艺流程、主要工艺参数及范围等。

制剂成型工艺的优化：制剂成型工艺研究应注意实验室条件与中试和生产的衔接，考虑大生产制剂设备的可行性、适应性。在制剂研究过程中，特定的制剂技术和设备往往可能对成型工艺，以及所使用辅料的种类、用量产生很大影响，应正确选用、固定所用设备及其工艺参数，以减少批间质量差异，保证药品的安全、有效，及其质量的一致性。

临床试验期间，调整剂型、制剂工艺或规格的，应详细描述变更情况（包括设备、工艺参数等的变化）、变更原因、变更时间以及变更是否获得国家药品监管部门的批准等内容，并提供变更研究资料。

汇总研发过程中代表性批次（申报生产应包括但

不限于中试放大批、临床研究批、生产现场检查批、工艺验证批等)的样品情况,包括:批号、生产时间及地点、批规模、用途(如用于稳定性试验等)、分析结果(例如含量及其他主要质量指标)。示例如下:

**表×× 批分析汇总**

| 批号 | 生产日期 | 生产地点 | 规模 | 收率 | 样品用途 | 样品质量 | |
|---|---|---|---|---|---|---|---|
| | | | | | | 含量 | 其他指标 |
| | | | | | | | |
| | | | | | | | |

制剂成型工艺验证:提供制剂工艺放大试验验证研究数据,说明制剂工艺参数的科学、合理和可行性。明确工艺过程控制点、风险控制点。

5)工艺及过程控制验证

a. 生产商:申报生产时,需提供生产商的名称(一定要写全称)、地址、电话、传真以及生产场所的地址、电话、传真等。提供生产商合法登记证明文件、《药品生产许可证》以及样品制备车间的《药品生产质量管理规范》认证证书复印件。

b. 批处方:申报生产时,以表格的方式列出生产规模产品的批处方组成,列明各药物(如饮片、提取物、有效成分等)及辅料执行的标准。

| 药物及辅料 | 用量 | 执行标准 |
|---|---|---|
| | | |

| 制剂工艺中使用到并最终去除的溶剂 |
|---|

处方饮片的投料方式可采用混批投料(即对饮片进行质量均一化处理后投料)。要求:所用饮片应符合法定标准的要求,质量可追溯,混批调配的指标合理(如指纹图谱、浸出物及指标成分含量等)。

c. 工艺描述:按单元操作过程描述工艺验证批次样品的工艺(包括包装步骤),明确操作流程、工艺参数和范围。

d. 辅料、生产过程中所用材料:以列表的形式汇总所用辅料、生产过程中所用材料的来源、相关证明文件以及执行标准。相关示例如下:

| 辅料 | 规格(或型号) | 生产商/供应商 | 批准文号/注册证号 | 执行标准 | …… |
|---|---|---|---|---|---|
| | | | | | |
| | | | | | |

| 生产过程中所用材料 | 规格(或型号) | 生产商/供应商 | 批准文号/注册证号 | 执行标准 | …… |
|---|---|---|---|---|---|
| | | | | | |

提供辅料、生产过程中所用材料生产商的检验报告以及制剂生产商对所用辅料、生产过程中所用材料的检验报告。

如所用辅料系在已上市辅料基础上根据制剂给药途径的需要精制而得,例如精制为注射给药途径用,需提供精制工艺选择依据、详细的精制工艺及其验证资料、精制前后的质量对比研究资料、精制产品的注射用内控标准及其起草依据。

如制剂生产商对辅料制定了内控标准,应分别提供制剂生产商的内控标准以及辅料生产商的质量标准。

e. 主要生产设备:提供工艺验证过程中所用主要生产设备的信息,如提取罐、浓缩罐等型号、生产厂、关键技术参数;过滤滤器的种类和孔径;配液、灌装容器规格等。生产设备的选择应符合生产工艺的要求。

f. 关键步骤和提取物(中间体)的过程控制:列出所有关键步骤(过程控制点、风险控制点)及其工艺参数控制范围。提供研究结果支持关键步骤确定的合理性以及工艺参数控制范围的合理性。

列出中间体的质量控制标准,包括项目、方法和限度,必要时提供方法学验证资料。明确中间体(如浸膏等)的得率范围。中间体(如浸膏等)的得率范围一般应以Ⅲ期临床试验用样品为基准,在较小范围内波动,或根据临床试验用样品不同批次的实际情况确定。

g. 放大生产及工艺验证资料

放大生产研究:放大生产研究一般需经过多批次试验,以达到工艺稳定的目的。申报生产时,一般应提供3批稳定的放大生产研究数据,包括批号、投料量、半成品量、辅料量、成品量、成品率等。

工艺验证研究：申报生产时，对无菌制剂和采用特殊工艺的制剂应提供工艺验证资料，包括工艺验证方案和验证报告，工艺必须在预定的参数范围内进行。工艺验证内容包括：批号、批量、设备的选择和评估、工艺条件/工艺参数及工艺参数的可接受范围、分析方法、抽样方法及计划、工艺步骤的评估、可能影响产品质量的工艺步骤及可接受的操作范围、主要工艺步骤和工艺参数的确认、中间体得量/得率范围的确认、成品得量/得率范围的确认等。研究中可采取挑战试验（参数接近可接受限度）验证工艺的可行性。对于其余制剂，可提交上述资料，也可在申报时仅提供工艺验证方案和批生产记录样稿，但应同时提交上市后对前三批商业生产批进行验证的承诺书。

验证方案、验证报告、批生产纪录等应有编号及版本号，且应由合适人员（例如 QA、QC、质量及生产负责人等）签署。

h. 成品检验结果：提供样品自检结果。与样品含量测定相关的药材，应提供所用药材与放大生产样品含量测定数据，并计算转移率。

6）临床试验所用样品制备情况：申报生产时，应提交资料说明临床试验所用样品的制备情况，包括试验样品和安慰剂。

a. 临床试验用样品：提供临床试验用样品的批生产记录复印件，并保证与原件内容一致。批生产记录中需明确生产厂房/车间和生产线。

提供临床试验用样品所用组方药味的基原、产地信息及自检报告。

提供生产过程中使用的主要设备等情况。

提供临床试验用样品的自检报告及相关图谱。

b. 安慰剂：提供临床试验用安慰剂的批生产记录，并保证与原件内容一致。

提供临床试验用安慰剂的配方，以及配方组成成分的来源、执行标准等信息。

提供安慰剂与试验样品的性味对比研究资料，说明安慰剂与试验样品在外观、大小、色泽、重量、味道和气味等方面的一致性。

7）生产现场检查用生产工艺资料：申报生产的品种，应参照"中药生产现场检查用生产工艺格式和内容撰写要求"，提供产品的生产现场检查用生产工艺资料。

8）参考文献：提供引用文献和文件的出处。

**模块 4　成品质量**

1）成品质量标准：提供药品质量标准草案及起草说明，并提供药品标准物质及有关资料。

需要关注以下问题：

a. 质量标准制定依据：说明各质控项目设定的考虑，总结分析各检查方法选择以及限度确定的依据，未纳入标准项目的考虑及确定依据。

b. 保障不同批次药品稳定均一的措施：鼓励在中药复方新药的质量标准中建立指纹图谱（特征图谱）等方法，鼓励进行生物活性检测的探索，以尽可能通过检验反映产品的整体质量状况。中药新药质量标准中的含量测定限度等质量要求应有合理的范围，一般可采用 III 期临床试验用样品的实际含量为基准上下小幅波动，或以临床试验用多批样品的实际含量为依据确定合理的含量限度范围。

c. 对照品：在药品研制过程中如果使用了药典对照品，应说明来源并提供说明书和批号。在药品研制过程中如果使用了自制对照品，应说明对照品在中国食品药品检定研究院进行标定的证明资料。

d. 进口申请提供的质量标准的中文本必须按照中国国家药品标准的格式整理报送。

2）化学成分研究

a. 化学成分研究文献资料综述：提供化学成分研究的文献资料，分析说明与提取工艺、制剂生产、制剂性能相关的主要化学成分及其理化性质。

b. 确证化学组分的研究资料：提供化学成分研究的试验资料，包括化学成分的系统研究（提取、分离、结构鉴别等）和分析研究资料及相关图谱等。

3）质量研究：提供质量研究工作的试验资料及文献资料。一般包括以下内容。

a. 分析方法：列明质量标准中各项目的检查方法。

b. 分析方法的验证

列入标准项目的分析方法学验证：按照现行版《中华人民共和国药典》中有关的指导原则逐项提供方法学验证资料，并提供相关验证数据和图谱。

未列入标准项目的分析方法学验证：按照现行版《中华人民共和国药典》中有关的指导原则逐项提供方法学验证资料，并提供相关验证数据和图谱。

c. 外源性污染物分析：对于可能含有的农残、重金属、砷盐、真菌毒素、溶剂残留、树脂残留等杂质，分析杂质的产生来源，结合相关指导原则要求，控制限度。对于最终质量标准中是否进行控制以及控制的限度，应提供依据。

4）样品检验报告书：申报生产时提供连续 3 批样品的检验报告。

5）参考文献：提供引用文献和文件的出处。

**模块 5　稳定性**

1）稳定性总结

总结所进行的稳定性研究的样品情况、考察条件、考察指标和考察结果，并提出贮存条件和有效期。示例如下。

a. 试验样品

**表×× 　稳定性试验样品情况**

| 批号 | |
|---|---|
| 规格 | |
| 组方药味来源和执行标准 | |
| 生产日期 | |
| 试验开始时间 | |
| 生产地点 | |
| 批量[注] | |
| 包装/密封系统的性状（如包材类型、性状和颜色等） | |

注：稳定性研究需采用中试或者中试以上规模的样品进行研究。

b. 研究内容

**表×× 　常规稳定性考察结果**

| 项目 | | 放置条件 | 考察时间 | 考察项目 | 分析方法及其验证 |
|---|---|---|---|---|---|
| 影响因素试验 | 高温 | | | | |
| | 高湿 | | | | |
| | 光照 | | | | |
| | 其他 | | | | |
| | 结论 | | | | |
| 加速试验 | | | | | |
| 长期试验 | | | | | |
| 其他试验 | | | | | |
| 结论 | | | | | |

填表说明：

影响因素试验的"结论"项中需概述样品对光照、温度、湿度等哪些因素比较敏感，哪些因素较为稳定，作为评价贮藏条件合理性的依据之一。

"其他试验"是指根据样品具体特点而进行的相关稳定性研究，如中药贴剂、乳剂等进行的低温试验，注射剂进行的容器密封性试验。

"分析方法及其验证"项需说明采用的方法是否为已验证并列入质量标准的方法。如所用方法和质量标准中所列方法不同，或质量标准中未包括该项目，应在上表中明确方法验证资料在申报资料中的位置。

**表×× 　使用中产品稳定性研究结果**

| 项目 | 放置条件 | 考察时间 | 考察项目 | 分析方法及其验证 | 研究结果 |
|---|---|---|---|---|---|
| 配伍稳定性 | | | | | |
| 多剂量包装产品开启后稳定性 | | | | | |
| 制剂与用药器具的相容性试验 | | | | | |
| 其他试验 | | | | | |

c. 研究结论

| 内包材 | |
|---|---|
| 贮藏条件 | |
| 有效期 | |
| 对说明书中相关内容的提示 | |

2）稳定性研究数据

以表格形式提供稳定性研究的具体结果，并将稳定性研究中的相关图谱作为附件。

a. 影响因素试验

**表×× 　影响因素试验**

批号：（一批样品）　　批量：　　规格：

| 考察项目 | 限度要求 | 光照试验 4 500 Lux（天） | | | 高温试验 60 ℃（天） | | | 高湿试验 92.5% RH（天） | | |
|---|---|---|---|---|---|---|---|---|---|---|
| | | 0 | 5 | 10 | 0 | 5 | 10 | 0 | 5 | 10 |
| 性状 | | | | | | | | | | |
| 鉴别 | | | | | | | | | | |
| 水分 | | | | | | | | | | |
| 澄清度 | | | | | | | | | | |
| 含量 | | | | | | | | | | |
| 其他项目 | | | | | | | | | | |

说明：影响因素试验的要求详见《中药、天然药物稳定性研究技术指导原则》。

b. 加速试验

**表×× 　加速试验**

批号：（三批样品）　　批量：　　规格：　　包装：　　考察条件：

| 考察项目 | 限度要求 | 时间（月） | | | | |
|---|---|---|---|---|---|---|
| | | 0 | 1 | 2 | 3 | 6 |
| 性状 | | | | | | |
| 鉴别 | | | | | | |

（续表）

| 考察项目 | 限度要求 | 时间（月） | | | | |
|---|---|---|---|---|---|---|
| | | 0 | 1 | 2 | 3 | 6 |
| 水分 | | | | | | |
| 澄清度 | | | | | | |
| 含量 | | | | | | |
| 其他项目 | | | | | | |

说明：加速试验的要求详见《中药、天然药物稳定性研究技术指导原则》。

c. 长期试验

**表×× 　长期试验**

批号：（三批样品）　批量：　规格：　包装：　考察条件：

| 考察项目 | 限度要求 | 时间（月） | | | | | | | |
|---|---|---|---|---|---|---|---|---|---|
| | （低/高） | 0 | 3 | 6 | 9 | 12 | 18 | 24 | 36 |
| 性状 | | | | | | | | | |
| 鉴别 | | | | | | | | | |
| 水分 | | | | | | | | | |
| 澄清度 | | | | | | | | | |
| 含量 | | | | | | | | | |
| 其他项目 | | | | | | | | | |

说明：长期试验的要求详见《中药、天然药物稳定性研究技术指导原则》。

d. 使用中产品稳定性试验

**表×× 　产品稳定性试验**

批号：（一批样品）　批量：　规格：　包装：

| 考察项目 | 限度要求 | 配伍稳定性（h） | 多剂量包装产品开启后稳定性（次） | 制剂与用药器具的相容性试验（h） |
|---|---|---|---|---|
| 性状 | | | | |
| 鉴别 | | | | |
| 水分 | | | | |
| 澄清度 | | | | |
| 含量 | | | | |
| 其他项目 | | | | |

说明：使用中产品稳定性试验是在接近药品的实际使用条件下进行的稳定性试验，包括配伍稳定性、多剂量包装产品开启后稳定性、制剂与用药器具的相容性试验等。

3）直接接触药品的包装材料的选择

a. 包材类型、来源及相关证明文件：

| 项目 | 包装容器 | 配件（注²） |
|---|---|---|
| 包材类型（注¹） | | |
| 包材生产商 | | |
| 包材注册证号 | | |
| 包材注册证有效期 | | |
| 包材质量标准编号 | | |

注¹：关于包材类型，需写明结构材料、规格等。例如，铝塑泡罩包装，组成为：3.2VC/铝、3.2VC/3.2E/3.2VDC/铝、3.2VC/3.2VDC/铝；复合膜袋包装，组成为：聚酯/铝/聚乙烯复合膜袋、聚酯/低密度聚乙烯复合膜袋。

注²：表中的配件一栏应包括所有使用的直接接触药品的包材配件。如：塑料输液容器用组合盖、塑料输液容器用接口等。

提供包材的检验报告（可来自包材生产商或供应商）。

b. 阐述包材的选择依据。直接接触药品的包装材料的选择应符合《药品包装材料、容器管理办法》（暂行）、《药品包装、标签规范细则》（暂行）及相关要求，提供相应的注册证明和质量标准。在选择直接接触药品的包装材料时，应对同类药品及其包装材料进行相应的文献调研，证明选择的可行性，并结合药品稳定性研究进行相应的考察。

c. 描述针对所选用包材进行的支持性研究。在某些特殊情况或文献资料不充分的情况下，应加强药品与直接接触药品的包装材料的相容性考察。特别是含有有机溶剂的液体制剂或半固体制剂。一方面可以根据迁移试验结果，考察包装材料中的成分（尤其是包材的添加剂成分）是否会渗出至药品中，引起产品质量的变化；另一方面可以根据吸附试验结果，考察是否会由于包材的吸附/渗出而导致药品浓度的改变、产生沉淀等，从而引起安全性担忧。采用新的包装材料，或特定剂型，在包装材料的选择研究中除应进行稳定性实验需要进行的项目外，还应增加相应的特殊考察项目。

4）上市后的稳定性研究方案及承诺：申报生产时，应承诺对上市后生产的前三批产品进行长期留样稳定性考察，并对每年生产的至少一批产品进行长期留样稳定性考察，如有异常情况应及时通知管理当局。

提供后续稳定性研究方案。

5）参考文献：提供引用文献和文件的出处。

### 模块6 药学研究资料总结报告

药学研究资料总结报告是申请人对所进行的药学研究结果的总结、分析与评价。

1）主要研究结果总结

a. 临床批件情况：简述临床批件内容，包括：批件号、批准时间、要求完成的内容等。简述针对批件要求所进行的研究结果。

b. 组方药味及药材资源评估：说明组方药味法定标准出处。简述组方药味新建立的质量控制方法及限度。无法定标准的组方药味，说明是否按照相关技术要求进行了研究或申报，简述结果。

简述药材资源评估情况。

c. 药材产地加工与药材炮制：明确临床研究前、后药材产地加工与药材炮制的一致性。

若确需改变，说明改变的时间、内容及合理性，是否按照有关法规进行了申报。

d. 生产工艺：明确临床研究前、后剂型、制备工艺、规格的一致性。若确需改变，说明改变的时间、内容及合理性，是否按照有关法规进行了申报及批准情况。

说明辅料法定标准出处。简述辅料新建立的质量控制方法及限度。无法定标准的辅料，说明是否按照相关技术要求进行了研究及申报，简述结果。

简述放大生产样品的批次、规模、质量检查结果等，说明工艺是否稳定、合理、可行。

e. 质量标准：简述质量标准较临床前是否有完善或提高，并说明其内容及依据。

简述质量标准的主要内容。说明含量测定的批次、拟定的含量限度及确定依据。说明对照品的来源及纯度等。

说明非法定来源的对照品是否经法定部门进行了标定。

f. 稳定性研究：简述稳定性研究结果，包括考察样品的批次、时间、方法、考察指标与结果、直接接触药品的包装材料和容器等。评价样品的稳定性，拟定有效期及贮藏条件。

g. 说明书、包装、标签：明确直接接触药品的包装材料和容器，说明是否提供了其注册证和质量标准。简述说明书、包装、标签中【成分】【性状】【规格】【贮藏】【包装】【有效期】等内容。

2）分析与评价

对药材资源评估、制备工艺、质量控制、稳定性等研究的结果进行总结，分析各项研究结果之间的联系。结合临床研究结果等，分析药学研究结果与药品的安全性、有效性之间的相关性。评价工艺可行性、质量可控性和药品稳定性。

### 第二部分 非临床研究资料

对申请生产品种，药理毒理研究申报资料包括药理毒理研究综述、药效学研究模块、毒理学研究模块、非临床药代动力学研究模块。撰写要求与申请临床试验基本一致。并需特别关注以下内容。

1）药理毒理研究综述中，需说明临床试验期间补充进行了哪些研究。综合现有药理毒理资料，分析说明是否支持本品上市申请。

2）药效学、毒理学或非临床药代动力学研究模块中，需先提供临床试验进行的药理毒理研究资料，需提供详细试验资料，具体要求同申报临床试验的要求。

3）此外，说明书样稿中【药理毒理】项应根据所进行的药理毒理研究资料进行撰写，并提供撰写说明及支持依据。

### 第三部分 临床研究资料

#### 模块1 立题目的与依据

1）品种概况

药品名称和注册分类。如有附加申请，需说明附加申请事项、理由及依据。

2）立题目的

a. 拟定功能主治、适应证及临床定位：中药新药一般用"功能主治"表述，天然药物新药一般用"适应症"表述。中药新药"功能"表述用语原则上应该符合中医表述习惯，"主治"一般应该有相应的中医证候或中医病机的表述或限定。有明确的中西医疾病者，应该根据临床研究的结果确定中西医疾病的合理表述。临床定位是指药物在拟定目标适应病证中预期的治疗作用，该作用应具有公认的临床价值。

应提供拟定功能主治、适应证及临床定位的确定依据，包括但不限于文献分析、药理研究、前期临床研究结果等。经典名方还应提供古今文献对拟定功能主治的具体论述和相关表述的历史沿革及释义。

b. 疾病概要、现有治疗手段、未解决的临床需求：详细论述拟选择适应病证的病因、病机、治疗等研究现状及存在的主要问题。如涉及西医疾病，则需分别论述中西医理论对拟用于疾病和/或证候发病原因、发病机制的认识、国内外研究现状(包括如发病率、患病率、病死率、病残率等)及中西医治疗现状及存在的主要问题、未被满足的临床需求等。

c. 同类药物国内外研究和上市情况,本品国内外上市情况,本品的特点及拟解决的问题:论述中医治疗拟用于疾病和/或证候的主要优势和特点并进行古今中医的治疗对比分析,与国内外已上市同类品种的比较,针对未被满足的临床需求,说明本品预期的安全性、有效性特点和拟解决的问题。

还可以进行与处方治法、适应证接近的同类已上市品种循证医学评价。

3) 立题依据

a. 处方组成及标准:提供申报品种处方组成、剂量、剂型、规格、折合日服生药总量、处方中各药材标准出处及折合日服生药量、与法定用量的比较、是否含有毒性药材及十八反、十九畏等配伍禁忌。

如处方中还有毒性药材,需特别明确毒性药材的主要毒性及日用量是否超出法定用量要求。

如处方中含有贵细药材、濒危药材等,应提供资源分析及保证资源可持续利用的分析说明。

新的提取物或有效成分制成的制剂,应说明新提取物或有效成分制剂的临床拟用剂量的确定依据。

如为进口申请,还应提供生产国家或者地区药品管理机构出具的允许药品上市销售及该药品生产企业符合药品生产质量管理规范的证明文件、公证文书以及出口国物种主管当局同意处方各组成的出口证明。

b. 来源及历史沿革:来源于古方的中药新药应提供原方最早出处(著作名称),来源著作所标注的原发明人或设计者、编著者、颁布的所处朝代或年代、颁布单位(注明是否为当时的官方机构)等;提供原文记载的各药物记载药量、原方功能主治、原方剂型、原文记载的处方药物煎服法及使用方法、适应人群的历史沿革,包括后世引用文献中被广泛应用的功用、主治证候或疾病等,原方剂型和/或拟上市后所采用的剂型之间的差异;说明申报品种与原处方组成药物及药物剂量是否存在差异(若药物组成有变化需说明依据)以及处方剂量换算依据,并说明申报品种剂量选择的合理性。需提供著作原文中各药物记载药量、拟研发处方药物的剂量、古今药量的换算关系及依据等。

来源于临床经验方的应说明处方的出处,原处方各药药量、功能主治、剂型、用法用量、疗程等,以及原处方临床使用过程中的应用、筛选或演变过程。

其他来源的处方应参照上述情形说明处方出处和历史沿革。

c. 理论阐述:从组方所依据的理论说明申报品种功能主治或适应证与方中药物配伍关系。

d. 处方合理性:说明申报品种与已上市品种处方的比较情况,论证处方的合理性。

如为创新药,还需说明处方的创新性和潜在的临床价值,处方中如含有贵细药材、濒危药材和毒性药材等,应论证使用的必要性和合理性;处方组成或所含成分与已上市药品类似的,如申报品种处方为已上市药品基础上进行处方加减化裁而来的,或已有由同类成分组成的有效提取物及其制剂上市的,或申报品种所含成分含有已上市的有效提取物等,应进行充分比较,提供充分依据以说明申报处方的合理性、与已上市药物相比可能具有的技术创新性、明显临床应用优势和特点等。

如为改良型新药,还需说明拟改良的合理性依据,与原研药相比可能具有的技术创新性和明显临床优势。

如为同方类似药,还需说明参比药物的选择依据、比较与参比药物的功能主治、日服生药量是否一致,与参比药物质量和安全性、有效性是否类似等。

e. 处方专利说明:提供申报品种处方、工艺、用途等的国内外专利及其权属状态的说明,以及对他人的专利不构成侵权的声明,并提供相关证明性资料和文件。

4) 参考文献:提供有关的参考文献全文,外文文献还应同时提供中文译本。

**模块2　人用经验**

1) 证明性文件:提供申报品种既往临床应用的证明性文件。

如来源于院内制剂的,需要提供院内制剂的批准文件及其质量标准等附件、院内制剂使用机构合法登记证明文件、批准后连续生产情况、使用范围及销售情况等。

如来源于名老中医临床经验的医疗机构协定处方,需要提供处方人资质的证明文件、处方使用的授权文件、使用机构合法登记证明文件、协定处方确定时间、连续使用情况、适用范围等证明性文件及支持文件。

如有省部级、国家级科研立项资助的,还应提供相关证明性文件及结题验收证明。

如为同方类似药,应提供参比药物的相关证明性文件,如药物批准证明文件等。

如为境外已上市品种,应简述原产国及全球范围申请注册上市的国家和地区(包括已上市、已撤市和申请未被批准的)监管部门对于本品的监管类别、方式、要求、临床使用规定、批准历史、变更情况、批准条件、撤市原因、未被批准原因及相关技术要求等。

2)既往临床应用情况概述:提供申报品种既往临床应用的综述,包括申报品种相关文献综述和申报品种既往临床应用总结两部分,简述其有效性、安全性结果。

3)文献综述:提供申报品种相关文献,包括历代古代文献综述(历代医家对处方临床应用经验的综合论述和分析,对其药物组成特点、临床适应证、临床使用注意,煎服法等等的论述)、现代文献综述[临床疗效文献评价,当代医家临床应用经验,临床适应证(疾病或证候)、疗效分析及处方使用方法等]。注意分析讨论文献中处方与申报品种之间的关系。

4)既往临床应用总结报告:提供申报品种相关的临床应用的有效性、安全性总结,包括临床应用经验的总结报告和开展进行的各类临床试验报告等。总结报告应有主要研究者和负责单位的签字或盖章。具体撰写要求可参考《中药、天然药物临床试验报告的撰写原则》等相关技术要求、指导原则。

如为已上市品种,还应提供对上市后各种渠道收集的安全性信息的总结。

如为同方类似药,应提供参比药物经国家食品药品监督管理总局批准进行临床试验的总结资料。

如有境外开展的以注册上市为目的的临床试验,还应提供境外监管部门同意进行临床试验的证明性文件、临床试验计划与方案、境外进行所有临床研究的完整研究报告及附件以及监管部门对临床试验的审评意见及其中文译本。

5)人用经验对立题依据的支持情况评价:评价现有申报品种相关文献和申报品种既往临床应用总结对于立题依据的支持情况。需要比较文献报道及既往临床应用与申报品种在药味组成、剂量、用法用量、功能主治以及制备方法等各个方面的异同,充分说明现有人用经验对于立题依据的支持情况。

6)参考文献:提供有关的参考文献全文,外文文献还应同时提供中文译本。与申报品种密切相关的文献应有特殊标注。

**模块3 临床试验综述资料**

本部分内容为支持新药生产上市的所有临床试验资料的概要式总结。以注册为目的进行的临床试验报告应作为重点内容。需要提供临床试验设计、试验过程、试验结果的重要内容,还需在此基础上,对受试药物的疗效和安全性以及风险和受益之间的关系做出评价。

1)主要研究内容总结

a. 临床批件情况:说明申请临床试验时受理号、获批件号和批准时间,启动临床试验时间、批件中"审批结论"中临床方面具体内容及完成情况。

b. 临床试验一览表:以列表的方式简述以申报注册为目的进行的所有临床试验情况,包括但不限于试验编号、起止时间、试验目的、设盲水平、对照、疗程、随访、主要疗效指标及评价方法、完成病例数等信息。

以列表的方式报告各临床试验的临床试验负责单位和临床试验参加单位及其资质;主要研究者名单;统计分析单位、数据管理单位及负责人名单等。

提供临床试验方面药品注册研制现场核查情况及结论。

c. 临床药理学综述(人体耐受性、药代动力学、药效学等)

人体耐受性试验概要:简述受试者选择标准、简述试验设计方法、试验例数。

单次给药:起始剂量、最大剂量、剂量梯度及确定依据;给药方法;终止指标、观测指标、观测时点;给药后各项指标观察结果,出现的不良反应、异常检测结果及原因分析。

多次给药:剂量设置、给药方法、疗程及确定依据;终止指标、观测指标、观测时点;给药后各项指标观察结果,出现的不良反应、异常检测结果及原因分析。

人体耐受性试验结论:①安全剂量。②未发生不良反应(包括异常检测结果)的剂量。③发生轻度不良反应(包括异常检测结果)的剂量。④发生中度、重度不良反应(包括异常检测结果)的剂量。⑤不良反应(包括异常检测结果)的性质、危害程度、发生时间、持续时间、有无前期征兆等。⑥推荐Ⅱ期临床试验的剂量和理由。

药代动力学（PK）试验概要：简要总结 PK 特征，包括：药物暴露（最大浓度和最小浓度以及曲线下面积）、半衰期、剂量比例、处置和吸收、分布、代谢、排泄（ADME）。其他可能影响药物安全性特征的信息，包括药物-人群关系、药物-疾病关系、药物-药物关系都应在此加以描述。

药效学（PD）试验概要：重点关注代表安全性顾虑的重要的已知 PD 终点（例如 QT 间期延长）和 PK/PD 的关系。

d. 有效性综述：列出所有用于有效性评价的临床试验。各个临床试验应分别撰写概要。

试验目的：具体说明本项试验的受试对象、干预因素、主要效应指标，明确试验要回答的主要问题，明确药品在相关适应病证治疗中的定位。

病例选择：诊断标准及来源；和/或中医辨证依据；疾病分型（或分期、分度、分级）标准及来源；纳入病例标准、排除病例标准、终止病例标准等。

试验方法：①试验设计：简述临床试验总体设计类型和方法，包括但不限于以下内容：说明对照选择依据，随机化分组方法，设盲水平及选择依据，保证盲法所采取的措施；样本含量的计算方法以及计算过程中所用到的统计量的估计值及其来源、依据；如进行剂量研究，应说明不同剂量设置依据等。②给药方案：简述临床试验用药物（包括对照药）的给药途径、方法、赋形剂、剂量。说明临床试验用药物（包括对照药）来源、生产企业及批号。如有已上市对照药，还应提供对照药与市售状态有无差别的比较；如有安慰剂，还应提供安慰剂的处方和制备工艺，还应提供保证临床试验用药物（包括对照药）难以区分所采取的措施以及难以区分的证据；需要特殊贮藏的也应加以说明。扼要说明疗程及确定依据。明确是否进行随访，简述随访规定（包括随访目的、随访对象、随访指标、随访周期等）。简述合并用药规定。③有效性、安全性观测：阐述疗效观测指标和观测时点设置，明确主要疗效指标及依据，简述疗效指标观察和测量方法一致性所采取的措施。阐述疗效评价方法及依据。④其他：简述统计分析计划、获得最终结果的统计方法及确定依据。简述针对易发生偏倚、误差的环节与因素所采取的质控措施。临床试验过程中，如有对方案的修订，提供变更时间、理由、决策程序。

试验结果：以列表的方式说明试验的入组、剔除、脱落病例情况、剔除、脱落的具体原因以及统计分析中处理方法；有效性、安全性评价相关数据集。

基线特征数据的组间均衡性分析结果。对于评价可能有影响的人口学资料、疾病相关的重要基线如基础疾病类型、病程、病情、病理类型应充分分析组间均衡性；涉及有效性、安全性评价的关键基线数据出现不均衡，应深入讨论原因。

依从性分析结果，说明依从性状况对试验结局的影响。

合并用药、伴随治疗情况。应着重分析和说明与疾病相关的合并用药、伴随治疗情况，如无洗脱期，还应分析入组前用药对本次试验结果的影响；对于疾病有影响的合并用药/治疗在有效性评价时的处理应说明。

主要疗效指标所有观测时点数据、统计分析结果及其临床意义。

次要疗效指标所有观测时点数据、统计分析结果及其临床意义。

随访结果分析。

中心效应分析结果。

可能对疗效结果产生影响的相关因素分析（如病情、病程、合并症、合并用药、年龄等）。

e. 安全性综述：列出所有用于安全性评价的临床试验。各个临床试验应分别撰写概要。

对安全性评价资料是否充分作出总结判断。

阐述安全性观测指标和观测时点设置，简述安全性指标观察和检测方法标准化和一致性所采取的措施。

明确药物的暴露程度。

主要按以下逻辑层次总结分析安全性数据：

按照严重程度列出主要安全性结果，包括死亡、严重不良事件、重要不良事件、脱落/或停药、与申报药物相关的主要安全性问题等。

按发生频率列出安全性结果，包括常见的不良事件、某些较少见的不良事件、生命体征、实验室数据异常、心电图（ECG）异常、药物相互作用等。有意义的异常检测结果、随访结果、处理和转归情况应重点分析。

根据专业知识，对异常改变加以分析，对其改变的临床意义及与受试药物的关系进行讨论。

2）分析与评价：综合所进行的各期临床试验，对试验方法、结果以及受试药物疗效、安全性特点进行分析和评价。

以临床试验结果为依据,对试验药物有效性进行深入分析及评价,分析各个试验的内在关系、逻辑及其延续性,以及支持上市申请的关键性临床有效性数据。评价内容包括试验的纳入人群是否代表方案中的目标适应证人群,是否有合理的对照,主要疗效指标是否恰当,统计分析方法是否正确,研究结论是否确切,主要疗效指标与次要疗效指标的有效性结果之间的一致性等。

以临床试验结果为依据,对所有临床试验过程中出现的全部的不良事件和严重不良事件等进行合理的因果判断,以不良反应类型、发生率和严重程度等来评价药物的安全性风险。还需要关注安全性数据是否完整充分、有无遗漏;发生的风险是否与对照组进行合理的比较,是否包括少见的、非预期的、严重的及剂量相关的不良反应,有无存在同类药物的安全性问题等。分析受试药物的可能的高风险人群。阐述安全性问题对受试药物临床广泛应用的可能影响。

简述试验设计以及试验过程中存在的问题及对试验结果的影响。

根据以上综合分析与评价结果,归纳出功能主治(适应证)、用法用量、不良反应、禁忌、注意事项等内容。

**模块 4　风险受益评估**

风险/受益评估,一般是指受试者使用受试药物以后所能获得的治疗方面的受益与所承担的风险之间平衡的把握,应该充分考虑临床价值在风险/受益评估中的重要性,以评价其是否具有上市价值。

受益主要体现在所治疗疾病的病情程度的改善,疾病持续时间的缩短,生命维持时间的延长和生存质量的提高等方面。风险主要包括不良反应的类型、严重程度、持续时间及发生频率等。

对于新药上市申请,申请人应基于申报适应证就安全性和疗效的结果进行严谨评价和权衡,同时在进行决策时尚有两项其他考虑:一是上市后研究,包括上市后要求和上市后承诺,前者为监管机构要求,后者为申报者自我要求。二是上市后风险控制。

**模块 5　研究计划及方案**

1)临床试验计划:临床试验计划应反映临床试验的整体思路及实施方法。药物临床试验是一个有逻辑、有步骤的过程,早期试验结果应用于指导后期临床试验设计。本资料应根据实际进行的临床试验明确各期的试验目的,概述试验方案要点,以反映临床试验的整体思路。

2)临床试验方案:临床试验研究方案应对拟定的适应证、用法用量等临床试验的重要内容进行详细描述,并有所报送的研究资料支持。临床试验方案应科学、完整,并有对与拟定试验的潜在风险和受益相关的非临床和临床资料进行的重要分析的综合性摘要。

以申报注册为目的进行的所有临床试验都应提交最终的临床试验方案和在研究开始后发生的任何变化的变更时间、理由、决策程序,并分析方案变更对于临床试验结果的影响。

3)临床研究者手册:是指所申请药物已有的临床试验资料和非临床试验资料的摘要汇编,目的是向研究者和参与试验的其他人员提供资料,帮助他们了解试验药物的特性和临床试验方案。研究者手册应当简明、客观。

4)数据管理计划:是指由临床试验的数据管理人员依据临床试验方案书写的一份详细、全面地规定并记录临床试验的数据管理任务的独立文件,内容包括人员角色、工作内容、操作规范等。

5)统计分析计划:是指包括试验涉及的全部统计学考虑的一份独立文件,应比试验方案中描述的分析要点具有更多技术细节,且具有实际的可操作性。

**模块 6　研究报告**

1)临床试验报告:是指以申报为目的进行的所有的临床试验报告。具体撰写要求可参考《中药、天然药物临床试验报告的撰写原则》等相关技术要求、指导原则。

2)数据管理报告:是指临床试验结束后,由临床试验的数据管理人员撰写的试验数据管理全过程的工作总结,是数据管理执行过程、操作规范及管理质量的重要呈现形式。

3)统计分析报告:是指根据统计分析计划,对试验数据进行统计分析后形成的总结报告。

4)临床试验数据库电子文件(原始数据库、衍生的分析数据库及其变量说明文件):是指经试验相关人员盲态审核后锁定的原始数据库及数据库所用变量代码的说明,以及统计分析中衍生新建的分析数据库及其所用变量代码的说明。包括原始数据库、衍生的分析数据库及其变量说明文件。

5）知情同意书样稿

6）伦理委员会批准件

7）科学委员会审查报告：申请人应建立科学委员会，对品种研发过程及结果等进行全面审核，保障数据的科学性、完整性和真实性。申请人应一并提交对研究资料的自查报告。

**模块 7　药品说明书及包装、标签**

申请人应按照有关规定起草药品说明书样稿，撰写说明书各项内容的起草说明，并提供有关安全性和有效性等方面的最新文献。

（3）申报资料撰写说明

1）本申报资料项目及要求适用于中药、天然药物创新药、改良型新药、经典名方、同方类似药以及进口药。申请人需要按照上述格式和技术要求整理、提交研究资料，并需注意基于不同注册分类的要求提供相应资料。申报资料的格式、目录及项目编号不能改变，对应项目无相关信息或研究资料，项目编号和名称也应保留，可在项下注明"无相关研究内容"或"不适用"。由于中药、天然药物的多样性和复杂性，在申报时，应当结合具体品种的特点进行必要的相应研究。如果申请人要求减免资料，应当充分说明理由。

2）完成临床试验后申请新药生产，除上述申报资料外，还应根据研发情况提供其他变更和补充的资料，并详细说明变更的理由和依据。

3）进口申请提供的生产国家或者地区政府证明文件及全部技术资料应当是中文本并附原文。

4）药学申报资料撰写说明

a. 需注意基于申报生产的要求提供相应资料。

模块 1 申报生产要求：申报生产前，应确定药品上市后拟用药材的基原、产地、采收期、产地加工及质量要求等，研究药材中重金属、农药及真菌毒素等污染情况，完成供应商审计；明确保证资源可持续利用的方法。

模块 2 申报生产要求：应明确处方饮片的炮制方法。

模块 3 申报生产要求：应按 GMP 相关要求建立新药的质量保证系统；确定新药的工艺规程；确定完整的"生产现场检查用生产工艺"；以Ⅲ期临床试验用样品的实际生产工艺为基准，明确中间控制点、

相关工艺参数及中间体得率等的合理范围；中间体贮存条件及时间的确定应有充分合理的依据。

模块 4 申报生产要求：应完成质量标准相关研究，质量标准中的质控项目应能基本反映药品的质量，一般情况下，应针对每条工艺路线建立一个指标成分的含量测定项，应以Ⅲ期临床试验用样品的实际质量状况为依据，确定标准中的含量测定限度范围等质量要求。

模块 5 申报生产要求：申报生产时，稳定性研究应支持拟定包装及贮存条件下药品的有效期。

b. 药学研究资料总结报告的信息是基于申报资料的抽提，各项内容和数据应与申报资料保持一致。

c. 药品注册申报资料所附的色谱数据和图谱的纸面文件可参照原国家食品药品监督管理局药品审评中心发布的《药品研究色谱数据工作站及色谱数据管理要求（一）》的相关内容准备，建议对每项申报资料所附图谱前面建立交叉索引表，说明图谱编号、申报资料中所在页码、图谱的试验内容。

用于准备药品注册申报资料的色谱数据的纸面文件应采用色谱数据工作站自动形成的输出文件形式，内容应包括如下相关信息：

标明使用的色谱数据工作站，并保留色谱数据工作站固有的色谱图谱头信息，包括：实验者、试验内容、进样时间、运行时间等，进样时间（指 injection time）精确到秒，对于软件本身使用 "acquired time" "作样时间" "试验时间" 等含糊表述的，需说明是否就是进样时间。

应带有存盘路径的数据文件名。这是原始性、追溯性的关键信息，文件夹和文件名的命名应合理、规范和便于图谱的整理查阅。

色谱峰参数应有保留时间（保留到小数点后三位）、峰高、峰面积、定量结果、积分标记线、理论板数及其他系统适用性要求的参数等。

申报资料的色谱数据的纸面文件还应包括色谱数据的审计追踪信息（如色谱数据的修改删除记录及原因）。

5）非临床研究资料撰写说明：对申报生产品种所要求的药理毒理资料，除临床试验前所需支持，若为支持相应临床试验进程而在临床试验进行了药理毒理资料，需补充提供这些资料，如致癌性试验。具体要求参见申请临床试验时药理毒理资料要求。

若临床试验期间进行了变更,需根据变更的类型确定所需要的药理毒理研究,并提供相关资料。

6) 临床试验资料撰写说明

a. 中药、天然药物注射剂的技术要求另行制定。

b. 处方组成或所含成分与已上市药品类似的,如申报品种处方为已上市药品基础上进行处方加减化裁而来的,或已有由同类成分组成的提取物或有效成分及其制剂上市的,或申报品种所含成分含有已上市的提取物或有效成分等,应与已上市药物进行比较,以证明申报品种优势和特点。

c. 处方中含有毒性药材或无法定标准的原料,或非临床安全性试验结果出现明显毒性反应等有临床安全性担忧的中药注册申请,应当进行 I 期临床试验。

d. 处方组成符合中医药理论、有充分人用经验支持的中药复方制剂,至少应当进行 II、III 期临床试验。

e. 对于新的中药材代用品应提供人体耐受性试验资料以及通过相关制剂进行的临床试验资料,如果代用品为单一成分,还应当进行药代动力学试验并提供相关文献资料。

f. "改变国内已上市销售中药、天然药物给药途径的制剂"的临床试验研究应在药学研究与非临床有效性、安全性试验研究后,并初步评估了剂型改变对药物成分及其吸收利用与有效性、安全性的影响基础上,根据相关法规要求,参照相关技术指导原则,进行临床试验研究,以证明改剂型的合理性和必要性,以及临床应用方面的优势。

具体临床试验研究的设计应根据改剂型的立题目的和依据进行,如定位于提高有效性,临床试验研究应采用优效性设计。

新剂型的功能主治或适应证原则上应与原剂型相同,其中无法通过临床试验验证的,应提供相应的资料。

临床试验需根据试验目的、科学合理性、可行性等原则选择对照药物,改剂型研究一般需选择原剂型作为对照药。

g. "改变国内已上市销售中药、天然药物剂型的制剂"应提供充分依据说明其科学合理性,且与原剂型比较有明显的临床应用优势。

缓释、控释制剂应根据普通制剂的人体药代动力学参数及临床实际需要作为其立题依据,临床前研究应当包括缓释、控释制剂与其普通制剂在药学、生物学的对比研究试验资料,临床研究包括人体药代动力学和临床有效性及安全性的对比研究试验资料,以说明此类制剂特殊释放的特点及其优势。

h. "中药增加功能主治,或天然药物增加适应证"临床试验应当按照下列进行:

增加中药新的功能主治,需延长用药周期或者增加剂量者,临床试验按新药要求;增加中药新的功能主治,用药周期和服用剂量均不变者,至少应进行确证性临床试验。

i. 需要进行临床试验的同方类似药,应提供临床试验资料,证明与参比药物相比,有效性、安全性类似。

j. 进口药应提供在国内进行的人体药代动力学研究和临床试验资料,原则上首次申请进口注册且国内尚无相同药品上市的品种,所有适应证均须在中国进行临床试验。

k. 对已批准进行临床试验的品种,申报单位提出的减少临床病例的申请,原则上不予考虑。如完成临床试验确有困难的,申报单位须详细说明减少病例数的依据和方案,从临床统计学、试验入组患者情况等各个方面论证其合理性。

l. 用于长期治疗不危及生命疾病的药物(如连续治疗 6 个月或以上,或者间断治疗的累计时间大于 6 个月),需提供长期给药的安全性数据,包括暴露 6 个月的受试者 300 至 600 例和暴露至少 1 年的受试者 100 例的数据。药物延长的暴露试验可以从 III 期临床试验开始。

**3. 补充申请申报资料项目及撰写要求**

(1) 注册事项:国家食品药品监督管理局审批的补充申请事项:

1) 变更药品规格。

2) 变更药品处方中已有药用要求的辅料。

3) 修改药品注册标准。

4) 修订或增加中药、天然药物说明书中药理毒理、临床试验、药代动力学等项目。

5) 持有新药证书的药品生产企业申请该中药或天然药物的批准文号。

6) 属于重大变更的药品生产场地变更。

7) 变更用法用量或者变更适用人群范围但不改变给药途径。

8）改变影响药品质量的生产工艺。

9）变更国家药品标准处方中的毒性药材或处于濒危状态的药材。

10）进口中药、天然药物以及国内生产的中药注射剂、眼用制剂、气雾剂、粉雾剂、喷雾剂变更直接接触药品的包装材料或者容器；使用新型直接接触药品的包装材料或者容器。

11）改变进口中药、天然药物注册证的登记项目，如药品名称、制药厂商名称、注册地址、药品有效期、包装规格等。

12）改变进口中药、天然药物的药品生产场地。

13）其他。

（2）申报资料项目及其说明

1）药品批准证明文件及其附件的复印件：包括与申请事项有关的本品各种批准文件，如药品注册批件、补充申请批件、商品名批准文件、药品标准颁布件、药品标准修订批件和统一换发药品批准文号的文件，《新药证书》《进口药品注册证》《医药产品注册证》等。附件包括上述批件的附件，如药品标准、说明书、标签样稿及其他附件。

2）证明性文件

a. 申请人是药品生产企业的，应当提供《药品生产许可证》及其变更记录页、营业执照、《药品生产质量管理规范》认证证书复印件。申请人不是药品生产企业的，应当提供其机构合法登记证明文件的复印件。

由境外制药厂商常驻中国代表机构办理注册事务的，应当提供外国企业常驻中国代表机构登记证复印件。

境外制药厂商委托中国药品注册代理机构代理申报的，应当提供委托文书、公证文书及其中文译本，以及中国药品注册代理机构的营业执照复印件。

b. 对于不同申请事项，应当按照"申报资料项目表"要求分别提供有关证明文件。

c. 对于进口药品，应当提交其生产国家或者地区药品管理机构出具的允许药品变更的证明文件、公证文书及其中文译本。其格式应当符合中药、天然药物、化学药品、生物制品申报资料项目中对有关证明性文件的要求。

除变更药品规格、改变产地、改变制药厂商和注册地址名称外，生产国家或者地区药品管理机构不能出具有关证明文件的，可以依据当地法律法规的规定做出说明。

3）修订的药品说明书样稿，并附详细修订说明。

4）修订的药品标签样稿，并附详细修订说明。

5）药学研究资料：根据对注册事项的不同要求，分别提供部分或全部药学研究试验资料和必要的原注册申请相关资料，申报资料项目按照中药、天然药物新药申报资料要求中相应的申报资料项目提供。

6）药理毒理研究资料：根据对注册事项的不同要求，分别提供部分或全部药理毒理研究的试验资料和必要的国内外文献资料，申报资料项目按照中药、天然药物新药申报资料要求中相应的申报资料项目提供。

7）临床试验资料：要求进行临床试验的，应当按照中药、天然药物新药申报资料要求中相应的申报资料项目要求，在临床试验前后分别提交所需项目资料。不要求进行临床试验的，可提供有关的临床试验文献。

（3）中药、天然药物注册补充申请申报资料项目

具体见表8-5。

表8-5 中药、天然药物注册补充申请申报资料项目

| 注 册 事 项 | 申报资料项目 | | | | | | | |
|---|---|---|---|---|---|---|---|---|
| | 1 | 2 | | | 3 | 4 | 5 | 6 | 7 |
| | | ① | ② | ③ | | | | | |
| 变更药品规格 | + | + | − | + | + | + | + | − | *1 |
| 变更药品处方中已有药用要求的辅料 | + | + | − | + | *2 | *2 | + | ± | ± |
| 修改药品注册标准 | + | + | − | + | *2 | *2 | *3 | − | − |
| 修订或增加中药、天然药物说明书中药理毒理、临床试验、药代动力学等项目 | + | + | − | ± | + | + | ± | ± | ± |

（续表）

| 注 册 事 项 | 申报资料项目 | | | | | | | | |
|---|---|---|---|---|---|---|---|---|---|
| | 1 | 2 | | | 3 | 4 | 5 | 6 | 7 |
| | | ① | ② | ③ | | | | | |
| 持有新药证书的药品生产企业申请该药品的批准文号 | + | + | － | － | + | + | － | － | |
| 属于重大变更的药品生产场地变更 | *4 | + | *5 | － | + | + | + | － | *6 |
| 变更用法用量或者变更适用人群范围但不改变给药途径 | + | + | － | + | + | + | － | # | # |
| 改变影响药品质量的生产工艺 | + | + | － | + | *2 | *2 | # | # | |
| 变更国家药品标准处方中的毒性药材或处于濒危状态的药材 | + | + | *7 | + | + | + | # | # | # |
| 进口中药、天然药物以及国内生产的中药注射剂、眼用制剂、气雾剂、粉雾剂、喷雾剂变更直接接触药品的包装材料或者容器；使用新型直接接触药品的包装材料或者容器 | + | + | － | + | *2 | *2 | *8 | － | － |
| 改变进口药品注册证的登记项目，如药品名称、制药厂商名称、注册地址、药品有效期、包装规格等 | + | + | － | + | + | + | *2 | － | － |
| 改变进口中药、天然药物的药品生产场地 | + | + | － | + | + | + | + | － | － |

注：*1. 提供临床使用情况报告或文献。

*2. 如有修改的应当提供。

*3. 仅提供质量研究工作的试验资料及文献资料、药品标准草案及起草说明、连续3个批号的样品检验报告书。

*4. 同时提交新药证书原件。

*5. 提供技术转让有关各方签订的转让合同，原生产企业放弃生产的应当提供相应文件原件。

*6. 国家食品药品监督管理局根据评价需要另行提出要求。

*7. 有关毒性药材、处于濒危状态药材的证明文件，或者有关部门要求进行替代、减去的文件、证明。

*8. 仅提供连续3个批号的样品检验报告书、药物稳定性研究的试验资料、直接接触药品的包装材料和容器的选择依据及质量标准。

"♯"：见"（4）注册事项说明及有关要求"。

（4）注册事项说明及有关要求

1）注册事项1，变更药品规格，应当符合以下要求：

a. 所申请的规格一般应当与同品种上市规格一致。如果不一致，应当符合科学、合理、必要的原则。

b. 所申请的规格应当根据药品用法用量合理确定，一般不得小于单次最小用量，或者大于单次最大用量。

c. 如果同时改变用法用量或者适用人群，应当同时按照注册事项4的要求提供相应资料，必要时进行临床试验。

d. 规格需根据药品用法用量合理确定，一般应在其临床使用的用法用量范围内。新增规格具有合理性，一般应在批准的同时已变更的方式取消原规格。但是，如药品的【用法用量】中同时包含成人、儿童，或者使用时需要不同给药剂量的（如不同适应证的用量不同等），或者临床用量为一范围的，可根据实际情况同时批准多个相应规格，以满足临床用药的需要。仅标明"儿童酌减"不宜随便增加规格。中药、天然药物制剂原规格【用法用量】中规定有用量范围（如1次1~2支）的，可以增加用量范围两头大小2种规格。规格变更分类及相关技术要求详见《已上市中药变更研究技术指导原则（一）》。

2）注册事项2，变更药品处方中已有药用要求的辅料，一般包括变更辅料种类、用量、来源、型号或级别等。已上市中药、天然药物片剂等增加薄膜衣，颗粒剂、滴丸剂等增加包衣，颗粒剂增加无糖颗粒，以及口服液、合剂等增加无糖规格的，均应按照变更辅料申请。辅料变更分类及相关技术要求详见《已上市中药变更研究技术指导原则（一）》。

3）注册事项4，指根据试验资料或文献资料修订或增加中药、天然药物说明书中药理毒理、临床试验、药代动力学项目，不包括对功能主治、用法用量等项目的增加或修订。临床方面应提供相关研究数据及文献报道，如修订或增加【临床试验】项，还需提供经国家食品药品监督管理总局批准进行临床试验的总结报告；如修订或增加【不良反应】项，还需提供上市后临床研究的总结报告及上市后各种渠道收集的安全性信息的总结报告。药理毒理项内容需符合说明书撰写格式要求，并提供支持修订的相应依据。如涉及毒理学内容的修订，应提供相应的毒理学试验资料。

4）注册事项 5，持有新药证书的药品生产企业申请该药品的批准文号，是指新药研制单位获得新药证书时不具备该新药生产条件，并且没有转让给其他药品生产企业的，在具备相应生产条件以后，申请生产该新药。

5）注册事项 7，变更用法用量或者变更适用人群范围但不改变给药途径，应提供支持该项改变的安全性研究资料或文献资料。应当提供支持该项改变的既往临床应用总结资料及文献资料，必要时应当进行临床试验。如需延长用药周期或者增加剂量者，临床试验按新药要求；变更适用人群范围的还应提供新的适用人群剂量折算依据。

6）注册事项 8，改变影响药品质量的生产工艺的，不应对药物的安全性、有效性及质量可控性产生负面应影响，如改变了药用物质基础或影响了药物吸收利用，应当提供药学、药理毒理等方面的对比试验研究资料，并应当根据药品的特点，进行不同目的的临床试验。其变更分类及相关技术要求详见《已上市中药变更研究技术指导原则（一）》。

7）注册事项 9，变更国家药品标准处方中的毒性药材或处于濒危状态的药材，是指申请人自行要求进行替换或减去药材的申请。

a. 应当提供中药资源评估报告，说明替换或减去药材的必要性。

b. 申请使用已被法定标准收载的中药材进行替换，如果被替换的药材在处方中处于辅助地位的，应当提供新的制备工艺、药品标准和稳定性等药学研究资料，必要时提供药理、毒理和临床试验资料。其替换药材若为毒性药材，则还应当提供考察药品安全性的资料，包括毒理对比试验资料，必要时提供药效学试验资料，并进行临床试验。如果被替换的药材在处方中处于主要地位的，除提供上述药学研究资料外，还应当进行药效、毒理的对比试验及相关制剂的临床疗效一致性研究。

c. 申请减去毒性药材的，应当提供新的制备工艺、药品标准和稳定性等药学研究资料、药理实验资料，并进行临床试验。

d. 药学、药理、毒理及临床试验的要求如下：

药学方面：①生产工艺：药材替换或减去后药品的生产工艺应当与原工艺保持一致。②药品标准：应当针对替换药材建立专属性鉴别和含量测定。不能建立专属性鉴别或含量测定的，应提供研究资料。

稳定性试验：替换药材可能影响药品的稳定性时，应进行稳定性试验。

药理、毒理学方面：药材替换后，应当与原药品针对主要病症进行主要药效学和单次给药毒性的比较研究。减去毒性药材后，应当与原药品针对主要病症进行主要药效学的比较研究。

临床试验方面：应当针对主要病证，进行随机对照试验，以评价二者临床疗效的一致性。

e. 替换或减去药材后的中药不得再使用原药品名称，可在说明书注意事项中注明替换或减去的药材。

8）注册事项 10，变更直接接触药品的包装材料和容器的，应能对保证药品质量和稳定性起到有益的作用，或至少不降低其保护作用，药物和包装材料与容器之间不得发生不良相互作用。变更药品的包装材料和容器需注意使用符合药用要求，并已获得药品包装材料和容器注册证的材料。其变更分类及相关技术要求详见《已上市中药变更研究技术指导原则（一）》。

9）注册事项 11，变更药品有效期或贮藏条件，可能包含以下几种情况：延长有效期、缩短有效期、严格贮藏条件、放宽贮藏条件。变更可能只涉及上述某一种情况的变更，也可能涉及上述多种情况的变更。此种情况下，需注意进行各自相应的研究工作。其变更分类及相关技术要求详见《已上市中药变更研究技术指导原则（一）》。

10）申报注册事项 1～3、5～6、8～10、12，应当对 3 个批号药品进行药品注册检验。

**（四）经典名方复方制剂资料项目及撰写要求**

根据 CFDA《中药经典名方复方制剂简化注册审批管理规定》（征求意见稿）有关"经典名方制剂申报生产，可仅提供药学及非临床安全性研究资料，免报药效研究及临床试验资料"以及古代经典名方制剂的研制分"标准煎液"研制与制剂研制两个阶段的要求，其研究注册相应分为"中药经典名方复方制剂标准煎液申报"和"中药经典名方复方制剂申报"两部分，现分别介绍如下。

**1. 经典名方复方制剂标准煎液的申报资料要求**

（1）申报资料项目编号及名称

见表 8-6。

表8-6 经典名方复方制剂标准煎液注册申报资料项目

| 申报资料类别 | 申报资料项目编号及名称 | |
|---|---|---|
| 综述资料 | 1. 药品名称 | 1.1 中文名 |
| | | 1.2 汉语拼音名 |
| | | 1.3 命名依据 |
| | 2. 证明性文件 | 2.1 申请人合法登记证明文件、《药品生产许可证》《药品生产质量管理规范》认证证书复印件 |
| | | 2.2 直接接触药品的包装材料（或容器）的注册证书复印件或核准编号 |
| | | 2.3 其他证明文件 |
| | 3. 处方来源及历史沿革 | 3.1 处方组成、各药味剂量、功能主治以及拟定的用法用量 |
| | | 3.2 处方来源（著作及作者、颁布朝代或年代） |
| | | 3.3 与处方相关的历代本草文献 |
| | | 3.4 处方历史沿革的综述资料 |
| | 4. 方义衍变 | 4.1 方解（病证、病因病机、治则治法） |
| | | 4.2 处方配伍原则分析 |
| | | 4.3 历代方义及相对应治则治法衍变情况 |
| | | 4.4 参考文献 |
| | 5. 临床应用 | 5.1 已有临床应用资料的总结 |
| | | 5.2 当今临床应用的价值分析 |
| | | 5.3 市场前景的预测 |
| | | 5.4 参考文献 |
| | 6. 对主要研究结果的总结及评价 | 6.1 主要研究结果总结 |
| | | 6.2 分析与评价 |
| 药学研究资料 | 7. 药学研究资料综述 | 7.1 主要研究结果总结 |
| | | 7.2 分析与评价 |
| | 8. 药材 | 8.1 来源 |
| | | 8.2 资源评估 |
| | | 8.3 质量评价 |
| | | 8.4 参考文献 |
| | 9. 饮片炮制 | 9.1 炮制方法及参数的确定 |
| | | 9.2 质量评价 |
| | | 9.3 参考文献 |
| | 10. "标准煎液"的制备 | 10.1 工艺研究 |
| | | 10.2 药材、饮片与"标准煎液"的量值传递关系 |
| | | 10.3 参考文献 |

（续表）

| 申报资料类别 | 申报资料项目编号及名称 | |
|---|---|---|
| 11. "标准煎液"的质量控制 | 11.1 基本要求 | |
| | 11.2 化学成分及关键质量属性研究 | |
| | 11.3 质量研究 | |
| | 11.4 标准正文 | |
| | 11.5 样品检验报告书 | |
| 参考文献 | | |

（2）申报资料撰写说明

**第一部分　综述资料**

1）药品名称：药品名称包括：①中文名。②汉语拼音名。③命名依据。

来源于古代经典名方的中药复方（以下简称经典名方）制剂的药品名称原则上应与古代医籍中的方剂名称相同。

2）证明性文件：证明性文件包括：①申请人合法登记证明文件、《药品生产许可证》《药品生产质量管理规范》认证证书复印件。②直接接触药品的包装材料（或容器）的注册证书复印件或核准编号。③其他证明文件。

3）处方来源及历史沿革：应规范表述处方组成、各药味剂量、功能主治以及拟定的用法用量。

应详细说明处方来源（著作及作者）、颁布朝代或年代；提供原文记载的处方药味组成、炮制方法和剂量，同时说明处方中每一药味的规范名称；提供原文记载的功能主治、用法用量。上述资料需附著作原文条目。

应提供历代本草文献，需注明出处（包括作者、出版年以及版本情况），并提供全面反映处方历史沿革的综述资料。

4）方义衍变：应用中医理论对经典名方主治病证的病因病机、治则治法进行论述，需对处方的配伍原则（如君、臣、佐、使）及药物组成之间的相互关系进行分析，并系统梳理历代方义及其相对应治则治法的衍变情况，需注明文献出处。

5）临床应用：应用文献研究方法，系统梳理既往研究结果及临床应用情况，总结分析反映经典名方安全性、有效性的已有临床应用资料，重点阐明其在当今临床应用的价值，同时对市场前景的预测加以论述。

本部分应注意引用文献资料的真实性和针对性，注明文献出处，同时注意文献的可信度和资料的可靠性。

6）对主要研究结果的总结及评价：应提供申请人对主要研究结果进行的总结及评价。

### 第二部分　药学研究资料

7）药学研究资料综述

药学研究资料综述是申请人对所进行的药学研究结果的总结、分析与评价。

a. 主要研究结果总结

处方药材资源评估：明确处方的来源、出处、剂型、使用方法及用量，近、现代使用情况。简述处方药味新建立的质量控制方法及限度。

简述药材资源评估情况。

饮片炮制：明确药材饮片炮制在 15 批次"标准煎液"中的一致性。

若确需改变，说明改变的时间、内容及合理性，是否按照有关标准进行确认。

工艺研究：简述工艺研究样品的批次、规模、质量检查结果等，对工艺是否稳定、合理、可行等进行总结分析，以其均值作为基准。并对"标准煎液"的工艺参数进行分析。

药品标准：简述药品标准的主要内容。说明含量测定的批次、拟定的含量限度及确定依据。说明对照品的来源及纯度等。说明非法定来源的对照品是否经法定部门进行了标定。

b. 分析与评价：对药材资源评估、制备工艺、质量控制等研究的结果进行总结，分析各项研究结果之间的联系。结合历史文献资料，分析药学研究结果。评价工艺可行性、质量可控性。

8）药材

a. 来源

处方药味：以列表的形式汇总处方中各个药味的来源、相关证明文件以及执行标准。相关示例如下：

#### 处方药味列表

| 名称 | 标准 | 产地（明确到县） | 基原（鉴定依据、鉴定人） | 采集时间、批次、数量等 |
|------|------|------|------|------|
|  |  |  |  |  |
|  |  |  |  |  |

本草考证与基原确定：说明经典名方所使用的药味的历代演变情况，并确定其物种基原，明确标准煎液研究中所用的药材基原。

应提供资料说明实际所用药材的基原（包括科名、中文名、拉丁学名）、药用部位、产地、采收期、产地初加工方法、是否种植/养殖（人工生产）或来源于野生资源等信息。药材生态环境、形态描述、生长特征、种植或养殖（人工生产）技术等。

对于药材基原易混淆品种，均需提供药材基原鉴定报告。多基原的药材除必须符合质量标准的要求外，必须固定基原，并提供基原选用的依据。

药材质量随产地不同而有较大变化时，应固定产地，固定产地并非一定固定在某一块地，而是必须在某一区域内，在这一区域内中药质量变化幅度较小，相对均一，提倡使用道地药材。

药材质量随采收期不同而明显变化时，应固定采收期。

b. 资源评估：生产企业应在立项、研制、上市后的不同阶段开展药材资源评估，以保障中药材来源的稳定和资源的可持续利用，并应关注对环境生态的影响。

药材资源评估是指生产企业根据自身的产能对一定时间段内所使用药材资源的预计消耗量与预计可获得量之间的关系以及产品生产对药材资源可持续利用可能造成的影响等进行科学评估的过程和数据、结论。

药材资源评估内容及其评估结论的有关说明详见《中药资源评估技术指导原则》。

c. 质量评价：开展药材、饮片及"标准煎液"的质量概貌研究，从出膏率、含量测定、指纹图谱或特征图谱等综合考虑药材-饮片-"标准煎液"的相关性，确定该药材的关键质量属性，据此建立相应的质量评价指标和评价方法，确定科学合理的药材质量标准。

质量概貌系指对药品质量属性的总体描述，它综合考虑药品的安全性和有效性，并在理论上能够确保药品达到预期的质量要求。质量属性系指那些影响药品安全性、有效性或一致性的物理、化学、生物活性等特性；而关键质量属性系指对药品质量会产生较大影响的质量属性。

质量评价指标：药材的质量评价指标应与相应"标准煎液"的质量及临床疗效有较好的相关性，且尽可能满足可测、准确、耐用和低成本的需求。鼓励进行 DNA 条形码检测的探索性研究和应用。

药材的质量评价指标通常包括：①定性指标，如基原、药用部位、产地、采收时间、产地加工、性状、有效/指标成分等。②定量指标，如有效/指标成分含量，水分、杂质、农残、重金属和有害元素、真菌毒素等外源污染限量等。如不进行检测，应当提供充分的理由。

处方药味首先应符合国家药品标准，包括《中国药典》及原部颁中药材标准。同时要建立不低于国家标准的企业标准。

企业标准的建立要做到切实达到控制相关中药材的质量，制剂质量评价中的关键质量风险点在药材标准中未建立控制指标难以保证质量要求的必须重新完善药材标准，建立相关控制方法和指标，并提供标准草案及起草说明，采用新标准物质的须提供实物标准和文字标准及有关资料，并按相关法规申报。对药材中可能含有的农残、真菌毒素、重金属和有害元素等外源性杂质，应结合相关指导原则要求，建立标准控制限度。

质量分析：针对不少于 3 个产地的不少于 15 批次药材的质量属性进行分析。说明药材产地、采收期、产地加工等的质量风险点。

提供处方药材的三批检验报告书

d. 参考文献：提供引用文献和文件的出处。

9）饮片炮制

a. 炮制方法及参数的确定：说明经典名方所使用的饮片炮制方法的历代变迁情况，并确定其具体炮制方法，包括药材净制、切制、炮炙等详细过程，并提供加工依据。

应提供所采用炮制方法的标准依据。

药材净制：经净制的药材，应详细描述药材净制的方法，如挑选、风选、水选、筛选、剪、切、刮、削、剔除、刷、擦、碾、撞、抽、压榨等，净制处理后的药材应符合药用要求。

药材切制：经切制的药材，应详细说明切制类型和规格确定的依据，切制前需经过软化处理的，需明确软化时间、吸水量、温度、浸润设备的技术参数等可能造成有效成分损失或破坏的影响因素。

药材炮炙：经炮炙的药材，应明确炮炙方法（如炒、炙、煨、煅、蒸、煮、烫、炖、制霜、水飞等）及具体工艺参数，加辅料炮炙的，应明确辅料来源、种类、用量

及执行标准等情况。

应明确饮片炮制方法及条件，明确关键生产设备、规模、收率及包装、贮藏条件等，说明相应的生产过程质量控制方法。

b. 质量评价：开展药材、饮片及"标准煎液"的质量概貌研究，综合考虑药材-饮片-"标准煎液"的相关性确定该饮片的关键质量属性，据此建立相应的质量评价指标和评价方法，确定科学合理的饮片质量标准。

质量评价指标：饮片的质量评价指标应与相应"标准煎液"的质量及临床疗效有较好的相关性，并与相应"标准煎液"及药材的质量评价指标有较好的对应关系。鼓励进行 DNA 条形码检测的探索性研究和应用。

饮片的质量评价指标通常包括：①定性指标，如药材来源、基原、性状、有效/指标成分等。②定量指标，如有效/指标成分含量，水分、杂质、农残、重金属和有害元素、真菌毒素等外源污染限量等。如不进行检测，应当提供充分的理由。

与炮制工艺相关的质量评价内容包括：①建立饮片质量一致性评价方法，以表征饮片批间一致性高低。②建立工艺关键过程参数、过程质控指标体系，对工艺流程、炮制设备、生产设施以及原辅料等实施控制。

应将药品质量控制方法与制药工艺、制药设备、生产设施、过程控制方法、过程管理方法、药材质控方法、物料检测方法、药品质检方法、工程验证方法等同步设计，使得质量控制与制药方式相融合，从而保证药品制造模式以及质量控制方法科学、合理、可靠，确保中药制造车间能够生产出满足安全性、有效性及质量一致性要求的药品。

标准：经典名方制剂使用饮片应根据原方出处记载的炮制方法进行炮制，并应符合现行版《中国药典》炮制通则的有关规定。

饮片企业标准的建立要做到切实达到控制相关饮片的质量，制剂质量评价中的关键质量风险点在饮片标准中未建立控制指标难以保证质量要求的必须重新完善饮片标准，建立相关控制方法和指标，并提供标准草案及起草说明，其余同药材。

提供饮片的检验报告书

c. 参考文献：提供引用文献和文件的出处。

10）"标准煎液"的制备：经典名方制剂"标准煎

液"的制备,原则上以古籍中记载的制备方法为依据制备。应固定方法、设备、工艺参数和操作规程,建立相应过程控制方法,通过出膏率、含量测定、指纹图谱或特征图谱等确保"标准煎液"批间质量基本一致及可追溯。以下以水煎煮为例说明。

经典名方制剂"标准煎液"按处方,将处方药味经炮制得饮片,按原方处方剂量,浸泡煎煮后,以物理方法固液分离、浓缩、干燥成型等工艺制得。"标准煎液"以浓缩浸膏或冻干品为基本形态。经典名方制剂的所有药学研究均须与"标准煎液"取得一致。由不少于 15 批原料饮片,经煎煮、浓缩(干燥)等过程分别制得 15 批"标准煎液",以其均值作为基准。

a. 工艺研究与流程图

煎煮:每煎使用的饮片为日用生药量。根据经典名方目录中记载的方法,结合卫生部、国家中医药管理局《医疗机构中药煎药室管理规范》(国中医药发〔2009〕3 号)进行煎煮。研究固定饮片前处理方法、饮片的破碎程度、煎煮次数、加水量、煎煮时间等相关参数的参考值,且实验报告和申报资料中应当注明研究过程。

滤过、浓缩与干燥:选择适当的滤材,趁热滤过。所得煎煮液,可经浓缩制成规定量的浸膏或经适宜的干燥方法制成干燥品,保证其物质基础的稳定和易于溶解,并免加辅料。

应加强研究浓缩、干燥方法对物料关键质量属性的影响,在确定方法的基础上研究各工艺参数对物料化学属性、物理属性的影响,固定各项工艺参数,最终确定方法、设备、工艺参数和操作规程。

工艺流程图:按照制备工艺步骤提供完整、直观、简洁的"标准煎液"工艺流程图,应涵盖所有的工艺步骤,标明主要工艺参数和所用提取溶媒等。按单元操作过程描述工艺(包括包装步骤),明确操作流程、工艺参数和范围。

b. 药材、饮片与"标准煎液"的量值传递关系:以出膏率、有效(或指标)成分的含量测定和指纹或特征图谱为指标,说明药材、饮片与"标准煎液"的量值传递关系。

出膏率:计算 15 批"标准煎液"的浸膏得率,并计算相对标准偏差。如出现离散数据(超出 3 倍 $RSD$ 或在均值的 $70\%\sim130\%$ 以外),应提供分析数据,并解释缘由。

有效(或指标)成分的含量测定:分别测定药材、饮片、"标准煎液"中有效(或指标)成分的含量,计算转移率。如转移率出现离散数据(超出 3 倍 $RSD$ 或在均值的 $70\%\sim130\%$ 以外),应提供分析数据,并解释缘由。

指纹图谱或特征图谱:采用 HPLC 或 GC 法,分别采集药材、饮片与"标准煎液"的指纹图谱或特征图谱,比较多批次"标准煎液"指纹图谱的相似度;或比较主要成分峰的个数,相对保留时间及峰的比例。

比较药材、饮片与"标准煎液"的指纹图谱,并通过阴性对照样品的制备及测定或峰指认等方法,说明主要色谱峰归属。

c. 参考文献:提供引用文献和文件的出处。

11)"标准煎液"的质量控制:为了有效控制"标准煎液"制备各环节的质量,应开展药材、饮片及"标准煎液"的质量概貌研究,确定关键质量属性,实现全过程质量控制,确保"标准煎液"批间质量基本一致及可追溯。

a. 基本要求:标准研究应符合"《中国药典》中药药品标准研究制定技术要求"中的有关规定。提供"标准煎液"药品标准草案及起草说明,并提供标准物质及有关资料。

需要关注以下问题:

药品标准制定依据:质量评价指标应与"标准煎液"的制备工艺及临床疗效有较好的相关性,且尽可能满足可测、准确、耐用和低成本的需求。需要说明各质控项目设定的缘由,总结分析各检查方法选择以及限度确定的依据,未纳入标准项目的考虑及确定依据。

整体控制措施:建立指纹图谱或特征图谱等方法,鼓励进行生物活性检测的探索,以尽可能通过检验反映产品的整体质量状况。药品标准中的含量测定限度等质量要求应有合理的范围,一般可采用 15 批次"标准煎液"的检测数据为依据确定合理的含量限度范围。

对照品:研制过程中如果使用了《中国药典》对照品,应说明来源并提供说明书和批号。如果使用了自制对照品,应提供对照品在中国食品药品检定研究院进行标定的证明资料。

b. 化学成分及关键质量属性研究

化学成分研究文献资料综述:提供化学成分研

究的文献资料,分析说明与提取工艺相关的主要化学成分及其理化性质。

确证化学组分的研究资料:提供化学成分研究的试验资料,包括化学成分的系统研究(提取、分离、结构鉴别等)和分析研究资料及相关图谱等。

关键质量属性的研究资料:提供试验资料,明确影响安全、有效、质量批间一致的理化、生物活性指标的测定方法及限度,分析说明"标准煎液"的关键质量属性及其影响因素。列表如下:

**"标准煎液"关键质量属性汇总表**

| | 项目<br>(如××成分) | 药品标准<br>(如含量上下限) |
|---|---|---|
| 与有效性相关的关键质量属性 | | |
| 与安全性相关的关键质量属性 | | |
| 与工艺相关的关键质量属性 | | |
| 其他关键质量属性 | | |

c. 质量研究:提供质量研究工作的试验资料及文献资料。一般包括以下内容:

分析方法:列明药品标准中各项目的检查方法,如下表。

**检测项目**

| 考察项目 | 检测方法 | 限度要求 | 检测依据 |
|---|---|---|---|
| 性状 | | | |
| 鉴别 | | | |
| 水分 | | | |
| 含量 | | | |
| 指纹图谱或特征图谱 | | | |
| 检查 | | | |
| 其他项目 | | | |

分析方法的验证:列入标准项目的分析方法学验证,按照现行版《中国药典》中有关的指导原则逐项提供方法学验证资料,并提供相关验证数据和图谱。

外源性污染物分析:对于可能含有的农残、重金属、砷盐、真菌毒素、溶剂残留、树脂残留等杂质,分析杂质的产生来源,结合相关指导原则要求,控制限度。对于最终质量标准中是否进行控制以及控制

的限度,应提供依据。

d. 标准正文:提供所制定"标准煎液"标准正文。

【处方】项应明确处方中各药味药材的基原。

【制法】项应简述处方中各药味制成饮片的炮制方法和"标准煎液"的制备工艺,包括投料量、制备过程、主要参数、出膏率范围、辅料及其用量范围、制成量等。

【指纹图谱或特征图谱】检查项,应建立。

【含量测定】项应规定有效(或指标)成分的转移率及可接受的变异范围。

e. 样品检验报告书:提供连续3批样品的检验报告。

f. 参考文献:提供引用文献和文件的出处。

2. 经典名方复方制剂申报资料要求

(1)申报资料项目编号及名称

见表8-7。

**表8-7　经典名方复方制剂申报资料项目**

| 申报资料类别 | 申报资料项目编号及名称 | |
|---|---|---|
| 综述资料 | 1. 药品名称 | 1.1　中文名 |
| | | 1.2　汉语拼音名 |
| | | 1.3　命名依据 |
| | 2. 证明性文件 | 2.1　申请人合法登记证明文件、《药品生产许可证》《药品生产质量管理规范》认证证书复印件 |
| | | 2.2　直接接触药品的包装材料(或容器)的注册证书复印件或核准编号 |
| | | 2.3　其他证明文件 |
| | 3. 处方来源及历史沿革 | 3.1　处方组成、各药味剂量、功能主治以及拟定的用法用量 |
| | | 3.2　处方来源(著作及作者、颁布朝代或年代) |
| | | 3.3　与处方相关的历代本草文献 |
| | | 3.4　处方历史沿革的综述资料 |
| | 4. 方义衍变 | 4.1　方解(病证、病因病机、治则治法) |
| | | 4.2　处方配伍原则分析 |
| | | 4.3　历代方义及相对应治则治法衍变情况 |
| | | 4.4　参考文献 |

（续表）

| 申报资料类别 | 申报资料项目编号及名称 | |
|---|---|---|
| | 5. 临床应用 | 5.1 已有临床应用资料的总结 |
| | | 5.2 当今临床应用的价值分析 |
| | | 5.3 市场前景的预测 |
| | | 5.4 参考文献 |
| | 6. 对主要研究结果的总结及评价 | 6.1 主要研究结果总结 |
| | | 6.2 分析与评价 |
| | 7. 药品说明书样稿、起草说明及参考文献 | 7.1 说明书样稿 |
| | | 7.2 起草说明 |
| | | 7.3 参考文献 |
| | 8. 包装、标签设计样稿 | 8.1 包装、标签设计样稿 |
| | | 8.2 起草说明 |
| 药学研究资料 | 9. 药学研究资料综述 | 9.1 主要研究结果总结 |
| | | 9.2 分析与评价 |
| | 10. 药材 | 10.1 处方药味 |
| | | 10.2 资源评估 |
| | | 10.3 质量评价 |
| | | 10.4 药材检验报告书 |
| | | 10.5 参考文献 |
| | 11. 饮片炮制 | 11.1 药材产地加工 |
| | | 11.2 炮制方法及参数的确定 |
| | | 11.3 质量评价 |
| | | 11.4 参考文献 |
| | 12. 工艺研究 | 12.1 处方 |
| | | 12.2 制法 |
| | | 12.3 剂型及产品组成 |
| | | 12.4 生产工艺研究资料 |
| | | 12.5 工艺验证 |
| | | 12.6 参考文献 |
| | 13. 非临床安全性试验用样品 | 13.1 中试样品 |
| | | 13.2 批生产记录 |
| | 14. 药品标准研究 | 14.1 药品标准概述 |
| | | 14.2 药品标准项目 |
| | | 14.3 关注事项 |
| | | 14.4 化学成分及关键质量属性研究 |
| | | 14.5 质量研究 |
| | | 14.6 样品检验报告书 |
| | | 14.7 参考文献 |

（续表）

| 申报资料类别 | 申报资料项目编号及名称 | |
|---|---|---|
| | 15. 稳定性研究 | 15.1 稳定性总结 |
| | | 15.2 稳定性研究数据 |
| | | 15.3 包装材料的选择 |
| | | 15.4 上市后的稳定性研究 |
| | | 15.5 参考文献 |
| | 16. 非临床安全性研究资料综述 | 16.1 非临床安全性研究总结 |
| | | 16.2 综合概述和结论 |
| 非临床安全性研究资料 | 17. 安全药理学试验资料及文献资料 | 具体品种要求不同，详见资料撰写说明 |
| | 18. 单次给药毒性试验资料及文献资料 | |
| | 19. 重复给药毒性试验资料及文献资料 | |
| | 20. 过敏性（局部、全身和光敏毒性）、溶血性和局部（血管、皮肤、黏膜、肌肉等）刺激性等主要与局部、全身给药相关的特殊安全性试验资料和文献资料 | |
| | 21. 遗传毒性试验资料及文献资料 | |
| | 22. 生殖毒性试验资料及文献资料 | |
| | 23. 致癌试验资料及文献资料 | |
| | 24. 依赖性试验资料及文献资料 | |

（2）申报资料撰写说明

**第一部分 综述**

1）药品名称：药品名称包括：①中文名。②汉语拼音名。③命名依据。

来源于古代经典名方的中药复方（以下简称"经典名方"）制剂的药品名称原则上应与古代医籍中的方剂名称相同。

2）证明性文件：证明性文件包括：①申请人合法登记证明文件、《药品生产许可证》《药品生产质量管理规范》认证证书复印件。②直接接触药品的包装材料（或容器）的注册证书复印件或核准编号。③其他证明文件。

3）处方来源及历史沿革：应规范表述处方组成、各药味剂量、功能主治以及拟定的用法用量。

应详细说明处方来源（著作及作者）、颁布朝代或年代；提供原文记载的处方药味组成、炮制方法和剂量，同时说明处方中每一药味的规范名称；提供原文记载的功能主治、用法用量。上述资料需附著作原文条目。

应提供历代本草文献，需注明出处（包括作者、出版年以及版本情况），并提供全面反映处方历史沿革的综述资料。

4）方义衍变：应用中医理论对经典名方主治病证的病因病机、治则治法进行论述，需对处方的配伍原则（如君、臣、佐、使）及药物组成之间的相互关系进行分析，并系统梳理历代方义及其相对应治则治法的衍变情况，需注明文献出处。

5）临床应用：应用文献研究方法，系统梳理既往研究结果及临床应用情况，总结分析反映经典名方安全性、有效性的已有临床应用资料，重点阐明其在当今临床应用的价值，同时对市场前景的预测加以论述。

本部分应注意引用文献资料的真实性和针对性，注明文献出处，同时注意文献的可信度和资料的可靠性。

6）对主要研究结果的总结及评价：应提供申请人对主要研究结果进行的总结，以及从安全性、有效性、质量批间一致等方面对所申报品种进行的综合评价。

7）药品说明书样稿、起草说明及参考文献：应提供按有关规定起草的药品说明书样稿、说明书各项内容的起草说明、有关安全性和有效性等方面的参考文献。

药品说明书中，警示语应注明：本方剂有长期中医临床应用基础，本品仅作为处方药供中医临床使用。【成分】应注明处方药味及其剂量（相当于饮片的量）。【注意事项】须注明处方及功能主治的具体来源。【功能主治】只能采用中医术语表达，并应当与古代医籍记载一致。【药理毒理】应根据所进行的毒理研究资料进行撰写，并提供撰写说明及支持依据。

说明书有关项下无相应内容时可以省略该项。

8）包装、标签设计样稿：应提供按有关规定起草的包装、标签设计样稿。

**第二部分　药学研究**

9）药学研究资料综述：药学研究资料综述是申请人对所进行的药学研究结果的总结、分析与评价。

a. 主要研究结果总结

处方药味及药材资源评估：明确处方的来源、出处、剂型、使用方法及用量，近、现代使用情况。简述处方药味新建立的质量控制方法及限度。

简述药材资源评估情况。

药材产地初加工与饮片炮制：明确上市批量生产所用的药材产地初加工与饮片炮制，应与研究使用的工艺保持一致性。

生产工艺：经典名方制剂依据"标准煎液"的处方、剂量和煎煮方法工艺进行研究制备，并以"标准煎液"的出膏率、含量、指纹图谱或特征图谱为基准进行药学研究对比分析，应与"标准煎液"取得一致。

明确经典名方制剂制备工艺与"标准煎液"的一致性。若有改变，应当说明改变的时间、内容及合理性。

说明辅料法定标准出处。简述辅料新建立的质量控制方法及限度。无法定标准的辅料，说明是否按照相关技术要求进行了研究及申报，简述结果。

简述放大生产样品的批次、规模、质量检查结果等，说明工艺是否稳定、合理、可行。

药品标准：简述药品标准的主要内容。说明含量测定的批次、拟定的含量限度及确定依据。说明对照品的来源及纯度等。

说明非法定来源的对照品是否经法定部门进行了标定。

稳定性研究：简述稳定性研究结果，包括考察样品的批次、时间、方法、考察指标与结果、直接接触药品的包装材料和容器等。评价样品的稳定性，拟定有效期及贮藏条件。

说明书、包装、标签：明确直接接触药品的包装材料和容器，说明是否提供了其注册证或核准编号，以及药品标准。简述说明书、包装、标签中【成分】【性状】【规格】【贮藏】【包装】【有效期】等内容。

b. 分析与评价：对药材资源评估、制备工艺、质量控制、稳定性等研究的结果进行总结，分析各项研究结果之间的联系。结合经典名方在历史上临床应用文献研究结果等，分析药学研究结果与药品的安全性、有效性之间的相关性。评价工艺可行性、质量可控性和经典名方制剂的稳定性。

c. "标准煎液"标准：提供已批准的"标准煎液"标准。

10）药材

a. 处方药味：以列表的形式汇总处方中各个药味的来源、相关证明文件以及执行标准。相关示例如下：

**处方药味列表**

| 名称 | 标准<br>（药典、部颁） | 产地<br>（明确到县） | 基原（鉴定<br>依据、鉴定人） | 采集时间、<br>批次、数量等 |
|---|---|---|---|---|
|  |  |  |  |  |

提供资料说明药材的基原（包括科名、中文名、拉丁学名）、药用部位、产地（经纬度）、采收期、产地加工和保存方法、是否种植/养殖（人工生产）、品种或栽培种名称。对于药材基原易混淆品种，均需提供药材基原鉴定报告。多基原的药材须固定基原，并选用与"标准煎液"相同基原的药材。

源于野生资源的药材，需提交生态环境、形态描述、生长特征等信息。

药材质量随产地不同而有较大变化时，应固定产地，提倡使用道地药材。药材质量随采收期不同而明显变化时，应固定采收期。

应遵循中药材生产质量管理规范（GAP）进行中药材的种植、养殖和生产。

b. 资源评估报告：药材资源评估是指生产企业根据自身的产能对一定时间段内所使用药材资源的预计消耗量与预计可获得量之间的关系以及产品生产对药材资源可持续利用可能造成的影响进行科学评估的过程。生产企业应在立项、研制、上市后的不同阶段开展药材资源评估和数据、结论。

药材资源评估内容及其评估结论的有关说明详见《中药资源评估技术指导原则》。

c. 药材的质量评价：开展药材、饮片及"标准煎液"的质量概貌研究，综合考虑药材-饮片-"标准煎液"的相关性，确定该药材的关键质量属性，据此建立相应的质量评价指标和评价方法，确定科学合理的药材质量标准。

质量概貌系指对药品质量属性的总体描述，它综合考虑药品的安全性和有效性，并在理论上能够确保药品达到预期的质量要求。质量属性系指那些影响药品安全性、有效性或一致性的物理、化学、生物活性等特性；而关键质量属性系指对药品质量会产生较大影响的质量属性。

质量评价指标：药材的质量评价指标应与相应"标准煎液"的质量及临床疗效有较好的相关性，且尽可能满足可测、准确、耐用和低成本的需求。鼓励进行DNA条形码及生物活性检测的探索性研究和应用。

药材的质量评价指标通常包括：①定性指标，如基原、药用部位、产地、采收时间、产地加工、性状、有效/指标成分等。②定量指标，如有效/指标成分含量，水分、杂质、农残、重金属和有害元素、真菌毒素等外源污染限量等。如不进行检测，应当提供充分的理由。

标准：处方药味首先应符合国家药品标准，包括《中国药典》及原部颁中药材标准。同时要建立不低于国家标准的企业标准。

企业标准的建立要做到切实达到控制相关中药材的质量，制剂质量评价中的关键质量风险点在药材标准中未建立控制指标难以保证质量要求的必须重新完善药材标准，建立相关控制方法和指标，并提供标准草案及起草说明，采用新标准物质的须提供实物标准和文字标准及有关资料，并按相关法规申报。对药材中可能含有的农残、真菌毒素、重金属和有害元素等外源性杂质，应结合相关指导原则要求，建立标准控制限度。

质量分析：针对不少于3个产地的不少于15批次药材的质量属性进行分析。说明药材产地、采收期、产地加工等的质量风险点。

d. 药材的检验报告书：应提供处方药材的检验报告书。

e. 参考文献：提供引用文献和文件的出处。

11）饮片炮制：饮片的炮制方法应与该经典名方的古代医籍记载一致，并提供药材产地初加工、药材净制、切制、炮炙等详细过程以及炮制工艺路线的主要具体参数。

a. 药材产地加工：描述药材产地加工的方法及主要工艺参数。对鲜药材进行切制等处理的，应说明原因并明确加工后药材的规格。

b. 炮制方法及参数的确定

药材净制：经净制的药材，应描述药材净制的方法，如挑选、风选、水选、筛选、剪、切、刮、削、剔除、刷、擦、碾、撞、抽、压榨等，净制处理后的药材应符合药用要求。

药材切制：经切制的药材，应说明切制类型和规格确定的依据，切制前需经过软化处理的，需明确软化时间、吸水量、温度、浸润设备的技术参数等可能造成有效成分损失或破坏的影响因素。

药材炮炙：经炮炙的药材，应明确炮炙方法（如炒、炙、煨、煅、蒸、煮、烫、炖、制霜、水飞等）及具体工艺参数，加辅料炮炙的，应明确辅料来源、种类、用量及执行标准等情况。应提供炮制规范正文复印件。

c. 质量评价：开展药材、饮片及"标准煎液"的质量概貌研究，综合考虑药材-饮片-"标准煎液"的相关性确定该饮片的关键质量属性，据此建立相应的质量评价指标和评价方法，确定科学合理的饮片质量标准。

质量评价指标：饮片的质量评价指标应与相应"标准煎液"的质量及临床疗效有较好的相关性，并与相应"标准煎液"及药材的质量评价指标有较好的对应关系。鼓励进行DNA条形码及生物活性检测的探索性研究和应用。

饮片的质量评价指标通常包括：①定性指标，如药材来源、基原、性状、有效/指标成分等。②定量指标，如有效/指标成分含量、水分、杂质、农残、重金属和有害元素、真菌毒素等外源污染限量等。如不进行检测，应当提供充分的理由。

标准：经典名方制剂使用饮片应根据原方出处记载的炮制方法进行炮制，并应符合现行版《中国药典》炮制通则的有关规定。

应建立不低于国家标准的企业标准。饮片企业标准的建立要做到切实达到控制相关饮片的质量，制剂质量评价中的关键质量风险点在饮片标准中未建立控制指标难以保证质量要求的必须重新完善饮片标准，建立相关控制方法和指标，并提供标准草案及起草说明，其余同药材。

质量分析：依据企业标准分析不少于3个产地的15批次饮片；若未按照国家标准进行炮制的饮片，应从原药材开始进行不少于3个产地的15批次炮制过程研究，并对饮片进行质量分析。说明炮制工艺各环节及参数等，研究建立内控的饮片炮制规

范或饮片药品标准。

提供饮片的检验报告书。

d. 参考文献：提供引用文献和文件的出处。

12）工艺研究：经典名方制剂的制备，原则上以古籍中记载的制备方法为依据制备，除成型工艺外，其余应与组方出处保持基本一致。在生产工艺研究中，应确定和识别关键质量属性、关键物料属性和关键工艺参数，采用合理的实验设计，建立关键物料属性和关键工艺参数与关键质量属性的关系，提高生产过程的稳健性，建立相应过程控制方法，确保批间质量基本一致及可追溯。

a. 处方：提供1 000个制剂单位的处方组成。

b. 制法：应开展生产试验，利用企业的生产设备生产3批以上经典名方制剂，根据企业生产设备和规模试验或验证批次数据，结合研发试验批次数据综合评价，确定各项生产工艺参数，明确生产过程质控点及控制方法，建立生产工艺规程。

提供经典名方制剂的工艺流程图以及各工艺步骤的研究资料，药学研究须与"标准煎液"进行对比分析。

制备工艺流程图：按照制备工艺步骤提供完整、直观、简洁的工艺流程图，应涵盖所有的工艺步骤，标明主要工艺参数。

详细制备方法：以中试批次为代表，按单元操作过程描述工艺（包括包装步骤），明确操作流程、工艺参数和范围。在描述各单元操作时，应结合不同剂型、工艺的特点关注主要工艺步骤与参数。

c. 剂型及产品组成：① 说明具体的剂型和规格，规格项下需明确单位剂量中的饮片量。以表格的方式列出单位剂量产品的处方组成，列明各药物及辅料在处方中的作用，执行的标准。对于制剂工艺中用到但最终去除的溶剂也应列出于下表。② 说明产品所使用的包装材料及容器。

**单位剂量产品的处方组成表**

| 药物及辅料 | 用量 | 作用 | 执行标准 |
| --- | --- | --- | --- |
|  |  |  |  |
|  |  |  |  |
| 制剂工艺中使用到并最终去除的溶剂 | | | |

d. 生产工艺研究资料：提取、浓缩、干燥等工艺

条件研究内容和相关要求详见《中药、天然药物提取纯化工艺研究技术指导原则》。另外，生产工艺与生产设备密切相关，应树立生产设备是为药品质量服务的理念，生产设备的选择应符合生产工艺的要求。

生产工艺研究的目标是与"标准煎液"的质量属性保持尽量一致。选择至少三项指标，包括出膏率、指纹图谱相似度、多指标成分含量及其转移率，均应在"标准煎液"规定的范围内。

中药饮片前处理工艺：①切制：中药饮片需进行切制处理的，应详细说明切制的类型和规格，切制前需经过软化处理的，需明确软化时间、吸水量、温度、浸润设备的工艺参数等可能造成有效成分损失或破坏的影响因素。②粉碎：中药饮片需进行粉碎处理的，应详细说明粉碎的方式方法、粉碎粒度及依据，并注意出粉率。含挥发性成分的药材应注意粉碎温度；含糖、胶质或蛋白（如动物药）较多且质地柔软的药材应注意粉碎方法。

提取工艺研究：采用的工艺路线应与经典名方的传统中药工艺路线相同。

提取工艺描述：描述提取工艺流程、主要工艺参数及范围等。

工艺条件考察：提供主要工艺参数的确定依据，如：提取等工艺参数的考察试验方法、考察指标、验证试验等。生产工艺参数范围的确定应有相关研究数据支持。

浓缩：①浓缩工艺描述：描述浓缩工艺方法、主要工艺参数及范围、生产设备等。②浓缩工艺研究：提供浓缩工艺方法、主要工艺参数的确定依据，如考察试验方法、考察指标、验证试验等。生产工艺参数范围的确定应有相关研究数据支持。

干燥：①干燥工艺描述：描述干燥工艺方法、主要工艺参数及范围、生产设备等。②干燥工艺研究：提供干燥工艺方法以及主要工艺参数的确定依据，如考察试验方法、考察指标、验证试验等。关键工艺参数范围的确定应有相关研究数据支持。

制剂成型工艺：剂型选择应与古籍记载一致，古籍记载为汤剂的可以制成颗粒剂。相关研究内容和相关要求详见《中药、天然药物制剂研究技术指导原则》。

制剂成型工艺描述：描述制剂成型工艺流程、主要工艺参数及范围等。

制剂处方前研究（中间体的特性研究）：提供详细的中间体特性研究资料。制定并提供中间体的标准。

辅料研究：提供详细的辅料筛选研究资料。

制剂处方筛选研究：提供详细的制剂处方筛选研究资料，通过处方筛选研究，初步确定制剂处方组成，明确所用辅料的种类、型号、规格、用量等。

制剂成型工艺研究：提供详细的制剂成型工艺研究资料。

制剂相关特性：对与制剂性能相关的理化性质，如水分、溶化性等进行分析。

制剂成型工艺的优化：制剂成型工艺研究应当考虑大生产制剂设备的可行性、适应性。在制剂研究过程中，特定的制剂技术和设备往往可能对成型工艺，以及所使用辅料的种类、用量产生很大影响，应确定并建立这些关键工艺参数和关键物料属性与关键质量属性间的关系，确定允许的波动范围，以减少批间质量差异，保证药品的安全、有效及其质量的一致。

制剂生产工艺进行优化的，应重点描述工艺研究的主要变更（包括批量、设备、工艺参数等的变化）及相关的支持性验证研究。

汇总研发过程中代表性批次（包括但不限于中试放大批等）的样品情况，包括：批号、生产时间及地点、批规模、用途（如用于稳定性试验等）、分析结果（例如含量及其他主要质量指标）。示例如下表，当不同批次的得率有较大差异时，应分析造成这种差异的原因，同时应分析得率差异对关键质量属性的影响。

**批分析汇总表**

| 批号 | 生产日期 | 生产地点 | 规模 | 收率 | 样品用途 | 样品质量 | |
| --- | --- | --- | --- | --- | --- | --- | --- |
| | | | | | | 含量 | 其他指标 |
| | | | | | | | |
| | | | | | | | |

e. 工艺验证

生产商：根据实际情况填写。

批处方：以表格的方式列出中试放大规模产品的批处方组成，列明各药味及辅料执行的标准。

处方饮片的投料方式可采用混批投料（即对饮

片进行质量均一化处理后投料）。要求：所用饮片质量可追溯，混批调配的指标合理（如指纹图谱、浸出物及指标成分含量等），相关示例如下：

**批处方组成表**

| 药味及辅料 | 用量 | 执行标准 |
|---|---|---|
|  |  |  |
| 制剂工艺中使用到并最终去除的溶剂 |  |  |

工艺描述：按单元操作过程描述中试批次样品的工艺（包括包装步骤），明确操作流程、工艺参数和范围。

辅料、生产过程中所用材料：以列表的形式汇总所用辅料、生产过程中所用材料的来源、相关证明文件以及执行标准。相关示例如下：

**辅料、生产过程中所用材料表**

| 辅料 | 规格（或型号） | 生产商/供应商 | 批准文号/注册证号 | 执行标准 | …… |
|---|---|---|---|---|---|
|  |  |  |  |  |  |
|  |  |  |  |  |  |

| 生产过程中所用材料 | 规格（或型号） | 生产商/供应商 | 批准文号/注册证号 | 执行标准 | …… |
|---|---|---|---|---|---|
|  |  |  |  |  |  |
|  |  |  |  |  |  |

提供辅料、生产过程中所用材料生产商的检验报告以及制剂生产商对所用辅料、生产过程中所用材料的检验报告。

如对辅料制定了内控标准，应提供内控标准。

主要生产设备：提供生产过程中所用主要生产设备的信息，如提取罐、浓缩罐等型号、生产厂、关键技术参数；过滤滤器的种类和孔径；配液、灌装容器规格等。

关键步骤工艺和提取物（中间体）的控制：列出所有关键步骤工艺及其工艺参数控制范围。提供研究结果支持关键步骤工艺确定的合理性以及工艺参

数控制范围的合理性。

列出中间体的质量控制标准，包括项目、方法和限度，必要时提供方法学验证资料。明确中间体（如浸膏等）的得率范围。

生产数据：应提供连续 3 批稳定的数据，包括批号、投料量、半成品量、辅料量、成品量、成品率等。

成品检验结果：提供成品自检结果。与样品含量测定相关的药材，应提供所用药材与样品含量测定数据，并计算转移率。

f. 参考文献：提供引用文献和文件的出处。

13）非临床安全性试验用样品：非临床安全性试验用样品，应采用中试或中试以上规模的样品。应提供制备非临床安全性试验用样品的原料、生产工艺、质量标准、检验报告以及样品的批生产记录。

14）药品标准研究

a. 药品标准概述：为了有效控制经典名方制备各环节的质量，应开展药材、饮片及经典名方制剂的质量概貌研究，确定关键质量属性，确保经典名方制剂批间质量基本一致及可追溯。

标准研究应符合"《中国药典》中药质量标准研究制定技术要求"中的有关规定。经典名方制剂需同时建立药材饮片、中间体和成品标准，并与"标准煎液"进行对比，质量水平不得低于"标准煎液"的要求。需提供质量标准草案及起草说明，并提供药品标准物质及有关资料。

b. 药品标准项目：药品标准包括但不局限以下项目：外观性状、鉴别、含量、指纹图谱或特征图谱、检查以及制剂通则的有关要求。

c. 关注事项：药品标准制定依据：药品标准项目应与"标准煎液"的制备工艺及临床疗效有较好的相关性，且尽可能满足可测、准确、耐用和低成本的需求。需要说明各质控项目设定的缘由，总结分析各检查方法选择以及限度确定的依据，未纳入标准项目的考量及确定依据。

保障不同批次药品稳定均一的措施：建议建立指纹图谱或特征图谱等方法，鼓励进行生物活性检测的探索研究，以尽可能通过检验反映产品的整体质量状况。药品标准中的含量测定限度等质量要求应有合理的范围，一般可采用试验用多批样品的实际含量为依据确定合理的含量限度范围。

对照品：在经典名方研制过程中如果使用了《中国药典》对照品，应说明来源并提供说明书和批

号。在研制过程中如果使用了自制对照品，应提供对照品在中国食品药品检定研究院进行标定的证明资料。

d. 化学成分及关键质量属性研究

化学成分研究文献资料综述：提供经典名方原料及汤剂的化学成分研究的文献资料，分析说明与提取工艺、制剂生产、制剂性能相关的主要化学成分及其理化性质。

确证化学组分的研究资料：提供经典名方化学成分研究的试验资料，包括化学成分的系统研究（提取、分离、结构鉴别等）和分析研究资料及相关图谱等。

关键质量属性的研究资料：提供试验资料，明确影响安全、有效、质量批间一致的理化、生物活性指标的测定方法及限度，分析说明经典名方制剂的关键质量属性及其影响因素，示列如下。

**经典名方制剂关键质量属性汇总表**

| | 项目<br>（如××成分） | 质量标准<br>（如含量上下限） |
|---|---|---|
| 与有效性相关的关键质量属性 | | |
| 与安全性相关的关键质量属性 | | |
| 与工艺相关的关键质量属性 | | |
| 其他关键质量属性 | | |

e. 质量研究：提供质量研究工作的试验资料及文献资料。一般包括以下内容：

分析方法：在下表中列明药品标准中各项目的检查方法。

**药品标准中各项目的检查方法**

| 考察项目 | 检测方法 | 限度要求 | 检测依据 |
|---|---|---|---|
| 性状 | | | |
| 鉴别 | | | |
| 水分 | | | |
| 溶化性/澄清度 | | | |
| 含量 | | | |
| 特征图谱 | | | |
| 检查 | | | |
| 其他项目 | | | |

分析方法的验证：① 列入标准项目的分析方法学验证。按照现行版《中国药典》中有关的指导原则逐项提供方法学验证资料，并提供相关验证数据和图谱。② 未列入标准项目的分析方法学验证。按照现行版《中国药典》中有关的指导原则逐项提供方法学验证资料，并提供相关验证数据和图谱。

外源性污染物分析：对于可能含有的农残、重金属、砷盐、真菌毒素、溶剂残留、树脂残留等杂质，分析杂质的产生来源，结合相关指导原则要求，控制限度。对于最终质量标准中是否进行控制以及控制的限度，应提供依据。

f. 样品检验报告书：申报生产时提供连续3批样品的检验报告。

g. 参考文献：提供引用文献和文件的出处。

15) 稳定性研究

a. 稳定性总结：总结所进行的稳定性研究的样品情况、考察条件、考察指标和考察结果，并提出贮存条件和有效期。示例如下：

试验样品

**样品情况表**

| 批号 | |
|---|---|
| 规格 | |
| 组方药味来源和执行标准 | |
| 生产日期 | |
| 试验开始时间 | |
| 生产地点 | |
| 批量[注] | |
| 包装/密封系统的性状（如包材类型、性状和颜色等） | |

注：稳定性研究需采用中试或者中试以上规模的样品进行研究。

研究内容

**常规稳定性考察结果表**

| | 项目 | 放置条件 | 考察时间 | 考察项目 | 分析方法及其验证 |
|---|---|---|---|---|---|
| 影响因素试验 | 高温 | | | | |
| | 高湿 | | | | |
| | 光照 | | | | |
| | 其他 | | | | |
| | 结论 | | | | |
| 加速试验 | | | | | |

（续表）

| 项目 | 放置条件 | 考察时间 | 考察项目 | 分析方法及其验证 |
|------|---------|---------|---------|----------------|
| 长期试验 | | | | |
| 结论 | | | | |

填表说明：①影响因素试验的"结论"项中需概述样品对光照、温度、湿度等哪些因素比较敏感，哪些因素较为稳定，作为评价贮藏条件合理性的依据之一。②"分析方法及其验证"项需说明采用的方法是否为已验证并列入药品标准的方法。如所用方法和药品标准中所列方法不同，或药品标准中未包括该项目，应在上表中明确方法验证资料在申报资料中的位置。

### 研究结论

**稳定性研究结论**

| 内包材 | |
|--------|--|
| 贮藏条件 | |
| 有效期 | |
| 对说明书中相关内容的提示 | |

b. 稳定性研究数据：以表格形式提供稳定性研究的具体结果，并将稳定性研究中的相关图谱作为附件。

### 影响因素试验

**影响因素试验表**

批号：（一批样品）　　　批量：　　　规格：

| 考察项目 | 限度要求 | 光照试验 4 500 Lux（天） | | | 高温试验 60 ℃（天） | | | 高湿试验 92.5% RH（天） | | |
|---------|---------|---|---|---|---|---|---|---|---|---|
| | | 0 | 5 | 10 | 0 | 5 | 10 | 0 | 5 | 10 |
| 性状 | | | | | | | | | | |
| 鉴别 | | | | | | | | | | |
| 水分 | | | | | | | | | | |
| 溶化性/澄清度 | | | | | | | | | | |
| 含量 | | | | | | | | | | |
| 其他项目 | | | | | | | | | | |

说明：影响因素试验的要求详见《中药、天然药物稳定性研究技术指导原则》。

### 加速试验

**加速试验表**

批号：（三批样品）　　批量：　　规格：　　包装：　　考察条件：

| 考察项目 | 限度要求 | 时间（月） | | | | |
|---------|---------|---|---|---|---|---|
| | | 0 | 1 | 2 | 3 | 6 |
| 性状 | | | | | | |
| 鉴别 | | | | | | |
| 水分 | | | | | | |
| 溶化性/澄清度 | | | | | | |
| 含量 | | | | | | |
| 其他项目 | | | | | | |

说明：加速试验的要求详见《中药、天然药物稳定性研究技术指导原则》。

### 长期试验

**长期试验表**

批号：（三批样品）　　批量：　　规格：　　包装：　　考察条件：

| 考察项目 | 限度要求 | 时间（月） | | | | | | | |
|---------|---------|---|---|---|---|---|---|---|---|
| | | 0 | 3 | 6 | 9 | 12 | 18 | 24 | … |
| 性状 | | | | | | | | | |
| 鉴别 | | | | | | | | | |
| 水分 | | | | | | | | | |
| 溶化性/澄清度 | | | | | | | | | |
| 含量 | | | | | | | | | |
| 其他项目 | | | | | | | | | |

说明：长期试验的要求详见《中药、天然药物稳定性研究技术指导原则》。

c. 包装材料的选择

包材类型、来源及相关证明文件：

**包装材料表**

| 项目 | 包装容器 | 配件（注[2]） |
|------|---------|------------|
| 包材类型（注[1]） | | |
| 包材生产商 | | |
| 包材注册证号或核准编号 | | |
| 包材注册证有效期 | | |
| 包材质量标准编号 | | |

注1：关于包材类型，需写明结构材料、规格等。例如，铝塑泡罩包装，组成为：3.2VC/铝、3.2VC/3.2E/3.2 VDC/铝、3.2VC/3.2VDC/铝；复合膜袋包装，组成为：聚酯/铝/聚乙烯复合膜袋、聚酯/低密度聚乙烯复合膜袋。

注2：表中的配件一栏应包括所有使用的直接接触药品的包材配件。

提供包材的检验报告(可来自包材生产商或供应商)。

阐述包材的选择依据。直接接触药品的包装材料的选择应符合《药品包装材料、容器管理办法》(暂行)、《药品包装、标签规范细则》(暂行)及相关要求,提供相应的注册证明和质量标准。在选择直接接触药品的包装材料时,应对同类药品及其包装材料进行相应的文献调研,证明选择的可行性,并结合药品稳定性研究进行相应的考察。

描述针对所选用包材进行的支持性研究。在某些特殊情况或文献资料不充分的情况下,应加强药品与直接接触药品的包装材料的相容性考察。采用新的包装材料,在包装材料的选择研究中除应进行稳定性实验需要进行的项目外,还应增加相应的特殊考察项目。

d. 上市后的稳定性研究:申报生产时,应承诺对上市后生产的前3批产品进行长期留样稳定性考察,并对每年生产的至少1批产品进行长期留样稳定性考察。

提供后续稳定性研究方案。

e. 参考文献:提供引用文献和文件的出处。

### 第三部分 非临床安全性研究

16) 非临床安全性研究资料综述:经典名方制剂的非临床安全性研究应按照现行中药复方制剂非临床安全性研究的技术要求,在通过GLP认证的机构进行,应严格执行GLP规范。非临床安全性研究综述应为所申请药物的非临床安全性评估提供综合性和关键性评价。

a. 非临床安全性研究总结:简要归纳非临床安全性研究的主要结果,按以下顺序进行总结:非临床安全性研究概述、安全药理学试验、单次给药毒性试验、重复给药毒性试验、遗传毒性试验、生殖毒性试验、致癌性试验、制剂安全性试验(刺激性、溶血性、过敏性试验等)、其他毒性试验、试验结果讨论和结论,并附列表总结。

b. 综合概述和结论:对非临床安全性研究进行综合评估。分析各项非临床安全性试验结果,综合分析及评价各项试验结果之间的相关性,种属和性别的差异性。通过以上分析,综合现有的非临床安全性研究资料,分析说明是否支持申请品种的上市申请。

17) 安全药理学试验资料及文献资料:根据需要进行安全药理学试验。可以用文献综述代替试验研究。

18) 单次给药毒性试验资料及文献资料:可进行至少一种动物的单次给药毒性试验。

19) 重复给药毒性试验资料及文献资料:可先进行一种动物(啮齿类)重复给药毒性试验,当发现明显毒性时,为进一步研究毒性情况,再进行第二种动物(非啮齿类)的重复给药毒性试验。若适用人群包括儿童,还应提供支持相应儿童年龄段的幼龄动物重复给药毒理学试验资料。

20) 过敏性(局部、全身和光敏毒性)、溶血性和局部(血管、皮肤、黏膜、肌肉等)刺激性等主要与局部、全身给药相关的特殊安全性试验资料和文献资料:若制剂为经皮肤、黏膜、腔道等非口服途径给药,需要根据给药途径及制剂特点提供相应的特殊安全性试验资料,如:研究对用药局部产生的毒性(如刺激性、局部过敏性等)、对全身产生的毒性(如全身过敏性、溶血性等)。

21) 遗传毒性试验资料及文献资料:若重复给药毒性试验中发现有异常增生、处方中含有高度怀疑的遗传毒性的药味或成分等,应根据具体情况提供相应的遗传毒性研究资料。

用于育龄人群并可能对生殖系统及其功能产生影响的药物(如治疗性功能障碍药、促精子生成药、促孕药、保胎药、围产期用药、具有性激素样作用或有细胞毒作用等的药物),应进行遗传毒性试验。在上市前,应完成标准组合的遗传毒性试验;若出现可疑或阳性试验结果,应进一步进行其他相关试验。

22) 生殖毒性试验资料及文献资料:用于育龄人群并可能对生殖系统及其功能产生影响的药物(如治疗性功能障碍药、促精子生成药、促孕药、围产期用药、具有性激素样作用或有细胞毒作用等的药物)以及遗传毒性试验阳性、重复给药毒性试验中发现对生殖系统有明显影响的药物,应根据具体情况提供相应的生殖毒性研究资料。

23) 致癌试验资料及文献资料:若在重复给药毒性试验或其他毒性试验中发现有细胞毒性或者对某些脏器生长有异常促进作用的,或者遗传毒性试验结果为阳性的,应提供致癌性试验。致癌性试验资料一般应在上市前提供。

24) 依赖性试验资料及文献资料:具有依赖性倾向的药物,应提供药物依赖性试验。

(四川省中医药科学院·四川省中医药转化医学中心 王剑波)

## 第二节　中成药生产制造

中成药即中药成药,是以中药材、中药饮片或者提取物为原料按药品质量标准依法制成一定剂型、质量可控、安全有效的药品。其特点是组方与工艺固定,功能主治、用法用量、临床疗效确切,便于携带、使用方便等。在祖国医药学发展长河中,中成药具有极悠久的发展历史,是中医药防病治病的最主要方式,广泛应用于御病强身、疗病康复诸方面,功勋卓著,为世代传颂。纵观中成药的发展历史,既凝聚了历代医药学家的千百年医疗实践精华,又吸取了当代医药学发展的先进科研成果,大量新型的、速效的、高效的、低毒的中成药相继研制成功,并在临床上广泛应用。这与中医理论和临床应用不断发展,中药炮制、制剂技术不断提高,以及不同时期疾病谱的发展演变是密不可分的,随着人类对健康要求认识的不断提高,尤其是近年来中药现代化、产业化、国际化和中药大健康产业的发展,以临床价值、科学价值为核心的科技创新驱动,成为中成药产业发展的核心推动力,许多中成药大品种最有机会成为中药行业发展的名片,甚至成为国际知名品牌的潜在候选者。随着全球对慢性病、老年病等治疗观念的转变,中医药防治理念正逐渐为世人所接受,药品消费市场也由过去单纯治疗向预防、保健、康复、养生等方向分化发展,越来越多的人开始关注中成药的整体调节和适度调节的作用,各类中成药需求在不断增大,因此,通过中成药产品的创新和大品种的培育延伸大健康产业链,已成为中药企业实现可持续发展的必然选择。

### 一、中成药生产工艺

中成药产品剂型丰富,为数众多,这是广义中药学发展的重要标志性成果。但由于历史原因,有些沿用至今的中成药剂型和产品,在其生产过程的严格性、质量指标的客观性及服用剂量、稳定性和使用期等方面尚存在不少问题,因此,首先有必要优化其生产制造,加强工艺技术研究,获得稳定的工艺参数,做到物料平衡,过程可控,然后制定切实可行的质量保证措施,以提高其质量和临床疗效,并应用现

代科技方法,为中成药剂型及其产品的扩大应用提供依据。中成药的生产制造(生产工艺)关系到药料中有效成分的浸出和制剂的稳定性、有效性、适用性及经济效益,是中成药研制成败的关键环节,因此其生产制造设计应以保证其安全性和有效性为前提,一般应考虑处方的特点和药材的性质,制剂的类型和临床用药要求,大生产的可行性和生产成本,以及环境保护的要求,在此基础上还要充分注意工艺的科学性和先进性。中成药的生产制造除有些情况下可直接使用药材原粉外,通常情况下药材都需要经过提取处理,以达到减少剂量,提高疗效的目的。在中成药研究工作中,当处方组成确定,并初步选定了剂型后,便要设计生产工艺路线。中成药的生产制造一般包括粉碎、提取、分离、浓缩干燥工艺,制剂成型、中试和样品试制。

#### (一)粉碎

粉碎是中成药生产的最基本工艺,不论是固体剂型、半固体剂型或是液体剂型,生产过程中都必须对药材进行粉碎。粉碎的主要目的是增加药料的比表面积,促进药物的溶解与吸收,提高生物利用度;加速药材中有效成分的提取;调节药物粉末的流动性,改善不同药物粉末混合的均匀性,有利于各种药物剂型的制备。中药材为植物药、动物药、矿物药,种类繁多,粉碎时可根据不同的结构特点选择适当的粉碎方法。粉碎工艺应根据临床要求、药材性质、剂型特点等综合考虑处方中哪些药物需要粉碎,用什么方法进行粉碎,粉碎到什么程度,细粉收率是多少,等等。

近年来,超微细粉化技术在中药粉碎中的应用日趋增多,运用超声粉碎、超低温粉碎等现代超细微加工技术,可将原生药从传统粉碎工艺得到的中心粒径150～200目的粉末(75 $\mu$m以下),提高到现在的中心粒径为5～10 $\mu$m以下,在该细度条件下,一般药材细胞的破壁率≥95%,这种新技术的采用,不仅适合于各种不同质地的药材,而且可使其中的有效成分直接暴露出来,从而使药材成分的溶出和起效加迅速完全。因此,超微粉碎技术在中药领域的

应用带来中药传统剂型的革新和发展,推动中药剂型现代化。可以拓宽以药材入药的剂型,如片剂、胶囊剂、软膏剂、吸入剂、涂膜剂等,也可促进先进制剂技术(如固体分散技术和药物缓释技术)在这些剂型中的应用。此外,对于一些固体制剂(如冲剂、片剂、膜剂),根据处方性质,在制备工艺的某些环节引入超微粉碎技术,亦有可能在溶解度、崩解度、吸收率、附着力和生物利用度方面改善其品质。

根据中药不同来源与性质,粉碎可采用干法粉碎(单独粉碎、混合粉碎)、湿法粉碎、低温粉碎、超微粉碎等方法。对一些富含糖分,具一定黏性的药材可采用传统粉碎方法(串料法);对含脂肪油较多的药材可用串油法;对珍珠、朱砂等可采用"水飞法";对热可塑性的中药材可采用低温粉碎法等。目前较先进的粉碎设备不仅能粉碎含有淀粉类、纤维类、矿物类、动物类中药材,还可以粉碎含糖质、油性等具有一定黏性的中药材,其自动化程度高,可以在完全封闭状态下连续完成上料、粉碎、混合等工艺过程。

### (二) 提取

提取有两种情况:一是对有效成分或有效部位的提取,二是对中药复方的综合提取。中药的提取应尽可能多地提取出有效成分,或根据某一成分或某类成分的性质提取目的物。提取溶剂选择应尽量避免使用一、二类有机溶剂。对中药有效成分或有效部位的提取,应着重考察提取物的纯度,即含量如何、含杂质如何;对中药复方的综合提取,应着重研究收得率。对有效成分尚不明确的中药复方现多采用综合提取,经过浸提处理,以去粗取精。对该步操作,应考查方中哪些宜于浸提,应该提出些什么成分;同时关注溶媒品种与用量,提取方法与工艺条件,提取液应如何处理,半成品的规格要求是什么,从整个工艺的先进性、生产性及效益进行评价。提取的传统工艺包括浸渍法、回流法、水提醇沉工、水煎煮法、渗漉法、水蒸气蒸馏法等。其优点为操作简便,对工艺、设备的要求不是很高,应用较为广泛。但它同时也存在一些缺点,如:提取时间长,提取液中含有较多杂质,给下一步精制带来不便,从而影响有效成分提出率。

近几年,越来越多的中药提取新技术的应用,使得中药提取水平有了极大飞跃。新技术在中药提取中的合理应用大大提高了有效成分的收率和纯度,加快了中药制剂向速效性、可控性和稳定性发展的步伐。各种先进生产工艺,如超临界萃取技术、大孔树脂吸附技术、半仿生提取法、旋流提取法、加压逆流提取法、酶法提取、膜分离和浓缩技术、喷雾或冷冻干燥技术、一步造粒技术、毛细管电泳技术等逐步得到应用,与常规提取法相比,这些新技术最大的优点是提取时间短、温度较低、收率高,可为中药大生产的提取分离提供合理化生产工艺、流程及参数。这对提高我国中药生产的技术水平,使中药生产技术及工艺逐渐达到标准化、可控化具有重要意义。

1. **超临界流体萃取法(SFE)** · 是近十几年发展较为迅速的新技术,其中超临界 $CO_2$ 是最常用的一种超临界流体。用超临界 $CO_2$ 萃取中药,具有较佳的提取、分离效能,集提取、分离、浓缩为一体、操作成本低、无残留溶剂、无污染、节约能源等优点。超临界流体结晶技术中的 RESS 过程、GAS 过程等可制备粒径均匀的超细颗粒,从而可制备控释小丸等,同时超细药物的生物利用度也可大大提高。另外,全氟聚醚碳酸铵(PFPE)的应用,把超临界 $CO_2$ 萃取扩展到水溶液体系,使得难以提取的强极性化合物如蛋白质等的超临界 $CO_2$ 提取成为可能。美国环境保护局(EPA)已逐步将超临界流体萃取技术作为替代溶剂萃取的标准方法。由此可见,超临界流体萃取技术的发展是一种趋势,对于提高中药制药的水平,尤其是解决挥发性或脂溶性药效成分提取分离的难题,具有很强的竞争力。因此,采用超临界 $CO_2$ 萃取技术对传统的中药生产进行改革,对中药产业高技术化发展具有巨大的应用价值。

2. **超声提取法** · 利用超声波增大物质分子的运动频率和速度,增加溶剂的穿透力,提高药物溶出速度和溶出次数,缩短提取时间的浸取方法。如用超声提取法从黄芩中提取黄芩苷,大大提高了黄芩苷的得率。

3. **加压逆流提取法** · 将若干提取装置串联,溶剂与药材逆流通过,并保持一定接触时间的方法。如加压逆流提取法可使冬凌草提取液浓度增加 19 倍,而溶剂及热能单耗却分别降低了 40% 和 57%。

4. **酶解法** · 利用不同的酶将中药制剂中的杂质(如淀粉、果胶、蛋白质等)予以分解除去的提取方法。针对根中含有脂溶性、难溶于水或不溶于水成分多等特点,通过加入能使淀粉部分水解产物及葡萄糖苷酶或转糖苷酶,使脂溶性或难溶于水或不溶于水的有效成分转移到水溶性苷糖中。酶反应较温和地将植物组织分解,可较大幅度的提高效率,如中成药"生脉饮"口服液的制备即采用了酶解法。

5. **半仿生提取法** · 即从生物药剂学的角度,将整体药物研究法与分子药物研究法相结合,模拟口服给药后经胃肠道转运的环境,为经消化道给药的中药制剂设计的一种新的提取工艺,即将中药粉末以一定 pH 的酸水提取,用一种或几种有效成分结合主要药理作用指标,采用比例分割法来优选最佳 pH 和其他工艺参数。如以芍药苷、甘草次酸为指标,比较芍苷止痛颗粒半仿生提取和传统水煎法的提取率,结果显示,半仿生提取法优于传统水煎法。

6. **双水相萃取技术** · 双水相萃取技术是一种较新的固一液分离方法,具有较高的选择性和专一性,利用被提取物质的两相系统间分配行为的差异进行分离,可获得较高收率,这对于含有众多成分的中药来说无疑为其有效成分的分离提取提供了一种新的方法。现在,该方法已经成功应用于抗生素产品的分离纯化,Alfred 等利用 ATPE 技术从菠菜中提取蜕皮激素。

**(三)分离纯化**

中药复方提取液中既含有效成分,也含大量无效成分。制剂加工时,为了提高药物浓度,减少副作用,提高制剂稳定性,改善口感和外观等,需将水浸液中的无效成分、药渣碎片等全部去除或大部分去除。这仍是目前中成药生产过程中的薄弱环节。杂质可分为两类:一类是固体杂质,另一类是可溶性杂质。不同的杂质选用不同的方法来处理,既要考虑所采用的方法、所选用的设备,又要考虑分离的纯净度等。

中药的纯化应依据中药传统用药经验或根据提取物中已确认的一些有效成分的存在状态、极性、溶解性等特性,设计科学、合理、稳定、可行的工艺,采用一系列纯化技术尽可能多地富集有效成分,除去无效成分。不同的提取纯化方法均有其特点与使用范围,应根据与治疗作用相关的有效成分(或有效部位)的理化性质,或药效研究结果,通过试验对比,选择适宜的工艺路线与方法。分离纯化是改变中成药传统制剂"粗、黑、大"的关键,现多用的分离纯化技术有膜分离技术、超滤法、絮凝技术、高速离心技术、大孔树脂吸附技术等。

1. **膜分离技术** · 是现代分离领域最先进的技术之一。使用膜技术(如超滤膜、微孔滤膜、半透膜、反渗透等)可以在原生物体系环境下实现物质分离,可以高效浓缩富集产物,有效脱出杂质,且操作方便,能耗低,过程简单,无二次污染。与常规的离心分离、沉降、过滤、萃取等方法相比,膜分离技术具有很大的潜在优势,先后发展成熟了反渗透、纳滤、超滤、微滤、透析、电渗析、渗透蒸发、液膜、膜萃取、膜蒸馏等新技术,为适用于各种中药生产的需求,提供了广阔的选择空间。目前,在国内某些中药注射剂的研究开发和生产中已采用了该技术,如中药提取液的过滤除杂(包括除去重金属等无机物)方面。

2. **超滤法** · 超滤也属于膜分离技术,根据体系中分子的大小和性状,通过膜的分子筛作用,在分子水平上进行分离,能够分离相对分子质量为 $1\sim1\,000$ kD 的物质,可发挥分离、纯化、浓缩的作用。目前,在中药制剂中的应用主要是用来滤除微粒、大分子杂质(胶质、鞣质、蛋白质、多糖等)。超滤法制备中药注射液工艺简单,具有提高中药注射剂的澄明度、去除杂质和热原、保留更多有效成分以及部分脱色的特点,如五加注射液、丹参注射液的制备工艺均应用了超滤法。

3. **絮凝沉淀法** · 是在混悬的中药提取液或提取浓缩液中加入一种絮凝沉淀剂,以吸附架桥和电中和方式与蛋白质果胶等发生分子间作用,使之沉降,除去溶液中的粗粒子,达到精制和提高成品质量目的的一项新技术。絮凝剂的种类很多,有壳聚糖、鞣质、蛋清、明胶、ZTC 澄清剂等。

4. **高速离心法** · 是通过离心机的高速运转,使离心加速度超过重力加速度的成百上千倍,从而使沉降速度增加,加速药液中杂质沉淀以除杂的方法。沉降式离心机分离药液,具有省时、省力、药液回收完全、有效成分含量高、澄明度高的特点,更适合于分离含难于沉降过滤的细微粒或絮状物的悬浮液。如采用高速离心法制备的清热解毒口服液与水醇法进行比较,结果表明,本法具有工艺流程短、成本低、有效成分损失少、黄酮含量显著高于水醇法。

5. **大孔树脂吸附分离技术** · 大孔树脂是近年来发展起来的一类有机高聚物吸附剂,应用于中草药成分的提取、分离效果较好。大孔树脂吸附分离技术采用特殊的吸附剂,从中药煎液中选择地吸附其中的有效部分,去除无效部分,解决了中药生产中所面临的精制工艺、剂量大、产品吸潮和重金属残留等实际问题。尤其适用于颗粒剂、胶囊剂、片剂等的生产,使中药的粗、大、黑制剂升级换代为现代制剂,是中药提取工艺影响最大、带动面最广的技术之一。大孔树脂吸附分离技术已成功地应用于天麻、赤芍、灵芝等中草药的提取、分离工作。结果证明,大孔树脂吸附是分离中草药水溶性成分的一种有效方法。如用大孔树脂吸附提取精制三七总皂苷,所得产品纯度高,质量稳定,成本低。

大孔树脂吸附分离技术在日本已被广泛应用于其"汉方药"的生产中。

### (四)浓缩与干燥

为满足临床疗效和制剂需要,结合物料的性质及影响浓缩、干燥效果的因素,使物料达到一定的相对密度和水分的方法。目前浓缩一般都采用蒸发浓缩的方法,而制备固体制剂则需进行干燥。在操作中,应对浓缩与干燥的温度、方法、设备进行考查和筛选。浓缩、干燥工艺应主要依据物料的理化性质,制剂的要求,影响浓缩、干燥效果的因素,选择相应工艺路线,使所得产物达到要求的相对密度或含水量,以便于制剂成型。对含有热不稳定成分、易熔化物料的浓缩与干燥,尤其需要注意方法的选择,以保障浓缩物或干燥物的质量。

中成药的提取液浓缩目前除采用夹层式浓缩锅、组合式中药液浓缩锅、减减压蒸馏器、真空浓缩罐外,喷雾干燥法、薄膜蒸发、沸腾干燥、微波干燥、远红外干燥技术等在中成药制药企业中广泛应用。此外,冷冻干燥及冷冻浓缩技术也用于中药驱除水分得到干燥浸膏。其优点是成品有效成分不受破坏,溶解性能好,在浸膏剂、栓剂、粉针剂、胶囊剂等的制备工艺中多有应用。采用冷冻浓缩干燥可以大大提高有效成分的保留率,较一般真空加热浓缩法得率高。

### (五)制剂成型

制剂成型工艺研究是按照制剂处方研究的内容,将制剂原料与辅料进行加工处理,确定适宜的辅料、工艺和设备,制成一定的剂型并形成最终产品的过程。一般应根据物料特性,通过试验选用先进的成型工艺路线。处理好与制剂处方设计间的关系,筛选各工序合理的物料加工方式与方法,采用相应的先进设备和适应的成品包装材料,提供详细的成型工艺路线及各工序技术条件试验依据等资料,并注意实验条件与中试和生产的衔接,考虑大产制剂设备的可行性、适应性。对单元操作或关键工艺,应

进行考察,以保证质量的稳定。成型过程应重点研究的问题有:工艺路线的先进性、可行性;辅料的种类、数量及使用方法;造型工艺条件,如片剂的颗粒、压力等。

通过制剂成型研究,最终确定制剂处方、工艺和设备,提供详细的制剂成型工艺流程,各工序技术条件试验依据等资料。

### (六)中试和样品试制

中试研究是指在实验室完成系列工艺研究后,采用与大生产基本相符的条件进行工艺放大研究的过程,其意义在于:

(1)中试研究是对实验室工艺合理性研究的验证与完善,是保证工艺达到生产稳定性、可操作性的必经环节。

(2)供质量标准、稳定性、药理与毒理、临床研究用样品应是经中试研究确定的工艺制备的样品。

(3)根据中试研究结果制定或修订中间体和成品的质量标准。

(4)为大生产设备选型提供依据。

(5)根据原材料、动力消耗和工时等进行初步的技术经济指标核算等。

(6)中试研究是实验室向大生产过度的必由之路。

(7)通过中试研究可发现问题,设法暴露实验室中未能反映出的一些影响因素和安全隐患,预防在大生产中可能出现和发生的工艺事故,及时发现工艺可行性、劳动保护、环保、生产成本等方面存在的问题,减少药品研发的风险。

(8)中试研究关键到产品的安全、有效和质量可控。

中试放大应在 GMP 车间或符合 GMP 要求的试验场地中进行,按照 GMP 要求编写批生产记录,批生产记录中应有检验报告书。在放大中试研究过程中,进一步考核和完善工艺路线,对每一步研制步骤和单元操作,均应取得基本稳定的数据,产品的质量均要达到药用质量标准,供质量标准、稳定性、药理与毒理、临床研究用样品应是经中试研究的成熟工艺制备的产品。中试规模应为制剂处方量的 10 倍以上,中试过程中应考察工艺、设备及其性能的适应性,应提供至少三批中试生产数据,包括投料量、半成品量、质量指标、辅料用量、成品量及成品率等。提供制剂通则要求的一般质量检查、微生物限度检

查和含量测定结果。最后将中试研究结果和质量检测结果进行综合分析和评价,包括批次、规模以及投料量、辅料量、中间体得量(得率)、成品量和成品率,说明中试用药材的含量测定结果及含量测定成分的转移率,根据上述研究结果评价工艺的合理性。

样品试制是指在中试工艺稳定研究完成后,进行新药的试生产,试生产需连续 10 个批号以上的产品的全检数据及质量分析报告,试生产期内应对原报批产品进行稳定性考察及试生产产品稳定性考察,从而确定产品有效期,并说明依据。同时应对药品的质量标准执行情况进行说明,质量标准草案如有修改,应附试验及文献依据。

## 二、中成药常见剂型的制备

### (一)丸剂

1. **水丸** · 水丸系指药材细粉以水或水溶性液体(黄酒、醋、稀药汁、糖液等)作黏合剂、用泛制法制成的丸剂。其工艺流程如下:

```
                           湿润剂、黏合剂
                              ↓
原辅料→粉碎、过筛→药物细粉→制丸→湿丸
                                    ↓
包装←包衣←干丸←干燥、整理←
```

(1)原料的准备:一般泛丸用药粉应过 5～6 号筛,起模用粉或盖面包衣用粉应过 6～7 号筛。

(2)起模:系指制备丸粒基本母核的操作。利用水的润湿作用诱导出药粉的黏性,使药粉之间相互黏着成细小的颗粒,并在此基础上层层增大而成的丸模。起模的方法有粉末泛制起模法和湿粉制粒起模法。

(3)成型:系指将已经筛选均匀的丸模,逐渐加大至接近成品的操作。

(4)盖面:常用的盖面方法有干粉盖面、清水盖面、清浆盖面等。

(5)干燥:干燥温度一般控制在 80 ℃以下,含挥发性成分的药丸应控制在 60 ℃以下。

(6)选丸:为保证丸粒圆整,大小均匀,剂量准确,丸粒干燥后需要选丸。

2. **蜜丸** · 是由一种或多种药物粉末与经炼制过的蜂蜜混合而制成的球形内服固体制剂。多用于慢性病和需要滋补的疾患。传统上制备蜜丸皆用塑制法,其工艺流程为:

```
物料准备(药材打粉、炼蜜)→制丸块→制丸条
包装←质量检查←整丸←干燥←搓圆←分粒
```

(1)物料的准备:根据处方中药材的性质,选择适宜的方法炮制、粉碎、过筛,得细粉或最细粉,备用。并按处方中药材的性质,将蜂蜜加水稀释,滤过,炼制成适宜程度。

(2)制丸块:将已混匀的药材细粉加入适量的炼蜜,充分混匀,制成软硬适宜、具有一定可塑性的丸块。制丸块是塑制法的关键工序,丸块的软硬程度及黏稠度,直接影响丸粒成型。优良的丸块应能随意塑形而不开裂,手搓捏而不黏手,不黏附器壁。

(3)制丸条、分粒和搓圆:大生产多采用机器制丸。

(4)干燥:蜜丸成丸后一般应进行低温干燥。

3. **水蜜丸** · 系指药材细粉以蜂蜜和水为黏合剂制成的丸剂。以炼蜜用开水稀释后为黏合剂,同蜜丸相比,可节省蜂蜜,降低成本,并利于贮存。水蜜丸可采用塑制法或泛制法制备。由于水蜜丸中含水量高,成丸后应及时干燥。防止发霉变质。

4. **浓缩丸** · 将药材或部分药材提取的清膏或浸膏,与处方中其余药材细粉或适宜的赋形剂制成的丸剂。根据所用黏合剂不同,分为浓缩水丸、浓缩蜜丸和浓缩水蜜丸。用泛制法和塑制法均能制备浓缩丸。

5. **微丸** · 中成药中早就有微丸制剂,如"六神丸""喉症丸""牛黄消炎丸"等制剂均具有微丸的基本特征。微丸系指直径为 0.5～3.5 mm 的各类球形或类球形的固体制剂。根据释药特点,微丸可分为速释、缓释和控释微丸。如"新康泰克"等即是以微丸装入胶囊开发成的新制剂,微丸可增加制剂的稳定性和有效性,为其发展提供了空间。常用的制备方法主要有以下几种。

(1)包衣锅法:将药物与辅料粉末混合均匀,加入黏合剂制成软材,过筛制粒,于包衣锅中滚制成小球,包衣后即得所需小丸。

(2)沸腾床制粒包衣法:将药物与辅料置于流化床中,鼓入气流,使两者混合均匀,再喷入黏合剂,使之成为颗粒,当颗粒大小满足要求时停止喷雾,所得颗粒可直接在沸腾床内干燥,小丸的包衣过程也可同时进行,即制粒、干燥、包衣一步完成。其优点为:操作时间短,所得小丸大小均匀、圆整,粒度分布窄,无粘连,小丸衣层厚度均匀。

（3）离心造粒法：将母核输入到旋转的转子上，利用离心力与摩擦力形成母核的粒子流，再将药物与辅料的混合物及包衣液分别喷入其中，颗粒最后滚制成圆整型较好的小丸。

（4）挤出-滚圆法：将药物、辅料粉末加入黏合剂混合均匀，通过挤出机将之挤成条柱状，再于滚圆机中将圆柱形物料切割，滚制成大小均匀、规整的球形，最后进行干燥、包衣。此法为一种较新型的制丸方法，用此法所得颗粒大小均匀，粒度分布窄，药物含量均匀。

（5）熔融法：通过熔融的黏合剂将药物、辅料粉末黏合在一起制成小丸，再将小丸包衣制得。此法尤适于对水、热不稳定的药物。

另外，还有在液相中高速搅拌含药颗粒制备小丸的方法，以及振动喷嘴装置法制备微丸等。

6. 滴丸 · 滴丸系指药材提取物与基质用适宜方法混匀后，滴入不相混溶的冷凝液中，收缩冷凝制成的丸剂。滴丸主要供口服，亦可供外用（如度米芬滴丸）和腔道使用（如用于耳鼻、直肠、阴道的滴丸），另有眼用滴丸（如利福平眼用滴丸）。目前多采用滴制法制备滴丸。其制法为：将主药溶解、混悬或乳化在适宜的已熔融的基质中，保持恒定的温度（80～100 ℃），经过一定大小管径的滴头等滴入冷凝液中，凝固形成的丸粒徐徐沉于器底，或浮于冷凝液的表面，取出，拭去冷凝液，干燥，即成滴丸。

【举例】逍遥丸。

【处方】柴胡 50 g，当归 50 g，白芍 50 g，白术（炒）50 g，茯苓 50 g，甘草（蜜炙）40 g，薄荷 10 g。

【制法】以上 7 味，粉碎成细粉，过筛，混匀。另取生姜 50 g，分次加水煎煮，滤过，用煎出液泛丸，干燥，即得。

【操作要点】①在制备中起模是关键，逍遥丸应用水起模，丸模制成后，再用生姜煎出液加大成型，进行泛制。②因处方中有薄荷，含有挥发性成分，故干燥时的温度不宜过高，应控制在 50～60 ℃。

（二）散剂

为一种或数种药物及辅料经粉碎、混匀而制成的粉状药剂。

其制备工艺流程：

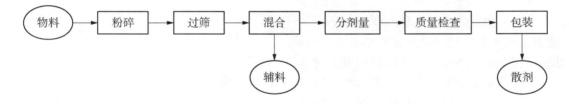

1. **物料前处理** · 根据物料性质与需要，控制干燥程度。

2. **药材的粉碎与过筛** · 粉碎主要用于增加药物的表面积，促进药物的溶解和吸收，提高药物的生物利用度；过筛使粉碎的药物达到了分级的目的。此外，多种药物过筛还有混合的作用。常见的粉碎机械有流能磨、球磨机、粉碎机、研钵等。

3. **药材的混合** · 散剂要求混合均匀、色泽一致，故混合操作是制备散剂的关键工序。常用的混合方法有打底套色法和等量递增法。

4. **散剂的分剂量** · 分剂量是将混合均匀的散剂按照所需剂量分成相等重量份数的过程或操作。此操作是决定所含药物成分剂量准确的最后一个步骤。常用的方法有目测法、重量法和容量法。大量生产时有散剂自动包装机、散剂定量分包机等，均系利用容量法分剂量的原理设计的。

5. **质量检查** · 包括粒度、外观均匀度、水分、装量差异、微生物限度等均应符合《中国药典》散剂项下有关规定。

6. **包装与贮存** · 散剂的比表面积一般较原料大，故其吸湿性和风化性也比较显著。散剂吸湿后常发生很多变化，所以防湿是保证散剂质量的一种重要措施。选用适宜的包装材料与贮存条件可延缓散剂的吸湿。此外，散剂在贮存过程中，除应注意防湿以外，还应注意避免温度、微生物以及紫外光照射等对散剂质量的影响。应选择干燥、避光、空气流通的库房，分类保管，并定期检查。

【举例】益元散。

【处方】滑石 600 g，甘草 100 g，朱砂 30 g。

【制法】以上 3 味药，滑石、甘草粉碎成细粉；朱砂水飞成极细粉，与上述粉末配研，过筛，混匀，即得。

【操作要点】①朱砂主含硫化汞，为粒状或块状集合体,色鲜红或暗红,具光泽,质重而脆,采用"水飞法"可获得极细粉。②本品3味药的比例量相差较大,混合时应采用等量递增法保证混合均匀。先取小量滑石粉置研钵中研磨,以饱和研钵的表面能,再加入朱砂混匀后,按"配研法"将甘草加入,使混合至色泽均一,再将余量滑石粉加入,混合至色泽一致。

### (三) 煎膏剂

饮片用水煎煮,取煎煮液浓缩,加炼蜜或转化糖制成的半流体制剂。主要供内服。

煎膏剂的制备工艺流程为:

备料 → 煎煮浓缩 → 加糖收膏 → 包装 → 成品

1. **药材的处理** · 按处方要求将药材加工炮制合格,准确称量配齐。一般药材加工成饮片;药渣加水煎煮浓缩;胶类药材如阿胶、鹿角胶等应采用烊化的方法制成胶液,在加糖前加入清膏中;细料药应粉碎成细粉,收膏后待煎膏冷却后加入煎膏中搅匀。

2. **辅料处理** · 煎膏剂中常用蜂蜜、蔗糖、冰糖、红糖、饴糖作辅料。无论采用何种辅料,在加入清膏前均应炼制,其目的在于除去杂质及部分水分,杀死微生物及酶,防止"返砂"(煎膏剂制成后出现糖的结晶的现象)。

3. **煎煮浓缩** · 根据药材性质进行煎煮,一般药材应加水煎煮2~3次,每次1~3 h,随时补充沸水以免焦糊。煎液用适宜的滤器过滤。将滤液置蒸发锅中,先以武火加热至沸腾,当浓度变稠时改用文火,不断搅拌,继续浓缩至规定的相对密度。

4. **加糖收膏** · 将炼蜜或糖冷却至100 ℃,加入清膏中。炼蜜或糖的用量,除另有规定外,一般不超过清膏量的3倍。收膏时随着稠度增加,加热温度可柑应降低,并需不断搅拌和除去液面上的浮沫。

药材细粉在煎膏冷却后加入,搅拌混匀。

5. **包装** · 煎膏剂制备好后应放冷后分装于清洁、干燥、无菌的广口容器中,密封,置阴凉处贮存。

【举例】益母草膏。

【处方】益母草125 g,红糖31.5 g。

【制备】取益母草洗净切碎,置锅中,加水高于药材,煎煮2次,每次0.5 h,合并煎液,滤过,滤液浓缩成相对密度为1.21~1.25(80~85 ℃)的清膏。称取红糖,加水及0.1%酒石酸,直火加热熬炼,不断搅拌,至呈金黄色时,加入上述清膏,继续浓缩至相对密度为1.4左右,即得。

【操作要点】①控制加水量及煎煮时间,浓缩时注意火力大小的变化,开始用武火,后改为文火。②炼糖时应注意加热的温度和时间,控制炼制的程度。③收膏时使用文火,防止焦糊。

### (四) 片剂

片剂的制备方法主要有湿法制颗粒压片法、干法制颗粒压片法和粉末直接压片法等3种。

片剂制备方法的选择应根据药物和辅料的性质来确定。若药物对湿、热比较稳定,一般常选用湿法制粒压片法;若药物粉末遇湿、热易变质,又不易直接压片者,可选用干法制粒压片法。若药物粉末流动性虽差,但可压性好,加助流剂后可直接压片,或可压性也差者,再加干黏合剂后也可直接压片者,可选择粉末直接压片法;若结晶药物晶型适宜,流动性和可压性好,可选用药物结晶直接压片法。

1. **湿法制粒压片** · 中药片剂的原料药经处理后多为流浸膏、浸膏或药材细粉,在制备过程中为保证原料具有良好的流动性和可压性,一般多采用湿法制粒压片。其一般生产工艺流程:

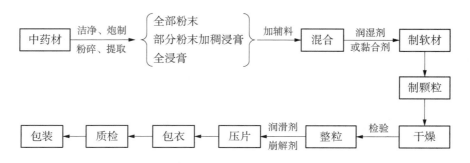

(1) 原料处理:按处方选用合格的药材,并进行炮制、粉碎和干燥等处理,制成净药材。为减少服用量以便于压片,需将净药材进行提取、分离纯化,以保留有效成分并缩小体积。

(2) 制软材:将药材(或提取物)细粉混匀,加适量黏合剂或润湿剂制成适宜的软材。

（3）制湿颗粒：片剂绝大多数都需要先制成颗粒后才能进行压片，主要目的是增加其流动性和可压性。制湿颗粒的方法有挤压制粒、高速搅拌制粒、流化床制粒和转动制粒等。

（4）干燥：湿粒应及时干燥，干燥温度一般为60～80 ℃。

（5）整粒与混合：颗粒在干燥过程中有部分互相黏结成团块状，也有部分从颗粒机上落下时就呈条状。使干燥后的颗粒分散成为大小均匀的颗粒的过程为"整粒"，一般用过筛的方法整粒。整粒后，还需向颗粒中加入润滑剂、崩解剂等，然后混合均匀。中药中的挥发油等成分往往喷洒在干颗粒中，密封存放数小时后室温干燥。

（6）压片：根据含药量计算片重，用压片机压片。

**2. 干法制粒压片** · 干颗粒法制片系指不用润湿剂或液态黏合剂而制成颗粒进行压片的方法。干法制粒的优点在于物料不需经过湿和热的过程，可以缩短工时、减少生产设备，尤其对湿、热敏感的药物来说，更可保证产品质量。

生产工艺流程为：

原、辅料 → 粉碎 → 过筛 → 混合（原辅料＋固体黏合剂）

压片 ← 总混合（颗粒＋润滑剂、崩解剂）← 整粒 ← 粗粉碎 ← 压块

包装 ← 质检 ← 包衣

**3. 全粉末直接压片法** · 将药物的粉末与适宜的辅料混合后，不经过制颗粒而直接压片的方法。粉末直接压片法工艺简单，省去了制粒、干燥等工序，尤其适用于对湿热不稳定的药物。近年来，由于一些性能优良的新型药用辅料得到应用，促进了粉末直接压片工艺的进一步发展。

生产工艺流程为：

原、辅料 → 粉碎 → 粗过筛 → 精过筛 → 混合（原辅料＋固体黏合剂）

包装 ← 质检 ← 包衣 ← 压片 ← 总混合（颗粒＋润滑剂、崩解剂）

此法具有工艺设备简单、省时节能、工序少、有利于片剂生产的连续化和自动化、产品的崩解或溶出较快等优点。但由于绝大多数药粉不具有良好的流动性和可压性，因此改善药粉的流动性和可压性是粉末直接压片的关键。

**4. 片剂的包衣**

（1）包衣目的：片剂的包衣是指在素片（片心）表面包上适宜材料的衣层。包衣可以达到如下目的：增强药物的稳定性（避光、防潮等）；掩盖药物的不良气味、增加顺应性；改善制剂外观；改变药物释放的位置、速度（如胃溶、肠溶、缓控释）等。

（2）包衣片的分类：根据衣层材料的性质可以将包衣片分为糖衣片、薄膜衣片和肠溶衣片等。糖衣是用蔗糖为主要材料的包衣，薄膜衣则以高分子聚合物为主要包衣材料。由于包糖衣有操作复杂费时、辅料消耗多、成本高等缺点，现已逐步被薄膜包衣所代替。

（3）包衣的方法：包衣方法有滚转包衣、流化床包衣和压制包衣等方法。其中，滚转包衣法最为常用。

【举例】牛黄解毒片。

【处方】人工牛黄 5 g，雄黄 50 g，石膏 200 g，大黄 200 g，黄芩 150 g，桔梗 100 g，冰片 25 g，甘草 50 g。

【制法】以上 8 味，雄黄水飞成极细粉；大黄粉碎成细粉；人工牛黄、冰片研细；其余黄芩等 4 味加水煎煮 2 次，每次 2 h，滤过，合并滤液，滤液浓缩成稠膏或干燥成干浸膏，加入大黄、雄黄粉末，制粒，干燥，再加入人工牛黄、冰片粉末，混匀，压制成 1 000 片，包糖衣或薄膜衣，即得。

【操作要点】①本品为半浸膏片，故不需加入稀释剂，直接用药材细粉与浸膏混合制粒，方中黄芩、石膏、桔梗、甘草采用共同水煎，药液浓缩成膏，其中的有效成分黄芩苷、桔梗皂苷被提出。②大黄以原药材粉末于制粒前加入，可保留其泻下成分即结合状态的蒽醌，以保证其泻热通便的作用。③冰片、牛黄为贵重药，用量少。冰片具有挥发性，故以细粉加于干颗粒中，混匀压片，这样可以保证此二味药在片剂中的含量，有利于发挥疗效。此外，也可用 $\beta$-环糊精包合冰片后压片，可以有效地防止冰片逸散，保证该片中冰片含量。

**（五）颗粒剂**

颗粒剂是中药材的提取物与适宜的辅料或药材细粉制成的干燥颗粒状制剂，主要供口服应用。根据颗粒剂在水中的溶解性能，可以将其分为水溶性颗粒剂、酒溶性颗粒剂、混悬性颗粒剂和泡腾性颗粒剂等。颗粒剂因其质量较小，服用、携带、贮存、运输均较方便而成为目前临床广泛应用的剂型。

其一般生产工艺流程：

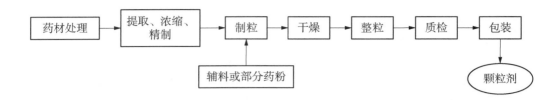

具体的制备包括：

1. **原材料的提取** · 因中药的有效成分不同，不同类型颗粒剂对溶解性的要求也不同，可采用不同的溶剂和方法进行提取。水溶性颗粒剂一般多采用煎煮法提取有效成分，也可采用渗漉法、浸渍法及回流等提取方法。含挥发油的药材则宜采用双提法。

2. **提取液的精制** · 颗粒剂生产中提取液的纯化常采用乙醇沉淀法，即将水煎液浓缩至一定浓度时，除特别规定外，加入等量乙醇，充分混合均匀，静置冷藏 12 h 以后，滤过，滤液回收乙醇后，再继续浓缩至稠膏，或继续干燥成干浸膏备用。

3. **辅料** · 水溶性颗粒剂目前最常用的辅料为糖粉和糊精。糖粉系蔗糖结晶的细粉，是可溶性颗粒剂的优良赋形剂，并具有矫味及黏合的作用。一般经低温（60 ℃）干燥，粉碎过 80～100 目筛，备用。糖粉易吸湿结块，应注意密封保存。糊精系淀粉的水解产物，宜选用可溶性糊精。

4. **制颗粒** · 制颗粒是颗粒剂制备过程中关键的工艺技术，它直接影响到颗粒剂的质量。目前生产中常用的有挤出制粒、湿法混合制粒和流化喷雾制粒等方法。

5. **干燥** · 湿颗粒制成后，应及时干燥，若久置湿粒易结块变形。干燥温度一般以 60～80 ℃为宜。干燥时温度应逐渐上升，否则颗粒的表面干燥过快，易结成一层硬壳而影响内部水分的蒸发。颗粒的干燥程度应适宜，含水量一般控制在 2% 以内。生产中常用的干燥设备有沸腾干燥床、烘箱、烘房等。

6. **整粒** · 湿粒干燥后，可能会有部分结块，粘连。因此，干颗粒冷却后须再过筛。一般过 12～14 目筛除去粗大颗粒，然后再过 60 目筛除去细粉，使颗粒均匀。筛下的细粉可重新制粒，或并入下次同一批号药粉中，均匀制粒。

7. **包装** · 整粒后的干燥颗粒应及时密封包装。因颗粒剂中含有较多的浸膏和糖粉，极易吸湿软化，以致结块霉变，故应选用不易透气、透湿的包装材料，如复合铝塑袋、铝箔或不透气的塑料瓶等，并应干燥贮存。

【举例】板蓝根颗粒。

【处方】板蓝根 1 400 g，糖粉适量，糊精适量。

【制法】取板蓝根，加水煎煮 2 次，第一次 2 h，第二次 1 h，煎液滤过，滤液合并，浓缩至相对密度为 1.2（50 ℃），加乙醇使含醇量达 60%，静置使沉淀，取上清液，回收乙醇并浓缩至适量，加入适量的糖粉和糊精，制成颗粒，干燥，制成 1 000 g；或取稠膏加入适量的糊精和甜味剂，制成颗粒，干燥，制成 600 g（无糖型），即得。

【操作要点】①醇沉时注意控制浸出液的含醇量达 60%。②糖粉与可溶性糊精按一定比例混合均匀，糖粉和糊精的总用量一般不超过稠膏量的 5 倍。

**（六）胶囊剂**

系指将提取物、提取物加饮片细粉或饮片细粉或与适宜辅料制成的均匀粉末、细小颗粒、小丸、半固体或液体等，填充于空心胶囊或密封于软质胶囊中而制成的固体制剂。按种类分为硬胶囊剂、软胶囊剂（胶丸）和肠溶胶囊剂。也有速溶胶囊、磁性胶囊、双室胶囊、缓释胶囊、植入胶囊、气雾胶囊、泡腾胶囊及微型胶囊等特殊品种。

其生产工艺流程为：

原料辅料 → 粗碎筛分 → 称量配料 → 混合制粒 → 干燥 → 整粒

胶囊剂 ← 包装 ← 铝塑包装 ← 胶囊填充 ← 整粒

1. **空胶囊的制备** · 空胶囊的主要原料为明胶，是由骨、皮水解而制得的。可通过购买商品胶囊壳，按装量大小填充需要的药物。

2. **填充物料的制备、填充与封口** · 若纯药物粉碎至适宜粒度就能满足硬胶囊剂的填充要求，则可直接用纯药物填充。若有药物流动性差等方面的情况，则需加一定的稀释剂、润滑剂等辅料。填充药物有手工法和自动填充法。少量生产时，常用手工填充药物；大生产则采用自动填充机填充。

3. **整理与包装** · 胶囊剂表面往往黏有少量药物，可用喷有少许液状石蜡的纱布轻搓使光亮，然后用铝塑包装机包装或装入适宜的容器中。

4. **软胶囊剂的制备** · 软胶囊剂的制备常用滴制法和压制法。

5. **肠溶胶囊的制备** · 肠溶胶囊的制备涂上一层肠溶材料达到肠溶效果或将胶囊内容物包肠溶衣后装于空心胶囊中。

【举例】安神胶囊。

【处方】酸枣仁(炒)40 g，川芎47 g，知母112 g，麦冬92 g，制何首乌32 g，五味子97 g，丹参130 g，茯苓97 g。

【制法】以上8味，酸枣仁、五味子粉碎成细粉；其余川芎等6味，加水煎煮2次，第一次3 h，第二次2 h，合并煎液，滤过，滤液浓缩成膏，低温干燥，粉碎，与上述粉末混匀，制成颗粒，装入胶囊，制成1 000粒，即得。

【操作要点】①方中酸枣仁、五味子在煎煮时易形成糊状，有效成分易散失，而且水提难以将五味子醇及酸枣仁苷等成分提取，故应粉碎。②川芎等6味水煎液的浓缩浸膏不易干燥，应低温干燥并粉碎。③药材细粉与浸膏粉混合均匀制颗粒，提高流动性，以保证装量差异合格。④内容物在温度21～23 ℃，湿度在30%～55%的环境下填充，以保证胶囊壳含水量不会发生大的变化。

## （七）注射液

中药提取物制成的供注入体内的灭菌溶液、乳浊液或混悬液，以及供临用前配成溶液或混悬液的无菌粉末或浓缩液。

近年来，中药注射剂得到了快速发展，但其临床不良反应问题也日益突出并得到越来越多的关注。注射剂对质量有严格的要求包括无菌、无热原；澄明度；pH等，特别是供静脉注射的注射液，其渗透压应当与血浆渗透压相等或接近；另外在安全性、稳定性等方面都有严格而具体的规定。

其生产工艺流程为：

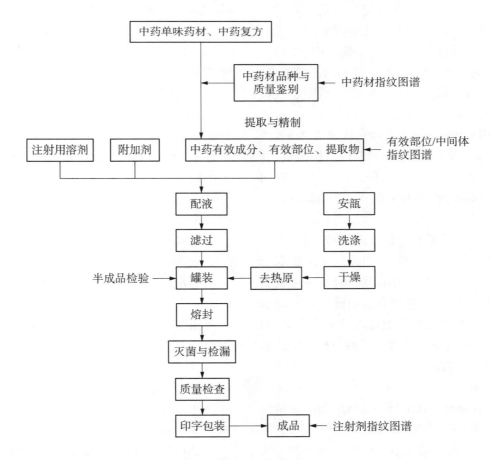

1. **一般工艺流程** · 注射剂的生产过程包括原辅料的准备与处理、配制、灌封、灭菌、质量检查和包装等步骤。

2. **分离提取** · 为得到比较纯净的中药提取物，

需要对中药材进行提取、分离、精制，常采用水提醇沉、醇沉水提、蒸馏、萃取、酸碱沉淀、透析、大孔吸附树脂处理、超滤等多种方法相结合，以最大程度提取有效组分、去除杂质。

3. **杂质去除** · 影响中药注射剂质量的重要因素之一是其中所含的鞣质，常用明胶沉淀、醇溶液调节 pH、聚酰胺吸附等方法去除。

4. **灭菌** · 中药注射剂常采用湿热灭菌等方法进行灭菌。

目前，中药注射剂的制备更加注重提取分离方法的改进，以中药有效单体成分或有效部位为原料，提高注射剂中有效成分的含量，同时广泛使用指纹图谱、多指标成分测定等新技术来保证原料与成品质量的一致性，从而保证疗效的稳定。

【举例】枳实注射液。

【处方】枳实 4 000 g，依地酸二钠 0.5 g，注射用水加至 1 000 ml。

【制法】取枳实饮片 4 000 g，加水煎煮 2 次，每次 1 h，滤过，滤液浓缩至 4 000 ml，加 95％的乙醇使含醇量达 70％，静置 24 h，滤过，滤液浓缩至 2 000 ml，加 1 倍量纯化水，通过已转成氢型并洗至中性的 732 型阳离子交换树脂柱。依次用水、75％的乙醇洗涤，至洗涤液澄清，然后用 2 mol/L 氢氧化铵洗脱，收集洗脱液，浓缩去氨，至每毫升相当于原药材 4.5 g，放置滤过，滤液用盐酸调 pH 至 3，滤过，滤液加 2％活性炭煮沸 15 min，滤过，滤液加依地酸二钠溶解，并用 20％的氢氧化钠溶液调节 pH 至 4～5，加注射用水制成 1 000 ml，滤过，灌封，100 ℃、30 min 灭菌，即得。

【操作要点】①枳实中的有效成分易氧化，在提取过程中尽量避免直火加热，采用减压浓缩提取药液。②有效成分可被 732 型阳树脂吸附，并可被氨水洗脱，利用这一特性可进行有效成分分离。而水溶性黄酮、碱性和酸性杂质可通过离子交换及调 pH 除去。③从酸橙枳实中已分离出两种升压作用的单体辛弗林和 N-甲基酪胺。

**（八）气雾剂**

指药材提取物或药物细粉与适宜的抛射剂装在具有特制阀门系统的耐压严封容器中，使用时借助抛射剂产生的压力将药物从容器中喷出的剂型。气雾剂分为溶液型、混悬型和乳剂型等几种。气雾剂可经呼吸道、腔道黏膜或皮肤等途径发挥局部或全身作用。气雾剂药物可直达吸收作用部位，奏效迅速，使用方便，用药剂量较准确。

气雾剂的生产工艺流程为：

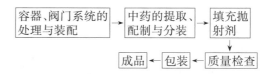

1. **容器和阀门的处理与装配** · 将洗净烘干并预热至 120～130 ℃的玻璃瓶浸入搪塑液中，使瓶颈以下黏附一层浆液，倒置，于 150～170 ℃烘干，备用；橡胶制品、塑料及尼龙零件可用 95％乙醇浸泡、烘干。将定量杯与橡胶垫圈套合，阀门杆装上弹簧，与橡胶垫圈及封帽等按阀门结构组合装配。

2. **中药的提取、配制** · 采用适当的溶剂和提取方法将中药中有效成分提取出来并精制，按照溶剂型、混悬型、乳剂型气雾剂的不同要求，选择适宜的附加剂，进行配制。

（1）溶液型气雾剂　将中药提取物与附加剂溶解于溶剂中，制成澄清、均匀的溶液。

（2）混悬型气雾剂　将粉碎至 5 $\mu$m 或 10 $\mu$m 以下的药物微粒和附加剂在胶体磨中充分混合研匀，严格控制水分含量，防止药物微粉吸附水分。

（3）乳剂型气雾剂　按一般制备乳剂的方法，制成合格、稳定的药物乳剂。目前应用较多的为油/水型。

将上述配制好的药液，分别经过质量检查，定量分装在备用容器内，安装阀门，轧紧封帽铝盖。

3. **抛射剂的填充** · 压灌法和冷灌法。

【举例】芸香草气雾剂。

【处方】精制芸香草油 1.5 ml，乙醇 5.5 ml，糖精适量，香精适量，氟利昂（F12）加到 15 ml。

【制法】将精制芸香草油、糖精、香精溶解于乙醇中，然后滤过，分装，压入 F12，压封，质量检查，包装。

【操作要点】①整个操作过程应注意避免微生物的污染。②配好的药液立即分装到洁净干燥的容器中。③压灌抛射剂时，容器中的空气要抽取干净。

**（九）软膏剂**

药物、药材细粉或药材提取物与适宜的基质混合制成的半固体外用制剂。

基质对软膏剂的质量及药物的释放、吸收有重要影响。目前常用的基质可分为油脂性基质、乳剂型基质和水溶性基质 3 类。软膏剂的制备方法有研和法、熔合法和乳化法,可根据药物和基质的性质、制备量及设备条件选用。

一般生产流程为:

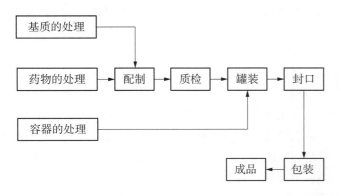

### 1. 基质的处理

(1) 油脂性基质应先加热熔融,趁热用多层织物滤材或 120 目钢丝网过滤,除去杂质。如需要灭菌,则采用干热灭菌,忌用直火。

(2) 高分子水溶性基质应溶胀、溶解制成溶液或胶冻。

### 2. 药物加入的方法

(1) 不溶性药物或不经提取的药材,须用适宜方法制成最细粉。制备时取药粉先与少量基质或液体成分如甘油、植物油等研匀成糊状,再与其余基质混匀;或将药物细粉在不断搅拌下加到熔融的基质中,继续搅拌至冷凝。

(2) 油溶性药物,一般溶于油相或用少量有机溶剂溶解,再与油脂性基质混合。水溶性药物,一般先用少量水溶解,以羊毛脂吸收,再与油脂性基质混匀,或直接溶于水相,再与水溶性基质混合。

(3) 中药煎剂、流浸膏等可先浓缩至糖浆状,再与基质混合。固体浸膏可加少量溶剂如水、烯醇等使之软化或研成糊状,再与基质混匀。

(4) 共熔组分应先共熔,再与基质混合,如樟脑、薄荷脑、麝香草酚等共熔成分并存时,可先研磨至共熔后,再与冷至 40 ℃左右的基质混匀。

(5) 挥发性、易升华的药物、遇热易结块的树脂类药物,应使基质降温至 40 ℃左右,再与药物混合均匀。

### 3. 灌封及包装·小量生产的软膏用手工进行灌装,而大量生产则采用机器灌装。大生产多用锡管、铝管或塑料管,灌装,轧尾,包装,即得。

【举例】紫草膏。

【处方】紫草 500 g,当归 150 g,防风 150 g,地黄 150 g,白芷 150 g,乳香 150 g,没药 150 g。

【制法】以上 7 味,除紫草外,乳香、没药粉碎成细粉,过筛;其余当归等 4 味酌予碎断,另取食用植物油 6 000 g,同置锅内炸枯,去渣;将紫草用水湿润,置锅内炸至油呈紫红色,去渣,滤过。另加蜂蜡适量熔化,待温,加入上述粉末,搅匀,即得。

【操作要点】①该制剂所用的是油脂性基质,处方中乳香、没药为细料药,故应粉碎成细粉;紫草为全草类药材,容易炸枯,故后炸,而干燥之后的紫草易碎,因而炸前用水湿润。②在制备过程中应注意生产环境,对热稳定性差药物,须在低温的条件下加入膏中。

### (十)其他新制剂制备简介

### 1. 固体分散体·是固体药物以分子、胶态、微晶或无定形状态分散于另一种水溶性、难溶性、或肠溶性固体载体中所制成的高度分散体,具有缓释、控释型、速释型,肠溶型等。固体分散技术能够将难以溶解的药物,通过差异性的状态分散于各个载体中。这种方式能够增强药物的溶解效果与溶解速度,提升药物的吸收效果及生物利用率。

制备方法包括:①熔融法。②溶剂法。③溶剂—熔融法。④研磨法。⑤双螺旋挤压法。⑥溶剂—喷雾(冷冻)干燥法。

制备固体分散体应注意如下问题:①适用于剂量小的药物,即固体分散体中药物含量不应太高,如占 5%～20%。液态药物在固体分散体中所占比例一般不宜超过 10%,否则不易固化成坚脆物,难以进一步粉碎。②为避免固体分散体在贮存过程中会逐渐老化,应采用混合载体材料以弥补单一载体材料的不足且保持良好的贮存条件,以保持固体分散体的稳定性。

【举例】葛根大豆苷元- Poloxamer 188 固体分散体。

【处方】葛根大豆苷元 0.1 g,Poloxamer 188 1.0 g,$N,N$-二甲基甲酰胺适量。

【制法】取 Poloxamer 188 1.0 g,置蒸发皿内,在 60 ℃水浴上加热熔融,另取葛根大豆苷元 0.1 g,溶于适量的 $N,N$-二甲基甲酰胺中,与上述熔融的 Poloxamer 188 混匀,在搅拌下蒸去溶剂,迅速冷凝固化,置氯化钙干燥器内干燥、粉碎,过 80 目筛,即得。

【操作要点】①葛根大豆苷元-Poloxamer 188固体分散物的制备,溶剂蒸发速度及熔融的固体分散物的冷凝速度是影响固体分散物均匀性的重要因素,常在搅拌下快速蒸发,均匀性好,否则固体分散物均匀性差。②固体分散物蒸去溶剂后,倾入不锈钢板上(下面放冰块)迅速冷凝固化,有利于提高固体分散物的溶出速度。

2. 环糊精包合物 · 环糊精(cyclodextrin, CD)包合技术是将药物分子包合或嵌入环糊精的筒状结构内形成超微粒分散物的过程,这种超微粒分散物称为环糊精包合物。药用辅料多为 $\beta$ -环糊精。

环糊精包合物能增加药物的稳定性、增加药物溶解度及生物利用度、掩盖不良气味,减少刺激性及不良反应,作为缓释和靶向制剂载体等。

制备方法包括:①饱和水溶液法。②研磨法。③冷冻干燥法。④超声波法。⑤中和法。⑥混合溶剂法。⑦共沉淀法。

环糊精是否将药物已包合,可根据包合物的性质和结构状态,采用 X 射线衍射法、热分析法、薄层色谱法、显微镜法、荧光光谱法、紫外分光光度法等进行验证,必要时可同时用几种方法。

【举例】冰片 $\beta$ -环糊精包合物。

【处方】冰片 0.66 g,95%乙醇 20 ml, $\beta$ -环糊精 4 g。

【制法】取 $\beta$ -环糊精 4 g,溶于 55 ℃的水 100 ml 中,保温。另取冰片 0.66 g,用 95%乙醇 20 ml 溶解,在搅拌下缓慢滴加冰片溶液于 $\beta$ -环糊精溶液中,滴完后继续搅拌 30 min,放置冰箱 24 h,抽滤,纯化水洗涤,40 ℃干燥,即可。

【操作要点】本法是采用饱和水溶液法制备的包合物。冰片是一种具有挥发性的固体中药,制成冰片 $\beta$ -环糊精包合物主要是防止冰片挥发。

3. 微囊 · 微囊是一种药物包裹在囊材内而形成的微型无缝胶囊,是一种新剂型。

是将药粉微粒或药液微滴(称为囊心)包埋成微小囊状物的技术。微囊可进一步制成片剂、胶囊、注射剂等制剂,用微囊制成的制剂称为微囊化制剂。

微囊可以提高稳定性,防止药物在胃内失活或减少对胃的刺激;掩盖药物的不良气味和口味;使液态药物固态化便于制剂的生产、贮存和使用;可制备缓释和控释制剂、靶向制剂等。

制备方法包括:①物理化学法。②物理机械法。③冷冻干燥法。

微囊制剂除符合药典有关规定外,尚需要检测形态与粒径、主药含量、载药量与包封率、药物释放度等。如工艺中采用有机溶剂,则应测定有机溶剂残留量。

【举例】大蒜油微囊。

【处方】大蒜油 1 g,阿拉伯胶粉 0.5 g,3%阿拉伯胶液 30 ml,3%明胶液 40 ml,甲醛、淀粉各适量。

【制法】取阿拉伯胶粉置乳钵中,加大蒜油,研匀,加纯化水 1 ml 迅速研磨成初乳,并以 3%阿拉伯胶液 30 ml 稀释成乳剂。将乳剂移至 250 ml 烧杯中,边加热边搅拌,待温度升至 45 ℃时缓缓加入 3%明胶液 40 ml(预热至同温度),胶液保持 43～45 ℃,继续搅拌,并用 10%醋酸液调 pH 为 4.1～4.3,稀释加入温度比其稍低的纯化水 150 ml,继续搅拌,温度降至 30 ℃以下时移至冰水浴继续搅拌。加入 2%的甲醛液 1 ml,搅拌使固化定形。用 5%的氢氧化钠液调 pH 至 7.0～7.5,使凝胶的网孔结构孔隙缩小,再搅拌 30 min。加入 10%生淀粉混悬液 4 ml,使淀粉充分散开,在微囊间形成隔离层,10 ℃左右再搅拌 1 h。滤取微囊,洗涤,尽量除去水分,二号筛制粒,60 ℃干燥,即得。

【操作要点】大蒜油的主要成分为大蒜辣素、大蒜新素等,为不饱和硫化烯烃化合物的混合物,分子结构上存在活泼双键,因而化学性质不稳定,且有刺激性,所以制成微囊。由于在碱性条件下不稳定,所以固化时调整 pH 至近中性。

4. 脂质体 · 脂质体(liposomes)系指药物被辅料类脂双分子层包封成的微小泡囊。近年来,大量实验数据证明脂质体作为药物载体可以提高药物治疗指数降低药物毒性和减少药物副作用,并减小药物剂量等优点。脂质体具有靶向性、长效性、良好的组织相容性等特点,脂质体作为药物载体的研究愈来愈受到重视。

制备方法包括:①薄膜分散法。②注入法。③超声波分散法。④逆相蒸发法。⑤冷冻干燥法。此外,制备脂质体的方法还有复乳法、熔融法、表面活性剂处理法、离心法、前体脂质体法和钙融合法等。

脂质体制剂除符合药典有关规定外,尚需检测形态、粒径、粒度分布、载药量与包封率、渗漏率、体内分布、释放度、有机溶剂残留等。

【举例】盐酸小檗碱脂质体。

【处方】注射用豆磷脂 0.6 g,胆固醇 0.2 g,无水乙醇 1～2 ml,盐酸小檗碱磷酸盐缓冲溶液(1 mg/ml)30 ml。

【制法】按处方量称取豆磷脂、胆固醇置 50 ml 的小烧杯中,加无水乙醇 1～2 ml,置于 65～70 ℃水浴中,搅拌使溶解,旋转该小烧杯使磷脂的乙醇液在杯壁上成膜,将乙醇挥去。将预热至 70 ℃的盐酸小檗碱磷酸盐缓冲溶液(1 mg/ml)30 ml 置于磁力搅拌器上,室温,搅拌 30～60 min,如果溶液体积减小,可补加水至 30 ml,混匀,即得。

【操作要点】①磷脂和胆固醇的乙醇溶液应澄清,不能在水浴中放置过长时间。②磷脂、胆固醇形成的薄膜应尽量薄。③60～65 ℃水浴中搅拌水化时,一定要充分保证所有脂质水化,不得存在脂质块。

5. 3D 打印中药片剂·　3D 打印技术又称为快速成型技术、增材制造技术,是一种以特殊材料通过逐层堆积方式将计算机三维设计模型直接成型的技术。其应用范围已涉及航空航天、汽车工业、医疗及食品等各领域。美国 FDA 批准 3D 打印技术制备的"左乙拉西坦速溶片"上市,标志着 3D 药物打印工业化生产成为可能。目前,3D 打印技术应用于中药制剂的研究较少,仅见到利用 3D 打印技术对中成药新剂型"速效救心口崩片"和"豆腐果速崩片"进行制备

和质量评价的零散报道。3D 药物打印技术的应用有诸多的优势,特别是针对中药缓控释制剂、含名贵或毒性中药、挥发油类中药制剂的优势更加明显,为中药创新药物制剂提供了一种新的研究思路。其具体制备方法包括:①喷墨打印法(inkjet printing)。②粉液黏结法(powder liquid bonding)。③熔融沉积法(fused deposition modelling)。

【举例】3D 打印速效救心口崩片。

【处方】川芎提取物 84.7 g,冰片 15.3 g;黏结剂 75%乙醇 20 ml,共制成 30 片。

【制法】称取质量为 60 g 的川芎提取物和冰片混合粉末,装入 3D 打印机的供粉装置中,备用;取出墨盒,注入 75%乙醇溶液,再将墨盒装入 3D 打印系统中,备用。将粉末部分通过铺粉装置铺在工作台和上一层已固化的粉末层,墨盒喷头按照截面轮廓数据喷出黏结剂对粉末进行黏结,工作台下移并重复该过程,直至黏结出整个片剂,即得。

【操作要点】①利用 cAD 软件设计口崩片的药片半径(r)和厚度(h),计算出片剂的质量(m)。②通过 LTY 软件打开预打印规格的口崩片 3D 立体图,设置工艺参数:每层粉末的铺粉厚度为 0.1～0.5 mm,打印次数为 1～2 次。③以崩解时限和硬度为指标调整工艺参数,打印出合格的 3D 口崩片。

(四川省中医药科学院·四川省中医药转化医学中心　王剑波)

# 第三节　中成药质量控制

中成药质量标准是国家对中成药质量及检验方法所做的技术规定,是中成药生产、经营、使用、检验和监督管理部门共同遵循的法定依据。对于指导中成药生产,保证用药安全有效,促进对外贸易等方面均具有非常重要的意义。中成药和其他药品一样必须达到规定的质量标准,其质量至关重要,直接影响到预防治疗疾病的成效,所以全面控制中成药质量是确保中成药有效性与安全性的重要手段。近年来,中药及其制剂在国内外的影响越来越广泛,但随之而来的要求也不断提升。在发展过程中,中成药大品种培育成为行业重点。由于历史等原因,我国对中成药大品种培育普遍研究基础相对薄弱,培育

大品种需要解决的技术问题不少,无论是在质量标准、生产工艺,还是在临床、非临床研究方面,中成药大品种培育都存在很多问题,亟待深入研究并逐渐解决完善。特别是中成药的质量可控性问题是中成药以药品名义进入国际市场的主要问题之一,由于中成药(尤其是复方中成药)的成分复杂,至今大多数中药的有效成分仍未明确,也无法确认所含的化学物质单体是否能代表中成药的有效物质,因而无法按西药质量控制的标准来制订中成药的质量标准;由于中成药的原料中药材及饮片本身各种成分的含量就有一定差异,因而在制成中成药后,其质量控制的难度就进一步加大。在这些情况下,如果中

成药的质量控制不能现代化、科学化、规范化,就无法使中成药以药品名义走出国门,进入国际医药市场,也就无法实现广义中药学的真正现代化。

鉴于中成药多数有效成分尚不清楚或受检测手段的限制而不能逐一作含量测定以及组分的复杂性等问题,为将部分中成药打造成为具有国际影响力大品种的发展需要,有必要加速开发研究适合控制中成药质量的新检测技术和方法,改变过去简单的中药质量控制方法,完善和提高传统中成药名牌产品和出口畅销产品的质量标准,以适应国内外市场需要;其次,可以将药效学指标引入中成药质量标准的研究中,以药物的药效为基准,筛选出药效最高而化学组成最简单的物质作为控制其质量的标准;再次,加强对中成药指纹图谱推广应用,大力进行质量稳定性和工艺可重复性的研究,从原料、中间体、成药进行全程指纹图谱跟踪,以整体性、模糊性、特异性进行定性定量控制。指纹图谱技术作为质量控制优选方法之一,它可用于中药多组分、多指标的定性定量分析,发达国家已认可这个技术对中药成分分析的适用性。最后,中成药的质量控制方法必须能对起效的全成分(有机成分、无机成分和络合物成分)进行控制,只有这样,所建立的质量标准控制体系才能真正达到控制中成药质量、保证中成药用药安全有效的目的。

## 一、中成药质量控制的一般程序和方法

评价一个中成药的质量,一般包括原药材质量标准、辅料质量标准、半成品质量标准、包装材料质量标准及成品质量标准。其中,成品的质量标准是中成药质量标准的中心和重点,质量控制的方法要控制其真实性、纯度和质量优良度。可应用性状观察、显微镜检、理化定性实验、色谱等鉴别其真实性;用灰分、酸不溶灰分、重金属、砷盐及农药残存等限量测定以检测纯度;用化学定量分析方法测定有效成分和浸出物的含量,或用生物测定方法以判断制剂质量的优良度。因此,中成药质量控制一般包括性状、鉴别、常规检查、含量测定、生物效价测定等项目,并涉及样品处理方法、分析测试方法、数据处理方法、质量评价等质量分析的全过程。

### (一) 取样

供试品具有一定的代表性,取样的基本原则是均匀、合理。少量供试样品要准确反映整批药品的质量,要求取样时必须抽取具有高度代表性的样品,以便得出比较正确的结论。取样时,一般从包装的四角和中间处取样;袋装可从中间直接插入,桶装可在桶中央取样,深度一般在 1/3~2/3 处。取得的样品可装入清洁、干燥、具塞磨口容器中或密封的塑料袋中,并注明品名、批号、数量、取样日期及取样人等。各类中药制剂的取样量大致是至少够 3 次检验的用量;贵重药品可酌情取样。

### (二) 供试品的制备

中药制剂多为复方,组成复杂,大多需要制备成较纯净的供试品溶液,才可以进行分析测试。供试品制备一般分为提取、分离、净化等过程,其原则是最大限度地保留被测成分,除去干扰物质,将被测成分浓缩至分析方法最小检测限度所需的浓度。中药制剂样品的提取、分离方法很多,常见的有萃取法、冷浸法、连续回流法、超声波提取法、升华法等。中药制剂样品的净化方法有:液-液萃取法、色谱法、沉淀法、蒸馏法、盐析法、固相微萃取法等,操作时可依据既要除去对测定有干扰的杂质,又要不损失被测成分的原则,选择合适的净化方法。例如:①欲进行酊剂中生物碱的定性和定量分析,样品应先蒸去乙醇和水,再根据生物碱的性质特点,按生物碱通性选择提取、分离方法。②若生物碱存在于丸剂之中,则应考虑大量蜂蜜的存在对提取分离操作的影响。首先要加硅藻土作为稀释剂,研匀,干燥,碱化后用有机溶剂将生物碱提取出来,再进一步分离。③若生物碱在散剂或颗粒剂中,可用酸水或碱性条件下的有机溶剂提取。④在生物碱软膏中则应在酸性条件下加入有机溶剂除去基质后,再按生物碱的性质提取分离。

### (三) 鉴别

中成药的鉴别是利用复方中各单味药材的形态、组织学特征及所含化学成分的结构特性、化学反应、光谱特性、色谱特性及某些理化常数来鉴别真伪及存在与否的分析方法。鉴别方法一般包括性状鉴别、显微鉴别、理化鉴别和色谱鉴别等方法。

1. **性状鉴别** · 是指观察中成药的形状、大小、色泽、表面特征、内容物的颜色、气味等。主要是指通过检验者的感官对成药的形性进行检测判断,包括简单的理化检测,以确定成药外观是否发生变化,也是最为直观、简单的质量控制方式。例如,牛黄解毒丸为棕黄色大蜜丸,具冰片香气,味微甜而苦、辛。

性状鉴别是评价中成药质量的一项重要指标，中成药的性状，能初步反映其质量状况，因此在质量控制中占有一定的地位。

2. **显微鉴别** · 一般是指用显微镜对成方制剂中含有药材细粉的组织、细胞、内含物等特征进行鉴别的一种方法。鉴别时选择有代表性的样品，根据不同剂型适当处理后制片，然后对制片后的样品进行组织、细胞、内含物等特征进行显微观察，以达到定性的目的。

显微鉴别具有快速、简便的特点，中成药的显微鉴别通常在下列情况下应用：含原药材粉末的中药制剂，如大部分散剂、丸剂、片剂等以药材细粉加入成型的中成药。显微鉴别应选择专属性的特征进行鉴别，处方中药物共同具有的显微特征不能作为鉴别的特征。对于用药材提取物制成的制剂，原有的组织结构大部分消失或重现行差，不宜采用显微鉴别方法。

随着计算机及图像分析技术的进步，借助计算机图形学、三维重建、体视学和图像分析手段，对中成药的显微鉴别，已经从主观性和模糊性的显微特征，向三维化、可视化、定量化发展。

目前《中国药典》(2015 版)一般选择处方中每一味药用一个最主要的特征作为鉴别指标，如牛黄解毒片中大黄用草酸钙簇晶作为鉴别特征。与中药材相比较，中成药在显微鉴别时的制片方法不尽相同。为便于显微观察，中成药必须根据不同剂型经过适当的预处理，然后再按药材粉末的装片方法进行观察。

【举例】二陈丸。

【处方】陈皮 250 g，半夏(制)250 g，茯苓 150 g，甘草 75 g。

【制法】以上 4 味，粉碎成细粉，过筛混匀。另取生姜 50 g 捣碎，加水适量，压榨取汁，与上述粉末泛丸，干燥，即得。

【显微鉴别】取本品，置显微镜下观察：不规则分枝状团块无色，遇水合氯醛液溶化；菌丝无色或淡棕色，直径 4～6 μm(检茯苓)。草酸钙针晶成束，长 32～144 μm，存在于黏液细胞中或散在，草酸钙方晶成片存在于薄壁细胞组织中，纤维束周围薄壁细胞含草酸钙方晶，形成晶纤维。

3. **理化鉴别** · 利用某些中成药中所含物质的性质来进行定性鉴别。具体应用时可测定其理化常数和观察理化性质，也可选择适当的化学反应来检验。它主要包括化学反应法、升华法、分光光度法、显色法和沉淀法等。

(1) 化学反应法：中药制剂所含有效成分很复杂，目前已知有生物碱、苷类、挥发油、鞣质、糖类、氨基酸、蛋白质、多肽、黄酮类、蒽醌类、有机酸、内酯、香豆素等，可以利用这些成分的理化性质，采用化学反应法对其进行鉴别。用化学反应法鉴别时，还要考虑中药制剂中的附加成分，如片剂的赋形剂、颗粒剂及糖浆中的糖、丸剂中的蜂蜜等，这些附加成分对鉴别可能有干扰。在制备样品溶液时应尽量除去这些附加剂，若不易除去的，则应采用相应的措施加以排除。

注意事项：提高反应的专属性，尽量不选择如硫酸显色反应、三氯化铁显色反应等专属性不强的化学反应；提高反应的灵敏度，在分析前对样品进行分离、净化处理，除去干扰物质；提高结果的准确度，在进行化学反应实验时，制备空白的阴性对照试液或阳性对照试液，同步试验并反复验证，避免假阳性反应。例如鉴别大山楂丸中山楂的专属黄酮类成分，采用盐酸—镁粉反应显色检视。

【举例】大山楂丸。

【处方】山楂 1 000 g，六神曲(麸炒)150 g，炒麦芽 150 g。

【鉴别】取本品 9 g，剪碎，加乙醇 40 ml，加热回流 10 min，滤过，滤液蒸干，残渣加水 10 ml，加热使溶解，用正丁醇 15 ml 振摇提取，分取正丁醇液，蒸干，残渣加甲醇 5 ml 使溶解，滤过。取滤液 1 ml，加少量镁粉与盐酸 2～3 滴，加热 4～5 min 后，即显橙红色。

(2) 微量升华法：中成药中某些具有升华性质的化学成分，在一定温度下能升华而与其他成分分离。这些升华物在显微镜下观察有一定形状，或在可见光下观察有一定颜色，或在紫外光下观察显出不同颜色荧光，或者加一定试剂处理后显出不同颜色或荧光。例如复方丹参滴丸中冰片成分具有升华性，与香草醛硫酸显色，即可检视。

【举例】复方丹参滴丸。

【处方】丹参，三七，冰片。

【鉴别】取本品 15 丸，研细，进行微量升华，所得白色升华物，加新配制的 1% 香草醛硫酸溶液 1 滴，液滴边缘渐显玫瑰红色。

（3）光谱法：包括荧光法和分光光度法。荧光法是理化鉴别中的一种重要方法，其原理是利用中药的某些成分直接或加某种试剂后能在可见光或紫外光下产生荧光，方法快速，操作方便，试验结果具有一定实用价值。一般观察荧光的紫外光波为365 nm，若用短波 254 nm 时应加以说明，因两者荧光现象不同。一般取中成药的提取液点在滤纸或试纸上，于紫外光灯下观察。

例如儿茶的乙醇溶液加少许氢氧化钠后，加入石油醚，在紫外灯光下观察，醚层显绿色荧光。三七的甲醇提取液点于滤纸上，干后，置紫外光灯下观察呈淡蓝色荧光。

分光光度法是当可见或紫外光照射中成药时，由于某些组分对光具有选择性吸收，而显示出特征吸收光谱，利用这一性质可以鉴别某些中药制剂的真伪。鉴别时，通常以中药制剂对光的最大吸收波长为鉴别特征，同时要避免其他因素对光谱吸收的干扰。特别需要注意中成药的组成均较复杂，共存组分常干扰测定，需分离净化后测定吸收光谱。如复方丹参片中丹参的鉴别，可采用分光光度法。光谱鉴别专属性较差，在中成药鉴别中很少采用。

（4）色谱鉴别：色谱法分离效能高，灵敏，特别适合中成药的鉴别。色谱鉴别常用的为纸色谱法、薄层色谱（TLC）、高效液相色谱（HPLC）和气相色谱（GC）鉴别。

1）纸色谱法：纸色谱法系以纸为载体，以纸上所含水及其他物质为固定相，用展开剂进行展开的分配色谱。供试品经展开后，可用比移值（Rf）表示其各组成成分的位置，但由于影响比移值的因素较多，因而一般采用在相同实验条件下与对照物质对比以确定其异同。作为药品的鉴别时，供试品在色谱中所显斑点的位置、颜色（或荧光），应与对照物质相同。

2）薄层色谱法：在色谱鉴别中，应用最多的是薄层色谱法。系将适宜的吸附剂或载体涂布于玻璃板上，成一均匀薄层。待点样、展开后，与适宜的对照物按同法在同板上所得的色谱图对比，观察样品在对照品相同的斑点位置上是否有同一颜色（或荧光）的斑点，来确定样品中有无要检出的成分。

为了保证实验的重现性、准确性及分离度，薄层色谱要进行规范化操作。以待鉴定原药材、有效成分对照品、中成药样品、缺味中成药样品（即缺该待鉴定药味的中成药）同时点样，经展开后作对照分析，据此对某味药作出鉴定。

【举例】一清颗粒。

【处方】黄连 165 g，大黄 500 g，黄芩 250 g。

【鉴别】取本品 4 g，加甲醇 25 ml，浸渍 2 h 并时时振摇，滤过，滤液蒸干，残渣加水 10 ml 使溶解，再加盐酸 1 ml，加热回流 30 min，立即冷却，用三氯甲烷振摇提取 2 次，每次 10 ml，合并三氯甲烷液，浓缩至 1 ml，作为供试品溶液。取大黄素对照品，加三氯甲烷制成每 1 ml 含 0.5 mg 的溶液，作为对照品溶液。同时随行黄连药材提取对照品溶液。照薄层色谱法（通则 0502）试验，吸取上述三种溶液各 5 μl，分别点于同一硅胶 G 薄层板上，以石油醚（60～90 ℃）-甲酸乙酯-甲酸（15：5：1）的上层溶液为展开剂，展开，取出，晾干，置紫外光灯（365 nm）下检视。供试品色谱中，在与对照药材色谱和对照品色谱相应的位置上，显相同颜色的荧光斑点。

3）气相色谱法：气相色谱法由于它在分离分析方面所具有的高效、快速、高分辨率、高选择性、高灵敏度等特点，以及它与其他分析技术如红外光谱法、质谱法及电子计算机的联用，使它成为复杂组分混合物研究（包括定性、定量和数据处理自动化）的重要分析工具。主要利用色谱峰保留时间进行定性，多用已知物对照作为定性鉴别的依据。最适宜的制剂样品为含有挥发油或挥发性成分的制剂。

【举例】十滴水软胶囊。

【处方】樟脑 62.5 g，干姜 62.5 g，大黄 50 g，小茴香 25 g，肉桂 25 g，辣椒 12.5 g，桉油 31.25 ml。

【鉴别】取"含量测定"项下的供试品溶液作为供试品溶液，另取按油精对照品，加无水乙醇制成每 1 ml 含 2.4 μl 的溶液，作为对照品溶液。照气相色谱法（通则 0521）试验，以聚乙二醇 20000（PEG-20M）为固定相，涂布浓度为 10%，柱温为 150 ℃，分别吸取对照品溶液与供试品溶液各 0.2～0.4 μl，注入气相色谱仪。供试品色谱中应呈现与对照品色谱峰保留时间相同的色谱峰。

4）高效液相色谱法：高效液相色谱法多方面的优点正好适应中成药成分之多样性、复杂性和分离难度大的分析特点。应用范围比气相色谱法广泛，不过目前在中成药的质量标准中，一般很少单独使用本法作定性鉴定，较多的是与含量测定结合进行。

5）DNA 鉴别法：理论上，DNA 分子标记技术只涉及遗传物质,并不涉及中药的化学成分,因此采用 DNA 分子技术鉴定中成药的方法可以不受化学成分的影响,直接从基因水平提供鉴定依据,即使是没有任何鉴别经验的人员,通过分子技术流程都能够准确区分中成药中原料药材的正品及其混伪品。由于 DNA 分子遗传标记技术具有快速、微量、特异性强等特点,在中药材鉴定方面已被国内外研究者广泛关注,其中动物药材乌梢蛇的分子鉴别方法已经收录在 2015 年版中国药典中。随着分子生物学检测技术的快速发展,目前 DNA 分子标记技术在中成药鉴定中的应用受到重视,一些 DNA 分子标记的方法也被逐渐应用到中成药的鉴定中,如高通量测序技术(High throughput sequencing)、单核苷酸多态性(Single nucleotide polymorphism, SNP)、扩增阻碍突变系统(Amplification refractory mutation system, ARMS)、随机扩增多态性 DNA 标记(Random amplified polymorphic DNA, RAPD)等。例如,在对中成药羚羊清肺丸中原料药羚羊角的分子鉴别研究中,通过采用 SNP 分型的方法,根据羚羊角与山羊角序列的差异,分别设计 11 对羚羊角特异引物和 10 对山羊角特异引物,通过 PCR 扩增后,成功鉴别出羚羊清肺丸中原料药材羚羊角。RAPD 技术最早已被用在中成药"玉屏风散"的鉴别中,利用 1 对特异引物可以检测出"玉屏风散"中黄芪、防风、白术 3 种原料。目前 DNA 鉴定技术可以为中成药及复方的质量控制提供了一种补充工具,应用于中成药真伪性的鉴别。但 DNA 分子标记技术只能做到药材真伪鉴别,而对解决药材优劣的鉴别还存在很大困难。因此,无法单独使用 DNA 分子标记技术解决中成药中原料药材的投料掺假问题。

以上为中成药质量控制定性鉴别较常用的几种方法,近年来,由于边缘学科新技术的发展,中成药鉴定的方法不断创新,DNA 条码分析、电化学分析技术、色谱与光谱联用技术、差热分析技术、免疫技术、电子计算机技术、X 射线荧光光谱和等离子光谱、药效学和药动学等边缘学科现代先进手段的应用,弥补了传统中成药鉴定方法和技术上的不足。

### (四)检查

是对中成药纯度进行测定的方法,中成药都含有一定的杂质,这些杂质含量在要求标准以内时,对药效及人身健康无损害,但杂质含量超限时,就会带来危害,因此,要求对杂质含量进行测定。通常检查项目有水分、灰分、混合物、重金属、砷盐、氯化物、铁盐以及其他毒性和有害物质等,杂质限量一般用 ppm 来表示。此外,检查项还包括制剂通则检查(装量差异、挥发油、总固体物、崩解度等)和微生物限度检查等。

1. 一般杂质检查·一般杂质是指自然界中分布比较广泛,普遍存在于药材之中,易在中药制剂的生产过程中引入的杂质。如泥沙(硅酸盐)、重金属、砷盐、有机氯类农药、甲醇、硫酸盐、铁盐等。它们的检查方法均在《中国药典》附录中加以规定。

【举例】鹿角胶。

本品为鹿角经水煎煮、浓缩制成的固体胶。

【检查】

水分:取本品 1 g,精密称定,加水 2 ml,加热溶解后,置水浴上蒸干,使厚度不超过 2 mm,照水分测定法(通则 0832 第二法)测定,不得过 15.0%。

总灰分:取本品 1.0 g,依法检查(通则 2302),不得过 3.0%。

重金属:取总灰分项下的残渣,依法检查(通则 0821 第二法),不得过 30 mg/kg。

砷盐:取本品 1.0 g,加氢氧化钙 1 g,混合,加少量水,搅匀,干燥后,先用小火烧灼使炭化,再在 500～600 ℃炽灼使完全灰化,放冷,加盐酸 5 ml 与水 2 ml,依法检查(通则 0822),不得过 2 mg/kg。

水中不溶物:取本品 1.0 g,精密称定,加水 10 ml,加热溶解,将溶液移入已恒重的 10 ml 离心管中,离心,去除管壁浮油,倾去上清液,沿管壁加入温水至刻度,离心,如法清洗 3 次,倾去上清液,离心管在 105 ℃加热 2 h,取出,置干燥器中冷却 30 分钟,精密称定,计算,即得。本品水中不溶物不得过 2.0%。

其他:应符合胶剂项下有关的各项规定(通则 0184)。

2. 特殊杂质检查·指在制剂生产和贮存过程中,可能引入或产生的某种(类)特有杂质,而非大多数制剂普遍存在的。这类杂质被列入《中国药典》中有关品种的检查项下。如大黄流浸膏中的土大黄苷,阿胶中的挥发性碱性物质和附子理中丸中的乌头碱等。

【举例】大黄流浸膏。

本品为大黄经加工制成的流浸膏。

【检查】土大黄苷:取本品 0.2 ml,加甲醇 2 ml,温浸 10 min,放冷,取上清液 10 μl,点于滤纸上,以

45％乙醇展开,取出,晾干,放置 10 min,置紫外光灯(365 mn)下观察,不得显持久的亮紫色荧光。

**3. 制剂相关的检查** · 如酊剂、酒剂要求测含醇量、总固体等。

**4. 农药残留检查** · 中成药中农药残留的主要原因,是中药材在种植和仓储过程中,往往要使用一些农药,包括杀虫剂、杀菌剂、除草剂、生长调节剂等。随中药材原料中的残存而转移到中成药内,因此,对农药残余量的检测是非常必要的。

(1) 样品的制备与处理:农药残留测定之前要有适合于各种中成药理化性质的萃取、净化、浓缩等预处理步骤,这些预处理过程往往在分析中起着主要作用。传统的方法是溶剂提取附加一些物理方法(如匀浆法、捣碎法、索氏提取法、超声波提取法、微波辅助提取法、固相萃取法、凝胶渗透色谱法及超临界流体萃取法等),然后经净化除去干扰物,最后进行色谱分析。

(2) 检测方法:由于农药在中药中的残留量很低,属超痕量范畴,所以必须选择高灵敏度的检测器才能检测出中药中残留的农药,色谱法仍是农药残留分析的常用方法。目前,在农药残留分析中使用的方法有气相色谱法(GC)和气相色谱-质谱法(GC-MS)、高效液相色谱法(HPLC)和液相色谱-质谱法(LC-MS)、超临界流体色谱法(SFC)、薄层色谱法(TLC)、毛细管电泳法(HPCE)等。

目前国家药典尚未对中成药进行农残检测的规定,只对甘草和黄芪两种中药材的农药残留进行检查,且检查的种类只有六六六、滴滴涕和五氯硝基苯三种。大量在生产环节使用的农药都未收录其中。目前国家药典委员会对农药残留限量标准进行征求意见,增加对人参、西洋参药材和中药饮片的农药残留检测项目。随着国家对中药安全性监管的加强,有望在中成药中建立农残检测标准。

**5. 黄曲霉毒素检查** · 世界各国对药品中黄曲霉毒素的限量作了严格规定。有关检测的方法主要是根据黄曲霉毒素中毒性最大的成分黄曲霉毒素 B1、B2 和 G1、G2 的理化性质设计的,即它们能溶于氯仿、甲醇,而不溶于己烷、乙醇和石油醚,在紫外光下(365 nm)分别呈蓝色和黄绿色荧光,通过薄层色谱,用黄曲霉毒素标准品对照,并根据斑点大小目测半定量。也可以采用高效液相色谱法分析、定量。在 2020 版《中国药典》中增加了蜂房、土鳖虫等四种

中药材、饮片黄曲霉素的限量要求。

**（五）含量测定**

含量测定时采用理化分析方法或生物学分析方法,确定中成药中主要有效成分是否符合规定的含量(效价)标准。由于中药及其制剂所含成分十分复杂,种类繁多,其药效是多种成分协同作用的结果,因此很难用一种成分作为疗效指标。在选定含量测定对象问题上首先要进行处方分析,选定主药(君药)或辅药(臣药),并要随方分析,同时还要看此测定的成分能否代表整个方剂的质量。含量测定已经成为中成药质量标准中必不可少的一个项目。通过对测定项目含量的测定,评价中成药的质量,常用的测定方法有化学分析法、分光光度法、薄层扫描法和HPLC 法等。

**1. 含量测定中待测成分的选择**

(1) 有效成分:对于有效成分或其药理作用与该味药的主治功能相一致的成分,或能反映内在质量指标成分的中成药,应进行有效成分的含量测定以确保质量。例如山楂在制剂中若以消食健胃功能为主,应测定其有机酸含量,若以治疗心血管疾病为主,则应测定其黄酮类成分。

(2) 有效部位:对中成药中已知有效成分或可控制内在质量的指标成分进行测定,有时因干扰较大难以测定时,如能大致明确主要活性物质是哪一类成分,亦可进行其有效部位(总生物碱、总皂苷、总黄酮、总有机酸等)的测定。如地奥心血康胶囊有扩张冠脉血管、改善心肌缺血的功效,其主要功能与甾体总皂苷有关,所以应测定甾体总皂苷元的含量。

(3) 对有效成分不明确的中成药,可采用以下指标测定含量。

1) 指标成分:可选择化学结构清楚、检测方法明确的化学成分(即指标成分)进行测定。如芎菊上清丸具有清热解表、散风止痛的功效。用于外感风邪引起的恶风身热,偏正头痛,鼻流清涕,牙疼喉痛。含量测定时以黄连中的盐酸小檗为指标成分。

2) 总固体量:即测定浸出物量,例如水浸出物量、醇浸出物量、乙醚浸出物量,以间接控制质量。

3) 物理常数:如柴胡注射液(蒸馏液)其有效成分不太清楚,但实验证明,在 276 nm 波长处有最大吸收,且吸收度的高低与其 1∶1 蒸馏液浓度呈正比,所以可用 276 nm 的吸收度值(A)来控制其质量。

4）易损成分：测定在制备、贮存过程中易损失的成分，如冰片易挥发损失，因此在含有冰片的中成药中要测定其含量。

5）专属性成分：被测成分应归属于某一药味，若为两味或两味以上药材所共有的成分，则不应选为定量指标。如处方中同时含有黄连、黄柏，最好不选小檗碱作为定量指标。

6）中医临床功能主治与现代药理学相结合指标：如山楂化滞丸测定熊果酸含量；如以治疗心血管病为主，则应测其所含黄酮类成分。又如何首乌，所含二苯乙烯苷类化合物具有抗衰老、提高免疫功能、防治动脉硬化及保肝作用，与中医理论补肝肾、益精血、乌须发的功能一致，应作为定量指标，若以大黄素为定量指标，就不太适宜。

7）生物效价：它是在药理学的基础上，利用药物对生物某些方面独特的作用，比较供试样品和与其相应的标准品或对照品在一定条件下对生物所起的作用及其强度，从而得出供试样品的效价。

（4）毒性成分：对含剧毒性成分中成药要进行毒性成分的含量测定，例如马钱子、生川乌、草乌的制剂必须测定其有毒成分的含量，并且规定其限度。同样，一些药理作用明显但毒性较大的动物药如斑蝥、蟾酥等的成分，亦应测定其含量，并作为质控指标之一，保证中成药服用安全有效。

2. 含量测定样品的处理·中成药成分复杂，在含量测定前首先要对待测组分和干扰组分的理化性质、干扰程度、在制剂中的作用地位以及剂型进行全面分析研究，然后采取不同的提取分离手段，并选择合适的测定方法，最终测得待测组分在中成药中的含量。大致遵循以下步骤：样品的粉碎（或分散）→提取→富集→供试品溶液。

（1）样品的粉碎与分散：中成药的一些固体制剂一般体积较大，粉碎或分散的目的主要是增大其比表面积，增大与提取溶剂的接触面积，有利于被测成分的提出，片剂、胶囊剂、颗粒剂等可以在研钵中适当研磨粉碎，而其他一些剂型需作如下处理。

1）大蜜丸样品的前处理：大蜜丸的粉碎或分散方法是用刀将其切成小块，加硅藻土研磨分散。但要注意硅藻土有一定的吸附能力，有些成分能被吸附而丢失，造成回收率降低。

2）栓剂样品的前处理：栓剂样品的粉碎或分散，可使用小刀将其切成小块，加适量水进行温浸，待基质冷凝后滤过或直接加适宜的溶剂提取。

3）软膏剂样品的前处理：软膏剂样品的粉碎或分散，可以根据被测成分、基质的理化性质和分析方法将基质分离再进行测定。即取软膏一定量，加入适宜的溶剂，加热，使软膏液化，再放冷，待基质重新凝固后，滤除基质或将基质拨开，如此重复数次，合并滤液后测定。在适宜的酸性或碱性介质中，先用不混溶的有机溶剂将基质提取后除去，而后进行测定。如软膏中被测成分为无机化合物，经灼烧，基质分解除尽，然后对灼烧后的无机化合物进行测定。

4）橡胶膏剂样品的前处理：首先应进行除衬处理，另外，橡胶膏剂中所含的基质对所测成分有一定的干扰，需要进行分离和净化。例如测定含麝香酮成分的橡胶膏剂时，麝香酮与橡胶不易完全分离，可缓缓加入无水乙醇使橡胶形成絮状沉淀，分离除去后分析结果比较满意。

5）微型胶囊剂的前处理：在微型胶囊中，药物颗粒被囊膜包裹，造成分析工作的困难，可根据囊膜材料和被测成分的性质进行处理。例如，形成囊膜材料以明胶为主，则可先用胃蛋白酶或胰蛋白酶将囊膜消化破坏，然后再根据药物的性质，选用适宜的溶剂将被测成分提取出来，若药物是挥发油类物质，则可用水蒸气蒸馏法。

6）气雾剂样品的前处理：进行成分分析前，首先应将药物与抛射剂分离，然后再取样分析。

（2）样品的提取：对于中药材和固体制剂样品，粉碎或分散后，取粉末适量精密称定，加入适宜的溶剂进行提取，使被测组分完全溶出，可得到粗提液。具体提取方法如下。

1）浸渍法：浸渍法是用定量的溶剂，在一定温度下，将中成药样品浸泡一定的时间，以提取测定成分的一种方法。具体方法是样品置带塞容器内，精密加入一定量适宜溶剂，摇匀后放置，浸泡提取，溶剂用量为样品重量的 10～50 倍，并称重。浸泡时间 12～24～48 h，在浸泡期间应注意经常振摇，浸泡后再称重，用溶剂补足减少的重量进行测定。

2）回流法：将样品置回流装置中，用有机溶剂（单一溶剂或混合溶剂）于水浴上加热回流提取完全的方法。提取效率高于冷浸法，该法对热不稳定及具挥发性的成分不适用。回流法可分为回流提取法和连续回流提取法。回流提取法是使用一般回流装置。连续回流提取法是使用索氏提取器提取。操作时,将样品放于滤纸袋中,加入 1.5～2 个虹吸量的溶剂反复浸提。一般数小时可浸提完全,浸提完全后无需过滤,也可直接回收溶剂。然后将提取液置于量瓶中用适宜溶剂溶解,定容即可。此法的提取效率较高,溶剂用量少,操作简便。

3) 超声波提取法:超声波提取与常法相比,具有提取时间短(一般样品 30 min 即可完成提取),提取效率高,无需加热等优点。本法是将样品置适宜容器内,精密加入提取溶剂并称重,置超声波振荡器槽中进行提取,提取后再称重,用溶剂补足已减少的重量。

4) 其他现代提取方法:采用新技术进行中成药提取,获得提取样品的纯度较高,容易获得富集分析物、且操作简单,节能,周期短,极少损失易挥发组分或破坏生理活性物质,无溶剂残留,产品质量高。现代提取方法包括半仿生提取法、膜提取分离法、微波萃取法、酶法等等,其中应用酶法成功地制备了生脉饮口服液。

(3) 待测样品的净化和富集:中成药样品提取液一般来说体积较大、含量低、杂质多。为使分析结果更具有可靠性,减小干扰,需对提取液进一步净化和富集。方法如下。

1) 萃取法:利用被测物质与杂质对某一溶剂的溶解度不同使其分开,如用石油醚可除去亲脂性色素;还可以利用欲测成分溶解度的性质,经反复处理,使其转溶于亲脂性溶剂和亲水性溶剂之间,以除去水溶性杂质和脂溶性杂质。如生物碱类成分的测定,可利用其在酸性条件下成盐可溶于水的特点与脂溶性杂质分离,碱化后游离生物碱溶于亲脂性有机溶剂而与水溶性杂质分离。

2) 蒸馏法:利用某些欲测定的成分具有挥发性的特点,可采用蒸馏法收集馏液进行含量测定,或某些成分经蒸馏分解产生挥发性成分,利用分解产物进行测定,但必须明确测定成分的结构,方可利用此法。

3) 色谱法:吸附色谱、分配色谱、离子交换色谱、聚酰胺色谱、凝胶色谱高速逆流色谱皆可作为净化分离方法。其操作方式有柱色谱、薄层色谱和纸色谱。利用色谱法往往是净化分离同时进行。依欲测成分的性质,选择合适的填充剂,大多数情况下是将欲测成分吸留后,使杂质留于溶液,然后再设法将欲测成分洗脱下来,进行测定,即所谓经典微

柱色谱法,此法亦称为液-固萃取法。目前有较多的商品预处理柱(固相萃取小柱)。采用色谱法进行净化分离应注意回收率是否合乎要求,并应作空白试验以校正结果。样品经提取、净化后,一般测定总成分的含量(如总生物碱、总黄酮、总皂苷)即可进行,要准确测定其中单一成分,可采用仪器分析方法如高效液相色谱法、高效毛细管电泳法等。

4) 大孔吸附树脂法:大孔吸附树脂法是从复方煎液中有选择地吸附其中的有效成分和去除无效成分,该技术逐步应用到中成药有效成分的提取分离中,与传统的提取方法相比具有缩小剂量,减小产品的吸潮性,可有效去除重金属,具有较好安全性,再生简单等优点。至于在生产过程中残留的某些杂质可以在使用前彻底清洗出来,完全能够达到药用标准,也可以用于中成药中糖、氨基酸、多肽等水溶性杂质的去除。

3. 含量测定的主要方法·中成药含量测定常用的方法包括化学分析法、分光光度法、薄层扫描法、气相色谱法和高效液相色谱法等方法,下面简要介绍如下。

(1) 化学分析法:化学分析法是以物质的化学反应为基础的经典分析方法。可用于测定中成药中的总生物碱、总皂苷等含量较高的成分及矿物药无机成分。按其操作方法的不同,化学分析法可分为重量分析法和容量分析法两大类。化学分析法为经典的方法,精确度较高,在严格的操作条件下,其相对误差不大于 0.2%。但不如光谱法、色谱法等仪器分析方法灵敏、专属,当测定组分含量较高时可应用,且多用于组成较简单的制剂,测定前一般还需进行提取、纯化等处理过程,以排除干扰。

1) 重量分析法:采用适当的方法使待测组分从样品中分离出来并转化为称量形式,根据称量形式的重量,计算待测组分含量的方法。按分离方法的不同,重量分析法又可分为挥发法、萃取法和沉淀法等。

【举例】西瓜霜润喉片。

【处方】西瓜霜,冰片,薄荷素油,薄荷脑。

【含量测定】取本品 60 片,精密称定,研细,混匀,取约 18 g,精密称定,加水 150 ml,振摇 10 min,离心,滤过,沉淀物用水 50 ml 分 3 次洗涤,离心,滤过,合并滤液,加盐酸 1 ml,煮沸,不断搅拌,并缓缓加入热氯化钡试液使沉淀完全,置水浴上加热 30 min,

静置 1 h,用无灰滤纸或已烧灼至恒重的古氏坩埚滤过,沉淀用水分次洗涤,至洗液不再显氯化物的反应,干燥,并烧灼至恒重,精密称定,与 0.608 6 相乘,计算,即得。本品每片含西瓜霜以硫酸钠（$Na_2SO_4$）计,应为 11.5～13.5 mg。

2）容量分析法:容量分析法又称为滴定分析法,系将已知准确浓度的试剂溶液,滴加到待测组分的溶液中,直到所加的试剂溶液与待测组分定量反应完全,根据试剂溶液的浓度和消耗的体积,计算待测组分含量的方法。滴定时,化学计量点是通过指示剂变色来判定的,在滴定过程中,指示剂发生颜色变化的转变点称为滴定终点。本法对化学反应的要求:①反应要定量进行,一般要达到 99.9% 以上。②反应要迅速,在滴定过程中瞬间即可完成。③有简便可靠的方法判定化学计量点,即有适宜的指示剂可供选用。④无干扰杂质存在。

【举例】九一散。

【处方】石膏（煅）900 g,红粉 100 g。

【含量测定】取本品约 2 g,精密称定,加稀硝酸 25 ml,待红粉溶解后,滤过,滤渣用水约 80 ml 分次洗涤,合并洗液与滤液,加硫酸铁铵指示液 2 ml,用硫氰酸铵滴定液（0.1 mol/L）滴定。每 1 ml 硫氰酸铵滴定液（0.1 mol/L）相当于 10.83 mg 的氧化汞（HgO）。本品每 1 g 含红粉以氧化汞（HgO）计,应为 90～110 mg。

（2）分光光度法:分光光度法灵敏,简便,在中成药分析中也有应用。由于中成药成分复杂,不同组分的紫外吸收光谱往往彼此重叠,干扰,因此在测定前必须经过提取、纯化等步骤,以排除干扰。同时应取阴性对照品在相同条件下测定,应无吸收。一般多用于紫外-可见光区有较强吸收组分的含量测定,如小檗碱、丹皮酚、芦丁、黄芩苷等。此外,比色法在中成药分析中也有应用,一般用于某类成分总量的含量测定,总黄酮、总生物碱、总皂苷等。

【举例】独一味胶囊。

【处方】独一味 1 000 g。

【含量测定】对照品溶液的制备:取芦丁对照品 0.2 g,精密称定,置 100 ml 量瓶中,加 70% 乙醇 70 ml,置水浴上微热使溶解,放冷,加 70% 乙醇至刻度,摇匀。精密量取 10 ml,置 100 ml 量瓶中,加水至刻度,摇匀,即得（每 1 ml 含芦丁 0.2 mg）。

标准曲线的制备:精密量取对照品溶液 1 ml、2 ml、3 ml、4 ml、5 ml、6 ml,分别置 25 ml 量瓶中,加水至 6 ml,加 5% 亚硝酸钠溶液 1 ml,混匀,放置 6 min,加 10% 硝酸铝溶液 1 ml,摇匀,放置 6 min,加氢氧化钠试液 10 ml,再加水至刻度,摇匀,放置 15 min;以相应的溶液为空白。照紫外-可见分光光度法（通则 0401）,在 500 nm 波长处测定吸光度,以吸光度为纵坐标、浓度为横坐标绘制标准曲线。

测定法:取装量差异项下的本品内容物,混匀,研细,取约 0.6 g,精密称定,置 100 ml 量瓶中,加 70% 乙醇 70 ml,置水浴上微热并时时振摇 30 min,放冷,加 70% 乙醇至刻度,摇匀,取适量,离心（转速为每分钟 4 000 转）10 min,精密量取上清液 1 ml,置 25 ml 量瓶中,照标准曲线的制备项下的方法,自"加水至 6 ml"起,依法测定吸光度,从标准曲线上读出供试品溶液中芦丁的量,计算,即得。本品每粒含总黄酮以芦丁（$C_{27}H_{30}O_{16}$）计,不得少于 26 mg。

（3）薄层色谱扫描法:是将一定波长的光照射在薄层色谱板上,对色谱中可吸收紫外光或可见光的斑点,或经激发后能发射出荧光的斑点进行扫描,将扫描得到的图谱及积分峰面积数据用于含量测定的方法,具有分离效能高、快速、简便等特点。薄层扫描法精密度和准确度不如 HPLC 法高,用于无紫外吸收或不能用 HPLC 法分析的组分,如中药牛黄中胆酸、枸杞中甜菜碱以及马钱子散、大山楂丸成分的测定。

1）测定条件的选择

色谱条件:在选定的薄层展开色谱条件下,待测组分应能完全分离,斑点对称、均匀、不拖尾。

测定方式:测定时可根据不同薄层扫描仪的结构特点,按照一定方式扫描测定,一般选择反射测定方式,采用吸收法或荧光法。在紫外-可见区有吸收的组分,采用吸收法测定。有荧光的组分选定激发光波长（$\lambda_{ex}$）和发射光波长（$\lambda_{em}$）,用荧光法测定。荧光法具有专属性强、灵敏度高和线性范围宽等特点。

扫描方式:根据光学系统不同分为单波长和双波长两种。单波长扫描法通常用于斑点吸收光谱的测定。双波长是两束不同波长的光,一束测量样品,称为测定波长（$\lambda_s$）;另一束作为对照,称为参比波长（$\lambda_R$）。两束光通过切光器交替照射到斑点上,以吸光度之差 $\Delta A$ 进行定量,以消除薄层板不均匀的影响。

2）测定方法的选择

外标法：是薄层扫描最常用的定量方法。由于薄层板间的差异较大，为减小误差，应采取随行标准品的方法，即在测定时将供试品溶液和对照品溶液交叉点于同一薄层板上。一般供试品点样不少于 2 个，对照品每一浓度不少于 2 个，注意点样量要准确。

内标法：内标法是将内标加入供试品溶液和对照品溶液中，以其峰面积的比值作为定量依据。内标法应用较少。

3）注意事项：薄层扫描法测定必须注意的环节包括样品预处理、对照品溶液和样品溶液本身及在薄层板上的稳定性、样品处理过程中的暴露时间、吸附剂和展开剂的质量、点样（点样量、样点大小和形状）、展开（层析缸规格、温度、湿度及薄层板的活化温度、时间和饱和程度）、晾干、显色（喷洒、浸渍）、扫描定量（扫描仪参数设定、数据处理参数设定及结果计算方法等）。测定时应注意以下具体事项：①薄层板应厚度均匀，表面平整，最好使用预制板。②点样量应准确，原点大小应一致。③显色剂喷洒应均匀、适中。④某些斑点的颜色易挥发或对空气不稳定，可用洁净的玻璃板盖在薄层板上，并用胶布加以固定。⑤测定应在工作曲线线性范围内进行。

4）发展前景：随着自动点样仪、自动程序多次展开仪、过压薄层色谱仪、旋转薄层色谱仪的加入，现代 TLC 正逐步实现自动化，加上与其他仪器分析方法（如傅里叶变换红外、拉曼，质谱等）直接联用，以及 HPLC、RPTLC 等方法的广泛应用，TLC 的前景将更为看好，在中成药检验中的应用定是大有可为的。

【举例】枳实导滞丸。

【处方】枳实（炒）100 g，大黄 200 g，黄连（姜汁炙）60 g，黄芩 60 g，六神曲（炒）100 g，白术（炒）100 g，茯苓 60 g，泽泻 40 g。

【含量测定】取本品适量，研细，取约 0.5 g，精密称定，置索氏提取器中，加甲醇 90 ml，加热回流 4 h，趁热滤过至 100 ml 量瓶中，用少量甲醇洗涤容器，洗液与滤液合并，放冷，加甲醇至刻度，摇匀，精密量取 5 ml 置 25 ml 量瓶中，加甲醇至刻度，摇匀，作为供试品溶液。另取橙皮苷对照品适量，精密称定，加甲醇制成每 1 ml 含 50 $\mu$g 的溶液，作为对照品溶液。照薄层色谱法（通则 0502）试验，精密吸取供试品溶

液 5 $\mu$l、对照品溶液 2 $\mu$l 与 5 $\mu$l，分别点于同一聚酰胺薄膜上，以甲醇为展开剂，展开，展距约 3 cm，取出，晾干，喷以 1‰ 三氯化铝的甲醇溶液，放置 3 小时，在紫外光灯（365 nm）下定位，照薄层色谱法（通则 0502 薄层色谱扫描法）进行荧光扫描。激发波长：λ＝300 nm，线性扫描，测量供试品荧光强度的积分值与对照品荧光强度的积分值，计算，即得。本品每 1 g 含枳实以橙皮苷（$C_{28}H_{34}O_{15}$）计，不得少于 20.0 mg。

（4）高效液相色谱法（HPLC 法）：HPLC 法因对含有众多成分的复杂体系具有强大的分离功能，且分析速度快，应用范围广，重现性和准确度均优于其他方法，是中成药含量测定的首选方法。

HPLC 法可应用于分离高沸点、难挥发或热不稳定的样品。故样品无需经汽化而直接导入色谱柱进行分离、检测，因此特别适用于汽化时易分解和不易汽化的物质的分离、分析。通常认为有机物质当其分子量小于 400 时，采用气相色谱法分析比较合适；分子量在 400～1 000 时，最好采用 HPLC 法分离分析；而当分子量大于 1 000 时，最好采用凝胶色谱（排阻色谱法）分离分析。

1）色谱条件的选择：在中成药的分析中，多采用 RP-HPLC 法，即使用非极性的固定相，其中以十八烷基硅烷键合硅胶（ODS）应用最多。使用最多的流动相是甲醇-水或乙腈-水的混合溶剂。在反相色谱法中时，制剂中极性的附加剂或其他干扰组分先流出，不会停留在柱上污染色谱柱。对于黄酮类、酚酸类成分可参考选择乙腈-水-酸系统的流动相；对皂苷类成分参考选择乙腈-水系统的流动相；对生物碱类成分可参考选择乙腈-水-三乙胺等系统的流动相。若分离酸性成分，如丹参素、黄芩苷、甘草酸等，可在流动相中加入适量酸，如醋酸、磷酸，以抑制其离解；对酸性较强的成分，也可用离子对色谱法，常用的离子对试剂有氢氧化四丁基铵等。若为碱性成分，如小檗碱、麻黄碱等，多采用反相离子对色谱法，在酸性流动相中加入烷基磺酸盐，有机酸盐，也可使用无机阴离子，如磷酸盐作为反离子。

2）洗脱方式：对于混合体系复杂的多组分同时分析，可采用等度洗脱、梯度洗脱的分析方法，既能达到基线分离又可提高检出的灵敏度。等度洗脱是在同一分析周期内流动相组成保持恒定，适合于组分数目较少；性质差别不大的样品。梯度洗脱是在

一个分析周期内程序控制流动相的组成,如溶剂的极性、离子强度和 pH 等,用于分析组分数目多、性质差异较大的复杂样品。采用梯度洗脱可以缩短分析时间,提高分离度,改善峰形,提高检测灵敏度,但是常常引起基线漂移和重现性降低。对于混合体系复杂的多组分同时分析时,可采用梯度洗脱和波长梯度扫描的方法,则既能达到基线分离又可提高检出灵敏度。

3) 检测器的选择:高效液相色谱的检测器通常为紫外检测器,主要是可变波长和二极管阵列检测器(DAD),灵敏、稳定,适用于在紫外区有吸收的组分测定。蒸发光散射检测器(ELSD)是通用型检测器,可以检测挥发性低于流动相的任何样品,适用于无生色团物质的检测,如碳水化合物(多糖)、类脂类(磷脂)、皂苷等,与紫外检测器互相补充。此外,检测器还有荧光检测器、示差折光检测器、电化学检测器、质谱检测器,不过它们应用较少。

4) 样品的处理:HPLC 法具有分离功能,因此所用供试液一般经提取制得,不再需要纯化处理。但组成复杂的中成药,仍需采用萃取、柱色谱等预处理方法对供试品进行纯化处理。中成药中多含有糖,制备供试液时,应使用高浓度的醇或其他有机溶剂提取待测组分,避免使用水为溶剂,以免提取出的糖类污染色谱柱,提取的方法视制剂的情况而定,如采用萃取、热回流、超声提取以及固相萃取小柱等处理。

5) 测定方法的选择:高效液相色谱法的定量分析中常采用的方法有外标法、内标法和面积归一化法。当标准曲线通过原点时,测定组成含量变化不大,可用外标一点法。如测定组分含量的波动范围较大,最好采用标准曲线法定量。由于中成药组成复杂,使用内标法,会增加分离的难度,其他成分很容易干扰内标峰,所以含量测定中,只有当组成相对简单,杂质不干扰内标峰时,才能使用内标法。面积归一化法多用于中药有效成分对照品纯度的检查。

6) 注意事项:进样前,供试品溶液需用滤膜抽滤或针头过滤,并根据待测组分性质,选择油相或水相滤膜;分析时可在分析柱前加预柱;分析完毕后一般用水或低浓度的醇水先洗去糖等水溶性杂质,再用甲醇等有机溶剂将色谱柱冲洗干净。

7) 发展前景:主要有两方面,其一是样品纯化技术的提高,如采用液液萃取、液固萃取、超临界萃取,使得具有高分离效率,能准确定量中成药成分。其二是检测器不断更新发展,如应用二极管阵列检测器、蒸发光散射检测器,以及与质谱联用(HPLC-MS)、核磁联用(HPLC-NMR)等。正是由于这些发展,使得高效液相色谱法已成为中成药现代分离分析的最重要方法,适应于对成分多样性、复杂性,分离难度大的中成药含量测定。

【举例】双黄连口服液。

【处方】金银花 375 g,黄芩 375 g,连翘 750 g。

【含量测定】双黄连口服液中黄芩为君药,采用高效液相色谱法(通则 0512)测定其中黄芩苷的含量。

色谱条件与系统适用性试验:以十八烷基硅烷键合硅胶为填充剂;以甲醇-水-冰醋酸(50:50:1)为流动相;检测波长为 274 nm。理论板数按黄芩苷峰计算应不低于 1 500。

对照品溶液的制备:取黄芩苷对照品适量,精密称重,加 50% 甲醇制成每 1 ml 含 0.1 mg 的溶液,即得。

供试品溶液的制备:精密量取本品 1 ml,置 50 ml 量瓶中,加 50% 甲醇适量,超声处理 20 min,放置至室温,加 50% 甲醇稀释至刻度,摇匀,即得。

测定法:分别精密吸取对照品溶液供试品溶液各 5 μl 注入液相色谱仪,测定,即得。本品每 1 ml 含黄芩以黄芩苷($C_{21}H_{18}O_{11}$)计,不得少于 10.0 mg。

(5) 气相色谱法(GC 法):采用气体为流动相(载气)流经装有填充剂的色谱柱进行分离测定的色谱方法,具有高选择性、高分离效能和高灵敏度等特点。中成药中含有的挥发油及其他挥发性组分,最适合用气相色谱法进行分析。此外,其他成分如生物碱、脂肪酸、内酯、酚类、糖类、动物类药物(麝香中麝香酮及雄酮类激素)及微量元素的含量测定都可用气相色谱法。但 GC 只能用可被汽化物质的分离、检测,对于挥发性较差的液体、固体物质,需采用制备衍生物或裂解等方法,增加其挥发性。

1) 色谱条件的选择

系统适用性试验:色谱系统的系统适用性试验包括塔板理论、分离度、重复性和拖尾因子四个指标。其中,分离度和重复性是系统适用性试验中更具实用意义的参数。按各品种项下要求对色谱系统进行适用性试验,即用规定的对照品对仪器进行试验,应达到规定的要求。如达不到要求,应对色谱分离条件作适当的调整。

2)载气的选择:GC法流动相为气体,除常用的载气 $N_2$ 外,还有 He 和 $H_2$;选择载气主要考虑柱效(峰宽)、柱压降及检测器灵敏度三方面因素。当载气流速较低时,宜用分子量较大的载气如 $N_2$;当流速较高时,宜用分子量较小的载气如 $H_2$、He。对于较长的色谱柱宜用 $H_2$ 作载气,以减少柱压降。热导检测器宜选用 $H_2$、He;其他检测器一般用 $N_2$,$N_2$ 为最常用的载气。载气流速一般为 20～80 ml/min。

3)色谱柱的选择:色谱柱为填充柱或毛细管柱。现在多选择毛细管柱,毛细管柱的材质为玻璃或石英,内壁或载体经涂渍或交联固定液,内径一般为 0.25 mm、0.32 mm 或 0.53 mm 小内径毛细管柱,其内径小于 0.1 mm,多用于快速分离,柱长 5～60 m,固定液膜厚 0.1～5.0 $\mu m$,常用的固定液有甲基聚硅氧烷、不同比例组成的苯基甲基聚硅氧烷、聚乙二醇等。中成药分析中气-固色谱的固定相大多采用高分子多孔微球(GDX),用于分离水及含羟基(醇)化合物。新填充柱和毛细管柱在使用前需老化以除去残留溶剂及低分子量的聚合物,色谱柱如长期未用,使用前应老化处理,使基线稳定。

4)检测器的选择:适合气相色谱法的检测器有火焰离子化检测器(FID)、热导检测器(TCD)、氮磷检测器(NPD)、火焰光度检测器(FPD)、电子捕获检测器(ECD)、质谱检测器(MS)等。FID 对碳氢化合物响应良好,适于检测大多数的成分;NPD 对含氮、磷元素的化合物灵敏度高;FPD 对含磷、硫元素的化合物灵敏度高;ECD 适于含卤素的化合物;MS 还能给出供试品某个成分相应的结构信息,可用于结构确证。一般用 FID 时,用氢气作为燃气,空气作为助燃气。数据处理系统为计算机工作站等。一般色谱图约于 30 min 内记录完毕。

5)测定方法的选择

内标法:由于 GC 进样量少,且进样量不易准确控制,故外标法测定的误差较大,而归一化法又要求所有组分都有响应,因而内标法是中成药有效成分含量测定最常用的方法。适用于样品的所有组分不能全部流出色谱柱,或检测器不能对每个组分都产生信号,或只需测定样品中某些组分含量时的情况。选择化学结构、物理性质与待测组分相近的纯品作

为内标物,将一定量的内标物加入到样品中,经色谱分离,根据供试品重量和内标物重量及待测组分和内标物的峰面积,求出待测组分的含量。

外标法:分为工作曲线法及外标一点法等。工作曲线法是用一系列浓度的对照品溶液确定工作曲线,在完全相同条件下,准确进样等体积的样品溶液,计算其含量。通常截距为零,若不等于零则说明存在系统误差。当工作曲线截距为零时,可采用外标一点法定量。当采用自动进样器时,可用外标法定量,误差相对较低。当采用顶空进样技术时,因供试品和对照品处于不完全相同的基质中,可用标准溶液加入法消除基质效应。

归一化法:当样品中所有组分在操作时间内都能流出色谱柱,且检测器对它们都产生信号,同时已知各组分的校正因子时,可用校正面积归一化法测定各组分的含量。若样品中各组分为同系物或性质接近,各组分的定量校正因子相近,可直接采用面积归一化法计算。归一化法的优点是简便,定量结果与进样量重复性无关,操作条件略有变化对结果影响较小。其缺点是要求所有组分均要产生色谱峰,不适于微量杂质的含量测定。

6)发展前景:随着科技发展,GC 仪器上的许多功能进一步得到开发和改进,如大体积进样技术,液体样品的进样量可达 500 $\mu l$;检测器也不断改进,灵敏度进一步提高;与功能日益强大的工作站相配合,色谱采样速率显著提高,最高已达到 200 Hz,这为快速色谱分析提供了保证。新的选择性检测器得到应用,如原子发射检测器(AED)、硫荧光检测器(SCD)、脉冲式火焰光度检测器(PFPD)等。此外,GC×GC(全二维气相色谱)技术是近年出现并飞速发展的 GC 新技术,样品在第一根色谱柱上按沸点进行分离,通过一个调制聚焦器,每一时间段的色谱流出物经聚焦后进入第二根细内径快速色谱柱上,按极性进行二次分离,得到的色谱图经处理后的三维图,使分离效能显著提高。

【举例】马应龙麝香痔疮膏。

【处方】人工麝香,人工牛黄,珍珠,煅炉甘石粉,硼砂,冰片,琥珀。

【含量测定】冰片的含量测定,照气相色谱法(通则 0521)测定。

色谱条件与系统适用性试验:用丁二酸二乙二醇聚酯(DEGS)为固定相,涂布浓度为 15%;柱温为

105 ℃。取冰片对照品约 40 mg，置 10 ml 量瓶中，加入水杨酸甲酯内标溶液溶解并稀释至刻度，摇匀，作为系统适用性试验用溶液，取 1 μl 注入气相色谱仪，记录色谱图；理论板数按水杨酸甲酯峰计算，应不低于 2 000；龙脑、异龙脑峰与水杨酸甲酯峰的分离度应符合要求。

校正因子测定：取水杨酸甲酯适量，精密称定，加环己烷-乙酸乙酯（1：1）制成每 1 ml 含 3 mg 的溶液，作为内标溶液。另取龙脑对照品 20 mg，精密称定，置 10 ml 量瓶中，加入内标溶液溶解并稀释至刻度，摇匀。吸取 1 μl，注入气相色谱仪，计算校正因子。

测定法：取本品约 1 g，精密称定，置具塞锥形瓶中，精密加入内标溶液 10 ml，混匀，称定重量，超声处理 15 min，放冷，再称定重量，用环己烷-乙酸乙酯（1：1）补足减失的重量，摇匀，滤过，吸取续滤液 1 μl，注入气相色谱仪，测定，即得。本品每 1 g 含冰片以龙脑（$C_{10}H_{18}O$）计，不得少于 19 mg。

（6）高效毛细管电泳法（HPCE 法）：HPCE 是近十几年来发展很快的高效分离分析技术。它以高压电场为驱动力，毛细管为分离通道，依据样品中各组分之间淌度和分配行为上的差异实现分离的一类液相分离技术，适用于中成药中带电荷化合物的分离分析。具有分离效率高、速度快、灵敏度高、所需样品少、溶剂消耗少、成本低且毛细管柱的费用远低于高效液相的分析柱、前处理简单、抗污染能力强、应用范围广等特点。所有这些特点使得毛细管电泳迅速成为一种极为有效的分离技术，在中成药有效成分的分离、定性定量等方面应用越来越广泛。

1）HPCE 色谱类型：按照分离方式不同有单根毛细管色谱（毛细管等速电泳、毛细管等电聚焦、胶束电动毛细管色谱、亲和毛细管电泳及非胶毛细管电泳等）、单根填充管色谱（聚丙烯酰胺毛细管凝胶电泳、琼脂糖毛细管凝胶电泳及填充毛细管电色谱）、阵列毛细管电泳色谱；按照操作平台的不同有芯片式毛细管电泳色谱、毛细管电泳/质谱、毛细管电泳/核磁共振、毛细管电泳/激光诱导荧光色谱；按操作方式不同可分为手动、半自动及全自动型毛细管电泳色谱；根据分离通道形状不同分为圆形、扁形、方形毛细管电泳色谱等。

2）HPCE 色谱特点：HPCE 由电渗流和电泳流而产生多种分离模式，分离模式的多样性决定其分析功能的多样性，广泛应用于分析有机、无机小分子、多肽、蛋白质大分子、带电离子及中性分子，同时具有检出限低、样品和溶剂消耗低、分析成本低、样品用量少、介质多为水相、废液少及对环境影响小等优点，可以与所有型号的质谱仪联用，提高了 HPCE 的分析检测能力，成为近年发展最迅速、应用非常广泛的分析方法。和 HPLC 相比，其相同处在于都是高效分离技术，仪器操作均为自动化，两者之间差异在于 HPCE 用迁移时间取代 HPLC 的保留时间，HPCE 的分析时间不超过 30 min，比 HPLC 快速，柱效也高于 HPLC，HPCE 所需样品为 nl 级，流动相用量也只需几毫升。而 HPLC 所需样品为 μl 级，流动相则需几百毫升乃至更多。

3）温度的选择：因温度是黏度的函数，组分的淌度和电渗流的大小都与温度有关，商品化的仪器可以使分离在恒温下进行，通常仪器的温控范围可以在 15～60 ℃ 范围内，采用制冷剂控制温度精度可达 0.1 ℃，从而保证分离的重复性。具体温度需在实验中进行优化选择。

4）毛细管柱的冲洗：通常对未涂层的毛细管柱在每次实验前后均应用 0.1 mol/L NaOH 溶液和水分别冲洗 1～5 min，如果分离的样品是较复杂样品，如蛋白质等大分子样品或中药等复杂组分，为防止管壁吸附而影响电渗，在各次分离之间均应采用 NaOH 溶液和分离缓冲液分别冲洗 1～5 min，如样品为简单组分，则每次运行之间，只需用缓冲液冲洗即可。如果在实验中更换缓冲液，建议增加冲洗时间至 5 min 以上，使毛细管适应新的缓冲体系。

5）样品溶液的配制：样品溶液的浓度与电泳峰形和分离均有关，一般除了需要检出微量杂质或组分吸收较弱等情况下不得不增大样品溶液浓度外，应尽量配制较小的浓度，这样可以改善峰形，提高分离度。最常用的溶剂为水，但实验表明，当样品溶液浓度远低于缓冲液浓度时，会导致样品区带的展宽，影响分离，因此有时采用 1：10 的缓冲液稀释液作为溶剂以改善峰形。如果为水不易溶样品，可以采用一定比例的有机溶剂，但要考虑与缓冲体系的互溶性，否则只能改用其他分离体系如胶束电动毛细管色谱（MEKC）或非水系统进行分离。

6）检测波长的选择：HPCE 电解质液一般均有较低的极限波长，因此可以采用 190～220 nm 作为检测波长，这是优于 HPLC 之处。在这一末端吸收波长范围内,许多组分均有较强的紫外吸收,因此常被选择作检测波长,这也从一方面弥补了 HPCE 检测灵敏度的不足。

7) 进样方式和时间的选择:压力进样是最常采用的进样方式,进样时间应尽量短,一般不超过 10 s,特别是对于加入有机溶剂的样品溶液,如果进样时间过长,可能会导致断流,而使电泳无法进行。

8) HPCE 色谱在中药分析中的运用:基于 HPCE 的高效分离鉴定效能,可以用于中药材成分分析及含量测定,原药中不纯物的测定,指纹图谱的建立与中药药力学的研究等以药品质量管理为目的的测定方法。这些方法要求有良好的选择性,适当的分析灵敏度和可靠的准确度等。目前毛细管电泳法已经广泛地应用到中药有效成分的分离和含量测定中,生物碱类成分如小檗碱、盐酸巴马汀、盐酸药根碱、延胡索乙素等在缓冲体系中带有正电荷,可采用 HPCE 法分析。此外,该法还可用于有机酸类、皂苷类或苷类黄酮类等成分分析。胶束扫集 CE 法应用于双黄连口服液绿原酸和咖啡酸的含量测定。CE 场放大富集技术用于中药制剂中含量较少的毒性成分测定,可有效改善其检测灵敏度,如骨筋丸胶囊中有效毒性成分士的宁和马钱子碱的含量采用该法测定,其检测灵敏度相对于毛细管区带电泳分别提高了 400 倍和 600 倍。此外,HPCE 法在测定中药复方制剂有效成分方面显示了较大的潜力。目前已实现部分复方制剂的分析,如小承气汤、二黄泻心汤、桂枝汤、葛根汤、加味逍遥散等。而且可根据有效成分的量的比较,进行配伍规律的研究。

【举例】银黄颗粒。

【处方】金银花提取物 100 g,黄芩提取物 40 g。

银黄冲剂是银黄复方制剂中的一种常见剂型,具有清热、解毒、消炎、利尿、镇静等作用,被广泛用于治疗上呼吸道感染、急慢性扁桃体炎、急慢性咽喉炎等。黄芩苷和绿原酸是此制剂的主要活性成分。

【含量测定】仪器:美国 Beckman 公司 PACE System 5510 毛细管电泳仪,JY92-Ⅱ型超声波细胞粉碎机(宁波新芝科器研究所);REX pits-3C 型精密 pH 计(上海雷磁仪器厂);MetllerAE240 电子天平(梅特勒-托利多仪器上海有限公司)。

电泳条件:熔融石英毛细管柱 50 $\mu$m×47 cm,缓冲溶液 25 mmoL/L 硼砂(pH 8.5),检测波长

310 nm,17 kPa/s 压力进样,25 kV 恒压电泳,电泳时间 12 min,电泳温度 25 ℃,进样分析溶液中分析溶液中均含 2.5 mmol/ml 硼砂(pH 8.5)。

对照品溶液的配制:精确称取黄芩苷 5.7 mg、绿原酸 3.8 mg 分别溶于 V(甲醇)-V(25.0 mmol/L NaOH)=5:2 混合液中配成 4.09/L 标准液,稀释至 2.09/L 备用。

内标溶液的配制:精密称取对硝基苯甲酸 24.3 mg 溶于 40.0 mmol/L NaOH 液中配成 5.09/L 溶液。

供试品溶液的配制:银黄冲剂颗粒在 50 ℃下烘干至恒重,精确称取供试品 1.259 共 3 份,各加入 pH 3.10 的体积分数为 45% 的甲醇 10 ml,超声 5×90 次(每次 1 s,间隔 2 s,功率 200 W),并用水浴防止超声时温度过高,然后以 3 000 r/min 速率离心 30 min。取上清液,残渣分别用上述提取液洗涤后重复提取一次,合并上清液并定容至 25 ml,再用 0.45 $\mu$m 超滤膜超滤后得供试样品。实验结果表明,所建立的方法重现性和回收率等较好,可作为银黄复方制剂质量控制的一种方法,也可为其他类似制剂的测定提供参考。

**4. 含量测定的方法学考察**·中成药含量测定的方法可以引用药典或文献收载的与其相同成分的测定方法,但因品种不同,与自行建立归纳的新方法一样,均要进行方法学考察研究。一般考察项目如下。

(1) 提取条件的选择:优选提取条件对测定结果有直接影响。确定提取条件时,一般要有不同溶剂、不同提取方式、不同时间以及不同温度、pH 等条件的比较,可参考文献,重点对比某种条件,也可用正交试验全面优选条件,再配合回收率试验或与经典方法比较,从而评价方法的可靠性。

(2) 分离纯化条件的选择:应说明干扰物质的排除情况,特别是色谱分析更应注意此点,以提高分析准确性。

(3) 测定条件的选择:如高效液相色谱法、薄层扫描法中最大吸收波长的选择,液相色谱法中固定相、流动相、内标物的选择,薄层扫描法中展开与扫描条件的选择等。

(4) 空白试验:在色谱法中常用对照法,即以被测成分(对照品)、药材、除去该药材的成药(阴性样品)作对照,以考察被测成分的斑点(或吸收峰)位置

是否与干扰组分重叠,从而确证测定指标防止假阳性。

（5）线性关系考察：含量测定时须制备标准曲线,用以确定以下因素：①确定样品浓度与峰面积是否呈线性关系。②确定线性范围,即适用的样品点样或进样量的确定。③标准曲线相关系数 R 值是否在 0.999 以上。

（6）稳定性考察：目的是选定最佳的测定时间范围。一般每隔一定时间测定 1 次,观察其含量的变化。

（7）精密度试验：精密度系指在规定的测试条件下,同一个均匀供试品,经多次取样测定所得结果之间的接近程度。精密度一般用偏差、标准偏差的相对标准偏差表示。精密度包含重复性、中间精密度和重现性。用于定量测定的分析方法均应考察方法的精密度。

1）重复性：在规定范围内,取同一浓度的供试品,用 6 个测定结果进行评价,或设计 3 个不同浓度,每个浓度各分别制备 3 份供试品溶液进行测定,用 9 个测定结果进行评价。

2）中间精密度：为考察随机变动因素对精密度的影响,应进行中间精密度试验,变动因素为不同日期、不同分析人员、不同设备等。

3）重现性：当分析方法将被法定标准采用时,应进行重现性试验。例如建立药典分析方法时通过不同实验室的复核检验得出重现性结果。复核检测的目的、过程和重现性结果均应记载在起草说明中,应注意重现性试验用的样品本身的均匀性和贮存运输中的环境影响因素,以免影响重现性结果。

（8）回收率实验：含量测定方法的建立,多以回收率估计分析的误差和操作过程的损失,来评价方法的可靠性。回收率实验设计也有多种,在中成药成分中常采用加样回收法：即于已知被测成分含量的成药中再精密加入一定量的被测定成分纯品,依法测定。用实测值与原样品中含测成分之差,除以加入纯品量计算回收率,此法不用制备空白对照,模拟真实性好。在加样回收实验中首先须注意纯品的加入量与取样量中所含成分之和必须在标准曲线线性关系范围之内。外加纯品的量要适当,过小则引起较大的相对误差,过大则干扰成分相对减少,真实性差。

## 二、中成药质量控制的其他方法

### （一）指纹图谱

中成药具有多成分、多靶点的特点,近年来多指标质量评价已成为行业共识,中成药质量控制已从简单的单个成分的含量测定转向以先进技术为手段,多组分、多指标含量测定为目标,并逐步建立基于质量概貌的指纹图谱。指纹图谱作为鉴别中药品种和评价中药及其制剂质量的有效手段之一,被日益重视。指纹图谱是指中药及其制剂经过适当处理后,利用现代信息采集技术和质量分析手段得到的能够显现其性质的图像、图形、光谱的图谱及其数据。在谱图中各谱峰间的顺序、面积和相互间比例可表达某一中药特有的化学指纹性,对特定类别的中成药组分具有唯一性和特异性。因此,在指纹图谱中,只要能明确关键指纹信息,就可对样品进行质量控制。用指纹图谱表征中成药、监控其质量,并不要求对指纹图谱中的每一个峰所代表的组分都清楚,也不要求对每一个组分都精确测定,但要求图谱具有指纹特征,并且稳定、实用。如果采用指纹图谱和指标成分定量相结合的质量控制模式,可以从中药材的种植、采收、加工、贮存,制剂的原料、半成品、成品、贮存、流通等全面且特异地控制中成药质量。指纹图谱所反映的是中成药的整体质量信息,这样一来,使中成药的质量控制指标从原有的某几个成分含量的测定,上升为对整个中成药整体质量的全面检测,不仅适合中成药组分具有整体性和复杂性的特点,符合中医药的一贯理论,也提高了中成药的标准,对广义中药学的发展起到积极的推动作用。

1. 中成药指纹图谱检测方法·在中成药指纹图谱的研究过程中,可采用光谱法、色谱法或其他分析方法来表征指纹图谱。广义来说,指纹图谱远不只涉及中成药化学成分的指纹图谱。按其测试手段（波谱、色谱、电泳、DNA 指纹图谱）、应用对象（药材、提取物、中间体、成药指纹图谱）、研究阶段（化学基础、药效、生物等效性指纹图谱）等,指纹图谱有若干类型,并且还在发展中,如新提出多维多息特征谱,即采用多种分析仪器和手段获取化学成分、药效等多方面的信息,来研究和表征中药。在上述类型中,色谱法因其高效的分离能力配合多种检测手段,成为指纹图谱测定的主要方法。其中以薄层色谱（TLC）、高效液相色谱（HPLC）和气相色谱（GC）最为常用。无论采用何种色谱技术,选用的原则是必须具有良好的专属性、重现性和可行性。常用的方法有以下几种。

(1) TLC 指纹图谱:TLC 因其操作简便、快速、经济、展开剂组成灵活多样而用于中成药鉴别的频率最高。TLC 的另一大优势是提供直观形象的可见光或荧光图像,即较柱色谱多了色彩这一可比"参数",并可进一步配合色谱扫描或数码处理得到不同层次轮廓图谱和相应的积分数据,尤其适合日常分析检验和现场检验。如美国草药典(AHP)广泛采用了 TLC 作为美国市场上评价植物原药材质量的第一步。TLC 是一种开放的色谱系统,外界影响因素多,实验重现性较差,但随着 TLC 相关仪器设备以及成像技术的日趋完善及自动化,TLC 在中药分析中的应用也将不断深化和规范。

(2) HPLC 指纹图谱:在中药及其制剂色谱指纹图谱的研究中,HPLC 具有方法稳定性好、柱效高、应用范围广等特点,是最适合进行指纹图谱研究的方法。HPLC 法中色谱柱需做比较试验加以选择,流动相至少用三种不同组成进行比较,并从中选取最合适的色谱条件。目前,HPLC 法常用反相色谱柱,采用十八烷基硅烷键合相。根据供试品中化学成分的性质,也可选择其他类型的色谱柱。因药材所含成分很多,色谱柱容易被杂质污染,需加保护柱。如用梯度洗脱,应尽量采用线性梯度,最后用强溶剂洗脱,使色谱柱再生,然后,回复至起始流动相平衡一定时间。检测器最常见的是紫外-可见光检测器,为了获取多层次的信息,常需选择多个不同的检测波长或使用二极管阵列检测器(DAD),获取不同波长的色谱图。对在紫外区无吸收的化合物,也可选择其他类型的检测器,如差示折光检测器或蒸发光散射检测器等。

(3) GC 指纹图谱:GC 对于中成药含挥发性成分的分离测定具有明显优势。具体应用中多与质谱联用,快捷而灵敏。GC 通常使用毛细管柱。一般需比较不同极性的色谱柱,以确定合适的色谱柱。如有需要和可能,可用内标物计算相对保留时间和保留指数。也可利用计算机辅助软件对保留时间加以校准。如需程序升温,宜采用线性升温,尽量避免复杂的多阶程序。

(4) 其他指纹图谱:如高效毛细管电泳(HPCE)指纹图谱,红外光谱(IR)指纹图谱,核磁共

振(NMR)指纹图谱,质谱(MS)指纹图谱,X-射线衍射指纹图谱等。随着科学技术的进步,HPLC 检测技术也不断改进,LC-MS 联用技术日趋成熟。HPLC-MS 技术已越来越多地用于中成药指纹图谱的研究,它对于提取方法的优化、实验条件的选择、中药成分的归属等均起着十分重要的作用。

2. **中成药指纹图谱技术要求** · 中成药制剂适当处理后,采用一定的分析手段,得到能够标示该制剂特性的共有峰的图谱。其研究的技术要求包括供试品和参照物的制备、检测方法、指纹图谱及技术参数等。具体如下。

(1) 供试品溶液制备:应根据原料、有效部位、中间体、中成药中所含化学成分的理化性质和检测方法的需要,选择适宜的方法进行制备。制备方法必须确保主要化学成分在指纹图谱中的再现。

(2) 参照物选择:制定指纹图谱必须设立参照物。应根据供试品中所含化学成分的性质,选择适宜的对照品作为参照物;如果没有适宜的对照品,可选择适宜的内标物作为参照物。参照物的制备应根据检测方法的需要,选择适宜的方法。

(3) 测定方法:应根据中成药所含化学成分的理化性质,选择适宜的检测方法。应优先考虑色谱方法。对于成分复杂的中成药,特别是复方中药注射剂,必要时可以考虑采用多种检测方法,建立多张指纹图谱。制订指纹图谱所采用的色谱柱、薄层板、试剂、测定条件等必须固定。采用光谱方法制订指纹图谱,相应的测定条件也必须固定。指纹图谱的测定方法评价包括对其稳定性、精密度和重现性进行考察。

1) 稳定性试验:主要考察供试品的稳定性。取同一供试品,分别在不同时间检测,考察色谱峰的相对保留时间、峰面积比值的一致性,确定检测时间。采用光谱方法检测的供试品,参照色谱方法进行相应考察。

2) 精密度试验:主要考察仪器的精密度。取同一供试品,连续进样 5 次以上,考察色谱峰的相对保留时间、峰面积比值的一致性。在指纹图谱中规定共有峰面积比值的各色谱峰,其峰面积比值的相对标准偏差 RSD 不得大于 3%,其他方法不得大于 5%。采用光谱方法检测的供试品,参照色谱方法进行相应考察,相对标准偏差 RSD 不得大于 3%。

3) 重现性试验:主要考察实验方法的重现性。

取同一批号的供试品 5 份以上,按照供试品的制备和检测方法制备供试品并进行检测,考察色谱峰的相对保留时间、峰面积比值的一致性。其峰面积比值的相对标准偏差 RSD 不得大于 3%,其他方法不得大于 5%。采用光谱方法检测的供试品,参照色谱方法进行相应考察,相对标准偏差 RSD 不得大于 3%。

（4）指纹图谱及技术参数

1）指纹图谱：根据供试品的检测结果,建立指纹图谱。采用 HPLC 法和 GC 法制订指纹图谱,其指纹图谱的记录时间一般为 1 h;采用 TLC 法制订指纹图谱,必须提供从原点至溶剂前沿的图谱;采用光谱方法制订指纹图谱,必须按各种光谱的相应规定提供全谱。对于化学成分类型复杂的中药注射剂、有效部位和中间体,特别是中药复方注射剂,必要时建立多张指纹图谱。

2）共有指纹峰标定：根据 10 批次以上供试品的检测结果,标定共有指纹峰。色谱法采用相对保留时间标定指纹峰,光谱法采用波长或波数标定指纹峰。色谱峰的相对保留时间根据参照物的保留时间计算。

3）共有指纹峰面积比值：以对照品作为参照物的指纹图谱,以参照物峰面积作为 1,计算各共有指纹峰面积与参照物峰面积的比值;以内标物作为参照物的指纹图谱,则以共有指纹峰中的一个峰（要求峰面积相对较大、较稳定的共有峰）的峰面积作为 1,折算其他各共有指纹峰面积的比值。

4）非共有峰面积：供试品图谱与指纹图谱比较,非共有峰总面积不得大于总峰面积的 5%。

5）中药材、有效部位、中间体和中成药指纹图谱之间的相关性：为了确保中成药制备工艺的科学性和稳定性,应根据中药材、有效部位、中间体和注射剂的指纹图谱,标定各图谱特征峰之间的相关性。

综上,中成药指纹图谱通过各色谱峰的峰面积或峰高比值来确定样品中化学成分的相对量,并结合数理统计方法通过相似度的比较来评价该制剂质量的优劣。它能较为全面地反映中成药中所含化学成分的种类与数量,尤其是在现阶段有效成分大部分未明确的情况下,能较全面地反映中成药的内在质量。如果结合药效学手段和现有的化学、药理资料,还可对指纹图谱中与药效有关的信息进行判别,即所谓的"谱效关系",将使得中药的质量与药效尽可能结合使用,也才有可能较好解决如何体现中药的整体性和复杂件的难题。

【举例】银杏叶片。

【处方】银杏叶提取物 40 g。

银杏叶提取物（GBE）片剂主要生物活性成分为银杏黄酮糖苷和银杏萜内酯,能有效地防治心脑血管疾病,拮抗血小板活化因子（PAF）,对与自由基有关的疾病如老年性痴呆症、衰老等都有明显的改善作用。

【仪器及样品】HP1100 高效液相色谱仪及 Chemstation 色谱工作站。芦丁对照品（Sigma-Aldrich 公司）;银杏叶片剂生产厂家（国内）10 家。

【实验方法】色谱条件：Hypersil ODS 柱（4.6 mm×250 mm,5 $\mu$m）;流动相：梯度洗脱,0 min:乙腈-异丙醇-0.49% 枸橼酸（12.5：0.5：87）,50 min:乙腈-异丙醇-0.49% 枸橼酸（31：1：68）;流速：1 ml/min;检测波长：360 nm;柱温：25 ℃;进样量：10 $\mu$l。

对照品溶液与供试品溶液的制备：精密称取经减压干燥过夜的芦丁对照品 0.76 mg,用甲醇溶解定容在 10 ml 容量瓶中,制成芦丁对照品溶液。采用均匀取样法从不同厂家银杏叶片剂中取出 15 片,除包衣后,研成粉末,精密称取 500 mg,用甲醇超声溶解,过滤,滤液蒸干,残渣用甲醇溶解定容在 25 ml 容量瓶中,经 0.45 $\mu$m 微孔滤膜走滤,备用。

方法学考察

（1）精密度试验：取同一供试品溶液,连续进样 5 次,第 1 次进样 24 h 后至第 6 次进样,分别测定银杏黄酮的日内和日间精密度,采用"中药色谱指纹图谱的相似性计算软件"计算,6 次进样的色谱图其相似度均为 0.9 以上,同时以芦丁峰面积为观测指标,其峰面积的日内和日间 RSD 分别为 0.09 和 0.11,表明仪器的精密度良好。

（2）重现性试验：取同一供试品溶液,连续进样 5 次,其相似度均为 0.9 以上,同时以芦丁峰面积为观测指标,其峰面积的 RSD 为 0.07,结果表明方法的重现性良好。

（3）稳定性试验：取同一供试品溶液,分别在 0、1 h、2 h、4 h、8 h、12 h、24 h 按所建立的测定条件进行测定,对所得结果进行计算,其相似度均为 0.9 以上,同时以芦丁峰面积为观测指标,其峰面积的 RSD 为 0.13,结果表明在 24 h 内,银杏叶片剂的

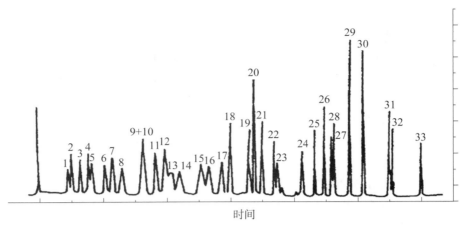

图 8-1　银杏叶原料 HPLC 指纹图谱

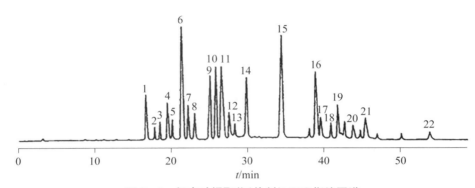

图 8-2　银杏叶提取物(片剂)HPLC 指纹图谱

色谱指纹图谱基本稳定,没有明显的变化,符合指纹图谱的要求。

**【指纹图谱的建立及相似度结果】**按上述所建立的测定条件对 10 个不同来源的银杏叶片剂中的银杏黄酮进行测定,其典型的 HPLC 的色谱指纹图谱见图 8-1(原料)、图 8-2(片剂)。有 22 个主要的共有特征峰(占总峰面积 90% 以上),选择 6 号峰(芦丁)为参照峰,此峰为所有样品所共有的,然后分别求出各特征峰的保留时间之比(α 值)和相对峰面积(相对峰面积之比)。采用 CFDA 推荐的"中药指纹图谱计算机辅助相似度计算软件"对测定结果进行计算,10 个不同来源的银杏样本图谱的相似度均在 0.9 以上,未发现离群样本,表明以上各厂家采用标准提取物生产的银杏叶片剂基本符合要求。

**(二) 生物效应测定法**

质量稳定可控是保证中成药有效性和安全性的重要前提。现行的中成药质控模式和方法仅能控制部分指标性成分的一致性和稳定性,难以全面、有效地控制中成药的质量。而生物效应测定法直接与中成药有效性和安全性紧密关联,特别适用于组方复杂、成分不明或者理化测定不能反映其质量控制的中药及其制剂。因此,在现行化学控制基础上建立中药生物效应测定质控方法,比目前主要基于指标性成分定性定量分析的质控体系具有更大的实际意义和优势,亦将成为中药质量控制发展的新趋势。

生物效应测定法就是在严格控制条件下,利用药物对生物体(包括整体动物、离体组织、微生物和细胞等)所起的特定生物效应(包括药效、活力或毒力),选择适当的反应指标,将供试品和相当的阳性药物所产生的特定反应进行平行对比,通过等反应剂量间比例的运算,从而测得供试品的生物效价(单位)的方法。

生物效应测定法主要包括生物效价测定法(定量反应法)和生物活性限值测定法(半定量法或质反应法),前者量效关系较明显,易于量化评价。后者多用于达到某一特定给药量的条件下,才出现某效应的评价(如出现死亡、惊厥、凝集等),属于半定量或定性的范畴。对复杂组分的中药及其制剂而言,一般生物活性检测应优先选用生物效价测定法,不能建立生物效价测定的品种可考虑采用生物活性限值测定法。

1. **测定的一般程序** · 按照 2015 版药典"中药生物活性测定的指导原则"有关要求,对中药及其制剂进行生物效应测定,一般程序为:

$$\boxed{系统文献查阅} \rightarrow \boxed{选择测定指标} \rightarrow \boxed{对照品的选择} \rightarrow \boxed{测定指标选择} \rightarrow \boxed{实验设计} \rightarrow$$

$$\boxed{样品处理} \rightarrow \boxed{建立测定方法} \rightarrow \boxed{分析处理数据} \rightarrow \boxed{临床相关研究} \rightarrow \boxed{综合评价质量}$$

2. **测定指标的选择** · 测定指标的选择是建立中成药质量生物评价法的关键,必须在中医药传统理论的指导下,选择与中成药主治功能密切相关的指标,由于中成药作用多样,还可选择多个测定指标或模型,以达到全面控制其质量的目的。检测指标尽可能与制剂功能主治或生物活性作用相关联且可量化,重现性好。如可用于生物效价检测的生物热动力学方法的主要参数为有效成分含量或有效成分半数有效浓度 $EC_{50}$、生长速率常数 K、抑制率 I 和半抑制率 ICS、最大发热功率、热焓变化 $\Delta H$ 等。

3. **实验条件**

(1) 试验系选择:生物活性测定所用的试验系,包括整体动物、离体器官、血清、微生物、组织、细胞、亚细胞器、受体、离子通道和酶等。试验系的选择与实验原理和制定指标密切相关,应选择背景资料清楚、影响因素少、检测指标灵敏和成本低廉的试验系统。应尽可能研究各种因素对试验系的影响,采取必要的措施对影响因素进行控制。如采用实验动物,尽可能使用小鼠和大鼠等来源多、成本低的实验动物,并说明其种属、品系、性别和年龄。实验动物的使用,应遵循"优化、减少、替代"的"3R"原则。

(2) 供试品选择:对中药制剂而言,应选择工艺稳定,质量合格的供试品。

(3) 标准品或对照品选择:如采用生物效价测定法,应有基本同质的标准品。

以测定供试品的相对效价,标准品的选择应首选中药标准品,也可以考虑化学药作为标准品。如采用生物活性限值测定法,可采用中药成分或化学药品作为方法可靠性验证用对照品。采用标准品或对照品均应有理论依据和(或)实验依据。

4. **实验设计**

(1) 设计原理:所选实验方法的原理应明确,所选择的检测指标应客观、专属性强,能够体现供试品的功能与主治或药理作用。

(2) 设计类型:如采用生物效价测定法,应按生物检定统计法(中国药典通则 1431)的要求进行实验设计研究;如采用生物活性限值测定法,试验设计可考虑设供试品组、阴性对照组或阳性对照组,测定方法使用动物模型时,应考虑设置模型对照组。重现性好的试验,也可以不设或仅在复试时设阳性对照组。

(3) 剂量设计:如采用生物效价测定法,供试品和标准品均采用多剂量组试验,并按生物检定的要求进行合理的剂量设计,使不同剂量之间的生物效应有显著差异。如采用生物活性限值测定法,建议只设一个限值剂量,限值剂量应以产生生物效应为宜;但在方法学研究时,应采用多剂量试验,充分说明标准中设定限值剂量的依据。

(4) 给药途径:一般应与临床用药途径一致。如采用不同的给药途径,应说明理由。

(5) 给药次数:根据药效学研究合理设计给药次数,可采用多次或单次给药。

(6) 指标选择:应客观、明确、专属,与"功能主治"相关。应充分说明指标选择的合理性、适用性和代表性。可以参考药效学实验模型包括治疗心肌缺血实验(垂叶后叶致大鼠心肌缺血、小鼠耐缺氧实验等)、解热镇痛实验(角叉菜胶或细菌内毒素解热实验、小鼠扭体实验)、止咳平喘实验(氨水刺激实验、离体豚鼠气管实验)、抗炎解毒实验(小鼠耳肿胀实验、毛细管通透性实验)、活血化瘀实验(血小板聚集实验、耳廓微循环实验)。

5. **结果与统计** · 试验结果评价应符合生物统计要求。生物效价测定法应符合生物检定统计法(中国药典通则 1431)的要求,根据样品测定结果的变异性决定效价范围和可信限率(FL%)限值;生物活性限值测定法,应对误差控制进行说明,明确试验成立的判定依据,对结果进行统计学分析,并说明具体的统计方法和选择依据。

6. **判断标准** · 生物效价测定,应按品种的效价范围和可信限率(FL%)限值进行结果判断。生物活性限值测定,应在规定的限值剂量下判定结果,初试结果有统计学意义者,可判定为符合规定。初试结果没有统计学意义者,可增加样本数进行一次复试,复试时应增设阳性对照组,复试结果有统计学意义,判定为符合规定,否则为不符合规定。

### 7. 方法学验证

(1)测定方法影响因素考察:应考察测定方法的各种影响因素,通过考察确定最佳的试验条件,以保证试验方法的专属性和准确性。根据对影响因素考察结果,规定方法的误差控制限值或对统计有效性进行说明。离体试验,应适当进行体内外试验结果的相关性验证。

(2)精密度考察:应进行重复性、中间精密度、重现性考察。

重复性:按确定的测定方法,至少用 3 批供试品、每批 3 次或同批供试品进行 6 次测定试验后对结果进行评价。生物活性测定试验结果判断应基本一致。

中间精密度:考察实验室内部条件改变(如不同人员、不同仪器、不同工作日和实验时间)对测定结果的影响,至少应对同实验室改变人员进行考察。

重现性:生物活性测定试验结果必须在 3 家以上实验室能够重现。

(3)方法适用性考察:按拟采用的生物活性测定方法和剂量对 10 批以上该产品进行测定,以积累数据,考察质量标准中该测定项目的适用性。

【举例】舒血宁注射液(又名银杏叶提取物注射液)。

【处方】银杏叶提取物制成的注射液,每支 5 ml,折合银杏提取物为 17.5 mg(总黄酮醇苷 4.2 mg,银杏内酯 0.7 mg)。

【目的】建立舒血宁注射液体外抑制血小板聚集的生物活性测定法用于补充其质量控制方法。

【实验方法】家兔颈总动脉放血 75 ml,加 3.8% 枸橼酸钠(1∶9)抗凝,1 000 r/min 离心 10 min 制备富血小板血浆(PRP),剩余血样继续 3 500 r/min 离心 10 min,制备贫血小板血浆(PPP)。用血液分析仪测定 PPP 和 PRP 中的血小板数,利用 PPP 调节 PRP 中的血小板数在 $(4.0 \sim 4.5) \times 10^{12}$ 个/L 之间。取 PPP 210 $\mu l$ 加入测试杯,进行仪器调零。再取 PRP 180 $\mu l$,分别加入不同质量分数的样品液 20 $\mu l$,37 ℃ 孵育 180 s,分别加入聚集诱导剂(ADP、PAF)10 $\mu l$,测定 5 min 内的最大聚集率。

量效关系考察:取舒血宁、金纳多注射液,用

0.9% 氯化钠注射液精确稀释为含舒血宁、金纳多注射液 100%(原液)、85%、72%、61%、52%、44% 的样品液各 1 ml,分别作为供试品液和对照品液,按实验方法分别测定含药血浆的血小板最大聚集率。

效价测定及可靠性考核:取金纳多注射液,同法配置成含注射液 100%(原液)、85%、72% 的稀释液,作为对照品(S);取舒血宁注射液,同法配置成含注射液 100%(原液)、85%、72% 的稀释液,作为供试品组(T)。按照 S1,T1,T2,S2,S3,T3 的顺序(排除因 S 组和 T 组测定的先后次序引起的误差),平行测定 3 次。按《中国药典》生物检定统计法中量反应平行线三三法进行统计学处理,考察结果的可靠性,计算 T 组的效价(PT)和可信限率(FL%)。

效价测定结果:由于金纳多注射液无效价的规定,因此假设对照品(S)金纳多注射液的效价为 100 U/ml,由可靠性检验得,两种诱导剂诱导的血小板聚集可靠性检验均合格,回归显著($p < 0.01$),偏离平行、二次曲线、反向二次曲线均不显著($p > 0.05$),可信限率均小于 10%,以上结果表明该方法得到的测得效价可靠。其中舒血宁 ADP 诱导的测得效价与金纳多相差较小,且试品间可靠性检验无显著性差异($p > 0.05$),说明对于 ADP 诱导的血小板聚集,舒血宁注射液的抑制作用与金纳多差别不明显。舒血宁 PAF 诱导的测得效价与金纳多相差较大,并比金纳多小,且试品间可靠性检验有显著性差异($p < 0.01$),进一步验证了对于 PAF 诱导的血小板聚集,金纳多注射液的抑制作用强于舒血宁注射液。由以上结果可以看出,虽然舒血宁注射液与金纳多注射液主要成分含有量相同,但测得效价却不相同,说明两种注射剂质量存在一定差异。

中药毒性具有微小毒性、综合毒性的特点。近年发展起来的能反应中药微小毒性特点的 Microtox(微毒)技术,是以中药的生物毒性为基础,以生物统计为工具,运用特定的实验设计,测定中药活性/毒性的一种方法,从而达到控制中药质量的目的。具体参见第五章第三节。

### (三)近红外光谱法(NIR)

近红外光谱技术是近年来新兴的一种绿色分析技术,扫描 1 张光谱可以获得样品的多种信息,与传统分析技术相比,近红外光谱分析技术具有高效、便捷、无损、环保、无前期预处理、无污染、无破坏性、适用于在线检测等优点,已经广泛用于中药及其制剂

的质量控制。

**1. NIR 的原理** · 近红外光谱区是指波长范围在 $780\sim2\,526$ nm 的电磁波（波数范围 $4\,000\sim12\,820$ cm$^{-1}$），在这一区域内的特征吸收主要是分子中 CH、OH、NH 等含 H 基团的倍频和合频的吸收，这些基团的吸收频率特征性强且受内外的干扰小。由于不同基团产生的光谱在吸收峰位和吸收程度上有所不同，随着样品组成的变化，光谱特征也将发生变化，这就为近红外光谱的定性奠定了理论基础。现代近红外光谱技术不是通过观察供试品图谱特征或测量参数值直接进行定性或定量分析，而是首先通过测定校正集的光谱、利用组成或性质数据（通过其他认可的标准方法测定），采用合适的化学计量学方法建立校正模型，再通过建立的校正模型与未知样品进行比较，实现定性定量分析。

**2. NIR 的测定方法** · 根据 NIR 光谱的发生机制，目前广泛使用的 NIR 分析技术主要有以下 3 种。

（1）透射测定法：使用于透明样品的分析，透射光强度与物质量间的吸收关系符合比尔定律。

（2）漫透射测定法：试样中含有光散射物质（折射率与基体材料不同的小颗粒），光在穿透分析样品时，除了吸收外还有多次的散射，在这个过程中比尔定律不适用。

（3）反射测定法：近红外光照射到样品表面后，根据样品表面状态和结构的不同，光线可以有规则的反射、漫反射和透反射 3 种。这种方法常用于粗糙和粉末状样品的测定。

**3. NIR 的应用范围** · 在药物分析领域中，NIR 不仅适用于分析化学药物的多种不同状态，还可用于不同类型的药品，如蛋白质、中草药、抗生素等的分析。NIR 更适用于对原料药纯度、包装材料等的分析与检测，以及生产工艺的监控。利用不同的光纤探头可实现生产工艺的在线连续分析监控。

NIR 技术在中成药定性分析中的应用主要是指运用判别分析和相似度匹配的方法进行药品光谱的一致性检验、聚类分析，主要用于真伪鉴别、掺假鉴别、厂家鉴别，以及掺杂鉴别等。

NIR 在中成药定量分析中的应用主要是通过建立参考值与光谱图之间线性或非线性的回归关系得到校正模型，从而对未知样品进行预测。常用的定量分析方法有偏最小二乘法（PLS）、主成分回归（PCR）、多元线性回归（MLR）、人工神经网络法（ANN）等。每种方法都有自己的缺点和适用情况，在实际运用中应综合考虑选择最优的建模方法。

此外，NIR 用于中成药生产过程中的质量控制，可以直接分析液体、半固体、固体及胶体等多种形态的样品，因此可以使中成药的大生产过程分析实现在线化，可以在几秒钟内得到待测参数值，与反馈调节系统联用后实现中成药生产的在线管控。

**4. NIR 检测步骤** · 与其他常规分析技术不同，NIR 是一种间接分析技术，它通过校正模型实现对未知样本的定性或定量分析。其分析方法的建立主要由以下几个步骤构成。

（1）选择有代表性的校正集样本并测量其近红外光谱。

（2）采用标准或认可的参考方法测定物质组成或性质数据。

（3）根据测量的光谱和基础数据通过合理的化学计量学方法建立校正模型。在光谱与基础数据关联前，为减轻或消除各种因素对光谱的干扰，需要采用合适的方法对光谱进行预处理。

（4）未知样本组成性质的测定。在对未知样本进行测定时，要确定建立的校正模型是否适合对未知样本进行测定。如适合，则测定的结果模型符合模型允许的误差要求；否则只能提供参考性数据。

【举例】元胡止痛散。

【处方】醋延胡索 445 g，白芷 223 g。

【含量测定】元胡止痛散是临床较为常用的中药，具有理气、活血、止痛等功效，临床上常用于治疗气滞血瘀的胃痛、肋疼、头痛及月经痛等，对元胡止痛散的鉴别分析一般仅限于定性鉴别，目前尚未见有对其进行 NIR 定量分析的法定方法。

仪器与试剂：BRUKER VCTOR22 型近红外光谱仪（德国，BRUKER），分支光纤（德国，BRUKER），自制载样品，电脑及数据工作站；元胡和白芷粉碎过 40 目后备用，三批实际样品。

模拟样本制备：参照处方，配制不同含量的 25 个元胡止痛散模拟样本，与三批实际样品一起作为实验对象。

数据采集：在 $4\,000\sim8\,000$ cm$^{-1}$ 波数范围内的 200 个波长点处采集元胡、白芷、实际样品及 25 个模拟样本的近红外光谱数据。

数据处理：从 25 个模拟样本中随机挑出 7 个样

本组成预示样本集,其余的 18 个样本作为训练集,分别采用偏最小二乘法(PLS)及 BP 神经网络法对样本数据进行处理。其中在 BP 神经网络法中,为了减少网络的运算量,先采用主成分分析法将样本变量压缩为 10 个,网络的隐含节点数选为 7 个,学习速率为 1.2,训练的终止条件为平均训练误差小于 0.001,经过 9 295 次训练,网络收敛。

方法学考察

(1) 精密度试验:取某一预示样本(样本 7),重复 7 次测量其近红外光谱数据,并分别将这 7 次所测量的数据代入由 BP 网络及偏最小二乘法建立起来的校正模型,计算其中白芷和元胡的含量,以考察方法的精密度,结果 RSD 均小于 4%,说明方法的精密度较好。

(2) 模拟回收率试验:将 7 个预示样本的近红外光谱数据代入由 BP 网络及偏最小二乘法建立好的校正模型中,计算各预示样本中白芷与元胡的含量,并与实际加入的白芷及元胡含量比较,计算回收率,回收率在(98±3)%～(101.3±1.4)%之间,方法可靠。

将三批实际样品的近红外光谱数据代入 BP 网络及偏最小二乘法建立好的校正模型,计算其中白芷和元胡的量,并与样品的标示含量比较,得到了令人满意的结果,BP 神经网络及偏最小二乘法对模拟样本及实际样本的预示结果都较好,对于模拟样本,平均相对偏差都小于 5%,对于实际样本,标示量百分比含量都在 95%～105%之间,说明将近红外光谱分析技术应用于元胡止痛散的定量分析是成功的。中药散剂组成复杂,若采用常规的方法对其中的主要中药组分进行定量,必须先对其进行繁琐的预处理,然后通过测定特定组分的量来确定其中主要中药成分的含量。而本研究不需进行复杂的预处理,可直接对散剂进行测定,通过适量的校正样本建立起数学模型之后,可准确快速地确定未知样本的含量,尤其适合于对大量重复性样品的快速分析,为近红外光谱技术应用于中药的定量分析及中药生产中的在线质量控制提供了可能。

**(四)基于"谱效学"的中成药质量控制**

在现有技术条件下,中成药组分指纹图谱技术的应用实现了中药中化学成分定性、定量分析的最大化,从而对中药质量进行整体评价。但指纹图谱也有自身的缺点,如仅反映中药化学信息,不能直接体现中药药理活性信息,难以有效评价中药的药效,因此众多学者开展了中成药"谱效关系"研究,即用化学计量学方法将中成药指纹图谱中的化学成分变化与其药效结果联系起来,研究它们的相关性,找出与药效活性相关的活性成分群,从而建立反映中成药内在质量的质量评价体系。谱效关系的研究建立在中成药指纹图谱基础上,是指纹图谱研究的高级阶段。将指纹图谱与中成药的药效评价相结合,通过谱效关系研究,不仅可以使指纹图谱表征的化学成分能够体现出复方中药的药效,而且还能够阐明指纹图谱特征与药效的相互关系,确定相应的质控指标,使构建的指纹图谱用于中药制剂质量控制更具有针对性,更能反映中成药与其药效基本一致的内在质量。

1. **中成药"谱效关系学"方法的建立** · 应用色谱及其联用技术,最大限度地获取有用的化学信息,结合化学计量学的理论与方法,进行数据解析和特征信息的提取,合理优化、量化指纹图谱,建立多模式多柱色谱、多元检测、多水平评价的系统方法。同时,把能够反映中成药"多组分多靶点的整合调节作用"特点的"识别指纹图谱"的表现形式用来控制中药复方制剂的质量,更具有实际应用价值。

例如将柴胡与黄芩药材混合后,将其水提液部位分离成 4 部分,将这 4 部分进行正交配伍,所得到的各交互配伍组进行活性筛选,得到有效部位,从而得到有效部位所对应的指纹图谱。然后将有效部位的不同时间点的含药血清进行药理实验,得到表示各时间点血清的保肝效应的血清指纹图谱。结合各含药血清的保肝作用活性,利用双变量分析方法分析谱效相关性,得出柴胡-黄芩的有效部位的指纹图谱中,有 2 个峰所表征的成分是该药保肝作用的有效成分,2 个峰中的 1 个峰所表征的成分是该药保肝作用的关键成分。这就使得中药指纹图谱不仅仅体现中药所含有的化学成分,而且还可表现出其药效是否符合标准,真正体现了中药的质量评价标准,即做到了将中药指纹图谱的"化学表观特征"推进到"药效表观特征"的层次上。

2. **建立"谱效关系"的方法** · 先将中成药的全方药做药效,然后把全方药经过不同的提取和分离后,将所得到的各个部分进行高效液相分析和药理实验,再利用数学软件和计算机功能,找出色谱峰与药效之间存在的关系。再进一步将分离得到的各个部分进行组合(常用的组合方法是正交分析法),然后进行高效液相分析和药理实验,再用数学相关分析找出组合后的组分与药效之间存在的相关性。主要流程见图 8-3。

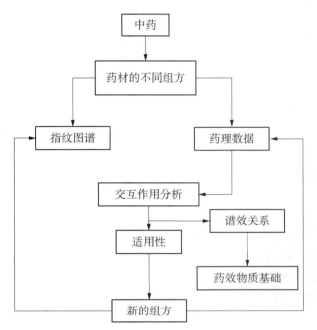

图 8-3　中成药的谱-效研究流程

3. **数据处理** · 处理指纹图谱数据与药理数据的方法有:回归分析、相关分析、灰关联度分析、聚类分析、主成分分析、典型相关分析等多种分析方法,采用这些方法将其指纹图谱数据与药效活性数据相结合建立数学模型,以此研究二者的相关性,即得到谱效关系。

由于谱效学研究主要以一些统计学方法作为理论支撑,通过这种方法得到的实验结果可能存在一些缺陷。近年来针对中药及其制剂的质量评价研究,产生了一种新的研究模式,即在用谱效学方法确定中药药效物质后,采用"敲入(knock in)""敲除(knock out)"的方式,对这些物质进行更有针对性地考察。其中,"敲除"实验指的是将活性物质去除后,观察中药制剂的药效变化;而"敲入"实验指的是将活性物质加倍或重新加入到中药制剂中,观察中药制剂的剂量-药效关系或者剂量-毒性关系。通过这种方式,可以进一步明确中药的药效物质,对谱效学的应用进行了很好的补充。

【举例】芍药甘草复方效应组分谱效关系研究。

【处方】芍药 12 g,(炙)甘草 12 g。

【谱效学研究】芍药甘草汤是出自《伤寒论》的药方,主治津液受损,阴血不足,筋脉失濡所致诸症。芍药甘草汤具有调和肝脾,缓急止痛等作用。研究发现芍药中的芍药总苷、甘草中的甘草总酸及总黄酮为芍药甘草汤解痉镇痛有效部位,进一步通过富集,获得含芍药苷效应组分、含甘草酸效应组分和含甘草总黄酮效应组分。

仪器与试剂:HPLC 仪(安捷伦),高速离心机(上海),含芍药苷效应组分(芍药苷 44%)、含甘草酸效应组分(甘草酸 50%)和含甘草总黄酮效应组分(总黄酮 52%)。氯化乙酰胆碱(ACh,国药集团化学试剂有限公司)。硫酸阿托品注射液(上海禾丰制药有限公司)。乙腈为色谱纯(Merk 公司);水为高纯水;其余试剂为市售分析纯。

色谱条件:Kormasil $C_{18}$ 柱(4.6 mm × 250 mm,5 $\mu$m),配置保护柱;流动相为乙腈(A)-0.05%三氟乙酸(B),梯度洗脱;流速 0.8 ml/min,检测波长 232 nm,柱温 25 ℃,进样量 20 $\mu$l。

含药血清制备:将大鼠禁食(自由饮水)12 h后,随机分为 9 组,每组 3 只,灌胃给予按正交实验设计 9 组不同配比的芍药苷效应组分、甘草酸效应组分、甘草总黄酮效应组分的混悬溶液,每天 2 次,分别于第 1、3、5、7、9 天末次给药后 1 h,下腔静脉采血 1 ml,常规分离血清,得含药血清供试品。经 56 ℃,30 min 灭活,加入 5 倍量丙酮去蛋白,涡旋 30 s,离心 3 000 r/min。取上清液,真空干燥后在 -20 ℃冰箱保存,使用时以空白大鼠血清等量溶解。取各组含药血清预处理后的干粉,以甲醇溶解,供 HPLC 分析。

效应组分配伍血清对胃底环行肌条收缩力的影响:恒温浴槽(37 ℃),连好供气装置,固定好胃底环行肌条,孵育 1 h 左右开始实验,其间每 20 min 更换 1 次新鲜的 Krebs 液。给大鼠胃底环行肌条 0.5~1.0 g 范围的负荷,通过张力调节器调节肌条长度并多次加入 ACh(槽内终浓度 10~6 mol/L)刺激肌条收缩,多次冲洗,直至肌条长度牵拉到 ACh 刺激时能产生最大的主动张力,此时肌条的长度即为最适长度,即可开始给药。在槽内加入 ACh 溶液,3 min后分别加入上述芍药甘草复方效应组分配伍血清 100 $\mu$l,记录 3 min,完成后立即用新鲜 Krebs 液冲洗 3 次,待胃底环行肌条收缩恢复正常后进行下 1 次给药。实验结束后保存记录文件,用区间测量法测量给药前 1 min 和给药后 3 min 的平均张力,并根据平均张力值计算。按下式计算药物对 ACh 引起的离体大鼠胃底环行肌条收缩的抑制率。

谱效相关性分析:利用 SPSS 13.0 双变量(Bivariate)相关分析(Bivariate)方法处理所得各来源于芍药甘草的特征色谱峰与药效抑制率的相关系数。结果表明,芍药甘草效应组分给药后体内 4 个色谱峰与药效相关性较大,这些色谱峰与药效呈正相关,且相关系数大于 0.4,其保留时间分别为 8.03 min、51.7 min、54.59 min、72.43 min;另外还发现保留时间为 10.07 min、14.27 min、23.88 min、25.73 min、40.04 min、44.7 min 色谱峰与药效呈正相关。

在同一色谱条件下,HPLC-ESI-MS/MS 分析芍药甘草效应组分给药后血清样品,效应组分入血成分主要有甘草黄酮类成分、甘草酸、6-乙酰甘草苷等,这些相关性较大的物质主要是效应组分代谢成分,因此,可作为芍药甘草汤质量控制的主要成分。

（四川省中医药科学院·四川省中医药转化医学中心　王剑波）

# 第四节　市场热销品种分析

随着疾病谱的改变和卫生保健需求的日益增长,大健康产业的迅猛发展正成为我国医药产业亮点,中医药产业快速发展,更重要的是中医药"治未病"理念的不断提升,在主观上推动了中医药逐步成为高端医疗市场的重要组成部分。拥有国家保护品种、独家品种的中成药企业,在大健康、大消费时代,更有独特优势,特别是中成药临床应用越来越广泛,销售额过 10 亿元中成药大品种不断涌现。据 CFDA 南方医药经济研究所预计,"十三五"中药工业规模将扩大一倍。到 2020 年,上规模中药工业企业主营业收入高度 15 823 亿元。可见,中药大品种承载中医原创理论,既是临床治疗的关键,又是产业发展的引擎,中药大品种成为中医药事业传承发展的突破口。中成药大品种不仅对中国医药卫生事业的发展具有重要价值,也是带动企业成长及可持续发展的主要力量。通过对市场中成药热销大品种的分析研究,将有助于中医临床疗效提高、促进新的科学发现,实现"临床价值大、科学价值强"的战略目标,并以此支撑"市场价值高",做成具有品牌影响力的中成药大品种,进一步提升广义中药学下的大健康价值。

## 一、市场热销中成药品种

中成药大品种是指具有显著或确切的临床疗效,满足临床需求,科技含量高,中医药特色显著,所占市场份额大的品种。其中临床价值大、科学价值强、市场价值高是中药大品种的基本特征。销售额是衡量市场价值的核心指标,国际上,人们习惯称呼年销售额超过 10 亿关元的产品为"重磅炸弹"。据米内网统计,仅 2016 年中成药产品市场销售情况来看,销售额过 10 亿的中药保护品种已经达 11 个。2017 年 11 月,在广州全国药交会期间举行的第三届中药大品种联盟论坛上,中华中医药学会隆重发布了《中药大品种科技竞争力报告(2017 版)》,入围的大品种共有 548 个。目前,我国中药品种批准文号近 6 万个,而入围的中成药大品种仅 548 个,可见,入围品种均为各治疗领域临床常用的优势品种,也是中药市场的热销品种,能上榜的产品也代表着中成药行业的最高水平。其中前 10 名分别排列见表 8-8。

表 8-8　2017 年中成药大品种排名情况

| 序号 | 产品名称 | 生产企业 |
|---|---|---|
| 1 | 丹红注射液 | 山东丹红制药有限公司 |
| 2 | 桂枝茯苓胶囊 | 江苏康缘药业股份有限公司 |
| 3 | 片仔癀 | 漳州片仔癀药业股份有限公司 |
| 4 | 参附注射液 | 华润三九(雅安)药业有限公司 |
| 5 | 复方丹参滴丸 | 天士力制药集团股份有限公司 |
| 6 | 脑心通胶囊 | 陕西步长制药有限公司 |
| 7 | 稳心胶囊 | 山东步长制药股份有限公司 |
| 8 | 热毒宁注射液 | 江苏康缘药业股份有限公司 |
| 9 | 喜炎平注射液 | 江西青峰药业有限公司 |
| 10 | 参松养心胶囊 | 石家庄以岭药业股份有限公司 |

注:以销售收入大小排序。

从上表数据来看，近年来，中药大品种在市场上受到各方青睐，尤其是一些具有知识产权的产品，更具有生命力与成长性。

在医药产业发展模式大变革时期，传统的医药模式正面临重大的挑战，尤其是中小型中成药企业，在中药现代化的今天，如何培育中成药大品种，以期在逆境中获得新生，需要转变思维，在充分把握国家利好政策的前提下，回归健康本原价值，提升创新能力，打造引擎产品，具体应在以下几方面努力。

1. **品种明确**·需要对市场热销品种进行深入挖掘，筛选适合的中药大品种，可以是已上市的药物、国家基本药物目录和医疗保险目录的药物，也可以是企业独家品种，或从传承中医药理论的经典名方中寻求突破，或发挥中药保护品种的优势，深挖其市场潜力。

2. **疗效明确**·临床上的大品种必须适应于大病种、常见病，如果临床需要少，很难培育成一个大品种。应在实验研究基础之上进行临床研究，聚焦适应证，找出其中的亮点，追求最佳临床效果，而不是一味扩大适应证，追求短期效果。

3. **科技投入增大**·随着我国医药改革的深化，药品监管、医保支付、辅助用药管理等药物政策都需要科学化的决策，要靠证据支持，用数据说话。对医药产品价值回归、品质提升提出了更高的要求，中成药行业已从过去的传统销售模式发展为靠产品自身价值驱动市场发展。中成药产品往往存在科学基础薄弱，临床价值评估不清等问题。虽然近年来，中成药大品种培育在科技创新方面取得了长足的发展，一些中药产品的科技竞争力显著增强，然而，大量的市场销售规模不小的部分中成药的科技含量仍然较低，成分不明、机制不清、质量不稳定，这些都说明相当一部分中成药产品的科技投入、产出都非常少，也从整体上反映出这些中成药品种的科技状况不容乐观。在此背景下，科技支撑力比任何时候显得更重要，通过科技手段可以更有效的保证中药产品质量、提高临床疗效、降低不良反应发生率。以科技造就中成药精品，聚焦大病种、培育大品种、靠价值来驱动市场，是中成药产业发展的必由之路，科技创新已成当前中成药发展的燃眉之急。中成药企业除需加大自主投入外，还可结合国家的配套支持，朝国家支持的方向进行合理研究。

4. **科学合理评价**·目前中药大品种评价还存在一些问题，一是有效性评价不足，未能确定真正的适应人群；二是科学性研究基础比较薄弱，未能全面阐释作用机制；再者，中药大品种在研究上的协同创新还不够，未能形成有效研究的范式。因此，应针对中成药的特点，建立科学评价中成药大品种的新体系。并通过评价，促使科研成果能够向临床应用转化，改进产品的生产工艺、提高质量水平、增加临床用药的合理性与针对性、降低不良反应发生。通过凸显临床价值和科学价值，实现了较高的市场份额。

## 二、热销中成药品种分析

### （一）丹红注射液

丹红注射液是把中药丹参、红花按科学配方提取的复方制剂。中药丹参的主要功效是活血化瘀，而红花具有活血通络、祛瘀止痛之功效，二者均为治疗胸痹的常用药。丹红注射液能够明显缓解心绞痛症状，改善心肌缺血情况，为临床治疗冠心病心绞痛的中药复方注射液品种。

1. 药品信息

【成分】丹参，红花，注射用水。

【性状】本品为红棕色的澄明液体。

【功能主治】活血化瘀，通脉舒络。用于瘀血闭阻所致的胸痹及中风，证见胸痛，胸闷，心悸，口眼歪斜，言语蹇涩，肢体麻木，活动不利等症；冠心病、心绞痛、心肌梗死，瘀血型肺心病，缺血性脑病、脑血栓。

【用法用量】肌内注射，一次 2～4 ml，一天 1～2 次；静脉注射，一次 4 ml，加入 50％葡萄糖注射液 20 ml 稀释后缓慢注射，一天 1～2 次；静脉滴注，一次 20～40 ml，加入 5％葡萄糖注射液 100～500 ml 稀释后缓慢滴注，一天 1～2 次；伴有糖尿病等特殊情况时，改用 0.9％的生理盐水稀释后使用；或遵医嘱。

【不良反应】偶见头晕，头痛，心悸，发热，皮疹，停药后均能回复正常。罕见过敏性休克。

【禁忌】有出血倾向者禁用，孕妇忌用。

【注意事项】（1）本品不宜与其他药物混合在同一容器内使用。

（2）本品为纯中药制剂，保存不当可能影响产品质量。发现药液再现混浊、沉淀、变色、漏气等现象时不能使用。

【药物相互作用】尚无本品与其他药物相互作用的信息。

【**规格**】每支装 10 ml。

2. **品种分析**·山东丹红制药有限公司生产的中药大品种丹红注射液,自 2002 年获得国家食品药品监督管理局注册批准上市后,为国家医保乙类品种,临床应用 15 年来,累计超过 3 000 万人次应用。公开发表临床及基础研究学术论文 4 300 余篇(其中 SCI 源期刊收录 60 余篇),积累了一定的研究数据和应用经验。仅在 2017 年上半年(1～6 月),丹红注射液销售收入 20.82 亿元,创造了良好的社会效益和经济价值,其核心技术"一种治疗心脑血管疾病的药物组合物及其制备方法"获国家发明专利金奖。该品种针对心脑血管疾病,以中医气血理论认识其共同特征,选定丹参与红花配伍创制丹红注射液,二药一君一臣、内外通和,使行气活血之功尤为显著,具有临床"脑心同治"疗效优势。

在生产技术方面:丹红注射液是丹参和红花经水提、醇沉、超滤等现代制药工艺并采用基于过程轨迹的提取过程控制技术制成的红棕色澄明液体。通过评估生产全流程风险及辨识关键工艺参数,设计丹红注射液生产工艺参数操作区间,实时监控生产过程特征状态及其变化趋势,使中药质量控制从检测指标性成分发展为控制生产过程状态,以数字化、信息化技术实现全程质量控制,以保障临床疗效为导向逐步提高药品质量标准,建成丹红注射液智能制造系统,并通过 GAP 药材种植基地与 GMP 生产基地建设,从源头保障丹红注射液原料药材品质。

在药品质量方面:针对丹红注射液中化合物的不同特点,采用核磁共振技术(单糖、氨基酸、小分子有机酸)、超高效液相色谱技术(酚酸、核苷)、液质联用技术(黄酮)等技术测定了丹红注射液中化学成分,采用 UHPLC-ESI-QTOF/MS 方法,鉴定了丹红注射液中的 63 个化合物。同时构建了基于 UPLC-DAD/ESI-Q-TOF MS 技术的丹红注射液指纹图谱,指认了 24 个共有峰,并鉴定了其中 21 个化合物,主要为核苷、黄酮和酚酸类成分,有效保障了丹红注射液的质量。针对如何科学合理选择中药注射液化学成分复杂体系的质量控制指标,构建了"蛛网模式"并辨析了丹参素、原儿茶醛、丹酚酸 B、迷迭香酸等质量标志物,综合评判丹红注射液中主要成分的抗氧化活性、抗血小板聚集活性、含量、高温稳定性、强光稳定性等属性,实现了主要化学物质的全面控制,实现了药材-中间体-制剂质量一体化管理,为

现代中药质量控制技术发展做出了示范。

在药理活性方面:创建多靶点、多过程、多途径协同研究的中药作用机制辨识技术,从分子水平阐明了丹红注射液通过 COX/PGI2 途径舒张血管、增加毛细血管数目恢复缺血区血流、调节关键 G 蛋白偶联受体抗血小板聚集、激活 Nrf2/ARE 信号通路抗氧化应激的多靶点、多过程协同作用机制,从而明确了丹红注射液防治心脑血管疾病的作用特点,为临床应用提供了科学依据。

在科技创新方面:丹红注射液作为活血化瘀类的代表性中药,其在安全性评价、工艺优化与参数精准化、质量控制体系、作用机制与临床评价等方面均做了大量工作,由于科技工作基础扎实,在防治心脑血管疾病药物目录中均有收载,为该药的推广应用起到了很好的学术指导和支撑作用,通过凸显临床价值和科学价值,实现了较高的市场份额。

通过以上系统的工作,成功地探索出一条在中医理论指导下制造优质中药大品种、在制药工程科技创新中实现产业化并快速成长为中药大品种的有效途径,使丹红注射液成为我国近年上市新药中销售额最大的中成药。

**(二)复方丹参滴丸**

复方丹参滴丸是在现代科技条件下提取丹参、三七的有效成分再加入适量冰片而制成的新型纯中药滴丸剂,是中医的传统理论与现代药学新技术相结合的结晶,具有剂量小、服用方便、溶出速度快、起效迅速、可直接经黏膜吸收入血、生物利用度高、疗效高的特点。长期以来用于冠心病、心绞痛等心血管疾病的治疗,现已成为国内心血管市场上的主导品牌之一。是国内销量最大的复方丹参类药物,年销售额超过 10 亿元,为天士力集团的拳头产品。

1. **药品信息**

【**成分**】丹参,三七,冰片。

【**性状**】本品为棕色圆珠形滴丸;气香、味稍苦。

【**功能主治**】活血化瘀、理气止痛,用于胸中憋闷、心绞痛。

【**用法用量**】口服或舌下含服一次 10 丸,一天 3 次,4 周为一个疗程;或遵医嘱。

【**不良反应**】本品无毒性偶见有胃肠道不适,停药后症状消失。

【**禁忌**】尚不明确。

【**注意事项**】孕妇慎用。

【药物相互作用】尚无本品与其他药物相互作用的信息。

【规格】27 mg/粒。

2. 品种分析·天津天士力制药股份有限公司生产的中药大品种复方丹参滴丸,1993 年获得国家食品药品监督管理局生产批文,1994 年正式投产上市,自上市起连续快速增长,自 2002 年起成为国内药品市场单品种销售额最大的品种,并一直保持这一优势地位多年,该药也于 2010 年通过美国 FDA 二期认证,并完成美国 FDA Ⅲ期随机、双盲、全球多中心大样本临床试验的复方现代中药制剂,研究结果再一次证明了复方丹参滴丸的安全性、有效性和质量可控性,形成的《临床试验顶层分析总结报告(Topline Analysis Report)》显示,复方丹参滴丸在治疗慢性稳定性心绞痛领域具有显著的量效关系,试验满足了 FDA 对复方中药研发需进行拆方研究的药政管理要求,同时临床试验样品中的有效物质控制范围可作为上市产品质量标准依据。复方丹参滴丸在心血管治疗领域拥有广泛的使用人群,成为年销售额超过 10 亿元的中国式"重磅炸弹"药品。

在技术创新方面:复方丹参类口服用药在"复方丹参滴丸"之前就已经存在多个品种,例如复方丹参片、复方丹参胶囊等。1993 年研制上市的复方丹参滴丸,表面上看这与以往产品只是一个剂型的改变,但其紧紧抓住了冠心病、心绞痛用药的关键点—有效成分及时效性。通过改变药材有效成分萃取及滴丸制剂等技术,一方面所提取的丹参主要成分为水溶性较强的丹参素、原儿茶醛和丹酚酸 B(传统复方丹参片的主要成分为脂溶性较强的丹参酮),其在扩张血管、抗血小板凝聚、清除氧自由基等作用都强于丹参酮;另一方面"复方丹参滴丸"的有效成分以极小的晶粒存在,舌下含服使其有效成分能够迅速吸收,直接进入循环系统。"复方丹参滴丸"与传统"复方丹参片"相比更加契合了冠心病、心绞痛用药的特殊要求—有效成分及时效性,这为"复方丹参滴丸"作为后起之秀,抢占口服复方丹参制剂市场95%份额奠定了基础。

在生产技术方面:采用药学制剂新工艺精制而成,属于固态分子分散体系,药物有效成分呈分子状态直接分散于基质中,进入体内可迅速释放,有利于充分吸收而发挥疗效,克服了传统中药起效慢、药效低的不足,具有速效、高效的特点。除口服外还可舌下含服,药物通过舌下丰富的毛细血管直接吸收入血,迅速起效;同时避免了肝脏首过效应,提高了药物的利用率。此外,创造了高频深冷滴丸技术,创新了微滴丸制造工艺,建设了全新的提取与制剂生产线。这个平台建立的中药生产数控模型,实现了药品生产和质控信息的数字化,将生产过程中的重要工艺参数和质量信息,从采集、储存、报警到调整进行有效的自动管理,实现了全方位的过程质量控制。从而使天士力的制药产业体系由自动化、数字化向智能化工业迈进。

在药品质量方面:在复方丹参类中药上还没有相应标准可借鉴的情况下,首创中药有效成分分离 GEP 标准,具有专属性的指纹图谱技术及相应分析评价标准,科学地揭示了复方中药多组分的有效成分,完整地表征了中药物质组成特征,配用近红外光谱技术实现了从药材、中间体到制剂的全过程质量控制。坚持以组分中药为主导,探索中药新药开发新模式,构筑了一条将中药研发、药材种植、中药有效成分萃取、中药制剂生产、药品经营集于一体的标准化现代中药产业链。为了确保现代中药产品的质量,建立了以多元指纹图谱质量控制技术为核心的现代中药质量控制体系,还打造出以第四代大型自动化滴丸生产线为核心的现代中药先进技术数字化制造平台。此外,建立了现代中药和植物药提取生产质量管理规范(GEP),解决了中药材有效成分的萃取和毒性成分、重金属含量及农药残留量的纯化处理问题;自行研制成功具有国际先进水平的大型自动化滴丸生产线,全部剂型均符合国家药品生产质量管理规范(GMP),实现了传统产业与现代科技的对接。

在专利技术保护方面:复方丹参滴丸是天士力的独家品种,已列入国家基本药物目录和医保甲类药物目录。在国家药监局网站上,以"复方丹参滴丸"为名的药品仅此一家。该药品长期以来一直是国家二级中药保护品种,而且还在持续不断地进行该药的二次开发以及相关专利的申请。在国家知识产权局网站上,包含复方丹参滴丸的发明专利 16 项,外观专利 3 项。尽管"复方丹参滴丸"中药保护在 2010 年到期,但公司早在 2004 年就开始针对"复方丹参滴丸"从药材成分提取到生产到包装整个环节分别进行了专利申请保护。例如"复方丹参滴丸核心发明专利""丹参三七药材配比专利""丹参药材指纹图谱方法专利""复方丹参滴丸药瓶药盒外观设计"等,其中"复方丹参滴丸核心发明专利"到期日为2021年。正是由于对"复方丹参滴丸"这一系列完整的专利保护,奠定了其中药独家品种不可撼动的地位,真正实现独家生产。

在药理活性方面:复方丹参滴丸可使垂体后叶素所致的大鼠缺血性心电图改善,舒张 $K^+$ 诱发的家兔主动脉条可猪冠状动脉环的收缩。可使右旋糖苷所致的高黏滞血症模型犬的血脂降低,红细胞膜胆固醇含量降低,全血黏度降低,使红细胞变形指数、红细胞电泳率及红细胞膜流动性增高。本品可使高脂血症模型大鼠增高的全血黏度,全血还原黏度、血小板黏附率和血栓指数降低。使高脂血症模型家兔的甘油三酯、胆固醇、低密度脂蛋白降低,高密度脂蛋白增高,使颈动脉粥样斑块形成及内膜增生抑制,细胞黏附分子-1表达抑制。

通过以上分析来看,复方丹参滴丸通过不断地与国际最严格的药品标准对标来逐步提升自己,同时通过走出国门,进入 FDA 临床评审,使产品进入国际化的进程,就是适应现代医药需求的进程,它带来的不仅仅是整个产业水平的提升,也使身处其中进行转型的中药企业受益。

### (三)片仔癀

片仔癀是蜚声中外的名贵中成药,是漳州片仔癀药业股份有限公司独家生产的中成药锭剂,其处方、工艺均属国家绝密级秘密,2011年"片仔癀制作技艺"成为国家级非物质文化遗产,是国家一级中药保护品种,更是一种特效退黄、消肿的良药,深得百姓信赖。因其外形成条索状,使用时,切一薄片内服或外敷,片刻见效,故称"片仔癀"。片仔癀是用麝香、牛黄、蛇胆、三七等名贵中药精制而成的。对急性、慢性肝炎,刀、枪、骨折和烧、烫等多种创伤,脓肿、无名肿毒及一切炎症引起的疼痛、发热等,有显著疗效。外科手术后服用,能消炎止痛,防止伤口感染,加快愈合,因此被国际友人誉为"中国特效抗生素",海外侨胞、港澳同胞更称之为"安家至宝"的"神丹妙药"。传统的片仔癀是锭剂,目前在临床上应用的还有胶囊剂,两种剂型处方及功效一致。

#### 1. 药品信息

【成分】牛黄、三七、蛇胆、麝香等。

【性状】本品为类扁椭圆形块状,块上有一椭圆环。表面棕黄色或灰褐色,有密细纹,可见霉斑。质坚硬,难折断。断面微粗糙,呈棕褐色,色泽均匀,偶见少量菌丝体。粉末呈棕黄色或淡棕黄色,气微香,味苦,微甘。

【功能主治】清热解毒、凉血化瘀,消肿止痛。用于热毒血瘀所致急慢性病毒性肝炎,痈疽疔疮,无名肿毒,跌打损伤及各种炎症。

【用法用量】口服。每次 0.6 g,8 岁以下儿童每次 0.15～0.3 g,每天 2～3 次;外用研末用冷开水或食醋少许调匀涂在患处(溃疡者可在患处周围涂敷之)。每日数次,常保持湿润,或遵医嘱。

【不良反应】本品无毒性偶见有胃肠道不适,停药后症状消失。

【禁忌】孕妇忌服,服药期间,忌食辛辣、油腻食物。

【注意事项】服用 3 天后症状无改善,或服药期间伴有恶寒发热等全身症状者,应到医院就诊。对局部病变切忌碰撞、挤压。局部病灶红肿热痛反应剧烈,初起疮顶即有多个脓头者均应到医院就诊。药品性状发生改变时禁止使用。

【药物相互作用】如正在服其他药品,使用本品前请咨询医师或药师。

【贮存】密封、防潮、防虫蛀、防烂霉变质。置室内阴凉干燥处,以室温 5～25 ℃为宜,室内相对湿度在 60%～70%。

【规格】3 g/粒。

**2. 品种分析** · 福建漳州片仔癀药业公司生产的传统名贵中成药"片仔癀"是国家一级中药保护品种,处方和工艺受国家级绝密保护,出口到东南亚、东北亚等国家和地区,每年出口创汇超千万美元,位居中国中成药单项出口创汇首位。片仔癀以其卓绝的治疗和调理、保健的双重功效而著称。除了在治疗肝炎、肿瘤、消除无名高热及肿毒、促进手术刀口愈合等方面疗效显著外,还具有保肝护肝、防酒醉、清热降火和美容养颜等独特功效,能够有效消除人体内的"湿、热、毒、邪"等,达到祛邪安正,预防疾病,保护健康的效果。500 多年来,医治了无数疑难杂症,解除民众身体上的痛苦,并继续发挥着中华神奇医药的力量。

片仔癀由香港政府创新与科技基金支持在香港中文大学开展的保肝研究取得积极进展,研究成果在医学杂志《药理与毒理》上发表,引起西方医学界的极大关注。列为国家"863"计划的片仔癀抗癌研究取得重大进展,片仔癀这一在民间广泛的应用再次得到了科学的证实,并作为肿瘤辅助用药和治疗缺血性脑中风用药等的研究已列入国家科技支撑计划,获国家科技部资助。片仔癀 2017 年营收为 37.27 亿元,是具有绝对垄断优势的中药品牌,不存在市场竞争问题,市场上无同类产品,因而价格不受限制,拥有极强的自主定价权。近年来,随着国民收入和生活水平的提高,人们的大健康保健意识加强,需求日益扩大,资源受限,产能无法扩张的因素,出现严重的供不应求。片仔癀在海外拥有广泛的使用人群,成为知名度极高,销售额接近 10 亿元的中国式"民族品牌"中成药大品种。

在生产技术方面:因片仔癀是蜚声中外的名贵中成药,处方、工艺均属国家绝密级秘密,其技术优势在于遵循中医传统制剂方法-漳州片仔癀制作技艺,古方古法,在采药环节,保证海拔 3 000 米,原生态,纯净无污染;干燥方式独特,坚持天然烘晒,更好保存药物有效成分;手工碾磨撵药、手工捣药、古法熬制,保证了传统中药制备过程。此外,严格控制原料药材的道地性,田七、牛黄(天然)、蛇胆、麝香(天然),以传统主产地为原料药材采购基地,全部以自然生长或繁育的品种为主,对原产地进行环境保护以及原材料的培育,不以任何人工或化学合成的原料掺入,实现了传统工艺的良好传承,实现了过程量质的有效传递,解决了传统中药制药工艺与现代科技相结合的一些关键技术工艺问题。

在质量控制方面:片仔癀除严格按照《中国药典》片仔癀项下质量标准进行质量控制外,还建立了一系列质量控制方法,包括片仔癀及其主要原料三七的液相色谱指纹图谱,结合液质联用分析能更有效地监控和评价片仔癀的质量;建立了天然麝香、养殖麝香、人工麝香的气相色谱指纹图谱,并通过比较不同品种麝香有效成分的异同,对片仔癀重要原料麝香进行有效的质量控制;建立了片仔癀的锭剂和粉末的近红外光谱模型,采用近红外光谱法可快速测定片仔癀中三七的人参皂苷 $R_{g1}$、$R_{b1}$,三七皂苷 $R_1$ 的含量及 5 种皂苷总量,且适用于对假劣仿品的快速筛查;建立了采用电感耦合等离子体质谱法测定片仔癀中 Hg、Pb 等 8 种重金属元素的质量标准,对重金属含量进行有效监控,建立了气相色谱法测定片仔癀中六六六、滴滴涕、五氯硝基苯等 9 种有机氯类农药残留限量检测质量标准,保证药品的使用安全;建立混合胶束毛细管电泳色谱和指纹图谱对片仔癀中人参苷 $R_{g1}$、$R_{b1}$,三七皂苷 $R_1$、牛磺胆酸钠等有效成分的含量进行测定,通过采用国家标准和建立的企业内控标准共同对片仔癀的质量进行有效监控和评价,切实保障药品安全有效。

在药理作用方面:①镇痛作用。片仔癀能明显抑制冰醋酸引起的小鼠的扭体反应,延长热板引起的痛反应潜伏期,显示片仔癀有明显的镇痛作用。②抗炎作用。片仔癀能明显抑制小鼠因二甲苯引起的耳肿胀以及大鼠因角叉莱胶引起的足关节肿胀;而且能抑制小鼠腹膜炎性渗出,显示片仔癀有明显的消炎作用。③镇静作用。大剂量片仔癀(2.4 g/kg)使小鼠自主活动减少,显示镇静作用。④解痉作用。通过测定小鼠对炭末的排空率,表明片仔癀能抑制胃肠道的推进。可见,片仔癀具有消炎、清凉解毒、消肿止痛等作用,对急性肝炎、眼炎、耳炎及一切炎症引起的疼痛、发热等症,都有很好疗效;此外,对消化系统癌细胞有明显的抑制作用。

在临床应用方面:片仔癀是一味清热解毒、活血通络、消肿止痛的传统良药,其优势在于疗效神奇,适应证广,成为居家百姓常备药物,体现在多个方面:①治疗细菌感染性疾病。片仔癀是副作用很小的有效"抗生素",无论是体表还是体内的感染都可以口服治疗,体表感染再结合外用,恢复更快,而且不会产生抗药性。②治疗肝脏疾病。根据有关文献报告,其治疗各种类型的急性病毒性肝炎,谷丙转氨酶得到不同程度下降。用于慢性肝炎、肝硬化治疗也能改善患者症状。研究证明,片仔癀可以显著增强肝细胞再生和提高肝细胞免疫能力。③治疗肿瘤性疾病。由于肿瘤常与热毒、血瘀、肿块、疼痛相关,所以片仔癀"清热解毒、活血通络、消肿止痛"的特点能在肿瘤治疗中发挥功效。尤其显著的是在治疗肝癌、急慢性白血病,以及晚期癌症患者改善疼痛、提高生活质量时有较高的评价。临床研究亦表明片仔癀对许多晚期癌症患者能明显改善疼痛、缩小瘤体、延长生命,提高生活质量。④治疗出血性疾病。根据片仔癀药理研究,能够缩短凝血和凝血酶原时间。⑤治疗疼痛。药理研究表明,片仔癀具有明显的镇痛、镇静、解痉作用。如果在手术前吃上两天片仔癀,不仅能够有效预防手术大出血及并发感染,也能缓解麻醉后的疼痛。对于癌性疼痛也有较好的克制作用。此外,片仔癀可作为预防和治疗脂肪肝、高血脂等的辅助药物；青春痘、痔疮、皮肤病患者可内服外用，等等。

通过以上分析来看，片仔癀遵循古法制备、严把原料关、提升制剂质量标准，是具有绝对垄断优势的中药品牌，从海外的认知度看，其品牌影响力更甚于云南白药、东阿阿胶以及同仁堂。此外，片仔癀在进行的二次开发中，发现其对肝病和肿瘤有明显治疗和抑制作用，这两种病都是大病，患者人数众多，如能扩大适应证，产品继续提升，将有很大的拓展潜力和发展空间，是具有民族品牌优势的中成药大品种。

### （四）桂枝茯苓胶囊

桂枝茯苓胶囊是江苏康缘药业股份有限公司独家生产的国家级新药，处方出自汉·张仲景《金匮要略》中的"桂枝茯苓丸"，是中医药十大经典古方之一，现代临床上广泛应用于痛经、子宫肌瘤、慢性盆腔炎包块、卵巢囊肿等，疗效确切，且无手术治疗带来的痛苦和使用化学药物治疗带来的严重副作用，故其投入市场不久就受到国内广大妇女患者的青睐，现已成为治疗妇科血瘀疾病的首选药物。

1. **药品信息**

【成分】桂枝、茯苓、桃仁、白芍、牡丹皮等。

【性状】本品为胶囊剂，内容物为棕黄色至棕褐色细颗粒；气微香，味微苦。

【功能主治】活血、化瘀。用于妇人瘀血阻络所致经闭，痛经，产后恶露不尽，子宫肌瘤，慢性盆腔炎包块，痛经，子宫内膜异位症，卵巢囊肿见上述症候者。

【用法用量】口服，一次 3 粒，一天 3 次，饭后服。经期停服。疗程 3 个月，或遵医嘱。

【不良反应】偶见药后胃脘不适，隐痛，停药后可自行消失。

【注意事项】妊娠者忌服，或遵医嘱。

【规格】每粒装 0.31 g。

【贮存】密闭，防潮。

2. **品种分析**·桂枝茯苓胶囊系江苏康缘药业与天津药物研究院合作研究开发的国家级新药、国家中药保护品种，桂枝茯苓胶囊作为治疗妇科血瘀症的经典用药，为广大的妇科患者解决了疾病痛苦。桂枝茯苓胶囊先后被科技部列入"九五"攻关-中药现代化研究与产业化开发项目，被国家发改委列入国家高新技术产业发展计划，被经贸委认定为国家级重点新产品等称号。作为首批由中国政府扶持的

7 个示范品种之一，被推荐申报美国 FDA 认证，按照美国 FDA 关于植物药的相关技术要求和 IND 申请指南，完成了对桂枝茯苓胶囊从药材到半成品及成品的指纹图谱标准研究和工艺优选工作，完善了相关药理毒理等试验研究，在美国完成临床样品质量控制和 Ⅱ 期临床研究，达到了 FDA 对植物药"质量稳定、均一"的要求，临床研究结果显示，桂枝茯苓胶囊治疗原发性痛经具有确切的疗效，在妇科治疗领域拥有广泛的使用人群。2017 年成为销售额接近 10 亿元的中成药"独家"药品。

在生产技术方面：在制备中，桂枝茯苓胶囊经多能罐提取、三效浓缩、真空低温干燥等先进生产工艺精制而成，参照美国 FDA 植物药申报指南，用定量指纹图谱为主要技术手段，评价中药生产过程中产生的中间体，建立起中药生产过程控制模式。通过对生产工艺过程中产生的 40％ 醇提浸膏、水提浸膏、混合浸膏、软材及成品的定量指纹图谱的测试，考察其生产工艺的稳定性和可重复性。中间体、成品批间指纹图谱的相似度基本一致，保证了生产过程"点点一致、段段一致、批批一致"的质量一致性控制体系，有效提升了中药产品的质量品质。

在质量控制方面：建立现代中药功效相关质量标准体系，基于确定的质控成分，集成多种现代分析方法和 PAT 技术，建立从原药材→中间体→成品的符合国际规范要求的桂枝茯苓胶囊功效相关质量标准体系，建立 CMC 文件，形成药物 DMF 主控文件，涵盖生产全过程的 63 个标准规范，包括 10 个关键工序监控点、115 个检测项目（含 11 张指纹图谱检查）。根据 FDA cGMP 要求，结合中药生产特点，开展了 cGMP 相关管理文件的修订，并完成配套精制车间的建设；根据剂型特点，建立了以桂枝茯苓胶囊为示范的复方中药口服固体制剂质量控制体系，制造基于药效物质基础和质量均一的"精细中药"，从而提高疗效、质量和安全性，推动中成药的国际化。桂枝茯苓胶囊质控标准的提升，带来广泛的经济效益和社会效益。

在药理作用方面：桂枝茯苓胶囊能调节血流变、改善血液的"黏、浓、凝、聚"，抑制血小板凝集，抑制血栓形成，对实验性 DIC 有预防作用；对外周性及中枢性疼痛均有明显抑制作用；对急性、亚急性或慢性炎症均有明显抑制作用；对子宫平滑肌的双向调节作用，调节内分泌，有类似 LHRH 作用与弱抗磁

性激素作用;此外,增强免疫功能,抗自身免疫,抗肿瘤。

在技术创新方面:围绕主要成分为桂枝、桃仁、茯苓、牡丹皮、芍药和原发性痛经、子宫肌瘤、盆腔炎性包块 3 个主要适应证,提出了中药功效成分预测分析、筛选验证、量效评价的整合研究策略,并进行深入研究,阐明桂枝茯苓胶囊有效成分组成、结构、含量,并根据实验研究结果,开展全程工艺分析,构建集研究、生产为一体的中成药功效相关质量控制体系,确定了桂枝茯苓胶囊的 15 个主要功效成分及其对整体功效的贡献度,解决了中成药质量控制与产品临床功效不相关、批间一致性差的问题,为该中成药质量控制指标的选择与限度、范围的制订提供了科学依据。

通过以上分析可以看出,桂枝茯苓胶囊源自东汉医圣张仲景的有效古方,将其适应的中医症候与现代临床医学相结合,制成专门针对女性内分泌紊乱、妇科疾病的现代中药。在现代制药工艺与质量检测手段结合的基础上,按国际标准要求,把中药先进制造技术与原料、辅料、中间体、成品质量检测有效融合,实现了以“功效物质群与临床疗效一致性”为质控目标的生产全过程质量控制,保证了产品的有效性,故成为妇科血瘀性病症的主导药品,也成为国内中成药重大品种之一。

(四川省中医药科学院·四川省中医药转化医学中心　王剑波)

◇参◇考◇文◇献◇

［1］张伯礼,范骁辉,刘洋,等.中成药二次开发战略及其核心技术体系［J］.中国中药杂志,2013,38(22):3797-3800.

［2］傅超美,张永萍.中药新药研发学［M］.北京:中国中医药出版社,2017.

［3］李江.中药新药开发学［M］.北京:中国中医药出版社,2017.

［4］汪海鸿,狄留庆.中药制剂中间提取物制备工艺路线设计思路探讨［J］.世界科学技术,2011,13(2):232-233.

［5］林启凤,杨帆,范凯燕,等.3D打印速效救心口崩片的制备研究［J］.广东药学院学报,2016,32(1):1-4.

［6］冯芳.药物分析［M］.南京:东南大学出版社,2011.

［7］张钦德.中药制剂分析技术［M］.北京:中国中医药出版社,2006.

［8］王苏静,常世卿.中药色谱指纹图谱技术与应用［M］.郑州:郑州大学出版社,2008.

［9］郑穹,黄昆,梁淑彩.药物波谱解析实用教程［M］.武汉:武汉大学出版社,2009.

［10］孙中英,王小宁.药物制剂新技术在中药制剂现代化中的应用［J］.医药化工,2017,43(9):183.

［11］王伽伯,李会芳,肖小河,等.生物检定方法控制中药质量的思考［J］.世界科学技术—中医药现代化,2001,9(6):36-38.

［12］郭玉东,胡宇驰,曹春然,等.舒血宁注射液体外抑制血小板聚集的生物活性测定法［J］.中成药,2014,36(5):1008-1012.

［13］郑敏霞,沈洁,丰素娟.生物效价检测研究进展［J］.中国现代应用药学,2011,28(6):511-514.

［14］刘国林,陈国广,相秉仁.近红外光谱技术在元胡止痛散定量分析中的初步应用研究［J］.中国现代应用药学杂志,2000,17(5):383-385.

［15］肖小河,王伽伯,鄢丹.生物评价在中药质量标准化中的研究与应用［J］.世界科学技术—中医药现代化,2014(3):514-518.

［16］沈岚,张梁,冯怡,等.芍药甘草复方效应组分谱效关系研究［J］.中国中药杂志,2008,33(22):2658-2662.

［17］蔡靓,张倩,杨丰庆.中药谱效学的应用进展［J］.中草药,2017,48(23):5005-5011.

［18］张丽杰,刘丽娟,齐凤琴,等.中药谱效关系研究进展［J］.中国现代应用药学,2010,27(11):971-974.

# 第九章

# 中药食品及保健酒、食品添加剂

## 第一节　中　药　食　品

《食品安全法》第九十九条对"食品"的定义如下：食品,指各种供人食用或者饮用的成品和原料以及按照传统既是食品又是药品的物品,但是不包括以治疗为目的的物品。《食品工业基本术语》对食品的定义为：可供人类食用或饮用的物质,包括加工食品、半成品和未加工食品,不包括烟草或只作药品用的物质。从食品卫生立法和管理的角度,广义的食品概念还涉及：所生产食品的原料,食品原料种植、养殖过程接触的物质和环境,食品的添加物质,所有直接或间接接触食品的包装材料、设施以及影响食品原有品质的环境。

中药食品目前并没有一个明确的定义,为了区分中药食品与中药保健食品,目前认为中药食品是指含有中药材的可供食用、饮用的物品。中药与食品的结合,具有悠久的历史及广泛应用。

## 一、中药食品的监管

中药食品的监督管理应遵循食品的监督管理相关法规条例,其中中药食品虽属于食品,但并不能单一的认定为食品中的某一种类进行规划管理,而是分布于多个食品分类中,故而中药食品遵循统一的食品监管体系,目前中药食品的监督管理法规体系见表9-1。

表9-1　中药食品的监督管理法规体系

| 法律法规分类及名称 | 公告文号 | 实施时间 |
| --- | --- | --- |
| 1. 法律 | | |
| 《中华人民共和国食品安全法》 | 主席令第二十一号 | 2015 - 10 - 01 |
| 《中华人民共和国产品质量法》 | 主席令第七十一号 | 2000 - 9 - 1 |
| 《中华人民共和国农产品质量安全法》 | 主席令第四十九号 | 2015 - 10 - 1 |
| 2. 法规 | | |
| 《中华人民共和国食品安全法实施条例》 | 国务院令第557号 | 2009 - 7 - 20 |
| 《国务院关于加强食品等产品安全监督管理的特别规定》 | 国务院令第503号 | 2007 - 7 - 26 |
| 《中华人民共和国标准化法实施条例》 | 国务院令第53号 | 1990 - 4 - 6 |
| 3. 部门规章 | | |
| 《食品安全国家标准管理办法》 | 卫生部令第77号 | 2010 - 12 - 1 |
| 《食品标识管理规定》 | 国家质量监督检验检疫总局令第102号 | 2007 - 8 - 27 |
| 《国家质量监督检验检疫总局关于修改〈食品标识管理规定〉的决定》 | 国家质量监督检验检疫总局令第123号 | 2009 - 10 - 22 |
| 《食品生产许可管理办法》 | 国家食品药品监督管理总局令第16号 | 2015 - 10 - 1 |

（续表）

| 法律法规分类及名称 | 公告文号 | 实施时间 |
|---|---|---|
| 《食品生产加工企业质量安全监督管理实施细则(试行)》 | 国家质量监督检验检疫总局令第 79 号 | 2005 - 9 - 1 |
| 《食品生产通用卫生规范》 | 中华人民共和国国家卫生和计划生育委员会第 4 号(GB14881 - 2013) | 2014 - 07 - 26 |
| 4. 规范性文件 | | |
| 5. 食品市场质量监管制度(工商食字〔2009〕176 号附件) | | |

## 二、中药食品的特点与应用

### (一) 中药食品的特点

1. **中药食品源远流长，具有悠久的历史.** 在上古时代，农业生产是原始和粗乱的。生产力低下，农产品远远不能满足人们的需要。因此人们只能寻找天然植物、野生果品等充饥。在寻找食用植物的过程中逐步发现某些植物不仅可以充饥而且还可治病，这就是中药食品的起源。在当时，药物和食物是分不开的。神农尝百草，以口尝身受的方式了解植物的功能，发现了可食用的植物以及植物的性味，这是最早记载中药食品的传说。中药与食品结合在一起，没有进行区分。到了商代，传说宰相伊尹精通烹调，同时善于配制各种汤液治病，原料中就有"阳朴之姜，招摇之桂"，其中姜、桂既是调料，又是发汗解表、宣通阳气、温胃止呕的佳品。这时人们发现有些植物不仅能作为食品服用还具有治病的功效。在河北覃城台西商代遗址中出土有桃仁、郁李仁(河北省文研所《戴城台西村商代遗址发掘报告》专刊稿)。说明在殷商时期，居住在黄河流域和长江流域的华夏族就以种植五谷为生，并初步栽培蔬菜、果树等，出现了中药食品的雏形。西周时期，农业有了进一步的发展，稻谷生产得到推广，果树、蔬菜的栽培增加。《诗经》中就记载有 15 种果树以及瓜、瓠、韭、葵、卦、蔓、荸、荷、菜的生产。《礼记》《尔雅》等古籍已有山楂、覆盆子、柑橘、梨等具有药性的食品的记载。在先秦时期就有使用"半夏粳米汤"治疗疾病的记载。《山海经》提到"蓍蓉，食之使人无子""潇鱼，食之无疫疾"等。说明当时的医药学已有一定水平，已能区分药品和可以治病的食品。后汉《神农本草经》载有"上品之药，皆平时常服食之物""主养命以应天，无毒，多服久服不伤人，轻身益气，不老延年"。

《本草经读》中说："凡上品之药，法宜久服，多则终身，少则数年，与五谷之养人相佐，以臻寿考。"说明古代医家已注意到食物对人体的治疗作用。《内经·素问》提出"谷肉果菜、食养尽之、无使过之"。说明古时的中医及中药典籍中均包含并认可了中药食品的形式。中药食品历史悠久，源远流长。

2. **中药食品体现了中医"治未病"思想.** 据《周礼·天官》所载，食医位居疾医、疡医、兽医之上，食医主要掌握调配周天子的"六食""六饮""大膳""百馐""百酱"的滋味，所从事的工作与现代营养师类似。《周礼·天官》中还记载了疾医主张用"五味、五谷、五药养其病"，疡医则主张"以酸养骨，以辛养筋，以咸养脉，以苦养气，以甘养肉，以滑养窍"等。在西周人们已经意识到不同性味的中药材加到饮食中可以达到养生保健、防病治病的功效，出现了中药食品理论的雏形。

春秋战国时期出现了一部我国现存最早的重要医书——《黄帝内经》，提出了全面膳食的观点。如《素问·脏气法时论篇》云："五谷为养，五果为助，五畜为益，五菜为充，气味合而服之，以补精益气。"详细描述了膳食结构、消化生理、食物功能和饮食营养的基本法则。东汉末年成书的《神农本草经》集前人的研究，载药 365 种，其中大枣、人参、枸杞子、五味子、地黄、薏苡仁、茯苓、沙参、生姜、葱白、当归、贝母、杏仁、乌梅、核桃、莲子、蜂蜜、桂圆、百合等，都是具有药性的食物，常作为配制药膳的原料。

汉代《伤寒杂病论》《金匮要略方论》在治疗上除了用药，还采用了大量的饮食调养方法来配合。在食疗方面，张仲景不仅发展了《内经》的理论，突出了饮食的调养及预防作用，开创了药物与食物相结合治疗重病、急症的先例，而且记载了食疗的禁忌，及应注意的饮食卫生，为我国的药膳食疗学理论奠定了基础。

元代饮膳太医忽思慧所编著的《饮膳正要》为我国最早的营养学专著。其中收载食物 203 种，除了谈到对疾病的治疗外，还首次从营养学的观点出发，强调了正常人应加强饮食营养的摄取，用以预防疾病，记载了饮食卫生、服用药食的禁忌及食物中毒的表现。明代《本草纲目》给中医食疗提供了丰富的资料，仅谷、菜、果三部就收有 3 000 多种，其中专门列有服药与饮食的禁忌等。此外，还有徐春甫的《古今医统》、卢和的《食物本草》、宁原的《食鉴本草》等。

其中,较为著名的是贾铭的《饮食须知》、王孟英的《随息居饮食谱》等,至今仍在临床及生活中有较大的实用价值。自此中药食品逐渐走上理论化与实践化的道路。纵观中药食品发展历史,充分说明其是中医"治未病"思想的实践化产物,集结了历代中医名家的学术思想与精华。

**3. 中药食品类型多样,适于日常食用**·历代中医名家在其编撰的医学典籍中记载了大量类型丰富、作用显著且安全性高的中药食品的食疗之方。张仲景在所著《伤寒杂病论》《金匮要略》中有"猪肤汤""桃花汤""白虎汤""当归羊肉生姜汤""百合鸡子黄汤""赤小豆当归散"等典型的食疗之方。唐代医家孙思邈在《千金要方·食治篇》中指出"食能排邪而安脏腑,悦神,爽志,以资血气。若能用食平疴,释情遣疾者,可谓良工……夫为医者,当须洞晓病源,知其所犯,以食治之。食疗不愈,然后命药"。书中论述用肝脏治夜盲,用海藻、昆布治瘿瘤,用谷皮防治脚气病等。宋代官方修订的《太平圣惠方》专设"食治门",记载药膳方剂 160 首,可以治疗 28 种病症,且药膳以粥、羹、饼、茶等剂型出现。

中药食品是含有中药的食品,它多数来源于中医传统典籍和中国传统小吃,以口感良好,无明显药性偏颇,适用于广大人群日常食用为特点;中药食品虽具有一定的功能,但不以其功能为特点,是不以治疗疾病为目的食品。中药食品选用药食两用的中药材为原料,食用历史悠久,融入人们的日常生活中,具有安全可靠的特点。

**(二)中药食品的应用**

中药食品在我国具有悠久的历史及可靠的功效,其食药同用,是我国中医食疗思想最好的体现。医圣张仲景积累了他在临床上食药合用的丰富的经验,在其所著《伤寒杂病论》《金匮要略》记载了如"桂枝汤"治疗太阳中风、风寒表虚证,药后服小碗热粥以助微出汗;"桃花汤"中加粳米治疗下利便脓血;"当归羊肉生姜汤"治疗血虚寒病等,疗效卓著。诚如后世医家陈嘉谟在《本草蒙筌》中称赞粳米伤寒方中"亦多加入各有取义,未尝一拘。少阴症桃花汤每加,取甘以扶正气也。竹叶石膏汤频用,取甘以益不足焉,白虎汤入手太阴,亦用者,取甘以缓之,使不速于下尔",由此可见仲景善用粳米,食药同用,且多妙义,实为食疗之先驱。同时说明我们祖先早在汉代以前就认识到"药借食力、食助药威"的道理。

中药食品深受我国群众喜爱,已纳入食疗养生保健中或是作为零食或者佐料应用于日常饮食中。在食品分类中形式多样,分布较为散乱,主要包括蜂蜜制品、糖果蜜饯、饮料、杂粮及其他类食品等。

目前,中药的应用主要有"一品多用"和"一类多品"两种现象。其中"一品多用"主要指同种中药可以作为多种食品形式存在于不同种类的产品中。比如沙棘可做成糖果蜜饯(沙棘糖)、糕点饼干(沙棘糕)、饮料类(沙棘饮料);山楂可做成糖果蜜饯类(冰糖葫芦、山楂糕),同时也可作为糕点类的原料,还可加入芝士中缓解芝士黏腻沉闷的口感;桃仁一方面可作为坚果类原料做成糖果蜜饯和杂粮类产品,也可通过烘焙,成为糕点类产品——马卡龙的重要原料。故而中药食品的应用并不局限于某一原料的某种单一形式,而是可以和各种其他食品混合制成新的产品,并且改变成多种剂型,成为丰富的产品形式,产品类型、产品线等应用非常广泛,具有多样性和广阔的受众群体。

中药食品的"一类多品"则主要体现在调味品中,即多种芳香类中药原料均可作为香辛料试用。如商代宰相伊尹善制汤液,其中就有"阳朴之姜"的记载,其中姜作为调味料既有辛香发散祛腥味的作用,又具有行气温阳散寒除湿的作用。中药作为食品添加剂应用广泛,主要以香料为主,中药材中芳香药物大多是日常佐料,如传统的芫荽、葱白、姜、蒜、藿香、小茴香、丁香等,具有芳香醒脾,燥湿行气的作用。我国芳香性中药的资源十分丰富,据调查有 400 余种,除了如肉桂、八角茴香、花椒、白芷、丁香、栀子、薄荷、陈皮、砂仁、干姜等早已应用到调味剂中,具有浓烈香气的广藿香,不仅是一种优良的定香剂,还是白玫瑰和馥奇型香精的调和原料,又可和香根草油共同作为东方型香精的调和基础;西红花则以淡雅的芳香、诱人的色彩而成为餐桌上提高食欲的食物佐料。

根据卫生部 2002 年公布的《关于进一步规范保健食品原料管理的通知》(卫法监发〔2002〕51 号),以及 2014 发布的《按照传统既是食品又是中药材物质目录管理办法(征)》(国卫办食品函〔2014〕975 号)总结,既是食品又是药品的物品(药食同源)名单见表 9-2。

**表9-2　既是食品又是药品的物品(药食同源)名单**

| 序号 | 物质名称 | 植物名/动物名 | 所属科名 | 使用部分 | 备注 |
|---|---|---|---|---|---|
| | | 《关于进一步规范保健食品原料管理的通知》(卫法监发〔2002〕51号) | | | |
| 1 | 丁香 | 丁香 | 桃金娘科 | 花蕾 | |
| 2 | 八角茴香 | 八角茴香 | 木兰科 | 成熟果实 | 在调味品中也称"八角" |
| 3 | 刀豆 | 刀豆 | 豆科 | 成熟种子 | |
| 4 | 小茴香 | 茴香 | 伞形科 | 成熟果实 | 用于调味时还可用叶和梗 |
| 5 | 小蓟 | 刺儿菜 | 菊科 | 地上部分 | |
| 6 | 山药 | 薯蓣 | 薯蓣科 | 根茎 | |
| 7 | 山楂 | 山里红 | 蔷薇科 | 成熟果实 | |
| | | 山楂 | 蔷薇科 | | |
| 8 | 马齿苋 | 马齿苋 | 马齿苋科 | 地上部分 | |
| 9 | 乌梅 | 梅 | 蔷薇科 | 近成熟果实 | |
| 10 | 木瓜 | 贴梗海棠 | 蔷薇科 | 近成熟果实 | |
| 11 | 火麻仁 | 大麻 | 桑科 | 成熟果实 | |
| 12 | 代代花 | 代代花 | 芸香科 | 花蕾 | 果实地方常用作枳壳 |
| 13 | 玉竹 | 玉竹 | 百合科 | 根茎 | |
| 14 | 甘草 | 甘草 | 豆科 | 根和根茎 | |
| | | 胀果甘草 | 豆科 | | |
| | | 光果甘草 | 豆科 | | |
| 15 | 白芷 | 白芷 | 伞形科 | 根 | |
| | | 杭白芷 | 伞形科 | | |
| 16 | 白果 | 银杏 | 银杏科 | 成熟种子 | |
| 17 | 白扁豆 | 扁豆 | 豆科 | 成熟种子 | |
| 18 | 白扁豆花 | 扁豆 | 豆科 | 花 | |
| 19 | 龙眼肉(桂圆) | 龙眼 | 无患子科 | 假种皮 | |
| 20 | 决明子 | 决明 | 豆科 | 成熟种子 | 需经过炮制方可使用 |
| | | 小决明 | 豆科 | | |
| 21 | 百合 | 卷丹 | 百合科 | 肉质鳞叶 | |
| | | 百合 | 百合科 | | |
| | | 细叶百合 | 百合科 | | |
| 22 | 肉豆蔻 | 肉豆蔻 | 肉豆蔻科 | 种仁;种皮 | 种皮仅作为调味品使用 |
| 23 | 肉桂 | 肉桂 | 樟科 | 树皮 | 在调味品中也称"桂皮" |
| 24 | 余甘子 | 余甘子 | 大戟科 | 成熟果实 | |
| 25 | 佛手 | 佛手 | 芸香科 | 果实 | |
| 26 | 杏仁(苦、甜) | 山杏 | 蔷薇科 | 成熟种子 | 苦杏仁需经过炮制方可使用 |
| | | 西伯利亚杏 | 蔷薇科 | | |
| | | 东北杏 | 蔷薇科 | | |
| | | 杏 | 蔷薇科 | | |
| 27 | 沙棘 | 沙棘 | 胡颓子科 | 成熟果实 | |
| 28 | 芡实 | 芡 | 睡莲科 | 成熟种仁 | |

（续表）

| 序号 | 物质名称 | 植物名/动物名 | 所属科名 | 使用部分 | 备注 |
|---|---|---|---|---|---|
| 29 | 花椒 | 青椒 | 芸香科 | 成熟果皮 | 花椒果实可作为调味品使用 |
| | | 花椒 | 芸香科 | | |
| 30 | 赤小豆 | 赤小豆 | 豆科 | 成熟种子 | |
| | | 赤豆 | 豆科 | | |
| 31 | 麦芽 | 大麦 | 禾本科 | 成熟果实经发芽干燥的炮制加工品 | |
| 32 | 昆布 | 海带 | 海带科 | 叶状体 | |
| | | 昆布 | 翅藻科 | | |
| 33 | 枣（大枣、黑枣） | 枣 | 鼠李科 | 成熟果实 | |
| 34 | 罗汉果 | 罗汉果 | 葫芦科 | 果实 | |
| 35 | 郁李仁 | 欧李 | 蔷薇科 | 成熟种子 | |
| | | 郁李 | 蔷薇科 | | |
| | | 长柄扁桃 | 蔷薇科 | | |
| 36 | 金银花 | 忍冬 | 忍冬科 | 花蕾或带初开的花 | |
| 37 | 青果 | 橄榄 | 橄榄科 | 成熟果实 | |
| 38 | 鱼腥草 | 蕺菜 | 三白草科 | 新鲜全草或干燥地上部分 | |
| 39 | 姜（生姜、干姜） | 姜 | 姜科 | 根茎（生姜所用为新鲜根茎，干姜为干燥根茎） | |
| 40 | 枳椇子 | 枳椇 | 鼠李科 | 药用为成熟种子；食用为肉质膨大的果序轴、叶及茎枝 | |
| 41 | 枸杞子 | 宁夏枸杞 | 茄科 | 成熟果实 | |
| 42 | 栀子 | 栀子 | 茜草科 | 成熟果实 | |
| 43 | 砂仁 | 阳春砂 | 姜科 | 成熟果实 | |
| | | 绿壳砂 | 姜科 | | |
| | | 海南砂 | 姜科 | | |
| 44 | 胖大海 | 胖大海 | 梧桐科 | 成熟种子 | |
| 45 | 茯苓 | 茯苓 | 多孔菌科 | 菌核 | |
| 46 | 香橼 | 枸橼 | 芸香科 | 成熟果实 | |
| | | 香圆 | 芸香科 | | |
| 47 | 香薷 | 石香薷 | 唇形科 | 地上部分 | |
| | | 江香薷 | 唇形科 | | |
| 48 | 桃仁 | 桃 | 蔷薇科 | 成熟种子 | |
| | | 山桃 | 蔷薇科 | | |
| 49 | 桑叶 | 桑 | 桑科 | 叶 | |
| 50 | 桑椹 | 桑 | 桑科 | 果穗 | |
| 51 | 桔红（橘红） | 橘及其栽培变种 | 芸香科 | 外层果皮 | |
| 52 | 桔梗 | 桔梗 | 桔梗科 | 根 | |
| 53 | 益智仁 | 益智 | 姜科 | 去壳之果仁，而调味品为果实 | |
| 54 | 荷叶 | 莲 | 睡莲科 | 叶 | |

（续表）

| 序号 | 物质名称 | 植物名/动物名 | 所属科名 | 使用部分 | 备注 |
|------|---------|--------------|---------|---------|------|
| 55 | 莱菔子 | 萝卜 | 十字花科 | 成熟种子 | |
| 56 | 莲子 | 莲 | 睡莲科 | 成熟种子 | |
| 57 | 高良姜 | 高良姜 | 姜科 | 根茎 | |
| 58 | 淡竹叶 | 淡竹叶 | 禾本科 | 茎叶 | |
| 59 | 淡豆豉 | 大豆 | 豆科 | 成熟种子的发酵加工品 | |
| 60 | 菊花 | 菊 | 菊科 | 头状花序 | |
| 61 | 菊苣 | 毛菊苣 | 菊科 | 地上部分或根 | |
| | | 菊苣 | 菊科 | | |
| 62 | 黄芥子 | 芥 | 十字花科 | 成熟种子 | |
| 63 | 黄精 | 滇黄精 | 百合科 | 根茎 | |
| | | 黄精 | 百合科 | | |
| | | 多花黄精 | 百合科 | | |
| 64 | 紫苏 | 紫苏 | 唇形科 | 叶（或带嫩枝） | |
| 65 | 紫苏子（籽） | 紫苏 | 唇形科 | 成熟果实 | |
| 66 | 葛根 | 野葛 | 豆科 | 根 | |
| 67 | 黑芝麻 | 脂麻 | 脂麻科 | 成熟种子 | 在调味品中也称"胡麻、芝麻" |
| 68 | 黑胡椒 | 胡椒 | 胡椒科 | 近成熟或成熟果实 | 在调味品中称"白胡椒" |
| 69 | 槐花、槐米 | 槐 | 豆科 | 花及花蕾 | |
| 70 | 蒲公英 | 蒲公英 | 菊科 | 全草 | |
| | | 碱地蒲公英 | 菊科 | | |
| | | 同属数种植物 | 菊科 | | |
| 71 | 榧子 | 榧 | 红豆杉科 | 成熟种子 | |
| 72 | 酸枣、酸枣仁 | 酸枣 | 鼠李科 | 果肉、成熟种子 | |
| 73 | 鲜白茅根（或干白茅根） | 白茅 | 禾本科 | 根茎 | |
| 74 | 鲜芦根（或干芦根） | 芦苇 | 禾本科 | 根茎 | |
| 75 | 橘皮（或陈皮） | 橘及其栽培变种 | 芸香科 | 成熟果皮 | |
| 76 | 薄荷 | 薄荷 | 唇形科 | 地上部分 | |
| | | 薄荷 | 唇形科 | 叶、嫩芽 | 仅作为调味品使用 |
| 77 | 薏苡仁 | 薏苡 | 禾本科 | 成熟种仁 | |
| 78 | 薤白 | 小根蒜 | 百合科 | 鳞茎 | |
| | | 薤 | 百合科 | | |
| 79 | 覆盆子 | 华东覆盆子 | 蔷薇科 | 果实 | |
| 80 | 藿香 | 广藿香 | 唇形科 | 地上部分 | |
| 81 | 乌梢蛇 | 乌梢蛇 | 游蛇科 | 剥皮、去除内脏的整体 | 仅限获得林业部门许可进行人工养殖的乌梢蛇 |
| 82 | 牡蛎 | 长牡蛎 | 牡蛎科 | 贝壳 | |
| | | 大连湾牡蛎 | 牡蛎科 | | |
| | | 近江牡蛎 | 牡蛎科 | | |

（续表）

| 序号 | 物质名称 | 植物名/动物名 | 所属科名 | 使用部分 | 备注 |
|---|---|---|---|---|---|
| 83 | 阿胶 | 驴 | 马科 | 干燥皮或鲜皮经煎煮、浓缩制成的固体胶 | |
| 84 | 鸡内金 | 家鸡 | 雉科 | 沙囊内壁 | |
| 85 | 蜂蜜 | 中华蜜蜂 | 蜜蜂科 | 蜂所酿的蜜 | |
| | | 意大利蜂 | 蜜蜂科 | | |
| 86 | 蝮蛇（蕲蛇） | 五步蛇 | 蝰科 | 去除内脏的整体 | 仅限获得林业部门许可进行人工养殖的蝮蛇 |

《按照传统既是食品又是中药材物质目录管理办法（征）》（国卫办食品函[2014]975号）

| 序号 | 物质名称 | 植物名/动物名 | 所属科名 | 使用部分 | 备注 |
|---|---|---|---|---|---|
| 1 | 人参 | 人参 | 五加科 | 根和根茎 | 为5年及5年以下人工种植的人参；食用量≤3 g/天；孕妇、哺乳期妇女及14周岁以下儿童不宜食用 |
| 2 | 山银花 | 华南忍冬 | 忍冬科 | 花蕾或带初开的花 | |
| | | 红腺忍冬 | | | |
| | | 灰毡毛忍冬 | | | |
| | | 黄褐毛忍冬 | | | |
| 3 | 芫荽 | 芫荽 | 伞形科 | 果实、种子 | |
| 4 | 玫瑰花 | 玫瑰 | 蔷薇科 | 花蕾 | |
| 5 | 松花粉 | 马尾松 | 松科 | 干燥花粉 | |
| 6 | | 油松 | | | |
| | | 同属数种植物 | | | |
| 7 | 粉葛 | 甘葛藤 | 豆科 | 根 | |
| 8 | 布渣叶 | 破布叶 | 椴树科 | 叶 | 仅作为凉茶饮料原料；使用量≤15 g/天 |
| 9 | 夏枯草 | 夏枯草 | 唇形科 | 果穗 | 仅作为凉茶饮料原料；使用量≤9 g/天 |
| 10 | 当归 | 当归 | 伞形科 | 根 | 仅限用于香辛料；使用量≤3 g/天 |
| 11 | 山奈 | 山奈 | 姜科 | 根茎 | 仅作为调味品使用；使用量≤6 g/天；在调味品中标示"根、茎" |
| 12 | 西红花 | 藏红花 | 鸢尾科 | 柱头 | 仅作为调味品使用；使用量≤1 g/天；在调味品中也称"藏红花" |
| 13 | 草果 | 草果 | 姜科 | 果实 | 仅作为调味品使用；使用量≤3 g/天 |
| 14 | 姜黄 | 姜黄 | 姜科 | 根茎 | 仅作为调味品使用；使用量≤3 g/天；在调味品中标示"根、茎" |
| 15 | 荜茇 | 荜茇 | 胡椒科 | 果实或成熟果穗 | 仅作为调味品使用；使用量≤1 g/天 |

# 三、市场热销品种分析

## （一）国内热销产品

我国的中药与食品结合由来已久，由于我国幅员辽阔、人口众多，各地人们饮食文化差异巨大，然而在中医药的文化熏陶中，都有各自的饮食发挥，不仅种类繁多，且家喻户晓，深受群众喜爱，就拿零食小吃来说，如北方地区的糕点果脯，知名如北京"稻香村"的"京八件",儿童喜爱的"果丹皮",西北地区如宁夏传统茶饮"八宝茶",闽南地区特有的"凉茶",知名如"加多宝",明代时期就有的"肥儿粉",后来知名如"泸州肥儿粉"是建国第一家婴幼儿辅食生产厂家,他们均是将中药材与食品完美结合,既有供食用、饮用的良好口感,也含有中药材,达到养生、保健的作用。

随着食品监督管理机构的调整和新《食品安全法》的实施,《工业产品生产许可证管理条例》已不再作为食品生产许可(QS)的依据,SC依据《中华人民共和国食品安全法》《中华人民共和国行政许可法》等法律法规制定。2018年10月1日起,食品生产者生产的食品不得再使用"QS"标志。使用原包装、标签、标志的食品,在保质期内可以继续销售。根据《食品质量安全市场准入分类》,将食品28类,分类系统见表9-3。

表9-3　28类食品分类目录

| 类别 | 类别名称 | 产品名称（单元数量） | 单元名称 | 品种（举例） |
|---|---|---|---|---|
| 1 | 粮食加工品 | 小麦粉(1) | 小麦粉(通用、专用) | 通用小麦粉(特制一等、特制二等小麦粉、标准粉、普通粉、高筋、低筋小麦粉等)、专用小麦粉(面包、面条、饺子、馒头、发酵饼干、酥性饼干、蛋糕、糕点用小麦粉等) |
| | | 大米(1) | 大米 | 大米 |
| | | 挂面(1) | 挂面(普通挂面、花色挂面、手工面) | 强力面、玉带面、蔬菜面、鸡蛋面、营养强化面,手工面 |
| | | 其他粮食加工品(3) | 谷物加工品 | 高粱米、小米、糙米、黑米、紫米、荞麦米等 |
| | | | 谷物碾磨加工品 | 黑麦粉、小米粉、高粱粉、大麦粉、青稞粉、玉米粉、燕麦粉、荞麦粉、杂面粉、大米粉、糯米粉、麦片、绿豆粉等 |
| | | | 谷物粉类制成品 | 生切面、饺子皮、通心粉、米粉、米线、(沙)河粉、油面筋等 |
| 2 | 食用油、油脂及其制品 | 食用植物油(1) | 食用植物油(半精炼、全精炼) | 食用调和油、茶籽油、菜籽油、大豆油、花生油、芝麻油、橄榄油、棕榈油、椰子油、核桃油、花椒籽油等 |
| | | 食用油脂制品(1) | 食用油脂制品 | 食用氢化油、人造奶油(人造黄油)、起酥油、代可可脂等 |
| | | 食用动物油脂(1) | 食用动物油脂 | 食用猪油、食用牛油、食用羊油等 |
| 3 | 调味品 | 酱油(1) | 酱油 | 酿造酱油、配制酱油 |
| | | 食醋(1) | 食醋 | 酿造食醋、配制食醋 |
| | | 味精(1) | 味精 | 谷氨酸钠(99%)味精、味精 |
| | | 鸡精调味料(1) | 鸡精调味料 | 鸡精 |
| | | 酱类(1) | 酱 | 甜面酱、黄酱、豆瓣酱、原酱、双峰辣酱等 |
| | | 调味料产品(4) | 固态调味料 | 鸡粉调味料,畜、禽粉调味料,海鲜粉调味料,各种风味汤料,酱油粉以及咖喱、胡椒等各种香辛料粉 |
| | | | 半固态(酱)调味料 | 非发酵酱(花生酱、芝麻酱、辣椒酱、番茄酱等)、复合调味酱(风味酱、蛋黄酱、色拉酱、芥末酱、虾酱)、油辣椒、火锅调料(底料和蘸料)等 |
| | | | 液体调味料 | 鸡汁调味料、烧烤汁、蚝油、鱼露、香辛料调味汁、糟卤、调料酒、酵母抽提物、液态复合调味料等 |
| | | | 食用调味油 | 花椒油、芥末油、辣椒油、山苍籽油、香辛料调味油、调和麻油等 |
| 4 | 肉制品 | 肉制品(5) | 腌腊肉制品 | 咸肉类、腊肉类、风干肉类、中国腊肠类、中国火腿类、生培根类和生香肠类等 |
| | | | 酱卤肉制品 | 白煮肉类、酱卤肉类、肉糕类、肉冻类、油炸肉类、肉松类和肉干类等 |
| | | | 熏烧烤肉制品 | 熏、烧烤肉类,肉脯类和熟培根类等 |
| | | | 熏煮香肠火腿制品 | 熏煮香肠类和熏煮火腿类等 |
| | | | 发酵肉制品 | 发酵香肠类和发酵肉类等 |

（续表）

| 类别 | 类别名称 | 产品名称（单元数量） | 单元名称 | 品种(举例) |
|---|---|---|---|---|
| 5 | 乳制品 | 乳制品（3） | 液体乳 | 巴氏杀菌乳、高温杀菌乳、灭菌乳、酸乳（如纯酸牛乳、调味酸牛乳、果料酸牛乳等） |
| | | | 乳粉 | 全脂乳粉、脱脂乳粉、全脂加糖乳粉、调味乳粉、特殊配方乳粉（如儿童乳粉、中小学乳粉、青少年乳粉、中老年奶粉、孕产妇乳粉、高钙营养乳粉、铁锌钙营养乳粉等）、牛初乳粉 |
| | | | 其他乳制品 | 炼乳、奶油、干酪、固态成型产品（如奶豆腐、奶皮） |
| | | 婴幼儿配方乳粉（1） | 婴幼儿配方乳粉（湿法生产、干法生产） | 婴儿配方如乳粉[婴儿配方奶粉Ⅱ、婴幼儿配方奶粉1段、婴儿配方奶粉（0～6个月）]、较大婴儿配方乳粉[婴儿配方奶粉Ⅰ、婴幼儿配方奶粉2段、较大婴儿配方奶粉（6～12个月）]、幼儿配方乳粉[婴幼儿配方奶粉3段、幼儿配方奶粉（12～36个月）]、特定配方产品（婴儿配方乳粉Ⅱ、Ⅲ，婴儿配方乳粉Ⅰ） |
| 6 | 饮料 | 饮料（7） | 瓶(桶)装饮用水类 | 饮用天然矿泉水、饮用天然泉水、饮用纯净水、饮用矿物质水以及其他饮用水等 |
| | | | 碳酸饮料(汽水)类 | 碳酸饮料(汽水、可乐、雪碧)、充气运动饮料等 |
| | | | 茶饮料类 | 冰红茶饮料、绿茶饮料等 |
| | | | 果汁及蔬菜汁类 | 苹果汁饮料、山楂汁饮料、橙汁饮料等 |
| | | | 蛋白饮料类 | 含乳饮料、植物蛋白饮料、复合蛋白饮料 |
| | | | 固体饮料类 | 菊花晶、速溶果珍等 |
| | | | 其他饮料类 | 特殊用途饮料类、咖啡饮料类、植物饮料类（非果蔬类的如竹汁饮料）、风味饮料类（如各类果味饮料）等 |
| 7 | 方便食品 | 方便食品（2） | 方便面 | 方便面 |
| | | | 其他方便食品 | 主食类，如方便米饭、方便粥、方便米粉（米线）、方便粉丝、方便湿米粉、方便豆花、方便湿面等以及湘味面粉熟食等；冲调类，如麦片、黑芝麻糊、红枣羹、油茶等 |
| 8 | 饼干 | 饼干（1） | 饼干 | 酥性饼干、韧性饼干、发酵饼干、薄脆饼干、曲奇饼干、夹心饼干、威化饼干、蛋圆饼干、蛋卷等 |
| 9 | 罐头 | 罐头（3） | 畜禽水产罐头 | 火腿罐头、火腿午餐肉罐头、豆豉鲮鱼、鲫鱼罐头、东安鸡罐头等 |
| | | | 果蔬罐头 | 菠萝罐头、清水荸荠罐头、蚕豆罐头、糖水橘片罐头等 |
| | | | 其他罐头 | 八宝粥罐头、琥珀核桃仁罐头等 |
| 10 | 冷冻饮品 | 冷冻饮品（1） | 冷冻饮品 | 冰淇淋、雪糕、雪泥、冰棍、食用冰、甜味冰等 |
| 11 | 速冻食品 | 速冻食品（2） | 速冻面米食品（生制品、熟制品） | 速冻包子、速冻饺子、速冻馒头等 |
| | | | 速冻其他食品 | 速冻生肉制品（鱼肉丸子、速冻香嫩肉卷、香卤猪耳等）；速冻熟肉制品（速冻肉丸、狮子头、台湾风味热狗肠）；速冻果蔬制品（黄瓜等）；速冻其他制品；速冻果蔬制品（黄瓜、玉米等）；速冻其他制品（速冻菜肴制品、速冻汤羹制品、速冻豆制品、速冻火锅汤料等） |
| 12 | 薯类和膨化食品 | 膨化食品（1） | 膨化食品 | 焙烤型、油炸型、直接挤压型、花色型膨化食品（如膨化玉米、薯片等） |
| | | 薯类食品（1） | 薯类食品 | 干制薯类、冷冻薯类、薯泥(酱)类、薯粉类、其他薯类（如魔芋粉、土豆泥等） |

（续表）

| 类别 | 类别名称 | 产品名称（单元数量） | 单元名称 | 品种(举例) |
|---|---|---|---|---|
| 13 | 糖果制品（含巧克力及制品） | 糖果制品（2） | 糖果 | 硬糖、乳脂糖果、凝胶糖果、胶基糖果、压片糖果 |
| | | | 巧克力及巧克力制品 | 巧克力、巧克力制品、代可可脂巧克力和代可可脂巧克力制品 |
| | | 果冻（1） | 果冻 | 含乳型果冻、果肉型果冻、果汁型果冻、果味型果冻、其他型果冻等 |
| 14 | 茶叶及相关制品 | 茶叶（2） | 茶叶 | 绿茶、红茶、乌龙茶、黄茶、白茶、黑茶、花茶、袋泡茶、紧压茶 |
| | | | 边销茶 | 黑砖茶、花砖茶、茯砖茶、康砖茶、金尖茶、青砖茶、米砖茶等 |
| | | 含茶制品和代用茶（2） | 含茶制品（速溶茶类、其他类） | 各类固态速溶茶和各类液态速溶茶以及茶粉、调味茶类（如八宝茶、三炮台等） |
| | | | 代用茶 | 杭白菊、贡菊、大麦茶、莲心等 |
| 15 | 酒类 | 白酒（1） | 白酒、白酒（液态、原酒） | 白酒 |
| | | 葡萄酒及果酒（1） | 葡萄酒及果酒（原酒、加工灌装） | 葡萄酒、山葡萄酒、苹果酒、山楂酒等（发酵工艺） |
| | | 啤酒（1） | 啤酒 | 啤酒（熟啤酒、鲜啤酒、生啤酒、特种啤酒） |
| | | 黄酒（1） | 黄酒、黄酒（加工灌装） | 绍兴黄酒、古越楼台酒 |
| | | 其他酒（3） | 配制酒 | 露酒、竹叶青、利口酒、永州异蛇酒等以及各种以药食两用物质为原料生产的配制酒等 |
| | | | 其他蒸馏酒 | 白兰地、威士忌、俄得克、朗姆酒、各种水果白兰地和水果蒸馏酒等 |
| | | | 其他发酵酒 | 清酒、米酒（醪糟）、奶酒、甜酒等 |
| 16 | 蔬菜制品 | 蔬菜制品（4） | 酱腌菜 | 盐渍菜、榨菜、酱油渍菜、湘西外婆菜等 |
| | | | 蔬菜干制品 | 自然干制蔬菜；热风干燥蔬菜；冷冻干燥蔬菜；蔬菜脆片；蔬菜粉及制品；主要包括脱水蔬菜、蔬菜脆片、黄花菜、笋干、湘莲、辣椒干、玉兰片、南瓜粉、百合粉、藕粉等 |
| | | | 食用菌制品 | 干制食用菌（如香菇、木耳、茶树菇、银耳等）；腌渍食用菌（腌渍金针菇、腌渍滑子菇） |
| | | | 其他蔬菜制品 | 其他蔬菜制品 |
| 17 | 水果制品 | 蜜饯（1） | 蜜饯 | 蜜饯类、凉果类、果脯类、话化类、果丹（饼）类、果糕类 |
| | | 水果制品（2） | 水果干制品 | 水果脆片、蔬菜脆片、无核葡萄干、荔枝干、桂圆干、红枣、香蕉脆片等 |
| | | | 果酱 | 苹果酱、山楂酱等 |
| 18 | 炒货食品及坚果制品 | 炒货食品（1） | 炒货食品（烘炒类、油炸类、其他类） | 烘炒类（如炒瓜子、烤花生）、油炸类（如油炸玉米）、其他类（如糖炒瓜子仁、核桃粉）等 |
| 19 | 蛋制品 | 蛋制品（4） | 再制蛋类 | 皮蛋、咸蛋、糟蛋、卤蛋等 |
| | | | 干蛋类 | 巴氏杀菌鸡全蛋粉、鸡蛋黄粉、鸡蛋白片 |
| | | | 冰蛋类 | 巴氏杀菌鸡全蛋、冻鸡蛋黄、冰鸡蛋白 |
| | | | 其他类 | 蛋黄酱、色拉酱、松花蛋肠、日本豆腐等 |
| 20 | 可可及制品焙烤咖啡 | 可可制品（1） | 可可制品 | 可可液块、可可粉、可可脂 |
| | | 焙炒咖啡（1） | 焙炒咖啡 | 焙炒咖啡豆、咖啡粉 |

（续表）

| 类别 | 类别名称 | 产品名称（单元数量） | 单元名称 | 品种（举例） |
|---|---|---|---|---|
| 21 | 食糖 | 糖（1） | 糖 | 白砂糖、绵白糖、赤砂糖、冰糖、方糖、冰片糖等 |
| 22 | 水产制品 | 水产加工品（3） | 干制水产品 | 干海参、烤鱼片、调味鱼干、虾米、虾皮、烤虾、虾片、干贝、鱿鱼丝、鱿鱼干、干燥裙带菜叶、干海带、紫菜等 |
| | | | 盐渍水产品 | 盐渍海带、盐渍裙带菜、盐渍海蜇皮和盐渍海蜇头 |
| | | | 鱼糜制品 | 熟制鱼糜灌肠和冻鱼糜制品 |
| | | 其他水产加工品（5） | 水产调味品 | 虾酱、海胆酱、鱼子酱、虾子酱、蚝油、贻贝油、虾油、鱼露、海藻酱等 |
| | | | 水生动物油脂及制品 | 鱼体油、鱼肝油、海兽油等 |
| | | | 风味鱼制品 | 熏鱼、熏鱿鱼、鱼松、炸鱼、五香鱼和糟鱼等 |
| | | | 生食水产品 | 醉虾、醉蟹、醉泥螺、醉蚶、蟹酱、生鱼片、生螺片等 |
| | | | 水产品深加工 | 海参胶囊、牡蛎胶囊、甲壳素、海藻胶、海珍品口服液、螺旋藻、多肽类、即食海参等 |
| 23 | 淀粉及淀粉制品 | 淀粉及淀粉制品（2） | 淀粉 | 谷类淀粉、薯类淀粉和豆类淀粉 |
| | | | 淀粉制品 | 粉丝、粉条、粉皮 |
| | | 淀粉糖（1） | 淀粉糖 | 葡萄糖、饴糖、麦芽糖、异构化糖等 |
| 24 | 糕点食品 | 糕点（1） | 糕点 | 烘烤类糕点、油炸类糕点、蒸煮类糕点、熟粉类糕点、月饼、月饼馅料等 |
| 25 | 豆制品 | 豆制品（3） | 发酵性豆制品 | 腐乳、豆豉、纳豆等产品 |
| | | | 非发酵性豆制品 | 豆腐、干豆腐、腐竹、豆浆等产品 |
| | | | 其他豆制品 | 大豆组织蛋白（挤压膨化豆制品如麻辣豆筋）、豆沙、豆蓉类产品 |
| 26 | 蜂产品 | 蜂产品（4） | 蜂蜜 | 蜂蜜 |
| | | | 蜂王浆（含蜂王浆冻干品） | 蜂王浆（含蜂王浆冻干品） |
| | | | 蜂花粉 | 油菜蜂花粉、玉米蜂花粉等 |
| | | | 蜂产品制品 | 蜂三宝片、蜂花粉晶冲剂、王浆蜂蜜口服液等 |
| 27 | 特殊膳食食品 | 婴幼儿及其他配方谷物产品（2） | 婴幼儿配方谷粉 | 适用于婴幼儿食用的婴幼儿补充谷粉、婴幼儿断奶期辅助食品、婴幼儿断奶期补充食品、豆基类婴幼儿配方粉等产品 |
| | | | 其他配方谷粉 | 适用于其他特殊人群（如儿童、中老年等）食用的配方谷粉 |
| 28 | 其他食品 | 其他食品（1） | 其他食品（产品名称） | 地方特色食品（如食用槟榔、葛根纤维制品、其他食品等） |

下面择类进行市场热销品种的介绍。

1. 代用茶——八宝茶·代用茶属于"茶叶及相关制品"分类中的"代用茶"，是指选用可食用植物的叶、花、果（实）、根茎为原料加工制作的、采用类似茶叶冲泡（浸泡）方式供人们饮用的产品。代用茶是中药食品的滥觞之地，药食同源中药材常通过代用茶的形式进行生产和销售。其中较为著名的是"宁夏八宝茶"。

八宝茶，也称"三泡茶"，是居住在古丝绸之路上的回族和东乡族人待客的传统饮料。八宝茶以茶叶为底，喝起来香甜可口，滋味独具，并有滋阴润肺、清嗓利喉之功效。在甘肃及宁夏回族自治区，都以"三炮台"碗泡"八宝茶"招待亲友。八宝茶，顾名思义即有八样料，一般有茶叶、红枣、枸杞、核桃仁、桂圆、芝麻、葡萄干、菊花等，也可根据个人喜好添加不同的配料。将八种配料放入盖碗中，冲以滚烫的水，料在盖碗中翻滚。盖上盖，静待二至三分钟即可享用一杯。而八宝茶作为宁夏特产，处方公开、制作简单且运用悠久,目前没有知名的品牌。

**2. 植物蛋白饮料——加多宝** · "饮料"分类中"植物蛋白饮料",指以有一定蛋白质含量的植物的果实、种子或种仁等为原料,经加工或发酵制成的饮料。也体现了中药食品的应用,如市场热销品种广州凉茶"加多宝"。

凉茶是汉族特色茶饮,是中草药植物饮料的通称。广东凉茶是汉族传统凉茶文化的代表。凉茶是将药性寒凉和能消解人体内热的中草药煎水做饮料喝,以消除夏季人体内的暑气,或治疗冬日干燥引起的喉咙疼痛等疾患。凉茶的历史悠久,公元306年东晋医药家葛洪南来岭南,由于当时瘴疠流行,他得以悉心研究岭南各种温病医药。葛洪所遗下的医学专著以及后世岭南温派医家总结劳动人民长期防治疾病过程中的丰富经验,形成了汉族岭南文化底蕴深厚的凉茶,其配方、术语世代相传。"加多宝"为凉茶的代表品牌,主要成分包括菊花、金银花、蛋花、甘草、仙草、夏枯草、布渣叶,其中菊花、金银花疏风清热解表;甘草甘淡养阴,调和诸药;布渣叶消食化滞,清热利湿;全方疏风清热,解表利湿,不仅迎合了当今快节奏重口感、饮食辛辣的年轻人消费主流,而且具有良好的清热效果。

**3. 蜜饯——果丹皮** · 在"水果制品"分类中的"蜜饯",指以果蔬和糖类等为原料,经加工制成的蜜饯类、凉果类、果脯类、话化类、果丹(饼)类和果糕类。此分类下,代表产品"果丹皮",目前代表品牌有"三只松鼠"等。

"果丹皮"是山楂制成的卷,他的同类食品还有"山楂糕""山楂糖""冰糖葫芦"等,属于北方的传统小吃,早在清朝时期就已经有果丹皮的文字记载,提到"绀红透骨油拳薄,滑腻轻碓粉蜡匀。草罢军书还灭迹,嘴来枯思顿生津"。果丹皮以山楂为主要原料,由于山楂本身即是食品又是药品,具有消食化积、行气化瘀的功效,又在工艺制备的过程中大大减弱了山楂的酸涩味,而增加了甘甜,又具有了酸甘化阴的作用,达到消食除胀、行气益阴的效果。小儿饮食无度,脾胃之气尚不充盛,不能及时消化食物,饮食过饱则出现食积,导致夜啼不安,不思饮食,甚至食积化热,果丹皮消食益阴、行气化滞,能很好地解决小儿积食情况,且口感良好,疗效确切,无副作用,深受儿童及家长的喜爱。

三只松鼠股份有限公司(以下简称三只松鼠)于2012年2月在安徽芜湖注册成立,是一家以坚果、干果、茶叶、休闲零食等食品的研发、分装及销售的新型互联网企业。三只松鼠将休闲零食与互联网有机集合,是当前中国销售规模大的食品电商企业,该企业将果丹皮作为休闲零食进行销售,很快占领了我国市场。

**4. 糕点——京八件** · "糕点"分类包括烘烤类糕点、油炸类糕点、蒸煮类糕点、熟粉类糕点、月饼。代表产品:北京"稻香村"的京八件。

传统京八件又叫"大八件"共25个花样,分为头行、破皮、酥皮三种。新开发的"京八件",古色古香的包装非常精美,产品制作上在继承老北京民间糕点的基础上,又融合了西式糕点的制作工艺,选用了营养、绿色、健康的玫瑰豆沙、桂花山楂、奶油栗蓉、椒盐芝麻、核桃枣泥、红莲五仁、枸杞豆蓉、杏仁香蓉等八种馅料,并配以植物油、蜂蜜等辅料。而北京"稻香村"为中华老字号,是在京式御膳糕点的制法下建立的知名糕点品牌,其中经典系列就有山楂锅盔、山楂酥饼、枣泥馅的状元饼、乌梅酥等,口感良好且健脾益气,深受广大消费者的喜爱。

**5. 方便食品——黑芝麻糊** · 在"方便食品"分类中的"其他方便食品",指部分或完全熟制,不经烹调或仅需简单加热、冲调就能食用的食品,其中冲调类包括麦片、黑芝麻糊、红枣羹、油茶等。著名的代表产品为"南方黑芝麻糊"。

黑芝麻糊是由大米和既是食品又是药材的黑芝麻等为主要原料精制而成,黑芝麻具有补肝肾,益精血,润肠燥的功效,具有芝麻浓郁的香味,香滑可口。本品即冲即食,服用方便。黑芝麻糊是传统小吃,其中南方黑芝麻集团股份有限公司将其做成产品,并在其组方上增加了红枣以更加适用于女性养血补血、增加核桃适用于儿童及老年人益智补虚,天然健康,通过不同的组方以适用于不同的人群,体现了产品的针对性及疗效性。

**6. 婴幼儿及其他配方谷粉产品——泸州肥儿粉** · "特殊膳食食品"分类中的"婴幼儿及其他配方谷粉产品"目前被进口品牌占领市场,但我国的传统的"泸州肥儿粉"为著名品牌。

"肥儿粉"一词最早出现于明朝万历年间泸州著名中医李垣的专著《脾胃论》一书中,直到清朝中后期经著名中医叶天士多方论证考究更完善了原李东垣的"肥儿粉"结构特点。"泸州肥儿粉",创建于1956年,是中国最早开发的婴幼儿补充食品之一,该产品根据乳幼儿身体发育迅速、消化机制尚不健全,易发生消化营养紊乱的生理病理特点,选用既是食品又有药性功能的原料,其中大豆、绿豆清热利水,解郁火;苡仁、芡实补中焦益肾气,淡渗利湿;酒曲、鸡内金消食化积,行气解郁;加入大米甘淡平缓,补脾胃,配制为成品。针对婴幼儿口感敏锐,难以配量的特点,工艺上结合传统习惯,对一些配料如黄豆、绿豆等分别采用锅炒、蒸煮等手段,以符合婴幼儿饮食习惯。在国民经济低下的当时为解决小儿疳积取得了巨大的成果,虽然现在随着经济和社会的发展,营养的富裕让小儿疳积的情况减少,购买人数下降,市场份额减小,但肥儿粉的配方是将中药与食品的完美结合带来的良好效果,使其获得了世界非物质文化遗产的称号,值得现在的中药食品研究开发者借鉴。

**(二)国外相关产品**

目前中药作为普通食品进入国际市场是我国经济发展的重要趋势,其中东南亚由于传统文化及生活习惯的原因对于中药食品的接受度较高,而欧美食品集团则对于中药材加入食品兴趣浓厚。这些国际食品厂商的科学家对人参、当归、冬虫夏草等中药材及姜、大蒜、绿茶等东方食品有极浓的兴趣,正在研究这些中草药疗效以便加入产品中扩大市场竞争力,将具有含医药疗效的食品称为"功能性食品",以进一步开拓亚洲市场。例如美国桂格麦片公司把红枣、当归、枸杞等中药原料加入麦片中,以吸引亚洲消费者;日本明治保加利亚氏酸奶2014年9月推出的玫瑰蜂蜜味酸奶,即加入中药材中舒缓解郁的玫瑰和甘淡滋润的蜂蜜,并与酸奶口感相融合,上述含有中药材原料的食谱上市,深受亚洲消费者喜爱。

(眉山市中医医院 廖逸茹;四川省中医药科学院 江 南 罗 霞)

◇参◇考◇文◇献◇

［1］闫向竹,刘恬佳,赵宏宇,等.中药材在国内食品中的发展与应用[J].现代食品,2019(1):57-58.
［2］谷燕莉.中外保健食品监管的比较和借鉴[J].首都医药,2008(18):7-8.
［3］王大宏.透析《食品安全法(草案)》蕴含保健食品监管变局[J].中国医药技术经济与管理,2008,2(8):81-82.
［4］邵振等,药食同源食品监管的法律依据探讨[J].中国卫生法制,2013(21),2:26-27.
［5］程剑华.古代农业与祖国医学的食物疗法[J].农业考古,1984(2):370-380.
［6］曹向涛,王文基,杜伟,等.八宝茶养生文化及推广研究[J].产业与科技论坛,2018,17(5):75-77.
［7］Catherine S. Birch, Graham A. Bonwick. Ensuring the future of functional foods [J]. International Journal of Food Science & Technology, 2019,54(5):1407-1485.

# 第二节 食品添加剂

根据我国食品卫生法(1995年)的规定,食品添加剂是为改善食品色、香、味等品质,以及为防腐和加工工艺的需要而加入食品中的人工合成或者天然物质。食品添加剂按用途分的话,目前我国食品添加剂有23个类别,2 000多个品种,包括酸度调节剂、抗结剂、消泡剂、抗氧化剂、漂白剂、膨松剂、着色剂、护色剂、酶制剂、增味剂、营养强化剂、防腐剂、甜味剂、增稠剂、香料等;食品添加剂按来源则分为天然和人工合成两大类,通过在食品添加剂原料目录中查询,中药材在食品添加剂中占有重要的角色,并且品类繁多,运用广泛,中药材及其提取物是天然的食品添加剂,我国对于中药食品添加剂的运用具有悠久的历史,特别是植物色素、甜味剂、香料等。目前随着经济发展和消费潮流,食品安全成为人们的焦点,化学合成添加剂将逐渐被天然的添加剂所替代,中药材作为食品添加剂具有广阔的前景。

## 一、我国中药食品添加剂监管

中药食品添加剂遵循食品添加剂的相关法律法规执行,其体系系统见表9-4。

表9-4　中药食品添加剂的监督管理法规体系

| 法律法规分类及名称 | 公告文号 | 实施时间 |
|---|---|---|
| 1. 法律 | | |
| 《中华人民共和国食品安全法》 | 主席令第二十一号 | 2015-10-01 |
| 2. 行政法规 | | |
| 《国务院办公厅关于严厉打击食品非法添加行为切实加强食品添加剂监管的通知》 | 国办发〔2011〕20号 | 2011-4-21 |
| 3. 部门规章 | | |
| 《食品添加剂生产监督管理规定》 | 国家质量监督检验检疫总局总局令第127号 | 2010-4-4 |
| 《食品添加剂新品种管理办法》 | 卫生部令第73号 | 2010-3-15 |
| 《关于公布食品添加剂新品种的公告》 | 卫生部2009年第11号 | 2009-7-22 |
| 《卫生部关于食品添加剂扩大使用范围、使用量的品种的公告》 | 卫生部公告2006年第1号 | 2006-6-19 |
| 《卫生部关于食品添加剂及食品营养强化剂扩大使用范围及使用量的公告》 | 卫生部公告2010年第1号 | 2010-1-4 |
| 《关于食用香料香精产品市场准入工作的通知》 | 质检食监函〔2008〕133号 | 2008-7-9 |
| 《卫生部、质检总局关于规范食品添加剂标准管理的公告》 | 卫生部公告2011年第6号 | 2011-03-17 |
| 卫生部办公厅关于《复配食品添加剂通则》有关问题的复函 | 卫办监督函〔2011〕1084号 | 2011-12-22 |
| 卫生部关于《食品添加剂使用标准》(GB2760—2011)有关问题复函 | 卫办监督函〔2011〕919号 | 2011-11-5 |
| 4. 行政许可：《食品添加剂新品种及扩大使用范围和使用量卫生行政许可》 | | |

## 二、中药食品添加剂的特点与应用

### (一)中药食品添加剂具有安全环保的特点

中药食品添加剂主要由中药材及其提取物所组成,使用历史悠久,安全性高,且有一定的治疗作用,根据其应用的历史,可知其安全性;同时由于中药食品添加剂不是由化学物质合成,不会产生环境不友好的废物、废水、废气等"三废"产物,因此其生产过程是环保的。

### (二)中药食品添加剂的应用具有广泛性和国际性

随着我国国力的发展,中医文化的输出,中药食品添加剂由于其安全性和良好的缴味感、且一定的治疗作用,在国际上越来越受到青睐,如2004年世界制药原料中国展天津论坛的美国营养保健品协会负责人拜伦·约翰提到,在美国,虽然中药还不是真正意义的药品,只属于天然食品添加剂,但美国人越来越重视中药,认为中药是有着很好健体作用的天然产品。现在,包括中药和天然药材在内的食品添加剂种类的使用量,在美国正以每年7%到10%的速度增长。

### (三)中药食品添加剂的应用

根据国家食品药品监督管理总局的食品生产许可分类目录将食品添加剂分为:3201食品添加剂、3202食品用香精、3203复配食品添加剂。而根据《食品安全国家标准·食品添加使用标准GB2760—2014》的分类将食品添加剂分为20类:01酸度调节剂;02拮抗剂;03消泡剂;04抗氧剂;05漂白剂;06膨松剂;07胶姆糖基础剂;08着色剂;09护色剂;10乳化剂;11酶制剂;12增味剂;13面粉处理剂;14被膜剂;15水分保持剂;16营养强化剂;17防腐剂;18稳定剂和凝固剂;19甜味剂;20增稠剂。

由于中药食品添加剂具有安全性和环保性,在越来越注重食品安全的今天被广泛应用,且深受我国和东南亚消费者的喜爱,并且逐渐进入欧美市场,传统的中药食品添加剂多作为着色剂和甜味剂使用。

1. **着色剂**·食用着色剂包括合成着色剂和天然着色剂。20世纪中期曾使用的100多种合成着色剂,现已有60多种被禁止食用,其中近30种被发现可致癌。大量合成着色剂被禁用,人们又重新开始重视天然着色剂的开发和利用。许多中药材是天然食用着色剂的原料来源,他们色调自然,安全性高,如从西红花中提取的西红花苷,从栀子果实中提取的栀子黄、从金樱子果实中提取额金樱子棕,从姜黄块茎中提取的姜黄素等。上述天然着色剂着色力强、稳定性好、色泽鲜艳、色纯、无异味、无沉淀,性能大大优于其他的同类产品,有的着色剂本身还兼有营养和治疗的作用,如姜黄素。

2. **甜味剂** · 传统的天然甜味剂为蔗糖、果糖、葡萄糖等,但摄取过高热量的糖会出现肥胖、高血压、糖尿病等不良后果,故而从天然植物中寻找安全性高、热量低、甜味足、风味佳的甜味剂势在必行。现已研究开发出10余个品种,其中罗汉果中开发出的罗汉果苷,从掌叶覆盆子叶中开发出的悬钩子苷,从甘草中提取的甘草甜素,他们都是低热能天然甜味剂。

## 三、市场热销品种分析

目前,列入《食品安全国家标准食品添加剂使用标准》(GB2760—2014)中,可作为食品添加剂使用的中药及中药相关提取物名单见表9-5。

表9-5 中药食品添加剂名单

| 名称 | 英文名称 | CNS号 | INS号 | 功能 |
|---|---|---|---|---|
| 蜂蜡 | beeswax | 14.013 | 901 | 被膜剂 |
| 甘草酸铵,甘草酸一钾及三钾 | ammonium glycyrrhizinate, monopotassium andtripotassiumglycyrrhizinate | 19.012,19.010 | 958 | 甜味剂 |
| 甘草抗氧化物 | ntioxidantofglycyrrhiz | 04.008 | — | 抗氧化剂 |
| 红花黄 | carthamins yellow | 08.103 | — | 着色剂 |
| 红曲黄色素 | monascusyellow-pigment | 08.152 | — | 着色剂 |
| 红曲米,红曲红 | redkojicrice, monascusred | 08.119,08120 | — | 着色剂 |
| 姜黄 | turmeri | 08.102 | 100ii | 着色剂 |
| 姜黄素 | curcumin | 08.132 | 100i | 着色剂 |
| 金樱子棕 | roselaevigatamichxbrown | 08.131 | — | 着色剂 |
| 硫黄 | sulphur | 05.007 | — | 漂白剂、防腐剂 |
| 桑椹红 | mulberry red | 08.129 | — | 着色剂 |
| 沙棘黄 | hippophaerhamnoidesyellow | 08.124 | — | 着色剂 |
| 栀子黄 | gardenia yellow | 08.112 | — | 着色剂 |
| 栀子蓝 | gardenia blue | 08.123 | — | 着色剂 |
| 紫草红 | gromwell red | 08.140 | — | 着色剂 |
| 罗汉果甜苷 | lo-han-kuo extract | 19.015 | — | 甜味剂 |

收入该标准的允许使用的食品用天然香料名单中,包含有中药的包括:丁香叶油、丁香花蕾酊(提取物)、丁香花蕾油、八角茴香油、广藿香油、大茴香脑、小豆蔻油、小豆蔻酊、小茴香酊、山苍子油、山楂酊、天然薄荷脑、乌梅酊、甘松油、甘草酊、甘草流浸膏、白芷酊、肉豆蔻油、肉豆蔻酊、中国肉桂油、中国肉桂皮定(提取物)、杜松籽油(有名刺柏子油)、苍术脂(又名苍术硬脂,苍术油)、杭白菊花油、杭白菊花浸膏(杭菊花流浸膏)、罗汉果酊、佛手油、圆叶当归根酊(又名独活酊)、姜黄油、姜黄油树脂、姜黄浸膏、葫芦巴酊、香紫苏油、甜小茴香油、杏仁油、苏合香油、苏合香提取物、乳香油、没药油、苦杏仁油、当归籽油、当归根油、紫苏油、藏红花提取物、接骨木花提取物、葫芦巴籽浸膏、没药树脂提取物、花椒提取物、甘草提取物(粉)。

以下对部分品种进行简介。

1. **姜黄素** · 最早是在1870年从姜黄(*Curcumalonga* L.)中首次分离出来一种低相对分子质量多酚类化合物。1910年阐明了其双阿魏酰甲烷的化学结构,随后有关其生理、药理作用的研究便取得了明显的进展。随着对姜黄素研究的日益深入,已发现其具有抗炎、抗氧化、调脂、抗病毒、抗感染、抗肿瘤、抗凝、抗肝纤维化、抗动脉粥样硬化等广泛的药理活性,且毒性低、不良反应小。姜黄素目前是世界上销量最大的天然食用色素之一,是世界卫生组织和美国食品药品管理局以及多国准许使用的食品添加剂,作为着色剂,可用于乳制品、饮品、果酱、果蔬、可可制品、方便食品等方面,在食品工业中应用广泛。

吸引研究人员的不仅是姜黄素作为一种非甾体类抗炎药物,而因为其所具有的化学预防特性,姜黄素对疾病具有广泛的预防特性。鉴于现代医学研究发现人体众多疾病的发生与自由基形成、炎症反应的参与有关,姜黄素抗氧化活性和抗炎作用已引起国内外学者的广泛关注。姜黄素长期以来就作为一种常用的天然色素被广泛地应用在食品工业中,主要用于罐头、肠类制品、酱卤制品的染色,其使用量按正常生产需要而定。以姜黄素为主要成分的功能性食品的产品形态可以是一般食品,也可以是一些非食品形态,如胶囊、药丸或片剂等。对于一般食品形态,可以考虑一些黄色素的食品,如:糕点、甜食、饮料等。姜黄素是联合国粮农组织食品法典委员会批准的食品添加剂(FAO/WHO-1995),是我国《食品添加剂使用卫生标准》中最早颁布的,允许在食品中使用的 9 种天然色素之一。新颁布的《食品添加剂使用标准》(GB2760—2011)规定,冷冻饮品、可可制品、巧克力和巧克力制品以及糖果、胶基糖果、装饰糖果、顶饰和甜汁、面糊、裹粉和煎炸粉、方便米面制品、调味糖浆、复合调味料、碳酸饮料和果冻中姜黄素的最大使用量分别为 0.15 g/kg、0.01 g/kg、0.7 g/kg、0.5 g/kg、0.3 g/kg、0.5 g/kg、0.5 g/kg、0.1 g/kg、0.01 g/kg、0.01 g/kg,人造黄油及其类似制品、熟制坚果与籽类、粮食制品馅料和膨化食品中可按生产需要适量使用。姜黄素还具有防腐作用。

姜黄在中世纪的欧洲可代替名贵香料藏红花,也是印度人生活中不可缺少的传统咖喱食品、中东地区常见的烤肉卷、波斯和泰国菜肴的常用调味品,芥菜酱中的常用色素。用于食品着色的姜黄色素主要分为水分散性姜黄油脂、水分散性提纯姜黄、油溶性提纯姜黄素和提纯姜黄粉四大类。我国于 20 世纪 80 年代中后期开始研究和应用姜黄色素,90 年代初发展到最高峰,但由于产品质量原因,市场化程度不高。目前国内已开发出可与国外相媲美的水溶性和油溶性姜黄色素产品,通过复配生产出多种色调的姜黄素,已广泛应用于面食、饮料、果酒、糖果、糕点、罐头、果汁及烹饪菜肴,作为复合调味品应用于鸡精复合调味料、膨化调味料、方便面及面膨化制品、方便食品调味料、火锅调味酱、膏状香精香料、调味酱菜、牛肉干制品等中。我国是国际上姜黄的主产地之一,资源丰富,目前年产量已达到数万吨,已具有很好的市场优势。

2015 年的姜黄素行业产量区域分布中四川占 47%,广东占 30%,我国的姜黄素的主要生产厂家包括:山西森弗天然制品公司、湖南世纪华星生物工程有限公司、上海耐今实业有限公司等,但没有代表品牌。

2. **金樱子** · 金樱子棕作为着色剂应用于无醇饮料,呈可乐型色调,口感好,低温下 1 个月不褪色金樱子棕是由蔷薇科植物金樱子的果实用温水或稀乙醇提取后,过滤、浓缩而成,主要成分为酚类色素,包括黄花素类。由蔷薇科植物金樱子的果实用温水或稀乙醇提取后,过滤、浓缩而成。为棕色浸膏,味甜,无异臭,呈酸梅似果香。耐热、耐光、耐氧化,偏酸性,遇金属离子呈深棕色沉淀。《本草纲目》载:"平温无毒,久服耐寒,益气。"金樱子的果实同时也是加工保健食品的上等原料,成熟的刺梨肉质肥厚,味酸甜,富含糖、维生素、胡萝卜素、有机酸和 20 多种氨基酸、10 余种对人体有益的微量元素,以及过氧化物歧化酶。尤其是维生素 C 含量极高,是当前水果中最高的,每 100 g 鲜果中含量 841.58 ～ 3 541.13 mg,是柑橘的 50 倍,猕猴桃的 10 倍,具有"维生素 C 之王"的美称。中国《食品添加剂使用卫生标准》(GB 2920—1996)规定:用于碳酸饮料,最大使用量 1.0 g/kg;配制酒,最大使用量 0.2 g/kg。金樱子棕的主要生产厂家有陕西森弗天然制品有限公司、西安瑞林生物科技有限公司等。

3. **罗汉果** · 罗汉果是天然甜味剂,罗汉果抽提液作为甜味剂在食品工业中广泛应用,兼有改进风味、促进着色的作用。我国闽南地区用其沏茶已有数百年历史。据权威数据机构 InnovaDatabase 统计,2015 年 1～5 月,在美国市场发布的使用罗汉果甜味剂的新产品达 187 种,较去年同期增长了 140%;而在去年全年,美国市场使用罗汉果甜味剂的新产品较前年的增长率也高达 70%。在如此高的持续增长率下,罗汉果的发展前景不禁让人为之瞩目。一提到罗汉果,许多人的第一反应是其传统的清热解毒、化痰止咳、清肺润肠和生津止渴等药用、保健功能。然而,在国外,特别是在欧美地区,人们对于罗汉果的认知却是从其"非传统"的功效开始的:罗汉果含有的甜味物质——罗汉果甜苷。因其甜度强(甜度是蔗糖的 300 倍)、无热量、纯天然、口感好等属性,近年来,罗汉果甜苷在欧美地区从罕为人知到被食品饮料行业广泛接受,成为理想的天然、健康代糖甜味剂。目前罗汉果的主要生产厂家有亳州市圣豪生物科技有限公司、亳州草木春秋生物科技有限公司等。

（眉山市中医医院　廖逸茹；四川省中医药科学院　江　南　罗　霞）

◇参◇考◇文◇献◇

[1] 韩宝瑞. 中药资源在食品添加剂中的应用[C]//中国植物学会药用植物及植物药专业委员会,中国科学院昆明植物研究所. 第十届全国药用植物及植物药学术研讨会,昆明,2011.

[2] 王子天,周荣雪. 姜黄素生理功能的研究进展[J]. 饮料工业,2019,22(1):68-70.

［3］刘青，StigBengmark.植物源保护剂姜黄素的研究进展［J］.现代药物与临床.2009(1)：22-31.

［4］狄建彬，顾振纶，赵笑东，等.姜黄素的抗氧化和抗炎作用研究进展［J］.中草药，2010,41(5)：854-857.

［5］黄真真，曾瑜，贾贞超，等.姜黄素及其衍生物的抗氧化作用研究进展［J］.预防医学情报杂志，2016,32(11)：1237-1240.

［6］黄海婷.中药金樱子的研究现状及综合利用［J］.中国医药指南，2014,12(28)：76-78.

［7］李雨蒙，张泽生，秦程广，等.罗汉果甜苷的提取及活性研究进展［J］.食品研究与开发，2017,38(8)：220-224.

# 第三节 中药保健酒

保健酒，顾名思义，是对人体具有保健功能的酒。它以蒸馏酒、食用酒精或发酵酒为酒基，以食用动植物、食品添加剂作为呈香、呈味、呈色物质，按一定工艺生产加工而成的饮料酒。保健酒、养生酒在以前统称为药酒，保健酒是传统药酒的分支，是普通白酒的延伸。

保健酒是介于酒和药酒之间的一种产品，具有一般酒的共性，是具有特定保健功能的一种酒。与药酒相比，虽然两者都是在制造过程中加入了药材，但它们之间具有十分明显的区别。首先，所属范畴不同，保健酒属于"饮料酒"范畴，药酒属于"药"的范畴；其次是功能作用不同，保健酒限于特定人群食用，作用是调节机体功能，以保健、养生、健体为目的，满足消费者的嗜好，但不以治疗疾病为目的。药酒主要用于治病，有其特定的医疗作用，规定有适应证、功能主治、用法和用量，一般不可乱用；再就是适用人群和对象不同，保健酒对年龄和性别没有特别严格的限制，主要适用对象是健康或亚健康人群。药酒有针对性较强的适用人群，适用于预防、诊断、治疗疾病的人群，需要在医生的处方或在专业人士的指导下服用。其销售场所也不同，保健酒主要在酒店、商场、超市等一般商品销售场所销售。药酒主要在药店或医疗场所销售。总而言之，健康的或亚健康的人喝保健酒，用于保健养生；患病的人喝药酒，用于治病。

## 一、中药保健酒的监管

1. **保健酒的政策环境** · 从 1995 年《食品卫生法》明确将保健食品纳入管理范畴，2005 年《保健食品注册管理办法（试行）》出台，到 2009 年《食品安全法》实施并严格保健食品的监管，我国保健食品监管制度经历了不断建设的发展历程。随着监管制度体系的逐渐完善，我国保健食品产业在历经了几次较大的波动后，目前已逐渐步入规范发展阶段。

2. **保健酒批准文号的变更** · 2003 年，国家食品药品监督管理局（SFDA）取消了"药健字"批准文号，这对保健酒行业来说，此举一方面意味着长期受到业内外质疑的保健滋补酒食品、药品界限模糊的问题终于尘埃落定；另一方面，众多以各种名目进入保健滋补酒行业的企业将因此被挡在市场大门外。这使刚刚起步的中国保健滋补酒业在 2004 年遭遇了一次前所未有的盘整振荡。食品药品监督管理局（SFDA）取消了"药健字"批准文号之后，"药健字"保健酒只能有两种身份——药品或保健食品。凡经验证符合药品审批条件的，改发"药准字"文号，正式纳入药品流通体系；不符合药品条件，但符合目前保健食品审批条件的，改发"食健字"文号，两者都不符的，撤销文号，停止生产和销售。取消"药健字"批准文号，对保健食品实行批准文号的身份管理制度，即保健食品企业必须为产品向监管部门提出申请，由监管部门核准颁发批准证书，获得相应的批准文号。批准文号是保健食品的合法证明，每个保健食品批准文号只对应一个产品。

保健食品批准文号在 2003 年 7 月前由卫生部核发，2003 年 7 月后由国家食品药品监督管理局核发。另外，值得关注的是，2005 年保健食品注册管理办法规定了保健食品批准证书有效期为 5 年，打破了保健食品的注册终身制。由于保健食品注册管理办法实施前核发的保健食品批准证书未载明有效期，依据我国《行政许可法》的相关原则，2005 年 7 月 1 日以前的保健食品批准证书不受现行批准证书 5 年有效期的约束，而是在监管中以清理换证方式解决（表 9-6）。

表9-6　我国保健食品批准文号的调整变化

| 时间 | 批准文号 | | 批准部门 | 有效期 | 再注册方式 |
|---|---|---|---|---|---|
| | 国产 | 进口 | | | |
| 1996年6月1日—2003年7月8日 | 卫食健字+(年份)+第＊＊＊号 | 卫食健进字+(年份)+第＊＊＊号 | 卫生部 | 无 | 待清理换证 |
| 2003年7月9日—2005年6月30日 | 国食健字G+4位年代号+4位顺序号 | 国食健字J+4位年代号+4位顺序号 | 国家食品药品监督管理局 | 无 | 待清理换证 |
| 2005年7月1日—至今 | 国食健字G+4位年代号+4位顺序号 | 国食健字J+4位年代号+4位顺序号 | 国家食品药品监督管理局 | 5年 | 有效期届满三个月钱提出申请再注册 |

国药准字号是药品生产单位在生产新药前,经国家食品药品监督管理局严格审批后,取得的药品生产批准文号,相当于人的身份证号。其格式为:国药准字+1位字母+8位数字,其中化学药品使用的字母为"H",中药使用的字母为"Z"等。只有获得此批准文号,药品才可以生产、销售。

卫食健字和国食健字是保健食品在不同时期分别由卫生部和国家食品药品监督管理局批准的产品批准文号。卫食健字是国家卫生部2004年及以前的批准号。卫食健字格式有两种:一种是国产的保健食品批号,格式是:卫食健字(年号)第××××号。一种是进口的保健食品批号,格式是:卫食健进字(年号)第××××号。

国食健字是由国家食品药品监督管理局批准的保健食品。国产保健食品批准文号格式为:国食健字G+4位年代号+4位顺序号;进口保健食品批准文号格式为:国食健字J+4位年代号+4位顺序号。

"GMP"是英文 Good Manufacturing Practice 的缩写,中文的意思是良好作业规范,或是优良制造标准,是一种特别注重在生产过程中实施对产品质量与卫生安全的自主性管理制度。是目前全球公认的药品质量管理规范。它是一套适用于制药、食品等行业的强制性标准,要求企业从原料、人员、设施设备、生产过程、包装运输、质量控制等方面按国家有关法规达到卫生质量要求,形成一套可操作的作业规范,帮助企业改善企业卫生环境,及时发现生产过程中存在的问题,加以改善。简要地说,GMP要求食品生产企业应具备良好的生产设备,合理的生产过程,完善的质量管理和严格的检测系统,确保最终产品的质量(包括食品安全卫生)符合法规要求。

保健酒在中国有着悠久的发展历史,国内市场上曾一度出现5 000多家保健酒企业的轰轰烈烈状况。在激烈的竞争格局下,一些保健酒厂家不惜夸大其保健功能,误导消费者,造成保健酒在消费者心目中的信任危机,也给保健酒行业发展蒙上了阴影。2004年底,国家食品药品监督管理局颁布了《保健食品注册管理办法》。从2005年7月1日起,保健酒生产必须经过GMP认证才能生产和销售。

3. **保健酒可用原料的监管**·保健酒可用原料与保健食品相同,根据其具有的保健功能特点,可以调节身体功能,达到预防和保健作用。其可用原料包括2002年国家发布的《卫生部关于进一步规范保健食品原料管理的通知》附件1中规定的既是食品又是药品的物品名单共87种;2002年国家发布的《卫生部关于进一步规范保健食品原料管理的通知》附件1中规定的可用于保健食品的物品名单,共114种;此外普通食品原料、新资源食品原料、食品添加剂和营养素均可用于保健酒。

4. **保健酒保健功能的监管**·酒为"百药之长",酒与生俱来的保健功能被明代李时珍高度概括:"酒,天之美禄也。面曲之酒,少饮则和血行气,壮神御寒,消愁遣兴。"

酒与药材结合产生了保健酒,保健酒不以治病为目的,而以养生健体为宗旨,具备滋补、强壮、增强能量、开胃、抗疲劳等功效。保健酒是保健食品中特殊的一支,兼具酒的属性和健康的功效,这种寓健康于酒的价值形态抓住了消费者的需求点。

2003年5月1日,《卫生部关于印发〈保健食品检验与评价技术规范〉(2003年版)的通知》(卫法监发[2003]42号文件)将保健食品功能调整为27项。

1996年至2012年,我国已审批的保健酒中单一功能有:抗疲劳、免疫调节、延缓衰老、调节血脂、耐缺氧、抗辐射、改善胃肠道功能、调节细胞免疫、调节非特异性免疫、抑制肿瘤、改善睡眠、祛黄褐斑、调节体液免疫、抗氧化等 14 种。

复合功能有：抗疲劳/免疫调节、改善睡眠/延缓衰老、免疫调节/延缓衰老、延缓衰老/免疫调节/抗疲劳、延缓衰老/调节血脂/抗辐射、改善睡眠/增强免疫力、调节血脂/免疫调节/改善睡眠、延缓衰老/免疫调节/抗疲劳/耐缺氧、调节血脂/免疫调节、免疫调节/抗氧化、抗疲劳/延缓衰老、免疫调节/耐缺氧/抗疲劳、耐缺氧/抗疲劳/免疫调节/抗氧化/延缓衰老、抑制肿瘤/免疫调节/调节血脂/延缓衰老、祛黄褐斑/增强免疫力等 17 种。

## 二、中药保健酒的特点与应用

### （一）中药保健酒的特点

**1. 国酒历史源远流长** · 关于中国酿酒的起源有许多种说法，如仪狄造酒说，杜康造酒说，还有猿造酒说等。猿造酒的来历据说是成熟的果子掉在石头上经大自然的风吹日晒或雨水、露珠等的洗礼下慢慢发酵而形成自然的酒，这种酒的最先发现者可能是人猿。而史料中记载较具有科学性的是晋人江统在《酒诰》中所叙述的："酒之所兴，肇自上皇。一曰仪狄，一曰杜康。有饭不尽，委余空桑，积郁成味，久蓄成芳，本出于此，不由奇方。"仪狄和杜康都是古史传说中的人物，据说仪狄是大禹时的人，据《战国策》记载："昔者，帝女令仪狄作酒而美，进之禹，禹饮而甘之，遂疏仪狄，绝旨浆，曰：后世必有以此亡其国者。"而杜康是何时人史料却没有明确的记载，所以由现有的材料可以知道最早在大禹的时候中国开始有了酒。但是大量的考古资料显示中国发明酿酒的时间要比这个早得多，据说在河姆渡文化时期的一个陶瓷容器中发现了酒。而河姆渡时期是母系氏族时期，大约在公元前 5000 年到公元前 3300 年，说明中国早在六七千年前就有酒了。所以有很多科技史学者认为："可以肯定，早在人类之前，就已经有了水果酒。人类受自然现象启发，很早就知道了用水果酿酒"。所以我们国家最早的酒应是水果酒，后来的酿造技术应该是先民在观察自然酒的形成过程中而逐渐学会的。

在我国，比较盛行的是由谷物粮食酿造的酒。《史记》中记载，仪狄造"旨酒"以献大禹，这是以谷物粮食酿酒的发端。从夏商周之后，到唐宋，都是以果粮蒸煮，加酒曲发酵、压榨而酿造成酒。直到金元时期，蒸馏酒的出现才使酿酒工艺有了进一步的发展。由金元时期之前的蒸煮、曲酵、压榨而成，改为蒸煮、曲酵、蒸馏而成。我国蒸馏酒的起源要比西方威士忌、白兰地等蒸馏酒的出现早 1000 年左右。元代文献《饮膳正要》中就有蒸馏酒及蒸馏器的记载。另有明代医学家李时珍在《本草纲目》中写道："烧酒非古法也，自元时始创。其法用浓酒和糟，蒸令汽上，用器承取滴露，凡酸坏之酒，皆可蒸烧"。这一酿造方式和现代大致相同，只是现代工艺和分类更加精细。到了清代乾隆年间，白酒业才开始兴盛起来，并在各地开办了大量的酒行、酒庄和酒酿坊。白酒是以淀粉为原料，经过糖化发酵，利用蒸馏方法制成的一种酒度较高的酒。酒精度一般都在 40% 以上，酒劲较大，芳香浓郁，醇和软润，风味多样，是我国特有的传统酒种，在世界酒类产品中独树一帜。我国是世界上最早研制蒸馏器的国家。

**2. 国酒文化博大精深** · 虽然酒的起源最早可以追溯到旧石器时期的天然酒，但从酒文化的角度来说，酒仍然是文明社会的产物。"酒文化"一词是由我国著名经济学家于光远先生率先提出来的。他说"广义的文化，包括酒文化的发展，在一定程度上对我国的经济建设以及人民的生活有影响"。在人类文明史上，酒文化是各民族传统文化中的组成部分，体现在社会生活、政治文化、文学艺术、人生态度、审美情趣中。如女儿出嫁时取出来喝的酒，叫女儿红；儿子成年时取出来喝的酒，叫做状元红。古人把酒称为"琼浆""玉液"，常有对酒当歌、吟诗作赋的习惯。唐代李白就写有"兰陵美酒郁金香，玉碗盛来琥珀光"的诗句；清朝文人赵执信曾对向他学诗的李重华说："有人曾说，意思犹五谷也，文则炊而为饭，诗则酿而为酒；饭不变形，酒形、质变尽。吃饭而饱，可以养生，可以尽年；饮酒而醉，忧者以乐，喜则以悲。"在当代，范曾在《题李俊琪长卷》中，也说："诗一如酒，广大无垠的生活若酒槽中的五谷、瓜果和乳酪，经过发酵、酿造成为如此透明、纯净、芳香浓烈的饮料。酒，以水为形，以火为性，望之柔而即之厉。"

酒既是人类物质文明的一种产物，又是人类物质文明的一种标志。从自然科学的角度来看，酒是一种含有有机化合物乙醇，并对人体肌体产生各种化学作用的饮料；从社会科学的角度，酒是一种能作用于人们精神世界的影响人们行为的物质文化现象，酒行为往往是人们精神文明的反映与表征。

### 3. 国酒分类标准多，类型多

**(1) 按酿造工艺分类**

酿造酒：也称发酵酒，用粮谷、水果、乳类等为原料，经过糖化、发酵、过滤、杀菌后制成的酒。属于低度酒，一般酒精含量小于 24%。主要有葡萄酒、啤酒、黄酒、米酒和果酒等，保质期较短。

蒸馏酒：指用含淀粉的原料，经糖化、发酵、蒸馏制成的酒。这类酒大多为高度酒。包括中国的白酒、法国的白兰地、英国的威士忌、俄国的伏特加等。蒸馏酒因其酒精含量高，杂质含量少而可以在常温下长期保存，一般情况下可放 5～10 年甚至 20～50 年。

配制酒：又称为综合再制酒。它是用酿造酒、蒸馏酒或食用酒精为酒基，配加植物药材、动物药材或动植物药材等，经过配制而成的酒。包括药酒、保健酒、英国金酒、利口酒、味美思酒等。

**(2) 按酒精含量分类**

低度酒：酒精含量在 20 度以下的酒类。通常为葡萄酒、啤酒及果酒等。

中度酒：酒精含量在 20～40 度之间的酒类。通常为低度白酒及配制酒，如孔府家酒等。

高度酒：酒精含量在 40 度以上的酒类。通常为白酒、白兰地、威士忌、伏特加及其他蒸馏酒，如茅台酒、芝华士等。

**(3) 按白酒香型分类**

酱香型：又称茅香型，原料有高粱、小麦，其特点是优雅细腻，酒体醇厚，香味丰富，回味悠长。酱香型是多种香味的复合体，而且种类多，又分前香和后香。前香幽雅而芬芳，后香连绵悠长，5—7 天都不会消失。茅台酒、郎酒都属于酱香型白酒。

浓香型：又称泸香型，其原料也是高粱和小麦，以四川泸州老窖酒为代表，其特点是绵甜爽净、香味浓郁。五粮液、古井贡酒、剑南春等也属于浓香型。

清香型：又叫汾香型，其原料除高粱外，制曲用大麦、豌豆，以山西杏花村的汾酒为代表。其特点是清香芬芳，诸味协调，甘润爽口。红星二锅头、特制黄鹤楼酒也是清香型白酒。

米香型：其原料为大米，以桂林三花酒和全州湘山酒为代表。其特点是米香纯正、清雅，入口绵甜爽冽，回味怡畅。

其他香型：除以上四种香型以外的各种香型的白酒。都属于其他香型。这类酒以董酒为典型代表，它的风格特点是：香气馥郁，药香舒适，醇甜味浓，后味爽快。除此以外，西凤酒、白云边酒也属于其他香型白酒。

**(4) 按原料分类**：按采用的原料分，可分为：粮谷酒、薯干酒、代粮酒、固态发酵法白酒、液态发酵法白酒、固、液发酵结合法白酒、调香白酒、香精串蒸法白酒等。

**4. 中药保健酒在医疗保健中的作用**·酒为谷物酿造之精华，其性味功效大同小异。一般而论，酒性温而味辛，温者能祛寒，辛者能发散，所以酒能疏通经脉、行气和血、蠲痹散结、温阳祛寒，能疏肝解郁、宣情畅意。酒是一种优良的能源，每克酒能释放 7.1 kcal 热能，远高于糖类（4.1 kcal/g）。适量饮酒还能增加血液中高密度脂蛋白固醇的含量，同时又可减少低密度脂蛋白胆固醇含量，从而减少了由于脂肪沉积而引起动脉硬化的机会，对预防心血疾病的发生有一定作用。明代李时珍对酒的精辟论述："酒，天之美禄也。面曲之酒，少饮则和血行气，壮神御寒，消愁遣兴。"

酒和药材结合产生了保健酒。保健酒以养生健体为主，其用药讲究配伍，根据其功能可分为调节免疫力、抗疲劳、改善睡眠、调节肠胃等类型。

#### (二) 中药保健酒的应用

人类最初的饮酒行为虽然还不能够称之为饮酒养生，但却与养生保健有着密切的联系。学者们认为，最初的酒是野生水果在适宜条件下自然发酵而成的，由于许多野生水果具有药用价值，所以最初的酒可以称得上是天然的"药酒"，它自然对人体健康有一定的保护和促进作用。当然，这时人类虽然从饮酒得到了养生的好处，但他们可能并没有明确的养生目的。

有文字记载的最早的药酒是在殷商时期，那时的酒类，除了"酒""醴"之外，还有"鬯"。鬯是以黑黍为原料，加入郁金香草（也是一种中药）酿成的。从长沙马王堆三号汉墓中出土的《五十二病方》，被认为是公元前 3 世纪末，秦汉之际的抄本，其中用到酒的药方不下于 35 个，酒剂的配方有 5 个。马王堆西汉墓中出土的帛书《养生方》中，可辨识的药酒方也有 6 个。汉代以来，医学家非常注重药酒方剂的收集，著名医学家王焘在《外台秘要》收集"古今诸家酒方"11 个。东汉张仲景的《伤寒杂病论》收载药酒治妇女难产方 1 个，《金匮要略方论》收载涉酒方剂 31

个。隋唐时期孙思邈的《千金方》中有药酒方 80 余个，涉及补益强身及内、外、妇等几个方面，是我国现存医著中最早对药酒的专题论述。唐宋时期，药酒补酒已经很盛行。这一期间的一些医药巨著如《备急千金要方》《外台秘要》《太平圣惠方》《圣济总录》都收录了大量的药酒和补酒的配方和制法。如《备急千金要方》卷七设"酒醴"专节，卷十二设"风虚杂补酒，煎"专节。《千金翼方》卷十六设"诸酒"专节。《外台秘要》卷三十一设"古今诸家酒方"专节，除了这些专节外，还有大量的散方见于其他章节中。宋代的《太平圣惠方·药酒序》记载药酒达数百种之多。唐宋时期的药酒配方中，用药味数较多的复方药酒所占的比重明显提高，这是当时的显著特点。复方的增多表明药酒制备整体水平的提高。

元明清时期，随着经济、文化的进步，医药学有了新的发展。药酒在整理前人经验，创制新配方，发展配制法等方面都取得了新的成就。这一时期，积累了大量医学文献。元代饮膳太医忽思慧所撰写《饮膳正要》是我国的第一部营养学专著，书中关于饮酒避忌的内容，是很有道理的，具有重要的价值。书中的一些补酒，虽没有详细记载，但都是颇为有效的，在《本草纲目》中则有详细记载。明代高濂撰写的养生专著——《遵生八笺》中的《灵秘丹药笺》中就有 30 多种药酒。《饮撰服食笺》收酿造类内容 17 条，其中一些是极有价值的滋补酒，如碧香酒、地黄酒、羊羔酒等均为宋代以来的名酒。明代李时珍在《本草纲目》中列举了 69 种不同功效的药酒，如五加皮酒可以"去一切风湿痿痹，壮筋骨，填精髓"；当归酒"和血脉，壮筋骨，止诸痛，调经"；人参酒"补中益气，通治诸虚"；黄精酒"壮筋骨，益精髓，褒白发"等。明代吴旻《扶寿精方》记载有药酒方 9 个，其中有著名的延龄聚宝酒、史国公药酒等；在《万病回春》和《寿世保元》两书中，记载药酒近 40 种，补益为主的药酒占有显著地位，如八珍酒、扶衰仙凤酒、长生固本酒、延寿酒、延寿瓮头春酒、长春酒、红颜酒等都是配伍较好的补益性药酒。吴昆在《医方考》一书中论述了 7 种药酒配方的组方用药道理和主治功效，其中包括虎骨酒、史国公酒、枸杞酒、红花酒、猪膏酒等。这对于促进药酒配方的研究和正确的使用起到了一定的作用。清代孙伟的《良朋汇集经验神方》，陶承熹的《惠直堂经验方》，项友清的《同寿录》等都记载了不少清时期出现的新方。王孟英编撰的食疗

名著《随息居饮食谱》，书中的烧酒条下附有 7 种保健药酒的配方、制法和疗效。这些药酒大多以烧酒为酒基。与明代以前的药酒以黄酒为酒基有明显的区别。以烧酒为酒基，可增加药中有效成分的溶解，这是近代以来，药酒及滋补酒类制造上的一大特点。

民国时期，由于社会动荡不安，百业俱殆。

1949 年 10 月以后，我国保健酒业得到了一定的发展。1975 年，著名数学家华罗庚到杏花村汾酒厂推广"优选法"对竹叶青药材的浸泡时间进行了反复实验，选定了更准确的时间。在不断实践中，汾酒人总结出"十条秘诀""四大先进操作法""十大技术措施"，使其质量更上一层楼。竹叶青连续 3 次被评为国家名酒，是中国配制酒、保健酒中唯一的国家名酒。

进入 20 世纪 80 年代后，改革开放极大地促进了我国保健酒业的发展。许多中小型保健酒厂纷纷成立。不过这个时候，我国的保健酒主要是面向国外市场，保酒的进出口比较活跃。进入 20 世纪 90 年代之后，随着我国经济的发展、国民收入的提高、国家扩大内需政策的推行以及"亚健康"概念的风行，我国国内的保酒市场得到了极大的促进与发展。

## 三、市场热销品种分析

### （一）中国保健酒行业发展情况

酒在我国至少已有 3 000 多年的历史，无酒不成宴、无酒不成礼、无酒不成欢等观念深入人心。在中国，饮酒的意义远不止生理性消费，在许多场合，它都是作为一个文化符号，一种文化消费，被人们赋予了丰富的内涵，承载着中国文化和礼仪的精髓。

近年来，随着人们生活质量的提高，注重养生、崇尚健康、倡导保健的意识逐渐加强，在人们对"白酒多饮有害健康"多有顾忌时，保健酒就如一道亮丽的风景线闯进了消费者的视野。"有色酒""上不了大雅之堂"这种认识逐渐在淡化，消费者从"性保健"开始走向"泛保健"，过去被认为是"小酒种"的酒水边缘产业——保健酒的地位在逐步提升。

保健酒已成为白酒、黄酒、啤酒、葡萄酒 4 种酒品外，正在崛起的第五股酒业新势力，其惊人的增长速度，吸引了越来越多的新企业、新资本加入，白酒企业、保健品企业、中药企业等都在筹划，伺机而起，加剧了市场竞争的激烈程度，保健酒发展至今，经历了四个阶段。

1. **自然生长阶段（1998 年以前）**·随着我国老

年群体的不断扩大,引发市场以止痛、辅助治疗跌打损伤为主的传统意义上的药酒兴起。如七八十年代的壮骨酒、虎骨酒、鹿茸酒等。这一阶段主要是通过产品陈列、自然销售实现利润。

2. **市场炒作阶段**(1998—2001 年)·商业意识、广告意识在这一阶段得到强调,宣传造势、扩大保健功效、广告轰炸、专柜销售被充分运用。如 90 年代风靡一时的贵州长寿长乐补酒、的确神、鸿毛药酒等。他们的共同特征是围绕症状有针对性地展开功效宣传,但由于夸大宣传产品包治百病,最终导致市场资源枯竭,不得不偃旗息鼓。

3. **群雄纷争阶段**(2002—2008 年)·2001 年以来,保健酒市场每年以 30％的速度递增,引发了一些强势资本、跨行业资本的相继进入。这期间,五粮液推出龙虎酒、茅台推出不老酒系列,以及昂立集团推出的养生酒等,开始纷纷在市场上扩张。这一阶段最大特点是一些大企业跨越产业边界,跨越细分市场,针对消费需求,有针对性地设计新思路、新方法、新策略从而实现由产品创新到客户创新。

4. **品牌集中阶段**(2008 年以来)·2008 年以来,随着保健酒行业的高速增长,市场格局也相对清晰。主要形成三个梯队:金字塔尖:以劲酒、椰岛鹿龟酒、黄金酒、白金酒等为代表,实现了全国化的覆盖和相对均衡发展。区域王者:评定标准为覆盖数个省级市场,但基础市场一般不超过 3 个省份,致中和、张裕三鞭、宁夏红、古岭神酒均可入转此梯队。此类品牌均以核心市场支持和多区汇量。地方诸侯:表现突出的有无比古方、十足全蝎、松茸酒、锦鹿酒等。其中某些品牌在多个保健酒消费基础好的市场拥有一定的份额,但很小,因而属地方诸侯。第一梯队的年销售额占了保健酒行业的半壁江山,其余几千家企业瓜分剩余份额。

**(二)国内热销产品分析**

中国保健酒已有数千年的历史,近十年发展尤为神速,市场份额已经超越了黄酒,成了中国的第四大酒类,并涌现出许多光彩熠熠的品牌,如劲酒、椰岛鹿龟、黄金酒、白金酒、竹叶青、张裕三鞭酒、致中和、宁夏红、狼酒、古岭神酒等。市场上众多的保健酒品牌致力于全国市场或者区域市场的开发和维护,或者借着保健酒行业的发展势头来分享市场成果。但目前在保健酒领域除了中国劲酒拥有数十亿元的销售收入,拥有全国性品牌的市场基础之外,其他的保健酒品牌还不能在市场空间或者销售收入上具有与中国劲酒相比肩的竞争优势。

2012 年,中国劲酒经销商大会上公布了 2011年国内各大保健酒品牌年度销售排行:劲酒销售额达 44.05 亿,椰岛鹿龟酒 4.17 亿,竹叶青酒 3.01亿,张裕三鞭酒 1.25 亿,致中和 0.85 亿。行业总规模达 130 亿,劲酒占同年国内市场份额的 35％,且 6年来稳定保持了年均 30％的增长速度。从这些数据来看,行业的迅猛发展,让保健酒市场格局开始逐渐明晰,现在已基本形成了三个梯队。第一梯队:全国驰名品牌,现阶段主要有劲酒、椰岛鹿龟酒、五粮液黄金酒和茅台白金酒,劲酒作为保健酒行业餐饮模式的领先者,已经实现了全国化的覆盖和相对均衡发展。而鹿龟酒、白金酒、黄金酒等则瓜分礼品市场。第二梯队:区域强者。如竹叶青、致中和、张裕三鞭、宁夏红、古岭神、狼酒等,以区域核心市场为支撑。第三梯队:地方诸侯,以十足全蝎、松茸酒等为主要力量,市场份额相对较小。第一梯队的劲牌、白金酒、黄金酒三大品牌的年销售额占了保健酒行业的半壁江山。

**中国保健酒著名企业** 中国排行榜网(www.phb168.com)联合中国上市公司发展研究院、中国排行榜经济研究院,从中国保健酒众多品牌中,根据保健酒产品在 2010 年度的市场占有率、品质、安全指数、品牌影响力、市场推广力度、产品认证等指标,综合评定出"中国排行榜·2011 中国保健酒十大品牌"(表 9-7)。榜单如下:

表 9-7　2011 中国保健酒十大品牌

| 排名 | 品牌名字 | 所属企业 |
| --- | --- | --- |
| 1 | 中国劲酒 | 湖北劲牌有限公司 |
| 2 | 椰岛鹿龟酒 | 海南椰岛股份有限公司 |
| 3 | 竹叶青酒 | 山西杏花村汾酒集团有限公司 |
| 4 | 张裕三鞭酒 | 山东烟台张裕集团有限公司 |
| 5 | 古岭神酒 | 广西柳州市古岭酒厂有限公司 |
| 6 | 宁夏红 | 宁夏红枸杞产业集团 |
| 7 | 致中和 | 浙江致中和酒业有限责任公司 |
| 8 | 白金酒 | 贵州茅台酒厂保健酒业有限公司 |
| 9 | 黄金酒 | 五粮液集团保健酒有限责任公司 |
| 10 | 狼酒 | 河南华茸堂药业有限公司 |

中国产业研究报告网(www.chinairr.org)又给出了 2012 中国十大保健酒品牌排行榜,并注明名单排序不分先后,仅供参考(表9-8)。

保健酒在过去几年里毫无疑问成为新的投资热点,每年有上百家新企业加入到保健酒领域。行业的迅猛发展,使保健酒市场格局逐渐明晰,2011—2012 年,中国十大保健酒品牌排行榜中知名品牌变化不大,狼酒和颐阳酒在排行第十上下,其余基本保持不变。

(国家固态酿造工程技术研究中心
曾凡骏　王松涛)
(四川省中医药科学院　江　南)

表9-8　2012中国十大保健酒品牌排行榜

| 序号 | 品牌名 | 企业名称 |
|---|---|---|
| 1 | 劲酒 | 劲牌有限公司 |
| 2 | 椰岛鹿龟酒 | 海南椰岛股份有限公司 |
| 3 | 张裕三鞭酒 | 山东烟台张裕集团有限公司 |
| 4 | 竹叶青 | 山西杏花村汾酒集团有限责任公司 |
| 5 | 古岭神酒 | 广西柳州市古岭酒厂隶属于广西古岭龙集团 |
| 6 | 宁夏红 | 宁夏红枸杞产业集团公司 |
| 7 | 致中和 | 浙江致中和酒业有限责任公司 |
| 8 | 白金酒 | 贵州茅台酒厂(集团)保健酒业有限公司 |
| 9 | 黄金酒 | 五粮液集团保健酒有限责任公司 |
| 10 | 颐阳酒 | 山东颐阳酒业有限公司 |

◇参◇考◇文◇献◇

[1] 张娟娟.魏晋南北朝时期的酒文化探析[D].济南:山东师范大学,2010.
[2] 陈茜.酒包装设计研究[D].武汉:湖北工业大学,2007.
[3] 孙长花.蒸馏酒人工陈酿工艺的研究[D].扬州:扬州大学,2007.
[4] 中国酒文化趣谈编写组.中国酒文化趣谈[M].北京:中国旅游出版社,2008.
[5] 刘桂同.我国保健酒市场开发策略研究[D].天津:天津大学,2005.
[6] 僧海霞.唐宋时期敦煌地区药酒文化探析[J].中医药文化,2012(12):40.
[7] 林才生.中国古代药酒治病大典[M].沈阳:辽海出版社,2006.
[8] 黄书声,韩娜,佟晓芳.中国保健酒的历史、现状和发展[J].酿酒,2008,35(4):16-21.

# 第十章

# 中药天然保健食品及膳食补充剂

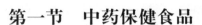

## 第一节　中药保健食品

保健食品,是指声称具有特定保健功能或者以补充维生素、矿物质为目的的食品。即适宜于特定人群食用,具有调节机体功能,不以治疗疾病为目的,并且对人体不产生任何急性、亚急性或者慢性危害的食品。保健食品行业是大健康产业和健康中国战略的重要支撑。我国有着悠久的食疗保健养生传统,经过几千年的积累和传承,逐渐形成了具有中国特色的养生保健理论。随着公众生活水平的不断提高,保健食品在养生保健、提高对疾病抵抗能力方面发挥着重要的作用,在市场上占有非常重要的地位。

根据配方原料的不同,保健食品可以分为补充营养为目的的营养补充剂和具有特定功能的保健食品,其中中药保健食品大多属于后者。国际上没有完全等同我国的保健食品,国际上的保健食品类似产品有欧洲的功能食品(function food),美国的膳食补充剂或饮食补充剂(dietary supplements),日本的"特定保健用食品"。根据调查显示,我国保健食品市场中有 70% 左右保健食品为中药类保健食品,这类保健食品契合了大健康和治未病的发展要求,已经成为在国内外倍受欢迎的一类产品。

### 一、中药保健食品的监管

按照中医理论组方,以中药为主要原料或者添加中药提取物的、经过安全性和功能性评价的一系列声称具有特定保健功能的食品称作中药保健食

品,属于我国保健食品的监管范畴。我国保健食品自 1996 年注册管理管理以来,16 000 余种产品获得批准,保健食品行业的发展呈现螺旋式上升的趋势。20 余年来保健食品的相关管理政策发生了较大变化,监管部门也从原来的卫生部改为国家市场监督管理总局(国家食品药品监督管理局)。2015 年修订的《中华人民共和国食品安全法》将保健食品纳入特殊食品,要求实行严格监督管理。主要体现在五个方面:一是明确对保健食品实行注册与备案分类管理制度。二是实行保健食品原料目录及保健功能目录管理制度。三是强化保健食品企业应当落实主体责任自查报告制度。四是规定保健食品广告应当经省级食品药品监督管理部门审查批准。五是明确了保健食品违法违规行为处罚依据等。

新修订的《食品安全法》首次明确了保健食品、特殊医学用途配方食品和婴幼儿配方食品等特殊食品的地位,明确了保健食品和其他食品的区别。国家对保健食品、特殊医学用途配方食品和婴幼儿配方食品等特殊食品实行严格监督管理:"保健食品声称保健功能,应当具有科学依据,不得对人体产生急性、亚急性或者慢性危害。保健食品原料目录和允许保健食品声称的保健功能目录,由国务院食品药品监督管理部门会同国务院卫生行政部门、国家中医药管理部门制定、调整并公布。保健食品原料目录应当包括原料名称、用量及其对应的功效;列入保

健食品原料目录的原料只能用于保健食品生产,不得用于其他食品生产。"现行保健食品原料有些物质既可以用于普通食品,也可以用于保健食品,为了清晰地界定保健食品与其他食品的区别,新法中明确地提出了列入保健食品原料目录的原料,按照目录规定的用量、声称的对应功效只能用于保健食品的生产,这条规定进一步明确了保健食品和其他食品的区别。

《食品安全法》首次以法律形式明确保健食品实行注册和备案双轨制管理,确立了实行注册和备案相结合的保健食品基本管理制度,体现了保健食品监管的重大变化。使用保健食品原料目录以外原料的保健食品和首次进口的保健食品应当经国务院食品药品监督管理部门注册。首次进口的保健食品中属于补充维生素、矿物质等营养物质的,应当报国务院食品药品监督管理部门备案。其他保健食品应当报省、自治区、直辖市人民政府食品药品监督管理部门备案。进口的保健食品应当是出口国(地区)主管部门准许上市销售的产品。

《食品安全法》规定,依法应当注册的保健食品,注册时应当提交保健食品的研发报告、安全性和保健功能评价等材料及样品,并提供相关证明文件;依法应当备案的保健食品,备案时应当提交表明产品安全性和保健功能的材料。

除了在《食品安全法》第七十九条中明确保健食品广告发布必须经过省级食品药品监管部门的审查批准,在新修订的《中华人民共和国广告法》的第十八条、第十九条、第四十条、第四十六条均有明确对保健食品广告的要求。

**(一)注册、备案管理**

近年来原国家食品药品监督管理总局出台了一系列保健食品的政策和法规,包括《保健食品注册与备案管理办法》《保健食品注册审评审批工作细则(2016年版)》《保健食品注册申请服务指南(2016年版)》《保健食品备案工作指南(试行)》等。于2016年7月1日起实施的《保健食品注册和备案管理办法》,根据风险管理要求,将保健食品产品上市的管理模式由原来的单一注册制调整为注册与备案相结合的管理模式。注册与备案的双轨管理制度,将为产品准入、市场发展提供更大的活力。

根据管理办法规定,国家食品药品监督管理局负责对使用保健食品原料目录以外原料的保健食品

和首次进口的保健食品的注册、首次进口的属于补充维生素、矿物质等营养物质的保健食品的备案,而各省及直辖市食品药品监督管理局负责用保健食品原料目录生产的保健食品的备案。

保健食品原料目录是保健食品实施注册或者备案管理的重要依据,原料目录包括原料名称、用量、对应的功效以及生产工艺等技术要求,以实现标准化备案、标准化生产。对备案以外注册产品原料的管理,严格原料安全性、有效性审评,严禁使用成分不清、标准不明、功效不确切的原料。普通食品不得使用仅可用于保健食品的原料。保健食品原料目录从单一物质的名单扩充为包括原料名称、用量和对应的功效的完整目录,以保障产品的安全和保健功能。目录中的"原料"不再是单一物质,而是产生某一功效的单一物质或者是多种物质的组合、配伍。用量是指保证保健食品安全性和具备相应保健功能应当达到的最低和最高限量。功效是指保健食品原料在一定用量下的功效,原料或者用量的改变都有可能导致功效的改变。保健食品原料目录中的原料、用量、功效是一一对应的关系。原料目录的制定,有助于规范保健食品产品管理,为实施注册与备案相结合的管理制度奠定良好基础。虽然部分普通食品原料纳入了保健食品原料目录,但保健食品原料目录中不仅规定了原料名称,还规定了原料的用量和对应的功效,因此,列入保健食品原料目录的原料及用量和对应的功效只能用于保健食品生产,不能用于其他食品生产。已经颁布的《保健食品原料目录(一)》和《允许保健食品声称的保健功能目录(一)》仅包含营养素补充剂和补充营养素功能,除营养素补充剂,功能型保健食品的功能声称现有27种。为规范规范中药类原料目录,国家食品药品监督管理局一是委托有关科研单位开展了15种非营养物质原料的人群食用数据和文献分析工作,组织开展了26种保健食品原料(包括14种中药类原料)目录项目研究工作,为第二批原料目录研究制定做好准备。二是组织开展可用于保健食品的物品名单(114个)中中药类原料的安全性研究,并着手启动符合保健食品管理要求的中药类原料规范化标准建设工作。

**(二)可用、禁用中药材名单**

国家相关管理部门对保健食品可用中药原料品种进行了严格限定,卫生部于2002年2月发布了《卫生部关于进一步规范保健食品原料管理的通知》

（卫法监发〔2002〕51 号），公布了三个名单："既是食品又是药品的物品名单""可用于保健食品的物品名单"和"保健食品禁用物品名单"。同时，51 号文规定保健食品所使用的原料应当能够保证对人体健康安全无害，符合国家标准和安全要求。国家规定不可用于保健食品的原料和辅料、禁止使用的物品等不得作为保健食品的原料和辅料。51 号文还对保健食品可用原料的数量进行了规定，申报保健食品中含有动植物物品（或原料）的，动植物物品（或原料）总个数不得超过 14 个。如使用附件 1 之外的动植物物品（或原料），个数不得超过 4 个；使用附件 1 和附件 2 之外的动植物物品（或原料），个数不得超过 1 个。如在研发和注册保健食品配方的中药原料用量一般参考《药典》的临床推荐量，出于安全性考虑，多数产品是参考《药典》推荐量的下限剂量。

1. **既是食品又是药品的物品名单（按笔画顺序排列）**·丁香、八角茴香、刀豆、小茴香、小蓟、山药、山楂、马齿苋、乌梢蛇、乌梅、木瓜、火麻仁、代代花、玉竹、甘草、白芷、白果、白扁豆、白扁豆花、龙眼肉（桂圆）、决明子、百合、肉豆蔻、肉桂、余甘子、佛手、杏仁（甜、苦）、沙棘、牡蛎、芡实、花椒、赤小豆、阿胶、鸡内金、麦芽、昆布、枣（大枣、酸枣、黑枣）、罗汉果、郁李仁、金银花、青果、鱼腥草、姜（生姜、干姜）、枳椇子、枸杞子、栀子、砂仁、胖大海、茯苓、香橼、香薷、桃仁、桑叶、桑椹、橘红、桔梗、益智仁、荷叶、莱菔子、莲子、高良姜、淡竹叶、淡豆豉、菊花、菊苣、黄芥子、黄精、紫苏、紫苏籽、葛根、黑芝麻、黑胡椒、槐米、槐花、蒲公英、蜂蜜、榧子、酸枣仁、鲜白茅根、鲜芦根、蝮蛇、橘皮、薄荷、薏苡仁、薤白、覆盆子、藿香。

2014 年原国家卫生健康委员会发布《按照传统既是食品又是中药材物质目录（征求意见稿）》，拟新增人参、山银花、芫荽、玫瑰花、松花粉、粉葛、布渣叶、夏枯草、当归、山柰、西红花、草果、姜黄、荜茇 15 个药材为按照传统既是食品又是中药材；2018 年 4 月 24 日，发布《关于征求将党参等 9 种物质作为按照传统既是食品又是中药材物质管理意见的函》，拟将党参、肉苁蓉、铁皮石斛、西洋参、黄芪、灵芝、天麻、山茱萸、杜仲叶等 9 种物质按照食药物质管理。

2. **可用于保健食品的物品名单（按笔画顺序排列）**·人参、人参叶、人参果、三七、土茯苓、大蓟、女贞子、山茱萸、川牛膝、川贝母、川芎、马鹿胎、马鹿茸、马鹿骨、丹参、五加皮、五味子、升麻、天门冬、天麻、太子参、巴戟天、木香、木贼、牛蒡子、牛蒡根、车前子、车前草、北沙参、平贝母、玄参、生地黄、生何首乌、白及、白术、白芍、白豆蔻、石决明、石斛（需提供可使用证明）、地骨皮、当归、竹茹、红花、红景天、西洋参、吴茱萸、怀牛膝、杜仲、杜仲叶、沙苑子、牡丹皮、芦荟、苍术、补骨脂、诃子、赤芍、远志、麦门冬、龟甲、佩兰、侧柏叶、制大黄、制何首乌、刺五加、刺玫果、泽兰、泽泻、玫瑰花、玫瑰茄、知母、罗布麻、苦丁茶、金荞麦、金樱子、青皮、厚朴、厚朴花、姜黄、枳壳、枳实、柏子仁、珍珠、绞股蓝、胡芦巴、茜草、荜茇、韭菜子、首乌藤、香附、骨碎补、党参、桑白皮、桑枝、浙贝母、益母草、积雪草、淫羊藿、菟丝子、野菊花、银杏叶、黄芪、湖北贝母、番泻叶、蛤蚧、越橘、槐实、蒲黄、蒺藜、蜂胶、酸角、墨旱莲、熟大黄、熟地黄、鳖甲。

3. **保健食品禁用物品名单（按笔画顺序排列）**·八角莲、八里麻、千金子、土青木香、山莨菪、川乌、广防己、马桑叶、马钱子、六角莲、天仙子、巴豆、水银、长春花、甘遂、生天南星、生半夏、生白附子、生狼毒、白降丹、石蒜、关木通、农吉痢、夹竹桃、朱砂、米壳（罂粟壳）、红升丹、红豆杉、红茴香、红粉、羊角拗、羊踯躅、丽江山慈姑、京大戟、昆明山海棠、河豚、闹羊花、青娘虫、鱼藤、洋地黄、洋金花、牵牛子、砒石（白砒、红砒、砒霜）、草乌、香加皮（杠柳皮）、骆驼蓬、鬼臼、莽草、铁棒槌、铃兰、雪上一枝蒿、黄花夹竹桃、斑蝥、硫黄、雄黄、雷公藤、颠茄、藜芦、蟾酥。

4. **保健食品原料目录**·根据《中华人民共和国食品安全法》有关规定，原国家食品药品监督管理总局会同国家卫生计生委和国家中医药管理局制定了《保健食品原料目录（一）》（营养素补充剂原料目录）（表 10-1）和《允许保健食品声称的保健功能目录（一）》，于 2016 年 12 月 27 日发布。

**（三）保健功能**

保健食品声称保健功能，应当具有科学依据，不得对人体产生急性、亚急性或者慢性危害，这是对保健食品的基本要求。一是科学性，保健食品声称保健功能，应当具有科学依据，要建立在科学研究的基础上，有充足的研究数据和科学共识作为支撑，不能随意声称具有保健功能。二是安全性，保健食品不得对人体产生急性、亚急性或者慢性危害。与药品不同，保健食品最基本的要求是安全，不允许有任何毒副作用，不得对人体产生任何健康危害。除营养素补充剂，功能型保健食品的功能声称现有 27 种（表 10-2）。

表 10‑1 保健食品原料目录(一)——营养素补充剂原料目录

| 原料名称 | | | | 功效成分 | 每日用量 | | | 功效 |
| 营养素 | 化合物名称 | 标准依据 | 适用范围 | | 适宜人群(年龄) | 最低值 | 最高值 | |
|---|---|---|---|---|---|---|---|---|
| 钙 | 碳酸钙 | GB1886.214《碳酸钙(包括轻质和重质碳酸钙)》 | 所有人群 | Ca(以Ca计,mg) | 1～3 | 120 | 500 | 补充钙 |
| | 醋酸钙 | GB15572《乙酸钙》 | 4岁以上人群 | | 4～6 | 150 | 700 | |
| | 氯化钙 | GB1886.45《氯化钙》 | 所有人群 | | 7～10 | 200 | 800 | |
| | 柠檬酸钙 | GB17203《柠檬酸钙》 | 所有人群 | | 11～13 | 250 | 1 000 | |
| | 葡萄糖酸钙 | GB15571《葡萄糖酸钙》 | 所有人群 | | | | | |
| | 乳酸钙 | GB1886.21《乳酸钙》 | 4岁以上人群 | | 14～17 | 200 | 800 | |
| | 磷酸氢钙 | GB1886.3《磷酸氢钙》 | 所有人群 | | 成人 | 200 | 1 000 | |
| | 磷酸二氢钙 | GB25559《磷酸二氢钙》 | 4岁以上人群 | | | | | |
| | 磷酸三钙(磷酸钙) | GB25558《磷酸三钙》 | 所有人群 | | 孕妇 | 200 | 800 | |
| | 硫酸钙 | GB1886.6《硫酸钙》 | 所有人群 | | | | | |
| | L‑乳酸钙 | GB25555《L‑乳酸钙》 | 所有人群 | | 乳母 | 200 | 1 000 | |
| | 甘油磷酸钙 | 中国药典《甘油磷酸钙》 | 4岁以上人群 | | | | | |
| 镁 | 碳酸镁 | GB25587《碳酸镁》 | 所有人群 | Mg(以Mg计,mg) | 4～6 | 30 | 200 | 补充镁 |
| | 硫酸镁 | GB29207《硫酸镁》 | 所有人群 | | 7～10 | 45 | 250 | |
| | | | | | 11～13 | 60 | 300 | |
| | 氧化镁 | GB1886.216《氧化镁(包括重质和轻质)》 | 所有人群 | | 14～17 | 65 | 300 | |
| | | | | | 成人 | 65 | 350 | |
| | 氯化镁 | GB25584《氯化镁》 | 所有人群 | | 孕妇 | 70 | 350 | |
| | L‑苏糖酸镁 | 卫生计生委公告2016年第8号 | 所有人群 | | 乳母 | 70 | 400 | |
| 钾 | 磷酸氢二钾 | GB25561《磷酸氢二钾》 | 所有人群 | K(以K计,mg) | 4～6 | 250 | 1 200 | 补充钾 |
| | 磷酸二氢钾 | GB25560《磷酸二氢钾》 | 所有人群 | | 7～10 | 300 | 1 500 | |
| | | | | | 11～13 | 400 | 2 000 | |
| | 氯化钾 | GB25585《氯化钾》 | 所有人群 | | 14～17 | 400 | 2 200 | |
| | 柠檬酸钾 | GB1886.74《柠檬酸钾》 | 所有人群 | | 成人 | 400 | 2 000 | |
| | | | | | 孕妇 | 400 | 2 000 | |
| | 碳酸钾 | GB25588《碳酸钾》 | 4岁以上人群 | | 乳母 | 500 | 2 400 | |
| 锰 | 硫酸锰 | GB29208《硫酸锰》 | 所有人群 | Mn(以Mn计,mg) | 4～6 | 0.3 | 1.5 | 补充锰 |
| | | | | | 7～10 | 0.5 | 2.5 | |
| | | | | | 11～13 | 0.6 | 3.5 | |
| | | | | | 14～17 | 0.8 | 3.8 | |
| | 葡萄糖酸锰 | GB1903.7《葡萄糖酸锰》 | 所有人群 | | 成人 | 1.0 | 4.0 | |
| | | | | | 孕妇 | 1.0 | 4.0 | |
| | | | | | 乳母 | 1.0 | 4.0 | |

（续表）

| 营养素 | 原料名称 |  |  | 每日用量 |  |  | 功效 |
|---|---|---|---|---|---|---|---|
|  | 化合物名称 | 标准依据 | 适用范围 | 功效成分 | 适宜人群（年龄） | 最低值 | 最高值 |  |
| 铁 | 葡萄糖酸亚铁 | GB1903.10《葡萄糖酸亚铁》 | 所有人群 | Fe（以 Fe 计，mg） | 1～3 | 1.5 | 7.0 | 补充铁 |
|  | 富马酸亚铁 | 中国药典《富马酸亚铁》 | 所有人群 |  | 4～6 | 2.0 | 8.0 |  |
|  | 硫酸亚铁 | GB29211《硫酸亚铁》 | 所有人群 |  | 7～10 | 2.5 | 10.0 |  |
|  | 乳酸亚铁 | GB6781《乳酸亚铁》 | 4 岁以上人群 |  | 11～13 | 3.5 | 15.0 |  |
|  |  |  |  |  | 14～17 | 3.5 | 15.0 |  |
|  | 琥珀酸亚铁 | 国家药品标准 WS1-(X-005)-2001Z《琥珀酸亚铁》 | 4 岁以上人群 |  | 成人 | 5.0 | 20.0 |  |
|  |  |  |  |  | 孕妇 | 5.0 | 20.0 |  |
|  |  |  |  |  | 乳母 | 5.5 | 20.0 |  |
| 锌 | 硫酸锌 | GB25579 硫酸锌 | 所有人群 | Zn（以 Zn 计，mg） | 1～3 | 0.8 | 3.0 | 补充锌 |
|  | 柠檬酸锌 | 中国药典《枸橼酸锌》 | 所有人群 |  | 4～6 | 1.0 | 5.0 |  |
|  | 柠檬酸锌（三水） | 卫生计生委公告 2013 年第 9 号 | 所有人群 |  | 7～10 | 1.5 | 6.0 |  |
|  | 葡萄糖酸锌 | GB8820《葡萄糖酸锌》 | 所有人群 |  | 11～13 | 1.5 | 8.0 |  |
|  |  |  |  |  | 14～17 | 2.0 | 10.0 |  |
|  | 氧化锌 | GB1903.4《氧化锌》 | 所有人群 |  | 成人 | 3.0 | 15.0 |  |
|  | 乳酸锌 | GB1903.11《乳酸锌》 | 所有人群 |  | 孕妇 | 2.0 | 10.0 |  |
|  |  |  |  |  | 乳母 | 2.0 | 10.0 |  |
| 硒 | 亚硒酸钠 | GB1903.9《亚硒酸钠》 | 所有人群 | Se（以 Se 计，μg） | 4～6 | 5 | 30 | 补充硒 |
|  | 富硒酵母 | 国家药品标准 WS1-(X-005)-99Z《硒酵母》 | 4 岁以上人群 |  | 7～10 | 8 | 40 |  |
|  |  |  |  |  | 11～13 | 10 | 50 |  |
|  |  |  |  |  | 14～17 | 10 | 60 |  |
|  | L-硒-甲基硒代半胱氨酸 | GB1903.12《L-硒-甲基硒代半胱氨酸》 | 4 岁以上人群 |  | 成人 | 10 | 100 |  |
|  |  |  |  |  | 孕妇 | 10 | 60 |  |
|  |  |  |  |  | 乳母 | 15 | 80 |  |
| 铜 | 硫酸铜 | GB29210《硫酸铜》 | 所有人群 | Cu（以 Cu 计，mg） | 4～6 | 0.1 | 0.3 | 补充铜 |
|  |  |  |  |  | 7～10 | 0.1 | 0.4 |  |
|  |  |  |  |  | 11～13 | 0.1 | 0.5 |  |
|  | 葡萄糖酸铜 | GB1903.8《葡萄糖酸铜》 | 所有人群 |  | 14～17 | 0.2 | 0.6 |  |
|  |  |  |  |  | 成人 | 0.2 | 1.5 |  |
|  |  |  |  |  | 孕妇 | 0.2 | 0.7 |  |
|  |  |  |  |  | 乳母 | 0.3 | 1.0 |  |
| 维生素 A | 醋酸视黄酯 | GB14750《维生素 A》 | 所有人群 | 维生素 A（以视黄醇 计，μg） | 1～3 | 50 | 300 | 补充维生素 A |
|  | 棕榈酸视黄酯 | GB29943《棕榈酸视黄酯（棕榈酸维生素 A）》 | 所有人群 |  | 4～6 | 60 | 400 |  |
|  |  |  |  |  | 7～10 | 80 | 500 |  |
|  |  | GB8821《β-胡萝卜素》 |  |  | 11～13 | 100 | 700 |  |
|  | β-胡萝卜素 | GB28310《β-胡萝卜素》（发酵法） | 所有人群 |  | 14～17 | 130 | 800 |  |
|  |  |  |  |  | 成人 | 160 | 800 |  |
|  |  | 卫生计生委 2012 年第 6 号公告 |  |  | 孕妇 | 120 | 800 |  |
|  |  |  |  |  | 乳母 | 200 | 1 200 |  |

（续表）

| 原料名称 | | | | 每日用量 | | | | 功效 |
|---|---|---|---|---|---|---|---|---|
| 营养素 | 化合物名称 | 标准依据 | 适用范围 | 功效成分 | 适宜人群（年龄） | 最低值 | 最高值 | |
| 维生素D | 维生素 D$_2$ | GB14755《维生素 D$_2$（麦角钙化醇）》 | 所有人群 | 维生素D$_2$（以麦角钙化醇计，$\mu$g）；维生素D$_3$（以胆钙化醇计，$\mu$g） | 1～3 | 2.0 | 10.0 | 补充维生素D |
| | | | | | 4～6 | 2.0 | 15.0 | |
| | | | | | 7～10 | 2.0 | 15.0 | |
| | | | | | 11～13 | 2.0 | 15.0 | |
| | 维生素 D$_3$ | 中国药典《维生素 D$_3$》 | 所有人群 | | 14～17 | 2.0 | 15.0 | |
| | | | | | 成人 | 2.0 | 15.0 | |
| | | | | | 孕妇 | 2.0 | 15.0 | |
| | | | | | 乳母 | 2.0 | 15.0 | |
| 维生素B$_1$ | 盐酸硫胺素 | GB14751《维生素 B$_1$（盐酸硫胺素）》 | 所有人群 | 维生素B$_1$（以硫胺素计，mg） | 1～3 | 0.1 | 0.6 | 补充维生素B$_1$ |
| | | | | | 4～6 | 0.2 | 1.5 | |
| | | | | | 7～10 | 0.2 | 1.5 | |
| | | | | | 11～13 | 0.3 | 2.0 | |
| | 硝酸硫胺素 | 中国药典《硝酸硫胺》 | 所有人群 | | 14～17 | 0.3 | 2.0 | |
| | | | | | 成人 | 0.5 | 20.0 | |
| | | | | | 孕妇 | 0.3 | 2.5 | |
| | | | | | 乳母 | 0.3 | 2.5 | |
| 维生素B$_2$ | 核黄素 | GB14752《维生素 B$_2$（核黄素）》 | 所有人群 | 维生素B$_2$（以核黄素计，mg） | 1～3 | 0.1 | 0.6 | 补充维生素B$_2$ |
| | | | | | 4～6 | 0.2 | 1.5 | |
| | | | | | 7～10 | 0.2 | 1.5 | |
| | | | | | 11～13 | 0.3 | 2.0 | |
| | 核黄素 5′-磷酸钠 | GB28301《核黄素 5′-磷酸钠》 | 所有人群 | | 14～17 | 0.3 | 2.0 | |
| | | | | | 成人 | 0.5 | 20.0 | |
| | | | | | 孕妇 | 0.3 | 2.5 | |
| | | | | | 乳母 | 0.3 | 2.5 | |
| 维生素B$_6$ | 盐酸吡哆醇 | GB14753《维生素 B$_6$（盐酸吡哆醇）》 | 所有人群 | 维生素B$_6$（以吡哆醇计，mg） | 1～3 | 0.1 | 0.6 | 补充维生素B$_6$ |
| | | | | | 4～6 | 0.2 | 1.5 | |
| | | | | | 7～10 | 0.2 | 1.5 | |
| | | | | | 11～13 | 0.3 | 2.0 | |
| | | | | | 14～17 | 0.3 | 2.0 | |
| | | | | | 成人 | 0.5 | 10.0 | |
| | | | | | 孕妇 | 0.3 | 2.5 | |
| | | | | | 乳母 | 0.3 | 2.5 | |
| 维生素B$_{12}$ | 氰钴胺 | 中国药典《维生素 B$_{12}$》 | 所有人群 | 维生素B$_{12}$（以钴胺素计，$\mu$g） | 1～3 | 0.2 | 1.0 | 补充维生素B$_{12}$ |
| | | | | | 4～6 | 0.2 | 1.5 | |
| | | | | | 7～10 | 0.3 | 2.0 | |
| | | | | | 11～13 | 0.4 | 2.5 | |
| | | | | | 14～17 | 0.5 | 3.0 | |
| | | | | | 成人 | 0.5 | 10 | |
| | | | | | 孕妇 | 0.6 | 5.0 | |
| | | | | | 乳母 | 0.6 | 5.0 | |

（续表）

| 原料名称 | | | | 每日用量 | | | | 功效 |
|---|---|---|---|---|---|---|---|---|
| 营养素 | 化合物名称 | 标准依据 | 适用范围 | 功效成分 | 适宜人群（年龄） | 最低值 | 最高值 | |
| 烟酸（尼克酸） | 烟酸 | GB14757《烟酸》 | 所有人群 | 烟酸（以烟酸计,mg) | 1～3 | 1.0 | 5.0 | 补充烟酸 |
| | | | | | 4～6 | 1.5 | 7.5 | |
| | | | | | 7～10 | 2.0 | 10.0 | |
| | | | | | 11～13 | 2.5 | 12.0 | |
| | | | | | 14～17 | 3.0 | 15.0 | |
| | | | | | 成人 | 3.0 | 15.0 | |
| | | | | | 孕妇 | 2.5 | 15.0 | |
| | | | | | 乳母 | 3.0 | 15.0 | |
| | 烟酰胺 | 中国药典《烟酰胺》 | 所有人群 | 烟酰胺（以烟酰胺计,mg) | 1～3 | 1.0 | 7.0 | |
| | | | | | 4～6 | 1.5 | 9.0 | |
| | | | | | 7～10 | 2.0 | 13.0 | |
| | | | | | 11～13 | 2.5 | 15.0 | |
| | | | | | 14～17 | 3.0 | 18.0 | |
| | | | | | 成人 | 3.0 | 50.0 | |
| | | | | | 孕妇 | 2.5 | 15.0 | |
| | | | | | 乳母 | 3.0 | 18.0 | |
| 叶酸 | 叶酸 | GB15570《叶酸》 | 所有人群 | 叶酸（以叶酸计,μg) | 1～3 | 30 | 150 | 补充叶酸 |
| | | | | | 4～6 | 40 | 200 | |
| | | | | | 7～10 | 50 | 250 | |
| | | | | | 11～13 | 70 | 350 | |
| | | | | | 14～17 | 80 | 400 | |
| | | | | | 成人 | 80 | 500 | |
| | | | | | 孕妇 | 110 | 500 | |
| | | | | | 乳母 | 110 | 500 | |
| 生物素 | D-生物素 | 国家药品标准 WS－10001－(HD－1052)－2002《D-生物素》 | 所有人群 | 生物素（以生物素计,μg) | 1～3 | 3 | 15 | 补充生物素 |
| | | | | | 4～6 | 4 | 25 | |
| | | | | | 7～10 | 5 | 30 | |
| | | | | | 11～13 | 7 | 45 | |
| | | | | | 14～17 | 8 | 50 | |
| | | | | | 成人 | 10 | 100 | |
| | | | | | 孕妇 | 8 | 50 | |
| | | | | | 乳母 | 10 | 60 | |
| 胆碱 | 酒石酸胆碱 | 国家药品标准 WS－10001－(HD－1250)－2002《重酒石酸胆碱》 | 所有人群 | 胆碱（以胆碱计,mg) | 1～3 | 40 | 240 | 补充胆碱 |
| | | | | | 4～6 | 50 | 300 | |
| | | | | | 7～10 | 60 | 400 | |
| | | | | | 11～13 | 80 | 500 | |
| | | | | | 14～17 | 90 | 600 | |
| | | | | | 成人 | 100 | 1 000 | |
| | | | | | 孕妇 | 80 | 500 | |
| | | | | | 乳母 | 100 | 700 | |

（续表）

| 原料名称 | | | | 每日用量 | | | | 功效 |
|---|---|---|---|---|---|---|---|---|
| 营养素 | 化合物名称 | 标准依据 | 适用范围 | 功效成分 | 适宜人群（年龄） | 最低值 | 最高值 | |
| 维生素 C | $L$-抗坏血酸 | GB14754《维生素 C(抗坏血酸)》 | 所有人群 | 维生素 C（以 $L$-抗坏血酸计,mg） | 1～3 | 6 | 60 | 补充维生素 C |
| | $L$-抗坏血酸钠 | GB1886.44《抗坏血酸钠》 | 所有人群 | | 4～6 | 10 | 100 | |
| | | | | | 7～10 | 10 | 100 | |
| | $L$-抗坏血酸钙 | GB1886.43《抗坏血酸钙》 | 所有人群 | | 11～13 | 15 | 150 | |
| | | | | | 14～17 | 20 | 200 | |
| | | | | | 成人 | 30 | 500 | |
| | 抗坏血酸棕榈酸酯 | GB1886.230《抗坏血酸棕榈酸酯》 | 4 岁以上人群 | | 孕妇 | 25 | 250 | |
| | | | | | 乳母 | 30 | 300 | |
| 维生素 K | 维生素 $K_1$ | 中国药典《维生素 $K_1$》 | 所有人群 | 维生素 K（以植物甲萘醌计,$\mu g$） | 4～6 | 10 | 60 | 补充维生素 K |
| | | | | | 7～10 | 10 | 70 | |
| | | | | | 11～13 | 15 | 90 | |
| | | | | | 14～17 | 15 | 100 | |
| | | | | | 成人 | 15 | 100 | |
| | | | | | 孕妇 | 15 | 100 | |
| | 维生素 $K_2$（发酵法） | 卫生计生委公告 2016 年第 8 号 | 所有人群 | | 乳母 | 15 | 100 | |
| 泛酸 | $D$-泛酸钙 | 中国药典《泛酸钙》 | 所有人群 | 泛酸（以泛酸计,mg） | 1～3 | 0.4 | 2.0 | 补充泛酸 |
| | | | | | 4～6 | 0.5 | 5.0 | |
| | | | | | 7～10 | 0.7 | 7.0 | |
| | | | | | 11～13 | 0.9 | 9.0 | |
| | | | | | 14～17 | 1.0 | 10.0 | |
| | | | | | 成人 | 1.0 | 20.0 | |
| | | | | | 孕妇 | 1.0 | 10.0 | |
| | | | | | 乳母 | 1.0 | 10.0 | |
| 维生素 E | $D$-$\alpha$-生育酚 | GB1886.233《维生素 E》 | 所有人群 | 维生素 E（以 $D$-$\alpha$-生育酚计,mg） | 4～6 | 1.5 | 9.0 | 补充维生素 E |
| | $D$-$\alpha$-醋酸生育酚 | | 所有人群 | | | | | |
| | $D$-$\alpha$-琥珀酸生育酚 | | 所有人群 | | 7～10 | 2.0 | 14.0 | |
| | | | | | 11～13 | 3.0 | 25.0 | |
| | $DL$-$\alpha$-醋酸生育酚 | GB14756《维生素 E($DL$-$\alpha$-醋酸生育酚)》 | 所有人群 | | 14～17 | 3.0 | 25.0 | |
| | | | | | 成人 | 5.0 | 150 | |
| | $DL$-$\alpha$-生育酚 | GB29942《维生素 E($DL$-$\alpha$-生育酚)》 | 所有人群 | | 孕妇 | 3.0 | 25.0 | |
| | 维生素 E 琥珀酸钙 | GB1903.6《维生素 E 琥珀酸钙》 | 4 岁以上人群 | | 乳母 | 4.0 | 30.0 | |

1. **国家行政主管部门公布的保健食品功能范围(保健食品可以声称的保健功能)**·①增强免疫力。②辅助降血脂。③辅助降血糖。④抗氧化。⑤辅助改善记忆。⑥缓解视疲劳。⑦促进排铅。⑧清咽。⑨辅助降血压。⑩改善睡眠。⑪促进泌乳。⑫缓解体力疲劳。⑬提高缺氧耐受力。⑭对辐射危害有辅助保护功能。⑮减肥。⑯改善生长发育。⑰增加骨密度。⑱改善营养性贫血。⑲对化学性肝损伤的辅助保护作用。⑳祛痤疮。㉑祛黄褐斑。㉒改善皮肤水分。㉓改善皮肤油分。㉔调节肠道菌群。㉕促进消化。㉖通便。㉗对胃黏膜损伤有辅助保护功能。

表 10-2　保健食品适宜人群及功能评价方式表

| 保健功能 | 适宜人群 | 不适宜人群 | 功能评价 |
|---|---|---|---|
| 增强免疫力 | 免疫力低下者 | | ▲ |
| 抗氧化 | 中老年人 | 少年儿童 | ▲● |
| 辅助改善记忆 | 需要改善记忆者 | | ▲● |
| 缓解体力疲劳 | 易疲劳者 | 少年儿童 | ▲ |
| 减肥 | 单纯性肥胖人群 | 孕期及哺乳期妇女 | ▲● |
| 改善生长发育 | 生长发育不良的少年儿童 | | ▲● |
| 提高缺氧耐受力 | 处于缺氧环境者 | | ▲ |
| 对辐射危害有辅助保护功能 | 接触辐射者 | | ▲ |
| 辅助降血脂 | 血脂偏高者 | 少年儿童 | ▲● |
| 辅助降血糖 | 血糖偏高者 | 少年儿童 | ▲● |
| 改善睡眠 | 睡眠状况不佳者 | 少年儿童 | ▲ |
| 改善营养性贫血 | 营养性贫血者 | | ▲● |
| 对化学性肝损伤有辅助保护功能 | 有化学性肝损伤危险者 | | ▲ |
| 促进泌乳 | 哺乳期妇女 | | ▲● |
| 缓解视疲劳 | 视力易疲劳者 | | ● |
| 促进排铅 | 接触铅污染环境者 | | ▲● |
| 清咽 | 咽部不适者 | | ▲● |
| 辅助降血压 | 血压偏高者 | 少年儿童 | ▲● |
| 增加骨密度 | 中老年人 | | ▲● |
| 调节肠道菌群 | 肠道功能紊乱者 | | ▲● |

(续表)

| 保健功能 | 适宜人群 | 不适宜人群 | 功能评价 |
|---|---|---|---|
| 促进消化 | 消化不良者 | | ▲● |
| 通便 | 便秘者 | | ▲● |
| 对胃黏膜有辅助保护功能 | 轻度胃黏膜损伤者 | | ▲● |
| 祛痤疮 | 有痤疮者 | 儿童 | ● |
| 祛黄褐斑 | 有黄褐斑者 | 儿童 | ● |
| 改善皮肤水分 | 皮肤干燥者 | | ● |
| 改善皮肤油分 | 皮肤油分缺乏者 | | ● |

注:标有▲的项目只做动物试验,标有●的项目只做人体试食试验,标有▲●的项目需做动物试验及人体试食试验

2011年8月,国家食品药品监督管理局保健食品化妆品监管司发出食药监保化函〔2011〕322号公函,公开征集对拟修改的保健食品功能草案的意见,如果草案正式成立,中国保健食品的功能将从以上27项,变为18项:①有助于增强免疫力。②有助于降低血脂。③有助于降低血糖。④抗氧化。⑤有助于改善记忆。⑥有助于缓解视疲劳。⑦有助于排铅。⑧清咽。⑨有助于改善睡眠。⑩有助于泌乳。⑪有助于缓解运动疲劳。⑫有助于提高缺氧耐受力。⑬有助于减少体内脂肪。⑭有助于增加骨密度。⑮有助于改善缺铁性贫血。⑯有助于降低酒精性肝损伤危害。⑰有助于促进面部皮肤健康。⑱有助于改善胃肠功能。

2. **允许保健食品声称的保健功能目录**·该目录由国务院食品药品监督管理部门会同国务院卫生行政部门、国家中医药管理部门制定、调整并公布。国务院食品药品监督管理部门会同国务院卫生行政部门、国家中医药管理部门对保健功能目录进行调整。允许保健食品声称的保健功能目录(第一批)即营养素补充剂保健功能目录已发布:补充维生素、矿物质(表10-3)。

表 10-3　营养素补充剂保健功能目录

| 保健功能 | 备注 |
|---|---|
| 补充维生素、矿物质 | 包括补充:钙、镁、钾、锰、铁、锌、硒、铜、维生素 A、维生素 D、维生素 $B_1$、维生素 $B_2$、维生素 $B_6$、维生素 $B_{12}$、烟酸(尼克酸)、叶酸、生物素、胆碱、维生素 C、维生素 K、泛酸、维生素 E |

## 二、中药保健食品的特点与应用

### （一）中药保健食品的功能性特点与应用

中药保健食品是在中医药理论指导下研制的具有特定中医药保健功能的食品。这类保健食品的保健功能在体现卫生部《保健食品功能学评价程序和检验方法》所规定的各种功能外，还体现中医药理论的特定功效，属于中医药养生和中医防治理论的范畴。

（1）预防保健中医药防治疾病的一个显著特点是"不治已病治未病"，即最好的医生注重保健，管理健康。在中医养生理论中，饮食对人体的滋养作用是一项重要的健康管理措施，正如《内经》所言："正气存内，邪不可干。"早在一千多年前，就有用动物肝脏预防夜盲症、用海带预防甲状腺肿大、用谷皮、麦麸预防脚气病、用葱白生姜预防感冒等记载。现代研究也证实了中医所述食物预防保健作用的科学道理，是中药保健食品功效作用的重要特点。

（2）滋补保健中医药滋补包括平补、清补、温补、峻补等，通过益精、补气、养血及调补脏腑虚损达到补充正气、增强体质的目的。

（3）延缓衰老中医在应用饮食调理进行延缓衰老方面，除因时、因地、因人、因病不同，做到辨证用膳，虚则补之、实则泻之外，还注意对肺、脾、肾三脏的调理，以平衡机体的新陈代谢而达到延缓衰老的目的。

（4）防治疾病中医对疾病的治疗作用主要体现在扶正和祛邪两个方面，其中"扶正"，体现的是"损者益之""虚者补之"的治疗原则，而"祛邪"体现了"实者泻之""损其有余"的治疗原则，通过活血、利水、化湿、祛痰、清热、泻火、解毒等方法达到清除体内病邪及病理产物的目的。

上述中医保健理论在防治疾病、延缓衰老等方面具有完善的理论基础和方法指导，为中药保健食品的产品研发提供科学理论基础，是发展中药保健食品的理论优势之一。

### （二）中药保健食品的安全性特点与应用

中药保健食品使用的原料可以使用"既是食品又是药品的品种"87种和"可用于保健食品的物品"114种为原料，还可以用具有生物活性的普通食品、维生素、矿物质，以及被许可的新食品原料、活性成分和活性物质。原料以滋补保健功能为主的中药很多列为《神农本草经》的"上品"，其用量基本都在药典或地方标准及其他标准规定用量的上限以下，而且所有的产品都必须经过毒理学安全性评价。同时，中药类保健食品的活性虽然不及药品，但比普通食品要强得多。因此，从安全性角度分析，中药类保健食品比药品的安全性要高，从生理功能和生物影响度来说比普通食品要强。

中药保健食品产品属性为兼具功能的食品。所以，产品形式多样，可以为常用的日服药剂型，如片剂、胶囊剂、颗粒剂、口服液等；还可以是普通食品形态，比如饮料、饼干、果冻、糖果等。

中药类保健食品从研发、注册、生产、经营、监督等形成一体化管理，自成体系。国家统一审批，生产和经营独立，需要专有的行政许可，生产中药药品的车间不能生产保健食品，生产普通食品的车间同样也不能生产保健食品，药品经营许可和普通食品经营许可都不能涵盖或代替保健食品经营许可。

## 三、中药保健食品的质量控制

### （一）保健食品标准

随着我国经济实力不断壮大，人民生活水平不断提高，我国对保健食品的需求越来越大，保健食品的市场份额也越来越大。根据《食品安全法》规定，经食品安全国家标准审评委员会审查通过，原国家卫生计生委于 2014 年 12 月 24 日发布了《食品安全国家标准 保健食品》（GB16740—2014）。该标准已于 2015 年 5 月 24 日起正式实施，它是我国监管该类食品质量的强制性国家标准，本次新标准的实施，为保证该类产品质量提供了依据，确保了"舌尖上的安全"保障了人类健康。

《食品安全国家标准 保健食品》（GB16740—2014)适用于各类保健食品，对保健食品进行具体定义，对感官要求、理化指标、污染物限量、真菌毒素限量、微生物限量、食品添加剂和营养强化剂作了具体的规定；修改了标签标识的要求。保健食品标准是监督与控制保健食品质量的技术依据，是保健食品检验必须遵循的法定技术宝典，是检验单位进行保健食品检验工作的基石。主要引用标准：

GB 2760 《食品安全国家标准 食品添加剂使用卫生标准》

GB 4789.2 《食品安全国家标准 食品卫生微生物学检验 菌落总数测定》

GB 4789.3 《食品安全国家标准 食品卫生微生物学检验 大肠菌群计数》

GB 4789.4　《食品安全国家标准　食品卫生微生物学检验　沙门氏菌检验》

GB 4789.5　《食品安全国家标准　食品卫生微生物学检验　志贺氏菌检验》

GB 4789.10　《食品安全国家标准　食品卫生微生物学检验　金黄色葡萄球菌检验》

GB 4789.11　《食品安全国家标准　食品卫生微生物学检验　溶血性链球菌检验》

GB 4789.15　《食品安全国家标准　食品卫生微生物学检验　霉菌和酵母计数》

GB 5009.11　《食品安全国家标准　食品中总砷及无机砷的测定》

GB 5009.12　《食品安全国家标准　食品中铅的测定方法》

GB 5009.17　《食品安全国家标准　食品中总汞及无机汞的测定方法》

GB 7718　《食品安全国家标准　预包装食品标签通则》

GB 13432　《食品安全国家标准　预包装特殊膳食用食品标签》

GB 14880　《食品安全国家标准　食品营养强化剂使用标准》

GB 14881　《食品安全国家标准　食品生产通用卫生规范》

GB 14882　《食品安全国家标准　食品中放射性物质限制浓度标准》

### （二）中药类保健食品质量控制现状

中药保健食品的质量评价主要包括安全性和功能性相关成分的评价。保健食品涉及的标准主要有《食品安全国家标准　保健食品》(GB16740—2014)、药典标准和企业标准等。GB 16740—2014 中的技术要求主要包括金属污染物、真菌毒素、微生物、食品添加剂等内容，该标准重点对产品的安全性做出了具体的限度规定并明确了检验方法，对于功能相关成分未做规定。近年来批准的产品，企业标准对每个产品具体的功能性相关成分进行含量限度规定。

1. **中药原料质量控制现状**·中药类保健食品原料采用了中药材和中药提取物 2 类，而中药提取物亦由中药材提取而来，因此与国家已批准上市的中成药存在共性问题，即要求对中药材基源品种严格控制，而现有的中药材标准尽管建立了鉴别和含量测定项目，但仅限于对指标成分的控制，无法全面反映

中药的整体质量情况。对于中药材成分复杂及质量控制模式局限的现状，国家在发展中药材产业化的同时探索标准化发展，《中药材生产质量管理规范(试行)》(GAP)的大力推进对从源头确保中药材质量的稳定性和可控性提供了政策支持，同时还应依靠法律法规规范中药材流通秩序，规范中药材包装管理。

保健食品中的中药提取物以中药中提取的一类或几类化学成分富集的混合体(有效部位)为主，所用的提取原料应符合有关要求，其提取工艺应科学合理，加工助剂符合国家食品安全相关标准。从质量控制标准看，《中国药典》2015 年版收录的有制法、性状、鉴别、检查(水分、灰分、指纹图谱等)、含量测定等的植物油脂和提取物 47 种；少数提取物(如当归提取物、枳实提取物)有商务部、外经贸等行业推荐标准；中国医药保健品进出口商会颁布实施了 7 种《中药提取物国际商务标准》，其中的 5 种产品是保健食品可用原料，而对于绝大多数的中药提取物没有相应的统一标准，这样的原料用在保健食品中，应充分考虑申报功能不同而设计提取工艺路线并制定不同规格的提取物质量标准。此外，要求保证原料提取物批与批之间的质量一致性，因此制定质量标准应客观反映提取物安全、有效、质量稳定。

2. **成品质量控制现状**·2005 年以后国家食品药品监督管理总局批准的保健食品批件附件 2 为产品质量标准(主要内容)，2011 年 2 月 1 日以后申报的产品批准时下发的批件附件 2 为产品技术要求，但申报时还应提供企业标准。企业标准(产品技术要求)技术性强，涉及的技术标准和法律法规多，根据中药类保健食品特点即配方主要原料中除含有中药外，可见加入营养素补充剂(如维生素 C、D)、化合物类(如碳酸钙、吡啶甲酸铬、番茄红素)、普通食品(如大豆肽粉等)等，技术指标的选择应体现产品特点，同时保证质量可控的完整性。从审评现状看，要求设定对涉及产品质量安全的指标一般包括感官指标、理化指标、标志性成分、微生物指标等，其中技术指标的制定应充分考虑以下 3 方面：一是能否符合国家现行标准，如对于含有特殊原料的红曲、辅酶Q10 等用量、标示值有特殊规定的；对食品添加剂如色素、甜味剂有限量要求的等；二是实验方法的适用性，如直接引用有国家标准的食品卫生理化检验方法及微生物检验方法能够满足实条件，而保证测定结果准确性；三是标志性成分选择合理，中药类保

健食品应选择特征成分作为标志性成分，一般以下限控制其量。在审评中经常出现对标志性指标选择不重视；实验方法的科学性和可操作性、中药有效部位测定方法专属性较差，不针对产品特点性质采用前处理方法不当而直接引用国家食品安全标准无法检测等问题。

**3. 保健食品企业标准的编写** · 《中华人民共和国标准化法》明确规定："企业生产的产品没有国家标准和行业标准的，应当制定企业标准，作为组织生产的依据"。因此，制定保健食品企业标准已成为保健食品企业标准化的一项十分重要的工作，直接影响到保健食品的评价、投产和质量控制，直接影响到消费者的身体健康。

保健食品企业必须按照企业标准制定程序，在研发保健食品过程中及早地调查、收集有关标准情报资料，整理分析，确定各项参数的指标，安排一定的试验验证，在综合研究基础上编写出科学、合理及切实可行的企业标准。

保健食品企业标准的编写要素包括：①资料性概述要素（封面、目次、前言）。②规范性一般要素（产品名称、范围、规范性引用文件）。③规范性技术要素（技术要求、试验方法、检验规则、标志、标签、包装、运输、贮藏、规范性附录）。④质量标准编写说明。

（1）资料性概述要素（封面、目次、前言）：上述要素除目次外，均不得有缺项。封面主要内容为标准的类别、标准号、标准名称、标准的发布和实施日期以及标准的发布单位。前言应包括特定部分（说明标准的结构、采用国家标准的情况、标准附录的性质）和基本部分（首次发布日期、标准的提出与起草单位、主要起草人）。

（2）规范性一般要素（产品名称、范围、规范性引用文件）：质量标准编写格式应符合 GB/T1.1《标准化工作导则·第 1 部分：标准》的结构和编写规则的相关规定。各项要素应符合以下要求：

范围应写明产品名称及其所涉及的各个方面，包括技术要求、试验方法、检验规则、标志、标签、包装、运输、贮藏、全部原辅料、主要工艺步骤（包括灭菌工艺）等。示例：

本标准规定了×××胶囊的技术要求、试验方法、检验规则、标志、标签、包装、运输和贮藏等。

本标准适用于以××、××、×××、淀粉、硬脂酸镁为原料，经提取、浓缩、干燥、粉碎、制粒、装囊、辐照灭菌、包装等主要工艺加工制成的具有增强免疫力功能的×××胶囊。

（3）规范性技术要素（技术要求、试验方法、检验规则、标志、标签、包装、运输、贮藏、规范性附录）

1）技术要求包括原料要求、辅料要求、感官指标、功能要求、功效成分/标志性成分、理化指标、微生物指标、净含量及允许负偏差等项目。

2）技术要求注意事项：原、辅料要求应符合相应国家标准、行业标准的规定或有关要求，且必须准确无误地写明其标准号及标准名称，不得张冠李戴，比如绞股蓝未收载于《中华人民共和国药典》（2015 版），而申请人将其质量标准定为符合《中华人民共和国药典》（2015 版），这是不符合要求的。另外，对于符合《中华人民共和国药典》（2015 版）相应规定的原料或辅料，应将其质量标准列在一起，不必一一单独列出。对于未制订国家标准或行业标准的原、辅料，应分别在附录 B、C 中给出相关质量标准。其编写格式可参照以下示例。

【示例】

【原料要求】人参、山药、枸杞子：应符合《中华人民共和国药典》2005 年版一部的相应规定。

枸杞子提取物的质量标准见附录 B。

维生素 A：应符合 GB14750—93《食品添加剂维生素 A》的规定。

【辅料要求】淀粉、硬脂酸镁：应符合《中华人民共和国药典》2005 年版二部的相应规定。

木糖醇：应符合 GB13509—92《食品添加剂木糖醇》的规定。

感官指标应包括色泽、滋味和气味、性状、杂质等项目，并列表表示，且各项目指标应真实反映产品的生产工艺。其编写格式可参照以下示例（表 10-4）。

【示例】

表 10-4　感官指标

| 项目 | 指　　标 |
| --- | --- |
| 色泽 | ××色 |
| 滋味、气味 | 具有××气味，微苦，无异味 |
| 性状 | 片剂，完整光洁，色泽均匀，有适宜的硬度 |
| 杂质 | 无肉眼可见的外来杂质 |

3）功效成分/标志性成分应列表表示，一般按≥指标值标示。若功效成分/标志性成分为某一类成分

（如粗多糖、总黄酮、总皂苷等），则应表明以何种标准品计。维生素、矿物质应按范围值标示，并应符合《营养素补充剂申报与审评规定（试行）》的相关规定。其编写格式可参照以下示例（表 10 - 5、表 10 - 6）。

**【示例】**

**表 10 - 5　标志性成分**

| 项　　目 | 指标 | |
|---|---|---|
| 总皂苷(以××计)(mg/kg) | ≥ | ×× |
| 粗多糖(以××计)(mg/kg) | ≥ | ×× |
| 红景天苷(mg/kg) | ≥ | ×× |

**表 10 - 6　功效成分**

| 项　　目 | 指标 |
|---|---|
| 维生素 A(mg/kg) | ××～×× |
| 维生素 D(mg/kg) | ××～×× |
| 钙(以 Ca 计)(mg/kg) | ××～×× |
| 锌(以 Zn 计)(mg/kg) | ××～×× |

4）理化指标的项目应按照国家有关标准、规范及同类食品的卫生标准确定，以表格形式列出重金属（铅、砷、汞）等项目的限量指标。表格中应有项目名称及指标，量的单位（如 mg/kg 或 g/100 g 等）不加括号，小于等于号（≤）和大于等于号（≥）一律写于项目一栏，而具体的限量值或数值则写在指标一栏。理化指标计量单位应符合我国法定计量单位的规定。除上述一般要求外，理化指标还应根据产品剂型、原料及工艺的不同增加相应的特定项目。其编写格式可参照以下示例（表 10 - 7）。

**【示例】**

**表 10 - 7　理化指标**

| 项　　目 | 指标 | |
|---|---|---|
| 水分(%) | ≤ | ×× |
| 灰分(%) | ≤ | ×× |
| 铅(以 Pb 计)(mg/kg) | ≤ | ×× |
| 砷(以 As 计)(mg/kg) | ≤ | ×× |
| 汞(以 Hg 计)(mg/kg) | ≤ | ×× |
| 六六六(mg/kg) | ≤ | ×× |
| 滴滴涕(mg/kg) | ≤ | ×× |
| 崩解时限(min) | ≤ | ×× |

5）微生物指标应包括菌落总数、大肠菌群、霉菌、酵母和致病菌项目，其中致病菌项目应分别列出，包括沙门氏菌、志贺氏菌、金黄色葡萄球菌和溶血性链球菌。微生物指标应按照《GB16740—2014 食品安全国家标准　保健食品》的相关规定标示。菌落总数、霉菌、酵母的单位均以 cfu/g（固体）或 cfu/ml（液体）标示，大肠菌群的单位以 MPN/100 g（固体）或 MPN/100 ml（液体）标示。其编写格式可参照以下示例（表 10 - 8）。

**【示例】**

**表 10 - 8　微生物指标**

| 项　　目 | 指标 | |
|---|---|---|
| 菌落总数(cfu/g) | ≤ | ×× |
| 大肠菌群(MPN/100 g) | ≤ | ×× |
| 霉菌(cfu/g) | ≤ | ×× |
| 酵母(cfu/g) | ≤ | ×× |
| 致病菌(指沙门菌、志贺菌、金黄色葡萄球菌和溶血性链球菌) | 不得检出 | |

6）净含量及允许负偏差应参照《GB16740—1997 保健（功能）食品通用标准》的规定，列表标示产品最小销售包装的净含量及允许负偏差，而不是每片、每粒或每支的净含量及允许负偏差。净含量的单位可标示为 g/盒、mL/盒、g/袋等。其编写格式可参照以下示例（表 10 - 9）。

**【示例】**

**表 10 - 9　净含量及允许负偏差**

| 净含量(g/盒) | 允许负偏差(%) |
|---|---|
| 30 | 9 |

7）试验方法及注意事项：试验方法应包括质量标准中感官指标、功效成分/标志性成分、理化指标、微生物指标、净含量及允许负偏差的检测方法，所列检测方法均应属于符合国家卫生标准、规范、国家药品标准或国家有关部门正式公布的以及国内外正式发表的具有权威性的且适用于保健食品的检测方法。其中，对于未制定国家标准的功效成分/标志性成分的检测方法，应在附录 A 中列出该方法的详细内容。

注意事项：①质量标准中所列的检测方法必须

与检验报告中所采用的方法一致。②检测方法须注明其名称、来源及编号。其编写格式可参照以下示例。

【示例】

总黄酮的测定：按《保健食品检验与评价技术规范》(2003版)"保健食品中总黄酮的测定"规定的方法测定。

维生素 A 的测定：按 GB/T5009.84—2003《食品中硫胺素(维生素 B1)的测定》规定的方法测定。

钙的测定：按 GB/T5009.92—2003《食品中钙的测定》规定的方法测定。

水分的测定：按 GB/T5009.3—2003《食品中水分的测定》规定的方法测定。

8) 附录及注意事项：附录应包括附录 A、附录 B、附录 C 等，其中附录 A 所列内容为未制定国家标准的功效成分/标志性成分的检测方法。附录 B、附录 C 所列内容为未制定国家标准的原、辅料质量标准。

注意事项：①对于未制定国家标准的功效成分/标志性成分的检测方法，须列出其详细内容。②对于未制定国家标准的原、辅料，其质量标准中应包括反映原、辅料特征的指标(如主要成分及含量、色泽、性状、滋味、气味等)、理化指标(如水分、灰分、粒度等)及污染物指标(如铅、砷、汞、六六六、滴滴涕、微生物指标等)，并列表表示。其编写格式可参照以下示例。

【示例】

附录 A

(规范性附录)

功效成分/标志性成分的检测方法

A1　粗多糖的测定

A1.1　适用范围

A1.2　原理

A1.3　试剂和标准品或对照品(注明来源、规格、纯度等)

A1.4　仪器设备或装置

A1.5　试样制备

A1.6　操作步骤

A1.7　结果的表述(包括计算公式)

A1.8　标准品和样品检测的图谱(必要时需提供)

附录 B

(规范性附录)

原料要求

B1　××提取物：应符合表 10-10 的规定。

表 10-10　××提取物质量标准

| 项　目 | | 指标 |
| --- | --- | --- |
| 外观 | | ××色粉末 |
| 气味 | | ××气味 |
| 味道 | | ××味道 |
| 原花青素含量(%) | ≥ | ×× |
| 目数 | | ×× |
| 干燥失重(%) | ≤ | ×× |
| 重金属(以 Pb 计,ppm) | ≤ | ×× |
| 水分(%) | ≤ | ×× |
| 灰分(%) | ≤ | ×× |
| 溶剂残留(%) | ≤ | ×× |
| 菌落总数(cfu/g) | ≤ | ×× |
| 大肠菌群(MPN/100 g) | ≤ | ×× |
| 霉菌和酵母菌(cfu/g) | ≤ | ×× |
| 致病菌(指沙门菌、金黄色葡萄球菌、志贺菌、溶血性链球菌) | | 不得检出 |

4. **保健食品产品技术要求规范**·国家食品药品监督管理局根据《食品安全法》及其实施条例对保健食品实行严格监管的要求，为进一步规范保健食品行政许可工作，提高保健食品质量安全控制水平，加强保健食品生产经营监督，指导保健食品产品技术要求编制工作，2010 年 10 月 22 日印发了保健食品产品技术要求规范，附件 1 为保健食品产品技术要求(文本格式)，附件 2 为保健食品产品技术要求编制指南。

(1) 保健食品产品技术要求规范

1) 根据《食品安全法》及其实施条例对保健食品实行严格监管的要求，为进一步规范保健食品行政许可工作，提高保健食品质量安全控制水平，加强保健食品生产经营监督，保障消费者食用安全，制定本规范。

2) 国家食品药品监督管理局负责批准保健食品产品技术要求，并监督其执行。

3) 保健食品产品技术要求应当符合国家有关

法律法规、标准规范。

4）保健食品产品技术要求文本格式应当包括产品名称、配方、生产工艺、感官要求、鉴别、理化指标、微生物指标、功效或标志性成分含量测定、保健功能、适宜人群、不适宜人群、食用量及食用方法、规格、贮藏、保质期等序列（见附件1），并按照保健食品产品技术要求编制指南（见附件2）编制。

5）保健食品产品技术要求是产品质量安全的技术保障。生产企业应当按照保健食品产品技术要求组织生产经营，食品药品监督管理部门应当将保健食品产品技术要求作为开展监督执法的重要依据。

6）保健食品产品技术要求适用于保健食品新产品的注册申请和产品的再注册。

7）保健食品产品技术要求编号按照 BJ＋G（或J）＋年份＋0000 编制。"BJ"表示"保健食品"，"G（或J）"表示国产或进口，"年份＋0000"为保健食品批准文号的年份和顺序号。

8）本规范自2011年2月1日起施行。

（2）保健食品产品技术要求（文本格式）

**附件1：**

---

国家食品药品监督管理局
保健食品产品技术要求（文本格式）
（产品技术要求编号）

中文名称
汉语拼音名

【配方】

【生产工艺】

【感官要求】

【鉴别】

【理化指标】

【微生物指标】

【功效或标志性成分含量测定】

【保健功能】

【适宜人群】

【不适宜人群】

【食用量及食用方法】

【规格】

【贮藏】

【保质期】

---

**附件2：保健食品产品技术要求编制指南**

**一、主要内容**

保健食品产品技术要求应当能够准确反映和控制产品的质量。保健食品产品技术要求的每项内容应符合以下要求，并按照保健食品产品申报资料的具体要求进行编制。

（一）产品名称

包括中文名称和汉语拼音名。产品名称应当准确、清晰，能表明产品的真实属性，符合《保健食品注册管理办法（试行）》《保健食品命名规定（试行）》等相关规定。

（二）配方

应列出全部原辅料。原辅料名称应使用法定标准名称。用于保健食品的原料应当符合相关规定。各原料顺序按其在产品中的功效作用或用量大小排列；辅料按用量大小列于原料后。

（三）生产工艺

应用文字简要描述完整的生产工序。

（四）感官要求

分别对产品应有的外观（色泽、形态等）和内容物的色泽、形态、气味、滋味等依次进行描述，并用分号分开；如果用表提供信息更有利于项目的理解，则宜使用表。一般不对直接接触产品的包装材料的外观等进行描述。

（五）鉴别

根据产品配方及有关研究结果等可以确定产品的鉴别方法的，应予以全面、准确地阐述。

（六）理化指标

（七）微生物指标

理化指标和微生物指标应阐述根据研究结果和法规要求确定的检测项目、限度及其检测方法或执行标准；如果用表提供信息更有利于检测项目的理解，则宜使用表。

（八）功效或标志性成分含量测定

包括功效成分测定或标志性成分测定。

应阐述根据研究结果确定的测定成分、含量限度，描述检测条件、检测方法或执行标准。

（九）保健功能

保健功能在国家食品药品监督管理局公布范围内的，应当使用与公布功能相一致的描述。

（十）适宜人群

（十一）不适宜人群

适宜人群和不适宜人群的分类与表示应明确，

符合国家食品药品监督管理局《保健功能及相对应的适宜人群、不适宜人群表》等相关要求。

（十二）食用量及食用方法

食用量及食用方法的表述应规范、详细，描述顺序为：食用量，食用方法。应标示每日食用次数和每次食用量。如不同的适宜人群需按不同食用量摄入时，食用量应按适宜人群分类标示。

（十三）规格

应当根据食用方法和食用量合理确定，便于定量食用；应标注最小食用单元的净含量；单剂量包装的产品应规定每个包装单位的装量。

（十四）贮藏

应根据稳定性考察研究的结果阐述产品贮存条件。

（十五）保质期

应根据稳定性考察研究的结果阐述产品保质期，保质期的格式应标注为：××个月，如〔保质期〕24个月。

**二、基本要求**

（一）编制工作应符合国家法律、行政法规、部门规章、技术标准和规范性文件的相关规定。

（二）产品技术要求的设计、内容和数据应符合公认的科学原理，准确可靠。

（三）产品技术要求的文字、数字、公式、单位、符号、图表等应符合标准化要求，引用的标准准确、有效。术语的定义应符合国家有关规定。

1. 应使用规范汉字。使用的标点符号应符合GB/T 15834 的规定。

2. 应使用 GB 3101、GB 3102 规定的法定计量单位。表示量值时，应写出其单位。

3. 应准确列出引用标准或文件的目录。

4. 引用的标准或文件应包括出版本号或年号以及完整的标准（文件）名称。

5. 如果引用的标准（文件）可以在线获得，应提供详细的获取和访问路径。应给出被引用标准（文件）的完整的网址。为了保证溯源性，应提供源网址。

（四）产品技术要求中所建立的检测方法应专属、准确、精密。在确保能准确控制质量的前提下，应倡导简单实用。

（五）产品技术要求中的控制技术指标应定量并使用明确的数值表示。不应仅使用定性的表述，如"适量"或"合适的温度"等。

（六）产品技术要求研究的实验记录书写应真实、完整、清晰，保持原始性并具有可追溯性。其研究方法和过程要如实记录，并在申报资料中予以充分体现。

（七）产品技术要求中使用的表均应在条文中明确提及。

1. 不准许表中有表，也不准许将表再分为次级表。

2. 每个表均应有编号。表的编号由"表"和从1开始的阿拉伯数字组成，例如"表1""表2"等。只有一个表时，仍应给出编号"表1"。

3. 每个表应有表题。

4. 每个表应有表头。表栏中使用的单位一般应置于相应栏的表头中量的名称之下，表头中不准许使用斜线。

5. 如果某个表需要转页接排，则随后接排该表的各页上应重复表的编号、表题和"（续）"。续表均应重复表头和关于单位的陈述。

（八）产品技术要求可能涉及知识产权的，国家食品药品监督管理部门不承担识别该知识产权的责任。

（九）应使用国家法定部门认可的标准物质（包括标准品和对照品）。若使用的对照物质是自行研制的，应按相关的要求提交相应的鉴定研究资料和对照物质。供研究用样品应是配方确定、生产工艺稳定后中试以上规模、具有代表性的多批产品。

（十）申请人开展产品技术要求的研究，应在能满足该产品技术要求研究条件的实验室进行，并由相应技术人员承担。

**5. 易非法添加的物质目录** · 随着世界经济的发展和科学技术的进步，人们更加崇尚"绿色药品"，这使得中药的应用更广泛，从中药开发而来的保健食品也越来越多。然而，由于很多民众认为"纯中药制剂，无毒副作用""纯天然无不良反应""有病治病、无病健身"，加上现代药理尚不能完全解释中药作用机制，一些不法分子就打着中药保健食品的旗号，却在其中非法添加化学药品。由于所添加的化学药品中大部分是处方药，其临床应用有较严格的规定且应用不当会有严重不良反应。国家在保健食品非法添加化学品的打击上一直投入很多精力，为此国家食品药品监督管理部门发布（2017 年第 138 号）了《保健食品中 75 种非法添加化学药物的检测》（BJS 201710）补充检验方法（表 10 - 11）。

表 10-11 保健食品中可能非法添加的物质名单（第一批）

| 序号 | 保健功能 | 可能非法添加物质名称 |
|---|---|---|
| 1 | 声称减肥功能产品 | 西布曲明、麻黄碱、芬氟拉明 |
| 2 | 声称辅助降血糖（调节血糖）功能产品 | 甲苯磺丁脲、格列苯脲、格列齐特、格列吡嗪、格列喹酮、格列美脲、马来酸罗格列酮、瑞格列奈、盐酸吡格列酮、盐酸二甲双胍、盐酸苯乙双胍 |
| 3 | 声称缓解体力疲劳（抗疲劳）功能产品 | 那红地那非、红地那非、伐地那非、羟基豪莫西地那非、西地那非、豪莫西地那非、氨基他打拉非、他达拉非、硫代艾地那非、伪伐地那非和那莫西地那非等 PDE5 型（磷酸二酯酶 5 型）抑制剂 |
| 4 | 声称增强免疫力（调节免疫）功能产品 | 那红地那非、红地那非、伐地那非、羟基豪莫西地那非、西地那非、豪莫西地那非、氨基他打拉非、他达拉非、硫代艾地那非、伪伐地那非和那莫西地那非等 PDE5 型（磷酸二酯酶 5 型）抑制剂 |
| 5 | 声称改善睡眠功能产品 | 地西泮、硝西泮、氯硝西泮、氯氮卓、奥沙西泮、马来酸咪哒唑仑、劳拉西泮、艾司唑仑、阿普唑仑、三唑仑、巴比妥、苯巴比妥、异戊巴比妥、司可巴比妥、氯美扎酮 |
| 6 | 声称辅助降血压（调节血脂）功能产品 | 阿替洛尔、盐酸可乐定、氢氯噻嗪、卡托普利、哌唑嗪、利血平、硝苯地平 |

## 四、市场热销品种分析

2017 年我国保健食品产值约 4 000 亿元，我国已拥有全球最大的特殊食品消费市场。从市场热销品种来看，大多以中医养生理论组方，采用现代科学与食品制造加工技术生产出的功效成分明确、质量稳定、效果可靠、顺应消费者生理和心理需求的一类保健食品。改变前几代特别是第 4 代产品以片剂、胶囊等药品常见形态作为保健食品形态的现状，将保健成分蕴含在人们常用的普通食品如酒、饼干、糖果、茶、饮料、膏等形态中，同时充分根据人们的喜好、使用习惯等设计包装、口味、视觉等。在市场营销方面，以中医药传统养生文化为助力（如鹿、龟、人参、灵芝、虫草、阿胶等养生文化底蕴），以满足消费者需求为抓手，借助公司品牌推广销售。近年来，市场热销品种有：椰岛鹿龟酒、劲酒、东阿阿胶、大印象减肥茶、参灵草口服液等，形成了汤臣倍健、哈药集团、交大昂立、健康元、江中药业、桂林莱茵生物等有影响力的保健食品企业及保健食品品牌。现以椰岛鹿龟酒为例，对热销品种进行分析。

1. **出品公司** · 海南椰岛（集团）股份有限公司出品。该公司前身为国营海口市饮料厂，建厂于 1953 年，1993 年成功进行股份制改制，2000 年在上海证券交易所上市（股票代码：600238），是中国保健酒第一家上市公司，品牌价值为：55.91 亿元，在保健酒行业排名第一位。

2. **价值分析** · 椰岛鹿龟酒可以说是中国保健酒的一个标志和典范，采用中国传统中医理论，采用中医上古秘方，选用中国传统中药入酒，目标消费者是老年人。针对老年人的特点，椰岛鹿龟酒巧妙地纺织了一个浅显易懂的"不起夜，不怕冷，睡觉香，腿脚好"的核心概念，不但诠释了"免疫调节"功能，而且将效果反应含蓄地作了延伸，隐约包容了老年人的诸多身体虚症。椰岛鹿龟酒以亲情化、感性化作为产品与消费者的最高利益纽带，与其他产品的功能概念区别开来，降低替代品竞争压力，扩大了消费面。根据产品定位，椰岛鹿龟酒选择了不同的营销策略。通过深入目标受众进行分析，有的放矢地策划出能使消费者容易接受的宣传计划，有计划地安排实物型奖励、优惠大包装等形式的促销活动，以理性诉求的方式引导保健酒消费时尚。

（1）椰岛鹿龟酒是古方与养生酒在保健方面协同作用的体现。椰岛鹿龟酒采用传统的古方，此方是在龟鹿二仙胶（膏）和八珍汤基础上加减而成的。龟鹿二仙胶最早见于明代（1569 年），方由龟板胶、鹿角胶、人参、枸杞子等组成，具有滋阴补血、益精助阳的功能，迄今为止已有 400 多年的历史；八珍汤最早见于元代（1326 年），方由当归、川芎、地黄、芍药、人参、茯苓、白术、甘草等组成，具有补益气血的功能，至今已有 600 多年的历史。药酒尤其是养生类药酒乃是中药与酒配制而成，古称"酒剂"，是祖国医药学传统剂型之一。中药材与酒配伍，可以增强药力，养生保健，提升保健作用。

（2）鹿、龟传统文化赋予了椰岛鹿龟酒深厚的文化底蕴。鹿、龟这两种动物不仅是健美与长寿的象征，更在人类强身健体、预防疾病方面发挥了特有的作用。鹿、龟丰富的文化内涵和动静结合、贯通任督两脉之功效，增添了椰岛鹿龟酒科学运用的文化底蕴。

鹿文化与药用价值：鹿是情意的动物，在世人眼中，她是美的化身，美的精灵；鹿全身是宝，鹿茸等多种鹿产品可入药，或作为温补保健品，其药用和营养价值为椰岛鹿龟酒的科学评价和广泛使用增添了丰富的科学和文化内涵。

龟文化与药用价值：龟类栖息在地球上已有 2 亿多年历史，是最古老且生命力最顽强的动物之一，耐饥饿，耐缺氧，抗感染，寿命一般可达 100 岁以上。龟是集观赏、食用和药用于一体的有益于人类的珍贵动物，营养丰富，是高蛋白、低脂肪、低热量、低胆固醇的食疗佳品。龟甲是传统的名贵中药材，且龟头、血、脏器等都可入药，具有滋阴补肾、清热除湿、强壮补虚等多种功能，对治疗哮喘、气管炎、肿瘤及多种妇科疾病疗效显著。

（3）椰岛鹿龟酒具有科学内涵和较高的科技含量。椰岛鹿龟酒具有抗疲劳和免疫调节的保健作用。主要针对易疲劳者、体质虚弱及免疫力低下者。椰岛鹿龟酒是古方龟鹿二仙胶和八珍汤的加减方，结合了两者的优点，并在两者的基础上进行了加减，其功能与两者的主治、功效基本一致。因此，对龟鹿二仙胶和八珍汤的科学评价可为椰岛鹿龟酒的科学评价提供理论和实验依据。

（四川省中医药科学院　杨安东）

### ◇参◇考◇文◇献◇

［1］王进博，陈广耀，孙蓉，等.对中药组方保健食品的几点思考[J].中国中药杂志，2019，44(5)：865-869.
［2］王林元，张建军，王淳，等.对中药类保健食品的认识及研究开发策略[J].中国中药杂志，2016，41(21)：3927-3930.
［3］代云桃，靳如娜，孙蓉，等.中药保健食品的质量控制现状和研究策略[J].中国中药杂志，2019，44(5)：880-884.
［4］萨翼，余超.中药类保健食品审批现分析及监督管理研究建议[J].中草药，2014，45(10)：1353-1357.
［5］全国人民代表大会常务委员会.中华人民共和国食品安全法[S].北京：中国医药科技出版社，2015.
［6］国家食品药品监督管理总局.保健食品注册与备案管理办法[S/OL].(1994-10-25). http://samr.cfda.gov.cn.
［7］吕圭源，陈素红，苏洁，等.中药保健功能特点与优势[J].中国现代中药，2015，17(12)：1241-1245.
［8］樊金伟.谈含中药提取物的保健食品工艺及质量控制[J].科学与财富，2016，8(5)：310.
［9］庞村.双轨制准入让保健食品更安全——2017 中国保健食品大会侧记[J].中国食品药品监管，2017(8)：34-35.

## 第二节　美国天然膳食补充剂

### 一、美国膳食补充剂相关规定

#### （一）《1994 膳食补充剂健康与教育法案》与膳食补充剂

1994 年，美国犹他州参议员 Orrin Hatch 与伊阿华州参议员 Tom Harkin 提出了《1994 膳食补充剂健康与教育法案》（*Dietary Supplement Health and Education Act in 1994*，DSHEA），由美国国会通过，并于 1994 年 10 月 25 日由时任美国总统的比尔·克林顿正式签署实施生效。此法案第一次正式定义和规范法律法规管理下的膳食补充剂，将膳食补充剂与药品正式区别开。

DSHEA 定义的膳食补充剂含有下列一种或多种成分：维生素、矿物质、蛋白质、草药或者其他植物制剂（不包括烟草）、氨基酸以及可以帮助增加每日进食量的补充剂、浓缩素、代谢物、组成物或提取物等。

膳食补充剂，是饮食补充剂，具有调节人体功能的作用，具体如下。

（1）产品形式可为丸剂、胶囊、片剂或液体状。

（2）不能代替普通食品或作为膳食的唯一品种。

（3）产品包装需要标识为"膳食补充剂"。

美国 FDA 规定膳食补充剂既不是药品也不是食品添加剂，规定膳食补充剂无需向 FDA 证明产品安全性，无需 FDA 批准即可上市；FDA 不会就膳食补充剂安全性和有效性进行检查和审批，FDA 只在某种膳食补充剂产品出现问题后，去调查生产商，通过证明产品不安全而使其从市场上退出。

膳食补充剂的加工（processing）、配方（formulation）、安全（safety）、生产（manufacturing）、包装（packaging）、标签（labeling）、广告（advertising）和分销（distribution）必须符合以下机构和法规的监管要求：

美国食品药品监督管理局（Food and Drug

Administration，FDA）。

联邦贸易委员会(The Federal Trade Commission，FTC)。

消费者产品安全委员会（The Consumer Product Safety Commission，CPSC）。

美国农业部（The United States Department of Agriculture，USDA）。

美国环保署（The Environmental Protection Agency，EPA）。

膳食补充剂办公室(Office of Dietary Supplements，ODS)。

膳食补充剂标签管理委员会（Commission on Dietary Supplement Labels，CDSL）。

《1994 膳食补充剂健康教育法案》(*The Dietary Supplement Health and Education Act of 1994*，DSHEA)。

《联邦食品、药品和化妆品法案》(*The Federal Food*，*Drug*，*and Cosmetic Act*，FDC Act)。

cGMP 规定（current Good Manufacturing Practice），2007 年 6 月，FDA 修订新版 cGMP 规定，要求膳食补充剂生产厂商的生产、包装、标签、保存都必须按要求执行。

其中《1994 膳食补充剂健康教育法案》（DSHEA）和《联邦食品、药品和化妆品法案》（FDC）构建了美国对膳食补充剂的组方、安全、标签、生产

和市场营销的监管框架。

总体上说，以上两项法规要求凡在 1994 年 10 月 15 日前已经被用于膳食并在市场销售过的成分可以直接用于膳食补充剂，无须向 FDA 备案。"新"膳食补充剂成分(即 1994 年 10 月 15 日前未在市场销售过的膳食成分)必须以新膳食补充剂成分的方式向 FDA 申报，除非该成分在化学成分未经改变的条件下已经在食品中被使用。进行新膳食补充剂成分申请时必须向 FDA 提供这个成分的使用历史和安全证明，同时还须证明被用于膳食补充剂时是安全的。未经 FDA 审批同意用于膳食补充剂的新成分，不得在市场销售。2011 年和 2016 年，FDA 两次修订了新膳食补充剂成分申请指引。

FDA 和上述机构可以宣布已经进入市场后被发现有安全风险的产品或成分禁售。

FDA 可以对已经进入市场的产品和成分发布警告信。比如 2009 年 5 月 FDA 警告消费者，让他们停止使用由 Iovate Health Sciences，Inc 生产已经在美国著名品牌店 GNC 销售的一种快速燃脂减肥膳食补充剂产品。

**（二）《1994 膳食补充剂健康与教育法案》与美国膳食补充剂市场**

以 DSHEA94 法案为起点，美国膳食补充剂市场呈快速、持续和稳定增长态势，2016 年美国膳食补充剂市场约 414 亿美元，增长率 6.6%，如图 10-1。

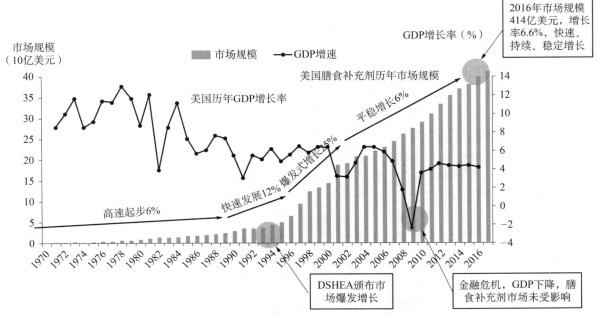

图 10-1　美国膳食补充剂市场规模与 GDP 增速对比

美国草本膳食补充剂市场,2016 年市场规模约 69.22 亿美元,增长 7.5%,如图 10-2。

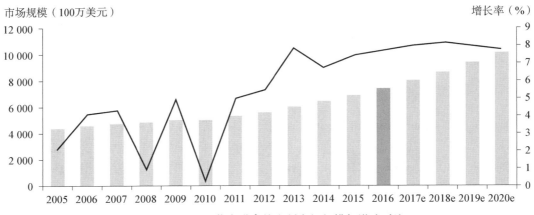

**图 10-2 美国草本膳食补充剂市场规模与增速对比**

美国草本膳食补充剂市场主要由单味草本和复方草本膳食补充剂细分市场构成,其中 2016 年复方草本膳食补充剂细分市场规模约 26.77 亿美元,增长率 10.7%,高于当年美国整体膳食补充剂市场和草本膳食补充剂市场的增长率。

### (三)中药膳食补充剂发展趋势

草本类膳食补充剂市场由单味草本和复方草本膳食补充剂两类细分市场构成,中药膳食补充剂属于复方草本膳食补充剂细分市场。

Global Industry Analysts Inc 提供的 Herbal Supplements and Remedies — A Global Strategic Business Report 显示,2015 年对草本类膳食补充剂市场是一个非常重要的发展趋势转变"拐点",市场对复方草本膳食补充剂接受度变高。

GIA 报告进一步分析,形成该重要转变趋势的驱动力来源于以下因素。

关注健康生活人群的增长;老年人群驱动草本类膳食补充剂消费;在推动防止身心紊乱方面草本类膳食补充剂地位日益变得重要;出于对对抗疗法副作用的日益担忧推动消费者倾向于选择草本类产品;女性人群是草本类膳食补充剂产品重要消费人群;复方草本类膳食补充剂产品见证了强劲的消费需求。

复方草本类膳食补充剂行业发展的趋势转变信号非常重要,它不仅反映了市场对复方草本膳食补充剂的强劲需求,它还代表基于千百年传统草本体系的复方草本膳食补充剂文化理念的植入,前期过程虽缓慢,但它因不可逆转而注定影响巨大,也将对整个以现有维生素、矿物质等为主体的膳食补充剂市场产生重大作用,其间蕴含着新兴高速增长机会。

## 二、美国膳食补充剂的顶层制度设计

### (一)美国补充与替代医学体系与中药膳食补充剂

1993 年经美国国会批准,在美国国家卫生研究院(NIH)内设立"替代医学办公室"(OAM),1994 年克林顿总统签署 DSHEA 法案,1998 年"替代医学办公室"改为"国家补充与替代医学中心"(NCCAM),2014 年"国家补充与替代医学中心"(NCCAM)更名为"国家补充与整合健康中心"(NCCIH),2000 年 NCCAM 发布了第一个五年规划,并对补充与替代医学体系加以界定。

美国的医学体系包括常规医学体系(MDs)和补充与替代医学体系(CAM)。CAM 是指常规医学体系以外的医疗和卫生保健体系,包括世界观、方法论、产品、医疗方法以及各种治疗疾病、改善健康的医疗实践。

在第一个五年规划里,CAM 分为替代医学体系、身心疗法、基于生物学的疗法、集体调整疗法和能量疗法五类。

2005 年,NCCAM 发布了第二个五年规划,对包括中医药在内的传统医学又做了二次调整。

在第一个五年规划里,印度阿育吠陀医学、传统中医药和顺势疗法等被称为"替代医学体系",与其他四类疗法并行。在第二个五年规划里,NCCAM 将印度阿育吠陀医学、传统中医药和顺势疗法等称为"整体医学体系",将身心疗法、基于生物学的疗法、集体调整疗法和能量疗法四类疗法包含在整体医学体系内,如图 10-3。

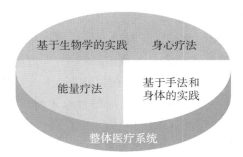

图 10-3　美国整体医学体系

草本产品在 CAM 体系中的定位是,草本产品作为整体医学体系里的一种疗法,被归为生物疗法一类。定义为:草本产品、特殊饮食和用于治疗的食品被视为基于生物学的 CAM 实践,草药被定义为能产生或含有作用于身体的化学物质的植物或植物产品。

在第二个五年规划对生物疗法定义也进一步调整为,大量使用草本或植物产品;选择维生素、矿物质和其他有疗效的分子化合物;采用有改善健康作用的益生菌菌株;选择对改善健康有帮助的饮食方案等。

2011 年,NCCAM 发布了第三个五年规划,将天然产品作为 CAM 单独一类疗法,与身心疗法并列,如图 10-4。

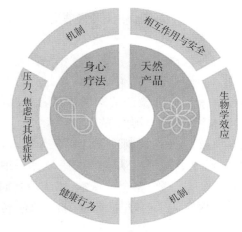

图 10-4　美国天然产品与身心疗法

CAM 天然产品包括七类,分别是膳食补充剂、草本或植物产品、传统药制剂、民间药、顺势疗法、益生菌和基于食物的植物化学物质,中药膳食补充剂属于天然产品。

在美国十种最常见的补充与替代医学疗法中,位列第一位的是天然产品,高达 17.7% 的美国成年人经常服用天然产品,中药膳食补充剂也在其中。

**(二)美国天然产品和中国保健食品顶层制度设计差异**

根据 NCCAM 的三次战略规划整理,美国天然产品的顶层制度设计如图 10-5。

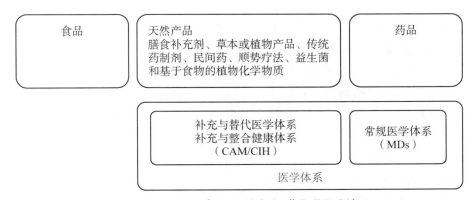

图 10-5　美国食品、天然产品、药品顶层设计

中国保健食品顶层制度设计如图 10-6。

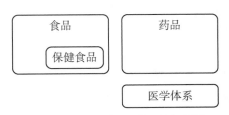

图 10-6　中国食品、药品顶层设计

与中国相比,美国天然产品在顶层制度设计有显著差异。

美国的医学体系内容更为丰富,不仅包含常规医学体系,也包含补充与替代医学体系;可服用的产品内容分类更细,不仅包括食品和药品,也包括天然产品,天然产品是作为补充与替代医学体系不可缺少的一部分列入医学体系内的。

天然产品的术语还指出,天然是指大多数 CAM 天然产物的来源,它并不意味着安全。

补充与替代医学与常规医学并不是两套不同的医学体系,而是一套医学体系,包含经过充分验证的医学体系和未经充分验证的医学体系,以及确认有效的医学体系和疗效不确定的医学体系。

美国天然产品顶层制度设计有几个突破,一是包容,将未经充分验证确认有效的医学体系纳入医学体系内。二是开放,将全球草本、传统药制剂和民间药都纳入医学体系内,包括印度阿育吠陀、传统中医药、阿拉伯医药等。三是动态发展,不断更新。

这种顶层制度设计可以有效改善医学体系的市场效率,破除天然产品行业市场壁垒,促进更广阔范围的天然产品国内市场和国际市场统一,增加天然产品市场竞争性,减少监管层的行政干预,提高天然产品市场运行的有效性;降低天然产品行业内资本、人力资源、知识和产品等要素流动的技术障碍。

NCCAM 的三次规划,都对应 CAM 领域研究、培训和传播等方向开展资助,2016 年达 1.3 亿美元,历年资助金额如图 10 - 7。

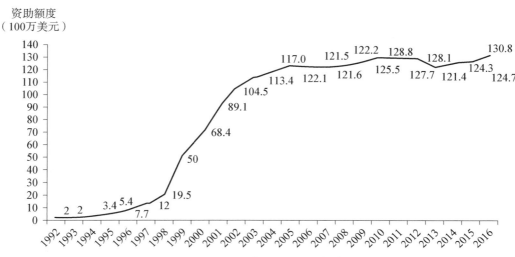

图 10 - 7　1992—2016 年 NCCAM 历年资助额度

NCCAM 对 CAM 资助中,天然产品是核心重要优先资助方向,是全球范围内强度高、持续支持力度大的资助,促进全球天然产品产业内知识资本向美国集聚,推动美国天然产品和植物药产业技术进步,促进天然产品产业升级。

连续 20 多年对天然产品持续高强度资助,改变了美国天然产品和植物药的全球竞争格局,美国从天然产品和植物药后发国家,实现了天然产品和植物药领域的跨越式发展,掌握着全球天然产品和植物药领域的控制权。

## 三、中药产品以膳食补充剂和OTC药品方式在美国上市及启示

### (一)中药膳食补充剂与植物药研究指南非处方药专论

中药产品在美国上市主要有两个途径,分别是非药品和植物药途径上市,以非药品途径主要是以膳食补充剂在美国上市,以植物药途径又分为以新药和植物药非处方药专论(OTC 专论)方式在美国上市,如图 10 - 8。

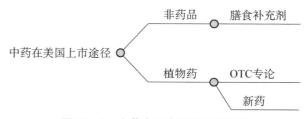

图 10 - 8　中药产品在美国上市途径

《联邦食品、药品和化妆品法案》定义的药品,是指用于诊断、治疗、缓解、治疗或预防人或其他动物的疾病;以及旨在影响人或其他动物身体的结构或功能的物品(除食物之外)。

《植物药研究指南》:植物药是当作药品使用,由植物原料药(来源于一种或多种植物、藻类及肉眼

可见的真菌)制备而成,包括溶液、粉末、片剂、胶囊、酏剂和外用药等剂型,来源于一种植物药材或多种植物药材的混合物,但不含高度提纯、发酵产品或对天然物质化学加工的药物。

植物药在美国上市流程如图 10-9。

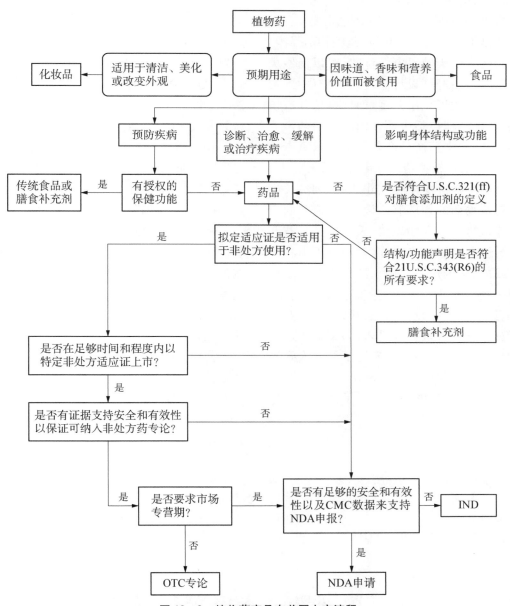

**图 10-9　植物药产品在美国上市流程**

中药产品在美国上市,多数中国中药企业选择新药申请(NDA)路径在美国上市,费用高、周期长。

中国企业可以选择先以中药膳食补充剂形式进入美国市场,积累美国市场销售和安全、有效性数据,再以植物药 OTC 专论的路径在美国以 OTC 药品上市,周期短、费用低、尽早积累美国市场销售和安全、有效性数据。

### (二) 基于传统中医经典名方的植物膳食补充剂开发

国家中医药管理局和国家发展和改革委员会颁布的《中医药"一带一路"发展规划(2016—2020年)》提出,到 2020 年,中医药"一带一路"全方位合作新格局基本形成,国内政策支撑体系和国际协调机制逐步完善,以重点国家为基础注册 100 种中药产品。

美国在传统医学和传统医药领域的积累显然不能与印度和中国相比,但通过有效的顶层制度设计规划,面向全球传统医药资源,放松管制,持续20年高强度资助研究、培训和传播,吸引全球传统医药产业高级要素聚集,进而掌握全球植物药控制权。

中国虽然是植物药大国,但还不是植物药强国。中国发展植物药有得天独厚资源优势,可以借鉴美国发展植物药的顶层制度设计思路,规划有中国特色的中药和植物药发展顶层制度,面向全球开放植物产品市场,聚集全球包括中药在内的植物药产业研发资源,以100种中药产品海外注册国家重点任务为契机,实现中药和植物药国际化跨越式发展。

四川圣棠湖生物科技有限公司在深入研究美国医药体系中对植物药的顶层制度设计后,避开西方人习惯的单味植物药提取物思路,采用中医具有明显优势的传统经方为基础,构建了"经方+西方标志性植物药材或成分"的产品思路。纯经方在市场操作中会遇到一些产品认知上的难点,比如西方普通消费者并不明白配方的药材是什么功效,市场开拓中需要对消费者进行大量教育投入,为了解决这个问题,圣棠湖团队与市场渠道端遴选了西方人熟知的一些标志性植物药与中药经方配伍,在成分表中单独列出这样的成分,让消费者一目了然地知道这个组方起什么作用。这类标志性成分往往在配方中只起点缀作用,用量很小,是消费者的"路标",比如在枣仁安神汤中标识性地加入微量的褪黑素来表示这是改善失眠症状的产品。

西方消费者很难明白一个中药组方适应证有很多的情况,有些适应证还看似互不相关。因此,市场开发中不采用传统中药对功效进行大包围描述的方式,而是明确单一适应证,这类适应证往往是西药无法下手的痛点。比如明确五子衍宗丸改善中老年人尿频和夜尿的功效,参麦饮的提神功效,等等。

经过膳食补充剂和植物药专论的途径,让中药经方获得非处方药身份是圣棠湖创业之初设计的方向,为了让转为非处方药这个过程更有把握,经过七年的摸索,圣棠湖公司把美国市场分为大众超市(如Costco、Walmart)、区域型超市(如Sprouts)、专业有机店(如Whole Foods)和药店(如CVS Pharmacy),按消费人群画像进行差异化产品进店和地域上的全覆盖,为打造品牌和下一步转为非处方药垫底基础。目前公司已经转化30多个中药经方膳食补充剂产品,产品全部进入不同渠道。

公司经过七年的运营,逐步摸索出了一套中药膳食补充剂产品进入美国主流市场的方法。

(美国圣湖天然产品有限公司 钟雨禅 钟莉沙)

◇参◇考◇文◇献◇

[1] Anon. PUBLIC LAW 103-407 [S/OL]. (1994-10-25) https://www.gpo.gov/fdsys/pkg/STATUTE-108/pdf/STATUTE-108-Pg4325.
[2] Herbal Supplements and Remedies—A Global Strategic Business Report. http://strategyr.com/showsearchNew.asp.
[3] 和鸿鹏.美国补充与整合健康资助的兴起、发展与困境[J].中国科技论坛,2017(8):175-184.

## 第三节 欧盟、日本天然膳食补充剂

### 一、相关法律规定

膳食补充剂因作为一种特殊的食品,必须要求其成分明确、功能确切、剂量合适、生产加工、包装、储运与保藏都应该合法合理,并且还需含有产品标识。在欧盟,近一半的人口目前使用膳食补充剂,消费的流行程度局限于北方国家。尽管如此,这些膳食补充剂的范围和定义仍然不明确,不同国家的适用立法之间存在差异。

在欧盟,一些膳食补充剂属于食品和药物定义的范围,它们通常根据其成分、表现和功能作为食品或药品进行管理。因此,膳食补充剂主要受FSD或指令2001/83/EC(根据各自修正案)的管制,视情况而定。欧洲食品安全局(EFSA)成立于2002年1

月,其作为独立的科学建议来源,产生欧洲委员会(EC)使用的意见,该意见通过立法有关膳食补充剂,欧洲共同采用了监管食品补充剂法令(欧洲法令2002/46/EC),将膳食补充剂分为两大类,维生素/矿物质和草本植物,即被视为食品的膳食补充剂和含有草药产品的膳食补充剂,对两类产品分别进行管理,甚至不同成员国之间的法规也存在一些差异。EFSA在评估食品补充剂法令[(FSD)/(欧洲法令2002/46/EC)]中添加维生素和矿物质的建议,其中指出食品补充剂是"食品"其目的是补充正常饮食,并且是营养或其他具有营养或生理功能的物质的浓缩来源,单独或组合,以剂量形式销售,即诸如胶囊、锭剂、片剂、丸剂等形式。类似的形式,包括粉末袋、液体安瓿、滴剂瓶和其他类似形式的设计,用于测量小单位数量液体和粉末。食品补充剂生产中使用各种营养素和其他成分,主要包括(但不局限于)维生素、矿物质、氨基酸、必须脂肪酸、纤维、各种植物和草药提取物。被视为食品的膳食补充剂应符合FSD和关于食品营养和健康声明的法规(EC)1924/2006,因为它们不符合医药产品的定义,但它们符合适用的食品法。成员国应确保食品补充剂只有符合委员会规定的规则才能在共同体内销售。2006年3月20日,欧盟增加了对维生素和矿物质的监管,使其不同于监管之外的其他物质,如氨基酸、必需脂肪酸、纤维、碳水化合物、各种植物和草药提取物。法规(EC)No 1925/2006中的附件Ⅰ(种类)和附件二(形式),对可用于食品补充剂的营养素限定了特定的种类(主要包括13种维生素与16种矿物质元素营养素补充剂)与形式,只有这些种类和形式的营养素,才可被当作食物补充剂的营养素,后来,委员会条例(EC)NO 1170/2009,委员会条例(EU)NO 1161/2011,委员会条例(EU)NO 119/2014年和委员会条例(EU)2017/1203对法规(EC)No 1925/2006中列出的可添加到食品中的维生素和矿物质进行了修改。欧盟委员会条例(EU)2015/403修订了1925/2006号条例(附件Ⅲ)中关于麻黄属物种和育亨宾树皮及其制剂的使用;2007年,欧洲委员会对维生素及矿物质设定了最大值,在确定维生素、矿物质最大值时根据营养素超过ULl的风险,要求应进行科学的风险评估,考虑不同消费人群的敏感性差异、所有膳食来源摄入的维生素与矿物质水平,同时应获取人群有关维生素与矿物质参考摄入水平的

数据;风险评估与管理在各国各地区食品安全领域普遍作为科学有效的措施得到广泛应用。2013年,欧盟颁发了《关于特殊医疗用途食品》条例,对其组成和要求建立了通则,并制定了可添加物质的联合目录及目录的更新规则。产品上市前不需要进行注册审批,拟在其中添加的新成分、新原料需要欧盟食品安全局的批准。对全营养配方食品的营养素含量明确规定,并允许根据特定疾病、身体状况或者医疗膳食等情况进行适当调整。

含有草药产品的膳食补充剂受指令2001/83/EC的管制,该指令规定了人用的医药产品,2004年出台的传统草药产品(THMP)指令2004/24/EC,该指令旨在修订关于欧盟THMP营销的指令2001/83/EC,指令2001/83/EC提供了草药产品,草药和草药制剂的法律定义。因此,草药产品是"任何药品,专门含有一种或多种草药物质或一种或多种草药制剂作为活性成分或一种或多种这样的草药物质与一种或多种这样的草药制剂组合";另一方面,草药物质主要是整个、碎片或切割的植物,植物部分、藻类、真菌、地衣,未加工通常是干燥的形式,但有时是新鲜的,还有某些未经特殊处理的渗出物。被视为医药产品的膳食补充剂,考虑到传统医学中使用的物质在足够长的时间内被认为在正常使用条件下是安全的,2008/91/EC的法令列出了被认可的物质清单,在之后,新的物质由几个委员会决定修正。

欧盟对于膳食补充剂的相关法律规定,可用图10-10进行总结。

膳食补充剂在欧盟各国间受到不同的规定,阻碍了其自由流通,但无论如何必须向市场提供具有足够和适当标签的安全产品来确保对消费者的高度保护和便利的选择。确保药品质量的其他要求可在指令2003/63/EC中找到,该指令修订了指令2001/83/EC,草药产品质量的独特方面在本指令的序言中得到承认,该草案指出草药产品与传统医药产品有很大不同,因为它们与草药物质和草药制剂的特殊概念有着内在的联系。并且还指出,标准化的上市许可要求确定这些产品的具体要求是适当的。指令2004/24/EC:①促进某些传统草药产品的注册,这表明应该建立符合欧盟成员国共同认可的某些标准的草药物质的清单,例如已经在医药用途中使用时间足够长,因此在正常使用条件下被认为无害。②加强协调,建议"成员国应承认另一成员国根据共

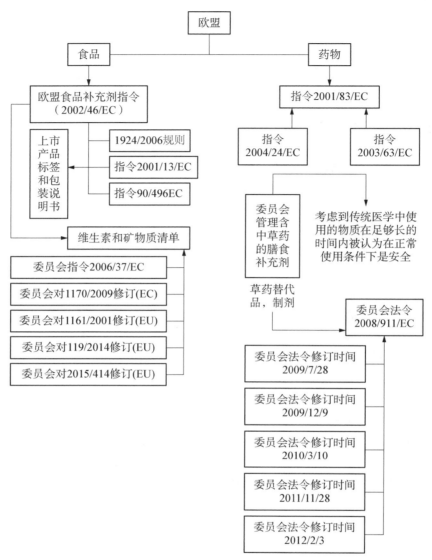

图 10-10　膳食补充剂的营销以及标签的相关法律规定

同体草药专论或由待确定的清单中所含的物质、制剂或其组合授予的传统草药产品的注册"，以及尊重其他产品。因此，在经修订的指令 2001/83/EC 中，为这些补充物建立了简化的登记程序，其满足以下标准：①具有专门适用于 THMP 的指示，旨在和设计用于没有医生监督诊断目的或处方或监测治疗。②根据特定的力量和职业而专门用于管理。③口服、外用或吸入制剂。④在申请日期之前的至少 30 年期间内，包括在共同体内至少 15 年的医疗用途。⑤证明在特定使用条件下无害，其药理作用或功效在长期使用和经验的基础上是合理的。被视为食品的膳食补充剂应符合 FSD 和关于食品营养和健康声明的法规（EC）1924/2006，因为它们不符合医药

产品的定义，但它们符合适用的食品法。从这个角度来看，成员国应确保食品补充剂只有符合欧盟协会规定的规则才能在共同体内销售。

在欧盟，作为医药产品的膳食补充剂的标签和包装说明书必须遵守指令 2001/83/EC 的第五章。因此，一些细节应出现在外包装上，例如药品的名称，其次是其强度和药品形式，是否适用于婴儿、儿童，其通用名称、每剂量单位、给药形式、定性和定量表达的活性物质声明、药物形式和重量、体积或产品剂量的含量、已知具有公认作用或效果的辅料清单、管理方法，如有必要管理方式特别警告医药产品必须存放在儿童无法触及的地方，保质期明确到期日（月/年），特殊储存预防措施。FSD 根据指令 2000/

13/EC第5(1)条描述了适用于作为食品的膳食补充剂的标签要求、涉及食品的标签、展示和广告。其中产品的名称本指令所涵盖的均为"食品补充剂"。此外,这些补充剂不得带有预防、治疗或治愈人类疾病的标签、陈述和广告,但应携带一些细节,例如①产品特征的营养素或物质类别的名称或表明这些营养素或物质的性质。②建议每日消费的部分产品。③警告不超过规定的建议每日剂量。④声明食物补充剂不应用作为饮食的替代品。⑤关于产品应存放在幼童接触范围之外的陈述。对于维生素和矿物质,其数量也应以指令90/496/EEC附件中提到的参考值的百分比表示,也可以图形形式给出。

日本是较早开始发展功能性食品的国家,自1962年,日本就提出了"功能性食品"的概念,功能性食品介于医药品和一般性食物之间。1991年4月,以《营养改善法》为依据,日本厚生劳动省(MHLW)修改了营养改善法,设立了"特定保健用食品"(FOSHU)作为监管体系,批准食品标签上关于食品对人体影响的陈述,并且将FOSHU定义为除了具有营养功能外,还应具有调节机体功能的特定保健功能的各种成分并经过加工而成的食品,即指含有膳食成分并且产生对人体生理功能有利的影响,维护和促进健康,改善健康,适用于一些特定人群(进食受限、消化吸收障碍、代谢紊乱或者特定疾病状态人群对营养素或者膳食的特殊需求),该产品必须在医生或者临床营养师指导下,单独食用或与其他食物配合食用(图10-11)。申请FOSHU批准的食品由MHLW的药事和食品卫生委员会在其有效性和安全性方面进行科学评估。

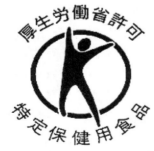

图10-11　FOSHU批准印章(象征"跳跃健康")

随后,日本陆续颁布了"特定保健用食品"的法律地位和注册程序,FOSHU的监管范围在2001年扩大,以接受除常规食品之外的胶囊和片剂形式,HLLW于2001年4月颁布了新的监管体系"食品与健康声明",其中包括现有的FOSHU系统和新建立的"营养功能声称食品"(FNFC)。2002年3月,日本又对《营养改善法》的内容进行了修改和补充,日本厚生省要求"功能性食品"必须具有普通食品的形式,而且必须有明确的功效成分,但仅能在《营养改善法》规定的范围内声称具有某种被认定的保健功能,绝对不能声称可用于治疗疾病、否则违反了日本的《药物法》。在FNFC下,12种维生素(维生素A、$B_1$、$B_2$、$B_6$、$B_{12}$、C、E、D、生物素、泛酸、叶酸和烟酸)和两种矿物质(Ca和Fe)被标准化,并成立了12个功能性食品委员会,分别对不同功能成分的"特定保健用食品"进行安全性、功能性和标签等审查。到2005年2月,厚生省对"特定保健用食品"(FOSHU)进行了修改,并且公布了《特定保健用食品的审查等操作及指导要领》。将特定保健食品分为四种类型:特保、特保(降低疾病风险)、特保(规格标准型)以及附带条件的特保,为了更好地对其进行管理,对特定保健食品进行许可指导。

日本规定所有FOSHU上市前,都必须经过两级审批,由日本健康食品协会(JHFA)进行初审,初审通过后,再由厚生省(MHW)进行最终批准,完成两级审批过程大概需要一年的时间,获得批准后,可以标示保健功能,但标示的保健功能必须有科学依据,可通过科学实验证明其保健功能,阐明其作用机制,产品包装上严禁使用对疾病的诊断、治疗和预防作用的术语(图10-12)。申报时,需提供许可申请书、审查申请书和用于检测的样品。具体的批准条件如下:①产品是以有助于改善膳食生活以及维持和增进健康为目的。②在医学或营养学上证明产品及其有效成分具有明确的保健功能。③产品在医学或营养学上可以准确地确定产品及其有效成分的摄入量。④产品安全性毒理学评价证明其安全、无任何毒副作用。⑤具有明确的定性定量分析方法。⑥同种食品普遍含有的营养成分和组成不被显著破坏。⑦产品是在日常饮食生活中能够被食用的食品,不含不能食用的物质。⑧产品及其有效成分禁止使用药品专用成分。于2014年,日本厚生省重新制定了《特定保健用食品的审查等操作及指导要领》,使得不断完善的特保审查细则,让企业的申报材料越来越规范,总的来说,日本对于FOSHU一般

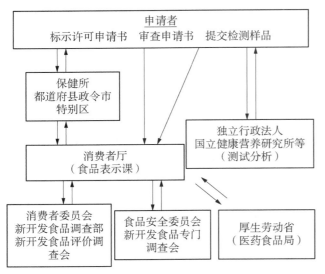

图 10-12　FOSHU 批准流程

注册流程实行逐级上报逐级回复的管理方式,其流程相对繁琐。由企业向地方保健所提出申请,地方保健所进行受理,并将其材料提交消费者厅。消费者厅针对新产品开发评价和安全开展调研会,将其评价结果报厚生劳动省医药食品局,等待答复;总局将答复意见反馈消费者厅,由消费者厅通知企业将样品送日本健康和营养研究所或注册检验机构进行样品检测;企业拿到检测报告后递交消费者厅,由消费者厅判断是否授权,并通知地方保健所向企业进行授权或回绝。每隔 5~10 年,日本会对注册检验机构进行审评。

营养功能食品(又可称为营养补充剂)指以补充特定的营养素为目的的保健功能食品,因此类产品的安全性及功效性已得到权威证明,国家采取备案的形式,一方面减少了企业在产品注册方面的投资,又减轻了政府在审批方面的投入。虽然,营养功能食品虽不需要生产许可,就可以自由地进行营养素的标识,但需向日本厚生省备案,而且保健功能性食品的营养素成分的种类及含量须符合厚生省制定的标准。

综上,日本对于保健食品的分类监管比较成熟,对特定保健用食品、营养功能食品的功能标识,使用的许可是非常严格、细致的,成为其保健食品安全监管的核心制度。形成了对特定保健用食品实行以个别审查为主要模式的注册制管理,对营养功能食品实行政府制定规格标准,企业按照规格标准,自由地进行营养素的标识。另外所有功能性食品的标签和说明书的文字必须使用日文,说明书中不得使用模糊不清的表述文字,必须具体标明成分的具体含量是多少 mg(或 g)而不得使用如"高、丰富、大量"等这样的模糊字样。对于主要成分是植物提取物的功能性食品,应标明具体来源。

## 二、特点与应用

膳食补充剂包括天然、非天然膳食成分,天然膳食补充剂所用原料主要是取自自然物种,其不能代替普通的食物,也不能作为膳食的唯一品种或来源,其作为一种特殊的食品,可以包含一种或者多种膳食成分,如:维生素、矿物质、氨基酸、其他植物成分,或者以上成分的浓缩物及提取物等。但也有一些国家、地区将其控制在仅含营养素、维生素或矿物质。其产品形式多种多样,可为胶囊、片剂、液体及冲剂等,在国际市场中,其形态主要有粉剂(40.4%)、液体(49.6%)、半固体(2.5%)、固体(7.4%)。一般来说膳食补充剂其所含有的功能成分的理化性质比较稳定,化学结构比较明确,作用机制得到一定程度的科学论证,其安全性、功能性、质量可控性达到管理的标准。

据报道在欧洲超过一般的人在使用膳食补充剂,如今,这些补充剂不仅被健康个体广泛用作营养形式,而且还被具有各种健康问题的患者广泛使用,因为它们往往被认为是天然和安全的。但是,最广泛使用膳食补充剂的仍然是那些经常住院或者有住院风险的患者群体,例如处方药使用者、慢性病患者和老年人。在膳食补充剂的各种应用中,最常见的是用于减肥、糖尿病、痴呆、认知、前列腺增生、癫痫、胃肠道问题和性功能改善、骨骼和关节等。由于人们对膳食补充剂的兴趣及使用广泛增加,导致各种含有维生素、矿物质、草药制剂或类似成分的配方的生产商业化,从而促进了它们在几个免费供应点上的分销,例如药店、保健食品店、百货商店、杂货、互联网,甚至黑市。虽然通过简化有效的专业咨询治疗的购买过程,使得轻松访问这些产品具有明显的优势,任何人都可以轻松访问各种其他补充剂而无需医疗处方或建议,但是这样一来,可能会产生多种相关风险。实际上,业界已经注意到膳食补充剂与处方药的负面相互作用、副作用和其他不利影响,一旦补充和替代医学没有与传统医学相结合,就越来越需要针对具有药用目的的膳食补充剂的具体立法。

在 20 世纪 70 年代中期,欧洲国家中出现了第一代具有功能性的食品,是消费者追求健康、方便饮食的产物,主要包括一些含有功能性的天然果汁、酸奶、全麦面包等。1999—2000 年是欧洲功能食品快速发展阶段,人们对于功能食品的认知也发生了变化,从"适当"营养学理念(围绕制定营养素推荐摄入量、膳食指南,以预防营养素缺乏,维持机体正常生长发育为目的)转变成"最佳"营养学理念(促进健康、降低慢性病风险)。2001 年至今是欧洲功能食品的发展进入稳定阶段,欧洲北部的国家在功能食品的发展上占主导地位,其中英国和德国就占据了欧洲功能食品一半的市场,加上欧洲国家非常重视食品营养健康产业的发展功能,每年都会投入大量的资金,使得欧洲国家对功能食品的研究进一步深入,不仅能用现代生物学、医学、营养学的基本理论来阐述、界定及干预亚健康状态,还对功能性食品降低疾病风险研究方面都十分深入。对功能食品的研究不仅局限于一些生化指标的检测上,而是已经深入到分子营养学水平,不仅探讨生物活性物质对靶基因表达的影响,还探究功能成分之间或功能成分与各类营养素之间的协同作用及其作用机制,并且研发了一些快速评价抑癌、减肥和抗过敏功能食品的体外检测方法。欧洲膳食补充剂主要分为以下 7 类:①促进生长发育(包括多种有促进细胞、组织生长的多不饱和脂肪酸、低聚糖、神经节苷酯、糖蛋白以及多种抗氧化性的维生素,促进骨骼发育的钙、磷等)。②调节基础代谢(主要包括各种全麦面包、膳食纤维、海藻糖等)。③抗氧化(维生素 E、维生素 C、多酚类、类胡萝卜素以及一些微量元素等)。④促进心血管健康(富含多种不饱和脂肪酸、低饱和脂肪酸和低反式脂肪酸含量的食物、富含膳食纤维、大豆蛋白、植物固醇,富含植物类黄酮的食品等)。⑤改善胃肠道功能(含益生菌、共生原等食品)。⑥维持良好精神状态和认知(色氨酸、酪氨酸、胆碱、咖啡因等)。⑦提高运动能力(各种运动性饮料)。近几年来,国外研究证明,单一的保健食品很难具有多种保健功能,其推出了一种"套餐"形式的功能食品,在欧美发达国家广泛出现,十分受消费者认可。

日本是较早开始发展功能性食品的国家,其天然健康食品市场是全球增长最快的市场之一,日本的功能性食品分为由国家规定的保健功能食品以及健康辅助食品("健康食品")两大类,其中保健功能食品包括特定保健食品(FOSHU)和营养功能食品(营养功能食品在 2001 年被制度化,在日本又称营养辅助食品,在海外称为食物增补剂),营养辅助食品的主要功能为:滋养强壮、减肥、增强免疫。厚生省于 1991 年对于已经批准的特定用保健食品(FOSHU),其主要功能特点及所含有的活性添加剂大致分为以下几类:①调节肠道功能方面,主要的功能性添加剂主要包括,低聚糖(低聚异麦芽糖、低聚果糖、低聚半乳糖等)、膳食纤维、乳酸菌类、双歧杆菌类、右旋糖苷类、瓜尔胶、车前子壳类等。②调节胆固醇方面,主要的功能性添加剂包括,大豆蛋白、植物甾醇 phytosterol 及酯、植物甾烷醇 phytostanol 及酯。③调节三甘酯、体脂肪方面的功能性添加剂包括,中链脂肪酸、绿茶儿茶素、EPA、DHA、二甘油酯、植物甾醇。④调节血压,主要是肽、氨基酸两种功能性添加剂(如乳清三肽、十二肽酪酸、栀子叶苷、沙丁鱼多肽等)。⑤调节血糖方面的功能性添加剂主要是,"不可消化右旋糖苷"、多酚、小麦清蛋白、阿拉伯糖,番石榴。⑥保持骨健康的功能性添加剂,主要包括钙、镁、大豆异黄酮、乳基肽、维生素 K2。⑦促进齿健康的功能性添加剂,包括糖醇(木糖醇、麦芽糖醇、赤藓糖醇等)。⑧促进矿物质吸收的功能性添加剂,如柠檬酸钙马来酸酯、酪蛋白磷肽、血红蛋白铁、果寡糖等。FOSHU 法规规定,所有功能性食品应符合 5 类人群服用:第一类是专为孕妇或哺乳中妇女设计的功能性食品;第二类是儿童用功能性食品;第三类是专为行动不便或有吞咽困难的老年人设计的功能性食品;第四类是医疗食品(即针对某些特定病种如关节炎、糖尿病、高血压、高血脂等大众型疾病开发的具有治疗作用的功能性食品),这类产品的配方主要以蛋白质、脂肪、碳水化合物、维生素和矿物质为营养指标;第五类是特殊保健用途食品(如保护视力、增强/改善性功能的食品等)。

## 三、市场热销品种分析

全球保健品市场不断增长,在欧美市场大约达到 400 亿～500 亿美元,年增长率约 4.8%。澳新市场约 150 亿～220 亿美元,年增长速率约 4.8%。随着人口老龄化以及人们对健康的关注增加,世界保健食品市场呈现出三大"热点":第一类主要包括植物类健脑、益智、防治老年痴呆症产品(如红景天、银杏、人参、积雪草、灵芝真菌类提取物等)。第二类主要包括减肥、降血糖、治疗糖尿病的产品(如苹果纤维、苦瓜多肽、壳聚糖等)。第三类主要包括天然抗癌、增强免疫力产品(绿茶类提取物如茶多酚与茶氨酚;生物黄酮类如花青素、番茄红素、叶黄素等;以及激活人体免疫系统的植物制剂如甘草提取物、黄芪、大蒜粉等)。国外保健食品市场呈现出以下特点:①低脂肪、低热量、低胆固醇保健品种类多,销量最大,成为主导保健食品的主要市场。②维生素及矿物质类所占的比例稳定。③深海鱼油、卵磷脂等各种软胶囊产品制剂销量增加。④植物性保健品所占市场增加。⑤中草药保健食品、保健茶持续增长,广受消费者喜欢。

日本功能性食品的市场需求量很大,且生产功能性食品的企业较多。日本功能性食品呈现出以下特点:①功能性食品的种类增多。②以市场需求为导向,新产品研发迅速。③针对不同的消费人群,使功能性食品细分到更具人性化。因受 2017 功能性标示食品备案数量增多的影响,功能性食品的种类增多,在 2017 年日本功能性食品市场规模已达到约 1.4 万亿日元,据《日本农业新闻》报道,根据日本民间调查机构"富士经济"所做的一项市场调查结果,随着生活方式的改变,日本食品市场上预防、滋补型商品的销量逐渐增多,而且那些能够满足人们对健康和美容效果的"健康意向食品"规模正在扩大,"健康意向食品"在 2017 年的市场规模同比增加了 478 亿日元。日本功能性食品市场规模高速增长(图 10-13),在减脂、血糖、脑功能方面的商品销售十分旺盛,同时护眼、肌肤健康、关节、精神压力相关商品的销售明显增长。而且某些功能性标示食品,如可果美的番茄果汁、江崎格力高的益生菌酸奶 BIFIX、ANCL 公司的膳食补充剂 CAROLIMIT 系列中的 CAROLIMIT,以及从 CAROLIMIT 衍生出的 DYDO 的茶饮料的销售也引人注目,使用了日本茶叶的三得利公司出品的"伊右卫门特茶"和保健功能性酸奶销售额一直维持高速增长,预计 2018 年市场增长率有望增加 2.8%,达 2 579 亿日元。

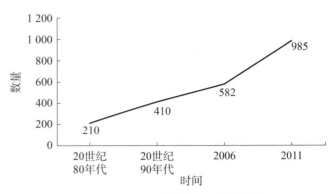

图 10-13 日本功能性食品数量变化

随着人们保健意识的增强以及微生态学相关科学技术的发展,近几年益生菌市场得到快速发展,益生菌种类繁多,广泛受到科学家、企业家的重视,相关产品大量出现,根据《日本食品卫生调查》数据显示,早在 2006 年,日本功能性食品的数量就达到了 579 种,其中有 65 种为益生菌类,发展至今,日本的功能性食品数量已经超过了 1 000 种,而益生菌类仍然是主体。目前全球益生菌市场主要集中在三大地区,其中以日本、西欧的发展比较成熟,日本养乐多和法国达能占据大半个市场,功能食品成为益生菌市场应用的最大领域,而在益生菌膳食补充剂领域,益生菌的开发涉及许多技术,尤其是菌株的开发最为关键,所以益生菌膳食补充剂领域主要被跨国药企垄断。运动性饮料分为两大类:一种是仅补充能量的普通饮料;而另一种是添加某些营养成分,适用于一些特殊人群的功能性饮料。功能性饮料受到人们的广泛欢迎,其市场不断增大,其中一种以多种果蔬经过传统发酵的植物发酵液在日本地区深度受欢迎,植物发酵液富含各种维生素和矿物质,天然营养而健康。据日媒报道,日本 2017 年推出了一款以"提高基础代谢率"为卖点的健康功能食品"KAPSI EX",该产品上可标识具有"补助提高基础代谢功能"与以往产"CAPSIATENatura"相比,有效成分含量提高了 5 倍,受到很多减肥消费者的热爱。

(四川省中医药科学院 李晓鲁 唐 雪)

◇参◇考◇文◇献◇

[ 1 ] Skeie G,Braaten T,Hjartaker A,et al. Use of dietary supplements in the european prospective investigation into cancer and nutrition calibration study [J]. Eur J Clin Nutr,2009(63):S226-S238.

[ 2 ] 柳启沛.膳食补充剂[C]//中国营养学会.营养与保健食品研究与科学进展学术资料汇编,2002.

［3］ Official Journal of the European Communities，L 183，12. 7. 2002，Directive 2002/46/EC of the European Parliament and of the Council of 10 June 2002 on the approximation of the laws of the Member States relating to food supplements.

［4］ Verkerk，Robert H J．Hickey Stephen A critique of prevailing approaches to nutrient risk analysis pertaining to food supplements with specific reference to the European Union［J］．Toxicology. 2010，278(1)：17 - 26.

［5］ 赵洪静，余超，白鸿，等. 欧洲功能食品与健康声称管理概况［J］. 中国食品卫生杂志，2008，20(3)：260 - 263.

［6］ Pereira Carla，Barros Lillian，Ferreira Isabel C F. R Dietary supplements：foods，medicines，or both? A controversial designation with unspecific legislation［J］．Curr Pharm Des. 2017，23(19)：2722 - 2730.

［7］ Maixent J M. Opinion paper food supplements：the European regulation and its application in France. Thoughts on safety of food supplements［J］．Cell Mol Biol (Noisy-le-grand). 2012(58)：1720 - 1729.

［8］ http://ec. europa. eu/food/food/labellingnutrition/supplements/index_en. htm.

［9］ 赵丹宇. 维生素与矿物质补充剂的风险评估和管理［J］. 中国食品添加剂，2010(6)：53 - 57.

［10］ 韩祎. 欧盟：发布指令加大对保健食品的管理力度［J］. 中国食品，2017(23)：67.

［11］ Regulation of herbal and traditional medicinal products — European and global strategies (International Symposium TradReg2013). The legal framework governing the quality of (traditional) herbal medicinal products in the European Union［J］．J Ethnopharm，2014(158)：449 - 453.

［12］ Cross-border Life Sciences Handbook 2011-Romania：QA. Published in "Practical Law Company (PLC) Cross-border Life Sciences Handbook"，2011.

［13］ Directive 2003/63/EC，2003. Comission directive 2003/63/EC of the European Parliament and of the Council of 31 March 2004 amending，as regards traditional herbal medicinal products，Directive 2001/83/EC on the Community code relating to medicinal products for human use［J］．Official Journal L 136，85 - 90. 2008.

［14］ Endo AD. Directive 2002/46/EC，2002. Directive 2002/46/EC of the European Parliament and of the Council of 10 June 2002 on the approximation of the laws of the Member States relating to food supplements［J］．Official Journal L 183，51 - 57. 2002/46；183：51 - 57.

［15］ Directive 2001/83/EC，2001. Directive 2001/83/EC of the European Parliament and of the Council of 6 November 2001 on the Community code relating to medicinal products for human use［J］．Official Journal L 311，67 - 128. 2006；78：2026 - 2032.

［16］ Directorate E. Commission Directive 2008/91/EC，2008. Commission Directive 2008/91/EC of 29 September 2008 amending Council Directive 91/414/EEC to include diuron as active substance［J］．Official Journal of the European Union L 262，31 - 33.

［17］ 对草药和传统医药产品的监管—欧洲和全球战略(国际研讨会 TradReg2013)［J］. 管理欧盟(传统)草药产品质量的法律框架. J Ethnopharm，2014(158)：449 - 453.

［18］ Endo AD. Directive 2000/13/EC，2000. Directive 2000/13/EC of the European Parliament and of the Council of 20 March 2000 on the approximation of the laws of the Member States relating to the labelling，presentation and advertising of foodstuffs. Official Journal of the European Communities L 109，29 - 42.

［19］ 正荐. 美国日本依法管理保健食品［J］. 中国防伪，2003(1)：27.

［20］ 马丽霞，钟素艳. 中日保健机能食品分类管理现状浅析［D］. 辽宁：沈阳医科大学，2005.

［21］ 张中朋. 日本保健机能食品上市许可制度［J］. 中国现代中药，2014，16(2)：164.

［22］ 田林. 中日保健食品安全监管问题的比较法研究［J］. 法律研究，2015(1)：35 - 44.

［23］ 徐铮奎. 日本的功能食品管理与申报流程［N］. 中国医药报，2012 - 2 - 10(3).

［24］ Shimizu ToshioHealth claims on functional foods：the Japanese regulations and an international comparison［J］．Nutr Res，2003，16(2)：241 - 252.

［25］ Yamada Kazuhiko，Sato-Mito Natsuko，Nagata Junichi，et al. Health claim evidence requirements in Japan［J］．J Nutr，2008，138(6)：1192S - 1198S.

［26］ Director General，Pharmaceutical and Food Safety Bureau，Ministry of Health，Labor and Welfare. Creation of the food with health claims system［J］．Iyakuhatsu Notification No. 244，March 27，2001(in Japanese).

［27］ Shimizu T. Health claims on functional foods：the Japanese regulations and an international comparison［J］．Nutr Res，2003，16：241 - 252.

［28］ Department of Food Safety，Pharmaceutical and Food Safety Bureau，Ministry of Health，Labour and Welfare. Revisions of handling of food for specified health uses and examination/guidance［J］．Shokuanhatsu Notification No. 0201002，

February 1,2005(in Japanese).

[29] Ministry of Health, Labor and Welfare. Dietary reference intakes for Japanese, 2005 edition [J]. Office of Lifestyle-Related Diseases Control, Ministry of Health, Labor and Welfare, Tokyo, 2005(in Japanese).

[30] 宗蕊,郭斐,王霰,等. 美国、欧洲、日本营养健康产业发展历程及对我国营养健康产业发展的启示[J]. 粮食与食品工业,2017,24(6):1-5.

[31] 赵洪静. 欧洲功能食品与健康声称管理概况[C]//中国营养学会. 中国营养学会第十次全国营养学术会议暨第七届会员代表大会论文摘要汇编,北京,2008.

[32] 尘韵. 国外保健食品市场现状[J]. 中国食品,2009(10):57.

[33] 落合庆一郎. 日本健康食品市场动态——以特定保健食品为核心[N]. 日本食品化学新闻会社,2006(6).

[34] 张昕,尤新. 2004 日本 ifia 国际食品添加剂和配料展上的功能性食品添加剂见闻[J]. 中国食品添加剂,2004(5):104-105.

[35] 刘辉,李发财. 保健食品市场现状及发展趋势[J]. 中国食品工业,2011(8):22-23.

[36] 佚名. 日本功能性标示食品市场调查报告发布 2018 年预计达到 2500 亿日元[J]. 中国食品学报,2018(5):143.

[37] 佚名. 日本健康功能性食品人气旺[J]. 中国食品学报,2018,18(2):220.

[38] 夏新斌,刘金红,谢梦洲,等. 日本功能性食品发展对中国药膳产业发展的启示[J]. 食品与机械,2018,34(11):205-207,220.

[39] Amagase H. Current marketplace for probiotics:a Japanese perspective [J]. Clinical Infectious Diseas,2008,46(S2):S73-S75.

[40] 毛开发,陈大明. 益生菌产业竞争态势分析研究[J]. 竞争情报,2018,14(2):30-35.

[41] 颜晓庆,崔红燕. 植物发酵液在功能性运动饮料中的应用[J]. 食品与发酵工业,2016(1):277-280.

# 第十一章

# 中 药 化 妆 品

## 第一节 中药化妆品监管

### 一、中药化妆品的定义

化妆（Cosmetic）一词最早来源于古希腊，含义是"化妆师的技巧"或"装饰的技巧"，也就是指把人体的自身优点多加发扬，而把缺陷加以掩饰和弥补。随着社会的进步和发展，化妆品日益成为人们日常生活中不可缺少的消费品。

关于化妆品的定义，世界各国（地区）的法规规定略有不同。在我国，《化妆品卫生监督条例》规定，化妆品是指以涂擦、喷洒或者其他类似的方法，散布于人体表面任何部位（皮肤、毛发、指甲、口唇等），以达到清洁、消除不良气味、护肤、美容和修饰目的的日用化学工业产品。按用途分，化妆品可以分为洁肤类、护肤类、治疗类和粉饰类。按剂型分，则可以分为液体类、乳液类、膏霜类、粉类、块状类、油状类等。

中药化妆品是指添加了中药或中药有效成分的化妆品，通常具有保湿滋润、消炎抗菌、美白等皮肤护理功效以及育发乌发等其他功效，有些中药化妆品还可以用于预防和治疗某些皮肤病症。

### 二、我国中药化妆品监督管理法规体系

中药化妆品的监督管理不仅应遵循化妆品的监督管理相关法规条例，还受《中国药典》和《药品管理法》的制约。化妆品监督管理法规体系主要包括法规、部门规章、规范性文件和技术标准等部分。

#### （一）法规

现行法规主要有《化妆品卫生监督条例》，1989年9月26日由国务院批准，1989年11月13日卫生部令第3号发布，1990年1月1日起实施，是我国化妆品监督管理的主要法律依据，规定了化妆品生产的卫生监督、化妆品经营的卫生监督、化妆品卫生监督机构与指责和罚则的相关法律条例。

#### （二）部门规章

现行部门规章主要有《化妆品卫生监督条例实施细则》（1991年3月27日卫生部令第13号发布，2005年5月20日卫监督发〔2005〕190号修改），国家质量监督检验检疫总局《进出口化妆品检验检疫监督管理办法》（总局令第143号）、《化妆品标识管理规定》（2007年7月24日国家质量监督检验检疫总局第100号令）。

#### （三）规范性文件

现行规范性文件主要有《化妆品安全技术规范》（2015年版）、《关于印发化妆品行政许可申报受理规定的通知》（国食药监许〔2009〕856号）、《关于印发化妆品命名规定和命名指南的通知》（国食药监许〔2010〕72号）、《关于印发化妆品行政许可检验管理办法的通知》（国食药监许〔2010〕82号）、《关于印发化妆品生产经营日常监督现场检查工作指南的通知》（国食药监许〔2010〕89号）、《关于印发化妆品技术审评要点和化妆品技术审评指南的通知》（国食药

监许〔2010〕393 号)、《关于印发国际化妆品原料标准中文名称目录(2010 年版)的通知》(国食药监许〔2010〕479 号)、《关于印发国产非特殊用途化妆品备案管理办法的通知》(国食药监许〔2011〕181 号)、《关于印发化妆品新原料申报与审评指南的通知》(国食药监许〔2011〕207 号)等。

其中,《化妆品安全技术规范》(2015 版)是原卫生部印发的《化妆品卫生规范》(2007 年版)的修订版,共分八章,包括了化妆品安全通用要求、化妆品禁限用组分、化妆品准用组分等内容,在《化妆品卫生规范》基础上,主要明确了名词术语的释义,细化了化妆品安全技术通用要求,对化妆品禁限用组分和准用组分表等进行修订,对化妆品检验及评价方法中理化检验方法进行了修订,使化妆品安全性保障,以及适应性和可操作性进一步提高。

**(四)技术标准**

技术标准可分为通用基础标准、卫生标准、方法标准、产品标准和原料标准几大类。

1. **通用基础标准**·如《化妆品分类》(GB/T 18670—2017)、《化妆品检验规则》(GB/T 37625—2019)、《限制商品过度包装要求 食品和化妆品》(GB 23350—2009)、《消费品使用说明 化妆品通用标签》(GB 5296.3—2008)、《化妆品产品包装外观要求》(QB/T 1685—2006)等。

2. **卫生标准**·如《化妆品卫生标准》(GB 7916—1987)、《化妆品安全性评价程序和方法》(GB 7919—1987)等。

3. **方法标准**·如《化妆品通用检验方法 乳化类型(w/o 或 o/w)的鉴别》(GB/T 35827—2018)、《化妆品通用检验方法》系列标准(GB/T 13531—2018)、《化妆品中游离甲醇的测定 气相色谱法》(GB/T 33308—2016)、《化妆品中曲酸、曲酸二棕榈酸酯的测定 高效液相色谱法》(GB/T 29662—2013)、《化妆品卫生化学标准检验方法》系列标准(GB 7917—1987)、《化妆品微生物标准检验方法》系列标准(GB 7918—1987)等。

4. **产品标准**·如《卸妆油(液、乳、膏、霜)》(GB/T 35914—2018)、《牙膏》(GB/T 8372—2017)、《香粉(蜜粉)》(GB/T 29991—2013)、《润肤油》(GB/T 29990—2013)、《洗面奶、洗面膏》(GB/T 29680—2013)、《护肤乳液》(GB/T 29665—2013)等。

5. **原料标准**·如《化妆品用原料 珍珠提取物》(GB/T 35915—2018)、《化妆品用原料 乙二醇二硬脂酸酯》(GB/T 34820—2017)、《化妆品用原料 甲基异噻唑啉酮》(GB/T 34819—2017)、《化妆品用原料 D-泛醇》(GB/T 33306—2016)等。

## 三、中药化妆品注册申报流程

1. **国产非特殊用途中药化妆品**·国产非特殊用途中药化妆品采用备案制,具体流程如下:

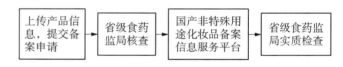

2. **国产特殊用途中药化妆品**·国产特殊用途中药化妆品采用注册制,具体流程如下。

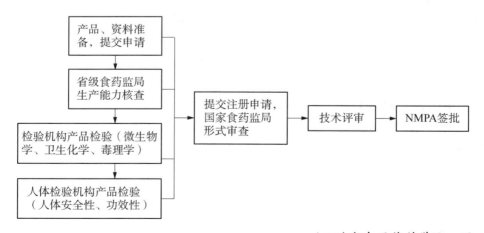

(四川省中医药科学院 罗 霞 许晓燕)

◇参◇考◇文◇献◇

［1］丁慧.中药化妆品的应用与发展[J].中华中医药杂志,2006,21(3)：185－186.

# 第二节　中药化妆品的特点与应用

## 一、中药化妆品的特点

### （一）历史悠久

我国早在 2 000 多年前便有关于中药美容养颜功效的文字记载。如《山海经》中描述的"有草焉,其状如葰,而方茎、黄华、赤实,其本如藁本,名曰荀草,服之美人色。"以及《随园诗话补遗》卷九中的"方伯九姬,最爱者春芳、叶氏,年将四旬,而风貌嫣然,似服仙家荀草者。"均是对荀草美容养颜功效的记载。《神农本草经》中记载白芷"长肌肤、润泽颜色、可做面脂","面脂"便是现代意义上,符合以涂擦等方式,起到护肤功效的中药化妆品剂型之一。此外,《备急千金要方》及《千金药方》中记载了采用人参、珍珠等名贵中药材配制而成的"面药""手膏"等剂型中药化妆品。

### （二）天然安全

中药化妆品是指添加了中药或中药有效成分的化妆品,其使用的中药原料均来源于自然界,具有纯正温和、毒副作用小的特点,相对于人工合成和/或半合成的化学原料,更具天然性和安全性。

### （三）功效显著

化妆品中添加了中药或中药有效成分是中药化妆品区别于其他化妆品的一个重要特征,中药及其有效成分的使用使化妆品具有药物的功效特性。如杭白菊、当归、丹参提取液能抑制黑色素合成,减轻皮肤色素沉着,起到一定防治黄褐斑的功效。

## 二、中药化妆品的应用

中药化妆品几乎涵盖了现代化妆品的各种类别,包括洁肤类化妆品、护肤类化妆品、治疗类化妆品和粉饰类化妆品。特别在护肤类化妆品和治疗类化妆品中,由于中药原料的天然性、安全性和有效性,更是受到广泛关注。目前中药化妆品在行业中的应用主要集中在以下 6 个方面。

### （一）用于美白祛斑

研究发现,具有祛风、除湿、活血化瘀等作用的中药,如三七、天冬、红花、赤芍、白及、白鲜皮、白蔹、白僵蚕等,往往含有能够抑制酪氨酸酶活性的化学成分,可以通过抑制黑色素生成而起到美白祛斑的作用。

### （二）用于抗衰养颜

补益类中药多含有大量的蛋白质、氨基酸、脂类、多糖果胶、维生素和微量元素等营养成分,如人参、灵芝、黄精、芦荟、麦冬等,能够调节人体免疫功能,抗氧化及清除自由基,调节中枢神经系统功能,延缓皮肤衰老。

### （三）用于抑菌消炎

中药中许多祛风药和清热药具有不同程度的抑菌消炎作用,如白芍、苍术、黄芩、紫草、蒲公英、大黄、苦参等,对于皮炎和痤疮具有较好的疗效。

### （四）用于育发乌发

何首乌、枸杞子、夏枯草、佛手等药材中含有卵磷脂等有效成分,能够营养发根,促进头发中黑色素生成,同时其中含有的微量元素还可以防治脱发。

### （五）用于透皮吸收

冰片、薄荷、高良姜等药材具有皮肤渗透促进的作用,可以促进其他功效性成分被皮肤吸收。

### （六）用于保湿

如银耳、麦冬、灵芝等中药,其中的多糖成分具有较高的分子量,能在皮肤表面形成一层保护膜,达到锁水保湿的效果。

（四川省中医药科学院　罗　霞　许晓燕）

◇参◇考◇文◇献◇

［1］丁慧.中药化妆品的应用与发展[J].中华中医药杂志,2006,21(3)：185-186.
［2］应军,倪庆纯,杨威,等.杭白菊、当归、丹参提取液抑制黄褐斑形成及机制研究[J].中草药,2011,42(5)：958-962.
［3］吴蕾.中药化妆品的研制开发与发展方向[J].科技风,2016(10)：190.
［4］陈刚,郭晓蕾,宝丽.银耳、麦冬、燕麦多糖的抗氧化活性及吸湿保湿性能研究[J].中华中医药学刊,2013(1)：212-214.

# 第三节　制备工艺与质量控制

## 一、制备工艺

### （一）中药提取物的制备

1. **中药提取物的制备**·中药提取的目的是通过物理化学提取方法定向获取和富集中药中的一种或多种有效成分,且不改变其有效成分结构,以降低使用量、消除原药材的副作用,提高美容护肤等功效。选择科学合理的中药提取方法及工艺,很大程度上影响着中药化妆品的使用效果,因此,根据中药的性质,药材中功效成分的性质,以及预制备的化妆品类型等,选择最适宜的浸提方法及制备工艺极其重要。

2. **提取方法**·传统的中药提取方法有煎煮法、浸渍法、渗漉法、回流提取法、水蒸气蒸馏法等,其中最常用的有煎煮法和回流提取法。传统方法提取范围较广,是目前最常用的提取方法,具有一定的优越性,但仍存在有效成分易分解或损失等问题有待解决。随着现代科学技术的发展,一些新技术也已开始用于中药提取,如微波辅助提取技术、超临界提取技术等,与传统方法相比,这些技术可能会效率更高、纯度更高等,应用前景广阔,有待进一步的研究。

（1）煎煮法：煎煮法是以水作为溶剂,加热煮沸一定的时间以提取所含有效成分的一种方法,适用于有效成分能溶于水,且对热较稳定的药材。所用容器一般为陶器、砂罐或铜制、搪瓷器皿,不宜用铁锅,以免药液变色。用水煎煮能将中药中大部分成分不同程度的提取出来,但也伴随着浸提液中除有效成分外,杂质较多,尚有少量脂溶性成分等问题,不利于后续精制。有效成分尚未清楚的中药或

方剂进行剂型改进的情况,通常也采取煎煮法粗提。

（2）浸渍法：浸渍法是加入适宜的溶剂,浸渍药材以溶出其中成分的方法,按浸渍次数和温度又分为冷浸渍法、热浸渍法、重浸渍法。该法较简单易行,但浸出率较差,一般适用于黏性药物、无组织结构的药材、新鲜及易于膨胀的药材、价格低廉的芳香性药材,不适于贵重药材、毒性药材及高浓度的制剂。

（3）渗漉法：渗漉法是由浸渍法发展而来,是将中药粉装在渗漉器中,连续地添加溶剂,使其渗透过药材,自上而下从渗漉器下部流出浸出液的一种浸出方法,可分为单渗漉法、重渗漉法、加压渗漉法、逆流渗漉法。当溶剂渗进药粉,溶出成分比重加大而向下移动时,上层的溶液便置换其位置,造成浓度差,使扩散较好地进行,故浸出效果优于浸渍法。

（4）回流提取法：回流提取法一般应用有机溶剂,采用回流加热装置加热提取。小量药材可用索氏提取器或在圆底烧瓶上连接回流冷凝器使用。使溶剂刚好浸过药材表面,在水浴中加热回流,可将提取液滤出后再在药渣中加溶剂,再次回流提取,至基本提尽有效成分为止。此法提取效率较冷浸法高,大量生产中多采用连续提取法。

（5）水蒸气蒸馏法：水蒸气蒸馏法分为共水蒸馏法（即直接加热法）、通水蒸气蒸馏法及水上蒸馏法三种,适用于难溶或不溶于水、与水不会发生反应、能随水蒸气蒸馏而不被破坏的成分提取,要求此类成分的沸点多在100 ℃以上,多用于挥发油及精油的提取,但蒸馏次数不宜过多,以免挥发油中某些

成分氧化或分解。

（6）超声提取法：超声提取法的原理是利用超声波增大物质分子运动频率和速度，增加溶剂穿透力，提高成分溶出度，缩短提取时间。超声波可破坏植物细胞，使溶剂渗透到细胞中，有利于成分的溶解。该方法提取温度低、效率高、适用性广、能耗低，但仍存在受热不均影响提取液品质、噪音污染大等问题，有待进一步解决。

（7）微波辅助提取法：微波是一种频率在300 MHz至300 GHz之间的电磁波，具有穿透性、选择性加热性等特性。微波提取主要利用各组分吸收微波能力的不同，使提取体系中的某些组分被选择性加热，使得被提取成分从体系中分离进入到介电常数较小、微波吸收能力相对较差的提取溶剂中，从而获得较高提取率的一种新型提取方法，具有选择性高、重现性好、提取率高、产品质量好等优点，但也存在易局部温度过高导致有效成分变性等缺点。

（8）超临界流体萃取法：超临界流体萃取法作为一门新型分离方法，在一般传统分离方法难以解决的大分子量、高沸点、热敏性成分的分离上具有其独特的优势。萃取过程通常在略高于萃取剂临界温度的条件下进行，一般分为流体压缩、萃取、减压、分离四个阶段，十分简便和安全，中药中活性物质极少损失或破坏，没有溶剂残留，产品质量高。

（9）其他中药提取新方法：此外，还有半仿生提取法、酶辅助提取法、分子印迹法、超滤法等。

**3. 影响提取的因素**

（1）溶剂的选择：溶剂一般要注意要对有效成分有较强的溶解能力，对杂质溶解度小，不能影响有效成分的稳定性及药效，要经济、易得、安全，此外，提取所用的溶剂的 pH，是否对提取物的后续操作有干扰等都是选择溶剂时需要考虑的问题。水、乙醇均是常用的优良提取溶剂，水安全易得、溶解范围广、无药理作用，但对成分的选择性差，提取液杂质多，容易生霉，不利于储存；乙醇可与水按任意比例混合，利用不同浓度的乙醇能选择性的提取所需成分，实际操作中，应根据产品需要选择合适的溶剂。

（2）提取温度：温度升高会增加可溶性有效成分的溶出，促进分子运动，软化药材组织等，增加有效成分的溶解性、渗透性。但是，在一般提取中温度

升高会破坏一些不耐热成分，易损失挥发性成分等，因此，提取温度应控制在一定的适宜范围内。

（3）提取时间：在一定时间内，提取时间越长，提取出的有效成分越多，但时间过长，无效成分的溶出会增多，有效成分可能也会被酶解或水解，导致有效成分的损失，影响提取效率。提取时间应根据药材的性质、提取方法及使用溶剂等来确定。

（4）药材研磨程度：中药材的来源广泛、其形态、大小等具有较大的差别，因此一般在进行成分提取时，都需要进行适当的研磨处理，以确保中药的质量。一般而言，中药材研磨地越细，越有利于有效成分的溶出，提取效果也越好，但研磨得过细，药粉会产生吸附作用，减慢扩散的速度，使提取效率下降，也可能会破坏中药材中的一些有效成分，因此，应经过实际操作确定研磨程度，这样才能不断提高药材有效成分的提取效果。一般情况下，水提时药粉能通过粗筛即可，也可切成薄片状；乙醇、乙醚等有机溶剂提取，以通过 20 目的药粉为最佳；根茎类中药含有淀粉较多，宜粗不宜细，花草、果仁类含纤维较多的药材，以过 20 目最佳。

（5）其他因素：除以上影响因素，提取压力，液体的流动状态，提取过程辅助剂的加入与否，以及各类方法中的某些影响因素，如微波辅助提取法中的微波剂量、物料含水量等，都是在提取过程中需要注意的因素。

**（二）中药化妆品的制备工艺**

中药化妆品的制备工艺与普通化妆品相同，根据产品类型的不同选择合适的工艺进行生产。

**1. 乳剂类化妆品的制备工艺**

（1）油相的制备：先将油、脂、油溶性成分等加热至 70～90 ℃并不断搅拌使其溶解，待完全溶解混合均匀后，维持温度 20—30 min 灭菌备用。注意要避免过度加热和长时间加热而使原料成分变质劣化，一般先加入抗氧化剂，容易氧化的油分、防腐剂和乳化剂可在乳化之前加入油相，溶解均匀后，即可进行乳化。

（2）水相的制备：先将水溶性成分如甘油、丙二醇、山梨醇等保湿剂，水溶性中药提取物等加入去离子水中，加热至 70～90 ℃，维持温度 20～30 min 灭菌备用。配方中如含有水溶性聚合物，应单独配制，在室温下搅拌使其均匀溶胀，防止结团，必要可进行均质，在乳化前加入，要避免长时间加热，以免引起

黏度变化。

（3）乳化：油相和水相的添加方法（油相加入水相或水相加入油相）、添加速度、搅拌条件、乳化温度和时间、乳化剂的种类、均质的速度和时间等对乳化体系粒子的性状及其分布状态、对膏霜的质量都有很大影响。乳化温度为 60～80 ℃，应避免在尚有未熔化固体油分时开始乳化或水相温度过低，否则混合后易发生高熔点油分结晶析出的现象。一般香精在已完成乳化并冷却至 50～60 ℃时加入；维生素及其他热敏性物质应在乳化完成温度降低后再加入；防腐剂一般在油水混合乳化后加入最好。

（4）冷却：乳化后乳化体系要冷却到接近室温，乳化体系的软化温度决定了出膏温度，一般需借助其自身重力，从乳化罐中流出，有时也用泵抽出。冷却方式一般是边搅拌边冷却，需根据不同乳化体系来确定冷却速度、终点温度等条件。

（5）贮存与灌装：化妆品一般需贮存陈化一天或数天，先对产品进行质量评定，评定合格的产品便可用灌装机进行灌装。

2. **水剂类化妆品的制备工艺** · 水剂类化妆品是指以水、乙醇或水-乙醇溶液为基质的透明液体类产品，如香水类、化妆水类等。水剂类化妆品要求必须保持澄清透明，即使在 5 ℃ 左右的低温也不能产生浑浊和沉淀。

（1）化妆水类：典型的化妆水制备过程为依次将保湿剂、紫外线吸收剂、杀菌剂、收敛剂及其他水溶性成分充分搅拌溶解；另外，将润肤剂、防腐剂、香料、增溶剂等加入乙醇中充分搅拌均匀；将乙醇体系和水体系在室温下搅拌混合均匀，然后加入色素调色，最后经过滤纸、滤筒等过滤除去杂质和不溶物。应注意的是，生产应在不锈钢设备内进行。

（2）香水类：香水类制备工艺主要是用乙醇将香精或香料溶解，再加入一定比例的灭菌的去离子水充分搅拌均匀，混合好的液体一般需在装有安全管的密闭容器中经过数周至数月的贮存陈化，之后过滤掉陈化期沉淀出的不溶性物质并进行灌装。香水类生产工艺很简单，只需简单的混合溶匀，但是设备要求较高，要注意不能与香精发生作用导致香精变色或变味，另外，因为乙醇和香精都是易燃危险品，所以生产装置必须有防火、防爆装置保证安全。

3. **液洗类化妆品的制备工艺** · 液洗类化妆品的制备以混合为主，产品种类繁多但工艺比较简单，液洗类化妆品中的各类也各有不同的制备特点，一般常用的配置方法有冷混法和热混法两种。

（1）冷混法：首先将表面活性剂加入去离子水中，再加入其他助洗剂，常温下进行溶解，待形成均匀溶液后再加入香料、色素、防腐剂、络合剂等其他成分，再用酸类物质调节至所需的 pH，用无机盐来调整黏度，最后进行过滤、排气、陈化储存，灌装。冷混法一般适用于不含蜡类固体或难溶性物质的配方。

（2）热混法：首先将表面活性剂溶解于去离子水中，一边搅拌一边加热到 70 ℃ 使其完全溶解，然后加入需要溶解的固体原料并不断搅拌，直至溶液完全溶解呈透明即可，待温度下降到 35 ℃ 左右时，加入色素、香料、防腐剂等，并进行 pH 的调节和黏度调节，最后进行过滤、排气、陈化储存，灌装。热混法一般适用于含有蜡状固体或难溶物质的配方，为避免破坏配方中的某些成分，加热温度不宜过高，一般不超过 70 ℃。

4. **粉类化妆品的制备工艺**

（1）粉类：粉类化妆品一般要求具有良好的滑爽性、黏附性、吸收性以及遮盖力。制作工艺一般包括原料的混合、粉碎过筛，然后将低共熔组分按等量递增的方法加入并混合均匀，然后再进行过筛，最后进行分装。

（2）粉饼类：粉饼类化妆品和粉类制造设备雷同，都要经过混合、研磨、过筛，为了使粉饼压制成型，需加入胶质、羊毛脂、白油以加强粉质的胶合能力，另因加脂香粉基料有很好的黏合能力，故可用加脂香粉压制成型。

5. **美容类化妆品的制备工艺**

（1）唇膏类：先将油性成分加热溶解，再加入香料、着色剂、中药提取物等加热到 70 ℃ 左右搅拌混合，待充分混合均匀后进行注模，冷却成型以后脱模包装即可。

（2）面膜：面膜有乳剂状、液体状、胶状、粉状，其中胶状面膜占多数。胶状面膜需要较高的黏度，一般采用醇溶性羧基乙烯聚合物、聚乙烯醇等，先将成膜剂、增塑剂润湿并加热到 70 ℃ 左右溶解，溶解后加入预先混好的中药提取物、保湿剂和去离子水中，再加入香精和色素充分搅拌混匀并过滤，将过滤好的成品脱气冷却，并贮存即可，搅拌过程中应注意搅拌速度不能过快,避免搅入空气。

6. **口腔卫生类用品的制备工艺** · 口腔卫生类用品主要介绍牙膏的制备工艺,牙膏的制备工艺根据溶胶制备方法不同,分为湿法溶胶制膏工艺和干法溶胶制膏工艺。

(1)湿法溶胶制膏工艺:目前国内外企业制备牙膏较普遍采用的是湿法溶胶制膏工艺。先用不与增稠剂形成溶胶的保湿剂使增稠剂均匀分散,再加入水溶液使增稠剂膨化胶溶并存储,最后搅拌下加入摩擦剂、发泡剂、辅助粉料、香精等,进行捏合、研磨,存储陈化,真空脱气即得。

(2)干法溶胶制膏工艺:又称为一步制膏,是将增稠剂和摩擦剂均匀混合后,将水、保湿剂等其他配方成分加入,一步捏合成膏,但该工艺对设备的要求高,因此在实际生产中需要使用多效制膏罐、超高效能分散设备等高超制膏设备,以达到制膏一条线及一台设备的要求。

## 二、质量控制

### (一)生产管理质量控制办法及质量标准

化妆品的生产硬件设施要求、生产及人员要求、生产相关过程的质量记录及控制等方面的审查和监督应严格依照《化妆品卫生监督条例》《化妆品卫生监督条例实施细则》《化妆品安全技术规范》以及相关技术标准的要求。

1. **化妆品生产企业**

(1)生产企业需取得《化妆品生产许可证》。

(2)生产企业应当建在清洁区域内,与有毒、有害场所保持符合卫生要求的间距。

(3)生产企业厂房的建筑应当坚固、清洁。车间内天花板、墙壁、地面应当采用光洁建筑材料,应当具有良好的采光(或照明),并应当具有防止和消除鼠害和其他有害昆虫及其孳生条件的设施和措施。

(4)生产企业应当设有与产品品种、数量相适应的化妆品原料、加工、包装、贮存等厂房或场所。

(5)生产车间应当有适合产品特点的相应的生产设施,工艺规程应当符合卫生要求。

(6)生产企业必须具有能对所生产的化妆品进行微生物检验的仪器设备和检验人员。

2. **化妆品从业人员**

(1)直接从事化妆品生产的人员,必须每年进行健康检查,取得健康证后方可从事化妆品的生产活动。

(2)凡患有手癣、指甲癣、手部湿疹、发生于手部的银屑病或者鳞屑、渗出性皮肤病以及患有痢疾、伤寒、病毒性肝炎、活动性肺结核等传染病的人员,不得直接从事化妆品生产活动。

3. **化妆品通用质量控制** · 化妆品中微生物指标应符合表11-1中规定的限值,有害物质不得超过表11-2中规定的限值,直接接触化妆品的包装材料应当安全,不得与化妆品发生化学反应,不得迁移或释放对人体产生危害的有毒有害物质。

**表11-1 化妆品中微生物指标限值**

| 微生物指标 | 限值 | 备注 |
|---|---|---|
| 菌落总数(CFU/g 或 CFU/ml) | ≤500 | 眼部化妆品、口唇化妆品和儿童化妆品 |
| | ≤1 000 | 其他化妆品 |
| 霉菌和酵母菌总数(CFU/g 或 CFU/ml) | ≤100 | |
| 耐热大肠菌群(g 或 ml) | 不得检出 | |
| 金黄色葡萄球菌(g 或 ml) | 不得检出 | |
| 铜绿假单胞菌(g 或 ml) | 不得检出 | |

**表11-2 化妆品中有害物质限值**

| 有害物质 | 限值 (mg/kg) | 备注 |
|---|---|---|
| 汞 | 1 | 含有机汞防腐剂的眼部化妆品除外 |
| 铅 | 10 | |
| 砷 | 2 | |
| 镉 | 5 | |
| 甲醇 | 2 000 | |
| 二噁烷 | 30 | |
| 石棉 | 不得检出 | |

### (二)化妆品的质量问题及控制方法

化妆品的类别不同,制备工艺的不同,遇到的质量问题及控制方法也有所不同,应根据实际遇到的质量问题及时排查原因,并加以控制及注意。这里主要介绍乳剂类化妆品和水剂类化妆品在生产过程中主要质量问题及控制办法。

1. **乳剂类化妆品的质量问题及控制方法**

(1)膏体粗糙不细腻、不均匀:原料未充分溶解、乳化剂质量或用量问题、均质乳化时间不够、降温速度过快、搅拌速度或快或真空度不够等均可造成膏体粗糙不细腻的问题,解决问题,可以针对不同的原因,进行原料溶解温度的提高等操作,并可在乳化前分别检查水相、油相的溶解情况,核实乳化剂质量和用量,降温速度、乳化均质时间,以及均质机和真空系统工作状态,以排查问题并解决。

(2)膏体变色:膏体变色可能是由于香精或某些活性成分不稳定,日光照射等情况引起的颜色变化,应通过耐温实验等进行观察,可以通过加入抗氧化剂等来改善。

此外,油脂加热温度过高也会造成颜色泛黄,因此应注意油脂加热温度和时间的控制。

(3)刺激皮肤:香精加入过多、原料不纯、膏体的 pH 过高或过低都可能刺激皮肤。一般应选择刺激性较低的香精且严格控制加入量,应选用尽量纯净的优质原料,加强原料的检验。

另外,还应注意 pH 必须符合国家对 pH 的相关规定。

(4)菌落总数超标:容器储存不当或消毒不彻底以及原料的污染都会引起产品的菌落超标,应保持环境卫生及个人卫生,严控包装材料的质量,储存容器、工具等应密封保存,使用前要做好消毒处理,原料应进行适当的灭菌处理,且妥善保管,避免沾上灰尘和水分。

另外,还应注意的是,出料温度过高容易造成桶内冷凝水较多、防腐剂浓度降低的现象,从而导致防腐能力下降,菌落总数超标。

**2. 水剂类化妆品的质量问题及控制**

(1)浑浊、沉淀:化妆品通常应为澄清透明,出现浑浊和沉淀问题,应考虑是否是配方不合理或原料不符合要求,在配方及原料没有问题的情况下,应检查生产设备是否运作正常,生产工艺是否合理,如静置陈化时间是否合适,冷冻温度、过滤温度是否在控制温度范围内等,应根据实际情况排查。

(2)变色、变味:酒精质量、用水质量不好,以及空气、光、热等的作用都会造成化妆品的变色、变味,因此所用的酒精和水都应经过适当的处理,及严格控制其质量,还应根据实际情况加入适当的防腐剂、紫外线吸收剂等,还应注意避免产品与空气接触,避免光线照射。

(3)严重干缩、香精析出:由于水剂类化妆品中一般含有酒精、易气化挥发,如果包装密封不好就可能因乙醇挥发引起干缩、香精析出的现象。在生产中应严格检测产品包装的密封程度,避免这类现象的发生。

(四川省中医药科学院　罗　霞　许晓燕)

◇参◇考◇文◇献◇

[1] 郭伟,包逸萍. 中药提取物专利分析及创新趋势研究[J]. 中草药,2017,48(24):5293-5300.
[2] 殷明阳,刘素香,张铁军,等. 复方中药提取工艺研究概况[J]. 中草药,2015,46(21):3279-3283.
[3] 吕阳成,骆广生,戴猷元. 中药提取工艺研究进展[J]. 中国医药工业杂志,2001,32(5):232-235.
[4] 仲锡铜,冯崇华,张薇. 中药提取方法的特点与应用[J]. 山东医药工业,2002,21(6):23-26.
[5] 孙磊,赵殊. 中药有效成分的几种提取法[J]. 黑龙江科技信息,2011(29):35-36.
[6] 刘霞. 浅述中药有效成分提取及其意义[J]. 中国中医药现代远程教育,2010,8(11):93-94.
[7] 杨霞,范圣此. 中药提取方法研究进展[J]. 亚太传统医药,2012,8(8):194-196.
[8] 叶陈丽,贺帅,曹伟灵,等. 中药提取分离新技术的研究进展[J]. 中草药,2015,46(3):457-464.
[9] 陈肖. 中药有效成分提取分离技术研究进展[J]. 临床合理用药,2013,6(6):178-180.
[10] 李真,贾亮,贾绍义. 中药有效横分提取技术及其应用[J]. 化学工业与工程,2005,22(6):450-455.
[11] 吕阳成,骆广生,戴猷元. 中药提取工艺研究进展[J]. 中药医药工业杂志,2001,32(5):232-235.
[12] 刘德军. 现代中药化妆品制作工艺及配方[M]. 北京:化学工业出版社,2009.
[13] 刑建渌. 中药提取工艺的原理及影响中药提取效果的因素探讨[J]. 科技传播,2014(7):138-139.
[14] 郭明明. 中药提取工艺对药品质量的影响分析[J]. 黑龙江科学,2016,12(7):130-131.
[15] 董银卯. 化妆品配方设计与生产工艺[M]. 武汉:中国纺织出版社,2007.

# 第四节　市场热销品种分析

中药作为历史悠久的传统化妆品原料,不仅亚洲地区消费者对传统中药的接受程度高,欧美等国家也开始接受中药在化妆品中的应用。国内对中药化妆品的研究日趋活跃,一些国际知名公司也已经将中药化妆品的开发研究作为重点,市场上销售的中药化妆品种类也越来越多。

## 一、佰草集新七白系列

佰草集新七白系列,由上海家化集团出品,包括洁面啫喱、柔肤水、精华水、精华液、嫩肤露、日霜、晚霜、眼霜、面膜等系列产品。本系列产品源自宫廷美白秘方"七白膏",甄选白术、白芍、白芨、白蔹、白茯苓、白鲜皮、白蒺藜七味本草精华,富含多糖、黄酮、氨基酸等多种有效成分。

## 二、霸王乌发固发洗发液

霸王乌发固发洗发液由霸王(广州)有限公司出品,根据岭南中药文化遗产保护名录《首乌黑发方》记载,以何首乌、侧柏叶、白首乌、黑芝麻、桐叶为原料,融合现代中医药和生化科技技术制成。

## 三、凯莲娜灵芝系列产品

成都宇泽生物基因化妆品有限公司的凯莲娜灵芝系列产品,包括洁面膏、柔肤水、精华液、细肤乳、透润霜、眼霜、面膜等系列产品。

## 四、云南白药牙膏

云南白药牙膏加入了云南白药活性成分,可减轻牙龈问题、修护黏膜损伤、提升口腔健康。

有专家认为,从目前整个行业的发展来看,天然植物类化妆品将成为今后化妆品行业研发最主要的趋势,而中药作为功效性突出的天然化妆品原料,无疑有着巨大的发展潜力和极好的市场前景。

(四川省中医药科学院　罗　霞　许晓燕)

◇参◇考◇文◇献◇

[1] 胡侃,李向阳.全面解读中草药化妆品市场[J].全球化妆品,2008(10):24-31.

# 第十二章

# 中药日化产品

## 第一节　中药日化产品监管

### 一、中药日化产品的概念及产品类型

日化产品（Everyday chemicals，household chemicals），是指日用化学品，特指人们日常生活中所使用的化学科技产品。中药日化产品主要为中药提取物制成的日用化学品，这些产品与人们的日常生活息息相关，从简单的牙膏、洗发水到高端的护肤品、化妆品等，产品种类繁多，覆盖范围广泛。中药是中国传统中医特有的药物，作为国粹瑰宝在中国有着几千年悠久的中医药发展史。中医药养生保健已成为当下的热门话题，传统中药、本草的调理、养颜原理以及传世验方得到了日化公司的青睐，并且具有相当的群众基础。其中，金银花、薄荷、三七及红花等在中药日化产品中频现，并作为竞争优势，凸显了产品特色。现今许多本土的中药日化产品已占有一定的市场，如佰草集化妆品、霸王防脱发洗发水、同仁堂麦尔海系列化妆品；云南白药养元素去屑洗发产品、千草堂洗护产品、牙膏等；片仔癀的片仔癀珍珠膏、珍珠霜、片仔癀花露水等。随着人们对绿色、环保意识的加强，未来更加天然的中药日化产品必定会得到更多人的青睐，具有更大的市场。

### 二、中药日化产品监管法律法规

随着国家对中医药事业的不断重视和大力扶持，人们对中医药有了新的认识，中药日化产业搭乘快车得以快速发展。市场上中药日化产品如雨后春笋般不断涌现，品种繁多，真假混杂。中药产业快速发展的同时，中药产品安全问题随之也成为大众关注的焦点。经过不断的努力，我国在中药的监管方面初具规模，但明显滞后于中药产业的发展。由于立法不完善、监管力度不足、配套制度不健全等多种因素的影响，中药安全事件时有发生，严重影响了人民的生命健康和卫生事业的发展。采取针对性的措施加强中药监管，有利于形成规范有序的中药日化产品的研发、生产、流通和消费，切实有效地保障人民的切身利益并且更好地推动中药事业的健康发展。

目前我国已形成了以《药品管理法》为核心、包括《药品管理法实施条例》《药品生产质量管理规范》（GMP）、《药品经营质量管理规范》（GSP）和《中药材生产质量管理规范（试行）》（GAP）等行政法规和部门规章的中药监管立法体系。《药品管理法》的规定过于笼统，没有充分考虑中药的特殊性，而针对中药部门规章的效力层次较低，无法有效调整中药领域存在的各种问题。虽然中医药理论先进，但技术层面相对落后。目前，我国尚未确立统一的中药材的质量标准体系。鉴于经营成本低、经营灵活等，地下小作坊和非法工厂层出不穷，他们或从药材自由贸易市场自行购入或从农户手中直接收购原生药材进行私自加工。这些采购地点和商贩是否均可以销售中药材，现有的法律并没有做出明确的界定。中药

生产、经营和流通秩序不规范,因此有必要从确立中药生产的统一标准、加快实施中药批准文号制度、制定统一的炮制规范和完善存储规范等方面来提升中药质量标准体系。国家食品药品监督管理局(CFDA)在应对快速发展的中药市场,其监管力度表现明显不足。我国的药品监管机构处于不断的调整变化中,虽然机构的调整是为了适应行政体制改革的需要,但在实践中出现了不少的问题:药监部门人员所拥有的权力地位和具体该担当的任务不明确、部门人员调动变动频繁、新进人员对其监管业务不熟悉、省级以下垂直管理在避开地方政府干扰的同时也难以获得地方政府支持等问题,严重影响了监督执法的权威性和连续性。监管队伍总体综合素质不高,由于中药具有较强的专业性,在对与中药材有关的违法行为进行准确定性时,执法人员不仅需要懂得法律知识,而且还需要具备充足的中药方面的专业知识。但目前药品监管队伍整体结构不合理的问题较为突出,高层次复合型人才相对缺乏,与此同时具备法律和中药学等专业知识的执法人员则更少,这导致在查处中药材违法案件时难以对违法行为进行准确定性,从而出现对违法行为视而不见或拖延执法的现象,严重影响了中药监管的及时性、针对性和有效性。目前,一些药监部门以罚没收入的多少作为衡量工作成绩的标准,但中药品种多、价值低,不易追根溯源。不仅影响了药监人员对中药监管工作的积极性,导致了执法效能降低,与此同时违法需要付出的代价低,使得不少人屡教不改仍冒险去违规、违法。由此可见,应该整顿药品市场、规范生产经营;增加编制、提高监管人员素质,明确责任、严明执法,对药品流通领域的违法犯罪活动应加大打击处罚力度,使其增高违法成本。如果监管人员失职导致发生违法犯罪的,监督管理部门也应承担相应的法律责任,从源头加大打假治劣的监管力度,才能切实保障广大人民群众切身利益和人身安全。

中药日化产品的申报程序相对于中药新药及保健产品较简单(图 12-1)。国产与进口特殊用途日化产品须向卫生部进行申报,而国产普通日化产品与进口非特殊用途日化产品只实行备案管理,不组织技术评审。申请国产和进口特殊日化产品,卫生部会组织技术评审,技术评审会每年召开 4 次,分别在 3、6、9、12 月份的中旬开始,每次评审会历时 10～15 日。

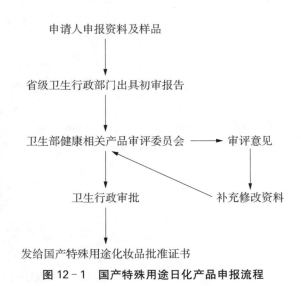

**图 12-1 国产特殊用途日化产品申报流程**

## 三、中药日化产业发展思路

中医药作为中华民族的瑰宝和国粹,其优势在于保健和养生功能,预防医学正在逐渐代替治疗医学。日化、保健品等中药新产品正成为中药产业现代化的重要方向。目前,我国日化行业形势严峻,国外日化公司在资金和技术等方面优势明显。所以发展中药日化产业尤为重要。①强化宏观指导,加快构建保健品产业政策保障体系加强组织领导。②加大资金支持力度:找到产品的市场定位,集中使用,滚动发展,重点向医药保健食品产业重大项目的开发一体化,企业自主创新倾斜。③制定政策,发挥科学引导作用:加强税收、土地、金融等政策扶持。进行中药全产业链开发,加速科研成果转化,实现产业化,研发出符合市场需求的、具有特色的中药日化品种。④加强研发,建立健全的保健品产业技术创新体系:加大对中药日化产业项目扶持力度,优先纳入省市级相关重点项目、重大专项中,并积极向国家相关部门推荐,纳入国家级项目中。吸引国内著名高等院校、研究院所、海外智力资源设立研发机构和研发基地,进行科技创业。

## 四、行业前景

我国是世界人口第一大国,庞大的人口基数及不断发展的国民经济和人均消费水平,使我国日化产品市场规模逐年增大,《2018—2024 年中国日化用品产业竞争现状及未来发展趋势报告》显示,2009—2019 年日化用品的零售额在逐年提升,可见人民对日化品有极大的需求(图 12-2)。

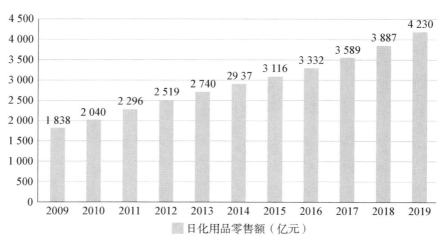

图 12-2　2009—2019 年中国日化用品零售额

分品类看,个人护理产品类、化妆品类、家居护理用品类的销售额均成递增状态,其中目前化妆品类是日化行业中最大的品类。从现实情况看,尽管目前国内外诸多化妆品品牌致力于回归自然、绿色健康发展,但是多数品牌存在两种问题:一是仅在配方中添加了中草药成分,以单味中草药或是中药组方为卖点,忽略中医理论的整体性。二是仅引入了中医理论中的某些概念,内涵浅显未能挖掘中医思想精髓。2016 年 12 月 6 日,国务院新闻办发布了《中国的中医药》白皮书。这是我国首次发布关于中医药发展情况的白皮书,从中医药的特点、发展历程、传承与发展、国家政策和主要措施,以及中医药国际交流与合作等方面对我国中医药的发展过程和现状进行了概述。国家已把中医药发展上升为国家战略,对推进新时期中医药事业发展做出了系统性部署。作为国粹瑰宝,中医药理论和中药组方技术应用于化妆品行业必定有广阔的发展空间。但是在政策上还并未完全打开绿灯,一些含中草药型的日化产品的上市还在合法与非法之间,对日化产品与药品的界限在某些方面是模糊的。化妆品行业迅猛发展,产品更新换代的速度也不断加快,国内诸多体现中草药护肤理念的品牌间竞争激烈,同时这些民族品牌还共同面临着日本、韩国等国外宣称汉方本草护肤品牌强有力的竞争。在这种双重夹击的现实面前,为了迎合消费者喜好,国内很多品牌都争相模仿韩日产品,现在不少化妆品企业以草药、中药、药材名来作为商品名。其实这只是打概念牌,而缺少实质内涵甚至虚假、夸大其功效,对化妆品商品名、标签用语等进行名词禁止仅仅是表层的,化妆品亟需制定量化标准来鉴别真伪,严把质量关,中草药的选取既要保证确切的功效,也要符合化妆品行业的相关法规要求;提取、配方、工艺流程等方面均需严格把控。

在国家时代大背景的驱动下的日化产品领域显然会出现新的格局,中药产业已从传统产业发展为现代产业,已经成为我国高新技术产业和重点战略产业的重要组成部分。努力实现中医药理论之应用的创造性转化和创新性发展,增加对中医药与现代技术融合,注重品质,进一步提高完善中药日化产品监管,提高行业门槛、规范行业制度,既有利于国内产业正本清源,也有利于中药日化这样的民族产业打造品牌特色、走向世界,形成核心竞争力。

(四川省中医药科学院·四川省中医药转化医学中心　李晓鲁　徐　川　熊倩薇)

◇参◇考◇文◇献◇

[1] 刘阿然.我国日化企业品牌战略研究[D].石家庄:河北大学,2011.

[2] 佚名.日化产品或将成为中药材需求新的增长点[J].日用化学品科学,2014,37(5):47-48.

[3] 朱晨,汪晓凡,高尚,等.30 家中药企业的品牌延伸探讨[J].中医药导报,2017,23(10):22-24.

[4] 马韶青,郭斯伦.我国中药法律监管存在的问题及其原因探析[J].中国卫生事业管理,2017,34(3):213-216.

［5］汪敏,邵乾,邵家德. 中药质量及监管问题与对策[J]. 内蒙古中医药,2017,36(7):82-83.
［6］詹永,杨勇. 中药化妆品的研发思路与申报[J]. 重庆中草药研究,2007(2):50-54.
［7］陈群,夏成凯,栗进才. 大健康时代加快亳州中药日化产业发展策略研究[J]. 中国卫生产业,2018,15(22):122-123.
［8］孟宏. 中医药理论和中药组方技术在化妆品开发中的应用[J]. 轻工学报,2017,32(3):21-26,77.

# 第二节　中药日化产品的特点与应用

随着时代和经济的快速发展,在回归自然、崇尚健康的今天,伴随着科学技术的进步,特别是植物提取技术的进步,天然植物提取物在日用化学品中的应用越来越广泛并且备受消费者青睐。中药作为其中的重要组成部分,具有作用温和、刺激性小、效果显著、以预防为主,针对性强等特点,因此以中药作为日化产品的配合药剂是很理想的。从基础的保湿护肤作用到防晒、祛斑、美白、抗衰老甚至于育发防脱等领域,中药的身影可谓无处不在。

## 一、中药日化产品的特点

（1）以中医药理论为指导,这是中药日化产品不同于其他日化产品的一个显著特点,故其具有明显的功能性,针对性强,以预防为主,有确切的美容养颜、养身等效果。

（2）历史传承,绿色天然,安全可靠,中药拥有几千年的人体临床应用经验,积累了许多作用独特效果显著的单品和复方,并且中药来源于大自然,纯正温和,毒副作用小,相对于化学合成品更加安全可靠。

（3）品类齐全,剂型多样,中药日化产品几乎涵盖了现代日化产品的各种类型,有特色的是中药日化产品的剂型更加丰富多样,不同的身体部位,不同的功效需求和不同的使用偏好都有其针对性。

## 二、中药日化产品应用

利用传统中草药作为美容、护肤、护发等个人护理用品与化妆用品,在我国有着悠久的历史。考古学家和我国医学史专家一般认为,我国先民有系统、有理论地应用中草药美化颜容,护理肌肤,这段历史至少可以追溯到2 000多年前,但是简单利用中草药为美容、化妆、洁身、香体、美发和护肤等历史更久远。按其使用部位可分类为,头面类、口唇类、发髭类、洁身香体类、手足类等,基本已涵盖了人体所有的部位。按用途可分为增白悦颜、去斑除黑、润肤祛皱、香口除臭、护齿美唇、乌须养发、灭瘢除疣、防治粉刺和手足皲裂,等等。目前的中药日化产品的研制几乎都采取从单味中药中提取有效成分添加到基质中的这种方法有悖于中医药理论,中药日化产品的研究发展应该以中医理论为指导,体现中医的整体观和辨证论治思想及君臣佐使的用药原则和中药综合整体作用,在成方选用、新方组成、剂型选择等方面都应该适应中医理论的体系要求,更加注重绿色天然、安全有效,做到更好的历史传承,塑造民族特色。

在我国将中药应用于日化产品的历史悠久,上至先秦下至清末这2 000多年中的中医药文献、资料、典籍,发现仅以书籍形式刊刻流传至今的就有2 300余种。相当部分医药古籍均有利用中草药美容、护肤、护发的理论、中草药原料、配方、制造方法乃至使用或治疗过程的案例记载。如出土于东汉(BC220)古墓的"五十二病方"是我国现存最早的医药著作,锦帛书。载有中药上百味,并载有抗粉刺、美白等配方;在可能成书于秦汉时代的《神农本草经》这本我国最早药学专著中,记载中药365味,其中具有美容作用的有160多味。并对白芷、白瓜子、白僵蚕等美容功效详加论述;尤其在成书于西汉前的《内经》中首次提出了美容的人与自身、人与自然的统一等整体观念。为中医药美容奠定了理论基础。中草药化妆品在我国具有悠久的历史,据相关文献记载,殷周时期已用燕地红兰花叶捣碎取汁凝做脂(胭脂)来饰面。春秋时期,古人把上好的米磨成米粉,经染制成红粉后进行敷面。唐代由于经济繁荣,政治稳定,人们对美有了更高的需求,美容之风盛行。且由原来的简单美容术向养颜护肤与调节整体生理功能的方面发展。据相关史书记载,武则天令御医炼制益母草泽面,可使皮肤滋润细嫩。八十岁高龄,仍保持美丽的容貌。证明中草药化妆品具有独特的美容功效。唐代宫廷中所使用的面膜由名贵的中草药提炼而成,其中有人参、白玉、珍珠等材料,研制成粉,并配上等藕粉调和而成。此类面膜不仅可以使皮肤光泽白嫩且富有弹性,还可深层清洁坏死的细胞和毛孔深处的污垢。元代《御药院方》中就有美容系列方法的相关记载:宫廷美容三联方。此方是由楮实散、桃仁膏以及雨屑膏三个单方组成。第一个单方用于洁面,第二个单方用于洁面之后的敷面,第三个单方用于在敷面后涂于面上。三个单方依次连续使用,与当今的洗面奶和营养面膜以及护肤品等系列美容化妆品的联合使用方法如出一辙。所以被称为美容三联方。清代宫廷御方中就有慈禧太后用于治疗颜面的粗糙、黑斑以及保持美白的"玉容散"(白蔹、白牵牛、白丁香、甘松、白细辛、白莲蕊、白芷、白茯苓、白术、白附子、白僵蚕、白扁豆、白芨各一两,珍珠二分,防风、独活、檀香、羌活、荆芥各五钱,合并研磨成极细的粉末,再加上一两绿豆粉混合均匀)的记载。唐代王焘著《外台秘要》记载洁牙剂:"升麻半两,白芷、藁本、细辛、沉香各三分,寒水石六分,研,右六味捣筛为散,每朝杨柳枝咬头软,蘸取药揩齿,香而光洁"。《景岳全书》记载"御前白齿散",在五叶白芷粉中添加甘松、沉香等多味药材。诸药合用,使得洁齿香口,健齿白牙的功效更为显著记载生发长发的有白芷沐头,麻子仁、白桐叶沐头;对鬓发秃落,主张用桑树皮或甘草洗沐。对亮发有大麻子汁润发的光发术;对白发染黑,内服熟桑椹水,外用谷实捣取汁,和水银以拭发;用胡粉、白灰,涂鬓,治鬓黄;以针挑伤,敷蜜以生眉等,由此可见,中医美容对头发、眉毛的保养护理有方有法,常以诸方煮汤沐发,高龄时,仍旧发茂乌黑。

目前我国对于中草药日化产品的推崇日益增长,现已有很多中草药相关的日化产品。如田七:对于田七的止血、散瘀、消肿、定痛功效,我国古今的本草学专著中多有记载,田七具有止血镇痛、抑菌消炎、改善血液循环等药理作用,通过分析研究田七的药理作用,将其有效成分应用到牙膏、香皂、漱口水、洗发水等日用化工产品中。佛手作为药食两用的大宗中药材,具有功效好、天然、安全的特点,不仅可以预防、治疗疾病,绿化环境,还可以用于香水美容护肤,具有极大的发展潜力。在国外,佛手被广泛地用于食品、日化用品及香水等领域。在香水界,仅美国每年对佛手精油的需要量就达 136 000 kg 以上。但是国内市场上流通的佛手保健产品、日化产品大多属中低档次,种类单一,深加工产品少,所占市场份额较小,未能充分发挥佛手的价值,但也说明佛手还具有很大的发展空间。佛手精油具有抗菌、抗衰老、抗氧化的作用,可应用于各种日用品、化妆品、香水等领域。可开发成天然抗菌剂,也可用于护肤洁肤、药妆和芳香疗法等。

中药日化遵循自然环境和人类的可持续发展要求,满足新时代人们对高质量生存方式的追求,顺应着人们个性化和多样性"绿色"及"人类回归自然"的潮流。随着生活水平的不断提高,消费者安全和环保意识日益增加。中药日化秉承着"环保性、天然性、安全性"等特点,无疑在新市场实现了飞跃发展的机遇。秉承博大精深的中医药理论,结合中草药的文化背景和现代化,更好地继承传统,开发具有中国特色创新型日化产品,让国粹发扬光大并且走出国门,是日化品和中医药工作者面临的一项新任务。

(四川省中医药科学院·四川省中医药转化医学中心 李晓鲁)

## ◇参◇考◇文◇献◇

[1] 张慧明.中药抑菌及其在日化产品中的应用[J].北京日化,2015(2):12-15.

[2] 李慧良.中国传统美容化妆品特点介绍[J].日用化学品科学,2017,40(2):50-53.

[3] 李玲玉,祝乐,韩乐,等.中草药在口腔护理中的开发应用[J].口腔护理用品工业,2016,26(2):20-22.

[4] 耿肖沙.中草药化妆品与美容[J].现代职业教育,2016(18):75.

[5] 胡冬裴,李小茜.魏晋南北朝时期美容医学特色研究[J].中华中医药学刊,2010,28(11):2306-2309.

[6] 梁利诚,黄宏光,张万叁.田七的药理作用及其在日化产品中的应用[J].牙膏工业,2001(3):24-27.

[7] 张思荻,杨海燕,曾俊,等.佛手的研究进展[J].中华中医药杂志,2018,33(8):3510-3514.

[8] 袁宁,广丰.中药化妆品前景广阔[J].中国化妆品,2006(8):52-57.

# 第三节 制备工艺与质量控制

由于中药材多来源、多产地等复杂情况,使中药产品的质量差异悬殊,特别是有效成分的量差异明显。中药包含中药材、饮片、提取物和成方制剂,它们所含成分数目众多,药效成分群也因其成分及其比例、组成药味等不同而差异极大。不同的制备工艺影响着药物质量,在研究它们的有效性时,单一成分或少数几个成分作为质量控制指标,均难以准确反映其质量。中药质量标准的不完善是阻碍中药产业走向现代化与国际化的主要障碍之一。要控制中药产品质量,应选择多个有效成分或主要成分作为指标来进行全面质量控制,特别是与功效相关的化学成分。2017 年 7 月 1 日,我国第一部《中医药法》正式实施,中医药的发展必将迎来新的阶段。近几十年来,随着中药现代化的思路和现代中成药工业的进步,现代中药质量标准在中药质量控制中起到了越来越重要的作用。

## 一、制备工艺(以牙膏为例)

以一种中药保健牙膏为例子:其原料由牙膏基料和中药成分组成。

(1)中药成分由海螵蛸、大黄、三七、生石膏、白芷、薄荷、骨碎补、细辛、旱莲草、补骨脂组成。

(2)牙膏基料由界面活性剂、黏合剂、保湿剂、氯化钠、水组成。

(3)黏合剂为羧甲基纤维素。

(4)保湿剂为丙二醇。

(5)界面活性剂为月桂酰肌氨酸钠。

(6)牙膏由表 12-1 示质量百分比原料组成。

**表 12-1 中药保健牙膏组成**

| 成分名称 | 百分比(%) | 成分名称 | 百分比(%) |
|---|---|---|---|
| 海螵蛸 | 2~6 | 旱莲草 | 1~5 |
| 大黄 | 1~8 | 补骨脂 | 1~7 |
| 三七 | 1~5 | 界面活性剂 | 10~20 |
| 生石膏 | 3~9 | 黏合剂 | 1~5 |
| 白芷 | 1~5 | 保湿剂 | 10~15 |
| 薄荷 | 1~9 | 氯化钠 | 2~6 |
| 骨碎补 | 1~8 | 水 | 15~25 |
| 细辛 | 1~6 | | |

(7)采用现有的牙膏生产工艺将上述配方制备成牙膏,将上述中药制备成末,将中药粉末与牙膏基料按比例混合,送入真空制膏机,搅排研磨,真空脱气后获得牙膏膏体,通过无菌灌装,得到成品。

中药根据制剂生产工艺和应用的需要,通常需要对药材进行加工炮制处理。炮制的目的包括减毒、增效、缓和药性、有利成分的煎出。中药加工炮制是否得当直接影响药效和有效物质的量。中药炮制技术是根据中医药理论,按照医疗、调剂和制剂的不同需求,将传统制药技术和现代科学技术有机结合,对中药材进行特殊加工制作的一项制药技术。通过炮制技术可富集植物有效成分,或降低其负面成分,从而实现美容中药方剂安全高效利用。根据需求的部位不同,采用不同的提取工艺。经过水或乙醇提取但未加以分离的单一植物浸膏粉或流浸膏,这些提取物的部分成分明确,一般均有明确的质量控制标准,如枳实、当归、黄芪、五味子、灵芝、蒺藜、厚朴、刺五加、贯叶连翘、红车轴草、银杏叶等提取物。此外,还有微波萃取、低温提取等技术的应用。运用传统中医理论并结合现代的科学技术对其进行深入研究开发无疑有着重要的意义。

## 二、质量控制

### (一)中药指纹图谱技术在中药质量控制中的应用

**1. 薄层色谱法**(thin-layer chromatography,TLC)·薄层色谱法是一种吸附薄层色谱分离法,它利用各成分对同一吸附剂吸附能力不同,使在移动相(溶剂)流过固定相(吸附剂)的过程中,连续的产生吸附、解吸附、再吸附、再解吸附,从而达到各成分的互相分离的目的,作为实验室最常用的定性分析方法具有简便、灵敏度高、分离度高、快速、低成本等特点,使得 TCL 优势在中药质量控制方面仍然明显。

**2. 气相色谱法**(gas chromatography,GC)·气相色谱法是以气体为流动相逐的色谱分离方法。目前,气相色谱法已经成为分离分析中药化学成分的重要分析方法之一,它在中药定性鉴别、杂质检查、含量测定、中药挥发油分析、中药农药残留量测定等各项分析中都有广泛的应用。

3. **高效液相色谱法**（high performance liquid chromatography，HPLC） 高效液相色谱是色谱法的一个重要分支，以液体为流动相，将具有不同极性的单一溶剂或不同比例的混合溶剂、缓冲液等流动相泵入装有固定相的色谱柱，在柱内各成分被分离后，进入检测器进行检测，从而实现对试样的分析，在中药以及合成化学等领域应用较广。由于其具有多选择性流动相和各种分离柱系统，使得其对中药中各种组分均能达到一定的分离效果，是中药化学领域应用最为重要的分析分离技术。

### （二）光谱指纹图谱法

1. **紫外光谱法**（ultraviolet spectroscopy，UVS） 紫外光谱法，是测定物质分子在紫外光区吸收光谱的分析方法。紫外谱线组图像及峰位值得到较好的鉴别效果且具有明显差异，在一定程度上充实中药的鉴别方法。目前，紫外光谱较多的应用于中药定性分析方面，对于外形相近的中药材，其可迅速进行真伪鉴别；对于不同产地的中药材，亦可迅速进行产地鉴别。另外，紫外光谱也广泛应用于中药材的质量控制方面，其可迅速测定中药有效成分的含量。

2. **红外光谱技术**（near infrared spectrum instrument，NIRS） 红外光谱分析法是一种根据分子内部原子间的相对振动和分子转动等信息来确定物质分子结构和鉴别化合物的分析方法。将分子吸收红外光的情况用仪器记录下来，成为图谱，根据图谱差异实现药材道地鉴别。

中药是我国传统中医药的重要组成部分，中药质量控制模式研究从最初依靠简单的外观性状观察和显微鉴别，到具有专属性薄层定性鉴别和内在成分的定量检测方向发展。谢培山最早将薄层色谱引入中药鉴定，因其具有快速、简便等优点而被广泛使用。高效液相色谱（HPLC）、气相色谱（GC）、质谱（MS）等方法及各种方法的联用也被广泛应用于中药质量标准的研究。指纹图谱与有效成分定量测定的结合、指纹图谱与药效关系的研究也推动了中药质量标准研究的发展。在定量指标方面，由测定单一成分向测定多种成分发展。目前，刘昌孝院士提出了质量标志物的概念，为中药质量控制的研究提出了新要求。

中药及中药复方成分复杂，根据中医理论，复方中药药效的发挥是各药味多种组分共同作用的结果，它们量的多少及比例关系会影响中药疗效。因此，多指标定量测定对于中药质量标准的建立有重要的意义，也受到了越来越多的关注，多指标定量测定可以更全面地对中药及中药复方进行质量控制。一测多评法是以测定一个简单且对照品易得的中药成分为基准，实现复方中其他多个成分同步测定的方法。其原理是以药材中某一特定组分为内标，采用HPLC内标法测定该组分的量，再通过相对校正因子计算出其他指标成分的量，并利用HPLC外标法进行同步测定，对计算值的正确性和可行性进行验证。一测多评法具有检测成本低、分析效率高的优点。

色谱法（GC）法是一种以气体为流动相的分析方法，具有高效快速、高选择性、高灵敏度、样品用量少、方法稳定性好、检测器种类多等特点，但其要求样品必须能够气化，因而适用于中药挥发性成分的研究。高效液相色谱（HPLC）法在中药的质量控制中已经被广泛使用，具有操作简单、快速、高效、高灵敏度的特点，并且对于挥发性低、热稳定性差、相对分子质量大的高分子化合物以及离子型化合物尤为适合。超高效液相色谱（UPLC）法是一种以小颗粒填充色谱柱和超高压系统的新型液相色谱技术，与传统的HPLC相比，UPLC具有高分离度、高速度和高灵敏度的优点。近红外光谱技术是近年来新兴的一种绿色分析技术，扫描1张光谱可以获得样品的多种信息，与传统分析技术相比，近红外光谱分析技术具有高效、便捷、无损、环保、无前期预处理、无污染、无破坏性等诸多优点，已经广泛用于中药的质量控制。指纹图谱是基于对中药物质群整体作用的认识，借助光谱和色谱等技术获得中药化学成分的光谱或色谱图，是实现鉴别中药真实性、评价质量一致性和产品稳定性的可行模式，具有信息量大、特征性强、整体性和模糊性等特点。指纹图谱包括了对已知成分和未知成分的分析，反映的化学成分信息（具体表现为相对保留时间和相对峰面积）具有高度特异性和选择性，可较充分地反映出中药复杂混合体系中各种化学成分量分布的整体状况，尤其是在现阶段有效成分绝大多数没有明确的情况下，能够结合各种色谱、光谱、波谱手段，特征性地鉴定中药的真伪与优劣，成为中药自身的"化学条码"。刘昌孝院士首次提出质量标志物的概念，指出中药 Q-marker 是存在于中药材和中药产品（如中药饮片、中药煎剂、中药提取物、中成药制剂）中固有的或加工制备过程中形成的、与中药的功能属性密切相关的化学物质，作为反映中药安全性和有效性的标示性物质。

中药质量控制研究一直是中药产业研究发展的关键，近几十年来，随着中药现代化的思路和现代中成药工业的进步，现代中药质量标准在中药质量控制中起到了越来越重要的作用。在中医药理论指导下，对结构复杂、成分繁多的中草药进行基础研究工作将是一项长期的工作。把控好制备工艺过程和质量控制，是开发具有中国特色创新型日化产品的源泉所在，也是立足于强大的世界化之巅的最大希望和特色。

（四川省中医药科学院·四川省中医药转化医学中心 李晓鲁 蒙雨丹）

### ◇参◇考◇文◇献◇

［1］朱晶晶，王智民，高慧敏，等.一测多评法在中药质量评价中的应用研究进展［J］.中国实验方剂学杂志，2016，22（16）：220-228.

［2］张永文.试谈中药新药质量标准制定的整体思路［J］.中国新药志，2017，26（18）：2185-2189.

［3］任德篪.中药保健牙膏［P］.江苏：CN104161714A，2014-11-26.

［4］孟宏.中医药理论和中药组方技术在化妆品开发中的应用［J］.轻工学报，2017，32（3）：21-26，77.

［5］佘一鸣，胡永慧，韩立云，等.中药质量控制的研究进展［J］.中草药，2017，48（12）：2557-2563.

［6］曹玲，王连芝.气相色谱法在中药分析中的应用［J］.黑龙江科技信息，2014（30）：106.

［7］范常路.基于液质联用技术的槐角多组分分析与药代动力学研究［D］.石家庄：河北医科大学，2013.

［8］王悦，高宇，姜雁秋，等.紫外分光光度法测定人参中总皂苷含量的不确定度评定［J］.人参研究，2018，30（5）：10-13.

［9］陈伟炜，林佳，冯尚源，等.中药光谱分析研究进展［J］.激光生物学报，2015，24（1）：25-30.

［10］谢培山.中药质量控制模式的发展趋势［J］.中药新药与临床药理，2001（3）：188-191.

［11］刘昌孝，陈士林，肖小河，等.中药质量标志物（Q-Marker）：中药产品质量控制的新概念［J］.中草药，2016，47（9）：1443-1457.

［12］刘凯，魏颖，刘洋洋，等."一测多评"法在中药质量评价中的研究进展［J］.现代中药研究与实践，2013，27（6）：81-84.

［13］李强，杜思邈，张忠亮，等.中药指纹图谱技术进展及未来发展方向展望［J］.中草药，2013，44（22）：3095-3104.

［14］佘一鸣，胡永慧，韩立云，等.中药质量控制的研究进展［J］.中草药，2017，48（12）：2557-2563.

［15］张永文.试谈中药新药质量标准制定的整体思路［J］.中国新药杂志，2017，26（18）：2185-2189.

## 第四节 市场热销品种分析

随着时代和经济的快速发展，在回归自然、崇尚健康的今天，作为中国国粹的天然中草药，天然有机趋势在亚洲的发展已经不可阻挡。让国人对中医药的信赖很难随着时代的变化而改变。中草药日化产品具有安全、温和以及与肌肤亲和性好的特点，是中医药系统理论和实践造诣、功底充分表达的一种产品形式。下面将对市场热销几类品种做出简单的分析。

### 一、热销产品类型

以"大健康、大消费"的战略为主导，坚持对中草药文化的传承与创新，在"匠心理念"的推动下，坚持出品天然、健康、安全的产品。伴随着民族品牌的不断崛起，以现代技术萃取天然中草药精华，研制出天然中草药系列产品，如牙膏、含漱液、香皂、香氛、足粉、洗发水、护发素、沐浴露、花露水、护肤类化妆品（洗面奶、美白霜、祛斑霜、面膜、保湿霜、柔肤水等）等层出不穷。

### 二、知名产品品牌

作为中草药企业的代表，霸王集团系列品牌及产品，以中草药文化特别是祖传秘方为核心，始终坚持将中医药精髓与现代护理品紧密结合,它蕴含从首乌、皂角、当归、黑芝麻、果酸、墨旱莲、桑椹、仙地、人参、皂角成分、天然姜汁精华等中草药提取物。它防脱生发见效快,性质温和,成分天然,凭借独特的"中药养发"的产品理念多年来得到了消费者的青睐,是中草药洗发液市场最具代表性的洗发水品牌。不久前,霸王集团出品的包括祛脂生发方、首乌黑发方、去屑止痒方等8个中草药护理秘方被列入广东省岭南中药文化遗产保护名录,获得"中药世家"的认定。

两面针作为中药日化产品的领军者,作为民族品牌的代表之一,始终坚持着100%纯中药配方,多味药材科学配伍,有效对抗口腔病原菌耐药性,实现口腔护理"消、修、通、固、养"有效结合。如今的两面针,拥有五大产业板块,公司产品畅销全国各地,并远销北美、西欧、非洲等国家。

在当今国内民族日化品牌中起着中流砥柱作用的六神,自1990年第一瓶六神花露水问世以来,紧紧抓住了国内消费者对中草药的信赖和青睐心理,成为夏季市场的宠儿。六神利用植根于传统中医的"六神原液",一直保持着鲜明的本土文化特色,在源于古方的基础上进一步优化提高配方,由白术、白芍、白蔹、白及、白茯苓、岩白菜、甘草、防风、黄芩、白藓皮等精心研制、配伍增减而成,除了防痱祛痒、清凉舒爽还能改善肌肤的问题,给人们带来清新愉悦的心情。迄今为止,六神旗下的产品线共涉及6大系列52个品种,分别为花露水系列、沐浴系列、香皂系列、粉系列、宝宝系列、夏日随身系列在内的个人护理产品,总计有108个产品。

中草药文化博大精深,代表之一便是特有的本草养颜文化。相宜本草作为本草养肤领域的领导者,将汉方本草和现代科技相结合,加强有效成分渗透和吸收,开发出一系列美白、保湿、控油的产品,让肌肤内在重获健康。其主打产品红景天幼白精华,其红景天蕴含"抗氧化焕白活性因子",配合积雪草、白芍药美白精粹,调养粗糙黯黄肤质,引导出幼嫩、白皙、均匀透亮的肤感。

1998年,这个品牌应运而生——神农尝"百草",汇"集"中西智慧——取之名为:佰草集。以"平衡之道"为精髓,荟萃本草精华,融汇古今智慧,养内调外,平衡肌肤与身心,以本草采泽兰、当归、人参、麦冬、白及、白蔹、黄芪、雪莲、白术、白芍、白蒺藜

等精华合理配比而成多个热销系列产品,改善肌肤多种问题、精准定位,使肌肤焕发年轻状态,抵御岁月痕迹。佰草集已有超过1500家门店、专柜。2008年,成功进驻法国香榭丽舍丝芙兰旗舰店,随后扩张至荷兰、西班牙、意大利、德国等国家。2015年,佰草集首家海外旗舰店于巴黎核心商圈盛大揭幕。

21世纪的到来,伴随着地球环境的恶化,各种与日常生活休戚相关的产品安全质量问题的爆出,让人们开始追寻纯天然、无害、无毒的绿色化妆品。在这种背景下,佰草集的诞生,正好迎合了目标消费者的心理,这恰是许多跨国品牌无法比拟的,为日后佰草集走出国门奠定了坚实的基础。佰草集是上海家化联合股份有限公司1998年推向市场的一个具有全新概念的品牌,是中国第一套具有完整意义的现代中草药中高档个人护理品。上海家化旗下品牌佰草集,它围绕"中国第一套完整意义上的现代中草药个人护理用品"这一定位,经历了十余年的品牌经营与建设,如今已成功走出国门,成为位于法国香榭丽高端化妆品丝芙兰店的"当家花旦"。佰草集开创了中草药概念护肤品,并以中草药为灵魂,整合、传播和打造出知名度,已成为中草药概念护肤的第一品牌。

1989年,上海家化的研发人员敏感地观察到痱热燥痒是夏季最主要的皮肤问题,而传统中医药理和药材应用是解决这类问题的最好手段。用来治疗痱子和其他夏季疾病的传统中药六神,其中主要成分是珍珠粉和麝香。以此为基础,家化科研人员将中药古方与花露水相结合,推出了全新的包含有六味传统中药的六神品牌花露水。六神品牌自1990年诞生至今,一直坚持"夏天"和"中草药"两大核心理念,并以多年两位数的销售增长率,在夏季市场上保持了领先优势。六神品牌早在2012年,便基于消费者调查和中草药研究,推出了艾叶系列,其中主打中草药除菌健肤系列,涵盖花露水、沐浴露和洗手液等品类。今年3月又加推了甘草除菌健肤系列,为中草药除菌健肤系列补充了新品。同年7月,六神品牌再次运用中国古代中草药复方组合成分,研发推出了一套针对都市年轻白领的汉方精粹沐浴露。

中草药是中国牙膏市场最重要的一个天然概念。在中国牙膏中使用的成分包括:田七(三七)、两面针、银杏、冰片、黄连、云南白药、绿茶、莲花、竹

子、芦荟、海藻等。草本概念等已被人们广泛接受。这些成分基本都以清热解火、抗炎消肿、解毒等功效而闻名，其功效十分适合于牙龈护理的系列产品。两面针以蔓椒之名始于《神农本草经》记载：蔓椒味苦性温，主治风寒湿痹、历节痛，除四肢厥气、膝痛。《本草求原》记载：入地金牛主治急喉痰闭危笃。《岭南采药录》记载：两面针理跌打及蛇伤患牙痛煎水含漱。《湖南药物志》记载：两面针被动祛风活络，散瘀止痛，解毒消肿。顺应天然和绿色的时代潮流，两面针率先打出"中药护龈"，利用传统中医理论，在国内首次推出两面针药物牙膏，走一条人无我有的创新之路，成为家喻户晓的品牌，也成为中药牙膏的代名词。

纵观当前本土日化用品品牌经营现状，与国际名牌相比仍有较大的差距。中医药这一祖先留给我们的宝贵财富继承好、发展好、利用好，利用文化基因——"中国元素"，这种的文化背景，是跨国公司无法拥有的。由天然物质制成的无毒、无害、安全、稳定的绿色日化产品，正在成为世界日化品市场最具活力的增长点。结合中草药的文化背景和现代化，更好地继承传统，不忘初心，开发具有中国特色创新型日化产品，让国粹发扬光大。

（四川省中医药科学院·四川省中医药转化医学中心 李晓鲁 蒙雨丹）

## ◇参◇考◇文◇献◇

［1］谢诗敏. 从佰草集看国产化妆品品牌建设之道［J］. 江苏商论，2010（8）：38－40.

［2］初红桥，刘温. 佰草集的成功秘诀［J］. 商场现代化，2012（13）：32.

［3］林岚. 六神"网红"花露水［J］. 现代企业文化，2016（9）：83.

［4］袁东升，黄光伟，何永刚. 两面针的药理及其应用［J］. 广西轻工业，2003（3）：31－33.

［5］吴志刚. "中药护龈"先锋两面针领航牙膏质量监督［J］. 中国化妆品，2005（11）：58－59.

# 第十三章

# 饲料、兽药、农药及驱虫剂

## 第一节 中药饲料

### 一、中药饲料的定义

饲料,是指经工业化加工、制作的供动物食用的产品,包括单一饲料、添加剂预混合饲料、浓缩饲料、配合饲料和精料补充料。

中药饲料,是以中药为原料或者以中药为原料制成的饲料添加剂所制成的饲料。以中药为原料制成的饲料添加剂是指在饲料加工、制作、使用过程中添加少量或者微量物质,按国家审批和管理可归入药物饲料添加剂,由于中药既是药物又是天然产物,含有多种有效成分,基本具有饲料添加剂的所有作用,可作为独立的一类饲料添加剂。

### 二、我国中药饲料监管

中药饲料的监督管理不仅应遵循《中华人民共和国饲料和饲料添加剂管理条例》,其中药物饲料添加剂的管理,依照《中华人民共和国兽药管理条例》执行。中药饲料监督管理法规体系主要包括法规、部门规章、规范性文件和强制性标准等部分(表13-1)。

表 13-1 中药饲料的监督管理法规体系

| 法律法规分类及名称 | 备 注 |
|---|---|
| 1. 法规 | |
| 《饲料和饲料添加剂管理条例》 | 1999 年 5 月 29 日中华人民共和国国务院令第 266 号发布。根据 2001 年 11 月 29 日《国务院关于修改〈饲料和饲料添加剂管理条例〉的决定》第一次修订,根据 2013 年 12 月 7 日《国务院关于修改部分行政法规的决定》第二次修订,根据 2016 年 2 月 6 日《国务院关于修改部分行政法规的决定》第三次修订,根据 2017 年 3 月 1 日《国务院关于修改和废止部分行政法规的决定》第四次修订。 |
| 2. 部门规章 | |
| 《饲料和饲料添加剂生产许可管理办法》 | 2012 年 5 月 2 日农业部令 2012 年第 3 号公布,2013 年 12 月 31 日农业部令 2013 年第 5 号、2016 年 5 月 30 日农业部令 2016 年第 3 号修订 |
| 《新饲料和新饲料添加剂管理办法》 | 2012 年 5 月 2 日农业部令 2012 年第 4 号发布,2016 年第 3 号修订 |
| 《饲料添加剂和添加剂预混合饲料产品批准文号管理办法》 | 2012 年 5 月 2 日农业部令 2012 年第 5 号公布 |
| 《进口饲料和饲料添加剂登记管理办法》、《饲料质量安全管理规范》 | 2014 年 7 月 1 日农业部令 2014 年第 2 号,2016 年 4 月 13 日农业部令 2016 年第 3 号修订 |
| 《饲料质量安全管理规范》 | 2014 年 1 月 13 日农业部令 2014 年第 1 号公布 |

（续表）

| 法律法规分类及名称 | 备　　注 |
| --- | --- |
| 3. 规范性文件 | |
| 《饲料原料目录》 | 2013 年 12 月 19 日农业部公告第 2038 号公布 |
| 《饲料添加剂品种目录》 | 2013 年 12 月 30 日农业部公告第 2045 号公布 |
| 《饲料药物添加剂使用规范》 | 2017 年 12 月 15 日农业部公告第 2625 号公布 |
| 《禁止在饲料和动物饮用水使用的药品品种目录》 | 2011 年 4 月 22 日农业部公告第 176 号公布 |
| 《饲料生产企业许可条件、混合型饲料添加剂生产企业许可条件》 | 2012 年 10 月 22 日农业部公告第 1849 号公布 |
| 《饲料添加剂生产许可申报材料要求、混合型饲料添加剂生产许可申报材料要求、添加剂预混合饲料生产许可申报材料要求、浓缩饲料、配合饲料、精料补充料生产许可申报材料要求和单一饲料生产许可申报材料要求》 | 2012 年 5 月 1 日农业部公告第 1867 号公布 |
| 4. 强制性标准 | |
| 综合标准（19 项） | 如《饲料标签标准》（GB10648—2013）、《饲料卫生标准》（GB13708—2017)等 |
| 方法标准（115 项） | 如《饲料中霉菌总数的测定》GB/T13092—2006、《饲料中细菌总数的测定》GB/T13093—2006、《饲料中脂肪酸含量的测定》GB/T21514—2008 等 |
| 产品标准（37 项） | 如《草鱼配合饲料》GB/T36205—2018、《仔猪、生长肥育猪配合饲料》GB/T5915—2008、《产蛋后备鸡、产蛋鸡、肉用仔鸡配合饲料》GB/T5916—2008 等 |
| 饲料原料标准（48 项） | 如《饲料原料　豆粕》GB/T19541—2017、《饲料用棉籽粕》GB/T21264—2007 等 |
| 饲料添加剂标准（70 项） | 如《饲料添加剂　叶黄素》GB/T 21517—2008、《饲料添加剂　天然甜菜碱》GB/T 21515—2008、《饲料添加剂　调味剂　通用要求》GB/T 21543—2008 等 |
| 其他相关标准（52 项） | 如《动物饲料　试样的制备》GB/T 20195—2006、《饲料配料系统通用技术规范》GB/T 20803—2006 等 |

## 三、登记流程

我国饲料采用审定和登记制度，生产新饲料、新饲料添加剂必须通过相关的审定和登记，以保证新饲料、新饲料添加剂的质量安全。研制新饲料、新饲料添加剂，应当遵循下列流程进行。

（1）提交申请：研制的新饲料、新饲料添加剂投入生产前，研制者或者生产企业应当向国务院农业行政主管部门提出审定申请，并提供该新饲料、新饲料添加剂的样品、相关资料和报告。

（2）申请评审：国务院农业行政主管部门应当自受理申请之日起 5 个工作日内，将新饲料、新饲料添加剂的样品和申请资料递交给全国饲料评审委员会，并对该新饲料、新饲料添加剂的安全性、有效性及其对环境的影响进行评审。

（3）申请合格：国务院农业行政主管部门对评审合格的研制者或者生产企业核发新饲料、新饲料添加剂证书，同时按照职责权限公布该新饲料、新饲料添加剂的产品质量标准。

（4）监测期：新饲料、新饲料添加剂的监测期为 5 年。新饲料、新饲料添加剂处于监测期的，不受理其他就该新饲料、新饲料添加剂的生产申请和进口登记申请，但超过 3 年不投入生产的除外。

## 四、中药饲料的特点与应用

1. 中药饲料的特点

（1）源于自然，来源广泛：中药的来源，主要是天然的动物、植物、矿物。其本身就是地球和生物机体的有效组成部分，保持了各种成分结构的自然生理状态和生物活性，也通过长期应用实践证明对人和动物有益无害，并且在应用之前经过科学炮制去除有害部分，保持天然性和无害性。这些特性也为中药饲料的来源广泛性、经济简便性和安全可靠性等奠定了基础。

（2）多重功能：现代研究表明，单一中药含有多种成分，包括多糖、生物碱、苷类等，少则数种、数十种，多则上百种，复方中药则有效成分更多，因此可见中药可具有营养和药物的双重作用。中药本身作为饲料原料是可为动物提供其所需的基本营养成分,而作为饲料添加剂应用时,中药可按照中国传统医药理论进行合理组合,使物质作用相协同,并使之产生更全面的协调作用和整体促动作用,最终达到促进动物生长且减少病害的效果。

(3)安全可靠性:中药的毒副作用小,无耐药性,作为饲料使用后,不会在肉、蛋、奶等畜产品中产生有害残留物质,这是中药饲料的一个独特优势,这一优势,减少了长期以来化学药品、抗生素和激素带来的毒副作用和耐药性。

(4)环保经济性:中草药源于大自然,除少数人工种植外,大多数为野生,来源广泛,收购成本低廉。抗生素及化学合成类药物饲料添加剂的生产工艺复杂且不稳定,部分产品生产成本不仅相对较高,还可能带来各种污染,而中药饲料添加剂的制备工艺相对简单,生产不污染环境,而且产品本身就是天然有机物,各种化学结构和生物活性稳定,储运方便,不易变质。

2. **中药饲料的应用**·根据《饲料和饲料添加剂管理条例》的规定,农业部制定了《饲料原料目录》第三部分饲料原料列表7.6:其他可饲用天然植物(仅指所称植物或植物的特定部位经干燥或干燥、粉碎获得的产品)部分列明有115种中药可作为饲料原料使用。而以不同种中药作为中药饲料有着不同的功效。

(1)用于疾病预防,增强免疫力。选用马齿苋、黄芩、金银花、鱼腥草、紫苏、制何首乌、山药、甘草等,此类原料可针对畜禽瘦弱体虚或久病初愈的生理特点补虚扶正、调节阴阳,以提高畜禽对疾病的抵抗力。

(2)用于帮助消化,促进生长。选用川芎、山楂、神曲、麦芽等配合使用时,此类饲料能促进血液循环、增强肠胃功能,可以促进畜禽对饲料的消化吸收利用。

(3)用于治疗疾病。选用白头翁、龙胆草、黄连等配伍,研末拌饲料喂畜禽,可清热解毒、凉血止痢;用黄芪、白术、防风、桂枝等配制成免疫促进剂添加使用,可防治仔猪白痢;选用茵陈、龙胆草、柴胡、黄芩、神曲、甘草等中草药配伍、粉碎为末,拌料喂鸭,对雏鸭病毒性肝炎有良好疗效,而且对健康鸭有预防作用;选用葛根、黄芩、黄连、板兰板、山豆根、绿豆、雄黄、甘草配伍、研末,喂鸡,对防治鸡的传染性

法氏囊病,可收到良好效果。

## 五、制备工艺与质量控制

### (一)制备工艺

1. **原料接收**

(1)散装原料的接收以散装汽车、火车运输的,用自卸汽车经地磅称量后将原料卸到卸料坑。

(2)包装原料的接收:分为人工搬运和机械接收两种。

(3)液体原料的接收:瓶装、桶装可直接由人工搬运入库。

2. **原料的贮存**·饲料中原料和物料的状态较多,必须使用各种形式的料仓,饲料厂的料仓有筒仓和房式仓两种。主料如玉米、高粱等谷物类原料,流动性好,不易结块,多采用筒仓贮存,而副料如麸皮、豆粕等粉状原料,散落性差,存放一段时间后易结块不易出料,采用房式仓贮存。

3. **原料的清理**·饲料原料中的杂质,不仅影响到饲料产品质量而且直接关系到饲料加工设备及人身安全,严重时可致整台设备遭到破坏,影响饲料生产的顺利进行,故应及时清除。饲料厂的清理设备以筛选和磁选设备为主,筛选设备除去原料中的石块、泥块、麻袋片等大而长的杂物,磁选设备主要去除铁质杂。

4. **原料的粉碎**·饲料粉碎的工艺流程是根据要求的粒度,饲料的品种等条件而定。按原料粉碎次数,可分为一次粉碎工艺和循环粉碎工艺或二次粉碎工艺。按与配料工序的组合形式可分为先配料后粉碎工艺与先粉碎后配料工艺。

(1)一次粉碎工艺:是最简单、最常用、最原始的一种粉碎工艺,无论是单一原料、混合原料,均经一次粉碎后即可,按使用粉碎机的台数可分为单机粉碎和并列粉碎,小型饲料加工厂大多采用单机粉碎,中型饲料加工厂有用两台或两台以上粉碎机并列使用。

(2)二次粉碎工艺有三种工艺形式,即单一循环粉碎工艺、阶段粉碎工艺和组织粉碎工艺。①单一循环二次粉碎工艺:用一台粉碎机将物料粉碎后进行筛分,筛上物再回流到原来的粉碎机再次进行粉碎。②阶段二次粉碎工艺:该工艺的基本设置是采用两台筛片不同的粉碎机,两粉碎机上各设一道分级筛,将物料先经第一道筛筛理,符合粒度要求的

筛下物直接进行混合机,筛上物进入第一台粉碎机,粉碎的物料再进入分级筛进行筛理。符合粒度要求的物料进入混合机,其余的筛上物进入第二台粉碎机粉碎,粉碎后进入混合机。③组合二次粉碎工艺:该工艺是在两次粉碎中采用不同类型的粉碎机,第一次采用对辊式粉碎机,经分级筛筛理后,筛下物进入混合机,筛上物进入锤片式粉碎机进行第二次粉碎。

(3)先配料后粉碎工艺按饲料配方的设计先进行配料并进行混合,然后进入粉碎机进行粉碎。

(4)先粉碎后配料工艺本工艺先将待粉料进行粉碎,分别进入配料仓,然后再进行配料和混合。

**5. 配料工艺** · 目前常用的工艺流程有人工添加配料、容积式配料、一仓一秤配料、多仓数秤配料、多仓一秤配料等。

(1)人工添加配料:人工控制添加配料是用于小型饲料加工厂和饲料加工车间、这种配料工艺是将参加配料的各种组分由人工称量,然后由人工将称量过的物料倾倒入混合机中,因为全部采用人工计量、人工配配料、工艺极为简单、设备投资少、产品成本降低、计量灵活、精确。

(2)容积式配料:每只配料仓下面配置一台容积式配料器。

(3)一仓一秤配料。

(4)多仓一秤配料。

(5)多仓数秤配料:将所计量的物料按照其物理特性或称量范围分组,每组配上相应的计量装置。

**6. 混合工艺** · 可分为分批混合和连续混合两种分批混合就是将各种混合组分根据配方的比例混合在一起,并将它们送入周期性工作的批量混合机分批地进行混合,这种混合方式改换配方比较方便,每批之间的相互混杂较少,是目前普遍应用的一种混合工艺,启闭操作比较频繁,因此大多采用自动程序控制。连续混合工艺是将各种饲料组分同时分别地连续计量,并按比例配合成一股含有各种组分的料流,当料流进入连续混合机后,则连续混合而成一股均匀的料流,这种工艺的优点是可以连续地进行,容易与粉碎及制粒等连续操作的工序相衔接,生产时不需要频繁地操作,但是在换配方时,流量的调节比较麻烦而且在连续输送和连续混合设备中的物料残留较多,所以两批饲料之间的互混问题比较严重。

**7. 制粒工艺**

(1)调质:调质是制粒过程中最重要的环节。调质的好坏直接决定着颗粒饲料的质量。调质目的即将配合好的干粉料调质成为具有一定水分、一定湿度利于制粒的粉状饲料,目前我国饲料厂都是通过加入蒸汽来完成调质过程。

(2)制粒

1)环模制粒:调质均匀的物料先通过保安磁铁去杂,然后被均匀地分布在压辊和压模之间,这样物料由供料区压紧区进入挤压区,被压辊钳入模孔连续挤压开分,形成柱状的饲料,随着压模回转,被固定在压模外面的切刀切成颗粒状饲料。

2)平模制粒:混合后的物料进入制粒系统,位于压粒系统上部的旋转分料器均匀地把物料撒布于压模表面,然后由旋转的压混将物料压入模孔并从底部压出,经模孔出来的棒状饲料由切辊切成需求的长度。

(3)冷却:在制粒过程中由于通入高温、高湿的蒸汽同时物料被挤压产生大量的热,使得颗粒饲料刚从制粒机出来时,含水量达 $16\% \sim 18\%$,温度高达 $75 \sim 85\ ℃$,在这种条件下,颗粒饲料容易变形破碎,贮藏时也会产生黏结和霉变现象,必须使其水分降至 $14\%$ 以下,温度降低至比气温高 $8\ ℃$ 以下,这就需要冷却。

(4)破碎:在颗料机的生产过程中为了节省电力,增加产量,提高质量,往往是将物料先制成一定大小的颗粒,然后再根据畜禽饲用时的粒度用破碎机破碎成合格的产品。

(5)筛分:颗粒饲料经粉碎工艺处理后,会产生一部分粉末凝块等不符合要求的物料,因此破碎后颗粒饲料需筛分成颗粒整齐,大小均匀的产品。

**(二)质量控制**

生产符合规定的饲料应按照《饲料和饲料添加剂生产许可管理办法》《饲料质量安全管理规范》《兽药生产质量管理规范》应对原料控制,生产过程控制,成品控制等三方面做好把控,其中原料控制应是重中之重。

首先原料采购必须严格按照原料标准进行采购。采购原料时首要的是注意质量,不能只考虑价格。在运输、装卸过程中,要防止不良环境(潮湿、高温等)对原料质量的影响,防止包装破损及原料的相互混杂。

其次原料入库后应进行详细的感官检查,在检查过程中应特别注意整批原料感官是否一致,感官检查包括颜色、气味、粒度、杂质、发霉、结块、发热、虫染、虫蛀等。如感官不一致要分别针对性地抽取特殊样品，并做好记录，取样后根据不同的原料要求先进行镜检等物理分析，然后进行化学分析，通过以上检验认为合格的原料才予以使用。

原料接收后，必须合理储存，必要时进仓前应进行清理除杂。原料在原料库内要注意防漏、防潮、防晒、防虫、防霉等，对于特殊原料（如维生素、氨基酸、药物等）要专门保管。此外要作好原料采购计划工作。原则上要求在原料发放时按入库先后顺序发放，做到先购先用。在投料时，必须进行严格的核实，以防误投或错投原料，造成原料混杂而生产出不合格的饲料。此外，对原料仓要进行定期检查和清理，以防物料在仓中结块而影响下料，或发生霉变而影响饲料质量。正常情况下，应保持仓中存放的原料品种相对稳定，如改换其他品种原料时，必须将仓中原料清理干净，确认仓中无残留后再放入新的原料，以杜绝料仓混料。

原料在粉碎前应彻底干燥，之后在粉碎过程主要控制粉碎粒度及其均匀性。饲料颗粒过大或过小都会导致饲料离析现象的发生，从而破坏产品的均匀性。

在生产过程中应严格控制配比，进料顺序，混合均匀度等这些重要步骤。在产品形成后，严格控制包装质量即检查包装称的工作是否正常，其设定重量应与包装要求重量一致，准确计量，误差应控制在1％～2％范围内，核查被包装的饲料和包装袋及饲料标签是否正确无误。打包人员随时注意饲料的外观，发现异常，及时处理，要保证缝包质量，不能漏缝合掉线。

## 六、市场热销品种分析

### （一）清热解毒健胃粉

四川渴望生物科技有限公司生产的兽用饲料添加剂清热解毒健胃粉由山楂、橘皮、麦芽等多种中药原料组成，具有清热解毒、泻火通便、开胃宽肠、消食下气、增进食欲、促进生长、对家禽胃热不食、食欲不振、粪干便秘、增重缓慢等症状有显著效果，畅销全国。

### （二）黄芪和葛根粗提混合物

华畜商贸有限公司生产的兽用抗病毒饲料添加剂黄芪和葛根粗提混合物有益气固表，补气养血，增强免疫等效果，此产品在市场上多年验证，市场认可，效果明显，畅销全国。

### （三）杭州宝积系列中草药功能性预混料

杭州宝积生物科技有限公司开发有系列中草药功能性预混料，因效果明显，畅销全国。如哺乳母猪功能性预混料加入了当归、通草、瓜蒌、蒲公英等中药原料具有清热利水，和胃补脾等功效，通过拌入饲料喂养，可以保护肝脏，促进胆汁分泌，利于脂肪的乳化和蛋白的消化吸收；提高饲料转化率，提高瘦肉率，缩短出栏时间；促进生长发育，提高营养物质的消化吸收，改善肉质；弥补机体酶类的不足，增强消化道酶的活性，提高饲料的转化率；适口性好、消化率高、猪采食量大，毛色光亮、皮肤红润；蛋鸡预混料加入了姜黄、菊花、艾叶等多种原料具有补脾胃益肺气等功效，通过拌入饲料喂养，可以让母鸡在鸡蛋开产时，开产整齐，产蛋率上升迅猛，高峰可达99％以上，产蛋高峰期周期长，90％以上产蛋率可达6～10个月；产蛋率高，蛋壳颜色好，蛋壳鲜亮，有光泽。产蛋个大，蛋重，软皮蛋、沙壳蛋少，破损率低；在无疾病，无疫情情况下，同样高峰期可多持续1～2个月，80％以上产蛋率可达12～14个月；用料少，得病少，料蛋比低，高峰期料蛋比在1.9～2.2之间；产蛋周期抗病能力强，饲料中添加有中草药功能成分，用药少，蛋鸡很少生病，输软管炎症少，成活率高，死淘率低。

（四川省中医药科学院　罗　霞　姚　珂）

◇参◇考◇文◇献◇

[1] 胡元亮. 中药饲料添加剂及其研究开发[J]. 中国禽业导刊,2006(6)：39-42.
[2] 孙书静. 绿色饲料的生产工艺流程与注意问题[J]. 浙江畜牧兽医,2016(3)：46.
[3] 屈紫薇. 浅谈饲料生产质量控制[J]. 江西饲料,2016(2)：30-32.
[4] 孙伯顺,徐建中. 野生动物颗粒饲料生产工艺与配方[J]. 野生动物,2010,31(2)：96-98.
[5] 刘艳新,刘占英. 微生物发酵饲料的研究进展与前景展望[J]. 动物营养,2017(2)：16-22.

# 第二节 中药兽药

## 一、中药兽药剂监管

### （一）政策法规

兽药是指用于预防、治疗、诊断动物疾病或者有目的地调节动物生理功能的物质（含药物饲料添加剂），主要包括：血清制品、疫苗、诊断制品、微生态制品、中药材、中成药、化学药品、抗生素、生化药品、放射性药品及外用杀虫剂、消毒剂等。

《兽药管理条例》是我国兽药管理的基本行政法规，也是中兽药监管的根本准则。目前，我国涉及中兽药研发、生产、销售领域在执行的部分兽药政策法规统计见表 13-2。

表 13-2 现行中兽药相关政策法规（部分）

| 序号 | 政策法规 | 发布 |
|---|---|---|
| 1 | 《兽药管理条例》 | 2004 年 4 月 9 日中华人民共和国国务院令第 404 号公布；根据 2014 年 7 月 29 日《国务院关于修改部分行政法规的决定》第一次修订、根据 2016 年 2 月 6 日《国务院关于修改部分行政法规的决定》第二次修订 |
| 2 | 《兽药注册办法》 | 2004 年 11 月 24 日农业部令第 44 号公布 |
| 3 | 《新兽药研制管理办法》 | 2005 年 8 月 31 日农业部令第 55 号公布 |
| 4 | 《中兽药、天然药物分类及注册资料要求》 | 2004 年 12 月 22 日农业部令第 442 号公布 |
| 5 | 《兽药非临床试验质量管理规范》 | 2015 年 12 月 9 日农业部公告第 2336 号公布 |
| 6 | 《兽药临床试验质量管理规范》 | 2015 年 12 月 9 日农业部公告第 2337 号公布 |
| 7 | 《兽药生产质量管理规范》 | 2002 年 3 月 19 日农业部令第 11 号发布 |
| 8 | 《兽药产品批准文号管理办法》 | 2015 年 11 月 17 日农业部令第 4 号发布 |
| 9 | 《兽药标签和说明书管理办法》 | 2002 年 10 月 31 日农业部令第 22 号公布，2004 年 7 月 1 日农业部令第 38 号、2007 年 11 月 8 日农业部令第 6 号修订 |
| 10 | 《兽药经营质量管理规范》 | 2010 年 1 月 15 日农业部令 2010 年第 3 号公布 |
| 11 | 《新兽药监测期期限》 | 2005 年 1 月 7 日农业部公告第 449 号公布 |
| 12 | 《新兽药监测期等有关问题公告》 | 2013 年 2 月 17 日农业部公告第 1899 号公布 |
| 13 | 《中兽药制剂生产有关要求》 | 2007 年 12 月 18 日农业部公告第 954 号公布 |
| 14 | 《兽药严重违法行为从重处罚情形》 | 2014 年 3 月 3 日农业部公告第 2071 号公布 |
| 15 | 《农业部办公厅关于中兽药提取物委托加工生产有关事宜的通知》 | 2010 年 2 月 25 日农办医〔2010〕8 号公布 |
| 16 | 《兽药质量监督抽样规定》 | 2001 年 12 月 10 日农业部令第 6 号公布，2007 年 11 月 8 日农业部令第 6 号修订 |
| 17 | 《关于停止受理部分兽药生产线项目 GMP 验收申请的公告》 | 2012 年 1 月 5 日农业部公告第 1708 号公布 |

上述法规、政策的实施，已基本实现了中兽药 GLP、GCP、GMP、GSP 的全面覆盖，促进了我国中兽药产业升级。

### （二）注册分类及申报流程

1. 注册分类·按照《中兽药、天然药物分类及注册资料要求》规定，我国中兽药按注册分类可分为 4 大类，具体分类见表 13-3。

表 13-3 中兽药注册分类

| 一级分类 | 二级分类 |
|---|---|
| 1 未在国内上市销售的原药及其制剂 | 1.1 从中药、天然药物中提取的有效成分及其制剂 |
| | 1.2 来源于植物、动物、矿物等药用物质及其制剂 |
| | 1.3 中药材代用品 |

（续表）

| 一级分类 | 二级分类 |
| --- | --- |
| 2 未在国内上市销售的部位及其制剂 | 2.1 中药材新的药用部位制成的制剂<br>2.2 从中药、天然药物中提取的有效部位制成的制剂 |
| 3 未在国内上市销售的制剂 | 3.1 传统中兽药复方制剂<br>3.2 现代中兽药复方制剂，包括以中药为主的中西兽药复方制剂<br>3.3 兽用天然药物复方制剂<br>3.4 由中药、天然药物制成的注射剂 |
| 4 改变国内已上市销售产品的制剂 | 4.1 改变剂型的制剂<br>4.2 改变工艺的制剂 |

**2. 申报流程·**新兽药申报流程主要包括临床前研究和临床试验两个阶段。

（1）临床前研究：包括药学、药理学和毒理学研究。其中承担新兽药安全性评价的单位应当具有农业部认定的资格，执行《兽药非临床研究质量管理规范》，并参照农业部发布的有关技术指导原则进行试验，采用指导原则以外的其他方法和技术进行试验的，应当提交能证明其科学性的资料。研制新兽药需要使用一类病原微生物的，应当按照《病原微生物实验室生物安全管理条例》和《高致病性动物病原微生物实验室生物安全管理审批办法》等有关规定，在实验室阶段前取得实验活动批准文件，并在取得《高致病性动物病原微生物实验室资格证书》的实验室进行试验。

（2）临床试验：农业部负责对研制新兽药使用一类病原微生物（含国内尚未发现的新病原微生物）、属于生物制品的新兽药临床试验进行审批；省级人民政府兽医行政管理部门负责对其他新兽药临床试验审批。承担兽药临床试验的单位应当具有农业部认定的相应试验资格。兽药临床试验应当执行《兽药临床试验质量管理规范》。临床试验批准后应当在2年内实施完毕。逾期未完成的，可以延期一年，但应当经原批准机关批准。临床试验完成后，新兽药研制者向国务院兽医行政管理部门提出新兽药注册申请，国务院兽医行政管理部门审查合格后，发给新兽药注册证书，并发布该兽药的质量标准。

**（三）兽药监管现状**

中兽药产品以其低毒、低残留、高用药安全性、天然多功能性等优点，在休药期用中兽药、中长期使用具有低毒副作用的中兽药可有效降低体内的药物残留，同时还能促进生产性能的发挥。中兽药作为一种绿色兽药产品得以广泛应用，并具有极大的发展前景，因此，我国大力倡导发展中兽药。《农业部关于促进兽药产业健康发展的指导意见》（农医发〔2016〕15号）中明确指出："加快中兽药产业发展。支持中兽药产业发展，建立符合中兽药特点的注册制度。鼓励并支持对疗效确切的传统中兽药进行'二次开发'，简化源自经典名方复方制剂的审批。整合中兽药企业优势资源，打造一批知名中兽药生产企业。加大传统中兽药传承和现代中兽药创新研究。加大知识产权保护力度，支持中兽药新产品研发。鼓励中兽药应用现代中药生产新技术、新工艺提高中兽药质量控制技术。加强疗效确切中兽药和药物饲料添加剂研发，扶持饲用抗生素替代产品创制，支持兽医专用药材标准化种植基地建设。"

据统计，2017年中兽药产值在70亿元人民币左右。目前，中兽药在兽用药品中约占据三分之一的份额，并正加快向百亿元级别迈进。据中国兽药典（2015年版）和《兽药质量标准》（2017年版），我国现行有效的中兽药质量标准共有1 532个，其中中国兽药典（2015年版）收录1 148个，《兽药质量标准》（2017年版）384个，药材和饮片标准498个，制剂及成药标准1 034个。2011—2017年，我国批准的新中兽药有88个（2010年4个，2011年6个，2012年14个，2013年15个，2014年8个，2015年15个，2016年16个，2017年10个），其中以三类、四类新药居多。

## 二、中药兽药的特点与应用

### （一）中兽药的特点

中兽药是指由天然植物、动物和矿物炮制加工而成的饮片及其制剂，并在中兽医药学理论指导下用于动物疾病防治与提高生产性能的药物。中兽药是我国传统兽医学的重要组成部分，已有两千多年的应用历史。

中兽药由于来源天然，具有资源丰富、毒副作用小、不易产生耐药性、在动物性食品中无残留或残留小等特点，在安全性上强于抗生素等化学药品。另一方面，与化学药物不同的是，中药中含有多种成分，这些成分的作用并非简单地叠加，而是相互影响、弥补，通过多层次多个作用途径和多靶点发挥综合作用。因此，中兽药具有多功能综合作用，可系统性地作用于动物机体全身，能够确保使用时治标又治本,疗效持久,可防止疾病复发,适用于慢性病、传染病和机体紊乱等。畜禽当前疫病流行特点多呈现非典型病毒病、细菌病、混合感染、继发感染的情况,在西药的薄弱领域可以充分发挥中兽药的优势。特别是针对畜禽疾病中占主要部分的病毒性传染病,中药具有多方位调节和治疗作用,可提高动物机体的免疫力和抗应激能力。

### (二) 中兽药的应用

在我国现阶段的兽药市场上,中兽药包括散剂、颗粒剂、合剂、中药溶液剂、中药注射液。近年来,中兽药的天然性、无残留性和无抗药性越来越受到认可,在兽医临床应用越来越广泛。目前中兽药在行业中的应用主要集中在以下七个方面。

1. 用于**抗菌、抑菌**。在动物细菌感染性疾病中,中兽药可减少抗生素药物引起的药残、耐药性、食品安全等一系列问题,具有良好的效果。如艾叶含有的挥发性成分,对大肠杆菌、溶血性链球菌、伤寒及副伤寒杆菌、铜绿假单胞菌等均有杀死或抑制作用。另外具抗菌效果的中药还包括黄芩、黄连、黄柏、栀子、连翘、蒲公英、地丁、野菊花、山豆根、龙胆草、白头翁、苦参、大黄、金银花、鱼腥草、穿心莲等。

2. 用于**提高动物免疫力和抗应激作用**。中草药中含有丰富的维生素、微量元素及其他活性成分,能够增强机体免疫功能、全面协调生理代谢,从而起到缓解应激的作用。如选用开胃健脾、清热消暑功能的中草药山楂、苍术、陈皮、槟榔、黄芩、神曲等,可提高猪的适应性和抵抗高温的能力,从而缓解猪的热应激。

3. 用于**抗病毒**。病毒是严重危害人类生命和畜牧业安全的重要病原体。西药抗病毒药口服基本无效,采用抗病毒中兽药进行防治和控制具有重要意义。当前研究中发现许多中兽药具有抗病毒作用,如板蓝根、黄连、黄柏、紫花地丁、鱼腥草、穿心莲、槟榔、大蒜、苦参等。黄芪多糖是目前市场上最优秀的抗病毒中药之一,具有内外双重抑杀入侵病毒的功效。

4. 用于**促进动物生长**。主要为消食健脾类中药,如山楂、麦芽、陈皮等,以及与之配方的补中益气类中药,黄芪、山药、白术、甘草、黄精等。

5. 用于**动物驱虫**。常用药物有使君子、贯众、槟榔等。

6. 用于**化学药的辅助治疗**。有些动物疫病在使用抗生素等药物治疗的同时也配合部分中兽药来提高治疗效果或减少抗生素对动物的副作用。

7. 用于**防治畜禽疾病**。中兽药在畜禽疫病防治的病因上有一些独特的优势,特别是在一些病毒病的防治方面优势尤为明显。由于化药中的抗病毒药物在动物方面的使用几乎被全面停止,而疫苗又不能完全防止动物病毒性疾病的发生,于是使用中兽药对动物病毒病的防治已成为不二选择,且效果良好。

## 三、制备工艺与质量控制

### (一) 中兽药的制备工艺

目前,中兽药产业的生产存在新技术含量不高,国内大多数中兽药产品剂型大多以散剂为主,2015年版《中国兽药典》共收载有 183 个中药成方制剂,主要剂型有散剂、颗粒剂、片剂、口服液和注射液。其中散剂 147 个,约占总数的 80%。根据产品剂型的不同选择合适的工艺进行生产。

1. **中兽药散剂的制备**。主要经粉碎、过筛、混匀等步骤即得。按处方称取各中药材原料,常温下分别将其粉碎,得到粒度为 60~120 目的粗粉,所得粗粉按产品需要粒度过筛得细粉,未过筛物料反复粉碎后过筛备用;物料还可采用超微粉碎机进行二次粉碎,粉碎粒径≤25 μm,大大提高了细胞破壁率和生物利用度;然后按比例混合均匀,即得。

2. **中兽药颗粒剂的制备**。主要经提取、过滤、浓缩、制粒和干燥等步骤即得。

(1) 提取:主要采用加水煎煮方法进行中药的提取。以七清败毒颗粒为例,按比例称取需要提取的药材,加入适量水进行煎煮,煎煮 2 次,第一次 2 h,第二次 1 h。2 次煎煮后所得提取液经过滤后,滤液混匀备用。

(2) 浓缩:常用减压浓缩方法。滤液置于减压干燥器中,设置常用条件:温度 70~80 ℃、-0.01 Mpa 进行减压浓缩,至相对密度 1.30~1.35(55 ℃),得浸膏备用。

(3) 制粒:常用湿法制粒。浸膏中加入适量辅料(如蔗糖、糊精等)、软材等混匀后制成颗粒。

(4) 干燥:制得的颗粒经鼓风干燥(常用温度:60~80 ℃)后即可获得。

3. **中兽药注射液的制备**。主要经过提取、过滤、浓缩、纯化、干燥、溶解、过滤、罐封、灭菌等步骤完成(以黄芪多糖注射液为例)。

(1) 提取、过滤及浓缩:加入适量水煎煮黄芪,煎煮后所得提取液经过滤后得滤液。滤液经加热蒸发浓缩或减压浓缩后得相对密度 1.14～1.18(25 ℃)浓缩液。

(2) 纯化、干燥:浓缩液放至室温后,采用醇沉方法纯化多糖。按量向浓缩液中加入乙醇使醇量约为 50%,边加边搅拌,静置过夜后除去上清液。沉淀加水搅拌后再加入乙醇,反复 2 次纯化多糖。取沉淀干燥后得黄芪多糖粉。

(3) 溶解、罐封、灭菌:黄芪多糖粉加水后溶解,经滤过、调节 pH、罐封、灭菌,即得黄芪多糖注射液。

**4. 中兽药片剂的制备** · 主要经粉碎、过筛、混匀、制粒、干燥和压片等步骤即得,如清瘟败毒片等。按处方称取各中药材原料,常温下分别将其粉碎,过筛后得细粉,未过筛物料反复粉碎后过筛备用;然后按比例混合均匀,加入软材进行制粒。颗粒经干燥后,加入片剂常用辅料(硬脂酸镁等),压片即得。

**5. 中兽药口服液的制备** · 主要经过提取、过滤、浓缩、纯化、干燥、溶解、过滤、罐封、灭菌等步骤完成(以银黄提取物口服液为例)。

(1) 提取物的制备:金银花和黄芪提取物可经提取、过滤、纯化、干燥后获得。(参考前文中兽药注射液的制备方法)

(2) 溶解、罐封、灭菌:黄芪提取物加水后溶解,用 8% 氢氧化钠溶液调节 pH 至 8,过滤;滤液与金银花提取物混合,调节 pH 至 7.2,煮沸 1 h,滤过,罐封,灭菌,即得银黄提取物口服液。

### (二)中兽药的质量控制

**1. 生产管理质量控制办法及质量标准** · 中兽药的生产硬件设施要求、生产及人员要求、生产相关过程的质量控制等方面和监督应严格依照《兽药生产质量管理规范》《中兽药制剂生产有关要求》《兽药产品批准文号管理办法》以及相关技术标准的要求。

**2. 中兽药的质量控制方法** · 目前我国现有中兽药质量检测指标偏于简单,尤其是对中兽药成方制剂的质量控制还不够完善。根据中兽药的类别不同及其制备工艺的不同,其质量控制也有所不同。散剂类中兽药首先应符合中国兽药典(2015 年版)第二部附录 0101 散剂项下的各项规定;片剂类中兽药首先应符合中国兽药典(2015 年版)第二部附录 0103 片剂项下的各项规定;颗粒剂类中兽药首先应

符合中国兽药典(2015 年版)第二部附录 0106 颗粒剂项下的各项规定;注射剂类中兽药首先应符合中国兽药典(2015 年版)第二部附录 0113 注射剂项下的各项规定。中兽药的质量控制方法主要有显微鉴别、薄层色谱鉴定、高效液相色谱法、气相色谱法等。

(1) 显微鉴别:不同的产品应具有其特定的组织结构,如颜色、形状、形态及直径、长度及大小。操作简便、快速、成本低,仅能检验药材的组织结构特征,不能检验有效成分含量。

(2) 薄层色谱鉴定:定性检测药品中的成分。供试品应与对照药材色谱相应位置上,显示相同颜色的斑点。

(3) 高效液相色谱法测定有效成分的含量。如小柴胡散照高效液相色谱法(附录 0512)测定黄芩苷含量,每 1 g 小柴胡散含黄芩(以黄芩苷计),不得少于 20.0 mg。

(4) 气相色谱法检测特征图谱。如鱼腥草注射液的特征图谱中应有 4 个特征峰,并出现与甲基正壬酮参照物峰保留时间相同的色谱峰,且峰 1 与参照物峰面积比值不低于 0.15。

## 四、市场热销品种分析

### (一)麻杏石甘散

本品为麻黄、苦杏仁、石膏、甘草,经粉碎、过筛、混匀,制得。清热、宣肺、平喘,主治肺热咳喘。适用于畜禽各种原因引起的呼吸道病,如猪肺疫、猪气喘病、传染性胸膜肺炎、鸡传染性喉气管炎、鸡传染性支气管炎、慢性呼吸道病等。对痰多、咳嗽、喘气、呼吸困难等症疗效显著。证见发热有汗或无汗,烦躁不安,咳嗽气粗,口渴尿少,舌红,苔薄白或黄,脉象浮滑而数。

本品选自祖国中兽药名方,结合当前畜禽呼吸道病及继发证发病机制而针对性地设计,实现"宣肺解表而平喘;清泄肺胃之热以生津;降利肺气而平喘咳;益气和中,生津止渴,更能调和于寒温宣泄之间"。研究表明,麻杏石甘散对鸡传染性支气管炎有显著防治作用,减轻咳嗽、呼吸啰音等症状,减少染毒雏鸡死亡率;对猪支原体肺炎有显著治疗作用,治疗效果与磷酸替米考星相当,增重较对照组显著增加,且与磷酸替米考星无显著差异。本品毒副作用小,不影响种(蛋)鸡受精率、产蛋率、孵化率,可用于保健与疾病治疗。

## （二）黄芪多糖注射液

本品为豆科植物蒙古黄芪或膜荚黄芪的干燥根茎，经水提、醇沉、除杂制成的无菌溶液。本品益气固本，诱导产生干扰素，调节机体免疫功能，促进抗体形成。用于鸡传染性法氏囊等病毒性疾病。现代研究还表明，黄芪多糖注射液可作为鸡新城疫 Lasota 疫苗的免疫增强剂，在疫苗免疫过程中能够提高抗体水平、T 淋巴细胞百分率（细和免疫器官指数）；黄芪多糖注射液对雏鸡外周血液中的淋巴细胞数量和 T 淋巴细胞的百分率有明显的增进作用，能够显著提升雏鸡免疫力。

## （三）双黄连口服液

本品由金银花、黄芩、连翘三味，经水提、纯化、除杂制得的口服制剂。本品辛凉解表，清热解毒，主治感冒发热。近年来在兽医临床上应用范围非常广，其药理作用主要有抗菌、抗病毒、解热消炎及增强机体免疫力等，常用于预防和治疗畜禽外感风寒所致的上呼吸道感染、急性支气管炎、急性扁桃体炎和肺炎等感染。双黄连口服液能有效缓解家禽因感冒引起的禽群发热、咳嗽、甩鼻、眼角流泪等病症，控制病情发展，与抗生素联合使用还能大大增强抗生素的抗菌活性，提高疾病治愈率。双黄连能减少因舍内环境差、通风不良、疫苗注射等应激引起的呼吸道疾病的发生，缓解因疾病感染而引发的呼吸道病症，尤其对肉鸡养殖过程中应激性呼吸道病症的发生有很好的防控作用。在养殖过程中定期使用双黄连这类中药抗病毒制剂，既可有效预防病毒病的发生，也可用于病毒感染后修复心、肺等多器官损伤，降低死淘风险，有效防控温和型毒株及免疫空白期野毒感染，加速恢复机体正常生理功能。

（四川省中医药科学院　罗　霞　余梦瑶　李　芳）

◇参◇考◇文◇献◇

［1］刘相荣，张跃京，臧合英. 我国兽药产业现状与发展趋势分析［J］. 当代畜禽养殖业，2018，427（4）：46－47.
［2］张雅雪. 浅谈中兽药研发新思路［J］. 畜禽业，2016（7）：37－38.
［3］姜源明，刘伟，赵武，等. 中兽药产业可持续发展的问题与对策［J］. 中国畜禽种业，2017，13（6）：13－15.
［4］胡莉萍. 我国中兽药制剂研究现状、存在问题及对策［J］. 山东畜牧兽医，2015（3）：53－54.
［5］周贵邦. 中兽药在兽医临床应用及发展前景［J］. 中兽医学杂志，2017（5）：78－79.
［6］陈红专，苏萌，刘国立，等. 中药在家禽养殖中的应用及前景［J］. 现代畜牧兽医，2017（4）：53－57.
［7］顾进华. 中兽药在动物养殖中的应用及发展趋势研究［J］. 中国兽药杂志，2017，51（5）：57－62.
［8］戈军珍. 谁在神化中兽药［J］. 北方牧业，2016（18）：9.
［9］顾进华. 中兽药在动物养殖中的应用及发展趋势研究［J］. 中国兽药杂志，2017，51（5）：57－62.
［10］马群. 中兽药生产工艺与质量研究的常见问题与解决方案［J］. 兽医导刊，2018，295（9）：14－15.
［11］梁眷衡，尹烨华，杨坚，等. 麻杏石甘散对人工诱发鸡传染性支气管炎防治效果观察［J］. 乡村科技，2016（14）：26－27.
［12］徐亚慧，刘炳才，郭阳，等. 麻杏石甘散及其加味方对猪支原体肺炎的治疗效果观察［J］. 猪业科学，2017，34（6）：79－80.
［13］向双云，周珍辉，曹金元，等. 黄芪多糖对鸡新城疫疫苗免疫效果的影响［J］. 饲料研究，2017（24）：38－41.
［14］向双云，周珍辉. 黄芪多糖对鸡新城疫疫苗免疫后 T 淋巴细胞的影响［J］. 山东畜牧兽医，2018，39（3）：3－4.
［15］李盼，白明昧. 双黄连制剂的药理作用分析及在兽医临床中的应用［J］. 湖北畜牧兽医，2018（3）：19－20.

# 第三节　中药农药及驱虫剂

## 一、中药农药及驱虫剂监管

我国中药农药历史源远流长，早在 2 000 多年前的《周礼》中就有"剪氏掌除蠹物，以攻萦攻之，以莽草熏之"的记载。到明代李时珍的《本草纲目》收载药物 1 892 种，其中有许多中药具有杀虫作用，如狼毒、百部、鱼藤根等。中华人民共和国成立后，我国植保工作者编著的《中国土农药志》中，记载了86 科 220 种植物性农药。在各地也有记载，如《福建中草药》记载着民间常用除灭害虫中草药单方 43 个，共有 38 科 43 种植物；《泉州中草药手册》记载着民间常用杀虫植物 22 科 31 种；《浙江民间常用草药》记载着常见杀虫药用植物 12 科 13 种。

**（一）概念**

农药，是指用于预防、控制危害农业、林业的病、虫、草、鼠和其他有害生物以及有目的地调节植物、昆虫生长的化学合成或者来源于生物、其他天然物质的一种物质或者几种物质的混合物及其制剂。

中药农药属于天然来源农药，是指从中药中提取的用于防治农作物病虫害的有效成分或从中分离纯化的单体物质。中药驱虫剂是能预防和控制虫害的一种中药农药。

**（二）监管**

《农药管理条例》是我国农药管理的基本行政法规。2017 年 6 月 1 日，新修订的《农药管理条例》开始实施，农药管理归口到农业部统一管理和监管，涉及农药登记、农药生产管理、农药经营和农药使用管理等方面。与《条例》配套的《农药生产许可管理办法》等五大规章经农业部 2017 年第 6 次常务会议审议通过，已于 8 月 1 日起正式施行（表 13 - 4）。

表 13 - 4　我国现执行的农药监管法规规章

| 序号 | 名称 | 公告文号 | 实施日期 |
|---|---|---|---|
| 1 | 《农药管理条例》 | 国务院令第 677 号 | 2017 年 6 月 1 日 |
| 2 | 《农药登记管理办法》 | 农业部令 2017 年第 3 号 | 2017 年 8 月 1 日 |
| 3 | 《农药生产许可管理办法》 | 农业部令 2017 年第 4 号 | 2017 年 8 月 1 日 |
| 4 | 《农药经营许可管理办法》 | 农业部令 2017 年第 5 号 | 2017 年 8 月 1 日 |
| 5 | 《农药登记试验管理办法》 | 农业部令 2017 年第 6 号 | 2017 年 8 月 1 日 |
| 6 | 《农药标签和说明书管理办法》 | 农业部令 2017 年第 7 号 | 2017 年 8 月 1 日 |

**（三）登记流程**

我国实行农药登记制度，生产（包括原药生产、制剂加工和分装）农药和进口农药，必须进行登记。国内首次生产的农药和首次进口的农药的登记，按照下列三个阶段进行。

1. **田间试验阶段** · 申请登记的农药，由其研制者提出田间试验申请，经批准，方可进行田间试验；田间试验阶段的农药不得销售。

2. **临时登记阶段** · 田间试验后，需要进行田间试验示范、试销的农药以及在特殊情况下需要使用的农药，由其生产者申请临时登记，经国务院农业行政主管部门发给农药临时登记证后，方可在规定的范围内进行田间试验示范、试销。

3. **正式登记阶段** · 经田间试验示范、试销可以作为正式商品流通的农药，由其生产者申请正式登记，经国务院农业行政主管部门发给农药登记证后，方可生产、销售。

农药登记证有效期为五年。在登记有效期限内改变剂型、含量或者使用范围、使用方法的，应当申请变更登记。有效期届满，需要继续生产农药或者向中国出口农药的，应当在有效期届满九十日前申请延续。逾期未申请延续的，应当重新申请登记。

## 二、中药农药及驱虫剂的特点与应用

**（一）中药农药及驱虫剂特点**

现阶段使用的农药中，化学农药占有相当大的比例。化学农药具有使用量少、成本低、效果好等优点，但化学农药的长期使用，在给农业增收的同时，也带来了作物残留毒性、环境污染等问题。中药农药来自天然存在的生物或其他物质，相对化学农药而言，大多数中药农药具有以下特点。

1. **对人和动物安全性高** · 与化学农药相比，中药农药对人和动物的毒性低，安全性高。很多中药农药选择性强，使用后只杀有害生物，而对人、动物及各种有益生物（包括动物天敌、昆虫天敌、蜜蜂、传粉昆虫及鱼、虾等水生生物）比较安全。例如，中药杀虫剂一般是通过胃毒作用或特异性作用等方式来驱杀害虫，触杀作用较少，因此对人和动物等非靶标生物是相对安全的。

2. **对自然生态环境安全、无污染** · 中药农药主要利用中药有效成分所具有的杀虫抑菌等功效，其有效活性成分完全存在和来源于自然生态系统，在长期的进化过程中已形成了其固定的能量和物质循环代谢途径，所以在施用时，不易产生残留，不会引起生物富集现象。

3. **作用方式特异** · 中药杀虫剂除具有与化学合成杀虫剂相同的作用方式（触杀、胃毒、熏蒸）外，还具有拒食、抑制生长发育、忌避、忌产卵、麻醉、抑制种群形成等特异的作用方式。如川楝素对菜青虫（*Pieris rapae*）具有拒食、胃毒、抑制生长发育作用，对桔二叉蚜（*Toxoptera aurantii*）具有较好的忌避作用。这些特殊的作用方式并不直接杀死害虫，而是通过阻止害虫直接为害或抑制种群形成而达到对害虫的可持续控制。

4. **不易产生抗药性** 中药农药成分较多,作用方式独特,作用机制多样等特性使得病虫不易产生抗药性,能够长期用药,避免了连续用药后抗药性强、防治效果降低的问题。

但是,中药农药与化学农药相比也存在许多本身固有的弱点,主要包括以下几点:速效性差,一般是调节有害生物种群的形成和发展,并不直接杀死害物,不能起到"立竿见影"的效果,所以不易被农民所接受;防病效果易受到环境因素的制约和干扰;容易降解,产品有效期短,需多次施药,增加了生产成本。需要指出的是,在现有农业生产技术水平下,上述中药农药的特点也使得其在生产应用中受到一定的限制,如易降解,持效期短,需多次施药,增加生产成本。

### (二)中药农药及驱虫剂的应用

我国是农业大国,每年用于防治植物病虫害和防止杂草的杀菌剂、杀虫剂、除草剂等各种农药制品高达数百亿元。而中药农药作为环保农药之一,具有低毒、环保的特点,可广泛应用于农作物病虫害防治、粮食和食品贮藏的防霉、防虫及果蔬保鲜防腐等方面。能够带来巨大的经济效益和环保效益,具有广阔的市场前景。

已开发的中药农药主要有杀菌剂和杀虫剂两大类,有些中药农药同时是杀菌剂和杀虫剂,此外,有些中药农药还具有抗植物病毒的活性(表13-5)。国外的中药农药主要是以印楝素、除虫菊素和烟碱为主,在生产中登记使用的品种也不多,到目前为止印楝素制剂、烟碱制剂和鱼藤酮制剂是主要的商业化的中药杀虫剂。中国现已开发了一些用于农作物病虫害防治的中草药源农药品种,如苦参碱、烟碱、鱼藤酮、闹羊花素-Ⅲ、血根碱、桉叶素、大蒜素、苦皮藤素、蛇床子素、丁子香酚、香芹酚、藜芦碱、黄芩苷+黄酮、茴蒿素、百部碱、除虫菊素、楝素、印楝素等。我国登记的中药农药90%以上都是杀虫剂,表13-5总结了一些已经在国内开发和应用的中药杀虫剂,这些药剂以其高效、低毒、低残留、环境安全等优点,被广泛应用于蔬菜、棉花、水果、茶叶、药材等经济作物的病虫害防治,取得了显著的经济效益、生态效益和社会效益。

#### 表13-5 一些已经在国内开发和应用的中药农药

| 中药农药 | 农药有效成分 | 针对病虫害 | 主要配方 |
|---|---|---|---|
| 具有治病功效的中药杀虫剂 | 丁香油酚 | 番茄灰霉病 | 0.3% SL, 2.1%丁香油酚·大蒜素 AS |
| | 黄芩苷和黄酮 | 苹果树腐烂病 | 0.28% AS |
| | 香芹酚 | 黄瓜灰霉病,稻瘟病 | 5%丙烯酸·大蒜素 AS |
| | 大蒜素 | 黄瓜和枸杞白粉病 | 0.05%储藏乳剂 |
| 具有治病和杀虫两种功效的中药杀虫剂 | 苦参碱 | 害虫:地老虎、入侵菜青虫、小菜蛾、蚜虫、韭蛆、红蜘蛛、茶卷叶蛾、茶尺蠖、烟青虫、桃蚜、黏虫、矢尖蚧;疾病:梨黑星病、苹果坏死环斑 | 0.2%、0.3%或0.5% AS, 0.3% EW, 0.36%、1% SL, 0.3% EC, 0.38%、1.1% DP, 1%苦参碱·印楝素 EC, 0.2%苦参碱 AS 和 1.8%鱼藤酮 EC 混合物,0.5%、0.6%、1.1%或1.2%苦参碱·烟碱 AS, 0.6%苦参碱·小檗碱 AS, 3.6%烟碱·苦参碱 CS |
| 具有杀虫功效的中药杀虫剂 | 氧化苦参碱 | 蚜虫、入侵菜青虫 | 0.1% AS, 0.5%、0.6%氧化苦参碱·补骨脂素 AS |
| | 烟碱 | 入侵菜青虫、蚜虫、矢尖蚧、苹果蚜虫、黄瓜叶螨、棉铃虫、东方烟草夜蛾 | 10% EC, 0.84%、1.3%士的宁·烟碱 AS, 2.7%天仙子胺·烟碱 SC, 27.5%烟碱·油酸 EC, 10%除虫菊酯·烟碱 EC, 90%辣椒素·烟碱 ME, 15%蓖麻油酸·烟碱 EC |
| | 鱼藤酮 | 入侵菜青虫、蚜虫、小菜蛾、斜纹夜蛾、矢尖蚧、棉铃虫 | 2.5%、4%、7.5% EC, 5%除虫菊素·鱼藤酮 EC, 1.3%、2.5%、7.5%氰戊菊酯·鱼藤酮 EC, 25%敌百虫·鱼藤酮 EC, 18%鱼藤酮·辛硫磷 EC |
| | 闹羊花毒素Ⅲ | 入侵菜青虫 | 0.1% EC |
| | 血根碱 | 蚜虫、入侵菜青虫、梨木虱、苹果二斑叶螨 | 1% WP |

（续表）

| 中药农药 | 农药有效成分 | 针对病虫害 | 主要配方 |
|---|---|---|---|
| 具有杀虫功效的中药杀虫剂 | 桉叶素 | 蚜虫 | 5% SLX |
| | 苦皮藤素 | 入侵菜青虫 | 1% EC |
| | 甲氧基欧芹酚 | 入侵菜青虫、茶尺蠖 | 0.4%、2% EC，1% EC |
| | 藜芦碱 | 棉铃虫、蚜虫、棉铃虫、蚜虫 | 0.5% SL |
| | 楝素 | 蚜虫和其他害虫 | 0.5% EC |
| | 印楝素 | 小菜蛾 | 0.3%、0.5%、0.6%、0.7% EC，0.8%阿巴美丁·印楝素 EC |
| | 除虫菊酯 | 蚜虫 | 5%、6% EC，0.1% SF，0.2%、0.3%、0.6%、0.9% AE，1.5% EW |
| | 茴蒿素 | 苹果尺蠖、蚜虫、入侵菜青虫 | 0.65% AS |
| | 百部碱 | 菜豆斑潜蝇、茶绿叶蝉、蚜虫、小菜蛾、入侵菜青虫 | 1.1%百部碱·楝素·烟碱 EC |

注：农药剂型名称及代码：水剂 AS，可溶液剂 SL，水乳剂 EW，乳油 EC，微囊悬浮剂 CS，粉剂 DP，可湿性粉剂。

## 三、制备工艺与质量控制

### （一）制备工艺

农药的有效成分称为原药。原药需要经过加工、加入适当的填充剂和辅助剂，制成含有一定成分、一定规格的制剂才能使用。按照不同加工方式和物理表现分为不同剂型。下面对经常使用的一些剂型制备工艺进行简要介绍。

1. **乳油**·乳油制备是将农药原药、乳化剂、溶剂等机械混合成均相液体的过程。其制备工艺如下：

原药、溶剂、乳化剂、其他助剂（如渗透剂等）→搅拌混合→检测（含量不合格返回配置）→静置或过滤→包装→检测（不合格返回配制或包装）→入库。

2. **可湿性粉剂**·由原药、填料、辅助剂，经机械粉碎而制成粉状复合物。其制备工艺如下。

原药、填料、助剂→混合→初粉碎→气流粉碎或超微粉碎→再混合→检测（含量不合格返回混合）→包装→检测（不合格返回混合或包装）→入库。

3. **悬浮剂**·又称胶悬剂。用不溶于水或难溶于水的原药、分散剂、湿展剂、载体（硅胶）、消泡剂和水，进行超微粉碎后，制成的黏稠性具有流动性的糊状物。其制备工艺如下。

原药、填料、助剂、水（水溶性助剂和水应预混合）→混合→砂磨（球磨）→再混合→检测（含量不合格返回混合）→包装→检测（不合格返回混合或包装）→入库。

4. **颗粒剂**·用原药、辅助剂、载体制成的颗粒状物。其制备工艺如下。

（1）包衣法：原药、水或溶剂、助剂→混合→检测（含量不合格返回混合）→喷入装有河沙或其他载体的包衣机内→包衣→干燥→包装→检测（不合格返回混合或包装）→入库。

（2）捏合法：原药、助剂、高岭土或黏土等→混合→粉碎（有效成分和高岭土也可分别粉碎）→加水混合→造粒→干燥→检测（含量不合格返回混合）→包装→检测（不合格返回混合或包装）→入库。

（3）吸附法：原药、溶剂、助剂→混合→检测（含量不合格返回混合）→喷入装有吸附性的颗粒（如陶土颗粒等）的混合机内→干燥→包装→检测（不合格返回混合或包装）→入库。

5. **水乳剂**·是将液体或溶剂混合制成的液体农药原药以 $0.5 \sim 1.5\ \mu m$ 的小液滴分散于水中的制剂，外观为乳白色牛奶状液体。其制备工艺如下。

原药、溶剂、助剂等→混合→加入水→高速剪切搅拌→检测（含量不合格返回混合）→包装→检测（不合格返回混合或包装）→入库。

### （二）质量控制关键要素

农药制剂产品的生产工艺通常采用物理混合的加工方式，因此，合格的原药、工艺配方和定量方法是农药制剂产品质量控制的关键要素。合格的原药即合格的农药活性物质，由于中药农药的特殊性，其原药包括中药提取物和从中分离纯化的单体物质。其质量控制标准包括：外观色度均匀性，有效成分质量的差异，是否有机械杂质，水分含量、酸碱度是否符合产品贮存稳定性要求以及液态原物料的比重等理化参数的差异。先进的工艺配方是确保制剂产品质量的重要因素，也是建立产品分析方法的基本依据。其中，与原物料有较好溶解度和互溶性的溶剂的选择、生产工艺的合理性和表面活性剂或填充料的选择是产品质量控制的关键要素。按照农药国家标准和国际农药分析协作委员会（CIPAC）农药国际标准分析方法，对农药制剂有效成分进行定量分析，通常应用仪器分析法。根据 CIPAC《确认农药制剂分析方法准则》要求，确认农药制剂定量分析方法必须满足定量线性范围的相关系数 $r \geqslant 0.99$，分析方法准确度（回收率，有效成分 $\geqslant 10\%$）需为 $98.0\% \sim 102.0\%$，分析方法相对标准偏差（精密度）$RSD \leqslant RSDr = 2^{(1-0.5\lg C)} \times 0.67$。

## 四、市场热销品种分析

### （一）七功雷

由天津市海青集团研制的"七功雷"是由多种中草药制成的集杀虫、杀菌、抗病毒及助生长等多功能于一体的新型生物农药。它具有高效、无残留、无污染、无公害等特点，经室内及大田试验，该药对除治棉铃虫、菜心病、红蜘蛛、蚜虫等农作物病虫害效果明显。

### （二）绿帝

山东京蓬生物药业股份有限公司生产的拟银杏农用杀菌剂"绿帝"，具有很强的杀菌和抑菌作用，对蔬菜、草莓、玉米等作物和果树的主要病害如灰霉病、白粉病、轮纹病、干腐病、黑星病、纹枯病等防效显著。

### （三）棉菌清

山东省安丘市中草药杀菌剂有限责任公司研制的"棉菌清"，是选用人参、龙胆草、槐米等 23 种中草药配方而成，主要用于防治棉花立枯病、黄萎病、叶斑病、红叶茎枯病等，具有杀死细菌、保苗、防落铃、防烂果、防早衰、提高棉花品质等多种功能。

### （四）印楝素

印楝素是从印楝树中提取的一种中药杀虫剂，可防治 200 多种农、林、仓储和卫生害虫，是世界公认的广谱、高效、低毒、易降解、无残留的杀虫剂。云南中科生物产业有限公司在中国首次实现了印楝素、昆虫信息素生物农药的产业化生产。该公司现已生产出 0.3% 印楝素乳油、70% 印楝油制剂、10% 印楝素原药等多个产品。

（四川省中医药科学院　罗　霞　贺黎铭）

◇参◇考◇文◇献◇

［1］李少华. 植物农药［M］. 北京：中国农业科学技术出版社，2012.

［2］陈阳峰，钟晓红. 中国中草药源农药的应用开发进展［J］. 农药，2013，52（10）：717-720.

［3］张民照，杨宝东，魏艳敏. 生物农药及其应用技术问答［M］. 2 版，北京：中国农业大学出版社，2016.

［4］何军，马志卿，张兴. 植物源农药概述［J］. 西北农林科技大学学报（自然科学版），2006（9）：79-85.

［5］赵善欢，张兴. 植物性物质川楝素的研究概况［J］. 华南农业大学学报，1987，8（2）：57-67.

［6］张兴，赵善欢. 楝科植物对几种害虫的拒食和忌避作用［J］. 华南农学院学报，1983，4（3）：1-7.

［7］严振，莫小路，王玉生. 中草药源农药的研究与应用［J］. 中国中药杂志，2005（21）：74-77.

［8］国家发展计划委员会高技术产业发展司，中国生物工程学会. 中国生物技术产业发展报告（2002）［M］. 北京：化学工业出版社，2003.

［9］钱益新. 植物源农药的现状和发展［J］. 世界农药，2008（S1）：6-13.

［10］刘刚. 我国开发的主要植物源农药种类及其在农作物病虫害防治中的应用［J］. 北京农业，2005（12）：42.

［11］陈阳峰，钟晓红，陈烈臣. 具有抑菌和杀虫活性的中草药资源及在农药上的应用［J］. Agricultural Science & Technology，2013，14（9）：1307-1314.

［12］武三安. 园林植物病虫害防治［M］. 3 版，北京：中国林业出版社，2015.

［13］冯秀珍，王丽. 农药制剂产品质量控制关键要素［J］. 世界农药，2013，35（6）：41-43.

［14］新型生物农药七功雷研制成功［J］. 湖南化工，2000（2）：48.

［15］黄森木. 生物杀菌剂：绿帝［N］. 中国花卉报，2005-12-1（4）.

［16］金宏，刘美芳，方卿. 中药在杀虫剂上的开发应用［J］. 基层中药杂志，1999（4）：53.

［17］刘南丰. 生物农药印楝素产业化获突破［J］. 农药市场信息，2003（10）：25.

# 第十四章

# 有毒中药开发与转化应用

## 第一节　有毒中药的概念与内涵

"毒"或者"毒性"作为中药的一种功能概念在我国具有悠久的历史,所提出的一系列用药原则和方法组成了中药学科具有独特内涵的"药毒"理论,为认识中药的性质、功能、毒性等提供了理论依据。毒药一词首见于2500年前的《周礼》。西周时期《周礼.天官冢宰》已有专业的"医师掌医之政令,聚毒药供医事"之说,这里说的有毒中药是广义的,泛指药物的偏性。随着医疗技术的发展,中药应用的分类越来越细,现代本草所说的有毒中药为有毒性的中药,是指药物对机体作用产生的不良反应和严重损害,如半夏有小毒,生食可引起舌、咽、口腔麻木、肿痛、张口困难等;川乌、草乌是有大毒的中药,可引起消化系统损害、心律失常、心脏损害等,但在祛风湿、温经止痛治疗风湿、类风湿关节炎等方面有显著疗效。毒性中药的应用是中医临床用药的重要组成部分,是中医药的特色之一,对疾病的防治具有十分积极的作用。

## 一、我国古代中药"毒性"概念

### （一）中药毒性概念的形成

对中药有毒与无毒的认识,可上溯到远古时代。《淮南子·修务训》载:"神农尝百草之滋味,水泉之甘苦……一日而遇七十毒。"2500年前西周时期的《周礼》已有专业的"医师掌医之政令,聚毒药供医事"之说。战国秦汉之间的《内经》就已有药物有毒

无毒的论述,在《素问·五常政大论》中有大毒、常毒、小毒和无毒之说。我国现存最早的药物学专著《神农本草经》共记载药物365种,把中药分为上、中、下三品,大体上是把攻病愈疾的药物称为有毒,而可久服衬虚的药物看作无毒。

### （二）中药毒性概念的发展

东汉张仲景《伤寒杂病论》所载的药物184种,需要炮制的有70多种,其中常见有毒中药30多种,绝大多数采用炮、熬、洗、炒、煅(烧)5种炮制方法进行减毒处理。他创制的300多首方剂中,以有毒中药为主药或含有毒中药的方剂竟达119首,占了2/5,在确立有毒中药应用的基本原则、减毒防毒方法和应用有毒中药创制有效方剂等3个方面对有毒中药的临床应用做出了贡献。

晋代葛洪《肘后备急方》有"治卒服药过剂烦闷方""治卒中诸药毒救解方"等关于中药毒副作用的记载。

隋代巢元方《诸病源候论》专列"解诸药毒侯"一章,谓"凡药云有毒及大毒者,皆能变乱,于人为害,亦能杀人。"这种认识已经接近现代对毒药的认识。并指出"因食得者易愈,言食与药俱入胃,胃能容杂毒,又逐大便泻毒气,毒气未流入血脉,故易愈",为后世及时采用灌胃洗肠治疗中毒奠定了理论基础。

唐代《新修本草》和后世许多本草书籍在具体的药物项下,均有有毒无毒的记载,并根据长期的临床

经验,记述了药物的适应证、炮制方法、总结了配伍用药的"十八反""十九畏""妊娠禁忌""服药禁忌"等注意事项。

南北朝时期(公元5世纪)我国制药专书《雷公炮炙论》叙述了各种药物通过适宜的炮制,可以提高药效,减轻毒性。

宋代已将重要的配伍禁忌药物具体加以总结,列出其名称,亦即后世所遵循的"十八反""十九畏"。如妊娠用药的禁忌,因某些药物具有损害胎儿或堕胎的作用。禁用的大多是毒性较强或药性猛烈的药物如巴豆、牵牛、大戟、斑蝥、商陆、麝香、三棱、莪术、水蛭、虻虫等;慎用包括通经去瘀、行气破滞及辛热药,如桃仁、红花、大黄、枳实、附子、干姜、肉桂等。

元代《元医药政令》颁布的毒药有乌头、附子、巴豆、砒霜、大戟、芫花、藜芦、甘遂、天雄、乌喙、莨菪等,与现行《中华人民共和国药典》(以下简称《中国药典》)中对大毒、有毒类中药的描述基本一致。

明代《本草纲目》载药1 892种,其中有312种标明有毒,并按照毒性大小分为大毒、有毒小毒、微毒,其分类、应用及解毒方法等均较明以前诸本草详细。

清代对于中药毒副作用的记载更为详细和广泛,在《医宗金鉴》《疡医大全》《外科大成》《洞天奥旨》等中均有记述。

现行2015年版《中国药典》(一部)共收载药材与饮片618种,其中"性味与归经"项下标注有"大毒""有毒"或"小毒"的共计83种,占总数的13.43%,毒性分级系沿用历代本草的记载,作为临床用药的警示性参考。药典中共收载83种有毒中药,其中10种标注为"大毒",42种标注为"有毒",31种标注为"小毒"。10种"大毒"中药中,川乌和草乌一般炮制后使用;巴豆仅提示外用适量;川乌、马钱子、马钱子粉、巴豆霜和草乌的含量测定项中规定了指标成分的含量上限与下限,这些指标成分均既为有效成分,又为有毒成分;仅闹羊花项下未列有含量测定项。42种"有毒"中药中,土荆皮、天南星仅外用,未给出具体用量;制川乌、附子、制草乌用法用量项下提示先煎久煎;含量测定项中,千金子霜、制川乌、苍耳子、苦楝皮、制草乌、罂粟壳项下规定了指标成分的上下限;干漆、白附子、白果、金钱白花蛇、牵牛子、商陆、常山、蕲蛇等8个品种未列有含量测定项。31种"小毒"中药均提示了用量范围,苦杏仁项下提示生品入煎剂后下;川楝子、红大戟含量测定

下规定了指标成分上下限,水蛭含量测定项采用了效价作为指标,九里香、土鳖虫、大皂角、小叶莲、飞扬草、地枫皮、金铁锁、草乌叶南鹤虱、猪牙皂、绵马贯众、绵马贯众炭、紫萁贯众、蒺藜、榼藤子、鹤虱等16个品种未列出含量测定项。

## 二、中药毒性分级

### (一)传统中药毒性分级

中药毒性分级是我国特有的"药毒"理论,是我国传统医药对人类认识药物毒性和科学应用的一大创举和贡献。最早提出中药毒性分级概念的是东汉时期的《神农本草经》,为我国最早的药学专著,载药365种,首次提出有毒无毒的概念,并按毒性大小将药物分为上中下三品,后世称为"三品分类法"。其中"上药一百二十种为君,主养命以应天,无毒,多服,久服不伤人,欲轻身益气,不老延年者,本上经""中药一百二十种为臣,主养性以应人,无毒有毒,斟酌其宜,欲遏病补虚羸者,本中经""下药一百二十五种为佐使,主治病以应地,多毒,不可久服,欲除寒热邪气,破积聚,愈疾者,本下经"。明代李时珍所著的药学巨著《本草纲目》载药1 892味,其中明确标明有毒的中药312味,并按毒性大小分为大毒、有毒、小毒、微毒四种。《中国药典》(2005、2010、2015年版)将其分为大毒、有毒、小毒三级。

从《黄帝内经》"大毒""常毒""小毒""无毒",《神农本草经》把365种中药分为上中下三品,到现今《中国药典》沿用"大毒""有毒""小毒"标注,仍然在临床应用中发挥重要作用。应该客观的指出,《中国药典》虽然已有60余年历史,但其中收载大毒、有毒、小毒三种类型标志的中药只能仅供参考,因为这大多是根据历代本草经验而来,尚缺乏充分的现代研究数据作支持。

### (二)现代中药毒性参考分级

一般认为:"大毒"的药,使用剂量很小即可引起中毒,中毒症状发生快而且严重,易造成死亡;"有毒"的药,使用剂量较大才引起中毒,中毒症状虽发生较慢,但比较严重,可能造成死亡;"小毒"的药,在治疗剂量的情况下不容易发生中毒,只有超大剂量才会发生中毒,中毒症状轻微,不易造成死亡。

目前最常用的是毒性分级方法是半数致死量($LD_{50}$)分级法。半数致死量是判定药物有无毒性及毒性大小的定量标准。中药毒性越大,$LD_{50}$越小,

毒性与 $LD_{50}$ 呈负相关。一般认为大毒中药 $LD_{50}<$ 5 g/kg;有毒中药 $LD_{50}$ 介于 5~15 g/kg;小毒中药 $LD_{50}$ 介于 16~50 g/kg;无毒中药 $LD_{50}>$50 g/kg。也有用最小致死量(MLD)作为依据的。

不过由于这种仅以 $LD_{50}$ 为唯一毒性指标的分级方法存在缺陷,可能会造成有毒中药的遗漏与毒性作用的特点不明,翁维良等提出以中毒剂量、脏器损害、$LD_{50}$、用量大小、有效量与中毒剂量距离、成人一次服用中毒量、中毒潜伏期等指标来对大毒、有毒、小毒中药进行综合分级。也有学者在根据有效量与中毒剂量距离进行分级的同时也提出,根据中毒后临床表现的程度进行分级,指出中毒症状严重,引起主要脏器损害甚至死亡的为大毒;中毒症状较重,能引起重要脏器损害的为有毒;引起副反应但症状较轻的为小毒。

### 三、药典收载的有毒中药基础毒性信息

药典收载的 83 种有毒中药,因其临床使用频率、药材消耗量等不同,致使其关注度不同,毒性研究进展相差较大。较为常用的有毒中药,如附子、半夏等,研究较为深入,其所含毒性成分、毒性靶器官、毒性作用机制等均较为明确。而临床用量较少的有毒中药,如三颗针、金铁锁等,毒性研究较为欠缺。表 14-1~表 14-3 对药典中收载的 83 种有毒中药的毒性成分、毒性靶器官、半数致死剂量($LD_{50}$)等进行了归纳总结。

"大毒"中药的主要毒性成分和主要毒性靶器官基本明确,急性毒性有据可查,毒性部位提取物 $LD_{50}$ 小,毒性大。检索结果显示矿物药红粉毒性成分为氧化汞等无机汞,而其主要毒性靶器官和急性毒性缺乏相关数据支持。亦未检索到闹羊花急性毒性相关数据。在以"大毒"中药天仙子水煎液进行急性毒性实验时,未见小鼠中毒死亡现象,不能测 $LD_{50}$,因此,有必要进一步通过生物学方法筛选出天仙子中的毒性部位和毒性成分,明确其毒效物质基础,以保证临床用药安全。

13 种"有毒"中药相关的主要毒性成分、主要毒性靶器官和急性毒性 $LD_{50}$ 信息不完善。其中,三颗针、白果、金钱白花蛇、硫黄等 4 种中药没有检索到任何一项有关上述基础毒性数据的信息。在蜈蚣和千金子霜急性毒性实验中,未出现小鼠中毒死亡现象,无法测得 $LD_{50}$。

"小毒"中药的毒性研究进展总体较慢,且不同品种间相差较大,仅有 10 种"小毒"中药的检索结果涵盖了上述全部三项毒性数据。九里香、土鳖虫、大皂角、地枫皮、猪牙皂、绵马贯众炭、紫萁贯众、鹤虱、翼首草等 9 个品种未能检索到任何一项有关上述基础毒性数据的信息。在红大戟、急性子和蒺藜的急性毒性实验中,亦未出现小鼠中毒死亡现象,无法测得 $LD_{50}$。

根据表 14-1,14-2,14-3 统计发现,有毒中药毒性靶器官主要集中于肝脏(24 种,占 28.92%)、肾脏(24 种,占 28.92%)、消化系统(24 种,占 28.92%)、神经系统(23 种,占 27.71%)和心血管系统(22 种,占 26.51%)。急性毒性半数致死剂量($LD_{50}$)数据较为繁杂,由于药物提取方式、动物选择、给药方式、给药次数、观察时间、统计与计算方法等方面的不统一,造成现有数据的可比性较差,不能准确概括其与有毒中药毒性等级的关联性。中药毒性成分主要为生物碱、萜类及挥发油、皂苷、毒蛋白等。

表 14-1　药典标注为"大毒"的中药品种基础毒性信息

| 中药名 | 主要毒性成分 | 主要毒性靶器官 | 急性毒性 $LD_{50}$ |
|---|---|---|---|
| 川乌 | 乌头碱、次乌头碱、新乌头碱等生物碱 | 心脏、神经系统、消化系统、泌尿系统、呼吸系统、生殖发育系统 | 小鼠,水提物,灌胃,163.757 g/kg;小鼠,乙醚提取物,静脉注射,2.845 9 mg/kg;小鼠,生川乌粉,灌胃,3 300.0 mg/kg |
| 马钱子 | 士的宁、马钱子碱等 | 神经系统、免疫系统、消化系统、心血管系统、泌尿系统 | 小鼠,水提物,灌胃,144.2 mg/kg |
| 马钱子粉 | 士的宁、马钱子碱等 | 神经系统、免疫系统、消化系统、心血管系统、泌尿系统 | 小鼠,马钱子粉,灌胃,233.95 mg/kg |
| 天仙子 | 托烷类生物碱等 | 心脏、神经系统 | 无法测得 |
| 巴豆 | 巴豆油等 | 皮肤、黏膜 | 小鼠,生巴豆,灌胃,0.68 g/kg |
| 巴豆霜 | 巴豆油等 | 皮肤、黏膜 | 小鼠,生巴豆,灌胃,1.82 g/kg |

（续表）

| 中药名 | 主要毒性成分 | 主要毒性靶器官 | 急性毒性 $LD_{50}$ |
|---|---|---|---|
| 红粉 | 氧化汞等无机汞 | / | / |
| 闹羊花 | 闹羊花毒素Ⅱ等 | 心脏、肝脏、呼吸系统 | / |
| 草乌 | 乌头碱、次乌头碱、新乌头碱等生物碱 | 心血管系统、神经系统、消化系统、呼吸系统、肾脏、基因毒性、卵细胞、胚胎、雄性生殖系统 | 小鼠,水提物,灌胃,8.388 6 g/kg;小鼠,醇提液,灌胃,8.45 g/kg;小鼠,乙醚提取物,静脉注射,1.405 5 mg/kg;小鼠,草乌粉,灌胃,292.38 mg/kg |
| 斑蝥 | 斑蝥素等 | 肝脏、肾脏、消化系统、泌尿系统 | 小鼠,斑蝥混悬液,灌胃,112.79 mg/kg |

表 14-2　药典标注为"有毒"的中药品种基础毒性信息

| 中药名 | 主要毒性成分 | 主要毒性靶器官 | 急性毒性 $LD_{50}$ |
|---|---|---|---|
| 三颗针 | / | / | / |
| 干漆 | 挥发性成分等 | / | / |
| 土荆皮 | 土荆皮甲酸等 | / | / |
| 山豆根 | 金雀花碱型生物碱等 | 肝脏、神经系统、呼吸系统、心血管系统 | 小鼠,水提组分,灌胃,17.469 g/kg;小鼠,醇提组分,灌胃,27.135 g/kg;总生物碱提取物,小鼠,灌胃,13.399 g/kg |
| 千金子 | 千金子素 $L_5$ 等二萜类成分 | 消化系统、神经系统 | 小鼠,水提物,灌胃,1.795 g/kg;小鼠,乙酸乙酯部位,灌胃,160.23 g/kg;小鼠,石油醚部位,灌胃,90.8 g/kg;小鼠,水提物,灌胃,912.0 g/kg |
| 千金子霜 | 千金子素 $L_5$ 等二萜类成分 | 消化系统、神经系统 | 无法测得 |
| 制川乌 | 乌头碱、次乌头碱、新乌头碱等生物碱 | 心脏、神经系统、消化系统、泌尿系统、呼吸系统、生殖发育系统 | 小鼠,乙醚提取物,静脉注射,46.299 2 mg/kg;小鼠,制川乌粉,灌胃,10 000.0 mg/kg |
| 天南星 | 草酸钙针晶、氰苷类等 | 消化系统、皮肤、黏膜、心脏、肺脏、肾脏 | 小鼠,醇提物,灌胃,155.78 g(原生药)/kg |
| 制天南星 | 草酸钙针晶、氰苷类等 | 消化系统、皮肤、黏膜 | / |
| 木鳖子 | 皂苷等肝脏、肾脏 | 肝脏、肾脏 | 小鼠,木鳖子皂苷,静脉注射,32.35 mg/kg;小鼠,木鳖子皂苷,腹腔注射,37.74 mg/kg |
| 甘遂 | 二萜类成分等 | 消化系统、皮肤、肝脏、肾脏、心脏 | 小鼠,醇提物,灌胃,24.64 g/kg;斑马鱼,水提物,暴露给药,31.00 μg/mL;斑马鱼,醇提取,暴露给药,6.89 μg/mL;斑马鱼,先醇提后水提物,暴露给药,4.26 μg/mL |
| 仙茅 | / | 肝脏、肾脏、生殖器官 | 小鼠,醇提物,灌胃,215.9 g(原生药)/kg |
| 白附子 | 草酸钙针晶等 | 消化系统、皮肤、黏膜 | 小鼠,混悬液,灌胃,3 430.0 mg/kg |
| 白果 | / | / | / |
| 白屈菜 | 生物碱等 | / | 小鼠,总生物碱,肌肉注射,1 222.55 mg/kg |
| 半夏 | 草酸钙针晶等 | 神经系统、黏膜、胚胎、肝脏、肾脏 | 小鼠,混悬液,灌胃,42.7 g/kg;小鼠,醇提物,腹腔注射,325 mg/kg |
| 朱砂 | 硫化汞等可溶性汞和游离汞 | 肾脏、肝脏 | / |
| 华山参 | 莨菪烷类生物碱等 | 神经系统、心血管系统、呼吸系统、肝脏、肾脏 | 小鼠,水提物,腹腔注射,36.5 g/kg |
| 全蝎 | 蝎毒素等 | 神经系统、骨骼肌、呼吸系统、生殖系统、胚胎 | |
| 芫花 | 芫花酯甲等 | 肺、肾上腺、睾丸、脑、肾脏 | 小鼠,水提物,腹腔注射,12.3 g/kg;小鼠,乙酸乙酯部位,灌胃,30.4 g/kg |

（续表）

| 中药名 | 主要毒性成分 | 主要毒性靶器官 | 急性毒性 $LD_{50}$ |
|---|---|---|---|
| 苍耳子 | 贝壳杉烯苷类等 | 肝脏、神经系统、消化系统 | 小鼠，水提物，灌胃，223.82 g（原生药）/kg |
| 两头尖 | 白头翁素等 | 心脏等 | 小鼠，水提物，灌胃，104.50 g（原生药）/kg |
| 附子 | 乌头碱、次乌头碱、新乌头碱等生物碱 | 心脏、神经系统、消化系统、泌尿系统、呼吸系统、生殖发育系统 | 小鼠，盐附子乙醚提取物，静脉注射，2.004 7 mg/kg；小鼠，白附片乙醚提取物，静脉注射，10.723 2 mg/kg；小鼠，黑顺片乙醚提取物，40.205 4 mg/kg；小鼠，盐附子粉，灌胃，11 301.0 mg/kg |
| 苦楝皮 | 川楝素等 | 胚胎、免疫系统 | / |
| 金钱白花蛇 | / | / | / |
| 京大戟 | 二萜类成分等 | 消化系统、皮肤、肝脏、肾脏 | 小鼠，醇提物，灌胃，19.56 g/kg |
| 制草乌 | 乌头碱、次乌头碱、新乌头碱等生物碱 | 心血管系统、神经系统、消化系统、呼吸系统、肾脏、基因毒性、卵细胞、胚胎、雄性生殖系统 | 小鼠，乙醚提取物，静脉注射，2 209.97 mg/kg |
| 牵牛子 | / | 消化系统、肾脏、肝脏、神经系统 | / |
| 轻粉 | 可溶性汞和游离汞 | 肾脏、肝脏 | / |
| 香加皮 | 杠柳毒苷等 | 消化系统、心脏 | 小鼠，醇提物，灌胃，61.388 g/(kg·d)；小鼠，水提物，灌胃，93.578 g/(kg·d) |
| 洋金花 | 东莨菪碱等 | 心脏等 | 大鼠，乙醚提取物，灌胃，14.931 4 g/kg |
| 臭灵丹草 | / | / | 小鼠，水提物，腹腔注射，1.19 g/kg |
| 狼毒 | 萜类内酯等 | 消化系统、黏膜 | 小鼠，二氧化碳超临界提取物，灌胃，2.05 g/kg |
| 常山 | 常山碱等 | 神经系统、肝脏、肾脏 | 小鼠，氯仿萃取物，灌胃，16.75 g/kg |
| 商陆 | 商陆皂苷等 | 消化系统、神经系统、心血管系统、呼吸系统 | 小鼠，水提物，灌胃，28.0 g/kg；小鼠，水提物，腹腔注射，1.05 g/kg |
| 硫黄 | / | / | / |
| 雄黄 | 可溶性砷和价态砷 | 肝脏、肾脏 | 小鼠，可溶性砷为 1.696 mg/g，灌胃，20.5 g/kg |
| 蓖麻子 | 蓖麻毒蛋白、蓖麻碱等蓖麻毒素 | 肝脏、肾脏、消化系统、神经系统 | 小鼠，蓖麻毒蛋白，腹腔注射，10 μg/kg |
| 蜈蚣 | 组织胺样物质、溶血蛋白质等 | 肾脏、肝脏等 | 无法测得 |
| 罂粟壳 | 吗啡、可待因等 | 神经系统、消化系统 | / |
| 蕲蛇 | / | / | 小鼠，粗毒物，灌胃，0.6 g/kg |
| 蟾酥 | 蟾蜍他灵等 | 心脏、肝脏 | 小鼠，醇提物，灌胃，0.606 g/kg |

表 14-3 药典标注为"小毒"的中药品种基础毒性信息

| 中药名 | 主要毒性成分 | 主要毒性靶器官 | 急性毒性 $LD_{50}$ |
|---|---|---|---|
| 丁公藤 | / | 神经系统、心脏 | / |
| 九里香 | / | / | / |
| 土鳖虫 | / | / | / |
| 大皂角 | / | / | / |
| 川楝子 | 川楝素等 | 肝脏、肾脏、肌肉、消化系统、神经系统、妊娠毒性 | 小鼠，乙酸乙酯提取物，灌胃，82.85 g/kg |
| 小叶莲 | 鬼臼毒素类物质等 | / | 小鼠，水提物，灌胃，54.588 g/kg |
| 飞扬草 | / | 雄性生殖器官 | / |

（续表）

| 中药名 | 主要毒性成分 | 主要毒性靶器官 | 急性毒性 $LD_{50}$ |
|---|---|---|---|
| 水蛭 | / | 胚胎等 | 小鼠，水提物，皮下注射，15.24 g/kg |
| 艾叶 | 挥发油类等 | 皮肤、消化系统 | 小鼠，水提物，灌胃，80.2 g/(kg·d)；小鼠，挥发油部位，灌胃，1.67 mL/(kg·d) |
| 北豆根 | 蝙蝠葛碱等生物碱 | 肝脏、肾脏、脾脏 | 小鼠，醇提物，灌胃，75.116 g/kg |
| 地枫皮 | / | / | / |
| 红大戟 | / | / | 无法测得 |
| 两面针 | 氯化两面针碱等 | 神经系统、肾脏、胚胎、心脏、肝脏 | 小鼠，褐色油状物，腹腔注射，68.04 mg/kg |
| 吴茱萸 | 挥发油类等 | 肝脏等 | 小鼠，挥发油，灌胃，2.70 ml/(kg·d) |
| 苦木 | 生物碱等 | / | 小鼠，总生物碱，灌胃，1.971 g/kg |
| 苦杏仁 | 苦心仁苷分解产生的氢氰酸 | 延髓各生命中枢 | 小鼠，水提物，灌胃，15.991 9 g/kg |
| 金铁锁 | 总皂苷等 | 黏膜等 | 小鼠，醇提物，皮下注射，15.63 g/kg |
| 草乌叶 | 生物碱等 | / | 小鼠，水煎醇提液，灌胃，121.7 g/kg |
| 南鹤虱 | / | / | 小鼠，挥发油，腹腔注射，0.63 ml/kg |
| 鸦胆子 | 水溶性苦木内酯类化合物等 | 肾脏、肝脏、心脏 | 小鼠，全组分，灌胃，3.14 g/kg；小鼠，水提物，灌胃，4.023 g/kg；小鼠，醇提物，灌胃，3.320 g/kg |
| 重楼 | 皂苷类和酚类成分等 | 肝脏、心脏、生殖系统、神经系统、消化系统 | 小鼠，重楼皂苷，灌胃，2.68 g/kg |
| 急性子 | / | / | 挥发油类成分无法测得 |
| 蛇床子 | 蛇床子素等 | 肾脏等 | 小鼠，蛇床子素，灌胃，3.45 g/kg |
| 猪牙皂 | / | / | / |
| 绵马贯众 | / | / | 小鼠，水提物，灌胃，170.65 g/kg |
| 绵马贯众炭 | / | / | / |
| 紫萁贯众 | / | / | / |
| 蒺藜 | / | / | 无法测得 |
| 榼藤子 | / | / | 小鼠，醇提物，灌胃，27.17 g/kg |
| 鹤虱 | / | / | / |
| 翼首草 | / | / | / |

# 第二节　有毒中药开发利用思路与方法

## 一、物质基础研究

在研究有毒中药时，现代科学技术的应用也越来越广泛，如毒理学、化学等，尤其是在溶剂学、天然药物分离技术快速发展和进步的过程中，在提取有毒中药的成分时，难度也越来越小；利用高效液相色谱法、核磁共振以及紫外光谱等方法，能细致和深入地鉴别有毒中药的成分。例如通过对巴豆进行分析

发现，其已知成分主要为生物碱、巴豆苷、巴豆油等，而且还能深入分析物质成分群，研究发现，巴豆油中的组成有 26 种。

通过累积和总结相关研究，有关有毒中药成分的认识，中医药界已形成了一定规律。如果有毒中药的成分或者其组合仅存在毒副反应，不存在药效时，在采用该药物治疗时应将这类成分或组合尽量剔除，或者让其性质发生转化，如苍耳子、白果、半夏

等；如果有毒中药的有毒成分同时具有毒性和药效，在实际的临床治疗中应化毒为效，尽可能趋利避害，如巴豆、草乌、川乌等。通过物理化学、有机化学、生物化学、药物配伍以及传统炮制等方法来干预有毒成分的理化性质，对其毒性含量进行调整，让用药的有效性和安全性提高，让有毒中药实现无毒化或者小毒。例如巴豆，通过直接提取或者淀粉稀释对巴豆油含量进行控制，能让其毒性有效减轻，且临床疗效显著提高。

## 二、毒理学研究

通过分析探讨机体对有毒中药的毒性反应，能初步了解部分有毒中药不同毒性成分的特征性毒性和毒理作用。例如生物碱能让周围神经和中枢神经兴奋，导致麻痹，而且还能和心脏直接作用，让心肌兴奋性显著提高。临床研究发现，长春新碱能损伤神经干，导致下肢无法控制或者下肢无力；根据作用部位和毒理作用可以将含苷类的有毒中药分为含黄酮苷、含氰苷、含皂苷和强心苷等；含酯类和含萜类中药能刺激局部，抑制中枢神经系统。例如对于铅、汞、砷等重金属化合物来讲，属于含无机矿物质有毒中药，其毒性特征也各不相同。

通过深入分析毒理学，能让用药的安全性显著提高。临床研究发现，土贝母能有效抑制肝癌 H22、实体瘤 S180 和实验性宫颈癌，然而土贝母煎剂则不存在抑制效果，而且还可能促癌。临床研究发现，苦参碱能有效抑制宫颈癌 HeLa，效果呈时间、剂量依赖性。上述研究结果均为临床安全用药提供了科学依据。

通过对毒理进行深入探讨，还能有效利用和开发有毒中药的有毒成分。例如蟾酥能对流感进行有效治疗，而且具有浸润麻醉的效果；在提取巴豆油后，将其制作成酚—巴豆油，可用于皮肤光老化和整形美容。

## 三、炮制研究

对于有毒中药来讲，要想让其实现增效减毒的效果，炮制是非常重要的一项手段。对有毒中药进行炮制，不但能让药物毒副作用有效消除或降低，让用药安全性提高，而且还能让用药实现最佳化，让临床疗效显著提高。经中医药家多年的不断探讨和研究，也有效丰富了有关炮制溶剂、辅料、工艺、机制等

方面的内容，中药炮制理论也得到了显著进步和发展。

通过对有毒中药物质基础的研究成果进行总结和分析发现，对于有毒中药内有毒而无效的成分，通过理化方法对其化学属性进行改变，或者通过对相关物质进行提取和分离，最终让有毒中药的毒性有效减轻。例如白芥子存在芥子酶，对白芥子进行清炒能破坏芥子酶，让白芥子苷得以保留。对于有毒中药内有毒而有效的成分，通过对摄入剂量进行合理控制或者转化其成分，能实现减毒增效的效果。例如通过对川乌等毒效部分进行炮制，能有效转化有毒成分。

除此之外通过对最新科学发展和古代文献进行分析，不但证实了古代炮制方法的机制、先进性和合理性，部分学者还合理改进和完善了有毒中药的炮制工艺。例如有学者选择碘量法、化学分析法等对代赭石不同炮制品中的 $As^{3+}$、$Fe^{2+}$、$Ca^{2+}$ 的含量变化进行了分析，分析实验数据发现，在对砷进行去除时，和煅水飞法相比较，煅醋淬法的效果更加理想，不仅能让毒性显著降低，而且还能有效煎出有效成分。有学者对比分析了千金子种皮和种仁中的脂肪油含量和薄层色谱，结果显示不去种皮能对千金子的有效成分进行更好保存。

## 四、配伍及临床应用研究

### （一）减毒增效

**1. 通过抑制毒性成分实现减毒增效的作用** 通过合理的配伍，能有效抑制毒性中药的毒性成分，实现减毒增效的作用。例如川乌和白芍配伍，能显著提高抗炎和镇痛效果；川乌和白芍配伍，能让 $LD_{50}$ 值增加，减少乌头碱的煎出量，增加芍药苷的煎出量。

**2. 通过药物间的化学反应来对毒性成分进行中和，进而实现减毒增效的作用** 通过转化有毒中药的毒性成分，能改变其理化性质。例如大黄和附子配伍，现代药理学研究发现，附子中的有毒物质乌头碱和大黄中的鞣质相结合，形成鞣酸乌头碱盐，该物质不会被肠道吸收，进而有效降低附子中的有毒物质。

**3. 机体内配伍药物代谢** 现阶段有关药效和毒性的研究主要为体外实验，然而在机体内的生物酶参与作用下，中药的药效和毒效也可能发生改变。

临床研究发现，防己和川乌配伍，用水煎熬灌胃给药，和单味川乌水煎液相比较，其 $LD_{50}$ 显著增加，通过分析药物成分发现，配伍后的乌头碱含量显著减少；然而如果选择腹腔注射的给药方式，毒性作用则不会减弱，甚至可能增加毒性，出现这种情况可能时因为机体内各种碱、酸、酶的影响。上述研究结果发现，有毒中药的配伍效应应为机体共同参与所导致的结果。

### （二）辨证研究

中医重视辨证论治，在选择有毒中药治疗患者时，应充分考虑证候的缓急、轻重，疾病的虚实、寒热，药物的温热、寒凉。中医的证是指机体状态的概括，如果机体的证存在差异，药物副作用和毒性也大相径庭或者存在差异，健康动物和病理生理状态的动物相比，其药物反应也存在差异；动物的病理生理状态不同，其药物反应也存在差异。例如中药附子在治疗热证和寒证时，毒性存在较大差异；洋地黄在治疗心衰患者和正常人群时，毒性也存在较大差异。由此也发展出了不同的分支研究，如"群体药动学""疾病药动学"等。

通过分析不同病证毒理、毒效、药效等研究结果，在一定程度上改变了学者的方法和思路，学界也开始更加关注在中医辨证的前提下，通过现代科技来进行研究。例如通过代谢组学来对生物样品体内的变化情况进行观察，对毒性的生物或化学标志物进行发现，进而来对生化期间外源性和内源性代谢物的毒性影响进行动态研究；同时平行研究毒性和毒代动力学，也就是在研究毒代动力学的同时，设置平行的毒性观察卫星组等。上述研究均为有毒中药的辨证研究提供了科学依据。

### （三）抗肿瘤研究

对于有毒中药，如果应用合理则能趋利避害，让有毒中药在恶性肿瘤治疗中的作用得以充分体现。现代药理学研究发现，在治疗恶性肿瘤患者时，有毒中药的作用机制主要为直接杀伤、诱导凋亡、诱导分化。

1. **直接杀伤**·鸦胆子油乳剂能显著抑制人肾透明细胞癌 RLC2310 细胞和颗粒细胞癌细胞系 GRC21 细胞的生长，能对核膜、内质网膜、线粒体膜、肾癌细胞膜等膜性系统进行破坏，让肾癌细胞出现变性、坏死；除此之外鸦胆子油乳剂还能对 DNA 合成进行抑制，同时降低 DNA 指数。巴豆总生物碱能显著增加小鼠腹水型肝癌细胞质膜 ConA 受体的侧向扩散速度，进而改变细胞浆基质的结构程度。在对肝癌、胃癌、甲状腺癌等癌症进行治疗时能取得比较理想的效果，特别是晚期癌症，止痛效果比较理想。雷公藤乙素、甲素的抗肿瘤活性比较显著，能显著杀灭或抑制白血病患者的离体白细胞。砒霜、雄黄能对癌细胞核酸代谢进行有效抑制，对 RNA、DNA 合成进行干扰，对蛋白质合成进行抑制，进而改变癌细胞的功能和形态，对癌细胞进行杀灭。除此之外蜈蚣、全蝎、生半夏等也能对癌细胞进行显著抑制、杀灭。

2. **诱导凋亡**·去甲斑蝥素能显著抑制 K562 细胞的增殖，在 24 小时后即可到达凋亡高峰。砒霜能导致白血病细胞株 NB4 细胞凋亡，形成凋亡小体，临床表现主要为核碎裂。雷公藤红素能促进人肥大细胞白血病细胞素 HMU21 细胞凋亡，而细胞 S 期则是主要的发生阶段。雄黄能有效促进 ADM、K562、NB4、HL260 细胞凋亡，在对慢性粒细胞性白血病患者的治疗效果比较理想。

3. **诱导分化**·砒霜能有效促使 HL260 细胞分化为粒细胞系统，显著增加 G1 期细胞比例，利用诱导分化来对白血病进行显著缓解。此外雄黄、巴豆等也具有诱导分化的效果。

# 第三节　有毒中药开发利用典型案例

## 一、附子

### （一）基本信息

#### 1. 基原及资源

（1）基原：《中华人民共和国药典》2015 年版一部收载本品为毛茛科植物乌头 *Aconitum carmichaeli* Debx. 的子根的加工品。根据加工方法不同分成"盐附子""黑顺片"和"白附片"。辛、甘，大热；有毒，归心、肾、脾经。回阳救逆，补火助阳，散寒止痛。用于亡阳虚脱，肢冷脉微，心阳不足，胸痹心痛,虚寒吐泻,脘腹冷痛,肾阳虚衰,阳痿宫冷,阴寒水肿,阳虚外感,寒湿痹痛。

（2）本草考证：附子始载于《神农本草经》，列为下品。陶弘景谓："乌头与附子同根，附子八月采……乌头四月采，春时茎初生有脑头，如乌鸟之头，故谓之乌头。"韩保升谓："正者为乌头，两歧者为乌喙，细长三、四寸者为天雄，根旁如芋散生者为附子，旁连生者为侧子，五物同出而异名，苗高二尺许，叶似石龙芮及艾。"苏颂谓："五者今并出蜀土，都是一种所产……其苗高三、四尺，茎作四棱，叶如艾，其花紫碧色作穗，其实细小如桑椹状，黑色，本只种附子一物，至成熟后乃有四物。"《本草纲目》载："乌头有两种，出彰明者即附子之母，今人谓之川乌头是也，其产江左山南等处者，乃本经所列乌头，今人谓之草乌头是也。"

（3）生态环境及道地产区：野生乌头多生于海拔 800 m 以上山区。自然植被为湿性常绿阔叶林，土壤多为山地黄壤或山地红壤。家种乌头多栽培在海拔 500~600 m 的向阳平坝。以栽培植被为主，主要品种有水稻、玉米、高粱、小麦、油菜等。土壤多为紫色土、水稻土或黄壤。海拔较高的丘陵、山地亦有栽培。

以四川江油为道地基地县，除四川江油等为附子的传统产区外，全国共有四川、陕西、贵州、湖南、湖北、甘肃、云南、广西、江西安徽等 10 个省区的 336 个县市为附子适宜产区，适宜产区面积总和为 294 057.69 km$^2$。

附子在四川江油和彰明（现江油彰明镇）已有 1 000 多年的种植历史，种植面积稳定在 5 000 亩，产量 150 万千克左右，成为历代附子的重要原料产地和供应地。

**（二）药材及饮片**

**1. 药材性状**

（1）盐附子：呈圆锥形，长 4~7 cm，直径 3~5 cm，表面灰黑色，被盐霜，顶端有凹陷的芽痕，周围有瘤状突起的支根或支根痕。体重，横切面灰褐色，可见充满盐霜的小空隙及多角形形成层环纹，环纹内侧导管束排列不整齐。气微，味咸而麻，刺舌。

（2）黑顺片：为纵切片，上宽下窄，长 1.7~5 cm，宽 0.9~3 cm，厚 0.2~0.5 cm。外皮黑褐色，切面暗黄色，油润具光泽，半透明状，并有纵向导管束。质硬而脆，断面角质样。气微，味淡。

（3）白附片：无外皮，黄白色，半透明，厚约 0.3 cm。

**2. 炮制**

（1）选择个大、均匀的泥附子，洗净，浸入食用胆巴（主含氯化镁）的水溶液中过夜，再加食盐，继续浸泡，每日取出晒晾，并逐渐延长晒晾时间，直至附子表面出现大量结晶盐粒（盐霜）、体质变硬为止，习称"盐附子"。

（2）取泥附子，按大小分别洗净，浸入食用胆巴的水溶液中数日，连同浸液煮至透心，捞出，水漂，纵切成厚约 0.5 cm 的片，再用水浸漂，用调色液使附片染成浓茶色，取出，蒸至出现油面、光泽后，烘至半干，再晒干或继续烘干，习称"黑顺片"。

（3）选择大小均匀的泥附子，洗净，浸入食用胆巴的水溶液中数日，连同浸液煮至透心，捞出，剥去外皮，纵切成厚约 0.3 cm 的片，用水浸漂，取出，蒸透，晒干，习称"白附片"。

**（三）化学成分**

附子含乌头碱（aconitine）、次乌头碱（hypaconitine）、新乌头碱（mesaconitine）、塔拉地萨敏（talatisamine）、川乌碱甲（isotalatizidine）、川乌碱乙（karakoline）、尼奥宁（neoline）、准噶尔乌头碱（songrine）、附子碱（fuziline）、minoacetylralatisamine、lipoaconitine、lipohypaconitine、lipomesaonitine、lipodeoxyaconitine、卡拉可林、北乌碱（beiwutine）、苯甲酰乌头原碱（benzoylaconine）、苯甲酰中乌头原碱（benzoylmesaconine）、苯甲酰下乌头原碱（benzoylhypaconine）、去甲乌药碱（demethyl coclaurine，DMC，higenamine）、去甲猪毛菜碱（salsoninol，1-甲基-6,7-二羟基-1,2,3,4-四氢异喹啉）、氯化甲基多巴胺（coryneine chloride）、新江油乌头碱（neojiangyouaconitine）、尿嘧啶、华北乌头碱、黄草乌头碱、附子亭（fuzitine）。

**（四）药理作用**

**1. 对心血管系统的作用** · 动物实验表明，附子煎剂对动物蛙、兔、蟾蜍等具有强心作用，其主要机制是兴奋和激动 β 受体，释放儿茶酚胺而产生强心作用。强心成分主要为去甲乌药碱、去甲猪毛菜碱、氯化甲基多巴胺、尿嘧啶。同时，附子还有抗心肌缺血、缺氧的作用以及增强心率、对抗缓慢型心律失常的作用。乌头类生物碱是附子常压耐缺氧作用的有效成分，附子水溶性部分能特异性的对抗乌头类生物碱诱发的心律失常,而对多巴因、三氯甲烷所致心律失常无效,同时实验证明附子中抗心律失常的物质并非 $Mg^{2+}$ 等无机离子。还有研究学者证明,附子具有对血压的双重作用:降压的有效成分是去甲乌药碱,升压的主要成分是氯化甲基多巴胺和去甲猪毛菜碱,以及延长血栓形成时间、抑制凝血和抗血栓形成的作用。

2. **抗炎镇痛作用** · 附子煎剂可抑制蛋清、角叉菜胶、甲醛等所致的大鼠足肿胀,抑制醋酸所致毛细血管通透性增加,抑制肉芽肿形成及佐剂型关节炎。有学者证明抗炎的有效成分是乌头类生物碱,但也有人证明不含乌头类生物碱的水溶性部分也有抗炎作用。对抗炎作用的机制也有不同看法,有人认为与兴奋垂体-肾上腺皮质系统有关,也有人认为与垂体-肾上腺皮质无关。

3. **抗肿瘤作用** · 彭文珍等研究发现附子多糖对 HL-60 细胞有诱导分化作用,且诱导 HL-60 细胞向粒细胞方向分化。董兰凤等研究结果表明附子多糖的抑瘤机制主要是通过增强机体的细胞免疫功能,诱导肿瘤细胞凋亡和上调抑癌基因的表达等多种因素发挥抗肿瘤作用。

4. **延缓衰老作用** · 张涛等研究结果表明,附子能提高老年大鼠血清总抗氧化能力及抗氧化酶活性,降低自由基代谢产物的含量,提高组织中酶的活性,改善细胞膜的流动性,表明附子可提高机体抗自由基能力,减少脂质过氧化,从而保护细胞膜的完整和功能,起到延缓衰老的作用。

5. **免疫调节作用** · 张仲景的《伤寒论》中的经典名方四逆汤以回阳救逆、温里逐寒的附子为君药,在临床上功效显著。研究证实大黄附子汤能有效调节 BALB/c 小鼠腹腔巨噬细胞免疫及抗氧化功能,改善脂多糖(LPS)对 BALB/c 小鼠腹腔巨噬细胞的诱导作用。而单味中药附子免煎剂则能明显降低免疫性肝损伤大鼠的谷丙转氨酶(ALT)、谷草转氨酶(AST)、总胆红素(TBIL)水平;减轻肝组织的损伤及肝损伤所造成的小分子代谢物的改变。附子中多糖成分对正常小鼠机体免疫力有增强作用,可以显著提高免疫低下小鼠体液免疫和细胞免疫功能,并减轻由于环磷酰胺引起的白细胞水平降低。

6. **降血糖作用** · 附子多糖对脂肪细胞毒副作用较小,并可促进 3T3-L1 脂肪细胞对葡萄糖的消耗,可促进胰岛素抵抗模型脂肪细胞对 $^3H$-葡萄糖的摄取。乌头、附子多糖可通过增加葡萄糖的利用而不提高胰岛素水平的机制产生降糖作用。随着附子降糖作用机制的发现及有效成分的研究,附子在糖尿病治疗中作用会越来越大。

7. **其他作用** · 附子应用广泛,对多种病症具有独特的疗效。如对脾阳虚小鼠具有良好的抗寒泻作用。在治疗脾胃虚寒型慢性荨麻疹的治疗中疗效确切。从附子中得到的去甲基乌头碱是很好的 $\beta_2$-肾上腺素受体激动剂,对缓解支气管狭窄有很好的疗效。附子不含生物碱的小分子混合物通过增加受寒冷刺激的小鼠的棕色脂肪组织中解偶联蛋白的表达来影响其热量产生。附子多糖能抑制高胆固醇血症大鼠血清中总胆固醇(TC)和低密度脂蛋白胆固醇(LDL-C)的水平,分析认为其作用机制与大鼠肝脏低密度脂蛋白受体(LDL-R)的基因水平、蛋白表达以及受体的活性有关。因此附子多糖的降血胆固醇作用机制也可能与上调胆固醇 $7\alpha$ 羟化酶(CYP7$\alpha$-1)mRNA 及蛋白水平和下调大鼠肝脏 3-羟基-3-甲基戊二酰辅酶 A(HMG-CoA)还原酶 mRNA 水平有关。

**(五) 传统临床应用**

1. **性味、功效** · 《中华本草》将附子的性味、功效概括为:"味辛、甘,性热,有毒;回阳救逆,补火助阳,散寒除湿。"

2. **适用范围** · 在《伤寒论》和《金匮要略》中,主要应用于 3 个方面:①阳气虚弱的病例。②阳气欲脱的病例。③寒性疼痛的病例。汉代以后的应用范围更广,内外妇儿科疾病都可运用,关键是辨证准确。张山雷《本草正义》指出:"附子本是辛温大热,其性善走,故为通行十二经纯阳之要药。外则达皮毛而除表寒,里则达下元而温痼冷,彻内彻外,凡三焦经络、诸脏诸腑,果真有寒,无不可治。"国内有学者提出,正因为附子的治疗靶向是阴证(寒证),而且治疗作用和毒副作用很明显,运用附子者,必须有识有胆,精辨阴阳,洞察寒热,而后达到"果真有寒,无不可治"的境界。

3. **配伍应用**

(1)与温热药配伍:如与干姜、肉桂、炙甘草配伍,用于寒邪直中于里或伤寒传入三阴,如干姜附子汤、四逆汤、通脉四逆汤。用于寒湿痹痛,如附子汤、桂枝附子汤、术附汤。

(2)与清热药配伍:用于里有邪热而阳气不振

者。与大黄、黄芩、黄连配伍：如《伤寒论》中附子泻心汤，附子与大黄寒热并投，温攻兼施而奏温中通便之效，治疗因寒而致心下痞满诸证；与苡仁、败酱配伍：如薏苡附子败酱散，治肠痈热毒化脓而阳气不足者。

（3）与补益药配伍：如与人参配伍：有回阳固脱作用，用治大汗、吐泻后，阳随阴脱，或吐衄崩中，血脱阳亡之证，如四逆加人参汤、参附汤。与黄芪配伍：可增强固表止汗作用，如治阳虚自汗之芪附汤。与肉桂等补阳药配伍：二药大辛大热均有回阳之功，用于阳虚诸证。故《金匮要略》中的肾气丸，《景岳全书》中的右归饮，都以附、桂为主药，治疗肾阳不足而见腰酸且痛、肢冷等症。与滋阴药配伍：陈苏生先生之"温滋法"，即以附子等温里药配伍生地、白芍等滋阴药，认为"凡阳用不足，阴质亦亏，可无论其见症，病机相投，用之咸宜，收效亦佳。"

（4）与解表药配伍：用于阳虚外感。寒邪入于少阴见发热等症而需"微汗者"，可用附子配麻黄以温经发表。《伤寒论》中麻黄附子细辛汤、麻黄附子甘草汤皆是。再如治太阳病汗不得法，以致阳虚汗漏之桂枝加附子汤。

（5）与白术、茯苓等利水药配伍：苓、术健脾祛湿，附子辛热祛寒，配伍后可达祛寒逐湿之目的，用于阳虚水肿。如术附汤，见《医宗金鉴》，治疗脾阳不运、肾阳虚衰，致湿浊凝聚，寒湿相搏而见面目四肢浮肿，小便清长，大便自利，四肢不温，肢体疼痛等症。此方白术健脾燥湿，附子温肾阳以祛寒，二药相伍，寒湿可除，故张元素云"附子以白术为佐，乃除寒湿的圣药"。本方亦可配伍五苓散或五皮饮应用。再如《伤寒论》中附子汤，即以附子配苓、术、人参等奏温肾助阳，祛寒化湿之功，治疗阳虚寒湿内侵，身体骨节疼痛，恶寒肢冷等证。《伤寒论》中真武汤、《千金要方》中附子汤亦是。

（6）与泻下药配伍：用于阴结便秘等症。如温脾汤主治脾阳不足，冷积便秘，或久利赤白，腹痛，手足不温，脉沉弦；大黄附子汤由大黄、附子、细辛制成，具有温经散寒，通便止痛的功效。临床上主要用于急性阑尾炎、急性肠梗阻、胆绞痛、慢性痢疾、尿毒症等疾病的治疗。

（7）与活血药配伍：用于阳虚血瘀或气虚血瘀。如急救回阳汤主治吐泻转筋，身凉汗多之症，具有回阳救逆，活血化瘀之功效。

（8）与安神药配伍：朱砂味甘微寒，清心以宁神；附子味辛大热，温阳以升肾水。二药伍用，则心肾相交，水火相通，共奏温肾阳，降心火之功。

（9）与祛痰药配伍：用于阳虚痰饮，如吴佩衡常用四逆汤合二陈汤加麻黄、细辛治一切肺部痰饮阴证。

（10）与阿胶、地黄等止血药配伍：以温阳摄血，用治虚寒性便血、吐血、衄血。如黄土汤主治阳虚便血，具有温阳健脾、养血止血的功效。

**4. 临床应用注意事项**

（1）辨证施治：附子辛热燥烈，有毒。通行十二经脉，走而不守，外达皮毛而除表寒，内达脏腑而温冷痛，具有回阳益火，温中散寒的功效。临床上必须严格地掌握适应证，认真观察患者证候，正确判断病机，然后科学地用药。参考指征：脉象微细或沉迟，舌质淡胖，苔白滑腻，口淡不渴，肢冷畏寒，腰膝酸冷，大便溏泄，小便清长。现脉实数或洪大、大便热结、高热、内热外寒、真热假寒的阴虚和热证患者应忌用；房室传导阻滞患者及孕妇应禁用；年老体弱、心功能减退及肝肾功能不全者应慎用。

（2）炮制方法：由于附子毒性强，古今都很重视附子加工炮制。现代主要的炮制方法有盐制、漂制、蒸制、煮制、砂炒和甘草黑豆制等。

附子毒性的主要成分为乌头碱及其衍生物，此类双酯型生物碱不稳定，在加热条件下会水解成毒性很小的单酯型生物碱和乌头原碱，进一步可水解为胺醇类生物碱，其毒性仅为乌头碱的 $1/4\,000\sim1/200$。炮制过程中多次的用水浸泡、漂洗、高温水煮、高热爆炒、或微波加热等可以充分促其水解。因此，严格的加工炮制过程可以减低附子的毒性。

（3）掌握适当的煎煮方法：临床应用的附子虽经炮制，但附子中毒的病例仍屡见不鲜，这与附子的煎煮方法有关。传统煎煮法：《伤寒论》中干姜附子汤："以水三升，煮取一升"。《金匮要略》中桂枝附子汤："以水六升，煮取二升"。多数医家主张附子应先煎、久煎 $1\sim3$ h 不等，口尝不麻再与他药同煎。已故的云南名医吴佩衡，一生善用附子，他主张，凡有附子之方剂，必选用较大之煮药器，加多量开水，以猛火将附片煮熟，剂量 $25\sim60$ g 者，煮沸 $2\sim3$ h，如加量，则应增加煮沸时间。凌氏提出改良煎煮方法：将含有附片的汤剂捣碎为散，用冷水浸泡 $3$ h 以上，文火煮沸 $30$ min 左右，连煮 $2\sim3$ 次即可，减少了临床附子的毒性反应。

（4）配伍原则：因其毒性，历代医家选用了很多配伍来制约附子的偏性，降低附子的毒性。中医理论中素有"附子无干姜不热，得甘草则缓"之说，故有四逆汤的使用。有现代研究文献报道，甘草中的甘草酸能够拮抗乌头碱的毒性，能对抗附子的心脏毒性。因此，重视中药的相须、相使、相畏、相杀，利用其原理，遏制附子毒性的同时，结合其现代药理作用的研究进展，使其更好地发挥治疗作用。目前附子的减毒配伍方面的研究有很多，但研究的基本上都是配伍对附子活性成分的影响。

（5）附子的临床用量：用量过多也是导致附子中毒的一个原因，但由于对附子认识及应用经验的不同，关于附子的用量尚存争议。目前《中华人民共和国药典》规定附子使用剂量为 3～15 g。从小剂量（3 g）逐渐增加用量，一般加强补药作用时 1.5～4.5 g；用作强心、温中散寒止痛作用时 4.5～9 g；抢救虚脱、休克时，大剂量有时用至 18～20 g，甚至 30 g，但必须由有经验的医生使用。总之，附片的常规剂量为 3～9 g，一般很少超过 30 g。

（6）其他方面

①区分个体差异：临床上附子的不良反应时有发生。为了医疗安全，必须全面准确地辨析患者的体质、年龄、性别、种族及疾病状况等，因人制宜。尤其是对于妇女儿童和年高体弱的老年人以及有基础疾病的患者，大剂量使用尤其需要谨慎。②注意服药方法：中药服用方法很重要，附子更是如此。其方法：一是先少量服；二是冷服；三是服用时要忌口，服药后不可饮酒。此外在服用附子时，严禁与半夏、白及、瓜蒌壳、贝母、白蔹等药物煎剂同服，以免产生剧烈的毒副作用。

**（六）新药与转化应用**

**1. 附子理中丸**

药理作用：温中健脾。

用于脾胃虚寒，脘腹冷痛，呕吐泄泻，手足不温。

主要成分：附子（制），党参，白术（炒），干姜，甘草。

剂型：丸剂（水蜜丸）。

规格：每丸重 4.5 g。

用量方法：口服，一次 1 丸，一日 2～3 次。

注意事项：①忌食生冷食物。②孕妇忌服。

代表厂商：生产附子理中丸的厂商共有 212

家，例如北京同仁堂科技发展股份有限公司制药厂、河南省宛西制药股份有限公司、马鞍山天福康药业有限公司、天津达仁堂京万红药业有限公司、陕西天洋制药有限责任公司等。

此外还有附子理中片、附子理中口服液、白附子、附子理中丸（浓缩丸）、附子理中液等产品。

**2. 香附丸**

药理作用：舒肝健脾，养血调经。

用于肝郁血虚、脾失健运所致的月经不调、月经前后诸症，症见经行前后不定期、经量或多或少、有血块，经前胸闷、心烦、双乳胀痛、食欲不振。

主要成分：香附（醋制）、当归、川芎、白芍（炒）、熟地黄、白术（炒）、砂仁、陈皮、黄芩。辅料为黄酒。

剂型：丸剂（大蜜丸）。

规格：每丸重 9 g。

用量方法：用黄酒或温开水送服。水丸 6～9 袋，一日 2 次。

注意事项：①忌辛辣、生冷食物。②感冒发热患者不宜服用。③有高血压、心脏病、肝病、糖尿病、肾病等慢性病严重者应在医师指导下服用。④青春期少女及更年期妇女应在医师指导下服用。⑤平素月经正常，突然出现月经过少，或经期错后，或阴道不规则出血者应去医院就诊。⑥服药 1 个月症状无缓解，应去医院就诊。⑦对本品过敏者禁用，过敏体质者慎用。⑧本品性状发生改变时禁止使用。⑨请将本品放在儿童不能接触的地方。⑩如正在使用其他药品，使用本品前请咨询医师或药师。

代表厂商：生产香附丸的厂商共有 13 家，例如北京同仁堂科技发展股份有限公司制药厂、黑龙江葵花药业股份有限公司、哈药集团世一堂制药厂、牡丹江灵泰药业股份有限公司、辽宁金丹药业有限公司等。

此外还有七制香附丸、四制香附丸、醋制香附丸、香附油、香附调经止痛丸等产品。

**3. 参附注射液**

药理作用：益气温阳、回阳救逆、益固脱。

用于益气温阳、回阳救逆、益固脱。心源性休克、感染性休克、失血性休克、创伤性休克、过敏性休克、神经性休克。心脏疾病：充血性心力衰竭、心律失常、病态窦房结综合征、房室传导阻滞、心肌炎、心肌梗死、冠心病、肺心病。血液疾病：再生障碍性贫血、高凝倾向、放疗、化疗所致白细胞减少、血小板减少、手术前后稳定血压、血液透析后低血压。其他：支气管哮喘多器官功能失常综合征（MODS）、糖尿病及其并发症、各类免疫功能受损或低下、各种虚寒慢性疾病辅助治疗、肾上腺皮质功能减退、关节炎、风湿性关节炎、类风湿性关节炎、肩周炎、冻疮。

主要成分：红参、黑附片提取物，主要含人参皂苷。水溶性生物碱：人参皂苷＞0.8 mg/ml，乌头碱＜0.1 mg/ml。每 ml 注射液相当于生药红参 0.1 g 及附片 0.2 g。

用法用量：肌内注射：一次 2～4 ml，一日 1～2 次。静脉滴注：一次 20～100 ml（用 5%～10% 葡萄糖注射液 250～500 ml 稀释后使用）；静脉推注：一次 5～20 ml（用 5%～10% 葡萄糖注射液 20 ml 稀释后使用）或遵医嘱。

不良反应：有致过敏性休克。

注意事项：本品含有皂苷，摇动安瓿输液瓶后产生泡沫是正常现象，并不影响疗效。本品是纯中药制剂，保存不当可以影响质量，所以使用前应对光检查，药液出现混浊、沉淀、变色、漏气等现象时不能使用。贮藏方法：避光、阴凉处。

代表厂商：生产参附注射液的厂商共 1 家，华润三九（雅安）药业有限公司。

**4. 桂附地黄丸**

药理作用：温补肾阳。

用于肾阳不足，腰膝酸冷，小便不利或反多，痰饮喘咳。

主要成分：肉桂、附子（制）、熟地黄、山茱萸（制）、牡丹皮、山药、茯苓、泽泻。辅料为蜂蜜。

剂型：丸剂（小蜜丸）。

规格：每丸重 6 g。

用法用量：口服，小蜜丸一次 9 g，一日 2 次。

注意事项：①忌不易消化食物。②治疗期间，宜节制房事。③感冒发热患者不宜服用。④阴虚内热者不适用。⑤有高血压、心脏病、肝病、糖尿病、肾病等慢性病严重者应在医师指导下服用。⑥儿童、孕妇、哺乳期妇女应在医师指导下服用。⑦严格按用法用量服用，本品不宜长期服用。⑧服药 2 周症状无缓解，应去医院就诊。⑨对本品过敏者禁用，过敏体质者慎用。⑩本品性状发生改变时禁止使用。⑪儿童必须在成人监护下使用。⑫请将本品放在儿童不能接触的地方。⑬如正在使用其他药品，使用本品前请咨询医师或药师。

代表厂商：生产桂附地黄丸的厂商共 113 家，例如成都九芝堂金鼎药业有限公司、广东明珠药业有限公司、湖北施恩堂制药有限公司、西安碑林药业股份有限公司、哈药集团世一堂制药厂等。

此外，还有艾附暖宫丸、良附丸、附桂紫金膏、桂附地黄丸（浓缩丸）、附桂风湿膏等产品。

## 二、砒霜

### （一）基本信息

1. **基原及资源** · 砒霜始载于《开宝本草》，基原为砒石经升华而得的精制品，为无臭无味白色粉末，其主要成分为三氧化二砷（$As_2O_3$），该品味辛、酸，性热，归脾、肺、胃、大肠经。具有平喘化痰、截疟、蚀疮祛腐之功。中毒剂量与治疗剂量极为接近。《本草经疏》言："砒霜，禀火之毒气、复经煅炼，《开宝本草》虽云味苦酸，而其气则大热，性有大毒也。酸苦涌泄，故能吐诸疟风痰在胸膈间。大热大毒之物，故不可久服，能伤人也。砒黄既已有毒，见火则毒愈甚，而世人多用砒霜以治疟，不知《内经》云夏伤于暑，秋必痎疟，法当清暑，益气，健脾，是为正治，岂宜用此大热大毒之药。如果元气壮实，有痰者服之，必大吐，虽暂获安，而所损真气实多矣。"《本草衍义》曰："砒霜，疟家或用，才过剂，则吐泻兼作，须浓研绿豆汁，仍兼冷水饮。"可见砒霜在古代即有临床治疗和中毒救治的记载。

2. **道地产区** · "砒霜"在现代《中药大辞典》中的解释是：异名白砒，基原为砒石经升华而成的三氧化二砷精制品，主产地湖南、江西、贵州。生砒产于信州，《本草衍义》《本草纲目》《证类本草》《江西考古录》等书中都有明确记载："今信凿坑井下取之，其坑常封锁。坑中有浊绿水，先绞水尽，然后下凿取生砒，谓之砒黄，色如牛肉或有淡白路，谓石非石，谓土非土。""取法将生砒就置火上……""生砒黄以赤色者为良，熟砒霜以白色者为良。"根据《本草纲目》的记载，因产地在信州，砒石又叫信石。也有说砒石并不仅仅出于信州，而是信州出产的最佳，所以称信石，比如《本草图经》中"唯信州者佳"。

### （二）砒霜的制取

制取砒霜的原料为砒石。砒石为氧化物类矿物砷化或硫化物类矿物毒砂、雄黄、雌黄经加工制成的三氧化二砷。砒石少量来源于天然砷化矿石，除去杂质即可，而多数是用毒砂、雄黄或雌黄加工制成。

取上述诸品,砸成小块,燃烧,即可产生气态的三氧化二砷及二氧化硫,冷却后,三氧化二砷凝固成固态,即为砒石,二氧化硫则从烟道排出。砒石因其色泽的不同可分为红砒与白砒,其主要成分均为三氧化二砷($As_2O_3$)。用砒石进一步烧炼升华即可制取砒霜。具体方法为:取砒石捣碎,放在阳城罐内,罐口用铁腕底盖住,碗和罐的接合处用盐泥封固,铁腕内装满水,将罐放在炉上,用慢火烧 2~3 h,使其产生升华附着在铁腕底部,凉后揭开取下,并除去罐里残留的杂质,将升华物再入罐内反复烧炼 2~3 次,即得极净的砒霜,主要成分仍是 $As_2O_3$。

### (三) 化学成分

砒霜即三氧化二砷,别名白砒或信石,英文名 Arsenic。可由含砷矿石煅烧升华而得。三氧化二砷的纯品为白色结晶性粉末,无臭无味,加热易升华而发蒜臭。溶于盐酸中,生成三氯化砷或其他砷化合物,易溶于碱。与面粉、淀粉、小苏打很相似,所以容易误食中毒。砒霜的主要成分是砷,砷的常见化合价有-3、+3、+5 三种价态,元素砷在天然环境中很少存在。在天然水和土壤中主要以+3,+5 价态存在。其存在形式可分为水溶性砷、吸附态砷和难溶性砷。主要含砷矿物有砷黄铁矿(FeAsS)、雄黄矿($As_4S_4$)、雌黄矿($As_2S_3$)。As(Ⅲ)的毒性最强,比如砒霜($As_2O_3$);As(Ⅴ)毒性并不强,只要浓度不特别高,基本是无毒的。

### (四) 药理作用

1. **对心脏的作用** · $As_2O_3$ 诱导的心脏毒性作用具有浓度依赖性,低剂量时细胞凋亡占优势,高剂量引起细胞坏死。心肌细胞缺失和继发的心功能下降是 $As_2O_3$ 心脏毒性的机制之一。Kang PM 等报道,心肌细胞凋亡是心肌梗死和心力衰竭的可能机制,且在许多心血管疾病的发病机制都有重要的作用。

2. **对肝癌细胞的作用** · 不同剂量 $As_2O_3$ 诱导肝癌细胞凋亡的程度不同。剂量适中,肝癌细胞凋亡率最高,剂量过高时,诱导肝癌细胞凋亡作用并非最强,而且可致细胞毒杀伤作用,可能对正常肝细胞产生细胞毒杀伤作用。

3. **对雄性生殖器官的作用** · NIRAJ 等研究慢性砷暴露可以引起雄性小鼠睾丸重量绝对及相对降低,精子数量及运动能力下降,异常精子数增多。张育等对大鼠进行了亚急性腹腔注射毒性研究,结果随着给大鼠注射 $As_2O_3$ 的量增加,大鼠睾丸精子头数和每日精子生成量也逐渐减少,小剂量组精子形态与正常对照组相似,中剂量组精子形成有所减少,大剂量组精子明显减少。钱晓薇通过对小鼠亚急性腹腔注射进行研究,结果 $As_2O_3$ 对小鼠的体重增长及睾丸的重量存在抑制作用,$As_2O_3$ 使小鼠精子的畸形率明显增加($p<0.01$),且呈明显的剂量—效应关系。

4. **对免疫器官的作用** · 有动物试验证明,$As_2O_3$ 可对免疫功能产生明显的抑制作用。胸腺重量与指数、脾脏重量与指数低剂量组升高,中、高剂量组降低,可能是低剂量组免疫器官对外来毒物的应急反应使得胸腺、脾脏重量与指数相对增加,而中、高剂量组则主要由于 $As_2O_3$ 的毒性作用造成免疫器官重量与指数降低。

### (五) 临床应用

传统认为砒霜有蚀疮祛腐、杀虫、劫痰、截疟等作用。用于痔疮、瘰疬、痈疽恶疮、走马牙疳、癣疮、寒痰哮喘、疟疾、痢疾等病证。现代研究表明,砒霜所含的成分 $As_2O_3$ 为良好的抗癌剂,能对肿瘤细胞产生细胞毒作用,抑制肿瘤细胞核酸代谢,干扰 DNA、RNA 的合成,诱导肿瘤细胞产生凋亡,并能抑制肿瘤细胞端粒酶的活性,从而发挥抗癌效应,临床还可用于多种肿瘤的治疗。

1. **急性早幼粒细胞白血病** · 自 20 世纪 70 年代我国学者应用砒霜治疗本病以来,砒霜已成为治疗急性早幼粒细胞白血病(APL)的主要药物,临床应用 $As_2O_3$ 注射液治疗 APL 疗效突出。这是传统医学对攻克恶性肿瘤作出的一大重要贡献,著名的《科学》杂志曾著文称之为"这是继全反式维甲酸之后又一令人震惊的发现。"有研究表明,$As_2O_3$ 诱导 HL-60 细胞凋亡与抑制 Survivin 基因表达、激活 Caspase-3 蛋白的活性有关。这也是砒霜治疗白血病的主要机制之一。

2. **原发性肝癌** · 近年来,$As_2O_3$ 应用于治疗原发性肝癌也有了很大突破。临床试验和应用结果显示,$As_2O_3$ 抗肝癌等多种消化道肿瘤的作用有着诱人的前景。$As_2O_3$ 注射液动静脉双路治疗中晚期原发性肝癌取得较好的近期疗效。陈丽军采用 0.1% $As_2O_3$ 注射液 30 ml 经肝动脉插管注入(第 1 日),0.1% $As_2O_3$ 注射液 10 ml 加入 5% GS 250 ml 每日 1 次静脉滴注(第 2~10 日)治疗中晚期原发性肝癌 30 例。21 日为 1 周期,至少治疗 2 周期。能够使肿瘤体积缩小,改善患者食欲,增加患者体重,减轻肝区疼痛等,提高患者生活质量,且毒副反应轻微。

3. **哮喘** · 支气管哮喘(哮喘)是儿科的一种常见病和多发病,是由多种细胞和细胞组分共同参与的气道慢性炎症性疾患。这种气道炎症导致气道高反应性,当接触多种刺激因素时,即出现反复发作的喘息、气促、胸闷、咳嗽等。现代治疗主要以糖皮质激素为主,而对中药 $As_2O_3$ 治疗哮喘的作用认识甚少,国内外文献也罕见报道。高洁采用 $As_2O_3$ 贴敷大椎穴治疗哮喘取得显著疗效,临床疗效治疗组总有效率 92%,对照组总有效率 40%。表明 $As_2O_3$ 可降低血清 ICAM-1,提高 PEF 值,减少发病次数,从而改善气道炎症,降低气道阻力及控制哮喘复发。

4. **乳腺癌** · 乳腺癌是女性排名第一的常见恶性肿瘤,目前的治疗方法以手术为主。张丽娜等观察不同浓度 $As_2O_3$ 诱导人乳腺癌细胞系 MDA-MB-435s 凋亡的情况及对 Bcl-2 和 Bax 表达的影响,发现 $As_2O_3$ 作用组的凋亡指数明显高于阴性对照组,Bcl-2 表达下调,Bax 表达上调。提示 $As_2O_3$ 是通过下调 Bcl-2 和上调 Bax 的表达而诱导 MDA-MB-435s 细胞凋亡的。

5. **肺癌** · 许严伟等采用砒霜纳米乳治疗小鼠 Lewis 肺癌的效果及对免疫系统的毒性研究表明,砒霜纳米乳可诱导 A549 细胞凋亡,与其他化疗药物制成的缓释制剂相比在同等剂量下对肿瘤的杀伤作用明显。陈瑶等研究表明砒霜抗肺癌的作用是通过上调 p53 基因的表达来诱导 LAC 肿瘤细胞凋亡,从而抑制 LAC 细胞的增殖,这可能也是中药砒霜治疗肿瘤的机制之一。

6. **多发性骨髓瘤(MM)** · 多发性骨髓瘤是一种浆细胞不正常增生,致使侵犯骨髓的一种恶性肿瘤。桑玉旗用 $As_2O_3$ 治疗难治复发性 MM 患者,采用 ELISA 法及 ABC-HRP 法检测正常者(对照组)和治疗组的血清内皮生长因子(VEGF)、IL-6 水平。结果治疗组治疗前 VEGF 和 IL-6 均明显高于对照组($p<0.01$),治疗后两者均明显下降($p<0.05$),但仍然高于对照组($p<0.05$)。提示 $As_2O_3$ 治疗难治复发性 MM 疗效肯定,其机制可能是与下调 VEGF 表达有关。

7. **系统性红斑狼疮(SLE)** · 系统性红斑狼疮是一种自身免疫性疾病,可累及全身各个系统。林素仙等的研究指出:$As_2O_3$ 能延长 BXSB 狼疮鼠的寿命,显示该药对狼疮鼠有治疗作用;能抑制该小鼠外周血抗 ds-DNA 抗体的产生,提示 $As_2O_3$ 有免疫抑制作用;$As_2O_3$ 抑制狼疮鼠脾脏单个核细胞激活状态下 IFN-γ 和 IL-4 的分泌,则说明 $As_2O_3$ 能抑制其分泌异常增高的细胞因子 IFN-γ 和 IL-4,其发挥免疫抑制作用的机制可能与此有关。

8. **鼻咽癌** · 鼻咽癌是中国南方、东南亚一带常见的恶性肿瘤,临床以高转移性为其特征。研究提示这与潜伏膜蛋白 1(LMP1)的表达密切相关。杜彩文等研究发现经 $As_2O_3$ 治疗后,人鼻咽低分化鳞癌细胞 CSNE-1 小鼠移植瘤发生凋亡和分化现象,同时 LMP1 的表达下调,进一步说明了 $As_2O_3$ 对鼻咽癌的治疗作用。

9. **类风湿关节炎(RA)** · 类风湿关节炎(RA)是常见的风湿病之一,其发病机制尚不清楚。吕昊哲等研究 $As_2O_3$ 诱导人类风湿关节炎成纤维样滑膜细胞(HFLS-RA)凋亡的作用。结果表明 $As_2O_3$ 呈时间和剂量依赖性地抑制 HFLS-RA 的增殖,从细胞水平揭示了 $As_2O_3$ 可促进 HFLS-RA 凋亡,为 $As_2O_3$ 用于 RA 的临床治疗提供了有力的证据。

10. **注意事项**

(1)砒霜的毒副作用:砒霜长期以来一直被认为是剧毒物质,并具有致癌、致畸作用,但实验证明,微量砷亦能刺激造血,促使细胞生长与繁殖。尽管如此,砒霜的毒副作用仍然值得引起足够的重视,否则易发生中毒而导致严重后果。急性中毒主要是胃肠症状及神经系统症状。入腹后 1~2 h(快者 15~30 min)即可出现症状。初见咽喉有烧灼感,咽干口渴,流涎呕吐,继而出现阵发性或持续性腹痛,泻下黏液血便或米汤样粪便,甚至血水样便,严重者可引起脱水、酸中毒及休克。中枢神经系统症状有头晕、头痛、烦躁不安,惊厥,昏迷,或胸闷气急、腹式呼吸消失等膈神经麻痹症状;或出现循环衰竭,或出现血尿、尿闭、黄疸等,一般于 24 h 死于贫血。其特征是"七窍流血"或肝、肾功能衰竭和呼吸中枢麻痹。慢性中毒主要表现为食欲减退,疲乏无力,反应迟钝,发落视矇,头晕烦躁,四肢麻木,腿痛跛行;皮肤接触者可发生皮炎,出现各种皮疹,色素沉着,表皮角化等。

砒霜经胃肠道口服毒性较大,而采用非胃肠道给药,如静脉滴注、肌注、瘤体注射、动脉介入及腔内给药,则毒副作用明显减轻。华海清在应用 $As_2O_3$ 注射液静脉滴注治疗肝癌时发现,该药虽可发生一些毒副反应,如消化道症状、皮肤改变、肝肾毒性、骨髓抑制等,但在常用剂量下毒副反应较轻,并且是可逆的或可预防的。

(2)砒霜的用量:必须严格加以控制,以防中毒。砒石:内服一日量 0.01~0.03 g,一般入丸、散服用;外用可研末撒、调敷,或入膏药贴之。砒霜内服一日量 0.003~0.006 g,外用同砒石。因其用量甚微,单用时要加赋形剂,制成复方膏、丹后,始能内服或外用。

(3)使用禁忌:凡体质虚弱、孕妇、哺乳期妇女以及肝肾功能不全者均须禁用。

### (六)新药与转化应用

复方三氧化二砷糊剂

口腔外用药,用于牙髓失活(本品不适于乳牙的失活)。

用法用量:外用。由牙科医师掌握使用。取约粟米大小一点,置于露髓处,严密封闭,封药时间 24~48 h 内,必须及时取出。

不良反应:封药后可能出现疼痛症状。

禁忌:①对盐酸普鲁卡因过敏者禁用。②前牙、乳牙或根尖孔未形成的牙齿禁用。

注意事项:①本品含毒性药品,须按《医疗用毒性药品管理办法》规定管理。②不得内服。③本品的使用剂量、放入位置、封药时间对其疗效影响极大。本品作用强且无自限性,使用最多 24~48 h 即可使牙髓失活,但毒性大,故应在 48 h 内必须取出,以防继续破坏深部组织,产生药物性根尖周炎,甚至引起牙周组织坏死等。④窝洞一定要严密封闭,防止药物不慎溢出破坏牙龈组织和牙槽骨、牙周膜。

药物过量:封药量过量,封药时间过长或患者延迟复诊,均可产生砷性尖周炎。如药物不慎溢出窝洞,去除暂封物,彻底刮除变色和无感觉的牙龈组织,用盐水冲洗,创面可用 10%碘酊局部涂擦或填塞碘仿糊剂或纱条治疗,直至牙龈组织恢复正常颜色和感觉后再做进一步治疗。

药理毒理:三氧化二砷是强烈的原生质毒类药物,能迅速与细胞酶系统的巯基(—SH)结合,阻碍细胞的呼吸过程,使之丧失生理功能,三氧化二砷作用于牙髓,可使其细胞坏死失活。

贮藏:遮光,密封保存。

代表厂商:上海运佳黄浦制药有限公司、武汉沃尔药业有限公司、厦门美商医药有限公司等。

(四川省中医药科学院　鄢良春　罗　茜　赵军宁)

## ◇参◇考◇文◇献◇

[1] 赵军宁,叶祖光.中药毒性理论与安全性评价[M].北京:人民卫生出版社,2012.

[2] 张松英.有毒中药的合理应用[J].中国药物与临床,2018,18(5):711-712.

[3] 常章富,颜正华,庞俊忠.试论中药的有毒与无毒[J].北京中医学院学报,1991,14(2):16.

[4] 梁久荣,高学敏.中药毒性的认识史纵观[J].北京中医学院学报,1992,15(5):38.

[5] 邓家刚.论张仲景对有毒中药临床应用的贡献[J].山东中医杂志,2001,20(8):454.

[6] 孙多善.李时珍对研究有毒中药的贡献[J].国药研究,1992,3(3):97.

[7] 国家药典委员会.中华人民共和国药典(一部)[S].北京:中国医药科技出版社,2015.

[8] 夏青,张晓昕,徐柯心,等.《中华人民共和国药典》2015 版收载的有毒中药毒性研究概况[J].环球中医药,2017,10(3):377-384.

[9] 佚名.神农本草经[M].顾观光辑,杨鹏举校注.北京:学苑出版社,2007.

[10] 吴炳章.毒性中药的界定、分级、剂量应标准化[J].海峡药学,1994,6(4):113.

[11] 许小微.有毒中药的毒性分级探述[J].浙江中医杂志,2006,41(5):308.

[12] Verstraete M. Clinical application of inhibitors of fibrinolysis [J]. Drugs, 1985,29(3):236-261.

[13] Eriksson O, Kjellman H, Pilbrant A, et al. Pharmacokinetics of tranexamic acid after intravenous administration to normal volunteers [J]. European journal of clinical pharmacology, 1974,7(5):375-380.

[14] Sano M, Hakusui H, Kojima C, et al. Absorption and excretion of tranexamic acid following intravenous, intramuscular and oral administrations in healthy volunteers [J]. Rinsho yakuri/Japanese Journal of Clinical Pharmacology and Therapeutics, 1976,7(4):375-382.

[15] Walzman M，Bonnar J. Effects of Tranexamic Acid on the Coagulation and Fibrinolytic Systems in Pregnancy Complicated by Placental Bleeding [J]. Archives of toxicology. Supplement. Archiv für Toxikologie. Supplement，1982，5：214.

[16] Baird E J. Identification and Management of Obstetric Hemorrhage [J]. Anesthesiology Clinics，2017，35(1)：15.

[17] Levi M，Scully M. How I treat disseminated intravascular coagulation [J]. Blood，2018，131(8)：845－854.

[18] Wijetilleka S，Dcm Y，Sharma B. Central retinal artery occlusion in a 30-year-old woman taking tranexamic acid. [J]. Bmj Case Reports，2017，2017：bcr-2016－218246.

[19] Mannucci P M. Hemostatic drugs [J]. New England Journal of Medicine，1998，339(4)：245－253.

[20] Sarda Praveen，Sattar Alshryda. "Topical usage of Tranexamic Acid：Comparative Analysis in Patients with Bilat eral Total Knee Replac ement." [J]. EC Orthopaedics，2017(7)：182－187.

[21] Zufferey P J，Lanoiselée J，Chapelle C，et al. Intravenous Tranexamic Acid Bolus plus Infusion Is Not More Effective than a Single Bolus in Primary Hip Arthroplasty：A Randomized Controlled Trial [J]. Anesthesiology，2017，127(3)：1.

[22] Mikkelsen R，Ankermller T，Hvas A M，et al. A Case of Tranexamic Acid as Adjunctive Treatment for Chronic Subdural Hematoma with Multiple Recurrences [J]. American Journal of Case Reports，2017(18)：995.

[23] 郑占虎,董泽宏,佘靖. 中药现代研究与应用[M]. 北京：学苑出版社,1997.

[24] 周远鹏. 附子及其主要成分的药理作用和毒性[J]. 药学学报,1983,13(5)：394－396.

[25] 江京莉,周远鹏. 附子的药理作用和毒性[J]. 中成药,1991,13(12)：37－39.

[26] 许青媛,于利森,张小利,等. 附子、吴茱萸对实验性血栓形成及凝血系统的影响[J]. 西北药学杂志,1990,5(2)：487－488.

[27] 久保道. 附子的抗炎作用[J]. 国外医学·中医中药分册,1981(3)：57－59.

[28] Hikino H，et al. J Pharmacobio-Dynamics，1980(3)：514－516.

[29] Arichi S and Uchida Y：U K Patent Application [M]. published，1981.

[30] Hikino H. J Pharmacological Society of Japan，1979(99)：252－254.

[31] 彭文珍,吴雄志,曾升平,等. 附子多糖诱导人早幼粒白血病细胞分化研究[J]. 职业卫生与疾病,2003,18(2)：123－124.

[32] 董兰凤,刘京生,苗智慧,等. 附子多糖对 H22 和 S180 荷瘤小鼠的抗肿瘤作用研究[J]. 中国中医基础医学杂志,2003,9(9)：14－17.

[33] 张涛,王桂杰,白书阁,等. 附子对老年大鼠抗氧化系统影响的实验研究[J]. 中老年学杂志,2001,21(2)：135－136.

[34] 许济群. 方剂学[M]. 上海：上海科学技术出版社,1985.

[35] 吴丽,刘晓,蔡皓,等. 大黄附子汤对 BALB/c 小鼠腹腔巨噬细胞功能的影响[J]. 中国实验方剂学杂志,2012,18(9)：176－179.

[36] 郭尹玲,扈晓宇,钟森,等. 附子对免疫性肝损伤模型大鼠的影响及代谢组学研究[J]. 西部医学,2010,22(5)：797－799.

[37] 于乐,吴伟康. 附子多糖对胰岛素抵抗脂肪细胞模型葡萄糖摄取的影响[J]. 亚太传统医药,2009,5(7)：11－13.

[38] 金治萃,田德真,杨煜荣,等. 附子注射液对免疫影响的初步研究[J]. 中华微生物学和免疫学杂志,1983,3(1)：52－55.

[39] 邵峰,李赛雷,刘荣华,等. 附子对脾阳虚小鼠的抗寒冷作用[J]. 中国实验方剂学杂志,2011,17(14)：176－178.

[40] 莫怀民. 附子理中汤治疗脾胃虚寒型慢性荨麻疹疗效观察[J]. 中医药学报,2011,39(1)：42－43.

[41] Mkino T，Kato K，Mizukami H，et al. Processed aconiteroot prevents cold-stress-induced hypothermia and immuno-suppression in mice [J]. Biol Pharm Bull，2009，32(10)：1741.

[42] 周芹,段晓云,武林鑫. 附子多糖对大鼠食诱性高胆固醇血症的预防作用及机制研究[J]. 中国药理学通报,2011,27(4)：492－496.

[43] 李旋珠,李文军. 试析附子的临床运用[J]. 云南中医学院学报. 2011,34(1)：39－42.

[44] 陈熠. 中医临床家陈苏生[M]. 北京：中国中医药出版社,2009.

[45] 凌华. 附子的临床应用[J]. 浙江中医杂志,1988(10)：468.

[46] 王均宁,刘更生. 附子减毒增效配伍方法初探[J]. 中国中药杂志,2001,26(1)：63－65.

[47] 于清民,栾永福,离校骄阳,等. 基于物质基础和药理作用的附子功效研究进展[J]. 中国药物警戒,2012,9(11)：674－678.

[48] 杨子东,孙响波,于妮娜,等. 砒霜的临床应用[J]. 山东中医杂志,2014,33(8)：707－709.

[49] 南京中医药大学. 中药大辞典[M]. 上海：上海科学技术出版社. 2014.

[50] (明)李时珍. 本草纲目[M]. 北京：人民卫生出版社,2004.

[51] (宋)苏颂. 本草图经[M]. 合肥：安徽科学技术出版社,1994.

[52] 华海清. 砒霜临床应用探讨[J]. 浙江中医杂志,2002(4)：153－156.

［53］苑静.砒霜的化学成分及药用的研究进展［J］.河南化工,2010,27(2)：88.

［54］刘丽霞,骆学永.砒霜的毒性表现及对心、肝、生殖器等的影响［J］.海峡药学,2014,26(11)：161-162.

［55］张晓辉,胡豫,沈关心,等.三氧化二砷对急性早幼粒细胞白血病细胞凋亡相关基因表达的影响［J］.中国实验血液学杂志,2007,15(6)：1191.

［56］高虎,陈嘉屿.药物诱导细胞凋亡治疗肝癌［J］.世界华人消化杂志,2001,9(6)：686.

［57］陈丽军.三氧化二砷注射液动静脉双路治疗中晚期原发性肝癌30例报告［J］.中国冶金工业医学杂志,2006,23(2)：246.

［58］高洁.$As_2O_3$敷贴对哮喘患儿血清ICAM-1、PEF的影响［J］.浙江中西医结合杂志,2000,10(8)：500.

［59］张丽娜,王留兴,樊青霞,等.三氧化二砷诱导雌激素受体阴性乳腺癌细胞MDA-MB-435s凋亡和Bel-2、Bax表达关系的研究［J］.肿瘤基础与临床,2007,20(6)：203-206.

［60］许严伟,杜钢军.砒霜纳米乳治疗小鼠Lewis肺癌的效果初步评价［J］.时珍国医国药,2008,19(6)：302.

［61］陈瑶,叶会丽.亚砷酸对人肺腺癌细胞的体外抑制作用及机制研究［J］.广州中医药大学学报,2007,24(3)：138.

［62］桑玉旗.三氧化二砷治疗多发性骨髓瘤的疗效及作用机制［J］.山东医药,2007,47(25)：40-41.

［63］林素仙,周艳,陈丹,等.三氧化二砷对BXSB狼疮鼠生存时间及脾细胞分泌白细胞介素-4干扰素-γ的影响［J］.中华风湿病学杂志,2007,11(11)：650-653.

［64］杜彩文,温博贵.三氧化二砷抑制人鼻咽癌细胞袭的体外实验研究［J］.肿瘤防治研究,2005,32(3)：129.

［65］吕昊哲,乔石钰,陈秀丽.三氧化二砷诱导类风湿关节炎滑膜细胞凋亡作用的研究［J］.中国康复理论与实践,2009,15(2)：141.

［66］叶耀辉,马越兴,张恩慧,等.藏药桃儿七与小叶莲HPLC分析及其毒性差异研究［J］.中国实验方剂学杂志,2014,20(18)：80-84.

# 第十五章

# 中药材大品种培育关键要素与典型案例

## 第一节　中药材大品种的概念与内涵

中药材作为中医药事业传承和发展的重要物质基础，是关系国计民生的战略性资源。中药材和中成药大品种在中药产业中处于核心地位，既是中医原创理论的载体，治疗的主要手段，也是沟通传统与现代的桥梁。全面提升中药产业发展的突破口就是中药材大品种。保护和发展中药材，对于深化医药卫生体制改革、提高人民健康水平，对于发展战略性新兴产业、增加农民收入、促进生态文明建设，具有十分重要的意义。

中药大健康产业经过 20 年的发展，涌现出一批应用广泛、综合带动性强、市场价值大、具有完整产业链的中药材，其中，川产道地药材以及人参、三七、阿胶、肉苁蓉等为典型代表，行业内将这类品种称为中药材大品种。

大健康是根据时代发展、社会需求与疾病谱的改变，提出的一种全新的理念，是在对生命全过程全面呵护的理念指导下，围绕着人的衣食住行以及生老病死，其范畴涉及各类与健康相关的信息、产品和服务等。鉴于大健康产业理念和我省中药资源优势突出的特点，以列入药食同源或保健品名单的川产道地药材或特色中药材为突出品种，并综合历史传承、资源可持续、市场准入法律法规、产品链构成、科技创新能力、企业经营管理、经济社会效益等综合因素，以市场需求为导向，"三产联动"为核心，可在种植、制药、食品工业、日化工业、养生保健、文化休闲旅游、电子商务等多领域实现一、二、三产业联动，在产业结构、经济效益、社会价值等方面具备显著的聚集效应，未来单品种全产业链可产生数十亿及数百亿新增产值。

中药材的有效利用和创新发展汇集了中药的临床价值、科技价值、生态价值、经济价值和社会价值。与现代农业"第六产业"发展类似，中药一、二、三产业的相互融合构成典型的中药"第六产业"内涵，也是大中药大健康的概念，代表着中药产业化未来先进的发展方向。"现代中药第六产业"标志着中药一、二、三产业的技术链、产品链、服务链、区块链和产业链的有机融合，发挥 1＋2＋3＞6 的协同效应。我国常用中药材 600 多种，其中 300 多种已实现人工种养，种植面积达到 3 300 多万亩，初步形成了四大怀药、浙八味、川药、关药、秦药等一批产品质量好、美誉度高的道地药材优势产区，道地药材种植已成为偏远山区的特色产业和农民收入的重要来源。我国已成为世界上规模最大、品种种类最多、生产体系最完整的中药材生产大国。

中医药面临着重大需求和发展机遇，现代科技发展和多学科交融为中医药现代化研究提供了有力的保障。中药现代化取得的突出成绩，为中药及相关产业发展奠定了坚实的基础，同时培育了新型大中药产业，不但促进了中医药事业发展，也将推动中医药走向国际。

（四川省中医药科学院·四川省中医药转化医学中心　华　桦　赵军宁）

## ◇参◇考◇文◇献◇

［1］黄璐琦.中药材大品种是产业发展突破口［N］.中国中医药报,2016-9-14(4).

［2］赵军宁,华桦,杨安东,等.广义中药学概论——从中医"治未病"到中药大健康产业［J］.中国中药杂志,2018,43(21)：245-249.

［3］孙晓波,刘海涛.中药材大品种全产业链创新研究的模式构建［J］.中国现代中药,2018,20(1)：1-5.

# 第二节　中药材大品种培育关键要素

## 一、产业现状

当前,中药材生产研究应用专业队伍初步建立,生产技术不断进步,标准体系逐步完善,市场监管不断加强,50余种濒危野生中药材实现了种植养殖或替代,200余种常用大宗中药材实现了规模化种植养殖,基本满足了中医药临床用药、中药产业和健康服务业快速发展的需要。中药材大品种以人参、三七等道地药材为代表,道地性强、应用广泛、综合带动性强、市场价值大、具有完整产业链,在中医药产业和健康服务业发展中的地位突出。

中药材大品种要体现三个价值,即健康价值、市场价值、科学价值。国内成功发展中药大健康产业的企业总结有以下的特征。

（1）国内成功发展健康产业的都是制药企业,作为制药企业具备开发健康产业的技术条件、人员储备和资金实力等先天优势。

（2）国内成功发展健康产业的都是通过其产品差异化特点,成功开拓大健康产业。云南白药通过白药秘方开发到牙膏中,减轻牙龈出血;修正药业以参茸产业的技术优势致力于打造世界级人参品牌、鹿茸品牌。康恩贝以植物药妆的概念打造中国母婴健康护理用品第一品牌。

（3）大健康产业呈现结合信息网络化新趋势。如哈药集团专门开辟了哈药健康事业网,发布健康信息教育和引导消费者。国内电子商务平台和快速物流配送系统已经相当成熟,网上在线销售药品、保健品等健康产品将是一种潮流趋势。

中药材大品种发展面临的主要问题：

（1）由于土地资源减少、生态环境恶化,部分野生中药材资源流失、枯竭,中药材供应短缺的问题日益突出。

（2）中药材生产技术相对落后,重产量轻质量,滥用化肥、农药、生长调节剂现象较为普遍,导致中药材品质下降,影响中药质量和临床疗效,损害了中医药信誉。

（3）中药材生产经营管理较为粗放,供需信息交流不畅,价格起伏幅度过大,也阻碍了中药产业健康发展。

（4）产业链环缺失,资源产业关联度低。由于对道地药材产业发展重要性的认识不到位,缺乏对道地药材长期和持久政策引导和专项支持,基础研究滞后导致缺乏统一完善的道地药材质量标准体系,导致优质中药材沦为"农副产品",中药产业链"短链""缺链"明显,生产效率和综合利用能力相对低下。基于道地药材的重大新药创制及相关健康产品数量少,道地药材与中药工业之间的产业关联度较低,中成药工业发展滞后。

（5）产业集中度低。这与医药产业高投入、高风险、高科技的特征和行业规模经济的发展规律不相适应。企业缺乏配套的规范化药材种植基地做支撑,直接影响药材资源优势的充分发挥和中药的国内、国际竞争力,制约了中药产业的快速发展。

（6）管理条块分割,缺乏综合协调。目前我国涉及中药管理的政府工作部门多达10余个,导致政出多门,没有形成合力,缺少针对性强的中药材产业自身发展规律和国情的政策保障措施和法规体系。

## 二、培育关键要素

大品种培育遴选应当综合考虑历史传承、资

源可持续、市场准入法律法规、产品链构成、科技创新能力、企业经营管理、经济社会效益等综合因素,未来单品种全产业链可产生数十亿元及数百亿元新增产值,中药材大品种培育关键要素包括:

**1. 区域适宜原则** · 应是本区域适宜发展品种,列入道地药材及大宗药材名录,有深厚的传统保健养生文化底蕴,国内外认可度高。同时已经建立种子种苗基地,实现人工栽培大面积规范化栽培,资源可持续利用。

**2. 药食同源原则** · 优先考虑列入既是食品又是药品的物品名单,或者属于卫计委公布的新食品原料且载入中国药典的品种;可以考虑列入可用于保健食品的物品名单品种。产品链应尽量涵盖药品

(中成药、饮片)、保健食品、膳食补充剂、食品(茶、饮料、压片糖果等)、保健酒、化妆品、日化产品以及中兽药全产业链,预期单品种相关产品具有数十亿元及数百亿元市场空间。

**3. 企业主导原则** · 专业化龙头企业运作,建立产学研协同创新机制,可保障大品种持续开发和市场推广的资金和运营团队保障。

**4. 创新引领原则** · 获得部省级以上科技及产业化项目资助,有稳定、长久的科学研究团队,已经形成技术核心和首席科学家,获得相关系列专利授权或者新产品、新品种上市许可,研究成果获得省部级政府以上奖励,居国内领先水平。

(四川省中医药科学院·四川省中医药转化医学中心 华 桦 赵军宁)

◇参◇考◇文◇献◇

[1] 赵军宁,华桦,杨安东,等. 广义中药学概论——从中医"治未病"到中药大健康产业[J]. 中国中药杂志,2018,43(21):245-249.

## 第三节 中药材大品种培育思路与方法——整合式全产业链技术集成

### 一、发展思路

基于广义中药学(Generalized TCM)基本原理和"大中药产业"发展思路,从观念和理论上把中药的传统知识、资源保护、质量标准、产品开发、临床应用的要点整合为一,充分利用现代生物医药技术的方法和手段,选择我国著名道地药材及大宗药材,开展道地中药材整合式全产业链技术集成与示范研究,构建可在全国推广应用的基于道地药材的多行业多领域综合性"大中药产业"体系和可持续产业发展模式。

主要内容涵盖:①中药材大品种优良疗效品质形成原理与品质评价研究。②中药材大品种规范化种植技术。③中药材大品种种植区划及示范区建设。④中药材大品种生物活性物质与技术标准体系。⑤中药材大品种标准提取物高效综合提取工艺技术及装备。⑥基于中药材大品种的重大新药创制与产业化。⑦基于中药材大品种非药物系列产品开发与产业化。⑧中药材大品种工程化开发及产业化基地建设。

### 二、发展路径

创新中药材大品种特色资源高值化开发新模式,搭建基于道地药材全产业链技术集成、产品研发与示范应用的技术公共服务平台(GM-SRD平台),延长中药材产业链和提升中药产业技术水平,研究和提升中药材技术标准和技术壁垒,创制和开发市场急需的系列新药与相关产品,以中药材、饮片、中药提取物、中成药及其他相关健康产品和"大中药"理念推动中药材产业链发展,促进中药资源优势向产业优势转化,推动集成、配套的工程化成果向相关行业辐射、转移与扩散,促进现代中药产业的崛起和传统产业的升级改造(图15-1)。

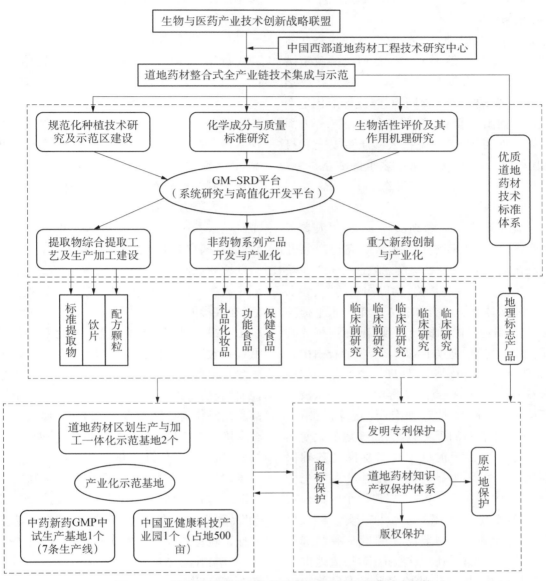

图 15-1　道地药材整合式全产业链技术集成与示范技术路线

（四川省中医药科学院·四川省中医药转化医学中心　华　桦　赵军宁）

# 第四节　中药材大品种典型案例

## 一、吉林人参

### （一）资源概况

多年生草本植物,喜阴凉、湿润的气候,多生长于昼夜温差小的海拔 500～1 100 m 山地缓坡或斜坡地的针阔混交林或杂木林中。由于根部肥大,形若纺锤,常有分叉,全貌颇似人的头、手、足和四肢,故而称为人参。人参被人们称为"百草之王",是长白参孕育的天然瑰宝之一,是东北三宝之首,具有补五脏、安精神、定魂魄、止惊吓、除邪气、明目、开心、益智、久服延年益寿等功效。现代医学认为,人参对神经系统、心血管系统、内分泌系统、消化系统、生殖系统、呼吸系统及外科使用等都有明显的有益作用。

### （二）扶持政策

近年来，当地政府把人参产业提升到战略性新兴产业的历史高度，相继出台了一系列扶持政策措施，促进全省人参产业实现了跨越式发展。在科学调控种植规模、实现人参药食同源、建设标准化生产基地、打造"长白山人参"品牌、发展精深加工等方面都取得了历史性突破，尤其是把人参质量安全和打造"长白山人参"品牌摆上了重中之重的战略位置，集中力量攻坚克难，取得了显著成效。

### （三）科技创新

全省选育并审定了人参新品种9个。"人参等中药材育种与规范化栽培关键技术研究与产品开发"项目，获国家科技进步二等奖，这是人参产业获得的唯一一项国家科技进步奖，藉以构建的"人参安全优质生产技术体系"，使吉林省人参单产水平提高了20%左右。制定了国际标准1项（国际现行一共2项），国家标准14项，地方标准61余项，"长白山人参"企业联盟标准31项，其中《地理标志产品·吉林长白山人参》获国家标准贡献二等奖。同时积极争取国家支持，开展了25种人参农药的合法使用登记，实现人参专用农药的零突破，为品牌规范化使用管理和人参标准化生产提供了技术支撑和基础保障。标准化生产水平明显提高。针对过去传统种植、自然发展的粗放经营模式，规划建设了5种模式的20个人参标准化生产示范基地，推广普及标准化生产技术规程，全面开展测土栽参，严格实行品牌产品原料基地认证等配套制度，这些措施，极大地推升了全省人参标准化、规范化种植水平。人参单产由过去的每平方米1.6 kg提高到2 kg，优质参率达到75%以上。

经过长时期的研究和公关，吉林省人参基础理论研究取得突破性进展。人参加工转化技术创新、规范化生产示范、品种培育、相关标准制定等诸多应用技术研究、多学科组合研究均取得了较大突破。先后开发出以人参为基源8个新药品种，其中参一胶囊、振源胶囊、舒心素胶囊和人参二醇组注射液4种新药取得了生产批件和新药证书。以人参为原料开发出的人参千金片、参茸雪蛤软胶囊等20余个功能产品，已有10余个产品投产上市。依托天津中医药大学、中国医学科学院药用植物研究所、长春中医药大学和吉林省农科院等单位，启动实施了中国人参基因组织计划，开展了人参基因方面的研究与开发。

### （四）产业推进

近年来，开发出了人参食品、药品、保健品、化妆品、生物制品五大系列1 000多个品种，有的产品经过加工增值几十倍甚至上百倍。如长白山药业股份有限公司生产的康艾注射液，集安益盛药业的生脉注射液、欣悦胶囊、振源胶囊及汉参系列化妆品等产品，销售额达到数十亿元。多年来，人参不能进入食品成为制约吉林省人参产业快速发展的主要障碍。经过多方努力，2012年8月国家正式批准吉林省人工种植人参进入新资源食品，实现了人参从药品到食品、从药房到厨房、从治疗到保健的历史性跨越，目前全省已经开发人参食品达500多种，极大地拓展了人参应用和消费领域。启动实施人参基因组计划，在人参的功能性基因研究上取得重大进展。选育出"福星1号"等8个人参优良品种。筛选出高效低残留农药47种，已经在国家登记了25种，改写了人参种植用药不合法的历史。自2009年当地统一注册"长白山人参"证明商标以来，政府坚持把实施品牌战略作为产业重要带动力量，加大人参品牌整合力度，强化品牌运营和地理标志产品保护，严格市场监管，加强宣传推介和文化培育，广泛开拓国内外市场，"长白山人参"品牌产品的市场知名度和竞争力明显增强。截至2014年7月，已评定"长白山人参"品牌产品生产企业27户，品牌产品达到92种，并探索建立品牌产品专卖和连锁营销模式，已在长春、济南、香港等开设了5个专卖店。通过在国内外举办新闻发布会、品牌推介会、参王拍卖会、国际人参大会等宣传推介活动，采取一系列扩大销售渠道等措施，人参在国际市场份额不断加大，2012年"长白山人参"证明商标被认定为吉林省"著名商标"，及时申报了马德里联盟82个成员国和10个特定国的"长白山人参"国际商标注册。当地政府还继续推进品牌建设，实施品牌发展战略，集中力量把"长白山人参"品牌打造成极具竞争力的国际知名品牌。公益性和商业性相结合，加大品牌宣传推介力度，努力扩大宣传效果，促进品牌产品的知名度和影响力快速提升。进一步探索积极有效的品牌营销方式，密切品牌运营商与品牌生产企业的利益联结，强化品牌运营合力，加快品牌专卖店布点扩面，拓展销售渠道，健全营销网络，抢占市场，扩大销售额。

## 二、云南三七

### （一）资源概况

三七属五加科多年生草本植物，因其播种后三至七年挖采而且每株长三个叶柄，每个叶柄生七个叶片，故名三七。其茎、叶、花均可入药。三七是一种品质稳定的常用植物药，又是一种药食同源植物，自古以来其活血化瘀、消肿定痛的功效为世人所公认。现代研究表明，三七含皂苷等活性物质高于人参，对防治心脑血管疾病有显著作用，尤其是在降血脂、降血糖、降血脂、降血压、抗炎症、抗疲劳和提高机体免疫力等方面疗效显著，而且安全无毒。可以说"三七能治一切血症"的思想早已深入人心。

### （二）扶持政策

云南文山三七种植历史不少于 400 年，全国 95% 以上的三七产在文山，被国家命名为"三七之乡"，滇七的品牌也已形成。基于国人对三七功效和滇七品牌的认可度，20 世纪 90 年代初云南省政府大力发展文山三七，文山州政府明确提出了"以市场为导向，资源为依托，种植为基础，加工为重点，企业为龙头，效益为目标，走区域化布局，规模化生产，产业化经营，科技化发展之路。"从而使三七产业的发展迈出了新的步伐。文山州政府培育三七产业，建立了三七特产局和三七产业园区，三七种植面积稳定在约 6 000 hm²。一批三七加工企业迅速崛起，三七产业呈良性发展态势。云南省三七产业"十三五"规划指出，顺应消费需求变化和国家医疗体制改革总体要求，加快三七产业供给侧结构性改革，发展道地药材、饮片、药品、保健品以及其他衍生产品体系，不断满足中医药向"治未病"转型及个性化治疗和大众健康管理消费的需求，促进三七产业可持续发展。到 2020 年，三七产业实现综合销售收入 1 000 亿元。三七产业发展政策体系基本完善，三七道地药材资源控制力明显提升，三七健康消费产品产业体系基本形成，龙头骨干企业成为三七产业发展的主导力量。

### （三）科技创新

围绕三七产业的发展，文山州三七研究所开展了大量的科研工作，对三七道地性及质量标准进行了研究，三七 GAP 栽培技术、种植基地已初见规模。经过 10 年时间，文山州已形成一批以三七为主要原料的高新技术企业，国有、民营股份制等多种所有制开发主体并存，竞争主体多元化，促使企业不断提升现有产品的质量，造就了企业适应市场的能力和三七产业的勃勃生机。近年来文山三七产业协会与行业领军企业提出一套具有技术标准、制度规范、质量追溯的管理体系设想，以"仿生种植＋质量标准＋全程溯源"来推进未来三七产业发展。2015 年云南省食药监局将云南省三七饮片标准功能主治拓展了高血脂、高血压、糖尿病等适应证，在大规模人群使用后，三七安全性将是药材个体化健康消费品市场的致命隐患与信任危机，必须在未来国家级质量标准中明确农药、重金属的限量指标，提高药材品质。云南三七科技有限公司在"仿生种植、技术创新、质量提升、追溯管理"系统化、信息化率先突破与试点应用，2015 年 5 月经国家中管局现代中药资源动态监测与技术服务中心 7S 认证授权，成为中药材首个道地保真认证品种，给三七产品树立一个从种植到加工再到销售全程监控、质量溯源的管理体系，促进三七成为全国中药材溯源管理的示范品种，带动三七全产业链可持续发展。

### （四）产业推进

云南三七产业未来朝向慢病预防用药，市场规模可达 1 500 亿元，云南也提出在十三五末将三七产业打造成千亿产业的规划。到 2015 年底，全省医药工业营业收入排前 30 名的企业中，三七生产企业有 14 户；利润排前 3 名的企业中，三七产品生产企业有 15 户。销售收入超亿元的三七产品生产企业有 24 户，利润过亿元的有 3 户。培育出云南白药、云南三七科技、昆明制药集团等领军企业，涌现出昆明圣火药业、云南维和制药、苗乡三七、文山华信等一批骨干企业，支撑和引领着全省三七产业的发展，其中云南白药集团已成为我国最大的三七产品生产企业。

全省三七国药准字批号 303 个。2015 年，全省单品种药品销售前 10 名中以三七为原料的药品有 6 个，10 亿元以上品种 2 个、5 亿元以上品种 3 个、1 亿元以上品种 7 个、5 000 万元以上品种 8 个。形成了白药系列、血塞通系列产品，提供了全国大部分三七总皂苷原料生产，年消耗三七原料 2 000 吨左右。2015 年，经省内有关专家论证，完善提高了三七饮片地方标准，增加了三七粉在心脑血管疾病防治、"三高"等慢病健康管理的适用范围，极大地推动了以三七粉（超细粉）为重点的全国三七饮片市场销售,成为销售收入增长最快的产品。同时,三七大健康产品系列中,云南白药牙膏销售收入达 40 亿元,位居全国牙膏市场前列,给三七品种多元化发展提供了典范。

## 三、四川姜黄

### (一)资源概况

川产道地药材姜黄系姜科(Zingiberaceae)植物姜黄 *Curcuma longa* L. 的干燥根茎。姜黄的干燥块根则为另一种川产道地药材黄丝郁金(川郁金)。四川自古为姜黄、川郁金主产区,已有 1 000 余年历史。姜黄药用始载于《唐本草》,郁金始载于《药性论》。苏颂《图经本草》曰:"今广南、江西州郡亦有之,然不及蜀中者佳。"《药物出产辨》记载:"产四川为正地道。"同时,姜黄也纳入藏、蒙、傣等少数民族医药体系,《晶珠本草》《认药白晶鉴》等均有记载。姜黄为一年生栽培药用植物,资源可规模化生产和可持续利用,具有得天独厚的系统研究和多元开发姜黄类中药材的资源和地理优势。川姜黄主产于乐山犍为、沐川,成都双流、崇州等地,其他宜宾、资中、巴中、南充一带也有种植。四川姜黄常年种植面积约 2 万亩以上,年产 2 000 余吨,川姜黄产量占全国姜黄总量的一半以上。双流、崇州两县交界区域听江一带为世界范围内黄丝郁金的唯一特产区,也是国家地理标志保护产品。目前已建立姜黄(郁金)种子种苗基地、姜黄(郁金)规范化种植基地,成功实现了姜黄的人工种植,面积达 10 000 亩以上。

### (二)扶持政策

姜黄作为同时列入 2005 年《四川道地中药材志》49 种著名川产道地药材中的药食同源 9 个品种之一(姜黄、栀子、白芷、鱼腥草、干姜、花椒、桔梗、佛手、金银花),2013—2015 年四川省科学技术厅中药材大品种培育专项 7 个之一(川贝母、川芎、姜黄、附子、麦冬、丹参、赶黄草),2016 年国家发改委中药标准化项目四川中药材/饮片大品种 13 个之三(川贝母、丹参、姜黄、温莪术、郁金、麦冬、半夏、川芎、鱼腥草、白芷、黄柏、川牛膝、僵蚕),2016 年四川省中医药管理局川产道地药材综合开发与区域发展项目 8 个品种之一(附子、姜黄、冬虫夏草、黄柏、灵芝、黄连、益母草、厚朴)等中药材大品种专项全覆盖的唯一川产道地药材,其产品链、产业链、技术链、资金链、文旅链布局完整,兼具科技、经济、社会、生态、文化综合效益。

### (三)科技创新

姜黄作为全球天然草药研究热点,每年 1 000 余份研究报告证明姜黄可用于治疗恶性肿瘤、糖尿病、冠心病、关节炎、阿尔茨海默病(老年性痴呆)、抑郁症以及其他慢性疾病预防和治疗。美国《食品添加剂健康与教育议案》(DSHEA)、世界卫生组织《药用植物 WHO 手册》《欧洲药典》《ESCOP 植物治疗专集》均把姜黄列为特殊食品、食品补充剂或者保健品。

在赵军宁研究员及其产、学、研结合团队 20 余年的努力下,获得国家中药标准化项目、国家重大新药创制、国家支撑项目、四川省中药材大品种培育专项、四川省川产道地药材品质评价与论证标准研究、四川省中药资源普查及大品种成果转化等 60 余个政府基金支持,建成唯一的四川省道地药材系统开发工程技术研究中心,构建了川产道地药材系统研究与开发技术平台(GM-SRD 平台),在姜黄系统研究与新药、新产品开发取得一系列原创性成果,相关国家发明专利 20 余项。"川产道地药材姜黄、郁金的系统研究与开发""川产道地中药材附子、郁金优良品种选育及应用"分别于 2008 年、2014 年获得四川省科技进步一等奖、四川省科学技术进步三等奖。

### (四)产业推进

作为我国著名的药食同源大品种姜黄产品链涵盖传统中药材(种子种苗、中药材……)、中药饮片(传统饮片、配方颗粒……)、中成药(经典名方、创新中药、仿制药……)、药食同源物品(压片糖果、饮料、茶剂、姜黄粉……)、食品添加剂及香辛料、保健食品原料、化妆品、日化产品、中兽药……其应用领域之广、产品链之全,为中药材大健康产业所仅见。我国目前以姜黄、郁金及莪术为原料的已上市中成药共计 300 余个,涉及全国 50 余家企业,年产值 50 亿元以上。我省企业以姜黄(川郁金、川莪术)为原料生产上市的品种有 37 余个,涉及全省 10 余家企业,年产值约 10 亿～15 亿元。姜黄大品种全产业链整合式开发以我国唯一的姜黄专业化科技产业企业——四川姜黄大健康科技有限公司为主体,四川省中医药科学院、四川省中医药大健康产业投资有限责任公司、成都地奥制药集团有限公司、重庆市泰辉投资有限公司等配套研究开发、知识产权保护等支撑体系,其产品链、产业链、技术链、资金链、康养链、文旅链布局完整,种植-加工-服务三大产业全覆盖,兼具科技、经济、社会、生态、文化综合效益,培育姜黄全产业链产值达 50 亿元以上中药材大品种。

（四川省中医药科学院·四川省中医药转化医学中心　华　桦　赵军宁）

## ◇参◇考◇文◇献◇

［1］国务院办公厅.国务院办公厅关于转发工业和信息化部等部门中药材保护和发展规划（2015—2020 年）的通知：国办发〔2015〕27 号［EB/OL］.（2015 - 04 - 27）［2019 - 12 - 25］. http://www. gov. cn/zhengce/content/2015-04/27/content_9662. htm.

［2］农业农村部,国家药品监督管理局,国家中医药管理局.农业农村部　药监局　中医药局关于印发《全国道地药材生产基地建设规划（2018—2025 年）》的通知［EB/OL］.（2018 - 12 - 21）［2019 - 12 - 25］. http://www. gov. cn/gongbao/content/2019/content_5380376. htm.

［3］国务院.国务院关于印发中医药发展战略规划纲要（2016—2030 年）的通知［EB/OL］.（2016 - 02 - 26）［2019 - 12 - 25］. http://www. gov. cn/zhengce/content/2016-02/26/content_5046678. htm.

［4］国务院.国务院关于印发全国农业现代化规划（2016—2020 年）的通知［EB/OL］.（2016 - 10 - 20）［2019 - 12 - 25］. http://www. gov. cn/zhengce/content/2016-10/20/content_5122217. htm.

［5］云南省人民政府办公厅.《云南省人民政府办公厅关于印发云南省三七产业"十三五"发展规划的通知［A/OL］.（2016 - 10 - 26）［2019 - 12 - 25］. http://www. yn. gov. cn/zwgk/zcwj/yzfb/201611/P020190708825930468197. pdf.

# 第十六章

# 中成药大品种培育关键要素

中药工业包括中成药制造与中药饮片加工，据国家工业和信息化部统计，2016 年，我国中成药制造、中药饮片加工主营业务收入为 6 697.05 亿元和 1 956.36 亿元，其中，中成药在我国医药工业主营业务收入中占 22.60%，是中药产业发展的核心引擎。

由于历史的原因及中药复杂性的特点，大多数中成药在临床评价、质量控制、机制阐释等方面存在研究基础薄弱，难以满足临床用药需求，亟待通过科技提升，促进中成药良性、可持续发展。

## 第一节　中成药大品种的概念与科技竞争力评价

### 一、中成药大品种的概念

什么样的中成药才能称为大品种，目前没有统一的标准。以销售额作为主要的衡量指标是一种比较普遍的做法，一般将年销售额超过亿元的品种称为大品种。销售额可以作为衡量大品种的重要指标之一，但是，不应该成为唯一指标。王永炎院士曾提出中药产品应该具有"三高四特"和共识疗效，"三高"就是高技术含量、高知名度、高销售额；"四特"就是特效、特色、特别携带方便、特别服用方便；共识疗效是指品种的临床疗效中医认可，西医也认可。本文认为，中成药大品种指具有显著或确切的临床疗效，满足临床需求，科技含量高，中医药特色显著，所占市场份额大的品种。临床价值大、科学价值强、市场价值高是中药大品种的基本特征。

### 二、中成药大品种科技竞争力评价

当前，我国医药产业生态格局和行业运行规则正在剧变，中成药产业面临新的挑战，以临床价值、科学价值为核心的科技创新驱动，成为中成药产业高质量发展的关键推动力。科技竞争力集中体现了中成药产品的临床价值和科学价值，通过科技竞争力评价，有助于形成正确的价值导向，催生行业内生动力。自 2016 年开始，中药大品种联盟牵头，联合万方科技、中华中医药学会研究与评价办公室，成立中药大品种科技竞争力评价项目组，秉承中药大品种"临床价值大，科学价值强，市场价值高"的价值取向，探索建立科学合理的中药产品科技竞争力评价体系，通过客观化、公开化、指数化的评价使得中药产品的科技创新行为及产出可以被度量、被比较，进而可以甄别出具有核心竞争力的优势产品。

1. **中成药科技竞争力评价策略**·竞争力，是参与者双方或多方的一种角逐或比较而体现出来的综合能力，竞争力包含在对象的现在，但它是对象未来可以展示的能力。中成药产品的科技竞争力是由于其科技投入、产出以及获得的认可，彰显出产品的临床价值和科学价值，形成超越其他同类产品的竞争能力（图 16-1）。

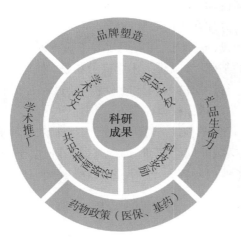

**图 16‐1 中成药产品科技竞争力示意图**

中成药科技竞争力评价作为中成药产品价值评估的重要方面,评价的公信力,来自行业的共识。评价流程、评价模型与评价方法的可靠、合理、可信,是评价结果能否获得认可的关键。项目组明确了"公开、开放、客观、实用、时效"的工作原则,就评价的入围产品、评价指标、指标权重进行了开放、深入的系列研究,在凝聚行业最大共识的基础上,形成行业公认的评价模型指标体系及权重因子;评价的原始数据来源于公开、或获授权的数据;为进一步保障数据的准确性、可靠性,设立了统一、规范、合理的筛选规则。

2. **遴选入围中药大品种** · 目前已上市中成药近一万个品种,近六万个产品,需要遴选确定入围评价的产品范围。项目组从"临床价值大、科学价值强、市场价值高"三个维度,经过"初步遴选-开放增补-审核确认"流程,遴选出入围 2018 年科技竞争力评价的中药大品种。

（1）入围产品遴选过程及规则:在《中药大品种科技竞争力报告(2017 版)》基础之上,2018 年,面向业内企业,进行增补。

（2）入围中药大品种情况:在 2017 年 552 个入围中药大品种的基础上,淘汰了 5 个产品;开放增补期间,12 家企业提交了 53 个产品的增补申请;经审核,17 个产品符合条件,纳入评估范围,21 个产品不符合条件,另有 15 个产品为重复申报;根据品种增补规则,项目组增补了金花清感颗粒等 5 个产品。最终确定入围 2018 年中药大品种科技竞争力评价的 569 个产品,涉及 376 家企业、520 个品种。入围

品种均为各治疗领域临床常用的优势品种。

3. **科技竞争力评估模型与方法** · 项目组在系列的调研活动的基础上,明确了品种遴选原则、入围品种、指标体系、指标权重,形成中药大品种科技竞争力评估的模型。过程如下。

（1）评价总体原则

1）评价指标遴选原则:项目组面向业内,开展了系列的线上、线下系列调研,初步确立了评价指标选择三原则:可及性:基于公开数据或授权数据,确保数据可获取;相关性:指标与产品科技相关;代表性:选择的指标应有一定代表性。

2）数据来源:为保证评估结果的客观可信,中药大品种科技竞争力评价的所有数据都是基于公开或已获授权信息,科技论文、课题、专利、奖励等信息均基于万方数据相关数据库,按照统一的检索式和检索规则获取的。

3）时间范围:除发明专利外,所有信息(论文、奖励、项目)的发表、获得、立项时间在 2008 年 1 月 1 日—2017 年 12 月 31 日。

（2）评价指标体系:在中药大品种科技竞争力评价体系(2016 版)的基础上,项目组面向业内广泛调研,根据调研结果,对指标体系进行了优化调整、完善,2017 版进一步强化了临床方面指标;2018 版新增"中药保护品种"指标。

**表 16‐1 中药大品种科技竞争力评估指标体系(2018 版)**

| 一级指标 | 二级指标 | 三级指标 |
| --- | --- | --- |
| 科技投入 | 科研项目 | 国家自然科学基金 |
| | | 国家中药标准化项目 |
| | | 国家重大新药创制专项 |
| 科技产出 | 科研论文 | 中文核心期刊论文 |
| | | SCI 论文 |
| | 知识产权 | 中国发明专利 |
| | | 境外发明专利 |
| 科技奖励 | 政府奖 | 国家科学技术奖(发明奖、科学技术进步奖) |
| | | 省部级科学技术奖 |
| | 学会奖 | 中华医学会科技奖<br>中华中医药学会科技奖<br>中国中西医结合学会科技奖<br>华夏医学奖 |
| | 专利奖 | 中国专利奖 |

（续表）

| 一级指标 | 二级指标 | 三级指标 |
|---|---|---|
| 其他单项 | 国际注册 | FDA、欧盟药品注册 |
| | 质量标准 | 中国药典 |
| | 临床证据 | 临床指南 |
| | 政策保护 | 中药保护品种 |
| 核减指标 | 负面通报 | 国家药监部门发布不良事件通报、强制修订说明书、质量通告 |

（3）指标权重：为更合理的评估中药产品的科

技创新活动，反映广泛的行业意志，项目组就指标体系权重分配在业内展开调研。

1）调研方法：在前期建立了科技评估指标模型体系的基础上，调研采用层次分析法，对其多种影响因素进行逐层的两两比较分析，通过综合分析调研结果，确定指标权重体系。

2）调研形式：调研在线上、线下以多种形式展开，包括现场问卷调研、远程邮件调研、电子问卷等，收到了业内各界人士的反馈问卷二百余份。

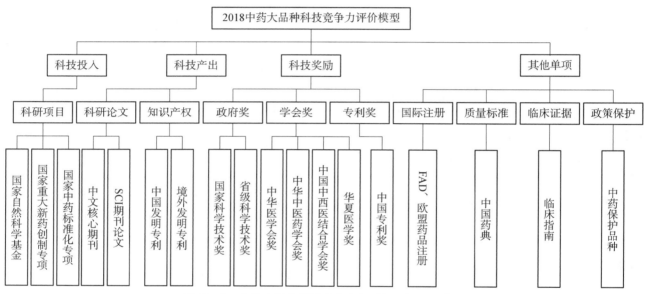

图 16‑2 中药大品种科技竞争力权重因子调研示意图

（4）科技因子：将纳入评估中药产品的各项科技信息进行统计、计数，基于中药大品种科技竞争力模型，按照相应的权重因子，计算各个品种的得分值，即为该品种的"科技因子"，该因子可较为综合反映出中药产品在科技方面的竞争力。

4. 科技竞争力评价结果·基于以上的评价模型体系，评价各入围产品，得到了各产品科技因子评分，形成全品类百强榜、非注射类百强榜、民族药排行榜、各省区排行榜、各治疗领域等系列中药大品种科技竞争力榜单，展示了中药大品种科技竞争力概况。

（1）区域分布情况：入围产品涉及全国30个省市区，其中广东省入围中药大品种数量最多，达44个，约占全部品种的7.73%，显示出作为传统中医药强省，广东省中药产业根基雄厚；吉林、贵州、四川、山东、江苏分列2～6名，均有超过30个产品入

围，是我国中药产业的传统强省（表16‑2）。

表 16‑2 各省（市、区）中药大品种科技竞争力综合分析

| | 入围产品总数 | | 总科技竞争力 | | 产品平均竞争力 | |
|---|---|---|---|---|---|---|
| 排名 | 省(市、区) | 产品数 | 省(市、区) | 总科技因子 | 省(市、区) | 平均因子 |
| 1 | 广东 | 44 | 江苏 | 819.033 | 天津 | 27.770 |
| 2 | 吉林 | 39 | 广东 | 703.490 | 江苏 | 24.089 |
| 3 | 贵州 | 39 | 四川 | 641.249 | 上海 | 21.006 |
| 4 | 四川 | 36 | 山东 | 624.770 | 海南 | 20.707 |
| 5 | 山东 | 35 | 天津 | 583.169 | 浙江 | 19.953 |
| 6 | 江苏 | 34 | 贵州 | 575.634 | 福建 | 19.415 |
| 7 | 北京 | 28 | 吉林 | 529.002 | 黑龙江 | 19.267 |
| 8 | 云南 | 26 | 河北 | 462.395 | 山东 | 17.851 |
| 9 | 河北 | 26 | 北京 | 413.390 | 四川 | 17.812 |
| 10 | 陕西 | 25 | 云南 | 401.236 | 河北 | 17.784 |

(续表)

| 入围产品总数 | | 总科技竞争力 | | 产品平均竞争力 | |
|---|---|---|---|---|---|
| 排名 | 省(市、区) 产品数 | 省(市、区) | 总科技因子 | 省(市、区) | 平均因子 |
| 11 | 江西 25 | 陕西 | 398.331 | 西藏 | 17.533 |
| 12 | 天津 21 | 江西 | 381.414 | 内蒙古 | 16.110 |
| 13 | 浙江 19 | 浙江 | 379.108 | 广东 | 15.988 |
| 14 | 湖南 18 | 黑龙江 | 327.544 | 陕西 | 15.933 |
| 15 | 黑龙江 17 | 湖南 | 257.089 | 安徽 | 15.761 |
| 16 | 重庆 15 | 上海 | 252.067 | 云南 | 15.432 |
| 17 | 河南 14 | 安徽 | 189.136 | 江西 | 15.257 |
| 18 | 辽宁 13 | 广西 | 181.677 | 广西 | 15.140 |
| 19 | 广西 12 | 重庆 | 172.921 | 山西 | 14.771 |
| 20 | 上海 12 | 辽宁 | 157.336 | 北京 | 14.764 |
| 21 | 湖北 12 | 河南 | 149.700 | 贵州 | 14.760 |
| 22 | 甘肃 12 | 山西 | 147.708 | 湖南 | 14.283 |
| 23 | 安徽 12 | 福建 | 135.906 | 新疆 | 14.117 |
| 24 | 山西 10 | 甘肃 | 130.375 | 吉林 | 13.564 |
| 25 | 福建 7 | 湖北 | 128.621 | 辽宁 | 12.103 |
| 26 | 内蒙古 6 | 内蒙古 | 96.662 | 重庆 | 11.528 |
| 27 | 西藏 4 | 西藏 | 70.131 | 甘肃 | 10.865 |
| 28 | 青海 3 | 海南 | 41.413 | 湖北 | 10.718 |
| 29 | 海南 2 | 青海 | 31.884 | 河南 | 10.693 |
| 30 | 新疆 2 | 新疆 | 28.234 | 青海 | 10.628 |

一个省(市、区)所有入围中药大品种的科技因子得分之和为总科技因子,可以反映出该省区中药产业科技的总体概况。所有入围中药大品种的科技因子得分的平均值为平均科技因子,可以大体上反映出该省区中药产业科技的一般发展概况。全国各省(市、区)中药产品科技状况差异显著,中药大品种科技竞争力列第一阵营江苏、广东、四川、山东四省,均是我国人口大省和传统中医药强省,中医药产业规模领先,也体现出较高的中药产业科技水平。江苏省入围产品的总科技因子与平均科技因子都显著领先,显示出强大的综合科技实力;广东省科技竞争力列第二,显示其竞争优势更多地体现在文化和市场方面;天津市平均科技因子领先,体现出其优势中药产品聚集度较高,中药产业科技创新环境和科技竞争优势较突出。而与此同时,部分落后省区无论总科技因子还是平均科技因子都和上述省区差异悬殊,我国中药产业科技竞争力呈现出明显的区域发展不平衡。地方的中药产业科技创新环境对当地中药产品的科技竞争力之间存在着紧密的联系。

(2) 治疗领域分布:报告入围产品均为各治疗领域临床常用的优势品种,569个产品共涉及15个治疗领域。不同治疗领域的入围产品数量和平均科技因子差异较大,心脑血管病领域不仅聚集了最多的产品,达到117个,占总数20.6%,而且入围品种平均影响因子也显著高于其他领域。儿科、妇科、骨骼肌系统、肛肠皮肤领域品种普遍科技因子较低;民族药在科技竞争力方面和中药存在较为明显的差距(表16-3)。

表16-3 各治疗领域中药大品种科技竞争力分析

| 分类说明 | 入围品种数 | 平均科技因子 |
|---|---|---|
| 心脑血管疾病用药 | 117 | 23.950 |
| 呼吸系统用药 | 61 | 17.362 |
| 妇科用药 | 58 | 12.823 |
| 骨骼肌肉系统用药 | 66 | 11.985 |
| 肿瘤用药 | 43 | 15.490 |
| 消化系统用药 | 26 | 15.007 |
| 泌尿系统用药 | 23 | 18.312 |
| 神经系统用药 | 29 | 14.119 |
| 五官科用药 | 29 | 12.659 |
| 儿科用药 | 21 | 10.701 |
| 补益类 | 37 | 17.690 |
| 代谢性疾病 | 13 | 18.114 |
| 肛肠皮肤用药 | 14 | 11.322 |
| 清热解毒药 | 18 | 16.570 |
| 病毒性肝炎用药 | 14 | 13.757 |
| 民族药 | 12 | 14.159 |

(3) 中成药产品科技因子分布区间

2018版科技竞争力报告入围产品科技因子平均得分为16.556,图16-3显示了入围中药产品科技因子得分区间的分布。

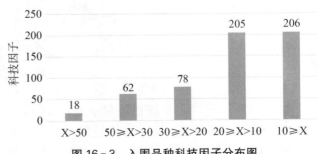

图16-3 入围品种科技因子分布图

**5. 中药大品种科技竞争力评价应用·**《中药大品种科技竞争力报告》在药物政策、科技奖励、科技项目等方面应用潜力逐渐彰显。药品临床价值的确立,往往来自高质量的临床、基础科学研究结果获得临床医生的广泛认同。这些研究成果最终往往以科技论文、专利、成果、奖励的形式呈现。尤其是对于上市后药品,一方面其临床价值更多地以科技形式展示出来;另一方面,科技方面的投入、产出等成果也切实的为产品提高临床证据力度、打造技术壁垒提供支持。因此,通过对于产品的科技投入、产出等方面数据评价评估,可以为产品的临床价值评价提供支持。因此,入围中药大品种科技竞争力评价的产品,反映出其较高的临床价值和科学价值,也自然成为基药目录、医保目录的关注对象。

（中国中医科学院中药研究所　杨洪军）

◇ 参 ◇ 考 ◇ 文 ◇ 献 ◇

［1］王永炎.基本药物制度下大中药产业发展的若干思考［J］.中国中药杂志.2012,37(18)：2677-2678.
［2］李耿,李振坤,郭宇博,等.中药大品种科技竞争力报告(2018版)概要［J］.中国现代中药,2019,21(01)：1-19.
［3］肖小溪,程燕林,李晓轩.第三方科技评价前沿问题研究［J］.中国科技论坛,2015(8)：11-14.
［4］王永炎,杨洪军.中小型中药企业大品种培育策略与路径分析［J］.中国中药杂志,2014,39(5)：755-758.
［5］中药大品种联盟,万方数据,中华中医药学会研究与评价办公室.中药大品种科技竞争力报告(2017版)［R］.广州：中华中医药学会,2017.
［6］莫美,张霄潇,于国华,等.中药大品种培育影响指标问卷调查报告［J］.中国中药杂志,2015,40(22)：4501-4505.

# 第二节　中成药大品种培育理论模型与基本路径

## 一、中药大品种培育的理论模型

随着健康中国战略的全面实施,医疗改革不断深化,我国的医药生态格局和行业运行规则正在剧变,以临床价值、科学价值为核心的科技创新驱动,成为中药产业发展的核心推动力,如图16-4所示。

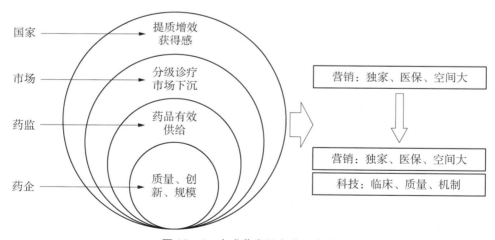

图16-4　中成药发展变革示意图

结合当前医药产业发展趋势和中药自身特点,本文提出中药大品种培育的343理论模型。3个价值,以临床价值大、科学价值强、市场价值高为基本价值取向;4个代表,将中药大品种立足于4个代表,承载中医原创理论的代表性品种,凸显中医诊疗优势的代表性品种,催生疾病防治策略变革的代表性品种,融入主流医学诊疗体系的代表性品种;3 个环节,技术提升、药物政策、市场营销的有机关联与互动。中药大品种培育的"343"理论模型,如图 16 - 5 所示。

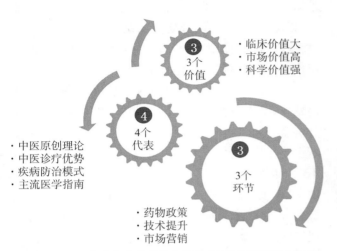

**图 16 - 5　中成药大品种培育的"343"理论模型示意图**

1. **3 个价值** · 中成药大品种培育,树立正确的价值观是首要解决的问题。既往借助于医保政策的红利,采用市场营销的手段,造就了一批市场价值大的品种。其中不少单纯以市场营销驱动形成的所谓大品种,在临床价值和科学价值上,缺乏有效体现,甚至是空白。随着医疗价值的逐步回归,进行大品种培育,就要从临床价值、科学价值、市场价值三个方面进行衡量,临床价值和科学价值是产生市场价值的基础,市场价值是最终体现,市场营销本质上是营销的产品临床价值。

2. **4 个代表** · 中成药是中医事业与中药产业的桥梁,是"独特的卫生资源、潜力巨大的经济资源、具有原创优势的科技资源、优秀的文化资源、重要的生态资源"的具体体现,因此,必须从中医药发展战略高度上,思考中成药大品种培育的发展定位——把中成药大品种培育成具有 4 个代表属性的中药品种。

第一个代表——承载中医原创理论的代表性品种。培育中药大品种,不能脱离中医原创的理论。因为大品种本身就承载于中医理论,通过大品种培育,进一步促进中医理论发展。第二个代表——凸显中医诊疗优势的代表性品种。中成药作为中医方剂的固化用药形式,在中医理论指导下,有效服务临床,发挥在某些领域的不可替代性。第三个代

表——促进医学模式变革的代表性品种。中医的诊疗模式代表了强调健康、强调以人为本的未来医学发展变革的重要方向,中成药大品种要在成促进医学模式变革中发挥作用。第四个代表——打造融入主流医学诊疗体系的代表性品种。王永炎院士提出共识疗效问题,中药的疗效不仅中医认可,西医也得认可,这样的话,未来我们才有更广阔的空间。

3. **3 个环节** · 三个环节,即药物政策、技术提升、市场营销。正确处理好三者之间的关系,才能够真正地实现大品种的培育,孤立的完成任何一个环节,只是局部性,难以获得全局性胜利。必须树立"整体思维,系统运作,三环互动"的理念,做好顶层设计,要从更高的层面上,结合着我们国家的现实国情,结合产品发展的紧迫需求,这种需求可能是来源于药物政策的制约,可能来源于技术的薄弱,设计好中成药大品种培育的策略与路径。

## 二、中药大品种培育的科技重点

中成药大品种培育的科技重点包括:疗效、质量、机制、理论四个方面,具体而言,疗效得到临床广泛认可,质量控制体系健全,作用机制得到深入阐释,相关中医理论有创新发展,其核心目标是以市场价值为引导,凸显临床价值为核心,不断提升科学价值。

### (一) 加强临床研究,肯定并提高疗效

由于种种原因,中药产品普遍存在临床定位模糊,有效性和安全性缺乏循证医学证据,临床应用缺乏客观指征等问题,导致临床优势难以充分发挥,甚至带来有效性和安全性的担忧。进行中药大品种培育的临床研究,在肯定中药疗效的基础上,通过精确化用药水平的提升,逐步实现疗效提高。

适应证宽泛是临床定位模糊的主要表现,首要解决适应证聚焦与患者人群细分的问题。具体实施策略为:在药品说明书适应证的范围内,通过临床医生用药经验深度访谈,了解药品的疗效特点,在此基础上,通过基于真实世界的临床研究等循证医学评价,确定疗效最优的患者人群。总之,中成药大品种临床定位要充分重视中医理论、临床实践、基础研究三个维度。中医理论、临床实践、基础研究三个维度不是孤立的,而是有机关联,因此,"中医理论-临床实践-基础研究"三维整合技术,是中成药大品种临床定位的关键技术。

在进行临床研究过程中,病证结合和中西药联合用药是两个值得关注的内容。辨证论治是中医诊疗的优势和特色,与疾病的分期、分型等进行关联,实现用药的精确化,同时,重视疾病不同层次的相关指标与中药疗效的关联性研究,以实现用药指征的客观化。中西药联合用药是临床上普遍存在的现象,但是,缺乏联合用药的安全性和有效性研究评价,可选择临床最常见的联合用药组合,阐明联合应用的相互作用和疗效特点,优选临床用药方案。

### (二)提高质量标准,构建全程质量控制体系

由于中药物质基础的复杂性,研究基础还比较薄弱,质量控制困难,中药产品质量标准有待进一步提升。目前以单一成分为主导的中药质量评价方法难以有效控制质量。进行中药成分组合与药效活性关联的"组效关系"研究,将为探索建立符合中药作用特点的质量评价模式,提供新的思路和视角。进行中药大品种培育,必要通过质量标准提升,保证药品质量的一致性与稳定性。

对于非独家品种的大品种培育,解决自身产品与其他厂家产品质量区分度是基本前提。例如:元胡止痛片的批准文号有 256 个,不同厂家的产品质量悬殊。通过"肠吸收-血管活性"的评价方法,对不同厂家、不同批次的元胡止痛片含药肠吸收液进行舒张血管活性评价,基于灰色关联分析方法,构建了多成分组合与血管活性之间关联的数学模式,进行了"组效关系"解析,进而辨识出具有舒张血管活性的关键成分,提高了中药质量评价水平。将中药多成分的含量与相关药效有机地联系起来,从而有效地克服了中药质量评价中指标成分脱离疗效、盲目性突出的缺点,使质量评价更符合中药特点,由此建立符合中药疗效的质量标准。

建立体现中药产品疗效的质量标准,以此标准为基础,进而可以确定中药材、饮片、提取物等中药制药过程中的质控标准,使构建从田间到病床的全程质量控制体系成为可能。

### (三)揭示作用机制,发现科学价值,促进临床应用

作用机制不明制约着中药产品的临床应用和国际认可。进行作用机制的阐释,离不开物质基础,研究化学物质实体与机体生命活动的交互规律是揭示中药方剂治疗原理、发现中医原创思维科学价值的基本路径。中药产品的物质基础是一个复杂化学体系,生物机体也是一个复杂生命系统,使得中药产品的化学物质实体与机体生命活动的交互规律研究,尚未形成有效模式和方法学体系,也就成为制约中药现代研究的瓶颈。该问题的解决,必须采取整合策略,以多学科交叉、融合为基础,构建新的研究体系,以满足"整体与局部研究相结合","体内 ADME 过程与活性评价相结合""体外与体内相结合"等多层次、多环节的整合研究的需要。

机制研究要充分考虑中成药多成分、多环节作用特点,采用"物质基础-网络靶标-生物效应"关联分析及药效多指标整合评价,确定主要药效物质、明晰主要作用机制、药效作用特点等。通过以上研究,不仅可以解析有效物质基础,为质量标准的制定提供支撑;也可以分析中药产品的作用模式,发现作用特点,促进临床合理应用;此外,通过机制研究,可发现作用的生物标志物,指导临床精确用药,以提高疗效。

### (四)创新中医理论,催生新的科学发现

中药是中医临床治疗的基本手段,尤其一些经典名方承载着中医理论内涵,是进行中医理论研究的有效载体,而且中药应用以复方为主,强调"药有个性之特长,方有合群之妙用""君臣佐使""七情和合"等用药模式,通过配伍发挥临床疗效和降低毒性,这些用药理论的深入阐释,不仅能促进中医理论发展,还有可能对现代药学研究提供新的思路,催生新的科学发现。

脑心同治作为中医异病同治的具体体现,体现了中医核心诊疗价值,但是理论科学内涵阐释严重滞后于产品的临床应用,制约了产品的临床科学、合理应用。为此,以脑心同治产品为切入点,揭示脑卒中、冠心病的血瘀证的生物学机制,以期对疾病的认识得到进一步提高和完善,提高临床应用水平。

## 三、中药大品种培育的实施路径

企业进行中药大品种培育,必须在充分论证的基础上,以市场为导向,以凸显临床价值和科学价值为重点,做好企业产品大品种培育的顶层设计,形成发展规划和技术路线图,有计划、有步骤地实施。

除了国家层面的政策和资金扶持,与企业自身有关的实施路径,如图 16-6 所示。中药大品种培育路径基本分为三个阶段:①顶层设计阶段,由企业投入,委托或联合专门机构予以实施。②技术提

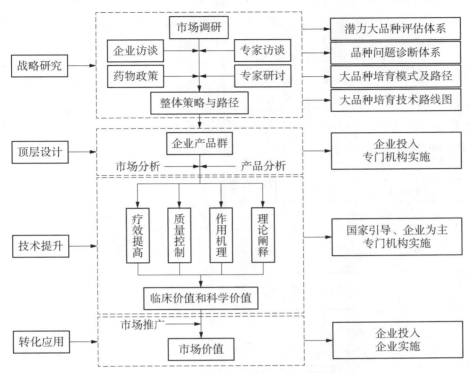

**图 16-6　中成药大品种培育的实施路径**

升阶段,在顶层设计的统一规划下,根据企业需求和产品状况,逐步实施,企业是投资主体,研究机构、大学、医院等作为技术实施的主体。③转化应用阶段,通过技术提升,明确临床价值和科学价值的基础之上,由企业为主体进行转化应用,实现市场价值的提升。

需要强调指出,由于企业自身实力不足,难以真正成为创新主体,但是,并不代表企业不组建研发机构,鼓励企业建立研究所或者与科研机构、大学成立专业特点显著的联合实验室。与企业相关联所成立

的研发机构,应该以"规模小、规格高、多学科、特色浓"作为建设目标。在大品种培育过程中,企业还应重视积极参与多科学联合体建设,多学科联合体是在创新团队和产学研联盟的基础上发展起来的,是医、教、学、研、资五个要素的结合,在此,强调"医、教、学、研"与"资"的联合,强调成果能够被广泛认可,以获得资本的支持。此外,重视企业领军人才的引进与培养,以主导大品种培育的技术实施与落实。

(中国中医科学院中药研究所　杨洪军)

## 第三节　中成药大品种典型案例
### ——基于整合药理学策略的元胡止痛方示范性研究

### 一、概述

元胡止痛方是临床常用中成药,有普通片剂、分散片、胶囊、滴丸等剂型,由延胡索(醋制)与白芷两味中药组成,主要功能为理气、活血、止痛,临床主要用于气滞血瘀引起的胃痛、胁痛、头痛及痛经等,其疗效确切。该方剂为《中国药典》2010 版收载品种,

也是并收载于国家第一批非处方药目录、国家中药保护品种和国家基本药物目录等。元胡止痛方(片)作为非独家品种,进行中药大品种培育,目前,两个方面收到广泛的关注:①该产品的临床重新定位问题:目前在临床上,该产品用于气滞血瘀引起的胃痛、胁痛、头痛及痛经等,从现代医学角度,治疗病症过于宽泛,如何对该产品进行临床重新定位,提高临

床疗效。②中药的质量评价：现在该方剂在市场上有片剂、胶囊剂、丸剂等，260 余家药厂具有该药的生产批文，如何保持该产品的质量稳定性。

## 二、科技工作进展

近年来，中国中医科学院中药研究所中药新药设计课题组（以下简称课题组）以元胡止痛方为范例，采用整合药理学研究策略，建立了"化学指纹—代谢指纹—网络药理学"和"肠吸收—活性评价—数据挖掘"两个研究模式，从体内和体外两个层次，定性、定量地描述了成分与活性之间的关联，并深入解析了元胡止痛方的物质基础移行规律、多靶点整合作用机制、多成分组合与药效活性的关联关系，实现了基于活性成分的质量控制、临床适应证的优化，具有较强的理论和实践意义。本文对相关内容进行总结如图 16-7。

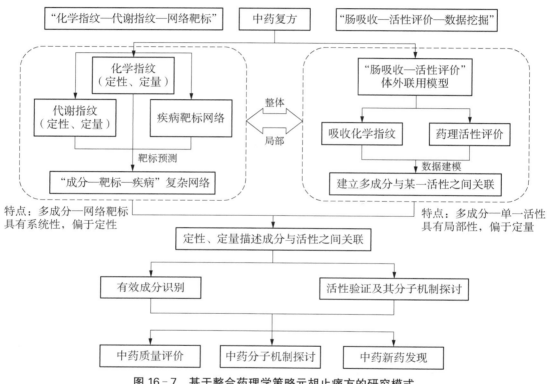

图 16-7 基于整合药理学策略元胡止痛方的研究模式

**1. 元胡止痛方的中医概述** · 元胡止痛方（片）是临床常用中成药，其疗效确切，为《中国药典》2010 版收载品种，也是并收载于国家第一批非处方药目录、国家中药保护品种和国家基本药物目录等。由延胡索（醋制）与白芷两味中药组成，主要功能为理气、活血、止痛，临床主要用于气滞血瘀引起的胃痛、胁痛、头痛及痛经等。中医学认为该方剂通过理气、活血的作用从根本上治疗气滞血瘀证，同时止痛作用减轻患者的疼痛，对气滞血瘀引起的疼痛具有标本兼治的作用。方中延胡索为君药，味辛、苦、性温，归肝、脾经，具有活血散瘀、理气止痛等功效，用于治疗胸胁、脘腹疼痛、经闭痛经、产后瘀阻、跌扑肿痛等症；白芷始载于《神农本草经》，性温，气芳香，味辛、微苦，归胃、结肠、肺经，具有散风除湿、通窍镇痛、消肿排脓等功效，用于治疗感冒头痛、眉棱骨痛、鼻渊、牙痛、疮疡肿痛等，特别是用于阳明经头痛。此外，白芷作为风药，善用之不仅可用于外感，巧妙配伍后亦可用于内伤杂病的治疗，取其善行之性，可有舒肝、行气之功，与行气止痛药延胡索联用，助于"肝主疏泄"功能的恢复，有效地针对偏头痛产生的病机，即气机升降失常引起的脑之络脉失和，气血逆乱，使脉络调和，气血条畅，消除气滞血瘀证产生的根源，从而治疗疾病以求"本"。延胡索、白芷二药配伍，属于中药配伍中"七情"中"相使"关系，本身具备良好止痛作用的白芷除亦可明显提高元胡的止痛作用缓解病情以治"标"。由此可见，本方不但可改善患者生活质量,又体现中医"治病求本"的原则,二药相配可全面针对病机,实现疾病的标本兼治。本文通过对文献总结,对该方剂治疗偏头痛进行"病证—方药—成分—活性"关联性探讨分析。

2. 基于"化学指纹—代谢指纹—网络靶标"三维模式的元胡止痛方的成分群与活性质检关联性研究。近年来,系统生物学和网络药理学从整体角度观测机体疾病发生、发展以及药物治疗的分子机制,被广泛应用到中医药研究,中药方剂的复杂性,在体内经过 ADME 过程达到靶器官、靶组织、靶分子而发挥疗效。为此,课题组提出了基于体内 ADME 过程与网络药理学的中药现代研究思路,即通过"化学指纹—代谢指纹—网络靶标"三维模式的进行中药方剂的成分群与活性之间关联性研究。围绕元胡止痛方,采用试验与计算相结合策略,即干湿结合,定性地描述该方剂"化学指纹—代谢指纹—网络靶标"之间的关联,使该体系具有系统性与全面性。

(1)化学指纹研究:元胡止痛方由延胡索、白芷两味药组成。其中,延胡索的主成分为以叔胺、季胺类为主的生物碱如延胡索甲素、乙素、丑素等,还含有大量的淀粉,少量黏液质、多糖、树脂、挥发油、无机微量元素,以及亚油酸、亚麻酸、延胡索酸等物质;白芷的主要化学成分为挥发油和香豆素类,香豆素类主要有氧化前胡素、欧前胡素、异欧前胡素、白当归素、白当归脑等;挥发油以十八碳醇、甲基环硅烷、正十二醇、十四碳烯、环十二烷等为主,还有佛手酚、棕榈酸、豆甾醇、β-胡萝卜苷等水溶性成分。目前元胡止痛方制剂(包括元胡止痛片、元胡止痛胶囊、元胡止痛滴丸等)的质量控制主要使用 HPLC、UPLC、RP-HPLC、毛细管电泳等方法测定其中延胡索乙素、欧前胡素、异欧前胡素等单个或几个成分的含量。

在前期基础上,课题组进行元胡止痛方的化学指纹图谱和多指标含量测定研究。张迎春等首次用超高效液相串联四级杆飞行时间质谱(UPLC/Q-TOF-MS)分析 6 个不同厂家 15 个批次的元胡止痛片,建立 17 个峰 18 个化学成分的指纹图谱,并罗列出 15 个常见的成分,分别为原阿片碱、α-别隐品碱、黄连碱、延胡索乙素、四氢小檗碱、紫堇碱、巴马汀、黄芩素、白当归脑、去氢紫堇碱、氧化前胡素、欧前胡素、珊瑚菜内酯、异欧前胡素、蛇床子素。以共有峰面积进行聚类分析,结果表明,来源于同一个厂家不

同批次的样品聚为一类,不同厂家的产品可能聚在不同类别。然后,进行元胡止痛片的多指标含量测定研究,通过 RRLC-QQQ,在 9 分钟内快速鉴定和定量分析元胡止痛片中 17 个活性成分,分别为东莨菪内酯、原阿片碱、α-别隐品碱、延胡索乙素、黄连碱、四氢小檗碱、紫堇碱、小檗碱、白当归脑、白当归素、花椒毒素、佛手柑内酯、茴芹内酯、氧化前胡素、欧前胡素、蛇床子素和异欧前胡素,所建立的分析方法具有较高的灵敏度和准确度。并对 15 个批次的样品进行分析,以 17 个化合物的含量进行聚类分析,结果与元胡止痛方指纹图谱研究一致。所以,从化学质量控制,可以区分不同厂家的产品,保持产品的稳定性,但是,难以判断产品质量的好坏与优劣,需要指出的是,另外,研究还发现各批次元胡止痛片中延胡索乙素的含量均符合标准,但其他成分的含量差异较大,从另一侧面反映出传统质量标准以单一成分含量质控中药材或中药复方的弊端。由此可见,需要进行生物活性评价研究,特别是通过数据建模的方法构建成分与活性之间的关联,为包括元胡止痛片在内的中药复方质量控制的标准提供新的依据和思路。

(2)代谢指纹研究:中药方剂主要是口服制剂,在体内经过胃肠道菌群代谢、吸收、分布、代谢和排泄过程(ADME 过程),到达靶标器官、靶组织,与分子靶标网络相互作用而发挥治疗作用,开展体内代谢研究十分重要。在吸收方面,通过 RRLC-Q/TOF 对 12 批次元胡止痛片进行吸收指纹研究,获得 34 个共有峰,并且对其中 17 个成分进行定量研究,获得了 17 个成分的吸收量-时间曲线,计算成分的吸收率,通过吸收动力学探讨成分的吸收机制,当中延胡索乙素、白当归脑和白当归素 3 个成分存在明显的主动吸收机制。在血清药物化学研究方面,陶野等应用 RRLC-ESI-Q/TOF 技术识别口服元胡止痛方提取物后的移行成分,21 个入血成分和 17 个入脑脊液成分,通过比对标准品及推测确证其中的 16 个入血成分和 12 个入脑脊液成分,表明某些原型成分或代谢产物能吸收入血并透过血脑屏障而发挥药效。同时考察了复方中含量较高的 3 个单体化合物口服给药后的代谢产物,结果显示延胡索乙素分别通过 2 次脱甲基化作用、脱甲基化并羟基化作用、羟基化并脱甲基化作用代谢成 6 个代谢产物;原阿片碱通过脱甲基化和羟基化作用代谢成 2 个产物;紫

堇碱分别通过羟基化并酮化、羟基化并脱水作用产生 5 个代谢产物,这些代谢物均可在口服复方提取物的血浆样本中被检测到。同时,通过 RRLC-ESI-Q/TOF 建立了原阿片碱、α-别隐碱、延胡索乙素、紫堇碱、四氢小檗碱和白当归素这 6 个成分的体内分析方法,并在大鼠体内进行体内药代动力学研究,获得相关药代动力学参数,该 6 个成分的 $T_{max}$ 在 3.5～5.0 h 间,达峰浓度 $C_{max}$ 在 214.6～858.3 ng/ml 间。

(3)网络靶标:随着组学技术的发展,系统生物学和网络生物学发展十分迅速,开始从生物系统中所有组成成分(基因、mRNA、蛋白质等)认识机体的生命活动规律。特别是在 2007 年网络药理学的提出,这些研究方法同样受到中医药学者青睐,被广泛应用到中药方剂的研究,取得许多可喜的成果。但是,中药网络药理学研究的化学成分往往来源于数据库,我们知道,中草药的化学成分随着品种、产地、采集、加工等过程,其化学成分在种类和含量都存在很大的差异,而且,中药在体内需要经过 ADME 过程,然后与相关靶标相结合而发挥作用。为此,在元胡止痛方的网络药理学研究时,课题组采用整合药理学的研究策略。

元胡止痛方的临床定位为治疗气滞血瘀型疼痛,现代临床前研究也证实元胡止痛方对偏头痛模型大鼠、痛经模型大鼠等有显著的镇痛效果,延胡索在心脑血管、神经、内分泌系统等中发挥药效,而白芷具有镇痛抗炎、光敏作用且对病原微生物、皮肤、肿瘤、中枢神经、平滑肌、妇科疾病等具有一定的药效作用。除此之外,元胡止痛方是否有其他潜在的、待开发的药效价值是研究者们研究的热点。课题组通过在线数据库获得与入血的原型成分及其对应预测代谢产物的结构相似的上市药物及对应的靶标,经计算机高通量筛选及网络构建和分析的方法建立了元胡止痛方药物成分—靶标的网络图谱。该网络由 143 个节点和 1 049 条边组成,包含 21 个候选活性成分(其中 11 个成分源于延胡索、10 个成分白芷)和 122 个候选靶标。通过基因功能分析,发现复方中绝大多数生物碱能透过血脑屏障并与阿片受体、多巴胺受体、5-羟色胺受体、GABA 受体和 MA 受体结合,且与钙离子通道有关,综合考虑这些可能为元胡止痛方镇痛的潜在分子机制。同时,通过网络关联性分析和分子功能分析,发现元胡止痛方也能与多巴胺受体、苯二氮卓类受体、GABA 受体、乙

酰胆碱受体结合,这些受体多与情志、精神方面的疾病相关,提示元胡止痛方可能具有抗焦虑和抗抑郁活性,后期斑马鱼抗焦虑试验及大鼠强迫游泳、悬尾抗抑郁试验、慢性不可预知温和应激结合孤养模型中确实分别验证了元胡止痛方的抗焦虑和抗抑郁药效。

此外,Li Tianjiao 等用 HPLC/ESI-TOF-MS 分析延胡索在小鼠胃溃疡模型中的代谢产物,并应用多个模式识别方法如分层聚类分析、主成分分析来分类代谢物表型及识别不同的代谢物,识别 10 个潜在的生物标志物,分别为 D-葡萄糖、L-赖氨酸、尿酸、丙酮酸、D-色氨酸、甘氨酸盐、皮质酮、鞘氨醇-1-磷酸盐、十六烷基二酸、硬脂酸;以及 7 个重要的代谢通路,如 SDIS 敏感性通路、叶酸通路、硒通路等,特别强调鞘脂类和脂肪酸类代谢的作用并验证其相关 mRNA 的表达。

3. **基于"肠吸收—活性评价—数据挖掘"三维模式的元胡止痛方的吸收成分与体外活性关联性研究** · 体外药理试验具有操作简便、敏感特异、条件易控等优点,现在中药体外药理试验给药方式有两种:提取物或者血清。采用提取物给药,因为中药往往经过 ADME 过程,体外与体内药效物质会发生较大的变化,所以体外试验与体内试验相关性不强;采用血清给药,即血清药理学,往往存在血药浓度低、基质干扰大等原因,药效试验难以呈现阳性结果,更加难以建立成分与活性之间关联。为此,在整合药理学的研究策略下,我们提出了体外代谢模型,包括体外肠道菌群转化模型、肠道吸收模型、肝药酶代谢模型和血脑屏障模型等体外 ADME 模型,特别是建立它们之间的复合模型,中药方剂经过体外 ADME 复合模型处置之后,在进行体外活性评价,然后通过数据挖掘建立成分与活性之间的关联。通过该方法体系的建立,能在体外环境下,模拟中药方剂在体内与靶标器官、靶组织、靶蛋白相互作用的过程。

在元胡止痛方的研究时,课题组已经建立了"肠吸收—活性评价—数据挖掘"三维模式研究模式,该模型能够排除未被吸收成分对活性的干扰,同时具有操作简便、灵敏度高、稳定性好的特点。中医认为,"痛则不通、通着不痛",现代医学也认为,头疼,尤其是偏头痛与脑基底动脉狭窄有关,胃痛和痛经均与平滑肌痉挛有一定关联,为此,选择血管扩张活性评价既能体现中医特色,又能与现代医学相关联。

所以,课题组进行了元胡止痛方的血管活性评价研究,通过数学建模构建了吸收成分与活性之间的关联,辨识出关键有效成分,并开展实验验证。

(1)"肠吸收—活性评价"体外联用模型建立与应用　目前研究药物在肠内吸收的实验方法主要有体外法(in vitro)、在体法(in silo)、体内法(in vivo)。其中,外翻肠囊法又称肠外翻法,它是由 Wilson 和 Wiseman 于 1954 年创建,最早用于研究葡萄糖和氨基酸在肠道的代谢、转运,后经不断改进,成为目前最常用的体外肠道吸收生物模型。该方法的优点在于操作简便,试验条件易控制,重复性好,经济适用,被广泛来研究药物动力学和养分的吸收机制。生物活性测定是利用生物体包括整体动物、离体组织、器官、细胞和微生物等评估药物生物活性的一种方法。在元胡止痛方的舒张血管活性研究时,首先需要建立"肠外翻—离体血管"(The Everted Intestinal Sac-Vessel in Vitro, EIS-VV)联用模型。在肠外翻模型中,常用 Tyrode(台氏)液作为营养液,在离体主动脉血管模型中,常用 K-H 液作为营养液,这两种营养液的成分基本类似,为联用提供了技术可能。在多数情况下,中药有效成分需要被吸收入血、到达靶器官并作用于相应靶点后才能发挥药效作用(调节肠道菌群等和在肠道直接发挥作用的药物除外),所以通过体外肠外翻模型,能较好模拟人体肠道吸收功能,一方面排除了鞣质、纤维素、多糖等大分子成分造成假阳性结果,另一方面也排除了一些没有被吸收入血的小分子的干扰,为客观评价生物活性提供了物质基础。

课题组对"肠外翻—离体血管"联用模型建立进行较为系统的研究。首先,陈晓萌等应用外翻肠囊法分析元胡止痛片的肠吸收液成分群,识别原阿片碱、盐酸巴马汀、盐酸黄连碱、欧前胡素、盐酸小檗碱、白当归素、α-别隐品碱、延胡索乙素,考察肠细胞活性评价、肠外翻实验操作的规范、8 个成分在不同浓度、肠段下的检出时间、吸收量、随时间的吸收特性和比例,发现肠吸液成分除了被动扩散还有其他的转运方式,可在后续研究中考察肠道菌群或表面特异酶活性的作用。然后,Zhang et al 对"肠外翻—离体血管"联用模型进行研究,在成分吸收量方面,17 个成分在低、中、高浓度的中呈现剂量依赖关系,肠细胞在 3 h 之内有较好的活性,且随着吸收时间的延长吸收增加,在 2 h 左右有 2 个成分达到饱

和,在活性评价方面,阴性对照(空白肠吸收液组)没有明显的血管舒张作用,低、中、高浓度的样品随着累计加药体积的增加,活性增强,其中在 800 ul 和 1 600 ul 时,低、中、高浓度在血管舒张活性方面明显呈现剂量依赖关系,与成分的浓度呈现正相关,且组内之间偏差比较少(≤30%)。由此可见,该联用模型具有稳定性好,灵敏度高等特点。

黄斌等应用此方法对元胡止痛方不同时间点的肠吸收液进行血管舒张活性评价,结果表明,随着吸收时间的延长,化学成分的含量增加,其活性也明显增强,存在显著的量-效关系和时-效关系。此外,许海玉等搜集 5 个厂家共 12 批元胡止痛片,RRLC-Q-TOF/MS 获得含药肠吸收液的成分库并构建其肠吸收液指纹图谱,分别考察这 12 批次元胡止痛片肠吸收液对胸主动脉血管舒张活性,一方面,化学成分分析结果表明,同一厂家的产品能聚为同一类,不同厂家的产品往往聚在不同类,所以成分分析能区分不同厂家的产品,评价产品质量稳定性等;另一方面,活性评价结果表明,化学成分相似度高的产品,血管活性比较接近,化学成分相差比较大产品,活性也相差很大,活性评价结果可能为产品质量好与坏以及产品等级划分等提供依据。该研究为元胡止痛方制剂的质量控制提供新的依据,也为中药复方基于某一药效的质量评价提供新的思路。

(2)数据挖掘建立成分与活性之间关联:中药有效成分群和活性之间关联性研究,即中药"组效关系",是中药的关键问题和难点问题之一。中药数据具有多目标、离散性、非线性和小样本 4 个主要特点,因此,常规数学建模方法(方差分析、线性相关法、多元线性回归等)难以进行有效的构建,现常用于中药方剂成分与活性之间关联性研究的数据挖掘方法有关联规则、人工神经网络、LARS 回归、灰色关联分析等。其中基于熵的神经网络方法克服了传统神经网络方法对小样本过拟合的缺陷,LARS 回归方法对于离散型和小样本的数据求解优于传统的多元线性回归方法,改进的蚁群算法更能适合于非线性的数据。

在元胡止痛方的吸收成分与血管活性之间关联性建立时,采用的灰色关联分析,该方法能通过对灰色系统中有限数据序列的分析,来寻求系统内部诸因素之间的关系,挖掘出其中的隐性规律。采用灰色关联分析建立了元胡止痛方中 34 个吸收成分与

血管舒张活性之间关联,该模型建立时平均偏差率(%)为 9.81,对未知样品预测时的平均偏差率(%)为 4.16,说明该模型具有较好的准确度,其中 $GRG\gamma_{0,i} \geq 0.85$ 的成分为 7 个,被认为关键药效成分,由于 2 个成分(原阿片碱和别隐品碱)能购买到对照品,开展了相关试验验证,被试验证实该 2 个成分具有舒张血管活性。在网络靶标预测中,这 2 个成分能潜在作用于 $Ca^{2+}$ 通道,其舒张血管作用可能与此有关联,但是,需要进一步验证。另外,邓瑞选取不同产地川白芷并构建其指纹图谱,采用分光光度法测定 PLA2 水解底物产生游离脂肪酸的量,间接反映药物对 PLA2 活性的影响,通过对数据进行灰色关联分析,挖掘川白芷中多种香豆素抑制 PLA2 生物效应强弱。

## 三、应用转化

综上所述,以整合药理学策略为基础,建立了"化学指纹—代谢指纹—网络靶标"和"肠吸收—活性评价—数据挖掘"两位一体的整合药理学研究体系,前者侧重于整体,从系统的角度,定性的描述中药化学成分与网络靶标之间的关联,后者侧重于局部,能定量的描述中药化学成分与某一生物活性之间的关联关系。通过这些研究,辨识了关键药效成分(α-别隐品碱、四氢小檗碱、紫堇碱、延胡索乙素、欧前胡素、异欧前胡素、白当归素等),其作用机制与阿片受体、多巴胺受体、5-羟色胺受体、GABA 受体、MA 受体、钙离子通道等靶标有关,通过镇痛、镇静、抗抑郁、血管扩张等药理作用发挥止痛作用,从而揭示元胡止痛方治疗疾病的分子机制,为中药的质量评价、药效物质基础、临床应用及中药新药开发等提供思路,促进中药的现代化和国际化。

同时,在多家品种元胡止痛方(片)的大品种培育研究,通过上述工作,两个方面的工作尤其值得关注,为多家产品提供独特性提供依据和前期资料:①临床定位问题:元胡止痛方(片)现在临床定位过于宽泛(头痛、胃痛、胁痛、痛经等),从而导致疗效优势不明显,为此,通过"化学指纹—代谢指纹—网络靶标"的研究,明确了具有镇痛和抗抑郁作用,尤其是抗抑郁是首次发现,并获得相关 2 个发明专利,结合上述药物作用特点,进行临床优化,可定位于慢性疼痛伴有抑郁患者,在将来进一步开展临床研究,从而修改使用说明书。②质量问题:针对不同厂家质量存在较大差异的问题,建立了"肠吸收—活性评价—数据挖掘"三维研究模式,既能区分不同厂家的产品,保持质量稳定性,而且能评价产品质量的好与坏,划分产品等级,为将来在药物政策上实现产品的优质优价等提供依据。

(中国中医科学院中药研究所 杨洪军)

◇参◇考◇文◇献◇

[1] 王永炎,杨洪军.中小型中药企业大品种培育策略与路径分析[J].中国中药杂志.2014,39(5):755-758.

[2] 中华人民共和国药典委员会.中华人民共和国药典[M].北京:化学工业出版社,2010.

[3] 许海玉,杨洪军.整合药理学:中药现代研究新模式[J].中国中药杂志.2014,39(3):357.

[4] 陶野,杨洪军,林朔,等.元胡止痛方"病证—方药—成分—活性"关联性探讨[J].世界科学技术—中医药现代化.2012,14(5):2054-2060.

[5] 金国章.中药延胡索研究中的新发现[M].上海:上海科学技术出版社,2001.

[6] Tao Y W, Tian G Y. Studies on the physicochemical properties, structure and antitumor activity of polysaccharide YhPS-1 from the root of *Corydalis yanhusuo* Wang [J]. Chin J Chem, 2006,24(2):235.

[7] 贺凯,高建莉,赵光树.延胡索化学成分、药理作用及质量控制研究进展[J].中草药,2007,38(12):1909.

[8] 周爱华,李强,雷海民.白芷化学成分研究[J].中草药,2010,41(7):1081.

[9] 周爱华,李强,雷海民.白芷化学成分研究[J].中草药,2010,41(7):1081.

[10] 卢嘉,金丽,金永生,等.中药杭白芷化学成分的研究[J].第二军医大学学报,2007,28(3):294.

[11] 柯仲成,程子洋.HPLC 法测定元胡止痛栓中延胡索乙素含量[J].辽宁中医药大学学报.213,15(3):47.

[12] 何丹,杨林,张景京.UPLC 法测定元胡止痛胶囊中欧前胡素和异欧前胡素的含量[J].分析试验室.2013.32(10):87.

[13] 朱央央,余伯阳.RP-HPLC 测定元胡止痛方中延胡索乙素和欧前胡素的含量[J].中成药.2004,26(6):455.

[14] 魏惠珍,饶毅,王义明,等.毛细管电泳法测定元胡止痛片和元胡止痛口服液中延胡索乙素的含量[J].药物分析杂志.2002,22(4):2724.

[15] Xu H Y, Zhang Y C, Tao Y, et al. Study of chemical fingerprint for Yuanhu Zhitong tablet by UPLC/Q-TOF-MS [J]. J Liq Chromatogr Relat Technol, 2012(36): 807.

[16] Zhang Y, Xu H, Chen X, et al. Simultaneous quantification of 17 constituents from Yuanhu Zhitong tablet using rapid resolution liquid chromatography coupled with a triple quadrupole electrospray tandem mass spectrometry [J]. J Pharma Biomed Anal. 2011(56): 497 - 504.

[17] Xu H Y, Li K, Chen Y J, et al. Study on the absorbed fingerprint-efficacy of Yuanhu Zhitong tablet based on chemical analysis, vasorelaxation evaluation and data mining [J]. PLoS One. 2013,8(12): e81135.

[18] Zhang Y, Xu H, Chen X, et al. Study on the application of intestinal absorption in vitro coupled with bioactivity assessment in Yuanhu Zhitong preparation [J]. J Med Plants Res 2012,6(10): 1941 - 1947.

[19] Tao Y, Xu H Y, Wang S S, et al. Identification of the absorbed constituents after oral administration of Yuanhu Zhitong prescription extract and its pharmacokinetic study by rapid resolution liquid chromatography/quadrupole time-of-flight [J]. J. Chromatogr. B, 2013(935): 1.

[20] Hopkins AL. Network pharmacology: the next paradigm in drug discovery [J]. Nat Chem Biol, 2008(4): 682 - 690.

[21] Hopkins AL. Network pharmacology [J]. Nat Bioteeh, 2007(25): 1110 - 1111.

[22] 刘建林,彭成,潘媛,等. 元胡止痛胶囊对偏头痛模型大鼠的影响[J]. 中药药理与临床. 2013,29(4): 11.

[23] 陈岳涛,曹蔚,谢艳华,等. 元胡止痛片及其主要成分对大鼠实验性痛经的影响[J]. 陕西中医. 2013,34(1): 111.

[24] 龙全江,徐雪琴,王晓阁. 延胡索化学成分、药理作用与产地加工技术研究概况[J]. 甘肃中医学院学报,2014,31(5): 78.

[25] 朱艺欣,李宝莉,马宏胜,等. 白芷的有效成分提取、药理作用及临床应用研究进展[J]. 中国医药导报,2014,11(31): 159.

[26] Xu H Y, Tao Y, Lu P, et al. A computational drug-target network for Yuanhu Zhitong prescription [J]. Evid Based Complement Alternat Med, 2013,2013: 658531 Doi: 10.1155/2013/658531.

[27] Li T J, Wang S, Meng X S, et al. Metabolomics coupled with multivariate data and pathway analysis on potential biomarkers in gastric ulcer and intervention effects of Corydalis yanhusuo alkaloid [J]. PLoS One. 2014,9(1): e82499.

[28] 陈晓萌,张迎春,林朔,等. 外翻肠囊法发现元胡止痛片吸收成分群的研究[J]. 中国中药杂志. 2012,37(13): 2005 - 2011.

[29] 黄斌,陈晓萌,张迎春,等. 元胡止痛方肠吸收液对大鼠离体胸主动脉环张力的影响[J]. 中国实验方剂学杂志. 2012,18(5): 117.

[30] 许海玉,唐仕欢,陈建新,等. 基于代谢组学的中药"组效关系"研究思路与策略[J]. 世界科学技术—中医药现代化. 2011.13(1): 30 - 35.

[31] 陆爱军,刘冰,刘海波,等. 中药化学数据可关联规则的挖掘[J]. 计算机与应用化学,2005,22(2): 108.

[32] 赵蔡斌,王占领,郭小华,等. 基于神经网络的大黄素类化合物抗癌活性模型[J]. 山西理工学院学报: 自然科学版,2007,23(4): 64.

[33] 吴宏伟,陈建新,杨洪军,等. 丹参成分组合与抗氧化活性相关性分析[J]. 中国实验方剂学杂志,2009,15(8): 68.

[34] 曾颂. 基于灰色关联分析法的半夏质效评价研究[D]. 广州: 广东药学院,2013.

[35] 邓瑞. 基于RRLC的川白芷主要香豆素含量测定及抑制 PLA2 药效指纹图谱研究[D]. 成都: 成都中医药大学,2010.

[36] 朱央央,余伯阳. 元胡止痛方配伍的化学和药效学比较研究[J]. 中国药科大学学报,2003,34(5): 461.

[37] Liao Z G, Liang X L, Zhu J Y, et al. Correlation between synergistic action of Radix Angelica dahurica extracts on analgesic effects of Corydalis alkaloid and plasma concentration of dl-THP [J]. Journal of Ethnopharmacology. 2010(129): 115.

[38] 祝婧云,廖正根,陈绪龙,等. 元胡白芷有效组分配伍对延胡索乙素小肠吸收的影响[J]. 江西中医学院学报. 2009,21(3): 56.

[39] 蒋且英,祝婧云,梁新丽,等. 元胡止痛方中白芷对延胡索中的延胡索乙素在大鼠组织分布中的影响[J]. 中药药理与临床. 2010,26(4): 7.

# 第十七章

# 中药大健康产业与区域经济发展

## 第一节　中药大健康产业特征与产业链分析

随着社会发展、人口结构、生活水平和疾病谱的变化，人们对健康服务的需求日益旺盛。在过去的 50 年里大健康产业已是推动全球经济发展的支柱产业之一，其占世界经济的 8%～10%。美国著名经济学家保罗·皮尔泽（Paul Zane Pilzer）认为大健康是继 IT 产业之后的"财富第五波"产业。

21 世纪医学目的的调整和"环境—社会—心理—工程—生物"医学模式的转变，更加重视整体医学观和有关复杂系统的研究，从转化医学到精准医学、智慧医疗，从实验研究到大数据、互联网，从传统中药到大品种、大健康等，现代健康服务业从单一救治模式转向"预防—治疗—康养"一体化模式的发展与日俱进，中医药大健康产业也已成为国家新的经济增长点，中药学作为一门古老而又现代的学科焕发出勃勃生机。国务院颁布《中医药健康服务发展规划（2015—2020 年）》，除传统的医疗服务和康复服务外，还拓展了养生保健、健康养老、文化和健康旅游、服务贸易等方面，中医药从一个功能拓展到 7 个功能，拓宽了中医药发展的领域。随着中药现代化进程的推进，也促进了中药大健康产业的悄然形成，形成了涉及中药种植，产品研发、生产、流通、销售在内的跨行业、跨区域的产业链，并具有调整产业结构、增加就业、农民增收、服务医改、惠及民生及保护生态等综合优势。中药材作为中医药事业传承

和发展的物质基础，自 1996 年国家实施中医药现代化行动计划以来，20 年来中药科技创新不断突破，产业发展迅速跃升，中医药的服务优势进一步凸显，中药现代化研究水平大大提升，国际化进程形势喜人，取得了重要成就。张伯礼院士等在系统分析和总结中药大健康产业存在"缺乏顶层设计和区域规划，中药大健康产业链存在薄弱环节，中药大健康产品科技薄弱，低质发展"等问题基础上，提出了一个战略中心（以服务健康需求为中心），两个战略重点（规划监管、提质增效），四个发展方向（规范种植、新品研发、商贸物流、国际发展）和六项重点任务（政策保障体系、监管体系、现代物流体系"提质增效"工程、动示范基地和品牌工程、海外拓展工程）。

由此可见，中药及相关产品由单纯满足疾病治疗需要向满足治疗、预防、保健、养生、康复等多种需要方向发展。不同于传统的本草学或者现行的中药学，中药学的理论框架和技术体系也迎来创新发展和扩展内涵的历史契机。当务之急要建立起支撑独具特色的中医药大健康全产业链的新的中药学理论和技术框架体系，满足民众日益增长的健康需求和大健康产业发展。中医药作为独特的卫生资源、潜力巨大的经济资源、具有原创优势的科技资源、优秀的文化资源和重要的生态资源，在经济社会发展中具有越来越重要的地位和作用。

# 一、产业特征

## （一）独特的卫生资源

中医药学具有悠久的历史和独特的理论体系，是中国古代医学科学的结晶，对中华民族的繁衍昌盛作出了重大贡献。传承千年的中医药学是科学与人文的结合，其独特的理论体系、原创的思维理念和丰富的实践经验，蕴含着深厚的科学内涵，具有引领生命科学未来发展的潜力。在现代医学科学高度发达的当今社会，中医药学在重大病、疑难病、老年病、感染性疾病以及突发传染病的防治中发挥着不可替代的作用，特别是在中医"治未病"，越来越显示出其理论的前沿性和疗效优势。与现代医学相互补充，协调发展，共同担负着维护和增进人民健康的任务。

## （二）潜力巨大的经济资源

生物医药产业是我国十大战略性新兴产业之一，中药产业是生物医药产业中重要的组成部分，占生物医药产业 1/3 左右的份额。其中，中药工业的收益水平较高，与石油工业、橡胶工业等 41 个工业行业相比，中药工业 8 项经济指标中有 7 项名列前茅，百元固定利税率仅次于烟草加工业。我国中药工业总产值高速增长的同时，也催生了中药大健康产业的迅速崛起，对中药农业、中药工业、中药商业、中药流通业、医疗服务业、保健食品行业、制药机械工业、中药化妆品行业、兽用中药产业、中草药饲料添加剂、中药农药行业、中药消毒剂、制剂辅料、中药研发机构、中药信息产业、中药旅游业等相关子产业具有带动作用。目前，中药大健康产值达到 1.5 万亿元，中药大健康产业具有调整产业结构，吸纳就业人数多，促进消费作用大，保障和改善民生，拉动内需增长，促进生态环境保护等综合优势，具有巨大的市场前景。

## （三）具有原创优势的科技资源

中医药具有独特的理论体系，在现代生命科学体系中孑然自立。近几十年医学发展更说明，中医药虽然古老，但其防病治病理念并不落后，符合先进医学的发展方向。当今医疗模式将向"预测疾病、预防疾病和个体化诊疗"转变，而这与中医的"治未病"、养生保健密切相关，"精准医学"及"个性化诊疗"与中医的三因制宜、辨证论治思想接近。国内外长期实践已经表明，现代生命科学所遇到的诸多困难和挑战，将从中医药中找到解决的思路和方法。伴随中药现代化的迅速推进，各种先进的现代科学技术已广泛应用于中药研究、开发、生产的各个环节，促进传统中药向现代中药转变。同时，系统生物学、信息技术、生物技术、基因芯片等新的方法、技术也广泛应用，用以揭示中药的药性理论、配伍规律、物质基础、作用机制等关键问题的现代科学内涵。中医药是我国最具有原始创新潜力的科技领域，发挥中医药在维护人类健康方面的特色与优势，是应对当今社会慢性病、复杂性疾病挑战的必然选择，是实现我国在医学/生命科学研究领域从跟跑、并跑到领跑的必然选择。

## （四）优秀的文化资源

中医是以探索自然界物质运动的动态平衡的中国古代哲学思想为基础、以自然的整体观为指导思想、以人的脏腑经络为研究核心、以辨证论治为诊疗特色的一门学科。中医的产生、形成、发展都离不开对自然的感知。中医药文化是中国传统文化的重要组成部分，是中国传统文化的优秀代表，在数千年的传承和发展中，不断汲取中国传统文化的精华，融合哲学、史学、天文、地理、自然和人文等科学，形成独具特色的中华民族的宇宙观、自然观、生命观、生活观等中医药核心价值观。

## （五）重要的生态资源

中药资源是中医药事业传承和发展的物质基础，是关系国计民生的战略性资源，保护和发展中药材，对于深化医药卫生体制改革，提高人民健康水平，发展战略性新兴产业，增加农民收入，促进生态文明建设，具有十分重要的意义。随着人类社会的进步和科学技术的飞跃发展，加快了工业生态文明到来的步伐，我国的中药资源产业发展模式和生产方式也必将从循环经济发展方向发生根本性的转变，中药循环经济的发展不仅关系到中药资源的循环利用和环境生态，同时与中药资源的可持续发展和循环经济的建设密切相关。因此推进资源节约型和环境友好型中药资源循环经济体系的构建，以保障中医药事业的可持续发展。

# 二、产业链分析

2013 年 8 月 28 日，国务院总理李克强主持召开国务院常务会议，研究部署促进健康服务业发展，提出把健康产业作为国家支柱型战略产业。此次国务院常务会议把加快发展健康服务业提升到"有效扩大就业、形成新的增长点、促进经济转型升级的重要抓手"的层面,显示了大健康产业在国家战略中的重要位置。

2013 年 9 月 28 日,国务院发布《关于促进健康服务业发展的若干意见》,明确提出发展健康服务业"对稳增长、调结构、促改革、惠民生,全面建成小康社会具有重要意义",到 2020 年"基本建立覆盖全生命周期、内涵丰富、结构合理的健康服务业体系,打造一批知名品牌和良性循环的健康服务产业集群,并形成一定的国际竞争力,健康服务业总规模达到 8 万亿元以上,成为推动经济社会持续发展的重要力量。"

2016 年 9 月 22 日,全国卫生与健康大会提出"以基层为重点,以改革创新为动力,预防为主,中西医并重,将健康融入所有政策,人民共建共享"的卫生与健康工作方针。习近平总书记指出,要把人民健康放在优先发展的战略地位,以普及健康生活、优化健康服务、完善健康保障、建设健康环境、发展健康产业为重点,加快推进健康中国建设,努力全方位、全周期保障人民健康,为实现"两个一百年"奋斗目标、实现中华民族伟大复兴的中国梦打下坚实健康基础。

2016 年 10 月 25 日,中共中央、国务院印发了《"健康中国 2030"规划纲要》,力争到 2030 年人人享有全方位、全生命周期的健康服务,人均预期寿命达到 79 岁,主要健康指标进入高收入国家行列。发展健康产业,包括优化多元办医格局、发展健康服务新业态、积极发展健身休闲运动产业、促进医药产业发展等。

2016 年 11 月 21 日,世界卫生组织第九届全球健康促进大会以"可持续发展中的健康促进"为主题。国务院总理李克强出席开幕式并强调,当前中国正处于全面建成小康社会的决胜阶段。大力发展健康产业,不断满足群众多样化健康需求。充分发挥市场机制作用,调动社会力量增加健康产品和服务供给的积极性,使人民群众看病贵、看病难的问题不断得到缓解。促进健康与养老、旅游、互联网、健身休闲、食品等产业融合发展,推动健康领域的大众创业、万众创新。

大健康产业是指包括医疗产品、保健用品、营养食品、医疗器械、保健器具、休闲健身、健康管理、健康咨询等多个与人类健康紧密相关的生产和服务领域。大健康产业不同于传统医疗产业发展模式,是一种从单一救治模式转向"防—治—养"一体化防治模式,是一个具有巨大市场潜力的新兴产业。具有以下特点和发展趋势:

第一,健康产业及其相关产业融合、产业形态交织,为健康产业发展提供强大动力。健康产业发展的三大趋势是:一是产品形态的多样化、多元化,传统的健康产业仅仅是给病患提供诊疗、护理服务等服务,而未来的健康产业不仅限于此,有着更为广阔的发展空间;二是新兴的产业形态正在不断变化,养老、保健和中高端医疗器械等代表未来发展方向的业界形态在国内已初见雏形,并且聚集了足够强而大的产业技术力量和资本力量,是一个非常好的发展契机;三是新一代技术的出现会推动国内大健康产业的快速转型和发展,升级产业及产品形态。新一代技术未来会成为大健康产业重要的动力,为战略发展提供有力保障,包括云计算、物联网、移动互联网等。很多医疗健康机构非常关心信息技术在医院管理和健康管理等方面的应用。互联网技术能提供实施智能安防,对医疗机构和健康机构重要区域实施监控自动化。养老(服务)是未来最有前景的产业之一,但养老产业的发展并不仅仅是简单的修建养老机构场所,而是应当用新技术去构建虚拟技术,提升养老服务的专业化、远程化水平、信息化水平,提高老年人的健康水平和生活质量。穿戴技术的应用能提供更加多的功能性产品,帮助老年人更好地融入社会生活,提高老人幸福感。生物医药是健康产业最关注的,目前投资最多的产业。穿戴技术能通过对预防和观察的对象进行实时、分布、移动式的监护,极大提高数据和信息采集的效率和精度。通过云计算来集成不同地区的特定数据,并加以整合,运用大数据管理技术提高模型的效率,从而提高研发的速度,非常有助于生物医药的发展。

第二,中国医疗健康市场在全球的市场份额越来越大,成为全球医药、医械研发基地之一的趋势越来越明显。在过去 3~5 年间,中国医疗健康市场可能只占全球市场不到 2% 的份额。过去的 10 年,以中国为主的"金砖四国"新兴市场,对全球医疗健康市场绝对值的贡献只有 6%,截止到 2008 年,"金砖四国"新兴市场的贡献达了近 30%。预测在未来数年内,以中国为首的"金砖四国"在内的高速发展中国家仍然将以高速度增长,并且这样的增长率会增加相应的商机。中国有很多在美国工作的中国健康产品制药专家开始回国,随着时间的推移,全球医药研发中心会慢慢从西方发达国家向中国转移,中国就会成为与美国、欧洲研发并列的基地。

第三,健康产业成为继 IT 产业之后的全球"财富第五波",面临着重大发展机遇。健康产业已成为全球热点,继蒸汽机引发"机械化时代"以及后来的"电气化时代""计算机时代"和"信息网络时代"之后,当前已经到来是"健康保健时代",而健康产业也将成为继 IT 产业之后的全球"财富第五波"。在美国,健康服务是美国第一大产业,截止到 2009 年占美国国民生产总值的 17.6%。我国的健康产业及其相关服务业刚刚起步,仅占国内生产总值的 5% 左右。随着全国城市人口老龄化和城镇化加速,未来市场前景非常广阔。对市场放宽和相关支撑产业的培育,将有效快速的推动健康产业和相关服务业的快速发展。可见健康产业和相关服务业的前景非常广阔,面临着重大发展机遇。在整个健康产业遇到前所未有发展契机的背景下,产业出现了重要的转折点:一是大健康产业开始逐渐形成闭环,并且其商业模式开始凸显——整个行业从粗放式发展模式向精细化发展转变;二是以移动医疗、云计算、大数据、物联网为代表的信息技术已经开始渗透到产业的各个环节,支撑了上述两个方向上的转变,在服务健康行业的同时,壮大了医疗信息服务产业。

与现代农业"第六产业"发展类似,中药一、二、三产业的相互融合构成典型的中药"第六产业"内涵,也是大中药大健康的概念,代表着中药产业化先进的发展方向。"现代中药第六产业"标志着中药一、二、三产业的技术链、产品链、服务链、区块链和产业链的有机融合,发挥 $1+2+3>6$ 的协同效应。中药大健康产业链包含:

上游(中医药文化、中医药理论传承和中药农业):传统中药学(本草)、现代中药学(中药、中药学概念;中药炮制;中药药性;中药配伍;用药禁忌;临床应用)、中药种子种苗(种子种苗、种质资源库)、中药材(产地与采集、野生抚育、人工栽培)。

中游(中药工业):中药饮片(中药饮片、配方颗粒)、中药提取物、中药衍生品(中药食品、食品添加剂、保健食品、特殊膳食用食品、膳食补充剂、中药日化产品、中药化妆品、饲料、兽药、农药、驱虫剂、其他)、中医医疗机构制剂、中成药(创新中药、改良性创新中药、经典名方、进口药)。

下游(中医药服务业):健康服务、商贸流通、教育培训、文化旅游、生态环境、国际交流、精准扶贫。

(四川省中医药科学院·四川省中医药转化医学中心　华　桦　赵军宁)

◇参◇考◇文◇献◇

[1] 张伯礼,陈传宏.中药现代化 20 年(1996—2015)[M].上海:上海科学技术出版社,2016.

[2] 张伯礼,张俊华,陈士林,等.中药大健康产业发展机遇与战略思考[J].中国工程科学,2017,19(2):16-20.

[3] 赵军宁,华桦,杨安东,等.广义中药学概论——从中医"治未病"到中药大健康产业[J].中国中药杂志,2018,43(21):245-249.

[4] 吴德珍,申俊龙,徐爱军,等.中医药文化核心价值传播路径创新[J].医学与社会,2015,28(5):55-57.

# 第二节　国家中药现代化科技产业基地

中医药学具有悠久的历史和独特的理论体系,是中国古代医学科学的结晶,对中华民族的繁衍昌盛作出了重要贡献。自 21 世纪以来,在党和政府的高度重视和坚强领导下,中医药事业得到快速发展,与现代医学相互补充,协调发展,共同担负着维护和增进人民健康的任务。中医药作为独特的卫生资源、潜力巨大的经济资源、具有原创优势的科技资源、优秀的文化资源和重要的生态资源,在经济社会发展中具有越来越重要的地位和作用。

1996 年科技部会同国家中医药管理局等部门明确提出了中药现代化发展的整体战略构想,1997 年启动了中药现代化科技产业行动,1998 年开启了中药现代化科技产业基地建设,先后出台了由国务院办公厅转发的《中药现代化发展纲要》、科技部等 18 个部门联合印发的《中医药创新发展规划纲要》等指引性文件,持续深化中药现代化的战略部署,通过"973"计划、"863"计划、科技支撑计划、科技重大专项等国家科技计划持续推进中医药现代化科技创新,尤其是重大新药创制科技重大专项启动以来,对中医药科研平台建设、园区建设、关键技术、新药研发等多方面给予支持,大大促进了中药科研水平的整体提升。

以科技创新为引领,20 年来中药现代化发展步伐稳健,取得了重要成就。科技创新不断突破,产业发展迅速跃升,国际化进程形势喜人,一批中药研究理论和关键技术得以突破,一批高水平中药研究平台发展壮大,一批中药质量标准完善提升,一批现代化的中药企业拔地而起,一批临床疗效显著的中成药大品种不断涌现,在全国建立了 25 个基地,中药现代化研究水平大大提升,形成了一支多学科交叉的研究队伍,取得了多项高水平研究成果。现代中药产业规模不断壮大,2015 年中药工业产值达到7 867亿元,占我国生物医药工业总产值的 1/3,并带动形成了超过万亿元规模的中药大健康产业。

## 一、国家中药现代化科技产业基地

中药现代化科技产业基地是以现代化科技技术为支撑,通过整合相关资源,提高区域自主创新能力,突破产业发展中关键共性技术的制约,打造现代中药产业的一种组织模式和系统工程。自科技部1998 年批准建设第 1 个中药现代化科技产业基地以来,截至 2015 年已经批准了 25 个省市自治区建设中药现代化科技产业基地及中药材规范化种植示范基地(表 17 - 1)。

表 17 - 1 中药现代化科技产业基地

| 序号 | 基地省名称 | 批准建立年份 |
| --- | --- | --- |
| 1 | 国家中医药现代化科技产业(四川)基地 | 1998 |
| 2 | 国家中医药现代化科技产业(吉林)基地 | 2000 |
| 3 | 国家中医药现代化科技产业(贵州)基地 | 2001 |
| 4 | 国家中医药现代化科技产业(云南)基地 | 2001 |
| 5 | 国家中医药现代化科技产业(山东)基地 | 2001 |
| 6 | 国家中医药现代化科技产业(河南)基地 | 2001 |
| 7 | 国家中医药现代化科技产业(湖北)基地 | 2001 |
| 8 | 国家中医药现代化科技产业(江苏)基地 | 2001 |
| 9 | 国家中医药现代化科技产业(黑龙江)基地 | 2001 |
| 10 | 国家中医药现代化科技产业(河北)基地 | 2001 |

(续表)

| 序号 | 基地省名称 | 批准建立年份 |
| --- | --- | --- |
| 11 | 国家中医药现代化科技产业(湖南)基地 | 2001 |
| 12 | 国家中医药现代化科技产业(广东)基地 | 2003 |
| 13 | 国家中医药现代化科技产业(浙江)基地 | 2005 |
| 14 | 国家中医药现代化科技产业(陕西)基地 | 2005 |
| 15 | 国家中医药现代化科技产业(江西)基地 | 2005 |
| 16 | 国家中医药现代化科技产业(广西)基地 | 2005 |
| 17 | 国家中医药现代化科技产业(天津)基地 | 2005 |
| 18 | 国家中医药现代化科技产业(重庆)基地 | 2007 |
| 19 | 国家中医药现代化科技产业(内蒙古)基地 | 2007 |
| 20 | 国家中医药现代化科技产业(福建)基地 | 2007 |
| 21 | 国家中医药现代化科技产业(甘肃)基地 | 2009 |
| 22 | 国家中医药现代化科技产业(山西)基地 | 2009 |
| 23 | 国家中医药现代化科技产业(宁夏)基地 | 2009 |
| 24 | 国家中医药现代化科技产业(海南)基地 | 2010 |
| 25 | 国家中医药现代化科技产业(安徽)基地 | 2011 |

## 二、基地发展概况

25 个基地建设初期和 2015 年相比,中药工业总产值从 905 亿元增加到 7 580 亿元,增长 8.37 倍。中药工业占医药工业总产值的比重从 25.1% 提高到 37.1%,其中吉林、贵州、重庆、广东中药工业总产值分别占全省医药工业总量的 64.3%、50.1%、40.0%、33.0%。中药工业产值较高的有吉林、山东、四川、江西、云南、江苏、广东、贵州等省。

在基地建设过程中涌现了一批中医药龙头骨干企业,同时,各基地省强化优势品种培育,加强重大新产品开发,培育了中药大品种群。

各基地根据区域中药资源特色建立了 68 个中药资源动态监测站和中药材种苗繁育基地和中药种质资源库,以加强对珍稀、濒危、道地药材的繁育和中药种质资源的保护。50 余种濒危野生中药材实现了种植养殖或替代。林麝、黑熊、蛇类、海马等一批珍稀濒危药用动物实现了人工养殖,天麻、肉苁蓉、铁皮石斛、沉香等一批珍稀濒危药用植物实现了人工栽培,麝香、牛黄等贵重中药材替代品研制获得成功。

各基地按中药材规范化种植(GAP)要求,选择当地道地中药材品种,建立了不同类型的规范化生产示范基地、示范园区或生产基地。目前已建立规模化中药材生产基地 300 多个,其中 100 多个基地已通过 GAP 认证,200 余种常用大宗中药材实现了规模化种植养殖。25 个基地建设初期的中药材总产值和中药材野生抚育和规范化种植面积分别为 575.18 亿元、2 202 万亩,2015 年分别增加到 3 188.76 亿元、8 155 万亩。中药农业的发展在稳定产品质量、保障资源可持续发展的同时,已成为促进生态环境保护、推动农民就地就业、增收脱贫致富的重要选择。

通过中药基地建设,初步构建了中药公共创新平台框架体系,基本涵盖了中药标准规范、研究开发、工程技术、产业化示范等环节,初步实现了"从无到有、从有到优"的发展。在国家层面,相继支持基地建立了一批工程技术中心、企业技术中心和重点研究室,初步形成了国家中药创新体系的架构,中药资源保护、中药材规范种植、中药应用基础研究、中药制剂和质量控制等领域的技术得到了迅速发展。科技部利用"863"计划、"973"计划、重大专项、科技支撑计划及火炬计划等重点支持基地科技创新能力建设,各基地省也普遍加大了科技投入,启动了一批重大科技创新项目,组建了一批安全性评价和临床研究中心,开发出了一批创新中药产品,解决了一批制约中药现代化发展的关键技术,构建了从中药标准研究、质量控制到新药开发的国家级、省级公共研发平台,大幅度提高了中药科技产业源头创新能力和水平。

## 三、国家中医药现代化科技产业(四川)基地建设成效

国家中医药现代化科技产业(四川)基地 1998 年经科技部批准建立。作为第一个经科技部批准建立的中药基地和全国唯一一个由科技部、卫生部、国家食品药品监督管理局、国家中医药管理局、中国科学院与地方政府共建的国家中药基地,四川率先提出了包括中药现代化科技产业园、中药研究开发体系、中药材生产体系、中药制药体系和配套服务体系在内的"一园四体系"(中药现代化科技产业园、研究开发体系、药材生产体系、中药制药体系、配套服务体系)建设模式,基本形成了集药材规范化种植、现代中药研究、商贸、医疗保健、信息交流等为一体的中药现代化科技产业基地,推动了全省中药产业的全面发展。截止基地验收时,2008 年,全省中药工

业产值 178 亿元,居全国第 3 位,较 1999 年增长 320%;中药饮片工业产值 59.83 亿元,居全国第 1 位;45 户中药企业年销售收入上亿元,以企业为主体的创新能力和市场竞争力显著提高。全省中药材人工种植面积 355 万亩,产值达 26 亿元,川芎等 5 个中药材基地通过国家 GAP 认证。建立和完善了国家级研究开发中心 2 个、国家工程技术研究中心 1 个、国家重点实验室 1 个,科技创新能力明显增强,开发了一批疗效确切、市场占有率高的中药新药,以地奥心血康为代表的中药大品种不断壮大。在全国首批开展了药品电子商务试点,建成了西部最大的药品物流配送中心、基地信息中心。

近年来,四川省委省政府深入学习贯彻习近平新时代中国特色社会主义思想,落实新发展理念,推动全省经济高质量发展,与此同时,高度重视中医药事业和产业的发展,顺应大势,围绕创新与传承相结合,加快推动四川由中医药大省向中医药强省的转变。坚持推进中医药发展产业化,重点建设川产、道地和特色优势药材基地,打造一批龙头企业和拳头产品,天府国际生物城、天府中药城、西部药谷等中药和生物医药产业园区初具规模。

(1)建设特色园区,承载医药产业高质量发展 建成了成都生物医学材料产业示范园、成都医学城、天府中药城、中国牙谷科创园、攀枝花康复辅助器具产业园等各具特色的园区。2018 年,全省规模以上医药工业企业实现主营业务收入比上年增长 20%,占全国医药工业主营业务收入的 5.2%。川药产业体系不断完善,2018 年全省中药工业主营业务收入达 510 亿元,增长 13.3%,中药材种植面积约 350 万亩,增长 13.8%。

(2)研究开发体系逐步完善,创新能力不断提升 建成 16 个国家级医药创新平台、31 个省级医药创新平台,获得一批中药新药证书,实现我国首个中成药品种进入国际市场,首个原料药提取物标准进入西方发达国家药典。成都中医药大学开发了全国首个中医药溯源数据分析平台,已建立 200 多个品种的溯源标准,服务全国 200 多家中药企业。

(3)药材生产体系不断完善,规范化规模化水平提高 四川中药资源蕴藏量全国第一,常用中药材品种数全国第一,道地药材品种数量全国第一,国家 GAP 认证数量全国第一,培育了 16 个中药材大品种,24 个基地通过国家 GAP 认证,审定推广了 45

个优良新品种,制定了 30 多项重点药材生产技术规范类标准。

(4)中药制药体系日益壮大,助推产业提质增效 以打造"龙头企业、拳头产品、优质基地"为目标,创建了国家创新型中药企业 3 家,省级创新型中药企业 65 家,17 个中成药单品年销售收入超亿元。

(5)配套服务体系日趋完善,电子商务全球布局 建成了全球最大的中药材专业信息资讯服务平台和西部最大的药品物流配送中心,在全国率先建立了中药材信息中心、电子商务平台和溯源体系并实现率先应用,先后与 30 多个国家和地区建立了中医药合作关系,建成 5 个中医药海外中心,中药材出口 21 个国家和地区,年出口额超过 4 000 万美金,服务国际友人累计 4 万余人次。

(四川省中医药科学院·四川省中医药转化医学中心 华 桦 赵军宁)

◇参◇考◇文◇献◇

[1] 张伯礼,陈传宏.中药现代化 20 年(1996—2015)[M].上海:上海科学技术出版社,2016.

# 第三节 大健康科技产业园区典型案例

## 一、广元市——建设中国生态康养旅游名市

### (一)产业现状

广元独特的地理气候,素有"秦地无闲草,巴山多仙药"之美誉,全市出产中药材品种达 2 000 多种,其中,大宗药材 327 种,自然蕴藏量 10 万余吨。全市中药材基地总面积 80 余万亩,产量 6 万多吨,是全国中药材主要产区之一。四川省 49 种道地中药材广元出产 30 余种。北宋《开宝本草》就记载广元利州为天麻的主要产地,川贝母中的"青贝"因来源于广元的青川县而得名,广元已被科技部、工信部认定为国家柴胡道地主产区。旺苍被命名为"全国杜仲生产基地县"和"全国名特优经济林杜仲之乡",青川天麻已通过国家有机农产品认证,苍溪被誉为全国"川明参特产之乡"。"青川天麻""旺苍杜仲""苍溪川明参""昭化茯苓"等被认定为"国家地理标志保护产品"。

近年来,广元市将生物医药产业作为重点培育的特色支柱产业,予以大力扶持和发展。现已建成特色医药园区 3 个。广元经开区盘龙医药工业园占地面积 2 200 亩,基础设施和配套设施基本完成。已有新中方制药、亿明药业等 13 家企业。剑阁新型动物药高新技术产业化基地占地 437 亩,已建成投产的核心企业及上下游产业链企业达 12 家。青川竹园塔坝生态医药产业园占 380 亩,现已基本建成。全市现有医药企业 37 家,其中规模以上企业 23 家,产品涵盖原料药、中药饮片、中西药制剂、中药健康产品、医疗器械和兽药等 350 余种。2016 年全市规模以上医药企业实现总产值 37.62 亿元。

### (二)发展目标

广元市以深化供给侧结构性改革为主线,抢抓国家实施《中医药发展战略规划纲要(2016—2030年)》等系列重大机遇,紧紧围绕"建设中国生态康养旅游名市"目标,聚焦经济建设"三大主战场",充分发挥秦巴山区中药材资源和该市中医药产业的比较优势,扩大基地规模,强化科技支撑,完善技术标准,提升质量品牌,全力项目招商,扶强龙头企业,努力开拓市场,促进一、二、三产业融合发展,着力打造"秦巴药乡"知名品牌,建设"国际中医药健康旅游目的地"。重点目标——打造"三地",即道地药材集散地、中医药高端人才聚集地、中医药研发制造高地。

1. **道地药材集散地** · 建设一批规范化、规模化、标准化的道地药材种植养殖基地,建设一个规范化初加工中心和多个初加工点,打造一个最规范的道地药材仓储物流中心,力争用 5 年时间成为全国有影响的道地药材集散地。

2. **中医药高端人才聚集地** · 建设一个中医药传承基地,利用该市良好的生态环境和优惠的政策,吸引院士、国医大师、名老中医和中医药非物质文化传承人等在广元执业,力争 5—10 年成为全国中医

药高端人才聚集地。

3. **中医药研发制造高地。**坚持"以研育产""以产促研"，主攻现代中药、传统特色饮片、中药提取物、中药健康食品、中医保健器械和中药日用化妆品六大产业，紧盯产业链、技术链、价值链的高端，重点打造国家现代中药和传统特色饮片集聚区、国家中医药食疗养生产业集聚区、国家中医保健器械产业化试验区，力争5—10年建成省内一流、全国知名的中医药产业集聚区。

**（三）主要举措**

建设"四个一"，即一个道地药材仓储物流中心、一个中医药研究院、一个国家级中药产业园区、一批中医药康养综合体。

建设国内首个最规范的道地药材仓储物流中心。利用该市交旅集团经开区物流仓库等现有场地，规划建设道地药材仓储区、养护区、初加工区、物流配送区、检验检测区和办公交易区等，同时完善第三方检验检测平台、电子商务交易平台和质量追溯体系。力争一年建成，五年成为国内最规范、有影响的道地药材仓储物流中心。

成立一个中医药研究院。整合市农科院、林科院和市食品药品检验所部分设备和力量，寻求与中国中医科学院、四川省中医药科学院或成都中医药大学等合作组建研究院，或建立分院，重点对秦巴道地药材种植养殖技术、野生药材变家种技术、中药大品种产业化、传统特色饮片加工技术、中医药食疗养生食品、药膳、保健器械系列产品等研究。结合国家科技扶贫政策，重点引进中医药科技扶贫人才充实到该研究院，并利用科技特派员网络体系建立全市中医药产业技术服务体系。

打造一个国家级中药产业园区。将现有的经开区盘龙医药工业园进行扩区拓面、重新规划定位，打造成为全国首家专业的中医药产业园区，重点发展现代中药、传统特色饮片、中药提取物、中药健康食品、中医保健器械和中药日用化妆品六大产业。

打造一批中医药康养综合体。在市康养产业园、剑门关、曾家山、唐家河、天曌山及各县区，采取整合涉农资金打造农业特色产业园等多种形式，集中力量打造一批中药材观光园、科技园、博览园、文化养生园或特色小镇等具有中医药特色的旅游康养综合体，建立多个互成体系的国医大师、名老中医传承工作室。

通过以上举措，广元市力争到2020年，中医药全产业链实现产值200亿元，其中中药材种植养殖20亿元，中药加工100亿元，中药贸易30亿元，中医药健康服务50亿元。力争2018年成功创建"全国中医药养生保健基地"，2020年全市全域成功创建"全国中医药健康旅游示范区"。到2025年，中医药全产业链实现产值500亿元，其中中药材种植养殖50亿元，中药加工200亿元，中药贸易100亿元，中医药健康服务150亿元。基本建成"国际中医药健康旅游目的地"。

## 二、中国洪雅·峨眉半山七里坪中医药健康旅游综合体

综合体以"弘扬中医药文化，共享健康生活"为主题，围绕峨眉山厚重的中医药历史文化资源、瑰丽奇特而丰富的川产道地与珍稀中药资源、佛教、道教及温泉等优质旅游资源，具体实施"名山、名医、名药"三名工程，打造中国洪雅·峨眉半山七里坪中医药健康旅游综合体。

**（一）基本条件**

1. **自然环境。**综合体实施地处峨眉山中山段，位于眉山市洪雅县七里坪村，距峨眉山仅3.5 km，从自然地理的角度看属于峨眉半山，但历史形成的特殊行政区划，它属于洪雅县。项目实施地属亚热带湿润气候，温暖湿润，四季分明，雨量充沛，日照比较充足。海拔1 300～1 500 m，年平均气温16.8 ℃，年平均相对湿度为82％，空气流动顺畅，湿度适中，空气清新，PM2.5值常年监测均在30 µg以内，空气中负氧离子含量最高达到10万个以上；土壤的发展变化具有明显的山地垂直带谱的特性，土壤类型各异，主要有：黄壤、紫色土、石灰土、黄棕壤、暗棕壤和灰化土；拥有丰富的水系，森林覆盖率达90%以上，植被景观资源具有多层次、多种类和有较高观赏价值和鲜明特色的植物季相特征，尤其是药用植物资源品种丰富：峨眉山素有仙山药园的美誉，根据全国第四次中药资源普查试点调查和相关文献记载，峨眉山有植物类药材2 064种，其中有菌类34种，地衣类10种，苔藓类6种，蕨类174种，裸子植物28种，被子植物1 812种（其中离瓣花植物873种，合瓣花植物598种，单子叶中植物341种），占当地高等植物的1/3和我国资源植物的20％，是我国中亚热带山地资源植物的缩影和窗口。

著名的中药资源包括朱砂莲、续断、黄连、黄柏、川赤芍、淫羊藿、厚朴、杜仲、峨三七、峨参、龙眼独活、郁金、重楼、黄精、石斛、天麻、灵芝、雪胆、猪苓、茯苓、乌灵参、虫草等；峨眉半山露天氡温泉水源源自地下 3 000 m 深处，凝聚自寒武纪起沉淀下的仙山精髓，呈现世界级罕见极品氡温泉。被古往今来的游客和联合国专家冠以"不老泉"和"祛病泉"的殊荣。

综合体实施地具备优质的中医药、旅游产业发展基础，具有发展中医药与旅游产业融合发展得天独厚的自然禀赋条件。

2. **经济社会发展** · 峨眉半山七里坪于 2008 年 5 月正式开工建设，现已成为四川省首批省级旅游度假区范本、中国首个国际抗衰老试验区、四川首个省级文化艺术示范区、全国首个以度假区为单位设置的有机农产品消费监管示范区、四川首批森林康养示范基地，树立了峨眉半山七里坪品牌，形成了以休闲度假为核心的旅游产业、以抗衰为核心的健康产业、以半山有机为核心的有机农业三大产业发展格局。现已累计投入 50 亿元，开发建筑面积 70 余万平方米，已建成面积约 3.5 hm²。半山康养小镇、温泉度假酒店、溪谷栈道、森林养生禅道、国际文化交流中心、主题酒店、七里坪书画院、七里坪汽车露营地、一筋经生命养生馆、养生山房等一系列旅游度假项目相继投入运营，年接待游客近 60 万人次，年旅游收入近 8 亿元，每年向地方上缴税收近亿元，并带动周边近百家农家乐发展致富。据统计，七里坪从当初一个农民年均纯收入不足 2 000 元的小镇，发展到如今年均纯收入超过 2 万元；一个 400 人的小山村，小轿车超过 300 辆，所有拆迁户均能在本地从事旅游经营等行业，当地有劳动能力村民全部安排就业。

综合体能稳定持续开展中医药健康旅游业务，形成一定规模和特色的中医药健康旅游产品及产业集群，在旅游业与中医药健康服务业融合发展方面形成示范和引领效应。

3. **历史人文** · 峨眉半山处于中国北纬 30 度上，是一座佛教名山，它与山西五台山、浙江普陀山、安徽九华山并称为中国佛教的"四大菩萨"道场。东汉之初，山间便有了第一座以药农舍宅为寺庙的"初殿"。后来历经晋、唐、宋续建和明、清两代发展，先后兴建佛寺 200 多处，僧众达数千人。随着佛教兴盛和道教的衰微与绝迹，峨眉山遂成为以"菩萨信仰"为中心的佛教圣地。由于历史变迁，现在峨眉山景区内尚存十余处古寺，寺院内的佛教徒依然保持着正常的宗教生活。如此多的寺院，有大量的空闲的禅修、住宿的场所，为健康旅游提供了发展的空间。峨眉山最早以前，是我国一座著名的道教名山，在道教中属于"洞中福地"之列。在三十六小洞天中位列第七，名"虚灵洞天"。药王孙思邈三度来峨眉山，长达 25 年的采集和研究，《千金翼方》《孙真人丹经》等名著得以问世。为峨眉山留下：呼应峰，棋盘石，一线天，三仙洞（智者禅师、茂真真人、孙思邈），丹砂洞（采药炼丹处），祖师洞（习净之处）等诸多景观。

1996 年，峨眉山被联合国教科文组织评为世界文化与自然双遗产。"人文"是指峨眉山是中国四大佛教名山之一，联合乐山大佛，以"佛教"文化的独一无二和世界之最，达到世界人文遗产的评选标准。"自然"是指峨眉的仙山灵蕴，环境天下秀美，其"雄、秀、神、奇、灵"的景致，让天下的游客为之倾倒。

**4. 公共服务体系**

（1）区位交通：高铁距离七里坪 33 km，有直达公交车。高速公路距离七里坪 36 km；机场距离七里坪 200 km。

（2）内部交通：区内配置有循环公交车及电瓶车，早 7：00 至晚 12：00 循环发车。

（3）住宿：度假区内标准的客房三星级 196 间；四星级标准的客房 632 间；主题酒店（五星级标准）185 间，另周边农家乐客房有 1 300 间。

（4）餐饮：特色餐厅 12 个，大型餐厅 1 个（同时容纳 700 人就餐），西餐厅 1 个，农家特色餐厅 15 个。

（5）厕所：区域内三星级旅游厕所 2 个，其他公用厕所 10 个。

（6）购物：配置有超市 2 个，大型商场 1 个，便民店 4 个，菜市场 1 个。

（7）安全：采用技防和人防相结合，配置有保安、公安干警、旅游警察共 68 人，全天 24 h 巡逻。

（8）信息咨询：一是建设智慧度假区，通过大数据和云技术搭建互联网和物联网平台，实现信息共享。二是建立半山会，进行客户管理、相关信息咨询。三是完善景区网站建设，进行信息的了解和传播。四是开发手机客户端微信订阅号，实现个性化服务。

（9）教育宣传：一是与去哪儿网、途牛旅行网、淘宝旅行、艺龙酒店预订及 Booking/Agoda 等网站合作，对景区进行推广。二是制作景区专题宣传片，在各省级电视台、优酷、土豆、爱奇艺等视频网站播出。三是举办重大活动，加强营销推广。

### （二）特色优势

1. **中医药旅游资源类型及特色** · 峨眉七里坪中医药旅游资源类型多并且极具特色，项目组着力挖掘和培育峨眉半山七里坪山地文化养生类、自然养生类、运动养生类、生态疗养类 4 大类型及特色。

（1）山地文化养生类：以自然山水文化、山地建筑与古迹遗址文化、山区民俗文化、儒释道文化为特色的旅游资源。

在藏传佛教中，峨眉山被称为"挺拔屹立的大象山"，是一座吉祥山。在 4 700 多年的历史中，峨眉山以包容道教、佛教、儒学三教之宗的胸襟，历经多种文化形式的碰撞交流与融合，形成了道之源，佛之始，儒之境，并传习至今，形成了以佛教文化为核心的峨眉山文化。项目实施地被联合国教科文组织评为世界文化与自然双遗产，对来峨眉半山七里坪康养旅游的各界朋友们来说，将分享世界级文化与自然双遗产。半山坪地，可以仰观金顶十方普贤金像，沐浴佛光普照；亦可以坐享仙山灵蕴，润肺滋体，修身养性。既可享有"佛山"的文化，也可以享有"山佛"的自然，享有稀缺的人文资源和自然资源。另外，项目实施地森林养生禅道总规划 14 km，现已呈现 1.5 km。浮空驾于森林之中，脚不沾地，便可饱览森林，与百年杨柳林一同感受时空变迁，禅道内打造禅茶树屋、荧光密潭、隐世平台、抛月浮桥、透明走廊、梦幻奇境等十数个景点。奇幻森林，梦幻体验，鲜有的穿越体验。

（2）山地自然养生类：以山地奇特、适游的自然环境为特色的旅游资源。

该综合体位于蜀山二雄峨眉山和瓦屋山之间，总规划面积 12 hm²，平均气温比成都等周边城市低 6～8 ℃，森林覆盖率 90%，周边的峨眉山、瓦屋山共有 300 多平方千米森林，每天都在制造大量氧气，吸收大量二氧化碳，似天然屏障，阻隔着外来尘埃。这里是避暑胜地、避霾天堂，诠释着七里坪独有的资源禀赋，浓郁的佛教文化和道教文化，推窗见佛的罕见奇观，更使七里坪成为人们向往的精神家园。这里海拔 1 300～1 500 m，气候凉爽，能使人体阳气内敛，耗散较少，生物钟节律变缓；地广人稀，环境幽静，能使人的情绪稳定，气血和畅；空气清新，阳光充足，湿度恰当，适合疗养度假。这类养生产品尤其适合慢性病患者，特别是患有呼吸系统、神经系统及过敏性疾病的人。

（3）山地运动养生类：以山地自然与绿色环境、适合运动健身的各种地形地貌为特色的旅游资源。

该类资源是根据峨眉半山七里坪独特的环境和地域特征，融合山地运动、瑜伽养生、森林养生和温泉养生，形成一种复合型养生模式：以项目实施地七里坪高端度假设施为依托，开创运动类、温泉类、疗养类等多种休闲体验，衍生出森林禅道、山地自驾、徒步远足、森林雾浴、高山瑜伽等众多养生项目，其中武术运动类尤为突出，结合久负盛名的峨眉派武术、少林易筋经、太极拳等中国传统文化武术之精髓，在弘扬传承光大中国传统文化同时，又将这一民族千年生命健康长寿法宝精髓，服务当今的人们对健康的渴望与奢求，让更多的人珍爱生命，关爱健康，享受人生生命的幸福与快乐。项目组拟引进的太极拳六式、九式专门针对无任何武术基础、没有太多时间练功、缺少运动、每天可以抽出 20 分钟时间习练的人群。大多数人均感觉在练习后，肩、颈、腰病、失眠、胃痛、头痛、肾虚等方面的病痛有缓解和好转。

（4）山地生态疗养类：以峨眉山道地中药、药膳、峨眉素食、中医资源、温泉、气候为特色的旅游资源。

综合体所在地素有仙山药园的美誉，项目组成员单位于 2015 年开始承担"国家药用植物重点物种保存圃"（以下简称"保存圃"）建设，保存峨眉山区域 200 多种珍稀濒危及适栽药用植物；2018 年 2 月承担"现代中药资源动态监测信息和技术服务中心峨眉山监测点"（以下简称"监测点"）任务，可以开展药用植物科普、科考游、真伪优劣辨识、栽培技术培训等。该地域药用植物资源非常丰富，以"峨眉"为词头名命的中药材居世界之最，有 93 种，特有药用植物 120 种以上，这些天然资源为人们烹制众多的滋补药膳提供了最好的食材。有灵芝系列、峨参系列、黄精系列、天麻系列等。

峨眉半山七里坪温泉井深 2 525 m，口温 57 ℃，为震旦系老汤，富含锶硫等元素，故称锶硫温泉。水质清澈，无硫黄味。对人体的消化系统、心血管、呼吸系统、运动神经系统等方面的疾病有特殊的疗效；

亦能调节人体功能平衡,健肤护肤。七里坪将其打造成了无边际梯田式户外温泉,同时开发有中药SPA、泥疗、鱼疗、盐疗、死海等高级体验项目。温泉大中小汤池30多个,矶珠般镶嵌在青山绿水之间,仰望是峨眉山金顶携千峰百峦为翠屏,周遭有莽莽林海天然氧吧,如此"天人合一"的神幻仙境,宛如天上瑶池。

**2. 能提供中医药健康旅游服务的特色产品和品牌等情况** · 根据健康旅游六大要素:吃、住、行、游、购、娱进行组合设计,提供的中医药健康旅游服务的特色产品和品牌是:

(1)中医药素食养生产品类:川派素食菜品、五行养身汤、纯植物发酵制品、素香肠、牛肉、鸡、鱼等80种素食产品、素冒菜、素麻辣烫、素佐餐酱及生产配方、素食菜品标准化烹调调味料包及生产配方(清荷小厨)。

(2)"佛医禅养,辟谷仙山"养生服务包,包括:辟谷原理宣讲、辟谷功法传授、辟谷实修培训等体验服务。

(3)中医运动养生服务包,包括:太极养生功法、森林慢跑等运动课程,并通过按摩、药膳等多种形式开展中医运动恢复。

(4)中医药体验项目:香囊、茶饮、药浴、推拿、药膳、盆景文化创意等。

(5)药用动植物科考游、中小学生研学游项目

1)峨眉山区域野生濒危珍稀中药材、药用动、植物科考游;药材种植基地考察游;动植物药材认植、认养、认购游;真、伪、劣珍稀药材辨认游等。

2)中医药属于中国传统文化的重要组成部分,也是国学的一部分;而峨眉山无论从地质学,还是从生物学、人文文化、宗教等方面,都是不可多得的资源宝库。让中小学生集体旅行、集中食宿方式开展的研学游体验,从小认识中医药,了解中医药,学习和传播中医药知识和文化,对弘扬中华民族传统文化有着积极的意义。

(6)尝试开展中医药国际医疗旅游服务包。以特色病种为核心,筛选治疗方案明确、疗效可期、时间可估、全流程服务、价格合理的服务项目,并可根据患者需求在就医的同时安排旅游项目。

**3. 开展丰富的中医药健康旅游活动**

(1)眉山市政府已颁布明确的中医药健康旅游发展目标、规划措施及相关保障措施,项目牵头单位具有项目整合、优化配置及组织能力,项目特色鲜明,具有创新性和可持续性,从2015年开始已连续举办3届"国际抗衰老健康产业发展论坛",邀请国内外有关知名专家参与,到七里坪开展技术指导和讲座。项目实施地具有与中医药健康旅游服务相匹配的生态环境、场地、设施、技术、人员、资金和旅游接待能力。

(2)举办中医康体养生方法研修、道家、佛教养生方法研修班,适时举办禅修、百人或千人共练一筋经、太极拳活动,每年定期举办中药材花卉节、避暑康养季活动,为中医药健康旅游活动宣传造势。项目联合申报单位有相对稳定的业务渠道和需求市场,并具有良好的服务品质、社会信誉及经济效益。

(3)联合举办峨眉山佛家素食美食节,引导采用以药食同源中药材为原料的食材,展现佛家精美的厨艺。项目联合申报公司已有川派素食菜品、五行养身汤、纯植物发酵制品、素香肠、牛肉、鸡、鱼等80种素食产品、素冒菜、素麻辣烫、素佐餐酱和素食菜品标准化烹调调味料包,其中五行养生火锅底料已申请了6个专利。

**(三)发展战略、总体布局及目标定位**

**1. 发展战略** · 以健康旅游为先导,以中药产业为核心,以中医药文化为灵魂,以流通基础为支撑,以体验为手段,普及健康生活方式,实现中医药健康养生文化的创造性转化和创新性发展,将峨眉半山七里坪独具特色的中医药资源与得天独厚的旅游资源相融合,创建一个具有鲜明中医药特色的包含了农、林、加工、制造、餐饮、酒店、仓储、保鲜、金融、工商、旅游及房地产等行业的三产融合体和城乡复合体,是集中医药生产示范、生态观光、度假养生、武术运动于一身的中医药健康旅游综合体。

**2. 总体布局**

(1)打造1个中医药健康旅游综合体。集治未病、抗衰、禅修、武术、食疗、生态环境、文化艺术7大养生系列为一体的中医药特色的健康旅游综合体。

(2)构建1个中医药康养旅游产业体系。包含中医药旅游服务体系、技术产品体系、支持体系等。具体打造"一圃一点四景区",一圃是指:"国家药用植物保存圃";一点是指:"现代中药资源动态监测信息和技术服务中心峨眉山监测点";四景区是:中医药展示区、中医药体验中心、药膳馆、旅游休闲中心。

(3)践行1种中医药健康旅游保障服务模式。

以治未病为主轴，以人为本，服务群众，满足人民群众个性化、多元化中医药健康服务需求。

（4）树立1个品牌。依托丰富中药资源与旅游资源，嵌入健康养生产品，形成独具特色的康体养生与温泉、武术健身结合的旅游品牌。

3. **目标定位**·充分发挥四川旅游资源优势，推动中医药健康服务和旅游产业有机结合，创新旅游业与中医药健康服务业融合发展的新理念和新模式。本项目依托洪雅七里坪丰富的旅游资源，联合省内中医药科研强院和文旅健康游专业团队，通过打造特色鲜明的中药-佛医-禅修体验的旅游综合体，促进四川省旅游产业和中医药产业的深度融合，推进四川省中医药健康旅游产业转型升级。

**（四）区域规划和开发重点**

1. **打造两大旅游区域**·即"峨眉半山与川产道地珍稀中药资源科考"区域和"中医药与传统养生文化体验"区域。"峨眉半山与川产道地珍稀中药资源科考"区域以峨眉半山与川产道地珍稀中药资源和保存圃、监测点为依托；"中医药与传统养生文化体验"区域以中医药文化、佛教文化、道教文化、"白娘子盗仙草"历史渊源区域为主线。

2. **依托天下名山，打造"名山、名医、名药"的三名工程**·明确中医养生保健旅游路线图和时间表，未来将初步建设并形成功能齐全、地域特色明显的集中医康复医疗、养生保健、休闲旅游为一体的中医健康旅游产业体系。

3. **依托"保村圃"和"监测点"，打造四川省全国第四次中药资源普查系列成果转化平台**·落实峨眉山区域中药材区划，把野生品种种子种苗繁育做起来，把药材加工做起来。拟分阶段进行，一期建设好保村圃，在林下种植200亩，以做大健康旅游项目品种和种苗繁育为主，将林下打造成立体种植模式，不占用耕地，同时也对树苗起到了很好的管理和养护作用，同时将沿路的风景打造了一条五彩斑斓的绿化带，对生态环境起到了非常好的观赏效应，带动洪雅七里坪的旅游事业的发展，带动一方经济。二期、三期在一期的基础上不断补充，不断完善。

4. **开发重点**·一是中医药医疗、教育、科研文化旅游产品，如：名医专家特色诊疗，传统膏方、药膳、药酒制作体验，博物馆、峨眉半山中医药名胜古迹文化旅游；二是中医药养生保健旅游产品，如：药膳食疗、茶饮、温泉泡浴、膏方酒剂、武术导引等；三

是中药种植园区与中药资源科考旅游产品，如：保存圃（依据唐代证类本草规划设计）、监测点、峨眉山药用动、植物科考游等。

（1）**完善"保存圃"和"监测点"的基础设施建设**：这是中医药健康旅游的重要基础部分，随着人类活动和环境变化，很多物种正在消失，保存种质资源已经成为一项基础性、战略性的工作，对发挥"保存圃"教学、宣传、科普作用至关重要。通过"监测点"对峨眉山区域内中药资源相关信息的收集和监测，巩固第四次全国中药资源普查成果，实时掌握全国各地中药材产量、流通量、质量和价格的变化情况；通过分析中药资源动态变化趋势，为促进区域经济发展和指导农民进行中药材种植、销售等提供服务，服务中药产业和地方经济发展。

（2）**中医药体验项目开发**：针对游客养生保健需求，运用峨眉山泉、茶、药等特色资源，通过中医医师辨证分型，为游客提供个性化、标准化、规范化的中医药香囊、茶饮、药浴、推拿、药膳等中医药体验类服务，满足游客身心康养需求，提高中医药养生认同度。

1）**中药香囊**：中药香囊源自中医里的"衣冠疗法"，民间曾有"戴个香草袋，不怕五虫害"之说。佩戴香囊，虽是一种民俗，但也是一种预防瘟疫的方法。以中药（白芷、川芎、花椒、菖蒲）等制作香囊，发挥预防流感、活血、宁心、降压等作用。

2）**赶黄草茉莉花茶**：茉莉花外形秀美，香气浓郁，鲜灵持久，泡饮鲜醇爽口，汤色黄绿明亮，经久耐泡。受启发于茶叶独特的吸附功能和茉莉花的吐香特性，经过一系列工艺流程加工窨制而成的茉莉花茶，既保持了绿茶浓郁爽口的天然茶味，又饱含茉莉花的鲜灵芳香。赶黄草始载于明代《救荒本草》，具有清热解毒、退黄化湿、活血散瘀、利水消肿之功效，赶黄草内含多种有效成分，对肝脏具有保护作用，能减低饮酒及药物对肝脏的损害。利用茉莉花窨制赶黄草茶，上述两味药功能相须、相使，相辅相成，更能达成清肝明目、疏肝解郁、强心降压、生津止渴、退黄化湿、通络活血、活血散瘀、益气坚齿、抗癌抗衰的功效。

3）**峨眉灵芝系列产品**：紧扣峨眉灵芝文化和宗教文化，发挥菌类药材特色资源优势，运用以灵芝为代表的菌类药材为主要原料，配伍其他中药材，针对游客不同的养生保健需求，开发具有不同功能的养

生食品、化妆品、饮片、医疗器械相关产品等大健康产品系列,满足游客旅游康养体验需求,形成峨眉旅游中医药特色拳头产品。

4) 峨眉金线莲:金线莲为兰科植物,是一种与石斛齐名的我国传统珍贵高端药材,含有种类齐全的维生素较高的多糖,其氨基酸含量以及8种人体必需氨基酸含量、抗衰老活性微量元素含量均高于国产和野生西洋参,多糖含量高达10%以上,具有提高机体免疫力的作用。素有"药王""金草""神药""鸟人参"等美称,在民间使用较广。目前金线莲野生资源匮乏,野生干品的市场销售价格高达10 000元/kg。

项目组将以产自峨眉山高海拔地区林下仿野生有机金线莲为主要原材料,配伍其他自产的绿色有机药材,研发制作金线莲滋补药材包、金线莲有机袋泡茶。药材包可作为家庭炖汤食材,袋泡茶可作日常饮品,二者具有清热凉血、祛风利湿、除湿解毒、平衡阴阳、扶正固本、阴阳互补、生津养颜、调和气血、五脏养寿延年的功效,提高人体免疫力。可作为现代社会工作劳累者、中老年人及女性的保健佳品。

(3)中医药素食养生产品体系开发:针对游客养生保健需求,在中医食疗理论指导下,运用峨眉特色中医药食材,创新食材配方、烹调方法等素食制作技术,开发"五行养生火锅""五脏附调理套餐""素食菜品标准化烹调调味料包"等系列中医药素食养生产品,为游客提供峨眉特色素食餐饮服务。

(4)中医运动养生服务包开发:针对游客养生保健需求,定制太极养生功法、森林慢跑等运动课程,并通过按摩、药膳等多种形式开展中医运动恢复,开发系列中医运动养生服务包,提升游客运动科学性,发挥中医药在运动健身中的促进作用。

(5)"佛医禅养,辟谷仙山"养生服务包开发:针对游客养生保健需求,充分利用峨眉山自然、宗教等特色资源,开展辟谷原理宣讲、辟谷功法传授、辟谷实修培训等体验服务,满足游客的辟谷养生需求。

(6)旅游线路初步设计。

1) 七里坪园区内观光路线:将七里坪自然景观与人文景观微妙结合,妙趣横生,充分发挥观光游览和徒步游览的特点,整合度假区景点。把国家药用植物重点物种保存圃(建设中,峨眉山区域珍稀濒危物种及适栽药用植物200多种)、峨眉山中药资源动态监测点,禅道、溪谷栈道,廊桥,七里康养小镇,中医药景观大道等几大景点有机地串联起来,让园区更像是一个整体。

在这里可以感受中药资源专家引领参观峨眉山多种珍稀濒危药用植物、实地科普讲解,游客可亲自观察、辨认、讨论。通过中药资源峨眉山监测站(点)了解中药材种植、病虫害防治等技术,中药材价格、质量、流通量等信息。感受独具中医药特色的花草茶、药膳、香囊、药酒、膏方等品著、品尝、制作体验。

2) 楠木坪山区田园生活体验:①场景描述:楠木坪是位于七里坪东北方20 km的又一块高山平地,海拔900～1 000 m,温度比七里坪高1.5 ℃左右,地势平坦,视野开阔,可远眺金顶,瓦屋山,近观七里坪。农家,菜园,稻田星罗棋布,层次分明,田园风光绮丽,山居风情浓郁。定点接待农家地处田园之中庭院宽敞,环境整洁清爽,是山居田园生活体验的极佳场所。②体验内容:观景,采摘药用植物蔬菜;参与田间劳作;推豆花,品尝药食同源食材为原料的系列菜肴,感受不同凡响。

3) 采茶,制茶生活体验线路:①场景描述:峨眉山半山是众多高端茶叶生产基地,茶本身就是一味中药,茶叶生长环境极佳,采茶体验园位于峨眉山脚盆坝,距离七里坪6.5 km,系农家自采自销茶园,不打农药不施肥。体验者不仅可以体验当回采茶姑娘,采茶郎的浪漫,而且可以将自采茶叶在师傅指导下进行加工品尝,还可以带走茶叶回家享用。②体验内容:采茶,制茶,品茶。

4) 龙圣有机生态园区参观体验:①场景描述:七有里坪有机生态基地位于洪雅县瓦屋山下,雅女湖畔,占地面积800多亩。基地海拔高度在1 100 m左右。这里风光秀丽,空气清新,抬头可见世界最大桌山——瓦屋山,脚下濒临雅女湖畔,是放松心情,避暑度假的理想去处,现在基地种植有多种中药材,时令有机蔬菜,有机水果,四季花卉。游客在欣赏美景的同时可以亲身体验当地村民的原生态生活。②体验内容:参观,采摘生态有机蔬菜,参与中药材的种植,品尝有机食品,体验农家生活。

5. 产业目标·七里坪森林覆盖率高达90%,周边峨眉山、瓦屋山共有300多平方千米森林,犹如天然屏障,阻隔着外来尘埃。七里坪常年平均温度低于城市6～8 ℃,年平均温度约16 ℃。清新的薄荷空气,凉爽而四季分明的气候、天然优质矿泉水、无污染有机腐殖土以及罕见阳山,成为七里坪"天赋五宝"。

2014年,四川省率先在全国提出森林康养理念,2017年被写入中央和四川省委两个"一号文件"。项目牵头单位在全国发起成立森林康养联盟,以共享思维打造全新产业链,促进绿色经济大发展,以匠心精神,着力打造世界抗衰目的地、国际旅游度假区,成功创建了"峨眉半山七里坪"为四川省著名商标,成功开创医、养、游结合的七里坪大康养模式,成功营建七里坪大康养生活方式,成为全省第一批十佳森林康养目的地和示范基地。

随着上述"保存圃""监测点"的建设完成并发挥功能,"名山、名医、名药"三名工程的逐步实施,以及中医药体验项目、中医药素食养生产品、"佛医禅养,辟谷仙山"养生服务包、中医运动养生服务包的开发成功和上市,该中医药健康旅游综合体年接待游客会超过60万人次,年旅游收入会超过8亿元,每年向地方上缴税收超亿元,并带动周边数百家农家乐发展致富。

未来七里坪,将以峨眉半山七里坪品牌为统领,以抗衰康养产业、中医药健康旅游产业、半山有机农业三大产业发展为支撑和主线,实施大品牌、大产业发展战略,实施"百亿投资、百亿产值"的双百工程,着力创建国家级中医药旅游示范基地、国家级旅游度假区、国家级森林康养示范区、国际抗衰老试验区,打造绿色发展、健康旅游中国七里坪样板和典范。

## 三、雅安——国家基本药物所需中药材种子种苗繁育(四川)基地建设

### (一)发展现状

"国家基本药物所需中药材种子种苗繁育基地建设项目"是建国以来第四次全国中药资源普查的重要内容之一。项目旨在为四川乃至全国中药材生产提供基源准确、生产规范、种性优良的种子种苗,促进农业增产增收,保证国家基本药物所需中药材原料供应的稳定优质。

国家基本药物所需中药材种子种苗繁育(四川)基地(以下简称"四川基地")包括:"雅安主基地"1个,"双流保种基地"1个,"种子种苗检测中心"1个,"单品种基地"10个,分别是:青川附子、三台麦冬、松潘川贝母、彭州川芎、双流姜黄、简阳红花、资中栀子、沙湾黄连、大邑黄柏、泸县赶黄草基地;"广安基

地"1个,繁育丹参、虎杖、半夏、白芷、黄精5种药材种苗。

**1. 基本情况**

(1)建设规模:建设面积5 000亩以上。

(2)土地所有权:流转土地,30年以上。由于一些基地中药材种子种苗需要轮作,200亩种苗基地实际上需要流转400亩才能满足要求。

(3)指导思想与工作思路:以科学研究为基础,以繁育基地为载体,以社会服务为手段,以建设种子种苗研究平台、种子种苗检测平台、种子种苗供应及技术服务平台为目标,在"科学研究、基地建设与社会服务"的"三位一体"指导思想下,稳步推进,创建"边建设、边科研、边推广"的工作思路。

**2. 组织管理** · 四川基地建设先期建设采用政府主导,企业参与的形式进行,后期运行采用企业主导,政府推动的形式进行。前期建设决策上,参考全国中药资源普查组织结构建设的成功经验,采用领导小组全盘决策,常设办公室开展工作,专家咨询委员会顶层设计,依托单位具体实施的方式进行。

**3. 业务能力**

(1)保存能力:四川基地建设了种质保存基地,位于四川省成都市双流区彭镇,面积200亩,对规定地区普查收集的种子种苗进行保存。目前已开展保留种植杜仲、川芎、芍药、川射干等药材100多种。

(2)生产能力

1)雅安主基地,边建设,边生产,2014年生产桔梗种子300 kg,玄参种子100 kg,鱼腥草种苗40亩,保存雅连1万株,繁育重楼1亩,白及2亩。2015年繁育品种增至23种。

2)松潘川贝母基地,建成川贝母种苗繁育大棚3 040 m²,年产种苗数1 000万株以上。

3)三台麦冬种苗基地,年产麦冬种苗3 000万株以上。

4)彭州川芎基地,年产川芎种苗(苓种)4 000万株。

5)资中栀子基地,2015年产栀子种子120 kg,繁育栀子种苗40亩。

6)简阳红花基地,2015年完成350亩红花播种。

7)沙湾黄连基地,生产味连繁育种子300 kg,约300万株。

8)泸县赶黄草基地,2015年生产赶黄草种子

1 000 kg。

9）双流郁金基地，2015 年种植姜黄（郁金）60 多亩。

10）大邑黄柏基地，2015 年繁育黄柏种苗 100 亩。

11）青川附子基地，2014 年 11 月提供大田生产附子种根约 200 吨左右。

**4. 科研能力** · 完成附子、川芎、麦冬、川贝母、郁金、赶黄草、红花等种子质量标准 4 套，种子、种苗质量检验规程 7 套，种根质量标准 4 套，种根质量检验规程 4 套，种根无性繁殖技术规程 4 套，种根初加工及包装与保存技术规程 7 套。

**5. 检测能力** · 通过多学科的交流与合作，成立 1 个种子种苗检测中心，目前已建设一支 17 人的以学科带头人、中青年学术骨干为主体的科研及检测队伍。建立符合相关标准要求的中药材种子种苗质量检测实验室，面积超过 150 m²，制订了相应的实验室管理规定及操作技术规范、检测规程等，具备较强的检测能力。

**6. 社会化服务能力**

（1）技术指导与服务：承担全省中药材栽培、种子种苗生产的技术指导工作，在中药材品种选择、栽培技术、病虫害防治等方面开展技术咨询与指导。同时发挥技术服务平台的作用，在中药材品种选择、栽培技术、病虫害防治等方面开展技术服务。

（2）生产推广：2014 年，四川省泸县赶黄草基地向贵州赤水市推广赶黄草种植技术，推广面积为 38 亩，推广种苗近 70 万株。资中栀子基地向云南推广栀子种植技术，推广面积为 250 亩，推广种苗近 5 万株。2015 年，华润三九（雅安）药业有限公司向集团子公司销售附子组培苗 1 000 株。

**（二）SWOT 分析**

**1. 优势分析**

（1）中药材是四川的优势资源，生产条件得天独厚，已形成相对稳定的优势药材道地产区。我国最早的《诗经》记载的 88 种植物中，有 28 种为四川所产；我国第一部中药专著《神农本草经》所载的 365 中药材中，有 44 种产于四川。四川的中药材资源种类有 5 000 余种，其中植物药材 4 600 余种，蕴藏量 100 万吨以上。适宜的土壤、温度和湿度，是各种中药材生产和优质遗传的条件，尤其是四川盆地农区地势平坦辽阔，自流灌溉方便，土质深厚肥沃，

所具有的钙质紫色土特别适宜药材种植，这使四川省成为名副其实的"中药之库"。

经过多年发展，四川已建成 37 种药材规范化种植科技示范区，通过 GAP 认证的有川芎、附子、鱼腥草、麦冬、丹参、川贝母、郁金、白芷 8 个品种，18 个基地。与之配套的区域内种子种苗繁育基地涉及 10 余个道地药材和珍稀名贵品种，涵盖四川盆地成都平原区、盆周山区、川西北高原区和攀西亚热带区，总面积超过 2 000 亩。本次入选四川基地建设的附子、麦冬、川贝母、川芎、姜黄、红花、栀子、黄连、丹参、半夏、白芷等中药材品种都是川产道地药材，品质优良，市场竞争优势明显。

（2）科技和人才优势　四川基地建设汇聚了省中医药科学院、四川大学、省农业科学院等一批科技力量较强的科研机构、中医药院校，形成了不同学科、不同层次的科技队伍相结合的科研体系，研发实力居全国前列。基地拥有一支 15 人的专业从事中药栽培的研究团队，其中农学博士 3 人，农学硕士 4 人。以四川省中医药科学院为代表的科研单位在国内率先开展中药材新品种选育和良种繁育工作，目前已通过四川省农作物新品种审定委员会审定、具有自主知识产权的品种有川芎的"川芎 1 号"，附子的"中附 1 号""中附 2 号"、郁金的"黄丝郁金 1 号"、红花的"川红花 1 号"、天麻的"天麻 1 号"、丹参的"中丹 1 号"等，是国内首批经权威机构认定的中药材优良新品种，可用于打造国内外具有自主知识产权的中药材品牌。

（3）标杆管理优势　由省中医药科学院、华润三九（雅安）药业有限公司、雅安市政府三方合作共建的雅安主基地是四川基地的标杆和典范，是规模化、标准化的综合性种子种苗繁育核心基地，对各个地区性或专业性繁育基地的标准化建设起一定的示范作用，并指导各个地区性繁育基地的标准化建设。搭建科技研究与人才培训的平台，负责全省中药材种子种苗基地建设的技术和标准指导工作。

省中医药科学院为主基地建设总牵头单位和技术依托单位，华润三九（雅安）药业有限公司为主基地基础设施建设和日常维护单位，雅安市人民政府作为项目承接区，负责土地供应和相关配套、政策保障单位。2013 年项目开始启动，于 2014 年 4 月主体建设完工，2015 年 6 月正式投入运营至今。

1）实现珍稀濒危和难繁育中药材品种种质资

源保护和利用：雅安主基地通过集成中药材种子种苗繁育技术、中药材品种选育技术、农业信息技术等一系列现代农业技术，建设中药材物联网人工气候大棚区和无性繁育中心等一系列现代化农业设施，通过开展川贝母、重楼、白及等珍稀濒危和难繁育中药材品种选育、种子种苗质量标准研究，构建种子种苗优质品种选育体系、种子种苗规范化生产体系，探索出适合珍稀濒危和难繁育中药材品种种子种苗繁育的理论和方法，为珍稀濒危和难繁育中药材品种种子种苗繁育技术相关研究及应用提供了范例；降低了珍稀濒危和难繁育中药材品种家种难度，扩大了人工种植规模，满足了周边市场对珍稀濒危和难繁育中药材品种种子种苗的需求，降低了对珍稀濒危和难繁育中药材品种野生资源的需求，直接有效保护了珍稀濒危和难繁育中药材品种的遗传多样性，实现了保护和利用的有机统一。

2）构建具有独特中药材观赏景观的专业基地，实现产景相融的现代产业理念：基地建设围绕"五行"的国学传统思想文化，巧妙地将蕴含中药文化意蕴的基地景观设计融入种子种苗基地建设中，营造了独特的中药材观赏景观，构建出以药用植物为主题的中药材专业基地。让置身于基地的人们能够被浓厚的中药文化气息所感染，在了解种子种苗从繁育到规模化生产技术的同时，感受到传统中医药思想的博大精深。搭建起展示现代中药材种子种苗繁育全貌，体现中药材种植业魅力，传播中医药文化的综合平台。

3）体现绿色产业精神，服务中医药文化传播，增强中药材产业投资吸引力：雅安主基地采用"五行相生"的理念，将基地不同中药材植物合理搭配，划分为五个风格各异、层次鲜明的区块。以药用植物的观赏性作为景观布置和园林设计的核心和亮点，使种子种苗基地集生产与观赏于一身，增强基地的视觉效果的同时，兼顾绿色产业的生态可视化和可操作程度。打造出集中药材原料生产、产业推广于一身的中药材种子种苗示范基地，基地作为四川省中药材产业的一张名片，向其他行业者和投资商展示出中药材产业的广阔前景和无限生机，让更多的注意力和财力集中到中药材产业，让更多的人关注中药材产业的发展。

**2. 劣势分析**

（1）优质种子种苗短缺，中药材整体质量难以保证，制约中药材行业发展。

一方面自然环境恶化和破坏性采挖使得四川大量中药材原生境破坏，野生种子种苗资源濒临枯竭，如较为贵重的野生天麻、虫草等，由于野生环境基本上受人为影响严重，以及过度采挖，目前已经面临资源枯竭的危险。另一方面部分中药材种植者栽培手段不科学、不规范，最终导致家种药材品种退化、质量下降。以鱼腥草为例，通过 ISSR 分子标记对采集自四川、重庆、贵州、江苏等地的 70 多份鱼腥草材料进行分析，发现其种质资源多态性水平为 92.3%，其中，不同野生类群变异系数为 9.07%，不同栽培类群变异系数为 12.17%。栽培类群变异度竟然超过野生类群，这一方面说明了野生鱼腥草种质资源的枯竭和破坏，另一方面也说明家种鱼腥草不同品种差异较大，质量严重参差不齐。

中药材的质量直接影响到中医药临床医疗质量。近年来屡见媒体报道的"方对药不灵"，"千金难买良药"，"以前看病抓两副，现在看病吃两筐"的现象映射出中药材整体质量下降的现实。长此以往，不仅会影响人们正常医疗需求的满足，更会引发人们对中医药的信任危机，成为制约中药走向世界的瓶颈。

要规范化中药材市场，提高中药材品质，就必须重视位于源头的中药材种子种苗质量问题。中药材优质种子种苗问题已经成为困扰我国中医药行业发展的关键制约因素之一。没有优质足量的中药材种子种苗供应，后续的一系列栽培控制手段和环境控制手段都是无源之水、无本之木，无法取得任何实际效果。

（2）中药材种子种苗质量标准缺乏，品质退化严重。目前，粮、棉、油、蔬菜、瓜果等农作物都有国家标准或地方标准，仅以水稻为例，国家农作物信息数据库收载的标准代码就达 73 项之多。而相对中药材来说，截止到目前，只有甘草、人参、黄芪等少数品种的种子有国家标准，其他常用的近 300 种大宗药材的国家标准尚是空白。质量标准的匮乏导致许多道地药材、大宗药材质量下降，给中药用药安全、有效性带来了极大隐患。由于目前我省中药材种子种苗的繁育基本上还处于农户"自繁自用"阶段，在市场上少量流通的种子，既没有质量标准，也没有规范包装。良种对药材产量提高和质量改善的贡献微乎其微，品质性状遗传研究几乎空白，药材种质资源逐渐退化,品质变劣,道地药材失去了原有的品质,致使制药企业中药材原料很难达到国家药典规定的中成药标准。

(3)种子种苗提纯、复壮工作滞后,新品种选育与推广处于初级阶段。目前中药材的栽培研究仍停留在以传统的土、肥、水为中心,着重于驯化和产量,而种子种苗的生产则处于野生采集阶段。中药材种类繁多,常用的大宗道地药材就有近300种,如果对这些药材进行良种选育,需要的科研经费将高达百亿元之巨。而国家在种子选育方面的经费多用于水稻、玉米等与国民经济息息相关的农作物,中药材种子种苗选育的科研经费缺口较大,新品种的选育与推广处于起步阶段,其认证缺乏专门的机构与科学的标准,目前中药材新品种的认证机构仍然是各省的农业厅,认证的标准也采用的是农作物的标准。尤其是珍稀、濒危中药材种子种苗的繁育严重滞后,如川贝母、重楼、羌活等大多数药材的生物学特性特殊,种子种苗不易发芽或者生长缓慢,需要通过建立温室大棚、组培室及配套炼苗场等现代农业设施,根据中药材种子种苗生长发育对温度、水分及光照条件具体要求,提供人工小气候,满足其种子种苗的繁育和生长需求。

(4)种子种苗的包装、保存、销售不规范。中药材种子种苗的包装较为原始,属于"三无"产品,既无品牌,又无商标,也没有产地。一旦发生了质量问题,药农找不到谁来承担责任。中药材种子种苗经营不规范,且没有标准。大部分种苗为农户自产自用或者农户之间流通,部分进入市场流通的种子种苗没有正规的渠道,仍是由个体商贩经营,规模小、分散、无序,且质量问题突出。大多数种子种苗的保存都是使用传统的保存方式,比如川芎苓子是在山区采收后保存于山洞中1个月。郁金的种苗是农户在自己家的地窖中保存等。种子种苗在播种前一般都未经过前处理进行杀菌、脱毒等程序。

(5)中药材种子种苗产业投资回收期长、回报率低。中药材总体来说属于农作物中的小品种,与农作物相比,其推广面积十分小,仅占农作物种植面积0.77%~0.84%。四川甚至全国中药材种子种苗产业都尚未形成独立产业,仍是中药材生产的附属。对于大多数中药材品种来说,年生产种植面积不超过10万亩,种源基地不超过1万亩,市场规模相当小。在中药材生产过程中,农户还没有从市场上购买专业机构繁育的优良种子种苗的主动意识。因此,从种子种苗供需两个方面来看,种源的小幅度增加亦有导致市场出现供过于求情况的可能,使中药材种子种苗价格波动较大,存在一定的市场风险。

国家基本药物所需中药材中,相当一部分品种种苗繁育难度大,研发成本高,选育一个优良品种并配套研发其繁育技术的投入相当大;其次,部分种子种苗的生产周期较长,例如重楼从种子播种到种苗供应至少需要五年,投资回收期长。因此,投资中药材种子种苗产业投入大、回收期长、回报率低,市场风险性较大,往往需要政府公益性投入作为市场手段的补充。

**3. 威胁分析**

(1)国外中药材借助质量优势抢占我国中药材市场,进而使我国中药材种子种苗市场萎缩。

国际市场上的中药市场已被外国占领,而且绝大多数中药都是从中国廉价卖出去的中药材,国外经过深加工后,换个包装又高价返销中国。由于我国大多数药材种植基地(包括四川)通常建在交通不便的较为偏远的乡村,落后的管理方式和农民自身素质较低等问题,在药材种植过程中部分农民使用违禁农药,加之国家级中药材质量标准尚未制定完善,导致我国中药材农药残留、重金属超标事件频发。国外虽然中药材资源不如我国丰富,但借助质量优势抢占我国中药材市场,势必影响各基地药材种子种苗的销售,进而使我国中药材种子种苗市场萎缩。

(2)中药材种子种苗生产经营没有法律法规的明确界定。

中药材种子种苗既属于农业范畴,又具有药品特有属性,对于中药材种子种苗本身的定位尚不明确。虽然四川各基地致力于建立规范化种植标准,提高中药材种子种苗质量,辐射带动周边种子种苗的规模化发展,但是对于中药材种子种苗的质量标准认定、经营许可等,国家还没有相关明确的政策规定。

虽然涉及本项目的多家单位都有从事中医药事业和中药材产业的背景,但是均无中药材种子种苗经营资格。对外进行种子种苗经营是否违背国家相关法律规定尚不确定,因此具有一定的政策风险。

**4. 机遇分析**

(1)人口增长和对健康的需求增加。世界范围内的天然药物热潮,中医药在世界范围内得到逐步认同和接受,使中药应用市场不断扩大。中药产业的整体发展,促进了中成药的产量增加,从而间接促进中药资源需求量的增加。由于近年来随着人们生活水平的提高,中药资源在养生、美容方面的功效逐步受到人们的青睐;2015 年屠呦呦教授获得诺贝尔奖,中医药正迎来大好时光,中医药的国际化将秉承"创新、协调、绿色、开放、共享"的发展理念,推动"交流互鉴、人类共享,建设健康命运共同体";而这一切都需要中药材及其种子种苗的充足供应。

(2) 国家项目支持。为了进一步摸清我国中药资源家底,国家在 2012 年开展了第四次全国中药资源普查。为保存第四次资源普查收集到的国家基本药物所需中药材(名贵、特色、道地、濒危、大宗药材)的种子种苗;进行品种选育和种子种苗繁育技术研究;研究制定种子种苗质量标准;种子种苗生产技术规程等,国家中医药管理局主导实施了第四次中药资源普查的后续项目——"国家基本药物所需中药材种子种苗繁育基地建设"。该项目首批在东北(吉林)、西北(甘肃)、华南(海南)、西南(四川)、华中(江苏)五个地区进行。经过系统调查、科学论证之后,西南地区国家基本药物所需中药材种子种苗繁育主基地被定址于四川省雅安市雨城区北郊镇。

(3) 国家基本药物广用惠民,需要建设种子种苗繁育基地为中药材产业的发展提供支撑。国家基本药物是指由国家制定的《国家基本药物目录》中的药品,基本药物是公共医疗中最基本的药物,也是对公众健康产生影响最大的药物,基本药物是经过综合考虑,能满足临床基本和必要的需求,在具有临床最大治疗效益的同时又兼顾保障群众基本用药需求和安全,减轻群众基本用药负担的积极作用。为满足国家基本药物的需求,急需中药材种子种苗繁育基地为国家基本药物的供应和中药材产业发展提供支撑和保障,从源头上稳定基本药物所需中药材优质种子种苗供给,进而保障周边市场种子种苗的供应,确保周边地区中药材产业的可持续发展。

**(三) 发展对策**

**1. 从产业引领的角度建设布局** · 根据四川基地建设总体要求,立足基地所在区域现实自然条件,结合产业发展、企业发展的总体要求,在科学布局的基础上,构建四个体系(种子种苗优良品种选育体系、种子种苗规范化繁育体系、物联网智能管控体系、景观体系),开展两项研究(珍稀濒危和难繁育中药材种子种苗繁育技术研究、种子种苗质量标准研究),建立一个种质资源圃。同时,统筹组建技术团队,打造"上至中药材新品种选育,下到中药材标准化种植"的全链条技术支撑体系,保障各项科研、技术推广工作的顺利完成。建设集科学科研、生产示范、技术推广、景观参观、人文教育等多项功能于一体的中药材种子种苗繁育基地,推进中药材种子种苗品种优良化,繁育标准化和栽培规范化以及社会化专业化服务。

**2. 搭建合作平台,建立四川中药材种子种苗基地科技联盟** · 以技术创新需求为纽带、以契约关系为保障,有效整合四川省内外科研机构和大学、企业等产、学、研、用各方资源,充分发挥各自优势,围绕"国家基本药物所需中药材种子种苗繁育产业"技术创新的关键问题,开展技术合作,突破种子种苗繁育产业发展的核心技术,形成产业技术标准、评价、质量检测体系;建立产业上下游、产学研用信息、知识产权等资源共享机制;建立与政府沟通的渠道及人才培养、国际合作的平台,实现创新资源的有效分工与合理衔接,加速科技成果的商业化运用,提升产业整体竞争力;联合培养人才,加强人员的交流互动,支撑国家种子种苗繁育产业核心竞争力的有效提升。

**3. 坚持市场化运作措施** · 中药材种子种苗进行市场化运作,需要结合中药材生产的特点(道地性特点、推广面积小、质量产量并重等),建立适合中药材特点的市场化机制,进行中药材种子种苗的市场化运作。

(1) 进行优良品种选育,品种良种化是市场化运作的前提。目前绝大多数中药材种子种苗都是药农自繁自育、自种自留的方式在进行,造成种苗质量差、退化严重等问题,从而导致药材病虫害严重、产量低、质量差等后果。只有选育出优良的品种,确保品种纯正、抗病性好、产量高、质量好,才能满足药农需求,才能取得药农的认可,种子种苗才会有市场销路。因此,通过本项目开展,选育出优良中药材品种是市场化的前提。

(2) 因地制宜,科学合理选择适宜的品种。本着"立足本地、辐射西南"以及"顺应市场、顺应自然"的原则,选择建立包括重楼、羌活、川贝母等难以保存和繁殖的品种以及地道大宗品种如附子、川芎等中药材种子种苗繁殖基地,前者药农不具备相应技术,后者由于用量大,种子种苗需求量大,一方面保证了难以繁殖中药材种子种苗的供应及为大宗中药材提供优质种子种苗,另一方面更容易市场化。因此前期选择适宜的品种,以点带面,才能逐步推进和扩大进行市场化的品种和区域。

(3)推动建立种子种苗省级标准评定体系。优良的种子种苗是提高中药材产量和质量的先决条件。相较于其他农作物种子种苗完善的管理体系,中药材种子种苗质量标准管理体系显得尤为缺乏。目前,我国中药材种子种苗生产处于一种自产自销的原始状态,种子质量参差不齐,种源混杂,种子种苗假冒伪劣现象严重,无质量标准可依。因此,建立健全中药材种子种苗质量标准体系是当务之急。创建中药材种子种苗质量标准体系,完善种子种苗分级制度,不仅可以实现基地社会化服务的功能定位,规范中药材种子种苗市场,推动其产业的发展;还可以从源头上控制中药材质量,为四川制药企业的中药饮片、中药注射剂、中成药和配方颗粒等中药相关产品提供稳定可靠的原材料,满足中药材规范化种植基地对优良种子种苗的需求,形成中药产品质量保障的第一道关卡,提升四川中药产品软实力。

(4)为中药材种子种苗生产经营市场化提供一个长效机制。中药材生产虽然属于农业范畴,但由于中药材品种小而多的特定,完全不同于农作物种子种苗生产经营。目前国家对中药材品种审定、种子种苗生产、销售无相关的制度进行规范。通过本项目的实施,可以促进中药材种子种苗质量标准、管理标准的制订,促进中药材种子种苗生产经营法制化、规范化,实行市场准入制度。只有这样,才能为中药材种子种苗生产经营市场化提供一个长效机制。

(5)采用"订单式"农业和种子种苗交易市场相结合的方式。种苗生产各环节的衔接以经济为纽带,以订单为手段,实现市场化运作,首先可以考虑目前的 GAP 基地种苗的生产、繁殖困难且价值较高的中药材种苗,以获取一部分订单。同时,在中药材交易市场建立专门的种子种苗交易市场和平台,一方面有利于规范种子种苗的交易、保证种子种苗的质量,另一方面有利于避免信息不灵,盲目扩大或缩小面积,形成种子种苗"烂市"或供不应求的局面。

(6)多企业联合建立种子种苗基地,实现共赢。随着中药行业发展趋势,各大企业纷纷在建立自己的药源基地,为种子种苗基地共建提供了契机,因此可以吸引各大医药企业根据自己的需要共同建立种子种苗生产基地,确保基地建设上规模、上水平、上档次,生产出优质、安全、合格的种子种苗,实现与多企业共赢的局面。

(7)基于"互联网+"思维,提供准确可靠的信息。及时引导企业和农户调整生产品种,解决市场供需矛盾,提高生产效益。建立类似"西南中药材种子种苗基地"为中文域名的政府互联网或其他形式的专业网站,既可获取全国各大药市信息,又可以适时对本项目种子种苗选育、生产信息进行及时披露,为种子种苗的选择生产、销售提供更为可靠的信息。

(8)建立市场化的产业共同体。根据市场准则,在种苗企业之间、企业与农户之间、种子种苗企业与药材种植企业之间,通过经济约束或协议,把种子种苗生产经营过程的各个环节纳入同一经营共同体,形成风险共担、利益共享、互惠互利、共同发展的经济利益共同体,把种子种苗产前、产中、产后融为一体,拓展种苗市场,创新一种复合生产力发展的新型经营模式。

## 四、四川大健康科技产业园

### (一)总体布局

以中医、中药为核心,重点发展科研、孵化、技术装备、健康管理、文化旅游、商贸、教育等领域。将中医药第一、二、三产业联动,上下游互联、互通,打造涵盖"医、健、养、药、研、文、贸"于一体的"中医药全产业链大健康平台",成为四川乃至西南地区最具特色、综合实力的智慧化、现代化中医药大健康平台。

### (二)发展目标

以中医药为特色,围绕大健康、智能制造和现代服务业,打造高科技研发、高速度转化、高效率产出、高密度聚集的现代化产业园区。建设"中医、中药、关键技术装备、养生康复、健康管理、科研、中医药文化、健康产业孵化、综合服务平台"等领域服务体系和平台,聚集中医药高端人才、科技成果及服务资源,创新园区运营及产业培育服务体系,建成四川乃至西南地区最具特色、综合实力和服务水平一流的国际化、现代化、智慧化的新型中医药大健康产业园,成为中国中医药面向全国乃至全世界的名片。

**（三）发展现状**

1. **园区基本情况**·成都经开科技产业孵化园有限公司成立于 2006 年,主要从事高科技产业孵化和创新创业、企业管理咨询及项目策划,高新技术项目投资等业务。公司投资建设的成都经开科技产业孵化园(四川大健康科技产业园,以下简称园区)已建成 18 万平方米,是四川省大健康产业"重点建设项目",是工信部认定的"国家小型微型企业创业创新示范基地",科技部认定的"国家科技企业孵化器",国家中医药管理局和国家旅游局联合认定的"国家中医药健康旅游示范基地"。

2. **园区服务体系建设**·园区配备了先进的智能化管理服务系统、优质的服务设施;园区围绕大健康产业和智能制造,主要打造"平台＋检测＋基地＋工程技术中心＋创投基金＋加速器"的孵化服务体系,包括女性健康创新创业示范平台、"馨光爱"医研企创新研发转化平台、大健康分析测试产业创业孵化服务平台、大健康产业创新技术服务平台、大健康产学研综合服务平台、科技创新孵化平台、创新成果和文化展示平台、健康管理服务平台等服务体系,已形成较为完善的完整产业链的服务平台系统和中医药科技、产业、文化旅游体验以及科普教育等相关设施设备。为入驻企业提供政策咨询、人才、资金、技术和成果转化以及市场化等创新创业和产业化孵化服务。公司经过十余年的发展,组建了一支专业化的运营团队,均为本科以上学历,共有创业导师 9 人,其中国家级创业导师 3 人,省市级创业导师 6 人;积累了较丰富的园区建设管理、公共服务平台运营管理及大健康产业孵化服务等方面的经验。

3. **园区孵化成效**

(1)企业入驻情况:开园以来,园区主要引进以中医药大健康为主导,包含科技创新相关领域的企业,已累计引入企业 512 家,平均每年园区新增企业 64 家,同比增速 21.43%。目前在园企业 238 家,70%以上为大健康相关企业,截至 2018 年底,园区整体入驻率达到 90%以上。2019 年"诺贝尔奖得主罗伯特·胡贝尔工作站"落地园区。

(2)促进就业和人才引进培育情况:园区一致注重高技术人才的引进,开园以来,初见成效,包括引进院士 2 人[包括 1 名美国生物材料协会主席(院士)和 1 名中国工程院院士(已初步达成共识,亟待向政府汇报引进)],国家千人计划 3 人,省千人计划 5 人,成都人才计划 1 人,海外归国人员 14 人,大企业高管 25 人,博士以上 15 人,硕士以上 360 人,大学本科以上 2 200 余人,园区常年从业人员达到 4 000 人以上,园区引进大量高端科技产业创新创业和管理人才以及带动高层次人才流入就业,有效推动了区域内人口素质的提升;对区域内战略新兴产业打造,产业结构多元化、高质化以及创新能力建设,科技文化建设和社会建设起到了积极正面的导向作用。同时也带动了相关产业要素的聚集和发展,推动了整体就业。

(3)园区入驻企业发展情况:园区以培育健康产业为核心,包括大健康、中医药、分析检测、健康管理、智能制造、生物新材料等领域,汇聚了包括世界 500 强企业及行业代表性企业,力争引进和培育一批极具成长潜力的优秀人才和企业。

1)已逐步形成以中医药为核心的大健康产业发展基地。

园区探索创新模式与机制,开创四川省新型中医药大健康科技产业园规划建设。力争成为四川"中医之乡,中药之库"的精华载体和面向全国乃至全球的中医药科技展示之窗。

四川省中医药科学院国际中医药转化医学中心落户园区,以建设具有中医药特色的国际一流转化医学中心与健康科技产业中心为目标。未来五年,国际中医药转化医学中心将在应用转化领域孵化 15—20 项有良好市场前景的临床分子诊断、创新药物、个性化干预等一系列临床应用的新方法、新技术、新成果,建成具有强大竞争力和重要影响力的国际中医药健康科学研究和人才培养基地。

2)已聚集一批专业的分析检测企业,形成了分析检测创新孵化基地。

园区已经引进了 SGS、海润检测、中安检测、众检四方、国泰民安等国内外一流的分析检测机构,在食品、药品、环境、健康等分析检测专业领域,综合开展技术咨询服务、分析检测服务和工程技术服务,拥有标准开发和检测方法系统研发能力,在食品、药品、农副产品安全标准开发,检测方法研发和食品安全风险评估分析与营养评价、基因健康检测等方面有独特的专业性,园区已经成为四川省境内分析检测企业最多聚集度最高的专业分析检测基地,企业年产值普遍高于 2 000 万元/年,部分企业高达 20 000 万元/年以上。

3）聚焦了多家高端医学新材料、医疗器械应用科技企业，创新技术产品市场和企业发展前景广阔。

园区引进了包括开发和转化生物基高固含量黏结剂以及应用在包括医药导管在内的抗菌材料、国内首家开展仿生防吸附抗菌生物材料技术应用的高科技新型生物材料开发利用项目、先进植入器械和高值耗材的自主品牌、数字化口腔技术及产品的研究开发与应用以及高分子复合材料等多个高端医学材料和医疗器械项目。

4）积极打造服务于大健康产业的新经济产业、市场服务平台。

园区引进了基于互联网技术的电子商务、互联网＋新型服务平台、互动电视平台业务应用、第三方电子商务平台、App 开发等一批新经济项目，全面服务于现代健康管理、健康产品市场开发、大健康产业科技创新。

（4）园区获得的荣誉和认证：被成都市经信委认定为"成都市小企业创业基地"；被成都市经信委认定为"成都市中小企业示范服务机构"；被四川省科技厅认定为"四川省科技企业孵化器"；被工信部认定为"国家小型微型企业创业创新示范基地"；被科技部认定为"国家级科技企业孵化器"；被国家旅游局和国家中医药管理局认定为"国家中医药健康旅游示范基地"；成都市楼宇等级评定委员会授牌"成都市专业（特色）楼宇"。

**（四）园区规划**

园区充分结合地方资源优势和区域经济发展总体布局，紧紧围绕创新、转化和产业化的明确目标，科学谋划，基于中医药大健康产业，将创新要素、市场要素、产业要素与大健康第一、二、三产业互联、互通、互相叠加；打造科技成果"苗圃培育＋孵化＋成果转化＋产业化＋商旅贸易＋智能制造"多元融合的大健康全产业创新科技产业园区，实现科研、产品、品牌、产业、商业模式等成果的创新培育和转化，挖掘具有国际竞争力、可持续发展的大健康产业，形成多元培育，构建产业生态链，提升产业科技附加值，推动产业健康快速发展，成为区域新经济和多元发展的强大动力，为产业经济的可持续发展作出积极贡献。

**1. 功能模块·一带五区**

孵化区：孵化培育区、工业化研发试验区；
加速区：中试生产区、转化促进加速区、现代生产试验区；

产业化区：产业化生产厂房、仓储物流、动力辅助；

共享服务区：餐饮、休闲消费；创新创业和产业化服务；倒班房、健康运动；

配套区：培训中心、专家公寓、商务酒店；

**2. 服务体系**

一园：成都经开科技产业孵化园

三中心：智能网联产业创新创业服务中心；中医药健康科技创新文化旅游服务中心；成都经开科技产业创新孵化服务中心。

四平台：四川中医药大健康营销商贸平台；分析测试公共服务平台；智能网联网络协同服务平台；大健康产业化服务平台。

积极推进创业链、创新链、资源链、资本链、政策链的无缝对接。

**（五）园区特色**

园区以中医药第一产业科普为支撑，以第二产业培育为核心，以第三产业商旅为配套，通过优质的三产资源联动，形成集中医药产业"医、健、养、研、文、商、旅"的一体化的特色产业园区。建设种子种苗基地和动态监测中心等科普中心，多角度展现中医药第一产业的发展特点；建设"创业苗圃＋孵化器＋加速楼"等孵化载体，聚集培育"中医、中药"科技研发企业，打造具有技术领先性和领域多样性的中医药第二产业集群；建设四川健康科技旅游示范中心，聚集观光旅游、医疗养生、历史人文展示交流、互动体验、商贸流通等第三产业。一方面促进四川省在中医药及大健康产业领域向跨越式、产业链整合等方式转变，促进中医药及大健康产业的创新与创业发展。另一方面为广大群众提供融医疗、预防、保健、养生、康复于一体的全链条健康服务。

**（六）园区优势**

**1. 地理位置优越**·园区位于成都龙泉驿区，占据"天府新区"和"国家级经济技术开发区"双核心位置，成都"东进"战略的"双城"核心位置区域。规划格局高，未来发展空间大；临近五朵金花与龙泉山城市绿心生态旅游区，环境优美；距双流国际机场和天府国际新机场约 30 min，快速接驳市区，连接省内外。

**2. 产业资源丰富**·园区整合了四川中医药科学院、广东药科大学、台北护理健康学院、美国华人生物医药科技协会、江西中医药大学、都中医药大学第一附属医院、广东省中医院等近百家高校、科研院所、企业等单位的优质资源,聚集了丰富的产业链上下游资源,为中医药大健康产业培育提供了发展条件和技术支撑。

3. 园区运营及产业培育经验丰富。搭建了"园区＋平台＋孵化基金＋产业资源＋成果转化"的创新创业孵化服务体系。组建了专业化的运营管理和孵化服务团队,建立了"服务管家＋人才服务专员＋专业服务团队＋专业服务资源"的一对一和多对一的孵化服务机制,形成"强子对撞机"和"创亿微孵化"等孵化服务品牌,积累了较丰富的产业孵化、平台运营管理等方面的经验,形成了良好的运营管理机制,为体中医药健康科技产业的孵化转化奠定坚实的基础。

4. 旅游特色突出。公司正在打造的"四川成都龙泉健康科技旅游示范中心"是第一批国家中医药健康旅游示范基地创建单位,依托四川中医药大健康产业园,打造中医药旅游特色基地,彰显中医药园林、中医药空间风格、传统医学风情和文化品位特色。

5. 获得了各级政府和专家高度认可。园区规划内容先后列入了《四川省养老与健康服务业发展规划》和《成都市龙泉驿区国民经济和社会发展第十三个五年规划纲要》,得到了黄璐琦、王广基等院士和省内专家的充分论证和肯定。

(四川省中医药科学院　李　军　余梦瑶　罗　霞;华润三九(雅安)药业　唐　莉;成都天河中西医科技保育有限公司　杜长珏)

◇参◇考◇文◇献◇

[1] 广元市委七届二次全会《关于推动绿色发展实现绿色崛起建设中国生态康养旅游名市的决定》.
[2] 《广元市贯彻中医药发展战略规划纲要(2016—2030年)实施方案》.
[3] 峨眉山志编纂委员会. 峨眉山志[M]. 成都:四川科学技术出版社. 1997.
[4] 刘小滨.《旅游纵览(下半月)》2016.(11).
[5] 中国报告网. 2018年我国中医药健康旅游行业发展现状、弊端及其措施与前景分析.[R/OL].[2018-05-17]. http://market. chinabaogao. com/wenhua/051i3j942018. html.
[6] 李隆云,彭锐,李红莉,等. 中药材种子种苗的发展策略[J]. 中国中药杂志,2010,35(2):247-252.
[7] 魏建和,陈士林,程慧珍,等. 中药材种子种苗标准化工程[J]. 世界科学技术—中医药现代化,2005,7(6):105.
[8] 包昌火,谢新洲. 竞争对手分析[M]. 北京:华夏出版社,2004.
[9] 向平,唐江云,李晓,等. 四川水稻种业核心竞争力分析及发展对策[J]. 杂交水稻,2011,26(2):7-10.
[10] 赵文吉,李敏,黄博,等. 中药材种子种苗市场现状及对策探讨[J]. 中国现代中药,2012,14(3):5-8.
[11] 张丽萍,杨世林,杨春清,等. 我国药材种子种苗产业存在的问题及其对策[J]. 中国中药杂志,1999,24(10):579.
[12] 罗光明,邓子超,杨世林,等. 药用植物优良品种选育研究现状[J]. 中药研究与信息,2003,5(9):15.
[13] 唐莉,徐攀辉,吴卫,等. 鱼腥草生产标准操作规程[J]. 现代中药研究与实践,2003,17(3):29-32.
[14] 马小军,邹健强,肖小河,等. 我国药材基地建设的运营机制及关键技术[J]. 中国中药杂志,2000,25(11):643-647.

# 第十八章

# 中药资源循环利用模式与产业化

## 第一节 发 展 背 景

我国经济的强劲增长备受世界瞩目。特别是2002年以来,我国经济连续4年保持两位数的增长速度,无疑成为推动世界经济持续增长的发动机。然而,在经济取得辉煌成就的同时,经济发展当前面临着重大挑战,就是资源环境对经济发展的瓶颈约束日益收紧。如果继续沿袭粗放型的经济增长方式,那么资源将难以为继,环境将不堪重负,经济发展将因失去支撑而不可持续。正是在这样的背景下,发展循环经济就显得越发迫切和重要。如何认识循环经济,并着力推行循环经济,是当前摆在我们面前的一个重要课题。

可持续发展战略与循环经济模式已日益成为国际社会的共识。德国、日本、美国等发达国家正在把发展循环型经济、建立循环型社会看作是实施可持续发展战略的重要途径和实现形式。德国于1996年颁布了《循环经济和废物管理法》。日本也相继颁布了《循环型社会形成推进基本法》《资源有效利用法》等一系列法律法规。我国从20世纪90年代起引入了有关循环经济的思想。此后对于循环经济的理论研究和实践不断深入。目前,循环经济已经成为实现科学发展观、建设和谐社会的重要途径。国家发改委、国家环保总局、科技部等在全国开展了一系列的试点。近几年来,来自各界的学者进行了产业生态学、循环经济等方面的研究,涉及循环经济的基本理论、研究方法、规划实践等,并取得一定的进展。

中药资源已成为国家战略资源,是医药产业和健康服务业发展的物质基础。但野生中药资源逐渐短缺,引种栽培品种退化,濒危药材抚育、替代品种研发面临种种困难,制约了产业发展。中药资源的利用效率提升是实现资源节约型、环境友好型的循环经济,保障医药事业可持续发展的重大战略问题。随着我国中医药事业的快速发展和资源产业链的拓展延伸,中药资源紧缺问题更加突出,利用率低下,中药废弃物处理和排放过程中造成的污染已成为行业发展面临的新问题,引起业内的广泛关注。

近年来,随着社会需求的日益增长和科技进步驱动,我国以消耗中药及天然药物资源为特征的资源经济产业得到快速发展,社会贡献率强劲增长,中药资源产业的贡献率已占全国医药产业总额的1/3份额,同时也造就了一大批年产值超过10亿、50亿,乃至百亿元的标志性中药资源深加工制造企业。然而,分析其经济生产方式和发展模式,大多生产企业仍属于大量生产、大量消耗和大量废弃的传统生产方式。表现为依赖于自然生态提供的宝贵天然药物资源或是通过占有大量的生产力要素生产的药材,其利用率平均低于30%,约70%的剩余物和副产物被作为废物排放或简单转化为低附加值产品。

据初步统计,目前我国300余种常用中药材依靠人工生产供给,种植面积达6 000余万亩,药材生产过程每年直接产生非药用部位4 000万~5 000万吨,加之药材及饮片加工下脚料,产生年逾亿吨的废弃物。以消耗中药和天然药物资源性原料进行中药制药、多类型健康产品、配方颗粒、标准提取物等深加工产业化过程每年消耗药材约 7 500 万吨,深加工产业年产生固体废弃物及副产物高达 5 000 余万吨,液态废弃物达数亿吨。由此造成中药资源的严重浪费和对生态环境带来巨大压力。

因此,有限的资源依赖于科技进步和社会发展所带来的更为高效的利用方式,而资源的无限性则正是这种进步与发展的永恒。其目的是科学合理地生产和利用中药资源,经济有效地延伸和发展中药经济产业链,构建中药循环经济产业发展模式,推动实施中药产业可持续发展的生产方式。由此可见,发展中药资源循环经济产业具有重大而深远的战略意义和社会意义。

2013 年 7 月 20 日在贵阳举行的生态文明国际论坛上,社会学家、生态学家、经济学家和社会管理者共同指出并大声疾呼:世界上许多地区包括中国,都出现"生态赤字"。人类消耗的资源已经需要 1.5 个地球提供,远远超过生态承载能力。因此,"转变发展方式"已成为社会共识,是当前我国乃至全球都无法回避的重大课题,"绿色转型"已到了关键时期。提出了将资源产业链向高端延伸,而不是停留在产业链的前端、价值链的低端的发展策略,提高生产效率、保护自然资源、引导资源流向、促进绿色融资、转变消费模式、加强机制建设,实现"绿色转身",改变"生态赤字"的发展目标。

## 一、中药农业生产发展现状

中药资源作为中医药产业的物质基础,是中药资源产业链的源头,是资源产业化过程的基础和核心。目前,依赖自然生态提供的野生药用生物资源种类和数量已不能满足社会需求,百余种常用药材生产现状分析表明,大约 30% 的药材品种和 70% 药材商品是通过人工生产进行替代和补偿以保障供给。据初步统计,近年来我国中药及天然药用生物资源生产面积已超过 $2.40 \times 10^6$ hm²,药材产量达 $5.40 \times 10^6$ 吨,由此在药材采收过程中产生的传统"非药用部位"生物量高达 $(1.1 \sim 1.6) \times 10^7$ 吨。同时,在药材产地加工(初加工)过程中则可产生大量的根头、尾梢、栓皮、木心、果核、果肉、果皮、种皮等"下脚料"及破碎组织、碎屑粉渣等废弃部位,且大多

被作为废物而弃之。因此,在药材生产过程的采收及初加工环节中形成的大量废弃物随意抛弃于生产环境中,不仅造成了严重的资源浪费,也加剧了农田连作障碍和生态环境的污染,已成为大生态系统和行业可持续发展所面临的重大问题。

我们也应看到,中国有着全世界 22% 的人口,却只有 7% 的耕地,且由于水土流失及环境污染,导致可耕种面积不断减少。随着我国人口的不断增加和粮食的短缺迫使中国农业走向非洲和东亚等地租赁土地生产谷物和肉类,但充满着风险。加之近年来经济社会的快速发展和人口老龄化的到来,以及人们崇尚自然和回归自然理念的不断提升,国内外市场对中药资源性健康产品的需求大幅增长,也将会进一步加剧传统依赖于自然生态提供的天然药用生物资源种类和数量日趋紧缺或濒于枯竭,导致占有大量生产力要素人工生产的药材品种日益增多,药材的种植面积不断扩张,种药与种粮争夺土地空间和水资源的矛盾不断加剧。药材生产过程产生的巨量"非药用部位"和药材加工下脚料等若不能进行有效的回收利用和循环发展,不仅造成中药资源的极大浪费,同时将进一步加剧由此形成的任性排放产生的负面影响和生态环境压力。

从资源经济学角度来看,中药原料生产和加工过程产生的废弃物是一类具有特殊形态和蕴含着巨大利用潜力的农业固体废弃物,充分有效地将其加工转化不仅合理有效发掘利用其资源价值、减少环境污染,且对改善中药材种植及加工基地生态环境等均具有十分重要的社会、经济和生态效益,也是依据循环经济原理构建生产-生活-生态-生命一体化协调发展的富裕、健康、文明的社会主义新农村的必然要求。

## 二、中药工业生产发展现状

据初步统计数据表明,2014 年我国中药工业产值超过 6 000 亿元,其 GDP 的贡献率已占全国医药产业总额的 1/3 份额。同时也造就了一大批年产值超过 10 亿、50 亿,乃至百亿元人民币的标志性中药资源深加工制造企业。当前而言,就其企业规模、装备水平、GMP 硬软件条件以及产业能力来看,部分企业已达到国内外同行业一流水平。然而,分析其经济发展模式和生产方式,大多却处于大量消耗资源性原料、大量排放固液废弃物、资源利用效率低下、再生利用能力及再生产业发展薄弱等传统线性

生产方式,滞后于现代经济产业发展的范式和循环经济产业结构要求。

分析表明,药材作为中药工业深加工制造产业的原料,经水提、醇提或其他方式进行富集、纯化等工艺环节,进入口服制剂或标准提取物等各类型资源性产品生产阶段,药材原料的利用率平均低于30%,约70%的剩余物被作为废物排放或简单转化为低附加值产品利用。中药注射剂在中药资源产业体系中占有举足轻重的地位,然而其终端产品中资源性化学物质的含量仅是药材原料质量数的1%~10%,也就是说用于中药注射剂生产的药材资源利用率大多不足10%,其90%的物质大多被废弃,造成了中药资源的大量浪费和废渣、废水的排放,对生态环境带来的巨大压力。因此,不难看出若不能有效地推进中药资源产业化过程的循环利用和再生产业发展,必然结果是中药资源产业的GDP越大,中药资源经济活动中的实物流量和资源消耗量就越大,生产过程产生的废渣、废水、废气等中药废弃物的排放量和环境压力就越大。这种传统工业的"高投入、高消耗、高排放、低产出"的落后经济发展方式和经济形态将日益受到更多的社会与环境制约,承担更大的资源消耗和环境保护责任。

## 三、中药资源循环利用的必要性与发展趋势

循环经济作为新型经济模式,具有节约材料、节约土地空间、节水环保、生态、低碳、创新资源价值和经济增长点、延伸资源经济产业链、增加就业等综合效益。资源循环利用对于建立和发展循环经济社会、推进循环经济产业模式的转变具有重要意义,没有资源循环利用产业的发展,就不可能建立真正意义上的循环经济和循环型社会。

中药资源循环利用是提升资源利用效率、节约资源的需要。围绕中药资源生产过程的减量化、再利用和资源化开展深入系统的科学研究,深入研究发展循环经济的技术支撑和保障,开发出一系列适宜中药资源深加工产业化过程所需的环境无害化、资源节约化的科学技术体系,有效推进中药资源的高效利用和循环利用,从根本上转变中药农业和中药工业的经济增长方式,改变长期以来依赖自然资源和依靠粗放、廉价、低效的资源耗竭式发展方式和层次结构相对较低的发展模式,解决和缓解我国经济发展对资源的需求量大而资源又相对短缺,以及

庞大的经济规模和经济总量所带来的巨量废弃物和环境承载压力。

在中药资源产业化过程中,通过现代提取分离、精制纯化等工业技术集成和材料科学的有效运用,通过深加工过程的工程技术革新与工艺条件优化,通过生物活性系统评价,发现药用生物资源的多样性价值和新用途,实现综合利用,减少资源投入和消耗,降低生产成本,提升资源利用效率,节约生产力成本。通过适宜技术集成和工艺条件优化,促进药材中资源性物质的有效转移和得率提高,减少资源投入;通过对药用生物资源各类物质的利用价值不断研究发现,已逐步实现有限资源的多元化、精细化利用,已成为减少资源消耗、推进低碳经济发展的推广模式;通过降低原料成本以提升产品竞争力,实现资源节约型和环境友好型的循环经济发展目标。

中药循环经济发展是保护生态环境、减少排放的需要。在传统的线性经济发展模式中,社会经济运行体系主要有生产系统和消费系统构成,自然资源通过生产系统转变为产品,产品又通过消费系统转变为废弃物,废弃物进入环境对生态环境造成污染和破坏。这种线性经济运行模式导致的最终结果必然是自然资源的枯竭和环境的恶化,是一种不可持续的发展模式。随着经济社会转型升级,我国的经济发展方式也在发生着转变,最终导致循环经济的发展和绿色产业的兴起。循环经济的内涵即是减少资源的消耗、提高资源的利用效率和效益,通过节约资源、减少排放,以实现环境保护、绿色发展的现代经济社会可持续发展理念的需求。中药资源的再利用、资源化和绿色产业发展的核心思想和主体内容包括在中药农业生产过程中建立生态中药农业规程,减少资源投入、减少废弃物排放和资源回收利用;在中药工业生产过程中推行和逐步实施工业废水的自然处理技术、水体富营养化的生态处理工程、固体废弃物的无害处理以及污染治理生物技术等绿色企业标准。目的是推动中药农业、中药工业及中药产品消费等产业链在循环经济理念的引领下走向"绿色"和"无害",促进资源节约和环境友好型中药资源产业循环经济的发展。

中药循环经济的建设与发展是一复杂系统工程,既涉及中医药领域,又涉及农业、工业、服务业等行业。基于系统化的思维对整个中药产业与资源生态系统进行分析设计,明确产业经济与生态经济的

关系及其相关方面各自所承担的责任和义务,延伸了生产责任制度,并通过立法等约束手段强调生产者的责任,刺激生产责任方改变生产工艺、改进产品设计,采取绿色生产和循环利用的生态型经济模式,大力开发环境低负荷的产品,延伸资源经济产业链,产生新的经济增长点,构建代表先进的社会管理和经济发展模式的循环经济体系,促进中药资源产业结构按照循环发展、绿色发展的区域性资源经济布局、单元性行业集聚、结构性产业链延伸等方式进行调整和变革。通过资源循环利用策略的引导和推行,从根本上转变中药农业和中药工业的经济增长方式,推进中药资源经济产业发展模式和生产方式的变革,改变中药产业"高投入、高消耗、高排放、低产出"的线性经济发展模式和生产方式,推进资源节约型和环境友好型中药资源循环经济体系的构建,保障中医药事业可持续发展。

# 第二节　发展策略与模式

循环经济的核心目的是"变废物为财富"。通过提高资源利用效率,从源头减少废弃物的排放,实现物尽其用的目的,构建经济社会发展与资源、环境相互协调和良性循环经济体系和发展方式。这一重大的经济发展方式变革,尚需从方法论上,形成以理论为主导,以系统分析为主线,以实证研究为一体的范式,并结合现实问题,形成一个逻辑理想主义与经验实证主义相互协调、方向一致的研究路线;在理论创新上,从经济逻辑和系统思维两方面构建循环经济的理论基础,从产业组织形式、产业生态系统、市场实现机制、生产者责任延伸制度和资源配置机制等方面探讨循环经济的促进机制;在实践价值上,提高经验实证发现循环经济的本质问题和因果关系,建立模型,提出发展循环经济的政策建议。

中药循环经济的本质是发展生态经济。强调经济与生态的协调发展,注重整个资源产业链各环节物质的循环利用和生产、流通、消费全过程的资源节约,逐步实现中药资源产业向着强调生态系统与经济系统相互促进、相互协调的生态经济发展模式转变。循环经济发展模式要求实现中药资源产业从数量型的物质增长到质量效益型增长的变革,从中药资源经济产业链环状末端的终端治理到整个环状系统全过程的生态性与经济性双效益协调发展的过程设计与控制的变革,从而实现在大中药健康产业整个经济流程中系统地节约资源和减少废弃物,实现资源经济增长的减物质化。

## 一、中药资源循环经济发展策略

中药资源作为中医药产业的物质基础,是中药资源产业链的源头,是资源产业化过程的基础和核心。因此,围绕大中药健康产业的产业化过程中中药资源利用效率提升、资源多途径利用、废弃物的再利用和产业化等,是实现中药资源循环利用的重要途径和内容,又是构建我国中药循环经济产业及其可持续发展的迫切要求。

基于中药资源产业化过程存在的诸多制约产业发展的科学问题和关键技术,围绕药材生产与饮片加工等中药原料资源产业化过程;中药资源性产品深加工制造产业化过程;中药资源利用效率提升及循环经济发展过程等中药资源产业发展所面临的重大需求提供服务,通过中药资源化学及相关多学科互补交融形成的综合能力和集成优势,为中药行业及生物医药产业发展提供有效支撑,为循环经济发展作出贡献。

### (一)加强药材原料生产产业化过程资源循环利用

药材生产过程涉及优良的种质资源(种子、种苗)、适宜的生态环境(土地及其光、热、水等生态诸因子)、规范的栽培生产技术(不同物候期适时的水肥施用、病虫害防治等)与药材产地加工(初加工)技术等多个环节和多学科知识,反映出药材生产过程的复杂性和系统性。药材的商品属性是农副产品,需要根据应用目的和用途以及中医临床对其药性的要求等进行炮制加工成为中药饮片,具备了药物的属性用于配方调剂,或是作为制药等深加工产业化所需原料。因此,基于中药资源化学的研究范畴与任务,服务于中药材生产及中药饮片加工过程具有丰富的科学内涵和社会经济意义。

### （二）加强中药资源性产品深加工制造产业化过程资源循环利用

中药资源深加工产业化是一系统工程，有效的资源产业化将可能促使资源价值得到充分释放，资源利用效率和效益得到同步提升，形成较为系统的资源经济产业链。中药资源化学研究的重要特征就是通过促进多学科交融互补、适宜技术的集成创新，促进药材原料中资源性化学成分的有效转移和收率提高，通过对药用生物资源各类物质利用价值的深入系统研究，不断挖掘和发现其资源利用价值或潜在利用价值，逐步实现有限资源的多元化、精细化利用。

### （三）中药循环经济产业链的构建与发展

中药资源综合利用效率提升是一个复杂的系统工程，既涉及中医药领域，又涉及农业、工业、服务业等行业。中药资源综合利用过程体现了资源的多途径、多层次利用价值，应用现代科学方法和集成技术，结合中药资源及其废弃物的特点，促进中药资源产业化过程中由传统工艺向生态工艺转化，建立"生产—利用—回收—再资源化"的循环经济理念，系统综合的开发利用有限的中药资源，提高资源利用效率，减少生态环境压力，以达到循环利用、可持续发展的目的。循环经济发展模式要求实现中药资源产业从数量型的物质增长到质量效益型增长的变革，从中药资源经济产业链环状末端的终端治理到整个环状系统全过程的生态性与经济性双效益协调发展的过程设计与控制的变革，从而实现在中药资源产业化整个经济流程中系统地节约资源和减少废弃物，实现资源经济增长的减物质化。中药资源循环经济的本质是生态经济，强调经济与生态的协调发展，注重整个资源产业链各环节物质的循环利用和生产、流通、消费全过程的资源节约，逐步实现中药资源产业向着强调生态系统与经济系统相互促进、相互协调的生态经济发展模式转变。

中药循环经济体系的构建与发展，不仅注重中药资源的综合系统利用，还强调资源减量使用与高效利用，以实现资源节约和环境友好。发展循环经济不是依赖于行政命令和计划手段来实施，主要是依靠市场机制和经济手段推动和实施。循环经济是全过程、系统化的对其经济产业链进行系统规划和管理的经济活动方式。中药资源循环经济不仅包括中药工业环节及其产业形态，还包括中药农业原料生产的产业发展及服务流通环节；不仅包括中药资源产业化过程所涉及的生产领域，还包括中药资源性产品的消费领域以及整个社会的资源循环利用；不仅通过符合循环经济发展模式和生产方式的规划设计和科学管理，还需要通过政府和相关行业的统筹协调、市场经济驱动和社会公众的积极参与下推动实施。

通过对中药资源产业化过程产生的副产物及废弃物所蕴含的资源价值或潜在价值进行挖掘，重新规划与构建循环利用再生经济产业链，并合理调整其资源配置和利用，实现资源创新价值的发现及资源最大限度的利用，由此逐步推行对取自于自然资源或是人工替代资源的中药原材料使用的"减量化"；逐步通过实施精细化、高值化科技产业发展策略，驱动中药资源利用效率的有效提升，充分体现其"资源化"的客观价值；逐步将中药资源产业化过程各环节产生的尚未被有效利用的"废弃物"纳入循环利用体系中加以拓展延伸，直至吃干榨净、物尽其用。在此过程中，既体现了"再利用"的循环经济再生资源价值创新策略，又提升了产业效益，实现了节约资源、维护生态、绿色发展的目的。

中药资源循环利用再生资源价值创新策略主要表现在以下几个方面。

（1）基于中药资源产业经济的特点和客观条件，因地制宜、因资源品种制宜、因产业基础和再生利用能力制宜，围绕中药资源产业化过程产生的非药用部位、初加工下脚料、深加工产业化过程产生的废渣、废水、废气中资源性化学物质的再生利用价值发现，创新多途径、多层次的多元化再生利用策略，创建各具特色、适宜的中药资源循环经济产业发展模式。

（2）基于精细化、高值化资源价值提升策略，在现代医药制造产业及其集成性工程技术体系支持下，对资源消耗量和产品规模大的中药资源性原料及其深加工产品进行提质增效和升级改造，以优化和提升生产工艺和工程化过程，提高资源性化学成分的提取、富集和转化利用率；通过拆分和解析传统药材多元功效及其物质组分（成分），以及资源产业化过程产生的理化性质各不相同的废弃物，构建形成由复杂混合物—组分（群）—成分（群）—结构改造（修饰物）等不同科技含量、不同资源价值、不同产品形态、体现资源循环经济发展特征的中药资源新型产业结构,以有效提升资源利用效率和效益。

(3)基于良好的生态环境本身就是生产力,保护生态环境就是保护和发展生产力的循环经济发展理念。针对中药深加工产业化过程产生的固体或液态废弃物具有可生化性较好的理化性质特点和潜在的再生资源价值,多采用生物转化—化学转化—物理转化的联用手段,既要通过循环利用获得高附加值的资源性物质并延伸为再生产业,又要满足达标排放的要求,不能造成二次污染。由此推进中药资源产业向绿色产业转型发展,逐步实现经济发展与生态保护相伴而行、和谐共生的生态经济发展模式。

因此,通过中药资源产业化全过程各环节推行资源循环利用发展理念和生产方式,有效地延伸和拓展资源经济产业链,系统深入地揭示中药资源中对人类健康及其相关领域具有应用价值或潜在价值的资源性化学物质,不断挖掘和创新再生资源价值与发展模式,是实现中药资源产业可持续发展的必由之路。

## 二、中药资源循环经济发展模式

中药循环经济发展模式及其循环利用体系的构建,不仅注重资源的综合系统利用,还强调资源减量使用与高效利用,以实现资源节约和环境友好。循环经济是全过程、系统化地对其经济产业链进行系统规划和管理的经济活动方式。中药资源循环经济不仅包括中药工业环节及其产业形态,还包括中药农业原料生产的产业发展及其服务流通环节;不仅包括中药资源产业化过程所涉及的生产领域,还包括中药资源性产品的消费领域以及整个社会的资源循环利用;不仅通过符合循环经济发展模式和生产方式的规划设计和科学管理,还需要通过政府和相关行业的统筹协调、市场经济驱动和社会公众积极参与下推动实施。

"中国将按照尊重自然、顺应自然、保护自然的理念,贯彻节约资源和保护环境的基本国策,更加自觉地推动绿色发展、循环发展、低碳发展,把生态文明建设融入经济—政治—文化—社会建设的各方面和全过程,形成节约资源、保护环境的空间格局、产业结构、生产方式、生活方式,为子孙后代留下天蓝、地绿、水清的生产生活环境"。这既是我国政府向国际社会作出的承诺,也指明了我国经济社会未来发展的方向。

### (一)中药循环经济体系建设与发展的基础

目前,以消耗中药和天然药物资源性原料进行中药制药、多类型健康产品、标准提取物、配方颗粒等深加工产业化过程存在着资源利用效率不高、产出单一,不能形成有效的循环利用再生产业等问题,亟待通过循环经济发展理念的引导和政府经济政策的激励,有效地改变目前仅利用药材原料中部分资源性物质所造成的高投入、低产出的传统落后生产方式,推动产业改造升级,实现经济效益和生态效益的同步提升与健康发展。

随着人类社会的进步和科学技术的飞跃加快了工业生态文明到来的步伐,我国的中药资源产业发展模式和生产方式也必将遵从循环经济发展方向发生根本性的转变。资源经济学与工业经济学家均认为,现代工业生产中最大的商机来自对传统工业废弃物的有效利用,资源产业化过程产生的各类废弃物被分门别类回收利用和循环生产,不仅创造了良好的经济效益,还带来了含金量更高的生态环境效益。从循环经济发展的角度,分析评价一家中药资源深加工企业是否具有可持续发展潜力和远大前景,对其资源产业化过程废弃物的资源化利用程度和再生产业能力的分析是重要的考量指标。因为这不仅反映了该企业的经济发展模式是否属于循环经济先进的生产力发展方向,也体现了企业在生产方式上是否由传统落后的线性经济产业向循环经济产业发展模式的转变,更彰显出该企业在"减量化、再利用、资源化"循环经济方面所承担的社会责任与公共义务。

因此,大力开展中药资源产业化过程废弃物的资源化利用与再生产业发展,不仅可节约资源、有效降低企业生产成本、增加收益,同时可遏制其对生态环境造成的负担和压力,也是增强企业综合竞争能力的内在要求。

### (二)中药资源循环经济发展模式的构建

循环经济按照自然生态系统中物质循环共生的原理设计生产体系,将一个企业的废弃物或副产物,用作另一个关联企业的生产原料,通过废弃物交换和再生利用将不同企业联系在一起,形成"自然资源 产品 资源再生利用"的物质循环过程,使生产和消费过程中投入的自然资源最少,将人类生产和生活活动对环境的危害或破坏降低到最低程度。按照工业生态学的原理,通过企业间的物质集成、能量集成和信息集成,形成产业间的代谢和共生耦合关系,建立共生型生态工业发展模式。中药资源循环利用过程体现了资源的多途径、多层次利用价值,结合中药资源及其废弃物的特点,促进中药资源产业化过程由传统线性生产方式向循环经济生态发展方式的根本性转变。中药资源循环经济发展模式如图所示。

依据社会需求、行业及区域经济发展水平,基于中药资源全产业链各环节产生的废弃物及副产物形成背景、利用现状、生态压力诸因素,通过长期探索实践和理论创新,形成了转化增效、精细高值化、粗放低值化的多层级利用策略;基于不同类型废弃物的理化性质、资源化潜力等特点,创建了五类中药资源循环利用模式:针对具有潜在药用价值的非药用部位,创建"基于药材生产过程传统非药用部位的新资源药材、医药产品开发模式";针对具有生物转化潜质的中药废弃物,创建"基于中药固废物及副产物的生物酶、低聚糖、生物醇等系列产品开发模式";针对具有热解炭化价值的中药废弃物,创建"基于中药固废物的炭—液—气联产产品开发模式";针对药食两用资源特点的非药用部位,创建"基于药材生产过程传统非药用部位的功能食品开发模式";针对具有材料化功能的中药废弃物,创建"基于中药固废物的功能材料制备及产品开发模式"。

(1)基于药材生产过程传统非药用部位的新资源药材、医药产品开发模式。

中药材采收加工过程中产生的非药用部位大多含有与其药用部位相似的化学组成,部分非药用部位在民间尚有药用记载。本团队针对部分具有潜在药用价值的非药用部位,探索形成"基于药材生产过程传统非药用部位的新资源药材、医药产品开发模式",并推广应用于丹参茎叶、苦参种子等 10 余种大宗药材非药用部位的资源价值发现与资源化利用。

丹参为常用活血化瘀药物,我国每年丹参药材种植过程产生 20 余万吨茎叶,因缺乏有效利用途径而废弃。本团队研究发现,丹参茎叶中富含以丹酚酸、迷迭香酸为代表的酚酸类组分,并具有显著的活血化瘀功效,据此研究制定了丹参茎叶药材质量标准,作为新资源药材已收录于《陕西省药材标准》。建立以丹参茎叶替代丹参药材作为丹酚酸医药/化工原料的高值化利用的制备工艺,实现了丹参药材

生产过程废弃物及副产物的循环利用,提升了丹参药材的生产效益和效率。

以苦参素为代表的苦参碱类生物碱是目前用于医药临床、畜禽用药、生物农药的重要资源性化学成分。该类成分传统主要以荒漠植物苦豆子为原料进行提取制备,随着其需求量逐年增加,造成苦豆子资源的逐年减少,严重威胁荒漠地区的自然生态。本团队研究发现,苦参药材种植过程中产生的废弃苦参种子与苦豆子生物碱类成分组成及含量高度相似,据此采用现代分离纯化技术创建形成以苦参种子资源为原料制备苦参素类生物碱成分的规模化生产工艺。这一苦参素原料新资源的发现与有效利用,不仅增加了苦参药材种植的综合效益,实现了废弃资源的循环利用,同时也减少了苦豆子资源消耗,间接保护了我国近万公顷沙生荒漠区域的脆弱生态。

(2)基于中药固废物及副产物的生物酶、低聚糖、生物醇等系列产品开发模式。

中药资源产业化过程中产生的非药用部位及药渣中除含有次生代谢小分子产物外,尚含有大量的纤维素、木质素等大分子类资源性物质。开展富含纤维素类物质的中药废弃物再生利用,不仅可有效消耗中药制药过程中产生的大量非药用部位及药渣废弃物,降低环境承载压力,同时也可实现资源循环利用,实现中药工业的可持续发展。研究显示,富含纤维素类物质的生物质经微生物转化可用于制备纤维素酶、生物乙醇的资源性产品。在其生物转化过程中获得高效的功能菌种是其转化利用的源头和核心技术。与传统转化底物比较,多数中药废弃物及副产物含有抑菌物质,部分资源尚残留有机溶剂,市场缺少有效转化菌种。因此,构建具有高抗逆性,能够将中药废弃物及副产物中的资源性物质进行有效转化,尤其是将纤维素、木质素类成分进行有效转化的微生物菌种资源库尤为重要。

本团队针对不同品种及来源的中药废弃物及副产物独特的理化特性及其潜在资源化价值,采用现代高通量筛选技术,成功筛选并驯化得到适宜于产纤维素酶发酵的草酸青霉菌株、扩展青霉菌株、适宜于制备植物多糖的中间苍白杆菌株、具有耐醇/酯等有机溶剂的高抗逆性解淀粉芽孢杆菌株、地衣芽孢杆菌等。在此基础上,经基因工程菌构建形成系列高产菌株,推广应用于甘草药渣、丹参药渣、黄芪药

渣等十余种中药废弃物及副产物的转化利用,形成生物酶、低聚糖、生物醇等系列产品开发模式。如以甘草、丹参等富含纤维素类物质的中药药渣为原料,采用高压热解法使中药药渣中的半纤维素类物质降解为木糖液,经固液分离、脱色纯化等工艺制取木糖;固形物采用经多次诱变的高产纤维素酶菌株发酵、固液分离分别得纤维素酶液和发酵菌渣;发酵菌渣进一步与富含纤维素类物质的中药药渣混合发酵后,加入产乙醇酵母用于发酵提取工业乙醇,发酵后剩余的渣料用于制备生物肥料。该技术体系通过连续成套工艺实现了以富含纤维类物质的中药废弃物及副产物联产低聚木糖、纤维素酶、工业乙醇、生物有机肥等资源性产品,降低了生产成本,实现了资源高效利用。

（3）基于中药固废物的炭—液—气联产产品开发模式。

以农林废弃物为代表的生物质在缺氧条件下经高温热解形成生物碳、木醋液、可燃气是目前用于生物质处理和转化利用的有效方式。中药资源产业化过程产生的固体废弃物及副产物在一定程度上与农林废弃物具有较高的相似性,但也存在物料来源多样、理化性质差异较大等特性,导致传统热解工艺及装备较难适应中药废弃物的炭化处理。为此,本课题组在革新炭化工艺的基础上,创制形成动态传热提效的中药固废物新型干馏炭化设备,研制形成适宜于高含水难处理中药固废物的热循环预处理—炭化/气化一体化技术体系及装备,该技术体系与装备的创建与应用为中药固废物联产制备生物炭、木醋液、可燃气等资源性产品提供了转化增效途径。

山楂为药食两用资源,在其饮片及特色食品加工过程中产生大量的废弃种子资源。本团队采用热解炭化技术,以废弃山楂种子资源为原料通过工艺革新实现炭—液—气联产,开发出天然高效安全的妇科抗菌洗液新药,同时联产热解气和生物炭,热解气燃烧产热不仅实现了企业能源自给,且延伸产生系列生物炭产品,有效提升了资源利用效率和效益,为山楂主产区果农增收和地方经济发展做出了重要贡献。

针对中药制药等深加工过程高含水中药复方药渣排放等环境难题,本团队通过集成多级脱水、余热回用等技术创新热解气化工艺,并创制适宜技术装备,转化应用于中药复方药渣的资源化利用与有效处置,转化形成清洁燃气、生物炭等资源性产品。所产生的清洁燃气可作为清洁能源,热解气化/碳化后的草木灰/生物炭用于复合有机肥料生产,实现中药渣无害处理与伴生能源收集/转化利用的集成创新,减少药渣排放,节约药渣清运和处理费用,产生显著的经济、社会和生态效益。

（4）基于药材生产过程传统非药用部位的功能食品开发模式。

部分药食两用中药资源,其生产过程中产生的非药用部位含有丰富的营养物质,以其为主要原料经现代工艺可制作具有一定保健功能及食疗作用的功能食品。本团队以酸枣、大枣、芡实、瓜蒌等10余种药食两用资源非药用部位为示范,构建形成基于药材生产过程传统非药用部位的功能食品开发模式,为药食两用中药资源的循环利用与产业提质增效提供了支撑。

酸枣仁为中医临床常用养心安神中药。产地调研表明,每30 kg酸枣鲜果仅能产出1 kg枣仁,在酸枣仁生产加工过程中产生巨量果肉及果壳废弃物,其随意排放已造成严重生态环境污染。基于以上产业现状,本团队以酸枣果肉副产物为原料采用益生菌发酵创制形成酸枣功能醋、酒、膏等系列功能性食品群;经提取制备多糖并络合铁离子形成酸枣果肉多糖铁;以提取酸枣多糖后剩余的酸枣果皮资源制备形成酸枣食用红色素;创建了从酸枣果肉提取残渣中同时制备可溶性与不溶性膳食纤维的制备工艺。此外,以大枣干燥加工过程中产生的残次枣为原料形成具有大枣特有风味的功能性果葡糖浆,以瓜蒌加工过程产生的废弃果瓤为原料形成瓜蒌果葡糖浆和瓜蒌黄色素。相关技术成果的推广带动了产区农户的脱贫致富与增产增收。

（5）基于中药固废物及副产物的功能材料制备及产品开发模式。

针对质地坚实、纤维性强、具有材料化功能的部分非药用部位及提取药渣,引入压缩技术、固化成型技术,创建形成基于中药固废物的功能材料制备及产品开发模式。

木塑复合材料是利用农林废弃植物纤维与回收再生塑料复合制备形成的一种新兴环境友好复合材料,兼具高强度、高弹性、高韧性和耐疲劳等优点。多数纤维性强的中药固体废弃物含有和传统木塑原料(如杨木等)类似的植物纤维和相似的理化特性，为潜在优良低价的木塑产品原料，且中药固体废弃物成分复杂多样，其中部分品种尚富含天然抑菌物质，因此，从中药废弃物中开发具有天然防霉抑菌功能的木塑产品，对循环利用巨量中药固体废弃物、保护环境具有重要的社会意义和经济价值。为此，本团队前期选取黄蜀葵花采收后残余的根及茎秆废弃物，采用挤出成型的方法进行了工艺研究，构建了基于中药废弃物及副产物制备木塑板材技术体系，形成多类型功能性木塑产品。此外，本课题组还尝试建立了通过蒸爆解纤自胶结形成纤维板材的中药废弃物纤维板材制备技术，为以中药废弃物为原料制备功能板材产品实现中药固体废弃物资源化利用提供了技术支撑及产业化示范。

综上，针对中药材生产与深加工产业化过程产生的非药用部位、固体废弃物及副产物，通过构建中药资源循环利用理论基础，创建资源化模式及适宜技术体系，并实现转化应用，初步形成了综合效益显著增加、资源浪费与环境压力显著减少的"一增一减"绿色发展样板，为推动我国中药产业提质增效、可持续发展，促进生产方式与发展模式的转变探索出了一条可复制、易推广的有效途径。但同时应注意到，限于中药资源行业领域的复杂性及现有政策法规的约束性，项目研究成果仍存在一定的局限性。具体表现为：一方面，中药资源产业涉及中药农业、中药工业两大产业链条，所产生的废弃物及副产物来源复杂，组成多样，理化特性差异较大，资源化程度不一，因此开展中药资源产业化过程废弃物及副产物的循环利用与产业化开发具有复杂性和连续性。另一方面，中药资源循环经济体系的构建不仅取决于科学技术的发展程度，同时与配套政策法规的建设密切相关，现有政策法规在一定程度上制约了中药废弃物及副产物多元化利用研究成果的有效转化。因此，实现中药资源产业循环经济模式的构建亟待政府、社会和企业共同倡导，在充分论证的前提下，基于循环经济发展理念，从政策保障层面拓宽中药废弃物及副产物的资源化利用途径，以全面推动中药资源产业循环利用与绿色发展。

# 第三节　产业化案例

中药资源产业涉及中药农业、中药工业两大产业链条，所产生的废弃物及副产物来源复杂，组成多样，理化特性差异较大，资源化程度不一，因此开展中药资源产业化过程废弃物及副产物的循环利用与产业化开发具有复杂性和连续性。中药资源循环经济体系的构建不仅取决于科学技术的发展程度，同时与配套政策法规的建设密切相关，现有政策法规在一定程度上制约了中药废弃物及副产物多元化利用研究成果的有效转化。因此，实现中药资源产业循环经济模式的构建亟待政府、社会和企业共同倡导，在充分论证的前提下，基于循环经济发展理念，从政策保障层面拓宽中药废弃物及副产物的资源化利用途径，以全面推动中药资源产业循环利用与绿色发展。

分别以山楂、黄芩、地黄、丹参资源的综合开发与循环利用为例，进一步阐述中药资源循环利用与产业化绿色发展的内涵与发展趋势，推动中药产业资源循环经济的发展和推广制药产业循环经济。

## （一）山楂资源循环利用与产业化开发

1. **山楂资源概况**·山楂(*Crataegus pinnatifida*)及其变种山里红(*C. pinnatifida* var. *major*)为蔷薇科山楂属植物，以其干燥成熟果实称山楂(Crataegi Fructus)入药，其味酸、甘，性微温，具有消食健胃，行气散瘀，化浊降脂之功效；以其干燥叶称山楂叶(Crataegi Folium)入药，其味酸，性平。具有活血化瘀，理气通脉，化浊降脂的功效。

山楂属植物有1 000 余种，分布于北温带，其中以北美洲种类最多。我国有山楂属植物资源17 种。目前，除以山楂和山里红的成熟果实作为正品山楂药用外，山楂属的其他种在其产地多作为地方习用品种使用。

我国山楂资源丰富。山楂生于海拔100～1 500 m的溪边、山谷、林缘或灌木丛，分布于东北、内蒙古、河北、陕西、山西、山东、江苏、浙江、河南等地，平原村庄附近亦有栽培。山里红在华北及山东、江苏、安徽、河南等地均有栽培，在河北山区为重要果树。市售商品"北山楂"包括山楂和山里红,主产于河南、山东、河北等地,以山东临朐、沂水产量大,品质最佳;河南林县产者质亦优,销全国。

### 2. 山楂资源综合利用

（1）山楂药用部位果实的利用：山楂及其变种山里红是我国特有的药果兼用树种。目前,对于山楂资源的利用以其成熟干、鲜果实入药或作为干鲜果品为主。山楂的成熟果实为常用中药山楂,常用于肉食积滞、胃脘胀满、泻痢腹痛、瘀血经闭、产后瘀阻、心腹刺痛、胸痹心痛、疝气疼痛、高脂血症等的治疗。以山楂果实为主要原料制成的制剂有山楂糖浆,用于降血压,降血脂;脉安蜜浆,用于降低血清胆固醇,防治动脉粥样硬化;山楂精降脂片、复方降脂片,用于高脂血症;大山楂丸,用于食欲不振,消化不良等。山楂糕为山楂成熟果实经过加工后的糕点成品,具有消食,导滞,化积的功效。

（2）山楂非药用部位的资源化利用：除山楂果实外,山楂树其他器官也多在医药领域应用。山楂叶为常用心血管系统用药,可用于高血压、冠心病、心绞痛等症的治疗,也常用于降血脂药物及保健食品的开发。以山楂叶为原料提取制备的黄酮类化学成分及其制剂益心酮类片具有活血化瘀,宣通血脉的功效,常用于瘀血阻络所致的胸痹,症见胸闷憋气、心前区刺痛、心悸健忘、眩晕耳鸣;冠心病心绞痛、高脂血症、脑动脉供血不足见上述证候者的治疗。

山楂核可用于治疗软组织疼痛,动脉粥样硬化,高血脂等症;以山里红核干馏产生的精馏油制备而成的山楂核精及其制剂具有解毒祛湿、杀虫止痒之功效,常用于湿疹、阴痒、皮肤瘙痒、霉菌性阴道炎及滴虫性阴道炎等症。以山楂核为原料,采用现代制备工艺精制而成,富含有机酸类、酚类、羰基化合物等71种有效活性成分,可迅速抑制和杀灭常见泌尿生殖道细菌和皮肤浅部真菌,是治疗阴道炎及皮肤病的有效药物,同时由于其为酸性药液（pH 3.5）,既不破坏人体内环境（弱酸性）,又能利于生理菌群的重新滋生,增加机体抵抗力,无耐药性,有助于恢复女性阴道天然抗菌屏障（表18-1）。

山楂花可用于治疗高血压;山楂木可治疗痢疾、头风、身痒;山楂根可治疗消化不良、细菌性痢疾、关节痛、水肿等症。

表 18-1　以山楂为原料生产的主要产品及其资源价值

| 产品名称 | 利用部位/物质 | 资源价值 |
|---|---|---|
| 山楂配方颗粒 | 成熟果实 | 医药产品（临床配方） |
| 山楂丸 | 成熟果实 | 医药产品（消积化滞） |
| 山楂精降脂片 | 成熟果实 | 医药产品（降血脂） |
| 果维康片 | 成熟果实 | 保健食品（调节血脂） |
| 山曲片 | 成熟果实 | 保健食品（调节血脂） |
| 佑康胶囊 | 成熟果实 | 保健食品（增强免疫力） |
| 山楂酸酮片 | 成熟果实 | 保健食品（消积化滞） |
| 山里红山楂酒 | 成熟果实 | 保健食品（调节血脂） |
| 山楂消食清养宝 | 成熟果实 | 保健食品（消积化滞） |
| 山楂味香精 | 成熟果实 | 香精香料 |
| 山楂叶提取物 | 叶（黄酮类） | 医药中间体 |
| 益心酮片 | 叶（黄酮类） | 医药产品（活血化瘀,宣通血脉） |
| 山楂黄酮浸膏 | 叶 | 保健食品（调节血脂） |
| 山楂总黄酮缓释片 | 叶 | 保健食品（调节血脂） |
| 山楂叶总黄酮滴丸 | 叶 | 保健食品（调节血脂） |
| 山楂叶总黄酮软胶囊 | 叶 | 保健食品（调节血脂） |
| 山楂叶茶 | 叶 | 保健食品（调节血脂） |
| 山楂核精 | 果核 | 医药中间体（解毒祛湿,杀虫止痒） |
| 舒康凝胶 | 果核 | 医药产品（解毒祛湿,杀虫止痒） |
| 山楂核精妇用抑菌凝胶 | 果核 | 消毒产品（抗菌消炎） |
| 红核妇洁洗液 | 果核 | 医药产品（治疗霉菌性阴道炎和非特异性阴道炎） |
| 山楂核活性炭 | 果核 | 活性炭吸附剂 |

### （二）黄芩茎叶资源的利用与产业化开发

**1. 黄芩资源概况** · 中药黄芩为唇形科（Labiatae）黄芩属（*Scutellaria*）多年生草本植物黄芩 *Scutellaria baicalensis* 的干燥根。黄芩是我国常用的大宗药材之一,在我国临床上使用已有两千多年,始载于《神农本草经》,列为中品药材。具有清热燥湿、泻火解毒、止血、安胎的功效。临床用于湿温、暑湿,胸闷呕恶、湿热痞满、泻痢、黄疸、肺热咳嗽、高热烦渴、血热吐衄、痈肿疮毒、胎动不安等症的治疗。

据统计,黄芩属植物全球约360种,我国黄芩属植物约有98种,43变种,其中可供药用包括变种有47种。2015版《中国药典》仅收载正品黄芩（S.

*baicalensis*），但甘肃黄芩（*S. rehderiana*）、滇黄芩（*S. amoena*）、丽江黄芩（*S. likiangensis*）、粘毛黄芩（*S. viscidula*）、韧黄芩（*S. tenax*）等在其产地也常作为黄芩药材使用。

黄芩植物资源丰富，分布地区广泛，性喜阳光温暖气候，耐严寒干旱。以向阳山坡、丘陵、平地，以及肥沃疏松、土层深厚、呈中性或微碱性的沙壤土或腐殖质壤土最为适宜生长。从南到北均有分布，在我国广布于东经110°～130°、北纬34°～57°范围内，北起大兴安岭山脉，南到河南省中南部，西至鄂尔多斯，东北、华北北部和内蒙古高原草原东部。《神农本草经》以"黄芩，生山谷"首次对黄芩产区以及生境进行描述，历代本草对黄芩产地和道地产区都有记载，但都有一定的区别。从本草记载来看，陕西、甘肃、山东、山西和河北曾被认为是黄芩的主产地或道地产区。目前我国黄芩栽培生产区主要分布在陕西、甘肃、山东、山西和河北，道地产区及主产区并没有发生变化。

**2. 黄芩资源综合利用**

（1）黄芩药用部位根及根茎类的利用：黄芩的干燥根为常用清热解表中药，常用于湿温、暑温胸闷呕恶，湿热痞满，泻痢，黄疸，肺热咳嗽，高热烦渴，血热吐衄，痈肿疮毒，胎动不安等症。黄芩在中医临床应用广泛，如与黄连配伍的有泻心汤，黄连解毒汤等；国内70%的中成药均含有黄芩，如具有清热解毒、消肿止痛功效的芩连胶囊，用于治疗属于湿热邪毒内蕴证急、慢性病毒性肝炎所致黄疸及转氨酶升高的茵栀黄颗粒，用于治疗过敏性鼻炎的辛芩颗粒，用于治疗外感风热所致的感冒，症见发热、咳嗽、咽痛的双黄连口服液或粉针剂等，均以黄芩为主要组成药物。此外，黄芩中含有的黄酮类化学成分黄芩苷具有降转氨酶作用，已成功开发为黄芩苷注射液用于病毒性肝炎的治疗。除黄芩根外，黄芩植物其他器官也多在医药领域应用，其地上部分的茎和叶还作为茶饮用，具有清热燥湿、泻火解毒、消炎、促消化等作用，民间称为黄芩茶或黄金茶，在我国河北西部和北部（太行山区、燕山山区）及北京西部门头沟、房山等地较为流行，已有近千年的饮用历史。

（2）黄芩非药用部位茎叶的资源化利用：由于黄芩药材临床用量较大，而野生资源逐渐匮乏，为了满足需求，人工栽培资源已成为黄芩药材的主要来源，且栽培面积和产量日益增加。黄芩的主要栽培区主要分布于黑龙江、吉林、辽宁、河北、山东、山西、陕西、甘肃等地。然而，在采收黄芩根的过程中产生了大量的黄芩地上部分等非传统药用部位，黄芩地上部分包括地上的茎、叶和花，每年的产量约是根产量的3倍，且绝大部分地上部分未被有效利用而废弃，造成大量资源浪费及环境污染。黄芩嫩叶和茎在我国北方各省及云南部分地区作为一种茶叶饮用，被称为黄芩茶、黄金茶等名称，其民间应用可能已有千年的历史，具有清热燥湿，泻火解毒，消炎、促消化等功效。现代研究证实黄芩茎叶中主要含有黄酮类资源性化学成分，也有少量挥发油及酚酸类资源性成分。从黄芩茎叶提取所得到的总黄酮经研究具有降血压、降血脂、改善记忆、抗肿瘤等多种药理活性，极具药用价值。（表18-2）

表18-2 黄芩为原料生产的主要产品及其利用价值

| 产品名称 | 利用部位/物质 | 利用价值 |
| --- | --- | --- |
| 黄芩配方颗粒 | 根 | 医药保健 |
| 黄芩苷 | 根/黄酮类 | 医药中间体、原料 |
| 黄芩提取物 | 根/黄酮类 | 医药中间体、原料 |
| 黄芩胶囊 | 根 | 成方制剂 |
| 黄芩片 | 根 | 成方制剂 |
| 黄芩苷胶囊 | 根/黄酮类 | 医药保健（抗病毒） |
| 黄芩苷片 | 根/黄酮类 | 医药保健（抗病毒） |
| 黄芩茎叶总黄酮 | 茎叶/黄酮类 | 医药中间体、原料 |
| 黄芩茎叶解毒胶囊 | 茎叶 | 成方制剂 |
| 黄芩茶 | 茎、叶 | 保健茶 |

黄芩茎叶中也含有丰富的资源性化学成分，主要有黄酮类、挥发油类、二萜类、酚酸类、核苷氨基酸类以及无机元素，其种类与根几无差异，但含量差异较大，茎叶中的野黄芩苷以及酚酸类含量显著高于根的含量。黄芩地上部分的嫩茎和叶经过采集→拣选→清洗→高温蒸汽（120～150 ℃）杀青→揉捻机（3～5 min）→烘干（90～110 ℃）→炒制（45～90 min）→提香（100 ℃ 10 min）等多道工序可制成保健茶饮用。具有清热燥湿、泻火解毒、消炎、促消化等作用，有着"黄芩茶""黄金茶"之称，在我国部分地区有着上千年的饮用历史。

目前对黄芩茎叶总黄酮的活性研究较多，其有着解热镇痛、抗炎、抗菌、抗病毒、抗肿瘤、降血压和调节血脂等作用。取净制后的黄芩茎叶→粗粉

（10～60 目）→水提取液（高温杀酶、加水提取）→上清液（减压浓缩、离心）→大孔树脂纯化后洗脱液→干燥至干可得到黄芩茎叶总黄酮。主要成分为黄芩茎叶总黄酮提取物的黄芩茎叶解毒胶囊已经获得批准上市，在临床上作为抗炎药使用。

黄芩花为总状花序，苞片叶状，花冠紫、紫红至蓝色，花丝扁平，花柱细长，花盘环状，子房褐色，小坚果卵球形，花果期 7～9 月。黄芩花中含有黄酮类及丰富的矿物元素等资源性化学成分。黄芩花可通过采集→净洗→晾晒→粉碎→浸提→灭菌→加水稀释可制成黄芩花饮料。花中野黄芩苷含量比茎叶及根中含量更高，因此黄芩花可作为制备野黄芩苷的原料。

黄芩籽种壳中含有野黄芩苷、白杨素等黄酮类化合物。取净制后的黄芩籽种壳→乙醇回流提取液→上清液（减压浓缩、离心）→大孔树脂纯化后洗脱液→干燥至干可得到黄芩籽种壳总黄酮。

### （三）地黄叶资源的利用与产业化开发

**1. 地黄资源概况**・地黄为玄参科植物地黄 *Rehmannia glutinosa* 的新鲜或干燥块根，前者习称鲜地黄，后者习称生地黄；生地黄炮制后习称熟地黄。地黄具有清热凉血，养阴生津的功效；熟地黄具有补血滋阴，益精填髓的功效。

地黄为多年生草本植物，块根肉质，呈纺锤形或条状，鲜时表面黄色，断面黄白色；干燥后表面棕黑色或棕灰色，断面棕黑色或乌黑色；炮制后表面乌黑色，断面乌黑色。叶通常在茎基部集成莲座状，密被灰白色多细胞长柔毛和腺毛。叶片卵形至长椭圆形，上面绿色，下面略带紫色或紫红色，长 2～13 cm，宽 1～6 cm，边缘具不规则圆齿或钝锯齿；基部渐狭成柄，叶脉在上面凹陷，下面隆起。花在茎顶部略排列成总状花序，或全部单生叶腋而分散在茎上；花梗长 0.5～3 cm，梗细弱；萼长 1～1.5 cm，密被多细胞长柔毛和白色长毛，具 10 条隆起的脉；萼齿 5 枚，矩圆状披针形，偶见 7 枚之多；花冠长 3～4.5 cm；外面紫红色，被多细胞长柔毛；花冠裂片，5 枚，先端钝或微凹，内面黄紫色，外面紫红色，两面均被多细胞长柔毛；雄蕊 4 枚；花柱顶部扩大成 2 枚片状柱头。蒴果卵形至长卵形，长 1～1.5 cm。花果期 4～7 月。

地黄属植物现知有 6 种，地黄 *R. glutinosa*、茄叶地黄 *R. solanifolia*、天目地黄 *R. chingii*、裂叶地黄 *R. piasezkii*、高地黄 *R. elata*、湖北地黄 *R. henryi*，除地黄分布达朝鲜半岛和日本之外，其余种均为中国特有植物。地黄主要分布在辽宁、内蒙古、河北、河南、山东、山西、陕西、甘肃、江苏、湖北等地。同属余种分布于四川东北部、浙江、安徽、陕西、湖北等地。

**2. 地黄资源综合利用**

（1）地黄药用部位块根的利用：地黄始载于《神农本草经》列为上品，甘寒，无毒，主填骨髓，长肌肉。因炮制方法的不同，有生、熟之分。而生地黄又包括鲜地黄与干地黄两种，其气味同为甘苦而寒，功能同是清热凉血，滋阴生津，均适用于热入营血，血热出血及热邪伤阴诸证。

由于地黄药用价值大，不但广泛用于配方汤药，而且是生产中成药和保健品不可缺少的原料。其中含有地黄的中成药批文有 2 400 多条，主要有六味地黄丸、知柏地黄丸、杞菊地黄丸等。

地黄具有降血糖、抗炎、提高机体免疫力等作用，与牛奶的结合，使之成为口味独特、气味芳香，具有保健作用的新型乳制品。近年来地黄趁鲜切片，干燥而成的地黄茶在市场上流通加大。

地黄具有抗菌消炎、抗衰老等作用，常作为女性化妆品、保健护肤品，可广泛用于祛痘、祛斑、肌肤美白等。

（2）地黄非药用部位叶的资源化利用：地黄在种植和采收过程中，仅使用地下的根茎部位，地上大量的茎叶作为非药用部位通常被废弃。迄今为止，已经从地黄的根和叶中分离出大量的环烯醚萜苷类、苯乙醇苷类和糖类，以及其他类型的活性成分。地黄具有解热、抗炎、降血糖、降血压、抗衰老，同时还具有免疫调节和预防肿瘤的作用。目前，随着对地黄块根的深入研究探索，地黄叶在全球范围内受到越来越多的关注。地黄叶已于 1988 年被正式收录于《北京市中药材标准》，其具有清热活血，补气养阴，补肾的功效。地黄叶总苷主要活性成分是从地黄叶中提取的苯乙醇苷类，并已被开发为国家二类新药地黄叶总苷胶囊，苯乙醇苷类是一类含有羟基的天然糖苷，广泛存在于双子叶植物中。临床研究表明，地黄叶总苷可通过增加肾小球通透性并减少肾小球超滤，从而减少蛋白尿的产生和改善肾功能损伤。

研究表明，地黄叶可降低四氧嘧啶诱导的糖尿病小鼠的血糖水平，且其作用效果优于桑叶及两者合用。另有研究表明，地黄叶的 95％乙醇提取物的乙酸乙酯萃取部位可促进胰岛素的分泌，并且具有免疫调节和降低血糖的作用。地黄叶的 80% 乙醇提取液具有较好的抑菌效果，且优于地黄根。目前，有关地黄叶药理活性及其物质基础的研究较少，而地黄叶中含有与根相同的化学成分，提示地黄叶可能含有与地黄根相同的某些药理活性，并有待于进一步研究证实。

地黄叶总苷（Total saponins from leaves of Rehmannia，TLR）为地黄叶中提取的苯乙醇苷类成分，其中毛蕊花糖苷为其主要成分。临床上主要用于慢性肾小球肾炎轻症等肾脏疾病的治疗。文献研究发现，毛蕊花糖苷具有保护神经、抗氧化、抗肿瘤等药理作用，其生物活性强、毒副作用小且来源广泛。研究表明，毛蕊花糖苷具有一定的免疫调节活性，研究中发现其对肾毒性肾炎模型大鼠具有改善其肾功能损伤的作用，且无明显不良反应。毛蕊花糖苷对腹腔注射氢化可的松建立的小鼠肾阳虚模型具有补肾壮阳的作用。此外，毛蕊花糖苷已被证明可能通过抗氧化、清除活性氧和对谷胱甘肽转移酶（GST）活性诱导的作用，促进皮肤修复和改善皮肤炎症。

**（四）丹参茎叶资源的资源化利用研究与产业化开发**

**1. 丹参资源概况** · 中药丹参为唇形科（Labiatae）鼠尾草属（Salvia）植物丹参（Salvia miltiorrhiza）的干燥根及根茎，又名赤参，紫丹参，红根等，其味苦，性微寒，具有活血祛瘀，通经止痛，清心除烦，凉血消痈的功效。鼠尾草属多种植物的根及根茎亦作为丹参入药，除根及根茎药用外，其地上茎叶、花已开展相关研究和开发并逐渐引起广大科研工作者的关注和重视，但尚待高效综合利用与产业化。

鼠尾草属是唇形科的一个大属，其药用植物资源丰富，有记载的药用种 30 余种，多作为活血化瘀中药丹参的类效资源。唇形科鼠尾草属植物资源丰富，全球约有 1 000 种，我国鼠尾草属植物有 84 种，47 变种或变型，药用种 30 余种，遍布于全国各地，尤以西南为最多。丹参主要分布于辽宁、河北、河南、山东、山西、江苏、安徽、浙江、江西、广东、广西、宁夏、陕西、甘肃、四川、湖南、贵州等省区，生于山坡、草地、林下、溪旁等处。其中包括雪山鼠尾草（S. evansiana）、短冠鼠尾草（S. brachyloma）、毛地黄鼠尾草（S. digitaloides）、甘西鼠尾草（S. przewalskii）、褐毛甘西鼠尾草（S. przewalskii var mandarinarum）、苞叶鼠尾草（S. sonchifolia）、康

定鼠尾草（S. prattii）、橙色鼠尾草（S. aerea）、栗色鼠尾草（S. custanea）、戟叶鼠尾草（S. bulleyana）、黄花鼠尾草（S. flava）、湄公鼠尾草（S. mekangensis）、长冠鼠尾草（S. plectranthoides）、三叶鼠尾草（S. trijuga）、河南鼠尾草（S. honania）、云南鼠尾草（S. yunnanensis）、丹参（S. miltiorrhiza）、南丹参（S. bowleyana）、白花丹参（S. miltiorrhiza var. miltiorrhiza f. alba）、紫花丹参（Salvia evansiana）等，野生或栽培。

**2. 丹参资源综合利用**

（1）丹参药用部位根及根茎类的利用：丹参始载于《神农本草经》，列为上品。谓："丹参味苦微寒，主心腹邪气、肠鸣幽幽如走水、寒热积聚、破癥除瘕、止烦满、益气。"临床多用于治疗月经不调，经闭痛经，癥瘕积聚，胸腹刺痛，热痹疼痛，疮疡肿痛，心烦不眠，肝脾肿大，心绞痛等。我国药用丹参资源丰富，包括野生丹参和栽培丹参。一般野生丹参有效成分含量高于栽培品，但栽培品生长条件稳定、种植规模大，为目前药材市场主要的商品来源，每年年产量达 5 000～7 000 吨。

现代研究表明丹参中丹参菲醌类、丹参酚酸类化学成分为其主要的资源性化学成分，具有强心、抗血栓形成、改善微循环、促进组织的修复与再生、抑制过度增生、保肝、抗菌、降血脂等多种生物活性，广泛应用于心脑血管疾病的治疗。并研制出系列产品如复方丹参口服液、复方丹参注射液、复方丹参胶囊、复方丹参滴丸等（表 18 - 3）。

在丹参提取丹参菲醌类及丹酚酸的残渣和制备丹酚酸注射液的废液中，含有丰富的水苏糖类物质，具有促进双歧杆菌增殖，改善脾胃功能，调节免疫力，降血糖，降血脂，瘦身美容等保健和治疗作用，可用于制备成速溶粉末、颗粒剂、口服液等作为保健食品；此外，丹参尚富含维生素 E 和多种微量元素，亦可作为美容美发的保健食品。丹参花作为蜜源丹参蜂蜜，其香气和味道具有浓厚的丹参花香气味，口感佳。丹参渣作为肥猪和肉牛的饲料使用，能提高肥猪和肉牛的生产性能。

除根及根茎外，丹参地上茎叶部分生物量约占全株重量的 67%，富含迷迭香酸类（Rosmarinicacids）资源性化学成分，具有抗艾滋病病毒、抗癌、抗菌、抗炎、抗氧化等作用。可直接用于升高白细胞及血小板的药物制剂，如原发性或继发性血小板减少性紫

癌,以及因化疗或放疗引起的白细胞及血小板减少等。尚可外用治疗扁平疣。以丹参为原料开发生产的系列产品及其资源价值见表 18-3。

表 18-3　以丹参为原料开发生产的系列产品及其资源价值

| 产品名称 | 利用部位/物质 | 资源价值 |
| --- | --- | --- |
| 丹参配方颗粒 | 酚酸类、多糖类等 | 医药产品 |
| 丹参片 | 根及根茎 | 医药产品 |
| 丹参颗粒 | 根及根茎 | 医药产品 |
| 丹参胶囊 | 根及根茎 | 医药产品 |
| 丹参合剂 | 根及根茎 | 医药产品 |
| 丹参膏 | 根及根茎 | 医药产品 |
| 丹参滴丸 | 根及根茎 | 医药产品 |
| 丹参冲剂 | 根及根茎 | 医药产品 |
| 冠心丹参片 | 根及根茎 | 医药产品 |
| 丹参注射液 | 根及根茎/酚酸类 | 医药产品 |
| 丹参酮胶囊 | 丹参酮类 | 医药产品 |
| 丹参通络膏 | 根及根茎 | 医药产品 |
| 丹参软胶囊 | 根及根茎/丹参酮类 | 医药产品 |
| 丹参口服液 | 根及根茎/丹参酚酸类 | 医药产品 |
| 丹参滴注液 | 根及根茎/丹参酚酸类 | 医药产品 |
| 丹参保心茶 | 根及根茎 | 医药产品 |
| 冠心丹参片 | 根及根茎 | 医药产品 |
| 注射用丹参(冻干) | 根及根茎/丹参酚酸类 | 医药产品 |
| 冠心丹参颗粒 | 根及根茎 | 医药产品 |
| 冠心丹参胶囊 | 根及根茎 | 医药产品 |
| 冠心丹参滴丸 | 根及根茎 | 医药产品 |
| 丹参多酚酸盐 | 丹参酚酸类 | 医药中间体 |
| 注射用丹参多酚酸盐 | 丹参酚酸类 | 医药产品 |
| 注射用丹参多酚酸 | 丹参酚酸类 | 医药产品 |
| 丹参酮ⅡA磺酸钠 | 丹参酮ⅡA | 医药产品 |
| 丹参酮ⅡA | 丹参酮ⅡA | 医药中间体 |
| 丹参酒 | 醇溶物质 | 保健食品 |
| 丹参茶 | 根及根茎 | 保健食品 |
| 丹参叶茶 | 丹参叶 | 保健食品 |
| 丹参叶保健饮料 | 丹参叶 | 保健食品 |
| 白花丹参叶茶 | 白花丹参叶 | 保健食品 |
| 丹参保心茶 | 根及根茎 | 保健食品 |
| 丹参无暇祛斑霜 | 丹参提取物 | 化妆品 |
| 丹参一梳黑美发霜(黑色) | 丹参提取物 | 化妆品 |
| 丹参一梳黑美发霜 | 丹参提取物 | 化妆品 |

(2) 丹参非药用部位茎叶的资源化利用:随着人口老龄化及心血管疾病发病率的逐年增长,依赖于自然资源提供的丹参药材已逐渐由人工种植所代替,然而,在丹参传统药用部位根及根茎的采收过程中,产生的大量丹参地上部分未被有效利用而废弃,造成资源浪费和环境污染。目前对于丹参地上部分化学成分及药理活性方面的研究已经逐步开展,丹参叶早在清代《医方守约》中就有药用的记载:"丹参叶捣烂,合酒糟敷乳,肿初起立消。"在《山东药用植物志》中记载有:"丹参茎叶具有活血化瘀,清心除烦之功效。"目前,丹参茎叶已被收录《陕西省中药材标准》。现代研究报道丹参茎叶具有抗菌、抗病毒、抗肿瘤、抗氧化、活血化瘀等多种生物活性,可用于血栓、冠心病等心血管疾病以及糖尿病糖代谢紊乱等症的治疗,丹参花可配制成丹参花露饮品,具有扩张血管、预防心血管疾病的保健功效。

1) 丹参茎叶开发利用:丹参为多年生草本,高 30~100 cm。茎四棱形,具槽,上部分枝。叶对生,奇数羽状复叶。丹参叶中营养成分丰富,其中蛋白质含量为 17.90%,粗脂肪 4.48%,总糖 30.30%。此外还含有丰富的次生物质,其中总酚酸和总黄酮含量等于或高于根部,总酚酸含量是根部的 1.07 倍,总黄酮含量是根部的 4.79 倍。酚酸类和黄酮类化合物多具有抗氧化活性,在治疗心血管疾病、慢性肝炎、改善记忆功能障碍等方面具有重要作用。丹参叶含有的酚酸类成分主要有:丹酚酸 A、丹酚酸 B、丹参素、迷迭香酸、咖啡酸、原儿茶醛、阿魏酸等,其中迷迭香酸含量最高,可达 8.80%。丹参叶中 K、Zn、Cu、Fe 的含量也明显高于丹参根,并且还含有 Mg、Mn、Co、Cr、Ni 等多种微量元素,可降低血压,纠正人体胆固醇的异常代谢,对防治冠心病具有积极作用。

2) 丹参(地上部分)注射液开发利用:取丹参去根后的地上部分(干品)洗净,称取 2 500 g,切细,以蒸馏水冲洗 2 次,置煎锅中,加入注射用水至药面。煎煮 2 次(第一次 1.5 h,第二次 1 h)合并两次药液,浓缩至每 1 ml 相当生药 2 g,冷却后加入乙醇,边和边搅拌,至含醇量达 75%,冷藏 40 h,过滤。滤液减压回收乙醇,并浓缩至每 1 ml 相当生药 6 g 左右。冷却后,边搅边加入乙醇至含醇量达 85%,冷藏 40 h 过滤。滤液减压回收乙醇,并浓缩至每 1 ml 相当生药 6 g。加入 6 倍量的注射用水搅匀,并调节 pH 至

6.5 左右,冷藏约 40 h,过滤。滤液以 10% NaOH 调 PH 6.8 左右,加热煮沸半小时,加入约 0.5% 活性炭,保温处理 15 min,稍冷后滤过。最后以注射用水稀释至每 1 ml 相当生药 1.5 g[浓度与丹参(根)注射液相同],调节 pH 至 6.8,精滤至澄明,灌封于 2 ml 安瓿中,以 100 ℃ 灭菌半小时即得。

3)丹参茎叶中丹酚酸 B、丹参素的开发利用:丹参茎叶富含酚酸类成分,其中丹参素含量约为丹参根含量的 2 倍,因此丹参茎叶可作为提取丹参酚酸类成分的优良原料。有研究采用响应面法优化了超声波辅助提取丹参茎叶总酚酸的工艺参数,确定为:乙醇浓度 63%、浸提时间 43 min、温度 50 ℃、液料比 33∶1(ml/g),在此条件下,总酚酸提取率达到 7.78%。此外,有专利报道了以丹参茎叶为原料,经水提取、冷藏及离心过滤、调 pH、大孔吸附树脂分离、干燥等工艺制备得到资源性成分丹参素及丹酚酸 B,充分利用了丹参茎叶资源。

4)丹参叶保健饮料的开发利用:丹参叶经超纯水浸提后,加入木糖醇、柠檬酸、蜂蜜等辅料,可制成丹参叶保健饮料。其制备工艺流程为:丹参叶→清洗→浸泡→切碎→热烫→提取→过滤→二次提取→过滤→合并提取液→放置澄清→过滤→澄清液→风味调配→均质→灌装→灭菌→成品。

5)丹参叶茶的开发利用:丹参叶茶的制备工艺流程:采收后经萎凋→杀青→揉捻→干燥→丹参叶茶。具有调节血脂、改善微循环、抗氧化、延缓衰老、安神利眠的保健作用。

6)丹参叶的其他利用途径:丹参叶配伍芍药花、黄芪、枸杞子可制成具有延缓衰老、美白肌肤的保健食品或药品,具有广泛的应用前景。

7)丹参花:丹参花为轮伞花序组成顶生或俯生的总状花序,花期 5～9 月。丹参花中含有烷烃、烯烃、酮醇类等成分。丹参花的挥发油主要由倍半萜和脂肪酸构成,含有石竹烯、棕榈酸、杜松二烯、降姥鲛酮-2 等,其中 $\beta$-石竹烯是丹参花的主要挥发性成分。丹参花中尚含有丰富的丹酚酸类成分,尤其是迷迭香酸的含量远远的高于丹参叶和丹参根。

8)丹参花的资源化利用:丹参花质轻,气香,具有解表散邪,辟秽解毒,疏肝和胃,下气化痰等功效,可用于中医临床。以丹参花蕾为主要原料,经采收、阴晾、杀青、揉捻、烘干、筛分等工艺程序可以制得丹参花茶,该茶具有茶色淡雅、茶味微苦而甘、香气清高持久、清凉爽口的特点,可使饮用者不断调节身体功能,达到调节血压、降低血脂和血糖、保护心脑血管、消除疲劳、增强免疫力、促进食欲、提高睡眠治疗的效果。丹参花中加入薄荷、刺梨汁、甜蜜素等可制成丹参花露饮品,具有扩张血管、预防心血管疾病的保健功效。

9)丹参须根:丹参的地下须根与根所含的化学成分类型基本相同,均含丹参酮、隐丹参酮、原儿茶醛及丹参酸等成分。

(3)丹参制药过程中固体废弃物的资源化利用:目前在以消耗丹参资源的产品生产过程中多采用水提醇沉工艺,产生大量的丹参药渣及醇沉沉淀。丹参药渣中尚富含丹参酮类成分和少量丹参酚酸类成分。通过研究建立从丹参药渣中快速分离获得丹参酮类成分的中高压制备方法,并获得高纯度的总丹参酮(纯度大于 60%)和丹参酮ⅡA、丹参酮ⅡB、隐丹参酮等(纯度大于 95%)。同时,创建了利用光合细菌生物转化技术对丹参药渣中丹酚酸类成分进行转化,提高总丹酚酸含量。剩余药渣进一步转化为生物炭,制备生物炭菌剂用于土壤改良,使得丹参药渣成为再生资源以生产再生产品,提升了丹参资源的利用价值和利用效率,推动了丹红注射液生产过程资源循环利用和循环经济的发展。同时,建立了固体废弃物生物炭—热—肥联产的生产技术与质量标准,解决了废弃物造成生态环境污染的问题。

此外,丹参药渣中存在大量的植物蛋白、纤维素及糖类等成分。丹参水提醇沉沉淀中主要含有寡糖类成分,其中以具有重要资源价值的水苏糖含量较高。

(南京中医药大学　段金廒)

◇参◇考◇文◇献◇

[1] 段金廒. 中药资源化学——理论基础与资源循环利用[M]. 北京:科学出版社,2015.

[2] 段金廒,张伯礼,宿树兰,等. 基于循环经济理论的中药资源循环利用策略与模式探讨[J]. 中草药,2015(12):1715 - 1722.

［3］段金廒,宿树兰,郭盛,等.中药资源化学研究与中药资源循环利用途径及目标任务［J］.2015,40(13)：69-75.

［4］段金廒,周荣汉.天然药物资源的有效利用与可持续发展［J］.自然资源学报,1998(增刊)：98.

［5］冯之俊.循环经济导论［M］.北京：人民出版社,2004.

［6］郑志国.循环利用资源的六种方法——以马克思的分析为基点［J］.岭南学刊,2007(5)：82-86.

［7］沈镭.资源的循环特征与循环经济政策［J］.资源科学,2005,27(1)：32-38.

［8］段金廒,吴启南,宿树兰,等.中药资源化学学科建立与发展［J］.中草药,2012,43(7)：1-8.

［9］段金廒.中药资源化学研究技术体系的建立及其应用［J］.中国药科大学学报,2012,43(4)：289-292.

［10］段金廒.中药废弃物的资源化利用［M］.北京：化学工业出版社,2013.

［11］周启星,魏树和,曾文炉,等.资源循环利用学科发展报告［M］.北京：科学出版社,2004.

［12］孙可伟.基于循环经济的工业废弃物资源化模式研究［J］.中国资源综合利用,2000(1)：10-14.

［13］杨军锋,王军.循环经济：学理基础与促进机制［M］.北京：化学工业出版社,2001.

［14］段金廒,宿树兰,郭盛,等.中药资源产业化过程废弃物的产生及其利用策略与资源化模式［J］.中草药,2013,44(20)：1-9.

［15］段金廒,宿树兰,郭盛,等.中药废弃物的转化增效资源化模式及其研究与实践［J］.中国中药杂志,2013,38(24)：1-7.

［16］孙智君.基于农业废弃物资源化利用的农业循环经济发展模式探讨［J］.生态经济：学术版,2008(1)：197-199.

［17］邹成俊,赖长浩.固体废物资源化产业发展路径探索［J］.中国环保产业,2005(11)：8-11.

［18］孙振钧,袁振宏,张夫道.农业废弃物资源化与农村生物质资源战略研究报告［R］.国家中长期科学和技术发展规划战略研究,2004.

［19］张静波,刘志峰.基于循环经济的工业废弃物资源化模式的社会效益评价［J］.铜陵学院学报,2006(6)：76-79.

［20］杨磊,夏禄华,张衷华,等.植物提取生产中固形废弃物生态化利用的现状及发展趋势［J］.现代化工,2008,28(4)：14-18.

［21］江曙,刘培,段金廒,等.基于微生物转化的中药废弃物利用价值提升策略探讨［J］.世界科学技术—中医药现代化,2014(6)：1210-1216.

［22］朱华旭,段金廒,郭立玮,等.基于膜科学技术的中药废弃物资源化原理及其应用实践［J］.中国中药杂志,2014(9)：1728-1732.

［23］申俊龙,魏鲁霞,汤莉娜,等.中药资源价值评估体系研究——基于价值链视角的分析［J］.价格理论与实践,2014(3)：112-114.

［24］顾俊菲,宿树兰,彭珂毓,等.丹参地上部分资源价值发现与开发利用策略［J］.中国现代中药,2017,19(12)：1659-1664.

［25］Zeng Huiting,Su Shulan,Xiang Xiang,et al. Comparative Analysis of the Major Chemical Constituents in Salvia miltiorrhiza Roots,Stems,Leaves and Flowers during Different Growth Periods by UPLC-TQ-MS/MS and HPLC-ELSD Methods［J］. Molecules,2017(22)：771.

［26］Gu Jun-Fei,Su Shu-Lan,Guo Jian-Ming,et al. The aerial parts of Salvia miltiorrhiza Bge. strengthen intestinal barrier and modulate gut microbiota imbalance in streptozocin-induced diabetic mice［J］. J Funct Food,2017(36)：362-374.

［27］宿树兰,段金廒,江曙.利用生物转化技术从丹参地上茎叶中高效制备丹参酚酸类成分的方法［P］. CN201510070147.2,2015-02-10.

［28］段金廒,曾飞,张森,等.一种耐受甘草药渣的纤维素酶产生菌及应用于甘草药渣产纤维素酶的方法［P］. CN201710560473.0,2017-7-11.

［29］Zhang Sen,Li Dandan,Zeng Fei,et al. Efficient biosynthesis,analysis,solubility and anti-bacterial activities of succinylglycosylated naringenin［J］. Nat Prod Res,2018,33(12)：1756-1760.

［30］段金廒,郭盛,钱大玮.一种富含纤维素类物质的中药药渣高值化综合利用的方法［P］. CN201510962054.0,2015-12-21.

［31］郭盛,段金廒,鲁学军,等.中药固体废弃物的热解炭化利用策略与研究实践［J］.中国现代中药,2017,19(12)：1665-1671.

［32］段金廒,鲁学军,钱大玮,等.利用中药材及中药生产过程废弃物制取生物炭的装置及其方法：CN201510644189.2［P］.2015-09-30.

［33］段金廒,鲁学军,钱大玮,等.一种连续式无氧热解炭化机［P］. CN201520774529.9,2015-9-30.

［34］严辉,张森,陈佩东,等.基于木塑产品开发的中药固体废弃物资源化利用研究［J］.中国现代中药,2017,19(12)：1677-1682.

# 附　录

## 附录一　中药材保护和发展规划（2015—2020 年）

中药材是中医药事业传承和发展的物质基础，是关系国计民生的战略性资源。保护和发展中药材，对于深化医药卫生体制改革、提高人民健康水平，对于发展战略性新兴产业、增加农民收入、促进生态文明建设，具有十分重要的意义。为加强中药材保护、促进中药产业科学发展，按照国务院决策部署，制定本规划。

### 1. 发展形势

1.1　中药材保护和发展具有扎实基础。党和国家一贯重视中药材的保护和发展。在各方面的共同努力下，中药材生产研究应用专业队伍初步建立，生产技术不断进步，标准体系逐步完善，市场监管不断加强，50 余种濒危野生中药材实现了种植养殖或替代，200 余种常用大宗中药材实现了规模化种植养殖，基本满足了中医药临床用药、中药产业和健康服务业快速发展的需要。

1.2　中药材保护和发展具备有利条件。随着全民健康意识不断增强，食品药品安全特别是原料质量保障问题受到全社会高度关注，中药材在中医药事业和健康服务业发展中的基础地位更加突出。大力推进生态文明建设及相关配套政策的实施，对中药材资源保护和绿色生产提出了新的更高要求。现代农业技术、生物技术、信息技术的快速发展和应用，为创新中药材生产和流通方式提供了有力的科技支撑。全面深化农村土地制度和集体林权制度改革，为中药材规模化生产、集约化经营创造了更大的发展空间。

1.3　中药材保护和发展仍然面临严峻挑战。一方面，由于土地资源减少、生态环境恶化，部分野生中药材资源流失、枯竭，中药材供应短缺的问题日益突出。另一方面，中药材生产技术相对落后，重产量轻质量，滥用化肥、农药、生长调节剂现象较为普遍，导致中药材品质下降，影响中药质量和临床疗效，损害了中医药信誉。此外，中药材生产经营管理较为粗放，供需信息交流不畅，价格起伏幅度过大，也阻碍了中药产业健康发展。

### 2. 指导思想、基本原则和发展目标

2.1　指导思想。

以邓小平理论、"三个代表"重要思想、科学发展观为指导，深入贯彻党的十八大和十八届二中、三中、四中全会精神，按照"四个全面"战略布局，坚持以发展促保护、以保护谋发展，依靠科技支撑，科学发展中药材种植养殖，保护野生中药材资源，推动生产流通现代化和信息化，努力实现中药材优质安全、供应充足、价格平稳，促进中药产业持续健康发展，满足人民群众日益增长的健康需求。

2.2　基本原则。

2.2.1　坚持市场主导与政府引导相结合。以市场为导向，整合社会资源，突出企业在中药材保护和发展中的主体作用。发挥政府规划引导、政策激励和组织协调作用，营造规范有序的市场竞争环境。

2.2.2 坚持资源保护与产业发展相结合。大力推动传统技术挖掘、科技创新和转化应用,促进中药材科学种植养殖,切实加强中药材资源保护,减少对野生中药材资源的依赖,实现中药产业持续发展与生态环境保护相协调。

2.2.3 坚持提高产量与提升质量相结合。强化质量优先意识,完善中药材标准体系,提高中药材生产规范化、规模化、产业化水平,确保中药材市场供应和质量。

2.3 发展目标。

到 2020 年,中药材资源保护与监测体系基本完善,濒危中药材供需矛盾有效缓解,常用中药材生产稳步发展;中药材科技水平大幅提升,质量持续提高;中药材现代生产流通体系初步建成,产品供应充足,市场价格稳定,中药材保护和发展水平显著提高。

具体指标为:

——中药材资源监测站点和技术信息服务网络覆盖 80% 以上的县级中药材产区。

——100 种《中华人民共和国药典》收载的野生中药材实现种植养殖。

——种植养殖中药材产量年均增长 10%。

——中药生产企业使用产地确定的中药材原料比例达到 50%,百强中药生产企业主要中药材原料基地化率达到 60%。

——流通环节中药材规范化集中仓储率达到 70%。

——100 种中药材质量标准显著提高。

——全国中药材质量监督抽检覆盖率达到 100%。

## 3. 主要任务

3.1 实施野生中药材资源保护工程。

开展第四次全国中药资源普查。在全国中药资源普查试点工作基础上,开展第四次全国中药资源普查工作,摸清中药资源家底。

建立全国中药资源动态监测网络。建立覆盖全国中药材主要产区的资源监测网络,掌握资源动态变化,及时提供预警信息。

建立中药种质资源保护体系。建设濒危野生药用动植物保护区、药用动植物园、药用动植物种质资源库,保护药用种质资源及生物多样性。

---

**专栏 1 野生中药材资源保护专项**

1)第四次全国中药资源普查。推进 31 个省(区、市)约 1 000 个县的中药资源普查试点工作,启动并完成第四次全国中药资源普查工作,建立国家、省(区、市)、县(市)三级中药资源普查数据库。

2)全国中药资源动态监测网络建设。每个省(区、市)建设 2—3 个中药资源动态监测和信息服务站,逐步在资源集中的市(地)、县(市)建设监测和信息服务站点。

3)全国中药种质资源保护体系建设。建设濒危野生药用动植物保护区 10 个,药用动植物园 15 个,药用动植物种质资源库 3 个。原生境保护药用物种 5 000 种以上,迁地保护药用物种 6 500 种以上,离体保存药用物种种质 7 000 种、共 10 万份。

---

3.2 实施优质中药材生产工程。

建设濒危稀缺中药材种植养殖基地。重点针对资源紧缺、濒危野生中药材,按照相关物种采种规范,加快人工繁育,降低对野生资源的依赖程度。

建设大宗优质中药材生产基地。建设常用大宗中药材规范化、规模化、产业化基地,鼓励野生抚育和利用山地、林地、荒地、沙漠建设中药材种植养殖生态基地,保障中成药大品种和中药饮片的原料供应。

建设中药材良种繁育基地。推广使用优良品种,推动制订中药材种子种苗标准,在适宜产区开展标准化、规模化、产业化的种子种苗繁育,从源头保证优质中药材生产。

发展中药材产区经济。推进中药材产地初加工标准化、规模化、集约化,鼓励中药生产企业向中药材产地延伸产业链,开展趁鲜切制和精深加工。提高中药材资源综合利用水平,发展中药材绿色循环经济。突出区域特色,打造品牌中药材。

---

**专栏 2 中药材生产基地建设专项**

1)濒危稀缺中药材种植养殖基地建设。建设 100 种中药材野生抚育、野生变种植养殖基地,重点建设麝香、人参、羚羊角、川贝母、穿山甲、沉香、冬虫夏草、石斛等濒危稀缺中药材基地。

2）大宗优质中药材生产基地建设。重点建设中药基本药物、中药注射剂、创新中药、特色民族药等方面100种常用中药材规范化、规模化、产业化生产基地；结合国家林下经济示范基地建设、防沙治沙工程和天然林保护工程等，建设50种中药材生态基地。

3）中药材良种繁育基地建设。选用优良品种，建设50种中药材种子种苗专业化、规模化繁育基地。

4）中药材产区经济发展。培育150家具有符合《中药材生产质量管理规范（试行）》(GAP)种植基地的中药材产地初加工企业，培育50家中药材产地精深加工企业。

3.3 实施中药材技术创新行动。

强化中药材基础研究。开展中药材生长发育特性、药效成分形成及其与环境条件的关联性研究，深入分析中药材道地性成因，完善中药材生产的基础理论，指导中药材科学生产。

继承创新传统中药材生产技术。挖掘和继承道地中药材生产和产地加工技术，结合现代农业生物技术创新提升，形成优质中药材标准化生产和产地加工技术规范，加大在适宜地区推广应用的力度。

突破濒危稀缺中药材繁育技术。综合运用传统繁育方法与现代生物技术，突破一批濒危稀缺中药材的繁育瓶颈，支撑濒危稀缺中药材种植养殖基地建设。

发展中药材现代化生产技术。选育优良品种，研发病虫草害绿色防治技术，发展中药材精准作业、生态种植养殖、机械化生产和现代加工等技术，提升中药材现代化生产水平。

促进中药材综合开发利用。充分发挥中药现代化科技产业基地优势，加强协同创新，积极开展中药材功效的科学内涵研究，为开发相关健康产品提供技术支撑。

---

**专栏 3　中药材技术创新重点**

1）中药材基础研究。系统掌握50种中药材生长发育特性和药效成分形成规律，以及环境和

---

投入品使用对中药材产量和品质的影响，形成理论体系。

2）传统中药材生产技术继承创新。建立100种道地中药材种植养殖和产地加工标准化技术规范。

3）濒危稀缺中药材繁育技术突破。开发20种濒危稀缺中药材经济适用、品质优良的大规模繁育技术。

4）中药材现代化生产技术发展。选育100个优良中药材品种，开发50种中药材的病虫草害绿色防治技术，突破人参、三七等中药材的连作障碍，开发50项中药材测土配方施肥、硫黄熏蒸替代、机械化生产加工技术。

3.4 实施中药材生产组织创新工程。

培育现代中药材生产企业。支持发达地区资本、技术、市场等资源与中药材产区自然禀赋、劳动力等优势有机结合，输入现代生产要素和经营模式，发展中药材产业化生产经营，推动现代中药材生产企业逐步成为市场供应主体。

推进中药材基地共建共享。支持中药生产流通企业、中药材生产企业强强联合，因地制宜，共建跨省（区、市）的集中连片中药材生产基地。

提高中药材生产组织化水平。推动专业大户、家庭农场、合作社发展，实现中药材从分散生产向组织化生产转变。支持中药企业和社会资本积极参与、联合发展，进一步优化组织结构，提高产业化水平。

---

**专栏 4　中药材生产组织创新专项**

1）现代中药材生产企业培育。培育发展50家年销售收入超过1亿元的现代中药材生产骨干企业，重点扶持10家年销售收入超过5亿元的现代中药材生产领军企业。

2）中药材基地共建共享。支持建立50个跨省（区、市）的中药材规模化共建共享基地。

---

3.5 构建中药材质量保障体系。

提高和完善中药材标准。结合药品标准提高及《中华人民共和国药典》编制工作，规范中药材名称

和基原,完善中药材性状、鉴别、检查、含量测定等项目,建立较完善的中药材外源性有害残留限量标准,健全以药效为核心的中药材质量整体控制模式,提升中药材质量控制水平。

完善中药材生产、经营质量管理规范。修订《中药材生产质量管理规范(试行)》,完善相关配套措施,提升中药材生产质量管理水平。严格实施《药品经营质量管理规范》(GSP),提高中药材经营、仓储、养护、运输等流通环节质量保障水平。

建立覆盖主要中药材品种的全过程追溯体系。建立中药材从种植养殖、加工、收购、储存、运输、销售到使用全过程追溯体系,实现来源可查、去向可追、责任可究。推动中药生产企业使用源头明确的中药材原料。

完善中药材质量检验检测体系。加强药品检验机构人才队伍、设备、设施建设,加大对中药材专业市场经销的中药材、中药生产企业使用的原料中药材、中药饮片的抽样检验力度,鼓励第三方检验检测机构发展。

---

**专栏 5　中药材质量保障体系建设专项**

1)中药材标准提高和完善。制修订 120 种中药材国家标准;完善农药、重金属及有害元素、真菌毒素等安全性检测方法和指标,建立中药材外源性有害物质残留数据库,建立 50 种药食两用中药材的安全性质量控制标准;完成 10 种野生变种植养殖大宗中药材的安全性和质量一致性评价。建设可供社会共享的国家中药材标准信息化管理平台。

2)中药材全过程追溯体系建设。采用现代信息技术,建立常用大宗中药材的全过程追溯体系。

3)中药材质量检验检测体系建设。进一步提升现有药品检验机构的中药材检验检测能力,在中药材主要产区和集散地重点支持建设 20 家第三方检验检测机构。

---

3.6　构建中药材生产服务体系。

建设生产技术服务网络。发挥农业技术推广体系作用,依托科研机构,构建全国性中药材生产技术服务网络,加强中药材生产先进适用技术转化和推广应用,促进中药材基地建设整体水平提高。

建设生产信息服务平台。建设全国性中药材生产信息采集网络,提供全面、准确、及时的中药材生产信息及趋势预测,促进产需有效衔接,防止生产大起大落和价格暴涨暴跌。

加强中药材供应保障。依托中药生产流通企业和中药材生产企业,完善国家中药材应急储备,确保应对重大灾情、疫情及突发事件的用药需求。

---

**专栏 6　中药材生产服务体系建设专项**

1)中药材生产技术服务网络建设。建设由 1 个国家级中心、50 个区域中心、300 个工作站组成的中药材生产技术服务网络,推进技术共享。

2)中药材生产信息服务平台建设。建设由 1 000 个信息站点组成的中药材生产信息服务网络。

3)中药材供应保障。提高国家应急储备能力,建立 100 种常用中药材的国家储备。

---

3.7　构建中药材现代流通体系。

完善中药材流通行业规范。完善常用中药材商品规格等级,建立中药材包装、仓储、养护、运输行业标准,为中药材流通健康发展夯实基础。

建设中药材现代物流体系。规划和建设现代化中药材仓储物流中心,配套建设电子商务交易平台及现代物流配送系统,引导产销双方无缝对接,推进中药材流通体系标准化、现代化发展,初步形成从中药材种植养殖到中药材初加工、包装、仓储和运输一体化的现代物流体系。

---

**专栏 7　中药材现代流通体系建设专项**

1)完善中药材流通行业规范。健全 200 种常用中药材商品规格等级,建立包装、仓储、养护、运输行业标准。

2)现代中药材仓储物流中心建设。在中药材主要产区、专业市场及重要集散地,建设 25 个集初加工、包装、仓储、质量检验、追溯管理、电子商务、现代物流配送于一体的中药材仓储物流中心,开展社会化服务。

### 4. 保障措施

**4.1 完善相关法律法规制度。**

推动完善中药材相关法律法规,强化濒危野生中药材资源管理,规范种植养殖中药材的生产和使用。完善药品注册管理制度,中药、天然药物注册应明确中药材原料产地,使用濒危野生中药材的,必须评估其资源保障情况;鼓励原料来源基地化,保障中药材资源可持续发展和中药质量安全。

**4.2 完善价格形成机制。**

坚持质量优先、价格合理的原则,建立反映生产经营成本、市场供求关系和资源稀缺程度的中药材价格形成机制,完善药品集中采购评价指标和办法,引导中药生产企业建设优质中药材原料生产基地。

**4.3 加强行业监管工作。**

加强中药材质量监管,规范中药材种植养殖种源及过程管理。强化中药材生产投入品管理,严禁滥用农药、化肥、生长调节剂,严厉打击掺杂使假、染色增重等不法行为。维护中药材流通秩序,加大力度查处中药材市场的不正当竞争行为。健全交易管理和质量管理机构,加强中药材专业市场管理,严禁销售假劣中药材,建立长效追责制度。

**4.4 加大财政金融扶持力度。**

加大对中药材保护和发展的扶持力度,加强项目绩效评价,充分发挥财政资金的支持作用。将中药材生产和配套基础设施建设纳入中央和地方相关支农政策支持范围。鼓励发展中药材生产保险,构建市场化的中药材生产风险分散和损失补偿机制。鼓励金融机构改善金融服务,在风险可控和商业可持续的前提下,加大对中药材生产的信贷投放,为集仓储、贸易于一体的中药材供应链提供金融服务。

**4.5 加快专业人才培养。**

加强基层中药材生产流通从业人员培训,提升业务素质和专业水平。培养一支强有力的中药材资源保护、种植养殖、加工、鉴定技术和信息服务队伍。加强中药材高层次和国际化专业技术人才培养,鼓励科技创业,推动中药材技术创新和成果转化。

**4.6 发挥行业组织作用。**

发挥行业组织的桥梁纽带和行业自律作用,宣传贯彻国家法律法规、政策、规划和标准,发布行业信息,推动企业合作,促进市场稳定,按规定开展中药材生产质量管理规范基地、道地中药材基地和物流管理认证。弘扬中医药文化,提高优质中药材的社会认知度,培育中药材知名品牌,推动建立现代中药材生产经营体系和服务网络。

**4.7 营造良好国际环境。**

加强与国际社会的沟通交流,做好中药材保护和发展的宣传工作,按照国际公约主动开展和参与濒危动植物、生物多样性保护活动,合法利用药用动植物资源,促进中药材种植养殖。进一步开展国际合作,推动建立多方认可的中药材标准,促进中药材国际贸易便利化,鼓励优势企业"走出去"建立中药材基地。

**4.8 加强规划组织实施。**

各地区、各有关部门要充分认识中药材保护和发展的重大意义,加强组织领导,完善协调机制,结合实际抓紧制定具体落实方案,确保本规划顺利实施。

# 附录二 《全国道地药材生产基地建设规划(2018—2025年)》

### 引言

中医药是我国传统文化灿烂宝库中的重要组成部分,是中华民族五千年优秀文化历史沉淀的结晶,是现今世界上保留最完整的传统医学体系。当前,中国特色社会主义进入新时代,加快实施健康中国战略,满足人民群众美好生活的需要,必须加快发展中医药等健康服务业。中药材是中医药事业传承和发展的物质基础,道地药材是我国传统优质药材的代表。但道地药材资源无序开发、品种创新不足、质量安全水平不高,影响中医药持续健康发展。加快道地药材基地建设,对促进特色农业发展和农民持续增收、加快发展现代中药产业、实现乡村振兴具有重要意义。

党中央、国务院高度重视中医药发展,明确提出推进中药材规范化种植,全面提升中药产业发展水平。按照《中医药发展战略规划纲要(2016—2030年)》和《全国农业现代化规划(2016—2020年)》的要求,农业农村部会同国家药品监督管理局、国家中医药管理局编制了《全国道地药材生产基地建设规划(2018—2025年)》(以下简称《规划》)。

本《规划》的期限为 2018—2025 年。

## 1. 重要性和紧迫性

道地药材是指经过中医临床长期应用优选出来的,产在特定地域,与其他地区所产同种中药材相比,品质和疗效更好,且质量稳定,具有较高知名度的药材。历史上道地药材多数来源于野生资源,区域特征明显,数量有限。近代特别是改革开放以来,随着技术进步和用药量的增加,人工栽培药材逐步取代野生药材的步伐不断加快,道地药材加快发展。目前,我国常用中药材 600 多种,其中 300 多种已实现人工种养,种植面积达到 3 300 多万亩,初步形成了四大怀药、浙八味、川药、关药、秦药等一批产品质量好、美誉度高的道地药材优势产区,道地药材种植已成为偏远山区的特色产业和农民收入的重要来源。我国已成为世界上规模最大、品种种类最多、生产体系最完整的中药材生产大国。

道地药材源自特定产区,具有独特药效,需要在特定地域内生产,才能保证其优良的品质。多年来,资源过度开发,一些野生药材资源濒临枯竭。同时,适宜产区种植不规范,非适宜区盲目扩种,造成药效下降、道地性丧失。道地药材是中医药事业发展的基石,加强道地药材资源保护和生产管理,规划引导道地药材生产基地建设,推进标准化、规范化生产,稳步提升中药材质量,对于实施健康中国战略和乡村振兴战略具有十分重要的意义。

1.1 发展道地药材是提高人民健康水平的迫切需要。党的十九大提出全面实施健康中国战略。这充分体现了以习近平同志为核心的党中央以人民为中心的发展理念,展现了满足人民群众对健康生活需要的坚定决心。中医药具有"治未病"的主导作用,又有重大疾病治疗的协同作用,更有疾病康复的核心作用,群众认知度高、需求量大。预计未来一个时期,社会对中药材的需求将以每年 15% 的速度增长。加快发展道地药材,增加优质药材供给,促进中医药产业发展,利于更好地满足人民群众对健康生活的需要。

1.2 发展道地药材是促进资源保护和环境友好的迫切需要。道地药材是独特资源、特色产业。近些年,一些地方过度采挖野生优质药材,造成野生资源蕴藏量急剧下降,冬虫夏草、川贝母、红景天等部分野生药材资源濒临枯竭,加强药材资源保护迫在眉睫。同时,甘草、麻黄等一些生态型药材的乱挖滥采,导致草场等植被生态遭到严重破坏。加快发展道地药材种植,保护濒危药材资源,推进野生品种驯化,推广药材抚育技术和仿生栽培,有利于提升道地药材供给能力,保护生态环境,实现永续发展。

1.3 发展道地药材是助力农民增收脱贫的迫切需要。全面建成小康社会,时间紧迫、任务艰巨,难点在农村,重点在老少边穷地区。道地药材生产大多分布在贫困山区,是当地的特色产业和农民增收的主导产业,对促进脱贫攻坚至关重要。加快发展道地药材,推进规模化、标准化、集约化种植,提升质量效益,带动农民增收,是确保 2020 年实现同步进入小康社会的重要举措。

1.4 发展道地药材是弘扬中华传统文化的迫切需要。当前,我国改革开放深入推进,"一带一路"倡议加快实施,与世界深度融合,讲好中国故事,弘扬中国文化,才能让世界更好地了解中国。中医药文化作为中华民族优秀传统文化的代表,已传播到世界 180 多个国家和地区,建设了 10 个海外中医药中心,中医药已被世界广泛认同和应用推广。道地药材承载着中医药文化的精髓,加快发展道地药材,有助于弘扬中医药传统文化,推动中医药对外交流,搭建起与世界交流的平台,有利于提高我国文化软实力、增强中华文化的影响力。

## 2. 总体要求

2.1 总体思路

认真贯彻落实党的十九大精神和习近平新时代中国特色社会主义思想,按照"五位一体"总体布局和"四个全面"战略布局,牢固树立新发展理念,围绕农业供给侧结构性改革这一主线,坚持质量优先、注重品质、确保安全,以中医药与现代农业融合为重点,以提升道地药材供给能力、农民收入增长为目标,发挥资源优势,优化区域布局,创新服务机制,推行标准化引领、基地建设带动、科技创新驱动、产业融合促动,建设一批设施标准、管理规范、特色鲜明的道地药材生产基地,培育一批创新力强、规模大的中药企业集团,创响一批有信誉、有影响的中药知名品牌,努力提升中药材质量效益和产业竞争力,助力健康中国战略和乡村振兴战略实施,为决胜全面建成小康社会,实现中华民族伟大复兴作出贡献。

### 2.2 基本原则

——坚持标准引领、绿色发展。遵循中医药与医疗规律,促进中药材生产与现代农业发展相一致,以中药产品标准为源头,建立健全道地药材生产标准、产品标准、加工标准、贮藏标准。强化尊重自然、顺应自然、保护自然的理念,转变发展方式,综合运用安全投入、物理技术、信息技术、绿色防控等措施,节约资源,保护环境和生物多样性,促进中药材生产与生态协调发展。

——坚持道地特性、优化布局。依据气候资源、立地条件等区域特点,定品种、定产地,建设道地药材生产基地,发挥道地药材的品质特性。规范道地药材生产基地管理,推行道地药材品种、投入品使用、销售情况台账管理制度,加快形成布局合理、特色鲜明、供给有力的道地药材生产格局。

——坚持保护开发、产业融合。强化野生中药材资源保护和抚育,加快野生道地药材的驯化和人工繁育,降低对野生资源的依赖程度。构建中药材品种保护、良种扩繁、生产基地建设体系,保障道地药材有序开发、永续利用。推进道地药材生产、加工和临床应用协调发展,弘扬中医药传统文化,大力发展中医药休闲、康养产业,促进一二三产业融合。

——坚持创新驱动、质量优先。把握继承与创新的关系,坚持中医的临床思维,推进中医药理论与实践的发展。加强中药材基础研究,应用基因组学、分子生物学等现代育种技术,加快道地药材育种创新,培育一批抗逆性强、品质优良、质量稳定的道地药材品种,推动建立体现质量第一、效益优先导向的市场定价标准,在创新中形成新特色、新优势。

——坚持政府引导、市场主体。发挥政府的引导作用,加强规划引导,规范市场行为。发挥市场配置资源的决定性作用,培育道地药材市场主体。加强道地药材品牌创建,打造一批品质高、口碑好、影响大的道地药材品牌。适应中医药现代化发展需要,加强数字化建设,科学应用大数据,引导医疗机构、加工企业等社会资本参与道地药材生产基地建设。

### 2.3 发展目标

到 2020 年,建立道地药材标准化生产体系,基本建成道地药材资源保护与监测体系,加快建设覆盖道地药材重点产区的生产基地。

到 2025 年,健全道地药材资源保护与监测体系,构建完善的道地药材生产和流通体系,建设涵盖主要道地药材品种的标准化生产基地,全面加强道地药材质量管理,良种覆盖率达到 50% 以上,绿色防控实现全覆盖。

## 3. 重点任务

### 3.1 提升道地药材生产科技水平。

加强基础研究。深入开展道地药材野生资源保护、优良品种选育、生态种植等基础研究,保障野生资源永续利用和药材的优质生产。推进育种创新。保护利用道地药材种质资源,组织科研单位与企业开展联合攻关,推进特色品种提纯复壮,加快选育一批道地性强、药效明显、质量稳定的新品种。加快建设一批标准高、规模大、质量优的道地药材种子种苗繁育基地,提高道地药材供种供苗能力。加强种子(苗)质量监管,贯彻新修订的《种子法》,加快制定《中药材种子(苗)管理办法》,将中药材品种列入《农业植物新品种保护名录》,实施品种登记制度,强化品种保护和监管。推进集成创新。促进农机农艺融合,集成组装适宜不同区域、不同品种的道地药材绿色高质高效技术模式,加快推广应用,示范带动更大范围节本增效、提质增效。

### 3.1.1 专栏1 道地药材种子种苗繁育体系建设

1)濒危稀缺道地药材种质资源保护。建设濒危稀缺道地药材生产基地,开展野生资源保护和抚育,加强野生抚育与人工种植驯化技术研究。2)道地药材良种繁育。分品种、分区域集成道地药材种子种苗繁育技术规范,开展道地药材提纯复壮、扩大繁育和展示示范,提升优良种子(苗)供应能力。3)道地药材品种创新。加大科研联合攻关力度,加快现代生物技术在中药材育种领域的应用,选育一批道地性强、药效明显、质量稳定的新品种。

### 3.1.2 专栏2 道地药材标准化生产体系建设

根据中医临床和中药企业提出的药材品质要求,组织专家研究制定中药材种植环节的技术标准。1)生态种植技术。在全国道地药材生产基地开展测土配方施肥、有机肥替代化肥行动,减少化肥用量,减轻面源污染。开展物理防治、生物防治等绿色防控技术,减少农药用量,提升药材品质。2)机械化生产技术。研发推广适用于各类道地药材生产、采收、加工、病虫害防控的高效实用机具,提升道地药材生产效率。3)信息化管理技术。加快人工智能、环境监测控制、物联网等信息化技术在道地药材生产的应用,提升道地药材生产信息化水平。

3.2 提升道地药材标准化生产水平。健全标准体系。在梳理现有标准的基础上,按照绿色发展的要求,制定完善道地药材标准框架,建立健全生产技术、产地初加工、质量安全等标准体系。推进按标生产。依托龙头企业、农民合作社等新型经营主体,构建"龙头企业+合作社(种植大户)+基地"的生产经营模式,带动农民按标生产、规范管理,推进道地药材全程标准化生产。按照统一规划、合理布局、集中连片的原则,加强基础设施建设,配套水肥一体设施,建成能排能灌、土质良好、通行便利、抗灾能力较强的高标准道地药材生产基地。推进优质优价。以道地性和临床疗效为主要评价依据,制定完善道地药材商品规格等级标准,推动建立以优质优价为导向的价格形成机制。创响道地药材品牌。突出道地特色和产品特性,与特色农产品优势区建设规划相衔接,打造一批种植规模化、设施现代化、生产标准化的道地药材特色生产基地,培育一批道地药材品牌。

专栏3 道地药材生产服务体系建设

1)道地药材经营主体培育。推动专业大户、家庭农场、农民合作社等新型经营主体参与道地药材生产,加快道地药材生产由分散生产向规模化生产转变。2)创新生产经营模式。引导构建"龙头企业+合作社+基地""龙头企业+种植大户+基地"等生产经营模式,鼓励社会资本参与道地药材生产,支持开展强强联合、共建共享。3)道地药材产销信息监测体系。构建道地药材产销信息监测网络,适时发布信息,引导合理安排生产,促进产销衔接。4)道地药材流通体系。加强道地药材产品营销,推动产销衔接,大力发展道地药材流通新业态、新模式,构建完善的道地药材流通网络。5)道地药材技术推广体系。构建道地药材生产服务网络,加强道地药材生产标准化集成技术的推广应用,促进基地建设健康发展。

3.3 提升道地药材产业化水平。加强现代化加工基地建设。鼓励中药企业在产地建设加工基地,加强采收、净选、切制、干燥、分级、保鲜、包装、贮藏等设施建设,配套现代化加工装备,实现清洁化、连续化、自动化、标准化加工。重点开展中药材产地加工,开发中药材功能性食品及保健品,提高产品附加值。推进加工工艺创新。集成道地药材特色采收加工技术模式,制定道地药材产地加工技术规范,重点推广应用低温冷冻干燥、节能干燥、无硫处理、气调贮藏等新技术,加强综合利用,减少药效损失,提高产品档次。大力培育知名品牌。创建地域特色突出、产品特性鲜明的中药材区域公用品牌。鼓励企业通过技术创新和工艺改进,塑造品牌核心价值,创响一批品质好、叫得响、占有率高的道地药材知名品牌。加快构建道地药材流通网络。采取现代化物流、信息化技术、标准化控制等运营方式,大力发展道地药材流通新业态、新模式,构建完善的道地药材流通网络,更好地拓展市场。

专栏4 道地药材产地加工体系建设

1)产地加工能力建设。在继承与研究道地药材传统加工技艺基础上,制定道地药材产地技术规范,建设清洁、规范、安全、高效的现代化药材加工基地,综合运用化学、生物、工程、环保、信息等技术,提高药材质量。2)产地贮藏能力建设。加快道地药材生产基地产地贮藏设施设备建设,应用低温冷冻干燥、节能干燥、无硫处理、气调贮藏等新技术,提升药材保鲜能力,最大程度保持药效。3)综合利用能力建设。对药材生产过程产生的非药用部位、药材及饮片加工过程产生的下脚料等进行资源化利用,延伸产业链,提高综合收益。

3.4 提升道地药材质量安全水平。在加快标准化生产的基础上,突出重点、突破难点,提升道地药材的质量安全水平,确保道地药材产品符合国家相关标准要求。推广绿色生产技术。鼓励按照中药材生产质量管理规范,推广有机肥替代化肥、绿色防控替代化学防治等关键技术,减少化肥、农药用量。推进产地环境改善,用最适宜的土壤生产最优质的道地药材。加快道地药材适用农药登记,支持科研教学单位、农药企业开发道地药材适用农药新品种,优化审批程序,加快登记进程,完善道地药材主要农药限量标准,解决道地药材生产无专用药的问题。加强质量追溯体系建设。建立生产档案记录制度,构建覆盖种养、加工、收购、贮藏、运输、销售等各环节的质量追溯体系,实现来源可查、质量可追、责任可究。加强产品质量检测。配备水分、灰分、浸出物等常规质量检测仪器,对生产基地的产品进行检测,确保不符合质量标准的产品不采收、不销售。

专栏5 道地药材质量管理体系建设

1)道地药材标准体系。制定道地药材种子种苗等产品质量标准以及药材商品规格等级标准,完善道地药材田间管理、投入品使用、科学采收、产地加工、包装贮藏等技术体系。2)道地药材质量检测体系。围绕道地药材生产基地建设,健全中药材检测机构,提升检测能力,完善检测制度,加大抽样检测力度,鼓励第三方检测机构参与道地药材质量检测。3)道地药材可追溯体系。构建道地药材全程质量管理体系,完善投入品管理、档案记录、产品检测、合格证准出等制度,实现全程可追溯,确保产品质量安全。

## 4. 建设布局

以品种为纲、产地为目,定品种、定产地和定标准相结合,优化道地药材生产布局。定品种。通过历代本草考证,参考道地药材相关专著和标准,依据临床使用频次高、用量大的原则,选定一批重点道地药材。定重点县。综合考虑资源禀赋、生态条件和产业基础等因素,并根据第三次、第四次全国中药资源普查结果,确定道地药材生产重点县(市、区)(具体名单依据拟发布的《道地药材目录》分批发布)。定产区。将重点县较为集中的区域,划定为道地药材重点产区。按照因地制宜、分类指导、突出重点的思路,将全国道地药材基地划分为7大区域。

### 4.1 东北道地药材产区

1)区域特点。本区域大部属温带、寒温带季风气候,是关药主产区。包括内蒙古东北部、辽宁、吉林及黑龙江等省(区),中药材种植面积约占全国的5%。

2)主要品种。本区域优势道地药材品种主要有人参、鹿茸、北五味、关黄柏、辽细辛、关龙胆、辽藁本、赤芍、关防风等。

3)主攻方向。优质林下参种植,园参连作障碍治理,梅花鹿、马鹿人工养殖,赤芍、防风仿野生种植等。

4)建设目标。到2025年,建设道地药材生产基地140万亩以上。

### 4.2 华北道地药材产区

1)区域特点。本区域大部属亚热带季风气候,是北药主产区。包括内蒙古中部、天津、河北、山西等省(区、市),中药材种植面积约占全国的7%。

2)主要品种。本区域优势道地药材品种主要有黄芩、连翘、知母、酸枣仁、潞党参、柴胡、远志、山楂、天花粉、款冬花、甘草、黄芪等。

3)主攻方向。开展黄芪、黄芩、连翘野生抚育,规范柴胡生产,提升党参、远志加工贮藏技术等。

4)建设目标。到2025年,建设道地药材生产基地180万亩以上。

### 4.3 华东道地药材产区

1)区域特点。本区属热带、亚热带季风气候,是浙药、江南药、淮药等主产区。包括江苏、浙江、安徽、福建、江西、山东等省,中药材种植面积约占全国的11%。

2)主要品种。本区域优势道地药材品种主要有浙贝母、温郁金、白芍、杭白芷、浙白术、杭麦冬、台乌药、宣木瓜、牡丹皮、江枳壳、江栀子、江香薷、茅苍术、苏芡实、建泽泻、建莲子、东银花、山茱萸、茯苓、灵芝、铁皮石斛、菊花、前胡、木瓜、天花粉、薄荷、元胡、玄参、车前子、丹参、百合、青皮、覆盆子、瓜蒌等。

3)主攻方向。恢复生产杭白芍、杭麦冬、浙白术、茅苍术、杭白芷、苏芡实、建泽泻等传统知名药材,大力发展凤丹皮、江栀子、温郁金等产需缺口较大的药材。

4)建设目标。到2025年,建设道地药材生产基地280万亩以上。

### 4.4 华中道地药材产区

1)区域特点。本区属温带、亚热带季风气候,是怀药、蕲药等主产区。包括河南、湖北、湖南等省,中药材种植面积约占全国的16%。

2)主要品种。本区域优势道地药材品种主要有怀山药、怀地黄、怀牛膝、怀菊花、密银花、荆半夏、蕲艾、山茱萸、茯苓、天麻、南阳艾、天花粉、湘莲子、黄精、枳壳、百合、猪苓、独活、青皮、木香等。

3)主攻方向。开展怀山药、怀地黄、怀牛膝、怀菊花提纯复壮,治理连作障碍,大力发展荆半夏、蕲艾生态种植,提升怀山药采收加工技术等。

4)建设目标。到2025年,建设道地药材生产基地430万亩以上。

## 4.5 华南道地药材产区

1) 区域特点。本区属热带、亚热带季风气候，气温较高、湿度较大，是南药主产区。包括广东、广西、海南等省（区），中药材种植面积约占全国的6%。

2) 主要品种。本区域优势道地药材品种主要有阳春砂、新会皮、化橘红、高良姜、佛手、广巴戟、广藿香、广金钱草、罗汉果、广郁金、肉桂、何首乌、益智仁等。

3) 主攻方向。恢复阳春砂生产，提升何首乌、巴戟天、佛手生产技术水平等。

4) 建设目标。到2025年，建设道地药材生产基地160万亩以上。

## 4.6 西南道地药材产区

1) 区域特点。本区域气候类型较多，包括亚热带季风气候及温带、亚热带高原气候，是川药、贵药、云药主产区。包括重庆、四川、贵州、云南等省（市），中药材种植面积约占全国的25%。

2) 主要品种。本区域优势道地药材品种主要有川芎、川续断、川牛膝、黄连、川黄柏、川厚朴、川椒、川乌、川楝子、川木香、三七、天麻、滇黄精、滇重楼、川党、川丹皮、茯苓、铁皮石斛、丹参、白芍、川郁金、川白芷、川麦冬、川枳壳、川杜仲、干姜、大黄、当归、佛手、独活、青皮、姜黄、龙胆、云木香、青蒿等。

3) 主攻方向。开展丹参、白芍、白芷提纯复壮，开展麦冬、川芎安全生产技术研究与推广，发展优质川药，大力发展重楼等相对紧缺品种，开展三七连作障碍治理。

4) 建设目标。到2025年，建设道地药材生产基地670万亩以上。

## 4.7 西北道地药材产区

1) 区域特点。本区域大部属于温带季风气候，较为干旱，是秦药、藏药、维药主产区。包括内蒙古西部、西藏、陕西、甘肃、青海、宁夏、新疆等省（区），中药材种植面积约占全国的30%。

2) 主要品种。本区域优势道地药材品种主要有当归、大黄、纹党参、枸杞、银柴胡、柴胡、秦艽、红景天、胡黄连、红花、羌活、山茱萸、猪苓、独活、青皮、紫草、款冬花、甘草、黄芪、肉苁蓉、锁阳等。

3) 主攻方向。提升当归、枸杞、党参、红花等药材品质，发展高海拔地区大黄、红景天生产，推广秦艽、胡黄连优质栽培技术，大力发展羌活人工种植，提升党参加工贮藏技术。

4) 建设目标。到2025年，建设道地药材生产基地800万亩以上。

## 5. 资金筹措及建设进度

5.1 资金筹措。建立中央、地方、社会多方投入建设机制。各级农业农村部门要充分利用现有国家投资渠道和各项财政支持政策，努力争取拓宽投资来源，吸引金融、社会等资本参与建设，为规划实施提供基础保障。中央财政重点支持种质资源收集保护，信息监测体系、质量检测体系、可追溯体系等建设。加大对标准化基地的支持力度，优先支持中药企业自建基地、中药材种植专业合作社或与地方政府联建基地等有稳定销路的道地药材生产基地。

5.2 建设进度。道地药材生产基地建设分年度开展。2018—2025年，每年在全国建设道地药材生产基地300万亩以上。到2025年，全国建成道地药材生产基地总面积2500万亩以上，形成覆盖全国主要道地药材产区的质量追溯系统、产销信息监测体系和流通体系。

## 6. 效益分析

通过道地药材生产基地建设，构建与现代农业相适应的道地药材生产体系，提升优质道地药材生产能力，社会、经济、生态效益显著。

6.1 社会效益。推动道地药材产业链全面升级，提升道地药材品种选育能力、集成创新能力、优质道地药材供给能力，实现中药材生产区域布局和产品结构优化，提质增效、转型升级，夯实中医药发展物质基础。在技术上，集成创新、示范推广一批道地药材绿色生产技术和种植模式，形成全国道地药材生产技术服务网络，提高中药材生产技术水平。在产品上，提升道地药材品质和供给能力，实现优质道地药材稳定有效供应，提高中医药诊疗效果。在文化上，通过基地建设，促进传统中医药理论与现代科学新理论、新技术和新模式融合，传承发展传统中医药文化。

6.2 经济效益。通过道地药材生产基地建设，为现代农业和中医药产业发展提供坚实基础，利于进一步提升产业经济效益。在促进农民增收上，通过改善基地生产条件，稳定提高药品品质，吸纳农民务工就业，带动基地和农民增收致富，助力精准扶贫、精准脱贫。在提高企业效益上,推动中药材供给侧结构性改革,建立道地药材稳定产销体系,实现优质优价,促进中医药企业提质增效。在提升综合效益上,合理规划基地建设布局,发展中药材乡村旅游等新产业、新业态,延伸产业链,提升价值链。

6.3 生态效益。实施道地药材生产基地建设,加强道地药材生产基地生态环境保护,具有良好的生态效益。在药材资源保护上,改善基地生产条件,增加道地药材人工种养数量,减少野生采挖,开展野生药材抚育,有效避免物种资源枯竭,保护生态多样性。在生态环境保护上,选育和推广一批优良品种、绿色生产技术模式,减少化肥农药用量,从源头上控制面源污染,保护土壤、空气、水域环境,促进可持续发展。

## 7. 保障措施

道地药材生产基地建设是一项长期而艰巨的任务,也是一项系统工程,需要加强规划引导,聚焦重点,聚合资源,聚集力量,合力推进。

7.1 加强组织领导。在国务院中医药工作部际联席会议制度框架下,建立中药材生产协调机制,构建"分段负责、省(市)主体、县(市)主抓"的工作机制。各省(区、市)参照国务院中医药部际联席会议的组织架构,成立由分管负责同志任组长的工作指导组,加强统筹协调,明确工作责任,推进措施落实。县(市)政府应成立由主要负责同志任组长的领导小组,扛起责任,推进落实。农业农村部会同国家中医药管理局,加强顶层设计,强化监督考核,指导规划实施。国家中医药管理局推广道地药材临床使用,将道地药材使用比例纳入医院考核指标。省级农业农村部门会同中医药管理部门扎实推进道地药材生产基地建设,加强标准化生产指导服务和监督管理,确保规划顺利实施并取得实效。

7.2 强化政策扶持。统筹支农资金,加大道地药材生产基地建设投入。创新金融服务,建立多元化投融资机制,吸引工商资本、社会资本投入道地药材生产,打造优势道地药材产业集群。将道地药材纳入地方农业政策性保险支持范围,开展道地药材生产保险试点。完善道地药材生产基地用地政策,支持道地药材加工、仓储、物流等设施建设。

7.3 推进科技创新。推进农科教合作,加快科技创新和技术推广。贯彻落实新修订的《种子法》,加强道地药材品种登记和保护,鼓励道地药材生产基地开展新品种的引进和选育。支持科研院校与道地药材生产基地共建技术创新平台,开展基础研究和关键技术攻关,加快成果转化应用。加快技术集成创新,组装推广绿色高质高效技术模式,示范带动更大范围推广应用,提高技术到位率和道地药材科技水平。

7.4 创新服务机制。培育新型经营主体,重点培育种植大户、农民合作社、龙头企业等新型经营主体,推进规模化经营,引领标准化生产。培育新型服务组织,开展种苗统育统供、病虫统防统治、肥料统配统施、市场营销等服务,提高生产组织化程度。创新经营方式,推广订单生产、定制药园等,构建新型利益联结机制。积极发展新业态,推进中药材生产与产业扶贫、休闲旅游、美丽乡村和康养小镇建设相结合,弘扬中医药传统文化,培育和发展中药材新业态新模式,提高综合效益和竞争力。

7.5 强化监督考核。农业农村部、国家中医药管理局建立道地药材生产基地建设考核机制,制定考核办法,组织开展工作督导。地方各级政府也应建立相应监督考核制度,督促重点县(市)落实各项措施,推进基地建设有序开展,运用现代生物技术,强化诚信建设和监督检查,探索第三方评估,对基地建设进展和成效进行科学评估。实行动态管理,接受社会监督,严格淘汰制度,对建设工作成效显著的重点县(市),给予投资倾斜并组织全国观摩学习。

7.6 加强宣传引导。总结各地道地药材基地建设的好经验、好做法,注重典型带动,推广先进经验。充分利用报刊、广播、电视、互联网等媒体,全方位、多角度、立体化地宣传道地药材生产基地建设成就。通过博览会、交易会、推介会等多种形式,开展优质道地药材推介。依托中介组织定期开展道地药材产品的推介活动,扩大道地药材品牌影响力,提升市场认可度。

# 附录三　国家重点保护野生药材物种名录

| 中　名 | 学　名 | 保护级别 | 药材名称 |
|---|---|---|---|
| 猫科动物虎 | *Panthera tigris* Linnaeus（含国内所有亚种） | I | 虎骨 |
| 猫科动物豹 | *Panthera pardus* Linnaeus（含云豹、雪豹） | I | 豹骨 |
| 牛科动物赛加羚羊 | *Saiga tatarica* Linnaeus | I | 羚羊角 |
| 鹿科动物梅花鹿 | *Cervus nippon* Temminck | I | 鹿茸 |
| 鹿科动物马鹿 | *Cervus elaphus* Linnaeus | II | 鹿茸 |
| 鹿科动物林麝 | *Moschus berezovskii* Flerov | II | 麝香 |
| 鹿科动物马麝 | *Moschus sifanicus* Przewalski | II | 麝香 |
| 鹿科动物原麝 | *Moschus moschiferus* Linnaeus | II | 麝香 |
| 熊科动物黑熊 | *Selenarctos thibetanus* Cuvier | II | 熊胆 |
| 熊科动物棕熊 | *Ursus arctos* Linnaeus | II | 熊胆 |
| 鲮鲤科动物穿山甲 | *Manis pentadactyla* Linnaeus | II | 穿山甲 |
| 蟾蜍科动物中华大蟾蜍 | *Bufo bufo gargarizans* Cantor | II | 蟾酥 |
| 蟾蜍科动物黑眶蟾蜍 | *Bufo melanostictus* Schneider | II | 蟾酥 |
| 蛙科动物中国林蛙 | *Rana temporaria chensinensis* David | II | 哈蟆油 |
| 眼镜蛇科动物银环蛇 | *Bungarus multicinctus multicinctus* Blyth | II | 金钱白花蛇 |
| 游蛇科动物乌梢蛇 | *Zaocys dhumnades*（Cantor） | II | 乌梢蛇 |
| 蝰科动物五步蛇 | *Agkistrodon acutus*（Guenther） | II | 蕲蛇 |
| 壁虎科动物蛤蚧 | *Gekko gecko* Linnaeus | II | 蛤蚧 |
| 豆科植物甘草 | *Glycyrrhiza uralensis* Fisch. | II | 甘草 |
| 豆科植物胀果甘草 | *Glycyrrhiza inflata* Bat. | II | 甘草 |
| 豆科植物光果甘草 | *Glycyrrhiza glabra* L. | II | 甘草 |
| 毛茛科植物黄连 | *Coptis chinensis* Franch. | II | 黄连 |
| 毛茛科植物三角叶黄连 | *Coptis deltoidea* C. Y. Cheng et Hsiao | II | 黄连 |
| 毛茛科植物云连 | *Coptis teetoides* C. Y. Cheng | II | 黄连 |
| 五加科植物人参 | *Panax ginseng* C. A. Mey. | II | 人参 |
| 杜仲科植物杜仲 | *Eucommia ulmoides* Oliv. | II | 杜仲 |
| 木兰科植物厚朴 | *Magnolia officinalis* Rehd. et Wils. | II | 厚朴 |
| 木兰科植物凹叶厚朴 | *Magnolia officinalis* Rehd. et Wils. var. biloba Rehd. et Wils. | II | 厚朴 |
| 芸香科植物黄皮树 | *Phellodendron chinense* Schneid. | II | 黄柏 |
| 芸香科植物黄檗 | *Phellodendron amurense* Rupr. | II | 黄柏 |
| 百合科植物剑叶龙血树 | *Dracaena cochinchinensin*（Lour.）S. C. Chen | II | 血竭 |
| 百合科植物川贝母 | *Fritillaria cirrhosa* D. Don | III | 川贝母 |
| 百合科植物暗紫贝母 | *Fritillaria unibracteata* Hsiao et K. C. Hsia | III | 川贝母 |
| 百合科植物甘肃贝母 | *Fritillaria przewalskii* Maxim. | III | 川贝母 |
| 百合科植物梭砂贝母 | *Fritillaria delavayi* Franch. | III | 川贝母 |
| 百合科植物新疆贝母 | *Fritillaria walujewii* Regel | III | 伊贝母 |
| 百合科植物伊犁贝母 | *Fritillaria pallidiflora* Schrenk | III | 伊贝母 |
| 五加科植物刺五加 | *Acanthopanax senticosus*（Rupr. et Maxim.）Harms | III | 刺五加 |

（续表）

| 中　名 | 学　名 | 保护级别 | 药材名称 |
|---|---|---|---|
| 唇形科植物黄芩 | *Scutellaria baicalensis* Georgi | Ⅲ | 黄芩 |
| 百合科植物天门冬 | *Asparagus cochinchinensis*（Lour.）merr. | Ⅲ | 天冬 |
| 多孔菌科真菌猪苓 | *Polyporus umbellatus*（Pers.）Fries | Ⅲ | 猪苓 |
| 龙胆科植物条叶龙胆 | *Gentiana manshurica* Kitag. | Ⅲ | 龙胆 |
| 龙胆科植物龙胆 | *Gentiana scabra* Bge | Ⅲ | 龙胆 |
| 龙胆科植物三花龙胆 | *Gentiana triflora* Pall. | Ⅲ | 龙胆 |
| 龙胆科植物坚龙胆 | *Gentiana regescens* Franch. | Ⅲ | 龙胆 |
| 伞形科植物防风 | *Ledebouriella divaricata*（Turcz.）Hiroe | Ⅲ | 防风 |
| 远志科植物远志 | *Polygala tenuifolia* Willd. | Ⅲ | 远志 |
| 远志科植物卵叶远志 | *Polygala sibirica* L. | Ⅲ | 远志 |
| 玄参科植物胡黄连 | *Picrorhiza scrophulariiflora* Pennell | Ⅲ | 胡黄连 |
| 列当科植物肉苁蓉 | *Cistanche deserticola* Y. C. Ma | Ⅲ | 肉苁蓉 |
| 龙胆科植物秦艽 | *Gentiana macrophylla* Pall. | Ⅲ | 秦艽 |
| 龙胆科植物麻花秦艽 | *Gentiana macrophylla* Maxim. | Ⅲ | 秦艽 |
| 龙胆科植物粗茎秦艽 | *Gentiana crassicaulis* Duthie ex Burk. | Ⅲ | 秦艽 |
| 龙胆科植物小秦艽 | *Gentiana dahurica* Fisch. | Ⅲ | 秦艽 |
| 马兜铃科植物北细辛 | *Asarum heterotropoides* Fr. var. *mandshuricum*（Maxim.）Kitag. | Ⅲ | 细辛 |
| 马兜铃科植物汉城细辛 | *Asarum sieboldii* Miq. var. *seoulense* Nakai | Ⅲ | 细辛 |
| 马兜铃科植物细辛 | *Asarum sieboldii* Miq. | Ⅲ | 细辛 |
| 紫草科植物新疆紫草 | *Arnebia euchroma*（Royle）Johnst. | Ⅲ | 紫草 |
| 紫草科植物紫草 | *Lithospermum erythrorhizon* Sieb. et Zucc. | Ⅲ | 紫草 |
| 木兰科植物五味子 | *Schisandra chinensis*（Turcz.）Baill. | Ⅲ | 五味子 |
| 木兰科植物华中五味子 | *Schisandra sphenanthera* Rehd. et Wils. | Ⅲ | 五味子 |
| 马鞭草科植物单叶蔓荆 | *Vitex trifolia* L. var. *simplicifolia* Cham. | Ⅲ | 蔓荆子 |
| 马鞭草科植物蔓荆 | *Vitex trifolia* L. | Ⅲ | 蔓荆子 |
| 使君子科植物诃子 | *Terminalia chebula* Retz. | Ⅲ | 诃子 |
| 使君子科植物绒毛诃子 | *Terminalia chebula* Retz. var. *tomentella* Kurt. | Ⅲ | 诃子 |
| 山茱萸科植物山茱萸 | *Cornus officinalis* sieb. et Zucc. | Ⅲ | 山茱萸 |
| 兰科植物环草石斛 | *Dendrobium loddigessii* Rolfe. | Ⅲ | 石斛 |
| 兰科植物马鞭石斛 | *Dendrobium fimbriatum* Hook. var. *oculatum* Hook. | Ⅲ | 石斛 |
| 兰科植物黄草石斛 | *Dendrobium chrysanthum* Wall. | Ⅲ | 石斛 |
| 兰科植物铁皮石斛 | *Dendrobium candidum* Wall. ex Lindl. | Ⅲ | 石斛 |
| 兰科植物金钗石斛 | *Dendrobium nobile* Lindl. | Ⅲ | 石斛 |
| 伞形科植物新疆阿魏 | *Ferula sinkiangensis* K. M. shep. | Ⅲ | 阿魏 |
| 伞形科植物阜康阿魏 | *Ferula fukanensis* K. M. Shen. | Ⅲ | 阿魏 |
| 木犀科植物连翘 | *Forsythia suspensa*（Thunb.）Vahl | Ⅲ | 连翘 |
| 伞形科植物羌活 | *Notopterygium incisum* Ting ex H. T. Chang | Ⅲ | 羌活 |
| 伞形科植物宽叶羌活 | *Notopterygium forbesii* Boiss. | Ⅲ | 羌活 |

注：1. 本名录中的中名、学名、药材名称以《中华人民共和国药典》（1985 年版一部）为依据。

2. 本名录收载野生药材物种 76 种，中药材 42 种。其中只列入同一物种有代表性的药材名称。

# 附录四 食品用天然香料名单（摘录于 GB 2760‒2014）

| 中文名称 | 英文名称 | FEMA 编码 |
|---|---|---|
| (-)-高圣草酚钠盐 | (-)-Homoeriodyctiol sodium salt | 4228 |
| *d*-樟脑 | *d*-Camphor | 2230 |
| *L*-阿拉伯糖（原名称为*L*-阿戊糖） | *L*-Arabinose | 3255 |
| *L*-丝氨酸 | *L*-Serine | — |
| *L*-苏氨酸 | *L*-Threonine | 4710 |
| *l*-天冬酰胺 | *l*-Asparagine | — |
| *β*-愈疮木烯 | *β*-Guaiene Guaia‒1(5),7(11)-diene | — |
| 阿拉伯胶 | Arabic gum | 2001 |
| 阿魏液态提取物（流浸膏） | Asafoetida fluid extract (*Ferula assafoetida* L.) | 2106 |
| 阿魏油 | Asafoetida oil (*Ferula asafoetida* L.) | 2108 |
| 安古树皮提取物 | Angostura extract (*Galipea offincinalis* Hancock) | 2092 |
| 安息香 | Styrax (*Liquidambar* spp.) | 3036 |
| 安息香树脂 | Benzoin resinoid (*Styrax tonkinensis* Pierre) | 2133 |
| 桉叶油（蓝桉油） | Eucalyptus oil (*Eucalyptus globulus* Labille) | 2466 |
| 八角茴香油 | Anise star oil (*Illicium verum* Hook, F.) | 2096 |
| 巴拉圭茶净油/提取物 | Mate absolute/extract (*Ilex paraguariensis* St. Hil.) | — |
| 菝葜提取物 | Sarsaparilla extract (*Smilax* spp.) | 3009 |
| 白百里香油 | Thyme oil, white (*Thymus zygis* L.) | 3065 |
| 白胡椒油 | Pepper oil, white (*Piper nigrum* L.) | 2851 |
| 白胡椒油树脂 | Pepper oleoresin, white (*Piper nigrum* L.) | 2852 |
| 白康酿克油 | Cognac oil, white | 2332 |
| 白兰花浸膏 | Michelia alba flower concrete | 3950 |
| 白兰花净油 | Michelia alba flower absolute | 3950 |
| 白兰花油 | Michelia alba flower oil | 3950 |
| 白兰叶油 | Michelia alba leaf oil | 3950 |
| 白栎木屑提取物 | Oak chips extract (*Quercus alba* L.) | 2794 |
| 白柠檬萜烯 | Lime oil terpene | — |
| 白柠檬油 | Lime oil [*Citrus aurantifolia* (Christman) Swingle] | 2631 |
| 白千层油 | Cajeput oil (*Melaleuca cajuputi* Powell) | 2225 |
| 白山核桃树皮提取物 | Hickory bark extract (*Carya* spp.) | 2577 |
| 白脱酸 | Butter acids | 2171 |
| 白脱酯 | Butter esters | 2172 |
| 白藓牛至 | Dittany of crete (*Origanum dictamnus* L.) | 2399 |
| 白樟油 | Camphor oil, white (*Cinnamomum camphora* (L.) Presl) | 2231 |
| 白芷酊 | Angelica dahurica tincture | — |
| 百里香油 | Thyme oil (*Thymus vulgaris* or T. zigis) | 3064 |

（续表）

| 中文名称 | 英文名称 | FEMA 编码 |
|---|---|---|
| 柏木叶油（北美香柏） | Cedar leaf oil（*Thuja occidentalis* L.） | 2267 |
| 柏木油萜烯 | Cedarwood oil terpenes | — |
| 荜澄茄 | Cubebs（*Piper cubeba* L. f.） | 2338 |
| 荜澄茄油 | Cubeb oil（*Piper cubeba* L. f.） | 2339 |
| 蓖麻油 | Castor oil（*Ricinus communis*） | 2263 |
| 波罗尼花净油 | Boronia absolute（*Boronia megastigma* Nees） | 2167 |
| 布枯叶油 | Buchu leaves oil（*Barosma* spp.） | 2169 |
| 蚕豆花酊 | Broad bean flower tincture（*Vicia faba* Linn.） | — |
| 苍术脂（又名苍术硬脂，苍术油） | Atractylodes oil（*Atractylodes lancea*） | — |
| 藏红花提取物 | Saffron extract（*Crocus sativus* L.） | 2999 |
| 茶树油（又名互叶白千层油） | Tea tree oil（*Melaleuca alternifolia*） | 3902 |
| 橙花净油 | Orange flower absolute（*Citrus aurantium* L. subsp. *amara*） | 2818 |
| 橙皮素 | Hesperetin | 4313 |
| 橙叶油 | Petitgrain bigarade oil（*Citrus aurantium* L.） | 2855 |
| 除萜白柠檬油 | Lime oil，expressed terpeneless（*Citrus aurantifolia* Swingle） | 2632 |
| 除萜橘子油 | Mandarin oil，terpeneless | — |
| 除萜甜橙皮油 | Orange peel oil，sweet，terpeneless（*Citrus sinensis* L. Osbeck） | 2826 |
| 除萜甜橙油 | Orange oil，terpeneless［*Citrus sinensis*（L.）Osbeck］ | 2822 |
| 除萜香叶油 | Geranium oil terpeneless | 2508 |
| 春黄菊花净油（提取物）（罗马） | Chamomile flower absolute（extract）（Roman）（*Anthemis nobilis* L.） | 2274 |
| 春黄菊花油（罗马） | Chamomile flower oil（Roman）（*Anthemis nobilis* L.） | 2275 |
| 刺柏提取物 | Juniper extract（*Juniperus communis* L.） | 2603 |
| 刺梧桐树胶 | Karaya gum（*Sterculia urens*） | 2605 |
| 达迷草叶 | Damiana leaves（*Turnera diffusa* Willd.） | — |
| 达瓦树胶 | Ghatti gum（*Anogeissus latifolia* Wall.） | 2519 |
| 大花茉莉浸膏 | Jasminum grandiflorum concrete | 2599 |
| 大花茉莉净油 | Jasminum grandiflorum absolute | 2598 |
| 大茴香脑 | trans-Anethole Anise camphor | 2086 |
| 大茴香油（又名茴芹油） | Anise oil（*Pimpinella anisum* L.） | 2094 |
| 大蒜油 | Garlic oil（*Allium sativum* L.） | 2503 |
| 大蒜油树脂 | Garlic oleoresin（*Allium sativum* L.） | — |
| 玳玳果皮油 | Daidai peel oil（*Citrus aurantium* L. 'Daidai'） | 3823 |
| 玳玳果油 | Daidai fruit oil（*Citrus aurantium* L. 'Daidai'） | 2771 |
| 玳玳花浸膏 | Daidai flower concrete（*Citrus aurantium* L. 'Daidai'） | 2771 |
| 玳玳花油 | Daidai flower oil（*Citrus aurantium* L. 'Daidai'） | 2771 |
| 单宁酸 | Tannic acid | 3042 |
| 当归根油 | Angelica root oil（*Angelica archangelica* L.） | 2088 |
| 当归籽油 | Angelica seed oil（*Angelica archanglica* L.） | 2090 |
| 德国春黄菊花（母菊花）提取物 | Chamomile（German）extract（*Matricaria chamomilla* L.） | — |
| 德国鸢尾树脂 | Orris resinoid（*Iris germanical* L.） | — |

（续表）

| 中文名称 | 英文名称 | FEMA 编码 |
|---|---|---|
| 丁香花蕾酊（提取物） | Clove bud tincture（extract）（*Eugenia* spp.） | 2322 |
| 丁香花蕾油 | Clove bud oil（*Eugenia* spp.） | 2323 |
| 丁香花蕾油树脂 | Clove bud oleoresin（*Eugenia* spp.） | 2324 |
| 丁香茎油 | Clove stem oil（*Eugenia* spp.） | 2328 |
| 丁香叶油 | Clove leaf oil（*Eugenia* spp.） | 2325 |
| 冬青油 | Wintergreen oil（*Gaultheria procumbens* L.） | 3113 |
| 冬香草油 | Savory winter oil（*Satureja montana* L.） | 3016 |
| 豆豉酊 | Soya bean fermented tincture | — |
| 豆豉油树脂 | Toushi oleoresin（*Douchi oleoresin*） | — |
| 杜松籽油（又名刺柏子油） | Juniper berry oil（*Juniperus communis* L.） | 2604 |
| 儿茶粉 | Catechu powder（*Acacia catechu* Willd.） | 2265 |
| 防风根油（又名没药油） | Opoponax oil（*Commiphora* ssp.） | — |
| 枫槭浸膏 | Maple concrete（*Acer* spp.） | — |
| 枫槭油 | Maple oil（*Acer* spp.） | — |
| 蜂蜡净油 | Beeswax absolute（*Apis mellifera* L.） | 2126 |
| 佛手油 | Sarcodactylis oil（*Citrus medica* var. *sarcodactylis* Swingle） | 3899 |
| 甘草酊 | Licorice tincture（*Glycyrrhiza* spp.） | 2628 |
| 甘草流浸膏 | Licorice extract（*Glycyrrhiza* spp.） | 2628 |
| 甘草酸胺 | Glycyrrhizin，ammoniated（*Glycyrrhiza* spp.） | 2528 |
| 甘草提取物（粉） | Licorice extract powder（*Glycyrrhiza* glabra L.） | 2629 |
| 甘牛至油 | Marjoram oil，sweet［*Majorana hortensis* Moench（*Origanum majorana* L.）］ | 2663 |
| 甘牛至油树脂/提取物 | Marjoram oleoresin/extract［*Majorana hortensis* Moench（*Origanum majorana* L.）］ | 2659 |
| 甘松油 | China nardostachys oil（*Nardostachys chinensis* Batal.） | — |
| 干制鲣鱼（$CO_2$）提取物 | Katsuobushi $CO_2$ extract | — |
| 高倍天然苹果香料 | Folded Apple Essence | — |
| 格蓬油 | Galbanum oil（*Ferula galbaniflua*） | 2501 |
| 葛缕籽油 | Caraway seed oil（*Carum carvi* L.） | 2238 |
| 根皮素 | Phloretin | 4390 |
| 古巴香脂油 | Copaiba oil（South American spp. of *Copaifera*） | — |
| 瓜拉纳提取物 | Guarana extract（*Paullinia cupana* HBK） | 2536 |
| 广藿香油 | Patchouli oil（*Pogostemon cablin*） | 2838 |
| 桂花酊 | Osmanthus fragrans flower tincture | — |
| 桂花浸膏 | Osmanthus fragrans flower concrete | — |
| 桂花净油 | Osmanthus fragrans flower absolute | 3750 |
| 桂圆酊 | Longan tincture（*Euphoria longana*） | — |
| 海草（藻）提取物 | Kelp（*Laminaria* spp. and *Kereocystis* spp.） | 2606 |
| 海狸酊 | Castoreum tincture（extract）（*Castor* spp.） | 2261 |
| 海索草提取物（又名神香草提取物） | Hyssop extract（*Hyssopus officinalis* L.） | 2590 |

（续表）

| 中文名称 | 英文名称 | FEMA 编码 |
|---|---|---|
| 海索草油 | Hyssop oil (*Hyssopus officinalis* L.) | 2591 |
| 海藻净油 | Algues absolute | — |
| 杭白菊花浸膏（又名杭菊花流浸膏） | Chrysanthemum Hang Zhou flower extract (*Dendranthema morifolium* or *Chrysanthemum morifolium*) | 4689 |
| 杭白菊花油 | Chrysanthemum Hang Zhou flower oil (*Dendranthema morifolium* or *Chrysanthemum morifolium*) | — |
| 核桃壳提取物 | Walnut hull extract (*Juglans* spp.) | 3111 |
| 褐藻胶 | Algin (*Laminaria* spp. and other kelps) | 2014 |
| 黑胡椒油 | Pepper oil, black (*Piper nigrum* L.) | 2845 |
| 黑胡椒油树脂/黑胡椒提取物 | Pepper oleoresin/extract, black (*Piper nigrum* L.) | 2846 |
| 黑加仑酊 | Black currant tincture (*Ribes nigrum* L.) | 2346 |
| 黑加仑浸膏 | Black currant concrete (*Ribes nigrum* L.) | 2346 |
| 红茶酊 | Black tea tincture (*Camellia sinensis*) | — |
| 红橘油 | Tangerine oil (*Citrus reticulata* Blanco) | 3041 |
| 红三叶草提取物（固体） | Clover tops red extract solid (*Trifolium pratense* L.) | 2326 |
| 红枣浸膏 | Date concrete (*Ziziphus jujuba*) | — |
| 胡薄荷油（又名唇萼薄荷油） | Pennyroyal oil (*Mentha pulegium* L.) | 2839 |
| 胡萝卜籽油 | Carrot seed oil (*Daucus carota* L.) | 2244 |
| 葫芦巴 | Fenugreek (*Trigonella foenum-graecum* L.) | 2484 |
| 葫芦巴酊 | Fenugreek tincture (extract) (*Trigonella foenum-graecum* L.) | 2485 |
| 葫芦巴油树脂 | Fenugreek oleoresin (*Trigonella foenum-graecum* L.) | 2486 |
| 葫芦巴籽浸膏 | Fenugreek seed extract (*Trigonella foenum-graecum* L.) | 2485 |
| 花椒提取物 | Ash bark, prickly, extract (*Xanthoxylum* spp.) | 2110　4754 |
| 桦焦油 | Birch sweet oil (*Betula lenta* L.) | 2154 |
| 槐树花浸膏 | Sophora japonica flower concrete | — |
| 槐树花净油 | Sophora japonica flower absolute | — |
| 黄芥末提取物/黄芥末油树脂 | Mustard extract/oleoresin, yellow (*Brassica* spp.) | — |
| 黄葵酊 | Ambrette tincture (*Hibiscus abelmoschus* L.) | 2052 |
| 黄葵籽净油 | Ambrette seed absolute (*Hibiscus abelmoschus* L.) | 2050 |
| 黄葵籽油 | Ambrette seed oil (*Hibiscus abelmoschus* L.) | 2051 |
| 黄龙胆根提取物 | Gentian root extract (*Gentiana lutea* L.) | 2506 |
| 黄色金鸡纳树皮提取物 | Cinchona bark extract (yellow) (*Cinchona* spp.) | 2284 |
| 黄蓍胶 | Tragacanth gum (*Astragalus* spp.) | 3079 |
| 加拿大飞蓬草油 | Fleabane oil (*Erigeron canadensis*) | 2409 |
| 加拿大细辛油 | Snakeroot oil, Canadian (*Asarum canadense* L.) | 3023 |
| 加州胡椒油 | Schinus molle oil (*Schinus molle* L.) | 3018 |
| 姜黄浸膏 | Turmeric extract (*Curcuma longa* L.) | 3086 |
| 姜黄油 | Turmeric oil (*Curcuma longa* L.) | 3085 |
| 姜黄油树脂 | Turmeric oleoresin (*Curcuma longa* L.) | 3087 |
| 椒样薄荷油 | Peppermint oil (*Mentha piperita* L.) | 2848 |

| 中文名称 | 英文名称 | FEMA 编码 |
|---|---|---|
| 焦木酸 | Pyroligneous acid | 2967 |
| 角豆提取物 | Carob bean extract (*Ceratonia siliqua* L. ) | 2243 |
| 接骨木花净油 | Elder flower absolute (*Sambucus canadensis* L. and *S. nigra* L. ) | — |
| 接骨木花提取物 | Elder flowers extract (*Sambucus canadensis* L. and *S. nigra* L. ) | — |
| 金合欢浸膏 | Cassie concrete (*Acacia farnesiana* Willd. ) | — |
| 金合欢净油 | Cassie absolute [*Acacia farnesiana* (L. ) Willd. ] | 2260 |
| 金鸡纳树皮 | Cinchona bark (yellow) (*Cinchona* spp. ) | 2283 |
| 金钮扣油树脂 | Jambu oleoresin (*Spilanthes acmelia* oleracea) | 3783 |
| 九里香浸膏 | Common Jasmin orange concrete (*Murraya paniculata*) | — |
| 韭葱油 | Leek oil (*Allium porrum*) | — |
| 酒花酊 | Hops tincture (extract) (*Humulus lupulus* L. ) | 2578 |
| 酒花浸膏 | Hops extract，solid (*Humulus lupulus* L. ) | 2579 |
| 酒花油 | Hops oil (*Humulus lupulus* L. ) | 2580 |
| 菊苣浸膏 | Chicory concrete (extract) (*Cichorium intybus* L. ) | 2280 |
| 橘叶油 | Petitgrain mandarin oil (*Citrus reticulate* Blanco var. *mandarin*) | 2854 |
| 橘柚油 | Tangelo oil | — |
| 橘子油 | Mandarin oil (*Citrus reticulata* Blanco) | 2657 |
| 咖啡酊 | Coffee tincture (*Coffee* spp. ) | — |
| 卡黎皮提取物 | Cascarilla bark extract (*Croton* spp. ) | 2254 |
| 卡黎皮油 | Cascarilla bark oil (*Croton* spp. ) | 2255 |
| 卡南伽油 | Cananga oil (*Cananga odorata* Hook. F. and Thoms) | 2232 |
| 可可酊 | Cocoa tincture (*Theobroma cacao* Linn. ) | — |
| 可可壳酊 | Cocoa husk tincture (*Theobroma cacao* Linn. ) | — |
| 可乐果提取物 | Kolas nut extract (*Cola acuminate* Schott et EndL. ) | 2607 |
| 枯茗油 | Cumin oil (*Cuminum cyminum* L. ) | 2340 |
| 枯茗籽油(又名孜然油) | Cumin seed oil (*Cuminum cyminum* L. ) | 2343 |
| 苦艾 | Wormwood (*Artemisia absinthium* L. ) | 3114 |
| 苦艾提取物 | Wormwood extract (*Artemisia absinthium* L. ) | 3115 |
| 苦橙花油 | Neroli bigarade oil (*Citrus aurantium* L. ) | 2771 |
| 苦橙叶净油 | Orange leaf absolute (*Citrus aurantium* L. ) | 2820 |
| 苦橙油 | Orange oil，bitter (*Citrus aurantium* L. ) | 2823 |
| 苦木提取物 | Quassia extract (*Picrasma excelsa* (sw. ) planch. *Quassia amara* L. ) | 2971 |
| 苦杏仁油 | Almond oil，bitter (*Prunus amygdalus*) | 2046 |
| 奎宁盐酸盐 | Quinine hydrochloride | 2976 |
| 蜡菊净油 | Helichrysum absolute (*Helichrysum augustifolium*) | — |
| 蜡菊提取物 | Immortelle extract (*Helichrysum angustifolium* DC. ) | 2592 |
| 辣根油 | Horseradish oil (*Armoracia lapathifolia* Gilib) | — |
| 辣椒酊 | Capsicum tincture (extract) (*Capsicum* spp. ) | 2233 |
| 辣椒油树脂(又名灯笼辣椒油树脂) | Paprika oleoresin (*Capsicum annuum* L. ) | 2834 |
| 赖百当净油(又名岩蔷薇净油) | Labdanum absolute (*Cistus* spp. ) | 2608 |

（续表）

| 中文名称 | 英文名称 | FEMA 编码 |
|---|---|---|
| 赖百当油 | Labdanum oil（Cistus ladaniferus） | 2609 |
| 榄香香树脂 | Elemi resinoid（Canarium ssp.） | 2407 |
| 榄香油/提取物/香树脂 | Elemi oil/extract/resinoid（Canarium cimmune or Iuzonicum Miq） | 2408 |
| 朗姆酒净油 | Rum absolute | — |
| 良姜根提取物 | Galangal root extract（Alpinia spp.） | 2499 |
| 灵猫净油 | Civet absolute（Viverra civetta Schreber V. zibetha Schreber）Civetabsolute（Viverra civetta Schreber V. zibetha Schreber） | 2319 |
| 留兰香提取物 | Spearmint extract（Mentha spicata L.） | 3031 |
| 留兰香油 | Spearmint oil（Mentha spicata） | 3032 |
| 龙蒿油 | Estragon oil（Artemisia dracunculus L.） | 2412 |
| 龙涎香酊 | Ambergris tincture | 2049 |
| 芦荟提取物 | Aloe extract（Aloe spp.） | 2047 |
| 罗汉果酊 | Luohanfruit tincture［Siraitia grosvenorii（Swingle）C. Jeffrey］ | — |
| 罗勒提取物 | Basil extract（Ocimum basilicum L.） | 2120 |
| 罗勒油 | Basil oil（Ocimum basilicum L.） | 2119 |
| 罗望子提取物（浸膏） | Tamarind extract（Tamarindus indica L.） | — |
| 绿茶酊 | Green tea tincture（Thea sinensis or Camellia sinensis） | — |
| 没药树脂提取物 | Opoponax extract resinoid（Commiphora ssp.） | — |
| 没药油 | Myrrh oil（Commiphora spp.） | 2766 |
| 玫瑰草油 | Palmarosa oil［Cymbopogon martini（Roxb.）Stapf］ | 2831 |
| 玫瑰果籽提取物 | Rose hips extract（Rosa spp.） | 2990 |
| 玫瑰浸膏 | Rose concrete（Rosa spp.） | — |
| 玫瑰净油 | Rose absolute（Rosa spp.） | 2988 |
| 玫瑰木油 | Bois de rose oil（Aniba rosaeodora Ducke） | 2156 |
| 玫瑰茄 | Roselle（Hibiscus sabdariffa L.） | — |
| 玫瑰油 | Rose oil（Rosa spp.） | 2989 |
| 酶处理异槲皮苷 | Isoquercitrin, enzymatically modified | 4225 |
| 美国栗树叶提取物 | Chestnut leaves extract［Castanea dentate（Marsh.）Borkh.］ | — |
| 迷迭香油 | Rosemary oil（Rosemarinus officinalis L.） | 2992 |
| 秘鲁香膏油 | Balsam oil，Peru（Myroxylon pereirae Klotzsch） | 2117 |
| 秘鲁香脂 | Balsam peru（Myroxylon pereirae Klotzsch） | 2116 |
| 蜜蜂花油 | Balm oil（Melissa officinalis L.） | 2113 |
| 摩洛哥豆蔻提取物 | Grains of paradise extract［Aframomum melegueta（Rosc.）K. Schum］ | 2529 |
| 莫哈弗丝兰提取物 | Yucca mohave extract（Yucca spp.） | 3121 |
| 墨红花浸膏 | Rose crimsonglory flower concrete | — |
| 墨红花净油 | Rose crimsonglory flower absolute | — |
| 墨西哥鼠尾草油树脂（又名棘枝油树脂）（原名称为墨西哥牛至油树脂） | Oregano oleoresin（Lippia spp.） | 2827 |
| 母菊（匈牙利春黄菊）花净油 | Chamomile flower absolute（Hungarian）（Matricaria chamomilla L.） | — |
| 母菊（匈牙利春黄菊）花油 | Chamomile flower oil（Hungarian）（Matricaria chamomilla L.） | 2273 |

（续表）

| 中文名称 | 英文名称 | FEMA 编码 |
|---|---|---|
| 牡荆叶油 | Vitex cannabifolia leaf oil | — |
| 苜蓿提取物 | Alfalfa extract (*Medicago sativa* L.) | 2013 |
| 奶油发酵起子蒸馏物（黄油蒸馏物） | Butter starters distillate | 2173 |
| 柠檬草油 | Lemongrass oil (*Cymbopogon citratus* DC. and *C. flexuosus*) | 2624 |
| 柠檬提取物 | Lemon extract [*Citrus limon* (L.) Burm. f.] | 2623 |
| 柠檬叶油 | Petitgrain lemon oil [*Citrus limon* (L.) Burm. f.] | 2853 |
| 柠檬油 | Lemon oil [*Citrus limon* (L.) Burm. f.] | 2625 |
| 柠檬油萜烯 | Terpenes of lemon oil | — |
| 欧当归提取物 | Lovage extract (*Levisticum officinale* Koch) | 2650 |
| 欧当归油 | Lovage oil (*Levisticum officinale* Koch.) | 2651 |
| 欧芹叶油 | Parsley leaf oil (*Petroselinum crispum*) | 2836 |
| 欧芹油树脂 | Parsley oleoresin (*Petroselinum* spp.) | 2837 |
| 欧洲山松针叶油 | Pine needle oil, dwarf, oil (*Pinus mugo turra* var. *pumilio* (Haenke) Zenari) | 2904 |
| 葡萄柚油萜烯 | Grapefruit oil terpenes (*Citrus paradisi* Macf) | — |
| 葡萄籽提取物 | Grape seed extract (*Vitis vinifera*) | 4045 |
| 蒲公英根固体提取物 | Dandelion root solid extract (*Taraxacum* spp.) | 2358 |
| 蒲公英流浸膏 | Dandelion fluid extract (*Taraxacum* spp.) | 2357 |
| 芹菜花油 | Celery flower oil (*Apium graveolens* L.) | — |
| 芹菜叶油 | Celery leaf oil (*Apium graveolens* L.) | — |
| 芹菜籽（$CO_2$）提取物 | Celery seed ($CO_2$) Extract (*Apium graveolens* L.) | 2270 |
| 芹菜籽提取物（固体） | Celery seed extract solid (*Apium graveolens* L.) | 2269 |
| 芹菜籽油 | Celery seed oil (*Apium graveolens* L.) | 2271 |
| 肉豆蔻酊 | Nutmeg tincture (*Myristica fragrans* Houtt.) | — |
| 肉豆蔻衣油 | Mace oil (*Myristica fragrans* Houtt.) | 2653 |
| 肉豆蔻衣油树脂/提取物 | Mace oleoresin/extract (*Myristica fragrans* Houtt) | 2654 |
| 肉豆蔻油 | Nutmeg oil (*Myristica fragrans* Houtt.) | 2793 |
| 肉豆蔻油树脂 | Nutmeg oleoresin (*Myristica fragrans* Houtt) | — |
| 肉桂皮油/油树脂 | Cinnanon bark oil/oleoresin (*Cinnamomaum* spp.) | 2290 |
| 乳香油 | Olibanum oil (*Boswellia* spp.) | 2816 |
| 山苍子油 | Litsea cubeba berry oil | 3846 |
| 山达草流浸膏 | Yerba santa fluid extract [*Eriodictyon californicum* (Hook and Arn) Torr] | 3118 |
| 山楂酊 | Hawthorn fruit tincture (*Crataegus* spp.) | — |
| 生姜提取物（生姜浸膏） | Ginger extract (Ginger concrete.) (*Zingiber officinale*) | 2521 |
| 生姜油 | Ginger oil (*Zingiber officinale* Rosc.) | 2522 |
| 生姜油树脂 | Ginger oleoresin (*Zingiber officinale* Rosc.) | 2523 |
| 石榴果汁浓缩物 | Pomegranate concentrate | — |
| 莳萝草油（又名莳萝油） | Dill herb oil (*Anethum graveolens*) | 2383 |
| 鼠尾草油（又名药鼠尾草油） | Sage oil (*Salvia officinalis* L.) | 3001 |

（续表）

| 中文名称 | 英文名称 | FEMA 编码 |
|---|---|---|
| 鼠尾草油树脂/提取物 | Sage oleoresin/extract (*Salvia officinalis* L.) | 3002 |
| 树兰花酊 | Aglaia odorata flower tincture | — |
| 树兰花浸膏 | Aglaia odorata flower concrete | — |
| 树兰花油 | Aglaia odorata flower oil | — |
| 树苔浸膏 | Treemoss concrete (*Evernia furfuraceae*) | — |
| 树苔净油 | Treemoss absolute (*Evernia furfuraceae*) | — |
| 水蒸气蒸馏松节油 | Turpentine, steam-distilled (*Pinus* spp.) | 3089 |
| 斯里兰卡肉桂皮油 | Cinnamon bark oil (*Cinnamomum* spp.) | 2291 |
| 斯里兰卡肉桂叶油 | Cinnamon leaf oil (*Cinnamomum* spp.) | 2292 |
| 松焦油 | Pine tar oil (*Pinus* spp.) | 2907 |
| 松针油 | Pine needle oil (*Abies* spp.) | 2905 |
| 苏格兰留兰香油 | Scotch spearmint oil (*Mentha cardiaca* L.) | 4221 |
| 苏格兰松油 | Pine oil, scotch (*Pinus sylvestris* L.) | 2906 |
| 苏合香提取物 | Styrax extract (*Liquidambar* spp.) | 3037 |
| 苏合香油 | Styrax oil (*Liquidambar* spp.) | — |
| 素方花净油 | Common white jasmine flower absolute (*Jasminum officinale* L.) | — |
| 穗花槭提取物（固体） | Mountain maple extract solid (*Acer spicatum* Lam.) | 2757 |
| 穗薰衣草油 | Spike lavender oil (*Lavandula latifolia* L.) | 3033 |
| 檀香醇(α-，β-) | Santalol, α- and β- | 3006 |
| 檀香油 | Sandalwood oil (*Santalum album* L.) | 3005 |
| 糖蜜提取物 | Molasses extract | — |
| 桃树叶净油 | Peach tree leaf absolute (*Prunus persica* L. Batsch) | — |
| 天然薄荷脑 | l-Menthol, natural | 2665 |
| 天然康酿克油 | Cognac oil, green | 2331 |
| 甜菜碱（天然提取） | Betaine (Natural Extract) | 4223 |
| 甜橙皮提取物 | Orange peel extract, sweet [*Citrus sinensis* (L.) Osbeck] | 2824 |
| 甜橙油 | Orange oil [*Citrus sinensis* (L.) Osbeck] | 2821 |
| 甜橙油（橙皮压榨法） | Orange oil, sweet, cold pressed [*Citrus sinensis* (L.) osbeck] | 2825 |
| 甜橙油萜烯 | Terpenes of orange oil | — |
| 甜小茴香油 | Fennel oil, sweet (*Foeniculum vulgare* Mill. var. *dulce* D.C.) | 2483 |
| 甜叶菊油 | Stevia rebaudiana oil | — |
| 头状百里香油（又名西班牙牛至油） | Origanum oil (*Thymus capitatus*) | 2828 |
| 吐鲁酊（提取物） | Tolu balsam tincture (extract) (*Myroxylon* spp.) | 3069 |
| 吐鲁香膏 | Tolu balsam gum (*Myroxylon* spp.) | 3070 |
| 晚香玉浸膏 | Tuberose concrete (*Polianthes tuberosa*) | — |
| 晚香玉净油 | Tuberose absolute (*Polianthes tuberosa* L.) | — |
| 万寿菊油 | Tagetes oil (*Tagetes* spp.) | 3040 |
| 乌梅酊 | Wumei tincture (*Prunus mume*) | — |
| 无萜柠檬油 | Lemon oil, terpeneless [*Citrus limon* (L.) Burm. f.] | 2626 |
| 西班牙鼠尾草油 | Sage oil, Spanish (*Salvia lavandulaefolia* VahL.) | 3003 |

(续表)

| 中文名称 | 英文名称 | FEMA 编码 |
|---|---|---|
| 西印度月桂叶提取物 | Bay leaves，west Indian，extract (*Pimenta acris* Kostel) | 2121 |
| 西印度月桂叶油 | Bay leaves，West Indian，oil (*Pimenta acris* Kostel) | 2122 |
| 夏香草油 | Savory summer oil (*Satureja hortensis* L.) | 3013 |
| 夏至草提取物 | Horehound extract (*Marrubium vulgare* L.) | 2581 |
| 香橙皮油 | Citrus junos peel oil | 2318 |
| 香葱油 | Chives oil (*Allium schoenoprasum*) | |
| 香榧子壳浸膏 | Torreya grandis shell concrete | — |
| 香风茶油(又名香茶菜油) | Xiang Feng cha oil (*Rabdosia* spp.) | — |
| 香蜂草 | Balm (*Melissa officinalis* L.) | 2111 |
| 香附子油 | Cyperus oil (*Cupressus sempervirens*) | |
| 香根浸膏 | Vertiver concrete (*Vetiveria zizanioides* Nash.) | — |
| 香根油 | Vertiver oil (*Vetiveria zizanioides* Nash.) | — |
| 香厚壳桂皮油 | Massoia bark oil (*Cryptocarya massoio*) | 3747 |
| 香荚兰豆酊 | Vanilla bean tincture (*Vanilla* spp.) | 3105 |
| 香荚兰豆浸膏(提取物) | Vanilla bean concrete (extract) (*Vanilla* spp.) | 3105 |
| 香荚兰油树脂 | Vanilla oleoresin (*Vanilla fragrans*) | 3106 |
| 香茅油 | Citronella oil (*Cymbopogon nardus* Rendle) | 2308 |
| 香柠檬油 | Bergamot oil (*Citrus aurantium* L. subsp. *bergamia*) | 2153 |
| 香叶提取物 | Geranium extract (*Pelargonlium* spp.) | — |
| 香叶油(又名玫瑰香叶油) | Geranium oil (geranium rose oil) (*Pelargonium graveolens* L'Her) | 2508 |
| 香脂冷杉油 | Balsam fir oil (*Abies balsamea* (L.) Mill.) | 2114 |
| 香脂冷杉油树脂 | Balsam fir oleoresin [*Abies balsamea* (L.) Mill.] | 2115 |
| 香紫苏油 | Clary sage oil (*Salvia sclarea* L.) | 2321 |
| 橡苔净油 | Oakmoss absolute (*Evernia* spp.) | 2795 |
| 小豆蔻酊 | Cardamom tincture (*Elletaria ardamomum*) | 2240 |
| 小豆蔻油 | Cardamom oil (*Elletaria cardamomum*) | 2241 |
| 小花茉莉浸膏 | Jasminum sambac concrete | — |
| 小花茉莉净油 | Jasminum sambac absolute | — |
| 小茴香酊 | Fennel tincture (*Foeniculum vulgare* Mill.) | — |
| 小茴香油(又名普通小茴香油) | Fennel oil，(common) (*Foeniculum vulgare* Mill) | 2481 |
| 小米辣椒油树脂 | Bush red pepper oleoresin (*Capsicum frutescens* L.) | 2234 |
| 缬草根提取物 | Valerian root extract (*Valeriana officinalis* L.) | 3099 |
| 缬草油 | Valerian root oil (*Valeriana officinalis* L.) | 3100 |
| 杏仁油 | Apricot Kernel oil (*Prunus armeniaca* L.) | 2105 |
| 薰衣草净油 | Lavender absolute (*Lavandula angustidolia*) | 2620 |
| 薰衣草油 | Lavender oil (*Lavandula angustifolia*) | 2622 |
| 亚洲薄荷素油 | Mentha arvensis oil，partially dementholized | — |
| 亚洲薄荷油 | Mentha arvensis oil (Cornmint oil) | 4219 |
| 胭脂树提取物 | Annatto extract (*Bixa orellana* L.) | 2103 |
| 岩蔷薇浸膏(又名赖百当浸膏) | Labdanum extract (*Cistus ladaniferus*) | 2610 |

（续表）

| 中文名称 | 英文名称 | FEMA 编码 |
|---|---|---|
| 燕根（萝藦科植物）提取物 | Swallowroot (*Decalepis hamiltonii*) extract | 4283 |
| 洋艾油 | Wormwood oil (*Artemisia absinthium* L. ) | 3116 |
| 洋葱油 | Onion oil (*Allium cepa* L. ) | 2817 |
| 洋葱油树脂 | Onion oleoresin (*Allium cepa* L. ) | — |
| 药蜀葵 | Althea root (*Althea officinalis* L. ) | 2048 |
| 药鼠李提取物 | Cascara bitterless extract (*Rhamnus purshiana* DC. ) | 2253 |
| 野黑樱桃树皮提取物 | Cherry bark extract (wild) (*Prunus serotina* Ehrh. ) | 2276 |
| 野玫瑰浸膏 | Wild rose concrete (Rosa multiflora) | — |
| 依兰依兰油 | Ylang ylang oil (*Cananga odorata* Hook. f. and Thomas) | 3119 |
| 银白金合欢净油（又名含羞草净油） | Mimosa absolute (*Acacia decurrens* Will. var. *dealbata*) | 2755 |
| 印蒿油 | Davana oil (*Artemisia pallens* Wall. ) | 2359 |
| 鹰爪豆净油 | Genet absolute (*Spartium junceum* L. ) | 2504 |
| 油酸 | Oleic acid | 2815 |
| 柚苷（柚皮苷）提取物 | Naringin extract (*Citrus paradisi* Macf. ) | 2769 |
| 柚皮油 | Pummelo peel oil [*Citrus grandis* (L. ) Osbeck] | — |
| 玉米穗丝 | Corn silk (*Zea mays* L. ) | 2335 |
| 愈疮木油 | Guaiac wood oil (*Bulnesia sarmienti* Lor. ) | 2534 |
| 鸢尾浸膏 | Orris concrete (*Iris florentina* L. ) | 2829 |
| 鸢尾脂（又名鸢尾凝脂） | Orris root extract (*Iris florentina* L. ) | 2830 |
| 芫荽油/油树脂 | Coriander oil/oleoresin (*Coriandrum sativum* L. ) | 2334 |
| 芫荽籽油 | Coriander oil (*Coriandrum sativum* L. ) | 2334 |
| 圆叶当归根酊（又名独活酊） | Angelica root tincture (extract) (*Angelica archangelica* L. ) | 2087 |
| 圆柚油 | Grapefruit oil, expressed (*Citrus paradisi* Mact. ) | 2530 |
| 月桂叶提起物/油树脂 | Laurel leaves extract/oleoresin (*Laurus nobilis* L. ) | 2613 |
| 月桂叶油 | Bay, sweet, oil (*Laurus nobilis* L. ) | 2125 |
| 云木香油 | Costus root oil (*Saussures lappa* Clanke) | 2336 |
| 芸香油 | Rue oil (*Ruta graveolens* L. ) | 2995 |
| 杂醇油（精制过） | Fusel oil, refined | 2497 |
| 杂薰衣草油 | Lavandin oil (*Lavandula hydrida*) | 2618 |
| 枣子酊 | Chinese date (common Jujube) tincture (*Ziziphus jujuba* Mill. ) | — |
| 皂树皮提取物 | Quillaia (*Quillaja saponaria* Molina) | 2973 |
| 长角豆油 | Locust bean oil (*Ceratonia siliqua* L. ) | — |
| 芝麻（CO₂）提取物 | Sesame CO$_2$ extract | — |
| 芝麻蒸馏物 | Sesame dist. | — |
| 栀子花浸膏 | Gardenia flower concrete (*Gardenia jasminoides* Ellis) | — |
| 脂檀油 | Amyris oil (*Amyris balsamifera* L. ) | — |
| 中国肉桂皮酊（提取物） | Cassia bark tincture (extract) (*Cinnamomum cassia* Blume) | 2257 |
| 中国肉桂油 | Cassia oil (*Cinnamomum cassia* Blume) | 2258 |
| 众香果油 | Pimenta oil (*Pimenta officinalis*) | 2018 |
| 众香叶油 | Pimento leaf oil (*Pimenta officinalis* Lindl. ) | 2901 |

（续表）

| 中文名称 | 英文名称 | FEMA 编码 |
|---|---|---|
| 众香子油树脂/提取物 | Allspice oleoresin/extract（*Pimenta officinalis* Lindl.） | 2019 |
| 紫罗兰叶浸膏 | Violet leaf concrete（*Viola odorata*） | 3110 |
| 紫罗兰叶净油 | Violet leaves absolute（*Viola odorata* L.） | 3110 |
| 紫苏油 | Perilla leaf oil（Shiso oil）（*Perilla frutescens*） | 4013 |
| 棕芥末提取物 | Mustard extract，brown（*Brassica* spp.） | — |

# 附录五　已使用化妆品原料名称目录（中药材及其非药用部位）

| 中文名称 | INCI 名称/英文名称 |
|---|---|
| 阿拉伯胶树(ACACIA SENEGAL)花/茎提取物 | ACACIA SENEGAL FLOWER/STEM EXTRACT |
| 阿拉伯胶树(ACACIA SENEGAL)胶 | ACACIA SENEGAL GUM |
| 阿拉伯胶树(ACACIA SENEGAL)胶提取物 | ACACIA SENEGAL GUM EXTRACT |
| 艾(ARTEMISIA ARGYI)叶油 | *ARTEMISIA ARGYI LEAF OIL* |
| 艾纳香(BLUMEA BALSAMIFERA)油 | *BLUMEA BALSAMIFERA OIL* |
| 艾叶(ARTEMISIA ARGYI)提取物 | *ARTEMISIA ARGYI LEAF EXTRACT* |
| 安息香(STYRAX BENZOIN)胶 | STYRAX BENZOIN GUM |
| 安息香(STYRAX BENZOIN)树脂提取物 | STYRAX BENZOIN RESIN EXTRACT |
| 安息香(STYRAX BENZOIN)提取物 | *STYRAX BENZOIN EXTRACT* |
| 桉叶油素 | EUCALYPTOL |
| 八角茴香(ILLICIUM VERUM)果/籽油 | ILLICIUM VERUM（ANISE）FRUIT/SEED OIL |
| 八角茴香(ILLICIUM VERUM)果粉 | ILLICIUM VERUM（ANISE）FRUIT POWDER |
| 八角茴香(ILLICIUM VERUM)果提取物 | ILLICIUM VERUM（ANISE）FRUIT EXTRACT |
| 八角茴香(ILLICIUM VERUM)油 | *ILLICIUM VERUM（ANISE）OIL* |
| 巴戟天(MORINDA OFFICINALIS)根提取物 | *MORINDA OFFICINALIS ROOT EXTRACT* |
| 巴戟天(MORINDA OFFICINALIS)提取物 | *MORINDA OFFICINALIS EXTRACT* |
| 白扁豆(DOLICHOS LABLAB)提取物 | *DOLICHOS LABLAB EXTRACT* |
| 白丁香(SYRINGA OBLATA AFFINIS)提取物 | *SYRINGA OBLATA AFFINIS EXTRACT* |
| 白豆蔻(AMOMUM KRAVANH)提取物 | *AMOMUM KRAVANH EXTRACT* |
| 白花百合(LILIUM CANDIDUM)花水 | LILIUM CANDIDUM FLOWER WATER |
| 白花败酱(PATRINIA VILLOSA)提取物 | PATRINIA VILLOSA EXTRACT |
| 白花前胡(PEUCEDANUM PRAERUPTORUM)根提取物 | *PEUCEDANUM PRAERUPTORUM ROOT EXTRACT* |
| 白花前胡(PEUCEDANUM PRAERUPTORUM)提取物 | *PEUCEDANUM PRAERUPTORUM EXTRACT* |
| 白花蛇舌草(HEDYOTIS DIFFUSA)提取物 | *HEDYOTIS DIFFUSA EXTRACT* |
| 白花蛇舌草(OLDENLANDIA DIFFUSA)根提取物 | OLDENLANDIA DIFFUSA ROOT EXTRACT |
| 白花蛇舌草(OLDENLANDIA DIFFUSA)提取物 | OLDENLANDIA DIFFUSA EXTRACT |
| 白花油麻藤(MUCUNA BIRDWOODIANA)茎提取物 | MUCUNA BIRDWOODIANA STEM EXTRACT |
| 白桦(BETULA ALBA)树皮/叶提取物 | BETULA ALBA BARK/LEAF EXTRACT |
| 白桦(BETULA ALBA)树皮粉 | BETULA ALBA BARK POWDER |
| 白桦(BETULA ALBA)树皮提取物 | BETULA ALBA BARK EXTRACT |

（续表）

| 中文名称 | INCI 名称/英文名称 |
|---|---|
| 白桦（BETULA ALBA）树汁 | BETULA ALBA JUICE |
| 白桦（BETULA ALBA）芽提取物 | BETULA ALBA BUD EXTRACT |
| 白桦（BETULA ALBA）叶提取物 | BETULA ALBA LEAF EXTRACT |
| 白桦（BETULA ALBA）油 | BETULA ALBA OIL |
| 白桦树（BETULA PENDULA）提取物 | *BETULA PENDULA EXTRACT* |
| 白芨（BLETILLA STRIATA）根/柄粉 | BLETILLA STRIATA ROOT/STALK POWDER |
| 白芨（BLETILLA STRIATA）根粉 | BLETILLA STRIATA ROOT POWDER |
| 白芨（BLETILLA STRIATA）根水 | BLETILLA STRIATA ROOT WATER |
| 白芨（BLETILLA STRIATA）根提取物 | BLETILLA STRIATA ROOT EXTRACT |
| 白及（BLETILLA STRIATA）茎提取物 | *BLETILLA STRIATA STEM EXTRACT* |
| 白及（BLETILLA STRIATA）提取物 | *BLETILLA STRIATA EXTRACT* |
| 白蜡树（FRAXINUS CHINENSIS）提取物 | *FRAXINUS CHINENSIS EXTRACT* |
| 白兰（MICHELIA ALBA）花油 | MICHELIA ALBA FLOWER OIL |
| 白兰（MICHELIA ALBA）叶油 | MICHELIA ALBA LEAF OIL |
| 白梨（PYRUS BRETSCHNEIDERI）果汁 | PYRUS BRETSCHNEIDERI FRUIT JUICE |
| 白藜芦醇 | RESVERATROL |
| 白蔹（AMPELOPSIS JAPONICA）根粉 | AMPELOPSIS JAPONICA ROOT POWDER |
| 白蔹（AMPELOPSIS JAPONICA）根提取物 | AMPELOPSIS JAPONICA ROOT EXTRACT |
| 白蔹（AMPELOPSIS JAPONICA）提取物 | *AMPELOPSIS JAPONICA EXTRACT* |
| 白茅（IMPERATA CYLINDRICA）根提取物 | IMPERATA CYLINDRICA ROOT EXTRACT |
| 白茅根（IMPERATA CYLINDRICA MAJOR）提取物 | *IMPERATA CYLINDRICA MAJOR ROOT EXTRACT* |
| 白木香（AQUILARIA SINENSIS）提取物 | *AQUILARIA SINENSIS EXTRACT* |
| 白前（CYNANCHUM STAUNTONII）提取物 | *CYNANCHUM STAUNTONII EXTRACT* |
| 白术（ATRACTYLOIDES MACROCEPHALA）根 | *ATRACTYLOIDES MACROCEPHALA ROOT* |
| 白术（ATRACTYLOIDES MACROCEPHALA）根/柄粉 | ATRACTYLOIDES MACROCEPHALA ROOT/STALK POWDER |
| 白术（ATRACTYLOIDES MACROCEPHALA）根粉 | ATRACTYLOIDES MACROCEPHALA ROOT POWDER |
| 白术（ATRACTYLOIDES MACROCEPHALA）根茎提取物 | ATRACTYLOIDES MACROCEPHALA RHIZOME EXTRACT |
| 白术（ATRACTYLOIDES MACROCEPHALA）根提取物 | ATRACTYLOIDES MACROCEPHALA ROOT EXTRACT |
| 白术（ATRACTYLOIDES MACROCEPHALA）提取物 | *ATRACTYLOIDES MACROCEPHALA EXTRACT* |
| 白苏（PERILLA FRUTESCEN）叶提取物 | PERILLA FRUTESCENS LEAF EXTRACT |
| 白头翁（PULSATILLA CHINENSIS）提取物 | *PULSATILLA CHINENSIS EXTRACT* |
| 白薇（CYNANCHUM ATRATUM）提取物 | *CYNANCHUM ATRATUM EXTRACT* |
| 白鲜（DICTAMNUS DASYCARPUS）根皮提取物 | *DICTAMNUS DASYCARPUS ROOT BARK EXTRACT* |
| 白鲜（DICTAMNUS DESYCARPUS）根提取物 | DICTAMNUS DESYCARPUS ROOT EXTRACT |
| 白鲜（DICTAMNUS DESYCARPUS）提取物 | *DICTAMNUS DESYCARPUS EXTRACT* |
| 百合（LILIUM BROWNII）花油 | *LILIUM BROWNII FLOWER OIL* |
| 柏子仁（PLATYCLADUS ORIENTALIS）提取物 | *PLATYCLADUS ORIENTALIS KERNEL EXTRACT* |
| 斑点红门兰（ORCHIS MACULATA）花提取物 | ORCHIS MACULATA FLOWER EXTRACT |
| 斑点老鹳草（GERANIUM MACULATUM）提取物 | GERANIUM MACULATUM EXTRACT |
| 半枝莲（SCUTELLARIA BARBATA）提取物 | *SCUTELLARIA BARBATA EXTRACT* |
| 薄荷（MENTHA ARVENSIS）粉 | *HAKKA* |

（续表）

| 中文名称 | INCI 名称/英文名称 |
|---|---|
| 薄荷(MENTHA ARVENSIS)粉 | MENTHA ARVENSIS POWDER |
| 薄荷(MENTHA ARVENSIS)提取物 | MENTHA ARVENSIS EXTRACT |
| 薄荷(MENTHA ARVENSIS)叶提取物 | MENTHA ARVENSIS LEAF EXTRACT |
| 薄荷(MENTHA ARVENSIS)叶油 | HAKKA YU |
| 薄荷(MENTHA ARVENSIS)叶油 | MENTHA ARVENSIS LEAF OIL |
| 薄荷(MENTHA HAPLOCALIX)提取物 | MENTHA HAPLOCALIX EXTRACT |
| 薄荷(MENTHA HAPLOCALYX)油 | MENTHA HAPLOCALYX OIL |
| 薄荷醇 | MENTHOL |
| 薄荷脑 | MENTHOLUM |
| 北苍术(ATRACTYLOIDES CHINENSIS)根茎提取物 | ATRACTYLOIDES CHINENSIS RHIZOME EXTRACT |
| 北苍术(ATRACTYLOIDES CHINENSIS)提取物 | ATRACTYLOIDES CHINENSIS EXTRACT |
| 北五味子(SCHIZANDRA CHINENSIS)提取物 | SCHIZANDRA CHINENSIS EXTRACT |
| 北枳椇(HOVENIA DULCIS)果提取物 | HOVENIA DULCIS FRUIT EXTRACT |
| 蓖麻(RICINUS COMMUNIS)根提取物 | RICINUS COMMUNIS (CASTOR) ROOT EXTRACT |
| 蓖麻(RICINUS COMMUNIS)油 | RICINUS COMMUNIS (CASTOR) OIL |
| 蓖麻(RICINUS COMMUNIS)籽油 | RICINUS COMMUNIS (CASTOR) SEED OIL |
| 薜荔(FICUS PUMILA)提取物 | FICUS PUMILA EXTRACT |
| 薜荔(FICUS PUMILA)隐头花序提取物 | FICUS PUMILA HYPANTHIUM EXTRACT |
| 扁豆(DOLICHOS LABLAB)籽提取物 | DOLICHOS LABLAB SEED EXTRACT |
| 扁茎黄芪(ASTRAGALUS COMPLANATUS)提取物 | ASTRAGALUS COMPLANATUS EXTRACT |
| 扁茎黄芪(ASTRAGALUS COMPLANATUS)籽提取物 | ASTRAGALUS COMPLANATUS SEED EXTRACT |
| 扁蓄(POLYGONUM AVICULARE)提取物 | POLYGONUM AVICULARE EXTRACT |
| 滨蒿(ARTEMISIA SCOPARIA)提取物 | ARTEMISIA SCOPARIA EXTRACT |
| 冰片 | BORNEOL |
| 勃那特螺旋藻(SPIRULINA PLATENSIS)粉 | SPIRULINA PLATENSIS POWDER |
| 勃那特螺旋藻(SPIRULINA PLATENSIS)提取物 | SPIRULINA PLATENSIS EXTRACT |
| 菜豆(PHASEOLUS VULGARIS)籽提取物 | PHASEOLUS VULGARIS (KIDNEY BEAN) SEED EXTRACT |
| 参环毛蚓(PHERETIMA ASPERGILLUM)提取物 | PHERETIMA ASPERGILLUM EXTRACT |
| 蚕提取物 | SILKWORM EXTRACT |
| 苍耳(XANTHIUM SIBIRICUM)提取物 | XANTHIUM SIBIRICUM EXTRACT |
| 苍术(ATRACTYLOIDES LANCEA)提取物 | ATRACTYLOIDES LANCEA EXTRACT |
| 藏菖蒲(ACORUS CALAMUS)提取物 | ACORUS CALAMUS EXTRACT |
| 藏红花(CROCUS SATIVUS)提取物 | CROCUS SATIVUS EXTRACT |
| 草豆蔻(ALPINIA KATSUMADAI)籽提取物 | ALPINIA KATSUMADAI SEED EXTRACT |
| 草豆蔻(ALPINIA KATSUMADAI)果提取物 | ALPINIA KATSUMADAI FRUIT EXTRACT |
| 草豆蔻(ALPINIA KATSUMADAI)提取物 | ALPINIA KATSUMADAI EXTRACT |
| 草果(AMOMUM TSAO-KO)提取物 | AMOMUM TSAO-KO EXTRACT |
| 草果药(HEDYCHIUM SPICATUM)提取物 | HEDYCHIUM SPICATUM EXTRACT |
| 草莓(FRAGARIA ANANASSA)果汁 | FRAGARIA ANANASSA (STRAWBERRY) FRUIT JUICE |
| 草莓(FRAGARIA CHILOENSIS ANANASSA)果提取物 | FRAGARIA CHILOENSIS ANANASSA FRUIT EXTRACT |
| 草莓(FRAGARIA CHILOENSIS ANANASSA)提取物 | FRAGARIA CHILOENSIS ANANASSA EXTRACT |

（续表）

| 中文名称 | INCI 名称/英文名称 |
|---|---|
| 草莓（FRAGARIA CHILOENSIS）果提取物 | FRAGARIA CHILOENSIS (STRAWBERRY) FRUIT EXTRACT |
| 草莓（FRAGARIA CHILOENSIS）果汁 | FRAGARIA CHILOENSIS (STRAWBERRY) FRUIT JUICE |
| 草棉（GOSSYPIUM HERBACEUM）粉 | GOSSYPIUM HERBACEUM (COTTON) POWDER |
| 草棉（GOSSYPIUM HERBACEUM）果水 | GOSSYPIUM HERBACEUM (COTTON) FRUIT WATER |
| 草棉（GOSSYPIUM HERBACEUM）果提取物 | *GOSSYPIUM HERBACEUM(COTTON)FRUIT EXTRACT* |
| 草棉（GOSSYPIUM HERBACEUM）提取物 | GOSSYPIUM HERBACEUM (COTTON) EXTRACT |
| 草棉（GOSSYPIUM HERBACEUM）籽提取物 | GOSSYPIUM HERBACEUM (COTTON) SEED EXTRACT |
| 草棉（GOSSYPIUM HERBACEUM）籽油 | GOSSYPIUM HERBACEUM (COTTON) SEED OIL |
| 草珊瑚（SARCANDRA GLABRA）提取物 | *SARCANDRA GLABRA EXTRACT* |
| 侧柏（BIOTA ORIENTALIS）叶提取物 | BIOTA ORIENTALIS LEAF EXTRACT |
| 侧柏（BIOTA ORIENTALIS）籽 | *BIOTA ORIENTALIS SEED* |
| 侧柏（PLATYCLADUS ORIENTALIS）提取物 | *PLATYCLADUS ORIENTALIS EXTRACT* |
| 侧柏（PLATYCLADUS ORIENTALIS）叶提取物 | *PLATYCLADUS ORIENTALIS LEAF EXTRACT* |
| 侧柏（PLATYCLADUS ORIENTALIS）枝/叶提取物 | *PLATYCLADUS ORIENTALIS BRANCH/LEAF EXTRACT* |
| 侧柏（THUJA ORIENTALIS）水 | THUJA ORIENTALIS WATER |
| 侧柏（THUJA ORIENTALIS）提取物 | THUJA ORIENTALIS EXTRACT |
| 侧柏（THUJA ORIENTALIS）叶提取物 | THUJA ORIENTALIS LEAF EXTRACT |
| 茶（CAMELLIA SINENSIS）多酚 | *CAMELLIA SINENSIS POLYPHENOLS* |
| 茶（CAMELLIA SINENSIS）儿茶素类 | CAMELLIA SINENSIS CATECHINS |
| 茶（CAMELLIA SINENSIS）根提取物 | CAMELLIA SINENSIS ROOT EXTRACT |
| 茶（CAMELLIA SINENSIS）花提取物 | CAMELLIA SINENSIS FLOWER EXTRACT |
| 茶（CAMELLIA SINENSIS）提取物 | *CAMELLIA SINENSIS EXTRACT* |
| 茶（CAMELLIA SINENSIS）提取物 | RYOKU-CHA EKISU |
| 茶（CAMELLIA SINENSIS）叶 | CAMELLIA SINENSIS LEAF |
| 茶（CAMELLIA SINENSIS）叶粉 | CAMELLIA SINENSIS LEAF POWDER |
| 茶（CAMELLIA SINENSIS）叶水 | CAMELLIA SINENSIS LEAF WATER |
| 茶（CAMELLIA SINENSIS）叶提取物 | CAMELLIA SINENSIS LEAF EXTRACT |
| 茶（CAMELLIA SINENSIS）叶油 | CAMELLIA SINENSIS LEAF OIL |
| 茶（CAMELLIA SINENSIS）籽提取物 | CAMELLIA SINENSIS SEED EXTRACT |
| 茶（CAMELLIA SINENSIS）籽油 | CAMELLIA SINENSIS SEED OIL |
| 茶氨酸 | THEANINE |
| 茶碱 | THEOPHYLLINE |
| 柴胡（BUPLEURUM CHINENSIS）根粉 | *BUPLEURUM CHINENSIS ROOT POWDER* |
| 柴胡（BUPLEURUM CHINENSIS）根提取物 | BUPLEURUM CHINENSIS ROOT EXTRACT |
| 柴胡（BUPLEURUM CHINENSIS）提取物 | *BUPLEURUM CHINENSIS EXTRACT* |
| 菖蒲（ACORUS CALAMUS）根 | ACORUS CALAMUS ROOT |
| 菖蒲（ACORUS CALAMUS）根粉 | ACORUS CALAMUS ROOT POWDER |
| 菖蒲（ACORUS CALAMUS）根茎水 | ACORUS CALAMUS RHIZOME WATER |
| 菖蒲（ACORUS CALAMUS）根提取物 | ACORUS CALAMUS ROOT EXTRACT |
| 常春藤（HEDERA NEPALENSIS SINENSIS）提取物 | *HEDERA NEPALENSIS SINENSIS EXTRACT* |
| 朝鲜淫羊藿（EPIMEDIUM KOREANUM）提取物 | *EPIMEDIUM KOREANUM EXTRACT* |

(续表)

| 中文名称 | INCI 名称/英文名称 |
|---|---|
| 车前(PLANTAGO ASIATICA)籽提取物 | PLANTAGO ASIATICA SEED EXTRACT |
| 车前草(PLANTAGO ASIATICA)提取物 | PLANTAGO ASIATICA EXTRACT |
| 沉香(AQUILARIA AGALLOCHA)提取物 | AQUILARIA AGALLOCHA EXTRACT |
| 柽柳(TAMARIX CHINENSIS)花/叶提取物 | TAMARIX CHINENSIS FLOWER/LEAF EXTRACT |
| 橙(CITRUS SPP.)果皮油 | ORANGE YU |
| 橙皮苷 | HESPERIDIN |
| 齿叶乳香(BOSWELLIA SERRATA)胶 | BOSWELLIA SERRATA GUM |
| 齿叶乳香(BOSWELLIA SERRATA)树脂提取物 | BOSWELLIA SERRATA RESIN EXTRACT |
| 齿叶乳香(BOSWELLIA SERRATA)水 | BOSWELLIA SERRATA WATER |
| 齿叶乳香(BOSWELLIA SERRATA)提取物 | BOSWELLIA SERRATA EXTRACT |
| 赤豆(PHASEOLUS ANGULARIS)提取物 | PHASEOLUS ANGULARIS EXTRACT |
| 赤豆(PHASEOLUS ANGULARIS)籽 | PHASEOLUS ANGULARIS SEED |
| 赤豆(PHASEOLUS ANGULARIS)籽淀粉 | PHASEOLUS ANGULARIS SEED STARCH |
| 赤豆(PHASEOLUS ANGULARIS)籽粉 | PHASEOLUS ANGULARIS SEED POWDER |
| 赤豆(PHASEOLUS ANGULARIS)籽提取物 | PHASEOLUS ANGULARIS SEED EXTRACT |
| 赤小豆(PHASEOLUS CALCARATUS)提取物 | PHASEOLUS CALCARATUS EXTRACT |
| 赤小豆(PHASEOLUS CALCARATUS)籽提取物 | PHASEOLUS CALCARATUS SEED EXTRACT |
| 赤芝(GANODERMA LUCIDUM)茎提取物 | GANODERMA LUCIDUM (MUSHROOM) STEM EXTRACT |
| 赤芝(GANODERMA LUCIDUM)提取物 | GANODERMA LUCIDUM EXTRACT |
| 翅荚决明(CASSIA ALATA)叶提取物 | CASSIA ALATA LEAF EXTRACT |
| 臭椿(AILANTHUS ALTISSIMA)树皮提取物 | AILANTHUS ALTISSIMA BARK EXTRACT |
| 川赤芍(PAEONIA VEITCHII)根提取物 | PAEONIA VEITCHII ROOT EXTRACT |
| 川赤芍(PAEONIA VEITCHII)提取物 | PAEONIA VEITCHII EXTRACT |
| 川党参(CODONOPSIS TANGSHEN)根提取物 | CODONOPSIS TANGSHEN ROOT EXTRACT |
| 川党参(CODONOPSIS TANGSHEN)提取物 | CODONOPSIS TANGSHEN EXTRACT |
| 川黄柏(PHELLODENDRON CHINENSE)提取物 | PHELLODENDRON CHINENSE EXTRACT |
| 川椒(ZANTHOXYLUM PIASEZKII)果提取物 | ZANTHOXYLUM PIASEZKII FRUIT EXTRACT |
| 川木香(VLADIMIRIA SOULIEI)根提取物 | VLADIMIRIA SOULIEI EXTRACT |
| 川牛膝(CYATHULA OFFICINALIS)提取物 | CYATHULA OFFICINALIS EXTRACT |
| 川芎(LIGUSTICUM CHUANXIONG)根粉 | LIGUSTICUM CHUANXIONG ROOT POWDER |
| 川芎(LIGUSTICUM CHUANXIONG)根提取物 | LIGUSTICUM CHUANXIONG ROOT EXTRACT |
| 川芎(LIGUSTICUM CHUANXIONG)提取物 | LIGUSTICUM CHUANXIONG EXTRACT |
| 川芎(LIGUSTICUM CHUANXIONG)油 | LIGUSTICUM CHUANXIONG OIL |
| 川芎嗪 | TETRAMETHYLPYRAZINE |
| 川续断(DIPSACUS ASPER)提取物 | DIPSACUS ASPER EXTRACT |
| 穿心莲(ANDROGRAPHIS PANICULATA)提取物 | ANDROGRAPHIS PANICULATA EXTRACT |
| 穿心莲(ANDROGRAPHIS PANICULATA)叶提取物 | ANDROGRAPHIS PANICULATA LEAF EXTRACT |
| 穿心莲内酯 | ANDROGRAPHOLIDE |
| 垂盆草(SEDUM SARMENTOSUM)提取物 | SEDUM SARMENTOSUM EXTRACT |
| 刺柏(JUNIPERUS FORMOSANA)提取物 | JUNIPERUS FORMOSANA EXTRACT |
| 刺梨(ROSA ROXBURGHII)果提取物 | ROSA ROXBURGHII FRUIT EXTRACT |

(续表)

| 中文名称 | INCI 名称/英文名称 |
|---|---|
| 刺毛猕猴桃(ACTINIDIA CHINENSIS SITOSA)提取物 | *ACTINIDIA CHINENSIS SITOSA EXTRACT* |
| 刺山柑(CAPPARIS SPINOSA)果提取物 | CAPPARIS SPINOSA FRUIT EXTRACT |
| 刺五加(ACANTHOPANAX SENTICOSUS)根水 | ACANTHOPANAX SENTICOSUS (ELEUTHERO) ROOT WATER |
| 刺五加(ACANTHOPANAX SENTICOSUS)根提取物 | ACANTHOPANAX SENTICOSUS (ELEUTHERO) ROOT EXTRACT |
| 刺五加(ACANTHOPANAX SENTICOSUS)提取物 | *ACANTHOPANAX SENTICOSUS EXTRACT* |
| 刺五加(ELEUTHEROCOCCUS SENTICOSUS)根提取物 | *ELEUTHEROCOCCUS SENTICOSUS ROOT EXTRACT* |
| 大车前(PLANTAGO MAJOR)提取物 | *PLANTAGO MAJOR EXTRACT* |
| 大车前(PLANTAGO MAJOR)叶提取物 | PLANTAGO MAJOR LEAF EXTRACT |
| 大车前(PLANTAGO MAJOR)籽提取物 | PLANTAGO MAJOR SEED EXTRACT |
| 大豆(GLYCINE MAX)多肽 | GLYCINE MAX (SOYBEAN) POLYPEPTIDE |
| 大豆(GLYCINE MAX)根瘤提取物 | GLYCINE MAX (SOYBEAN) SYMBIOSOME EXTRACT |
| 大豆(GLYCINE MAX)油 | *GLYCINE MAX（SOYBEAN）OIL* |
| 大豆(GLYCINE MAX)种皮提取物 | GLYCINE MAX (SOYBEAN) SEEDCOAT EXTRACT |
| 大豆(GLYCINE MAX)籽提取物 | *GLYCINE MAX（SOYBEAN）SEED EXTRACT* |
| 大豆卵磷脂 | *SOYBEAN LECITHIN* |
| 大豆异黄酮 | SOY ISOFLAVONES |
| 大高良姜(ALPINIA GALANGA)根茎提取物 | ALPINIA GALANGA RHIZOME EXTRACT |
| 大花红景天(RHODIOLA CRENULATA)根提取物 | RHODIOLA CRENULATA ROOT EXTRACT |
| 大花紫薇(LAGERSTROEMIA SPECIOSA)叶提取物 | LAGERSTROEMIA SPECIOSA LEAF EXTRACT |
| 大蓟(CIRSIUM JAPONICUM)提取物 | *CIRSIUM JAPONICUM EXTRACT* |
| 大麻(CANNABIS SATIVA)仁果 | CANNABIS SATIVA FRUIT |
| 大麻(CANNABIS SATIVA)籽油 | *CANNABIS SATIVA SEED OIL* |
| 大麦(HORDEUM VULGARE)粉 | HORDEUM VULGARE POWDER |
| 大麦(HORDEUM VULGARE)根提取物 | HORDEUM VULGARE ROOT EXTRACT |
| 大麦(HORDEUM VULGARE)提取物 | HORDEUM VULGARE EXTRACT |
| 大麦(HORDEUM VULGARE)芽提取物 | *HORDEUM VULGARE MALT EXTRACT* |
| 大麦(HORDEUM VULGARE)叶粉 | HORDEUM VULGARE LEAF POWDER |
| 大麦(HORDEUM VULGARE)叶提取物 | HORDEUM VULGARE LEAF EXTRACT |
| 大麦(HORDEUM VULGARE)叶汁 | HORDEUM VULGARE LEAF JUICE |
| 大麦(HORDEUM VULGARE)汁 | *HORDEUM VULGARE JUICE* |
| 大麦(HORDEUM VULGARE)籽皮提取物 | *HORDEUM VULGARE SEED CAPSULE EXTRACT* |
| 大麦(HORDEUM VULGARE)籽提取物 | HORDEUM VULGARE SEED EXTRACT |
| 大麦(HORDEUM VULGARE)籽细粉 | HORDEUM VULGARE SEED FLOUR |
| 大青盐 | HALITUM |
| 大三叶升麻(CIMICIFUGA HERACLEIFOLIA)提取物 | *CIMICIFUGA HERACLEIFOLIA EXTRACT* |
| 大蒜(ALLIUM SATIVUM)提取物 | *ALLIUM SATIVUM EXTRACT* |
| 大头典竹(SINOCALAMUS BEECHEYANUS PUBESCENS)提取物 | *SINOCALAMUS BEECHEYANUS PUBESCENS EXTRACT* |
| 大血藤(SARGENTODOXA CUNEATA)茎提取物 | *SARGENTODOXA CUNEATA STEM EXTRACT* |
| 大血藤(SARGENTODOXA CUNEATA)提取物 | *SARGENTODOXA CUNEATA EXTRACT* |

(续表)

| 中文名称 | INCI 名称/英文名称 |
|---|---|
| 大叶钩藤(UNCARIA MACROPHYLLA)提取物 | UNCARIA MACROPHYLLA EXTRACT |
| 大叶海藻(SARGASSUM PALLIDUM)提取物 | SARGASSUM PALLIDUM EXTRACT |
| 大枣(ZIZYPHUS JUJUBA)提取物 | ZIZYPHUS JUJUBA EXTRACT |
| 大籽蒿(ARTEMISIA SIEVERSIANA)提取物 | ARTEMISIA SIEVERSIANA EXTRACT |
| 丹参(SALVIA MILTIORRHIZA)根粉 | SALVIA MILTIORRHIZA ROOT POWDER |
| 丹参(SALVIA MILTIORRHIZA)根提取物 | SALVIA MILTIORRHIZA ROOT EXTRACT |
| 丹参(SALVIA MILTIORRHIZA)花/叶/根提取物 | SALVIA MILTIORRHIZA FLOWER/LEAF/ROOT EXTRACT |
| 丹参(SALVIA MILTIORRHIZA)提取物 | SALVIA MILTIORRHIZA EXTRACT |
| 丹皮酚 | PAEONOL |
| 单叶蔓荆(VITEX TRIFOLIA SIMPLICIFOLIA)提取物 | VITEX TRIFOLIA SIMPLICIFOLIA EXTRACT |
| 淡竹叶(LOPHATHERUM GRACILE)粉 | LOPHATHERUM GRACILE LEAF POWER |
| 淡竹叶(LOPHATHERUM GRACILE)提取物 | LOPHATHERUM GRACILE EXTRACT |
| 淡竹叶(LOPHATHERUM GRACILE)提取物 | LOPHATHERUM GRACILE LEAF EXTRACT |
| 淡竹叶(LOPHATHERUM GRACILE)叶/茎提取物 | LOPHATHERUM GRACILE LEAF/STEM EXTRACT |
| 当归(ANGELICA POLYMORPHA SINENSIS)根提取物 | ANGELICA POLYMORPHA SINENSIS ROOT EXTRACT |
| 当归(ANGELICA SINENSIS)根粉 | ANGELICA POLYMORPHA SINENSIS ROOT POWDER |
| 当归(ANGELICA SINENSIS)提取物 | ANGELICA SINENSIS EXTRACT |
| 党参(CODONOPSIS PILOSULA)根粉 | CODONOPSIS PILOSULA ROOT POWDER |
| 党参(CODONOPSIS PILOSULA)提取物 | CODONOPSIS PILOSULA EXTRACT |
| 刀豆(CANAVALIA GLADIATA)果提取物 | CANAVALIA GLADIATA FRUIT EXTRACT |
| 刀豆(CANAVALIA GLADIATA)荚提取物 | CANAVALIA GLADIATA POD EXTRACT |
| 刀豆(CANAVALIA GLADIATA)提取物 | CANAVALIA GLADIATA EXTRACT |
| 刀豆(CANAVALIA GLADIATA)叶/藤提取物 | CANAVALIA GLADIATA LEAF/VINE EXTRACT |
| 刀豆(CANAVALIA GLADIATA)籽提取物 | CANAVALIA GLADIATA SEED EXTRACT |
| 稻(ORYZA SATIVA)酒糟水 | ORYZA SATIVA (RICE) LEES WATER |
| 稻(ORYZA SATIVA)糠 | ORYZA SATIVA (RICE) BRAN |
| 稻(ORYZA SATIVA)糠蜡 | ORYZA SATIVA (RICE) BRAN WAX |
| 稻(ORYZA SATIVA)糠水 | ORYZA SATIVA (RICE) BRAN WATER |
| 稻(ORYZA SATIVA)糠提取物 | ORYZA SATIVA (RICE) BRAN EXTRACT |
| 稻(ORYZA SATIVA)糠油 | ORYZA SATIVA (RICE) BRAN OIL |
| 稻(ORYZA SATIVA)糠油提取物 | ORYZA SATIVA (RICE) BRAN OIL EXTRACT |
| 稻(ORYZA SATIVA)糠甾醇 | ORYZA SATIVA (RICE) BRAN STEROL |
| 稻(ORYZA SATIVA)壳粉 | ORYZA SATIVA (RICE) HULL POWDER |
| 稻(ORYZA SATIVA)壳提取物 | ORYZA SATIVA (RICE) HULL EXTRACT |
| 稻(ORYZA SATIVA)胚芽粉 | ORYZA SATIVA (RICE) GERM POWDER |
| 稻(ORYZA SATIVA)胚芽提取物 | ORYZA SATIVA (RICE) GERM EXTRACT |
| 稻(ORYZA SATIVA)胚芽油 | ORYZA SATIVA (RICE) GERM OIL |
| 稻(ORYZA SATIVA)提取物 | ORYZA SATIVA (RICE) EXTRACT |
| 稻(ORYZA SATIVA)提取物 | ORYZA SATIVA EXTRACT |
| 稻(ORYZA SATIVA)叶提取物 | ORYZA SATIVA (RICE) LEAF EXTRACT |
| 稻(ORYZA SATIVA)糟提取物 | ORYZA SATIVA (RICE) LEES EXTRACT |

（续表）

| 中文名称 | INCI 名称/英文名称 |
|---|---|
| 稻（ORYZA SATIVA）脂质 | ORYZA SATIVA（RICE）LIPIDS |
| 稻（ORYZA SATIVA）籽水 | ORYZA SATIVA（RICE）SEED WATER |
| 稻米（ORYZA SATIVA）淀粉 | ORYZA SATIVA（RICE）STARCH |
| 稻米（ORYZA SATIVA）粉 | ORYZA SATIVA（RICE）POWDER |
| 地肤（KOCHIA SCOPARIA）果粉 | KOCHIA SCOPARIA FRUIT POWDER |
| 地肤（KOCHIA SCOPARIA）果提取物 | KOCHIA SCOPARIA FRUIT EXTRACT |
| 地肤子（KOCHIA SCOPARIA）提取物 | KOCHIA SCOPARIA EXTRACT |
| 地骨皮（LYCIUM CHINENSE）提取物 | LYCIUM CHINENSE ROOT BARK EXTRACT |
| 地黄（REHMANINNIA CHINENSIS）根提取物 | JIOU EKISU |
| 地黄（REHMANNIA GLUTINOSA）根提取物 | REHMANNIA GLUTINOSA ROOT EXTRACT |
| 地黄（REHMANNIA GLUTINOSA）提取物 | REHMANNIA GLUTINOSA EXTRACT |
| 地榆（POTERIUM SANGUISORBA）根提取物 | POTERIUM SANGUISORBA ROOT EXTRACT |
| 地榆（SANGUISORBA OFFICINALIS）根/柄粉 | SANGUISORBA OFFICINALIS ROOT/STALK POWDER |
| 地榆（SANGUISORBA OFFICINALIS）根提取物 | SANGUISORBA OFFICINALIS ROOT EXTRACT |
| 地榆（SANGUISORBA OFFICINALIS）提取物 | SANGUISORBA OFFICINALIS EXTRACT |
| 滇黄精（POLYGONATUM KINGIANUM）提取物 | POLYGONATUM KINGIANUM EXTRACT |
| 滇瑞香（DAPHNE FEDDEI）提取物 | DAPHNE FEDDEI EXTRACT |
| 滇山茶（CAMELLIA RETICULATA）花提取物 | CAMELLIA RETICULATA FLOWER EXTRACT |
| 滇山茶（CAMELLIA RETICULATA）叶提取物 | CAMELLIA RETICULATA LEAF EXTRACT |
| 滇山茶（CAMELLIA RETICULATA）籽油 | CAMELLIA RETICULATA SEED OIL |
| 垫状卷柏（SELAGINELLA PULVINATA）提取物 | SELAGINELLA PULVINATA EXTRACT |
| 丁香（EUGENIA CARYOPHYLLUS）花蕾粉 | EUGENIA CARYOPHYLLUS（CLOVE）FLOWER BUD POWDER |
| 丁香（EUGENIA CARYOPHYLLUS）花蕾提取物 | EUGENIA CARYOPHYLLUS（CLOVE）BUD EXTRACT |
| 丁香（EUGENIA CARYOPHYLLUS）花蕾油 | EUGENIA CARYOPHYLLUS（CLOVE）BUD OIL |
| 丁香（EUGENIA CARYOPHYLLUS）花提取物 | EUGENIA CARYOPHYLLUS（CLOVE）FLOWER EXTRACT |
| 丁香（EUGENIA CARYOPHYLLUS）花油 | EUGENIA CARYOPHYLLUS（CLOVE）FLOWER OIL |
| 丁香（EUGENIA CARYOPHYLLUS）叶提取物 | EUGENIA CARYOPHYLLUS（CLOVE）LEAF EXTRACT |
| 丁香（EUGENIA CARYOPHYLLUS）叶油 | EUGENIA CARYOPHYLLUS（CLOVE）LEAF OIL |
| 丁香（SYZYGIUM AROMATICUM）油 | CHOUJI YU |
| 丁香酚 | EUGENOL |
| 东方香蒲（TYPHA ORIENTALIS）提取物 | TYPHA ORIENTALIS EXTRACT |
| 冬虫夏草（CORDYCEPS SINENSIS）菌丝粉 | CORDYCEPS SINENSIS MYCELIUM POWDER |
| 冬虫夏草（CORDYCEPS SINENSIS）提取物 | CORDYCEPS SINENSIS EXTRACT |
| 冬瓜（BENINCASA CERIFERA）籽提取物 | BENINCASA CERIFERA SEED EXTRACT |
| 冬瓜（BENINCASA HISPIDA）果提取物 | BENINCASA HISPIDA FRUIT EXTRACT |
| 冬瓜（BENINCASA HISPIDA）提取物 | BENINCASA HISPIDA EXTRACT |
| 冬葵果（MALVA VERTICILLATA）提取物 | MALVA VERTICILLATA FRUIT EXTRACT |
| 独活（ANGELICA PUBESCENS）提取物 | ANGELICA PUBESCENS EXTRACT |
| 杜鹃叶 | |
| 杜仲（EUCOMMIA ULMOIDES）树皮提取物 | EUCOMMIA ULMOIDES BARK EXTRACT |
| 杜仲（EUCOMMIA ULMOIDES）提取物 | EUCOMMIA ULMOIDES EXTRACT |

(续表)

| 中文名称 | INCI 名称/英文名称 |
|---|---|
| 杜仲(EUCOMMIA ULMOIDES)叶提取物 | EUCOMMIA ULMOIDES LEAF EXTRACT |
| 对叶百部(STEMONA TUBEROSA)根提取物 | STEMONA TUBEROSA EXTRACT |
| 钝叶决明(CASSIA OBTUSIFOLIA)籽提取物 | CASSIA OBTUSIFOLIA SEED EXTRACT |
| 多花黄精(POLYGONATUM MULTIFLORUM)根茎/根提取物 | POLYGONATUM MULTIFLORUM RHIZOME/ROOT EXTRACT |
| 峨参(ANTHRISCUS SYLVESTRIS)提取物 | ANTHRISCUS SYLVESTRIS EXTRACT |
| 鹅不食草(CENTIPEDA MINIMA)提取物 | CENTIPEDA MINIMA EXTRACT |
| 儿茶(ACACIA CATECHU)胶 | ACACIA CATECHU GUM |
| 儿茶(ACACIA CATECHU)叶/木粉 | ACACIA CATECHU LEAF/WOOD POWDER |
| 儿茶钩藤(UNCARIA GAMBIR)提取物 | UNCARIA GAMBIR EXTRACT |
| 番红花(CROCUS SATIVUS)花 | CROCUS SATIVUS FLOWER |
| 番红花(CROCUS SATIVUS)花提取物 | CROCUS SATIVUS FLOWER EXTRACT |
| 番红花(CROCUS SATIVUS)花油 | CROCUS SATIVUS FLOWER OIL |
| 番红花(CROCUS SATIVUS)油 | CROCUS SATIVUS OIL |
| 番荔枝(ANONA SQUAMOSA)籽提取物 | ANONA SQUAMOSA SEED EXTRACT |
| 番木瓜(CARICA PAPAYA)果 | CARICA PAPAYA FRUIT |
| 番木瓜(CARICA PAPAYA)果水 | CARICA PAPAYA (PAPAYA) FRUIT WATER |
| 番木瓜(CARICA PAPAYA)果提取物 | CARICA PAPAYA (PAPAYA) FRUIT EXTRACT |
| 番木瓜(CARICA PAPAYA)果汁 | CARICA PAPAYA (PAPAYA) FRUIT JUICE |
| 番木瓜(CARICA PAPAYA)提取物 | CARICA PAPAYA EXTRACT |
| 番木瓜(CARICA PAPAYA)叶提取物 | CARICA PAPAYA (PAPAYA) LEAF EXTRACT |
| 番木瓜(CARICA PAPAYA)籽油 | CARICA PAPAYA SEED OIL |
| 番石榴(PSIDIUM GUAJAVA)果提取物 | PSIDIUM GUAJAVA FRUIT EXTRACT |
| 番石榴(PSIDIUM GUAJAVA)叶提取物 | PSIDIUM GUAJAVA LEAF EXTRACT |
| 番泻(CASSIA SENNA)叶提取物 | CASSIA SENNA LEAF EXTRACT |
| 防风(LEDEBOURIELLA DIVARICATA)根提取物 | LEDEBOURIELLA DIVARICATA ROOT EXTRACT |
| 防风(SAPOSHNIKOVIA DIVARICATA)根粉 | SAPOSHNIKOVIA DIVARICATA ROOT POWDER |
| 防风(SAPOSHNIKOVIA DIVARICATA)根提取物 | SAPOSHNIKOVIA DIVARICATA ROOT EXTRACT |
| 防风(SAPOSHNIKOVIA DIVARICATA)提取物 | SAPOSHNIKOVIA DIVARICATA EXTRACT |
| 榧(TORREYA GRANDIS)籽提取物 | TORREYA GRANDIS SEED EXTRACT |
| 榧子(TORREYA GRANDIS)提取物 | TORREYA GRANDIS EXTRACT |
| 粉草薢(DIOSCOREA HYPOGLAUCA)提取物 | DIOSCOREA HYPOGLAUCA EXTRACT |
| 粉防己(STEPHANIA TETRANDRA)提取物 | STEPHANIA TETRANDRA EXTRACT |
| 蜂(APIS MELLIFERA)蜜 | HONEY |
| 蜂花粉 | BEE POLLEN |
| 蜂蜜 | MEL |
| 蜂蜜提取物 | HONEY EXTRACT |
| 蜂王浆 | ROYAL JELLY |
| 蜂王浆粉 | ROYAL JELLY POWDER |
| 蜂王浆提取物 | ROYAL JELLY EXTRACT |
| 凤尾草(PTERIS MULTIFIDA)提取物 | PTERIS MULTIFIDA EXTRACT |
| 凤仙花(IMPATIENS BALSAMINA)花/叶/茎提取物 | IMPATIENS BALSAMINA FLOWER/LEAF/STEM EXTRACT |

(续表)

| 中文名称 | INCI 名称/英文名称 |
| --- | --- |
| 凤仙花(IMPATIENS BALSAMINA)花提取物 | IMPATIENS BALSAMINA FLOWER EXTRACT |
| 凤仙花(IMPATIENS BALSAMINA)叶提取物 | IMPATIENS BALSAMINA LEAF EXTRACT |
| 佛手(CITRUS MEDICA SARCODACTYLIS)提取物 | CITRUS MEDICA SARCODACTYLIS EXTRACT |
| 茯苓(PORIA COCOS)粉 | PORIA COCOS POWDER |
| 茯苓(PORIA COCOS)菌核粉 | PORIA COCOS SCLEROTIUM POWDER |
| 茯苓(PORIA COCOS)菌核提取物 | PORIA COCOS SCLEROTIUM EXTRACT |
| 茯苓(PORIA COCOS)提取物 | PORIA COCOS EXTRACT |
| 茯神(PORIA COCUS)提取物 | PORIA COCUS EXTRACT |
| 浮萍(SPIRODELA POLYRRHIZA)提取物 | SPIRODELA POLYRRHIZA EXTRACT |
| 覆盆子(RUBUS CHINGII)提取物 | RUBUS CHINGII EXTRACT |
| 覆盆子(RUBUS IDAEUS)果水 | RUBUS IDAEUS (RASPBERRY) FRUIT WATER |
| 覆盆子(RUBUS IDAEUS)果提取物 | RUBUS IDAEUS (RASPBERRY) FRUIT EXTRACT |
| 覆盆子(RUBUS IDAEUS)叶蜡 | RUBUS IDAEUS (RASPBERRY) LEAF WAX |
| 覆盆子(RUBUS IDAEUS)叶提取物 | RUBUS IDAEUS (RASPBERRY) LEAF EXTRACT |
| 覆盆子(RUBUS IDAEUS)汁 | RUBUS IDAEUS (RASPBERRY) JUICE |
| 覆盆子(RUBUS IDAEUS)籽油 | RUBUS IDAEUS (RASPBERRY) SEED OIL |
| 覆盆子酮 | RASPBERRY KETONE |
| 甘草(GLYCYRRHIZA URALENSIS)根粉 | GLYCYRRHIZA URALENSIS ROOT POWDER |
| 甘草(GLYCYRRHIZA URALENSIS)根提取物 | GLYCYRRHIZA URALENSIS (LICORICE) ROOT EXTRACT |
| 甘草(GLYCYRRHIZA URALENSIS)提取物 | GLYCYRRHIZA URALENSIS EXTRACT |
| 甘草类黄酮 | KANZOU FURABONOIDO |
| 甘草酸 | GLYCYRRHIZIC ACID |
| 甘草酸铵 | AMMONIUM GLYCYRRHIZATE |
| 甘草酸二钾 | DIPOTASSIUM GLYCYRRHIZATE |
| 甘草酸二钠 | DISODIUM GLYCYRRHIZATE |
| 甘草酸钾 | POTASSIUM GLYCYRRHIZINATE |
| 甘草酸三钠 | TRISODIUM GLYCYRRHIZATE |
| 甘草亭酸 | GLYCYRRHETINIC ACID |
| 甘草亭酸锌 | ZINC GLYCYRRHETINATE |
| 甘葛藤(PUERARIA THOMSONII)根提取物 | PUERARIA THOMSONII ROOT EXTRACT |
| 甘葛藤(PUERARIA THOMSONII)提取物 | PUERARIA THOMSONII EXTRACT |
| 甘薯(IPOMOEA BATATAS)根提取物 | IPOMOEA BATATAS ROOT EXTRACT |
| 甘松(NARDOSTACHYS CHINENSIS)根提取物 | NARDOSTACHYS CHINENSIS ROOT EXTRACT |
| 甘松(NARDOSTACHYS CHINENSIS)提取物 | NARDOSTACHYS CHINENSIS EXTRACT |
| 柑橘(CITRUS RETICULATA)果皮粉 | CITRUS RETICULATA (TANGERINE) PEEL POWDER |
| 柑橘(CITRUS RETICULATA)果皮提取物 | CITRUS RETICULATA (TANGERINE) PEEL EXTRACT |
| 柑橘(CITRUS RETICULATA)果提取物 | CITRUS RETICULATA (TANGERINE) FRUIT EXTRACT |
| 橄榄(CANARIUM ALBUM)果提取物 | CANARIUM ALBUM FRUIT EXTRACT |
| 橄榄(CANARIUM ALBUM)提取物 | CANARIUM ALBUM EXTRACT |
| 橄榄(CANARIUM ALBUM)叶提取物 | CANARIUM ALBUM LEAF EXTRACT |

（续表）

| 中文名称 | INCI 名称/英文名称 |
|---|---|
| 杠板归(POLYGONUM PERFOLIATUM)花/叶/茎提取物 | POLYGONUM PERFOLIATUM FLOWER/LEAF/STEM EXTRACT |
| 高良姜(ALPINIA OFFICINARUM)根水 | ALPINIA OFFICINARUM ROOT WATER |
| 高良姜(ALPINIA OFFICINARUM)根提取物 | ALPINIA OFFICINARUM ROOT EXTRACT |
| 高良姜(ALPINIA OFFICINARUM)提取物 | ALPINIA OFFICINARUM EXTRACT |
| 高良姜(ALPINIA OFFICINARUM)叶提取物 | ALPINIA OFFICINARUM LEAF EXTRACT |
| 高岭土 | KAOLIN |
| 藁本(LIGUSTICUM SINENSE)根粉 | LIGUSTICUM SINENSE ROOT POWDER |
| 藁本(LIGUSTICUM SINENSE)根提取物 | LIGUSTICUM SINENSE ROOT EXTRACT |
| 藁本(LIGUSTICUM SINENSE)提取物 | LIGUSTICUM SINENSE EXTRACT |
| 葛根(PUERARIA LOBATA)提取物 | PUERARIA LOBATA EXTRACT |
| 葛缕子(CARUM CARVI)籽油 | CARUM CARVI (CARAWAY) SEED OIL |
| 狗脊(CIBOTIUM BAROMETZ)提取物 | CIBOTIUM BAROMETZ EXTRACT |
| 枸骨叶(ILEX CORNUTA)提取物 | ILEX CORNUTA LEAF EXTRACT |
| 枸橘(PONCIRUS TRIFOLIATA)果提取物 | PONCIRUS TRIFOLIATA FRUIT EXTRACT |
| 枸杞(LYCIUM CHINENSE)根皮粉 | LYCIUM CHINENSE ROOT BARK POWDER |
| 枸杞(LYCIUM CHINENSE)根提取物 | LYCIUM CHINENSE ROOT EXTRACT |
| 枸杞(LYCIUM CHINENSE)果水 | LYCIUM CHINENSE FRUIT WATER |
| 枸杞(LYCIUM CHINENSE)果提取物 | LYCIUM CHINENSE FRUIT EXTRACT |
| 枸杞(LYCIUM CHINENSE)提取物 | LYCIUM CHINENSE EXTRACT |
| 构树(BROUSSONETIA PAPYRIFERA)果提取物 | BROUSSONETIA PAPYRIFERA FRUIT EXTRACT |
| 构树(BROUSSONETIA PAPYRIFERA)皮提取物 | BROUSSONETIA PAPYRIFERA BARK EXTRACT |
| 构树(BROUSSONETIA PAPYRIFERA)提取物 | BROUSSONETIA PAPYRIFERA EXTRACT |
| 古钩藤(CRYPTOLEPIS BUCHANANII)花/叶提取物 | CRYPTOLEPIS BUCHANANII FLOWER/LEAF EXTRACT |
| 谷精草(ERIOCAULON BUERGARIANUM)花/茎提取物 | ERIOCAULON BUERGARIANUM FLOWER/STEM EXTRACT |
| 谷精草(ERIOCAULON BUERGARIANUM)提取物 | ERIOCAULON BUERGARIANUM EXTRACT |
| 瓜子金(POLYGALA JAPONICA)提取物 | POLYGALA JAPONICA EXTRACT |
| 贯叶连翘(HYPERICUM PERFORATUM)花/嫩枝提取物 | HYPERICUM PERFORATUM FLOWER/TWIG EXTRACT |
| 贯叶连翘(HYPERICUM PERFORATUM)花/叶/茎提取物 | HYPERICUM PERFORATUM FLOWER/LEAF/STEM EXTRACT |
| 贯叶连翘(HYPERICUM PERFORATUM)花/叶提取物 | HYPERICUM PERFORATUM FLOWER/LEAF EXTRACT |
| 贯叶连翘(HYPERICUM PERFORATUM)花提取物 | HYPERICUM PERFORATUM FLOWER EXTRACT |
| 贯叶连翘(HYPERICUM PERFORATUM)提取物 | HYPERICUM PERFORATUM EXTRACT |
| 贯叶连翘(HYPERICUM PERFORATUM)油 | HYPERICUM PERFORATUM OIL |
| 贯叶连翘(HYPERICUN PERFORATUM)提取物 | OTOGIRISOU EKISU |
| 贯众(CYRTOMIUM FORTUNEI)提取物 | CYRTOMIUM FORTUNEI EXTRACT |
| 光果甘草(GLYCYRRHIZA GLABRA)根 | GLYCYRRHIZA GLABRA (LICORICE) ROOT |
| 光果甘草(GLYCYRRHIZA GLABRA)根粉 | GLYCYRRHIZA GLABRA (LICORICE) ROOT POWDER |
| 光果甘草(GLYCYRRHIZA GLABRA)根茎/根 | GLYCYRRHIZA GLABRA (LICORICE) RHIZOME/ROOT |
| 光果甘草(GLYCYRRHIZA GLABRA)根水 | GLYCYRRHIZA GLABRA (LICORICE) ROOT WATER |
| 光果甘草(GLYCYRRHIZA GLABRA)根提取物 | GLYCYRRHIZA GLABRA (LICORICE) ROOT EXTRACT |
| 光果甘草(GLYCYRRHIZA GLABRA)根汁 | GLYCYRRHIZA GLABRA (LICORICE) ROOT JUICE |

（续表）

| 中文名称 | INCI 名称/英文名称 |
|---|---|
| 光果甘草(GLYCYRRHIZA GLABRA)提取物 | *GLYCYRRHIZA GLABRA EXTRACT* |
| 光果甘草(GLYCYRRHIZA GLABRA)提取物 | KANZOU EKISU |
| 光果甘草(GLYCYRRHIZA GLABRA)叶提取物 | GLYCYRRHIZA GLABRA (LICORICE) LEAF EXTRACT |
| 光皮木瓜(CHAENOMELES SINENSIS)提取物 | *CHAENOMELES SINENSIS EXTRACT* |
| 广藿香(POGOSTEMON CABLIN)提取物 | *POGOSTEMON CABLIN EXTRACT* |
| 广藿香(POGOSTEMON CABLIN)叶/茎粉 | *POGOSTEMON CABLIN LEAF/STEM POWDER* |
| 广藿香(POGOSTEMON CABLIN)叶/茎提取物 | POGOSTEMON CABLIN LEAF/STEM EXTRACT |
| 广藿香(POGOSTEMON CABLIN)叶提取物 | POGOSTEMON CABLIN LEAF EXTRACT |
| 广藿香(POGOSTEMON CABLIN)油 | POGOSTEMON CABLIN OIL |
| 广金钱草(DESMODIUM STYRACIFOLIUM)提取物 | *DESMODIUM STYRACIFOLIUM EXTRACT* |
| 广西莪术(CURCUMA KWANGSIENSIS)提取物 | *CURCUMA KWANGSIENSIS EXTRACT* |
| 广枣(CHOEROSPONDIAS AXILLARIS)提取物 | *CHOEROSPONDIAS AXILLARIS EXTRACT* |
| 龟甲 | *CARAPAX ET PLASTRUM TESTUDINIS* |
| 桂花(OSMANTHUS FRAGRANS)花提取物 | OSMANTHUS FRAGRANS FLOWER EXTRACT |
| 过岗龙(ENTADA PHASEOLOIDES)提取物 | *ENTADA PHASEOLOIDES EXTRACT* |
| 海带(LAMINARIA JAPONICA)提取物 | LAMINARIA JAPONICA EXTRACT |
| 海金沙(LYGODIUM JAPONICUM)孢子 | LYGODIUM JAPONICUM SPORE |
| 海金沙(LYGODIUM JAPONICUM)提取物 | *LYGODIUM JAPONICUM EXTRACT* |
| 海南砂仁(AMOMUM LONGILIGULARE)提取物 | *AMOMUM LONGILIGULARE FRUIT EXTRACT* |
| 海螵蛸 | *SEPIAE ENDOCONCHA* |
| 旱芹(APIUM GRAVEOLENS)根/籽提取物 | APIUM GRAVEOLENS (CELERY) ROOT/SEED EXTRACT |
| 旱芹(APIUM GRAVEOLENS)根提取物 | APIUM GRAVEOLENS (CELERY) ROOT EXTRACT |
| 旱芹(APIUM GRAVEOLENS)茎提取物 | APIUM GRAVEOLENS (CELERY) STEM EXTRACT |
| 旱芹(APIUM GRAVEOLENS)籽提取物 | APIUM GRAVEOLENS (CELERY) SEED EXTRACT |
| 好望角芦荟(ALOE FEROX)提取物 | *ALOE FEROX EXTRACT* |
| 好望角芦荟(ALOE FEROX)叶提取物 | ALOE FEROX LEAF EXTRACT |
| 好望角芦荟(ALOE FEROX)叶汁 | ALOE FEROX LEAF JUICE |
| 好望角芦荟(ALOE FEROX)叶汁粉 | ALOE FEROX LEAF JUICE POWDER |
| 好望角芦荟(ALOE FEROX)叶汁提取物 | ALOE FEROX LEAF JUICE EXTRACT |
| 诃子(TERMINALIA CHEBULA)根提取物 | TERMINALIA CHEBULA ROOT EXTRACT |
| 诃子(TERMINALIA CHEBULA)果粉 | TERMINALIA CHEBULA FRUIT POWDER |
| 诃子(TERMINALIA CHEBULA)果提取物 | TERMINALIA CHEBULA FRUIT EXTRACT |
| 诃子(TERMINALIA CHEBULA)树皮提取物 | TERMINALIA CHEBULA BARK EXTRACT |
| 诃子(TERMINALIA CHEBULA)提取物 | TERMINALIA CHEBULA EXTRACT |
| 合欢(ALBIZIA JULIBRISSIN)花提取物 | ALBIZIA JULIBRISSIN FLOWER EXTRACT |
| 合欢(ALBIZIA JULIBRISSIN)树皮提取物 | ALBIZIA JULIBRISSIN BARK EXTRACT |
| 合欢(ALBIZIA JULIBRISSIN)枝/叶提取物 | ALBIZIA JULIBRISSIN BRANCH/LEAF EXTRACT |
| 何首乌(POLYGONUM MULTIFLORUM)根水 | POLYGONUM MULTIFLORUM ROOT WATER |
| 何首乌(POLYGONUM MULTIFLORUM)根提取物 | POLYGONUM MULTIFLORUM ROOT EXTRACT |
| 何首乌(POLYGONUM MULTIFLORUM)提取物 | POLYGONUM MULTIFLORUM EXTRACT |
| 和厚朴酚 | HONOKIOL |

(续表)

| 中文名称 | INCI 名称/英文名称 |
|---|---|
| 核桃油 | |
| 黑大豆(GLYCINE MAX)提取物 | *GLYCINE MAX EXTRACT* |
| 黑老虎(KADSURA COCCINEA)果提取物 | *KADSURA COCCINEA FRUIT EXTRACT* |
| 黑蚂蚁 ** | |
| 黑蚱(CRYPTOTYMPANA PUSTULATA)皮壳提取物 | *CRYPTOTYMPANA PUSTULATA SLOUGH EXTRACT* |
| 黑芝麻(SESAMUM INDICUM)提取物 | *SESAMUM INDICUM(SESAME)SEED EXTRACT* |
| 红参提取物 | *GINSENG RADIX ET RHIZOMA RUBRA EXTRACT* |
| 红茶(CAMELLIA SINENSIS)提取物 | KOU-CHA EKISU |
| 红车轴草(TRIFOLIUM PRATENSE)花末 | TRIFOLIUM PRATENSE (CLOVER) FLOWER POWDER |
| 红车轴草(TRIFOLIUM PRATENSE)花提取物 | TRIFOLIUM PRATENSE (CLOVER) FLOWER EXTRACT |
| 红车轴草(TRIFOLIUM PRATENSE)提取物 | TRIFOLIUM PRATENSE (CLOVER) EXTRACT |
| 红车轴草(TRIFOLIUM PRATENSE)叶提取物 | TRIFOLIUM PRATENSE (CLOVER) LEAF EXTRACT |
| 红豆蔻(ALPINIA GALANGA)提取物 | *ALPINIA GALANGA EXTRACT* |
| 红花(CARTHAMUS TINCTORIUS)花 | CARTHAMUS TINCTORIUS (SAFFLOWER) FLOWER |
| 红花(CARTHAMUS TINCTORIUS)花末 | CARTHAMUS TINCTORIUS (SAFFLOWER) FLOWER POWDER |
| 红花(CARTHAMUS TINCTORIUS)花水 | CARTHAMUS TINCTORIUS FLOWER WATER |
| 红花(CARTHAMUS TINCTORIUS)花提取物 | CARTHAMUS TINCTORIUS (SAFFLOWER) FLOWER EXTRACT |
| 红花(CARTHAMUS TINCTORIUS)提取物 | *CARTHAMUS TINCTORIUS EXTRACT* |
| 红花(CARTHAMUS TINCTORIUS)油质体 | CARTHAMUS TINCTORIUS (SAFFLOWER) OLEOSOMES |
| 红花(CARTHAMUS TINCTORIUS)籽饼提取物 | CARTHAMUS TINCTORIUS (SAFFLOWER) SEEDCAKE EXTRACT |
| 红花(CARTHAMUS TINCTORIUS)籽提取物 | CARTHAMUS TINCTORIUS (SAFFLOWER) SEED EXTRACT |
| 红花(CARTHAMUS TINCTORIUS)籽油 | CARTHAMUS TINCTORIUS (SAFFLOWER) SEED OIL |
| 红花葡糖苷 | SAFFLOWER GLUCOSIDE |
| 红景天(RHODIOLA ROSEA)根提取物 | RHODIOLA ROSEA ROOT EXTRACT |
| 红景天(RHODIOLA ROSEA)提取物 | RHODIOLA ROSEA EXTRACT |
| 红曲(MONASCUS)/大米发酵产物 | MONASCUS/RICE FERMENT |
| 红曲(MONASCUS)提取物 | MONASCUS EXTRACT |
| 红松(PINUS KORAIENSIS)籽提取物 | PINUS KORAIENSIS SEED EXTRACT |
| 红松(PINUS KORAIENSIS)籽油 | PINUS KORAIENSIS SEED OIL |
| 红腺忍冬(LONICERA HYPOGLAUCA)提取物 | *LONICERA HYPOGLAUCA EXTRACT* |
| 厚朴(MAGNOLIA OFFICINALIS)树皮提取物 | MAGNOLIA OFFICINALIS BARK EXTRACT |
| 胡黄连(PICRORHIZA SCROPHULARIFLORA)根提取物 | *PICRORHIZA SCROPHULARIFLORA ROOT EXTRACT* |
| 胡黄连(PICRORHIZA SCROPHULARIFLORA)提取物 | *PICRORHIZA SCROPHULARIFLORA EXTRACT* |
| 胡椒(PIPER NIGRUM)果 | PIPER NIGRUM (PEPPER) FRUIT |
| 胡椒(PIPER NIGRUM)果粉 | PIPER NIGRUM (PEPPER) FRUIT POWDER |
| 胡椒(PIPER NIGRUM)果油 | *PIPER NIGRUM (PEPPER) FRUIT OIL* |
| 胡椒(PIPER NIGRUM)提取物 | *PIPER NIGRUM EXTRACT* |
| 胡椒(PIPER NIGRUM)籽 | PIPER NIGRUM (PEPPER) SEED |

（续表）

| 中文名称 | INCI 名称/英文名称 |
| --- | --- |
| 胡椒（PIPER NIGRUM）籽提取物 | PIPER NIGRUM (PEPPER) SEED EXTRACT |
| 胡椒（PIPER NIGRUM）籽油 | PIPER NIGRUM (PEPPER) SEED OIL |
| 胡椒醛 | HELIOTROPINE |
| 胡芦巴（TRIGONELLA FOENUM-GRAECUM）果提取物 | TRIGONELLA FOENUM-GRAECUM FRUIT EXTRACT |
| 胡芦巴（TRIGONELLA FOENUM-GRAECUM）籽提取物 | TRIGONELLA FOENUM-GRAECUM SEED EXTRACT |
| 胡桃（JUGLANS REGIA）壳粉 | JUGLANS REGIA (WALNUT) SHELL POWDER |
| 胡桃（JUGLANS REGIA）壳提取物 | JUGLANS REGIA (WALNUT) SHELL EXTRACT |
| 胡桃（JUGLANS REGIA）提取物 | JUGLANS REGIA EXTRACT |
| 胡桃（JUGLANS REGIA）叶 | JUGLANS REGIA (WALNUT) LEAF |
| 胡桃（JUGLANS REGIA）叶提取物 | JUGLANS REGIA (WALNUT) LEAF EXTRACT |
| 胡桃（JUGLANS REGIA）种皮提取物 | JUGLANS REGIA (WALNUT) SEEDCOAT EXTRACT |
| 胡桃（JUGLANS REGIA）籽 | JUGLANS REGIA (WALNUT) SEED |
| 胡桃（JUGLANS REGIA）籽提取物 | JUGLANS REGIA (WALNUT) SEED EXTRACT |
| 胡桃（JUGLANS REGIA）籽油 | JUGLANS REGIA (WALNUT) SEED OIL |
| 槲寄生（VISCUM COLORATUM）提取物 | VISCUM COLORATUM EXTRACT |
| 槲寄生（VISCUM COLORATUM）叶/茎提取物 | VISCUM COLORATUM LEAF/STEM EXTRACT |
| 槲蕨（DRYNARIA FORTUNEI）根茎提取物 | DRYNARIA FORTUNEI RHIZOME EXTRACT |
| 槲蕨根（DRYNARIA FORTUNEI）提取物 | DRYNARIA FORTUNEI ROOT EXTRACT |
| 虎耳草（SAXIFRAGA STOLONIFERA）提取物 | SAXIFRAGA STOLONIFERA EXTRACT |
| 虎耳草（SAXIFRAGA STOLONIFERA）叶粉 | SAXIFRAGA STOLONIFERA LEAF POWDER |
| 虎杖（POLYGONUM CUSPIDATUM）根提取物 | POLYGONUM CUSPIDATUM ROOT EXTRACT |
| 虎杖（POLYGONUM CUSPIDATUM）提取物 | POLYGONUM CUSPIDATUM EXTRACT |
| 琥珀粉 | AMBER POWDER |
| 琥珀酸 | SUCCINIC ACID |
| 花椒（ZANTHOXYLUM BUNGEANUM）果皮提取物 | ZANTHOXYLUM BUNGEANUM PERICARP EXTRACT |
| 花椒（ZANTHOXYLUM BUNGEANUM）果提取物 | ZANTHOXYLUM BUNGEANUM FRUIT EXTRACT |
| 花椒（ZANTHOXYLUM BUNGEANUM）树皮/果/花/柄提取物 | ZANTHOXYLUM BUNGEANUM BARK/FRUIT/FLOWER/STALK EXTRACT |
| 花椒油 | |
| 花色素苷 | ANTHOCYANINS |
| 花生（ARACHIS HYPOGAEA）果提取物 | ARACHIS HYPOGAEA (PEANUT) FRUIT EXTRACT |
| 花生（ARACHIS HYPOGAEA）细粉 | ARACHIS HYPOGAEA (PEANUT) FLOUR |
| 花生（ARACHIS HYPOGAEA）油 | ARACHIS HYPOGAEA (PEANUT) OIL |
| 花生（ARACHIS HYPOGAEA）种皮提取物 | ARACHIS HYPOGAEA (PEANUT) SEEDCOAT EXTRACT |
| 华东覆盆子（RUBUS CHINGII）果提取物 | RUBUS CHINGII FRUIT EXTRACT |
| 华钩藤（UNCARIA SINENSIS）提取物 | UNCARIA SINENSIS EXTRACT |
| 华蒲公英（TARAXACUM SINICUM）根提取物 | TARAXACUM SINICUM ROOT EXTRACT |
| 华蒲公英（TARAXACUM SINICUM）提取物 | TARAXACUM SINICUM EXTRACT |
| 化州柚（CITRUS GRANDIS）提取物 | CITRUS GRANDIS EXTRACT |
| 槐（SOPHORA JAPONICA）根提取物 | SOPHORA JAPONICA ROOT EXTRACT |
| 槐（SOPHORA JAPONICA）果提取物 | SOPHORA JAPONICA FRUIT EXTRACT |

(续表)

| 中文名称 | INCI 名称/英文名称 |
|---|---|
| 槐(SOPHORA JAPONICA)花蕾提取物 | SOPHORA JAPONICA BUD EXTRACT |
| 槐(SOPHORA JAPONICA)花提取物 | SOPHORA JAPONICA FLOWER EXTRACT |
| 槐(SOPHORA JAPONICA)提取物 | *SOPHORA JAPONICA EXTRACT* |
| 槐(SOPHORA JAPONICA)叶提取物 | SOPHORA JAPONICA LEAF EXTRACT |
| 环草石斛(DENDROBIUM LODDIGESII)提取物 | *DENDROBIUM LODDIGESII EXTRACT* |
| 黄柏(PHELLODENDRON AMURENSE)提取物 | *PHELLODENDRON AMURENSE EXTRACT* |
| 黄檗(PHELLODENDRON AMURENSE)树皮 | PHELLODENDRON AMURENSE BARK |
| 黄檗(PHELLODENDRON AMURENSE)树皮粉 | *PHELLODENDRON AMURENSE BARK POWDER* |
| 黄檗(PHELLODENDRON AMURENSE)树皮提取物 | OUBAKU EKISU |
| 黄檗(PHELLODENDRON AMURENSE)树皮提取物 | PHELLODENDRON AMURENSE BARK EXTRACT |
| 黄草石斛(DENDROBIUM CHRYSANTHUM)提取物 | *DENDROBIUM CHRYSANTHUM EXTRACT* |
| 黄瓜(CUCUMIS SATIVUS)果 | CUCUMIS SATIVUS (CUCUMBER) FRUIT |
| 黄瓜(CUCUMIS SATIVUS)果水 | CUCUMIS SATIVUS (CUCUMBER) FRUIT WATER |
| 黄瓜(CUCUMIS SATIVUS)果提取物 | CUCUMIS SATIVUS (CUCUMBER) FRUIT EXTRACT |
| 黄瓜(CUCUMIS SATIVUS)提取物 | *CUCUMIS SATIVUS EXTRACT* |
| 黄瓜(CUCUMIS SATIVUS)油 | CUCUMIS SATIVUS (CUCUMBER) OIL |
| 黄瓜(CUCUMIS SATIVUS)汁 | CUCUMIS SATIVUS (CUCUMBER) JUICE |
| 黄瓜(CUCUMIS SATIVUS)籽提取物 | CUCUMIS SATIVUS (CUCUMBER) SEED EXTRACT |
| 黄花败酱(PATRINIA SCABIOSAEFOLIA)提取物 | *PATRINIA SCABIOSAEFOLIA EXTRACT* |
| 黄花蒿(ARTEMISIA ANNUA)叶提取物 | ARTEMISIA ANNUA LEAF EXTRACT |
| 黄荆(VITEX NEGUNDO)提取物 | VITEX NEGUNDO EXTRACT |
| 黄荆(VITEX NEGUNDO)叶细胞提取物 | VITEX NEGUNDO LEAF CELL EXTRACT |
| 黄连(COPTIS CHINENSIS)根/柄粉 | COPTIS CHINENSIS ROOT/STALK POWDER |
| 黄连(COPTIS CHINENSIS)根提取物 | COPTIS CHINENSIS ROOT EXTRACT |
| 黄连(COPTIS CHINENSIS)提取物 | *COPTIS CHINENSIS EXTRACT* |
| 黄龙胆(GENTIANA LUTEA)根提取物 | GENTIANA LUTEA ROOT EXTRACT |
| 黄龙胆(GENTIANA LUTEA)提取物 | *GENTIANA LUTEA EXTRACT* |
| 黄皮树(PHELLODENDRON CHINENSE)树皮提取物 | *PHELLODENDRON CHINENSE BARK EXTRACT* |
| 黄芪皂苷类 | *ASTRAGALOSIDES* |
| 黄芩(SCUTELLARIA BAICALENSIS)根粉 | SCUTELLARIA BAICALENSIS ROOT POWDER |
| 黄芩(SCUTELLARIA BAICALENSIS)根提取物 | SCUTELLARIA BAICALENSIS ROOT EXTRACT |
| 黄芩(SCUTELLARIA BAICALENSIS)提取物 | *SCUTELLARIA BAICALENSIS EXTRACT* |
| 黄芩素 | BAICALEIN |
| 黄山药(DIOSCOREA PANTHAICA)根提取物 | *DIOSCOREA PANTHAICA ROOT EXTRACT* |
| 灰菝葜(SMILAX ARISTOLOCHIAEFOLIA)根提取物 | SMILAX ARISTOLOCHIAEFOLIA ROOT EXTRACT |
| 灰毛川木香(VLADIMIRIA SOULIEI CINEREA)提取物 | *VLADIMIRIA SOULIEI CINEREA EXTRACT* |
| 茴芹(PIMPINELLA ANISUM)果提取物 | PIMPINELLA ANISUM (ANISE) FRUIT EXTRACT |
| 茴芹(PIMPINELLA ANISUM)果油 | PIMPINELLA ANISUM (ANISE) FRUIT OIL |
| 茴芹(PIMPINELLA ANISUM)籽提取物 | PIMPINELLA ANISUM (ANISE) SEED EXTRACT |
| 茴香(FOENICULUM VULGARE)根提取物 | FOENICULUM VULGARE (FENNEL) ROOT EXTRACT |
| 茴香(FOENICULUM VULGARE)果粉 | FOENICULUM VULGARE (FENNEL) FRUIT POWDER |

（续表）

| 中文名称 | INCI 名称/英文名称 |
| --- | --- |
| 茴香（FOENICULUM VULGARE）果提取物 | FOENICULUM VULGARE (FENNEL) FRUIT EXTRACT |
| 茴香（FOENICULUM VULGARE）水 | FOENICULUM VULGARE (FENNEL) WATER |
| 茴香（FOENICULUM VULGARE）提取物 | *FOENICULUM VULGARE EXTRACT* |
| 茴香（FOENICULUM VULGARE）叶提取物 | FOENICULUM VULGARE (FENNEL) LEAF EXTRACT |
| 茴香（FOENICULUM VULGARE）油 | FOENICULUM VULGARE (FENNEL) OIL |
| 茴香（FOENICULUM VULGARE）籽 | FOENICULUM VULGARE (FENNEL) SEED |
| 茴香（FOENICULUM VULGARE）籽提取物 | FOENICULUM VULGARE (FENNEL) SEED EXTRACT |
| 活血丹（GLECHOMA LONGITUBA）提取物 | *GLECHOMA LONGITUBA EXTRACT* |
| 火麻（CANNABIS SATIVA）叶提取物 | *CANNABIS SATIVA LEAF EXTRACT* |
| 藿香（AGASTACHE RUGOSA）提取物 | AGASTACHE RUGOSA EXTRACT |
| 藿香蓟（AGERATUM CONYZOIDES）叶提取物 | AGERATUM CONYZOIDES LEAF EXTRACT |
| 鸡骨草（ABRUX CANTONIENSIS）提取物 | *ABRUX CANTONIENSIS EXTRACT* |
| 鸡冠花（CELOSIA CRISTATA）提取物 | CELOSIA CRISTATA FLOWER EXTRACT |
| 鸡冠提取物 | COMB EXTRACT |
| 鸡内金 | *GALLI GIGERII ENDOTHELIUM CORNEUM* |
| 鸡桑（MORUS BOMBYCIS）根提取物 | MORUS BOMBYCIS ROOT EXTRACT |
| 鸡桑（MORUS BOMBYCIS）提取物 | MORUS BOMBYCIS EXTRACT |
| 鸡桑（MORUS BOMBYCIS）叶提取物 | MORUS BOMBYCIS LEAF EXTRACT |
| 鸡矢藤（PAEDERIA SCANDENS）提取物 | *PAEDERIA SCANDENS EXTRACT* |
| 鸡头黄精（POLYGONATUM SIBIRICUM）提取物 | *POLYGONATUM SIBIRICUM EXTRACT* |
| 鸡血藤（SPATHOLOBUS SUBERECTUS）提取物 | *SPATHOLOBUS SUBERECTUS EXTRACT* |
| 鸡眼草（KUMMEROWIA STRIATA）提取物 | KUMMEROWIA STRIATA EXTRACT |
| 积雪草（CENTELLA ASIATICA）根提取物 | CENTELLA ASIATICA ROOT EXTRACT |
| 积雪草（CENTELLA ASIATICA）花/叶/茎提取物 | CENTELLA ASIATICA FLOWER/LEAF/STEM EXTRACT |
| 积雪草（CENTELLA ASIATICA）提取物 | CENTELLA ASIATICA EXTRACT |
| 积雪草（CENTELLA ASIATICA）叶提取物 | CENTELLA ASIATICA LEAF EXTRACT |
| 积雪草苷 | ASIATICOSIDE |
| 积雪草酸 | ASIATIC ACID |
| 蒺藜（TRIBULUS TERRESTRIS）根粉 | TRIBULUS TERRESTRIS ROOT POWDER |
| 蒺藜（TRIBULUS TERRESTRIS）根提取物 | TRIBULUS TERRESTRIS ROOT EXTRACT |
| 蒺藜（TRIBULUS TERRESTRIS）果粉 | TRIBULUS TERRESTRIS FRUIT POWDER |
| 蒺藜（TRIBULUS TERRESTRIS）果提取物 | TRIBULUS TERRESTRIS FRUIT EXTRACT |
| 蒺藜（TRIBULUS TERRESTRIS）提取物 | TRIBULUS TERRESTRIS EXTRACT |
| 蓟属植物（CIRSIUM）花/叶/茎提取物 * | *CIRSIUM (THISTLE) FLOWER/LEAF/STEM EXTRACT* |
| 家独行菜（LEPIDIUM SATIVUM）芽提取物 | *LEPIDIUM SATIVUM SPROUT EXTRACT* |
| 尖叶秦皮（FRAXINUS SZABOANA）提取物 | *FRAXINUS SZABOANA EXTRACT* |
| 坚龙胆（GENTIANA RIGESCENS）提取物 | *GENTIANA RIGESCENS EXTRACT* |
| 碱地蒲公英（TARAXACUM SINICUM）提取物 | *TARAXACUM SINICUM EXTRACT* |
| 箭叶淫羊藿（EPIMEDIUM SAGITTATUM）提取物 | EPIMEDIUM SAGITTATUM EXTRACT |
| 姜（ZINGIBER OFFICINALE）根 | ZINGIBER OFFICINALE (GINGER) ROOT |
| 姜（ZINGIBER OFFICINALE）根粉 | ZINGIBER OFFICINALE (GINGER) ROOT POWDER |

(续表)

| 中文名称 | INCI 名称/英文名称 |
|---|---|
| 姜（ZINGIBER OFFICINALE）根提取物 | ZINGIBER OFFICINALE (GINGER) ROOT EXTRACT |
| 姜（ZINGIBER OFFICINALE）根油 | ZINGIBER OFFICINALE (GINGER) ROOT OIL |
| 姜（ZINGIBER OFFICINALE）水 | ZINGIBER OFFICINALE (GINGER) WATER |
| 姜（ZINGIBER OFFICINALE）提取物 | ZINGIBER OFFICINALE EXTRACT |
| 姜花（HEDYCHIUM CORONARIUM）根提取物 | HEDYCHIUM CORONARIUM ROOT EXTRACT |
| 姜花（HEDYCHIUM CORONARIUM）油 | HEDYCHIUM CORONARIUM OIL |
| 姜黄（CURCUMA LONGA）根 | CURCUMA LONGA (TURMERIC) ROOT |
| 姜黄（CURCUMA LONGA）根粉 | CURCUMA LONGA (TURMERIC) ROOT POWDER |
| 姜黄（CURCUMA LONGA）根茎提取物 | CURCUMA LONGA (TURMERIC) RHIZOME EXTRACT |
| 姜黄（CURCUMA LONGA）根水 | CURCUMA LONGA (TURMERIC) ROOT WATER |
| 姜黄（CURCUMA LONGA）根提取物 | CURCUMA LONGA (TURMERIC) ROOT EXTRACT |
| 姜黄（CURCUMA LONGA）根油 | CURCUMA LONGA ROOT OIL |
| 姜黄（CURCUMA LONGA）提取物 | CURCUMA LONGA EXTRACT |
| 姜黄（CURCUMA LONGA）叶提取物 | CURCUMA LONGA (TURMERIC) LEAF EXTRACT |
| 姜黄素 | CURCUMIN |
| 姜形黄精（POLYGONATUM CYRTONEMA）提取物 | POLYGONATUM CYRTONEMA EXTRACT |
| 僵蚕（BOMBYX MORI）提取物 | BOMBYX MORI EXTRACT |
| 降香（DALBERGIA ODORIFERA）提取物 | DALBERGIA ODORIFERA EXTRACT |
| 绞股蓝（GYNOSTEMMA PENTAPHYLLUM）提取物 | GYNOSTEMMA PENTAPHYLLUM EXTRACT |
| 绞股蓝（GYNOSTEMMA PENTAPHYLLUM）叶/茎提取物 | GYNOSTEMMA PENTAPHYLLUM LEAF/STEM EXTRACT |
| 绞股蓝（GYNOSTEMMA PENTAPHYLLUM）叶提取物 | GYNOSTEMMA PENTAPHYLLUM LEAF EXTRACT |
| 接骨木（SAMBUCUS NIGRA）提取物 | SAMBUCUS NIGRA EXTRACT |
| 节盲环毛蚓（PHERETIMA PECTINIFERA）提取物 | PHERETIMA PECTINIFERA EXTRACT |
| 金钗石斛（DENDROBIUM NOBILE）茎提取物 | DENDROBIUM NOBILE STEM EXTRACT |
| 金钗石斛（DENDROBIUM NOBILE）提取物 | DENDROBIUM NOBILE EXTRACT |
| 金灯藤（CUSCUTA JAPONICA）提取物 | CUSCUTA JAPONICA EXTRACT |
| 金灯藤（CUSCUTA JAPONICA）籽提取物 | CUSCUTA JAPONICA SEED EXTRACT |
| 金毛狗脊（CIBOTIUM BAROMETZ）油 | CIBOTIUM BAROMETZ OIL |
| 金礞石 | |
| 金钱草（LYSIMACHIA CHRISTINAE）提取物 | LYSIMACHIA CHRISTINAE EXTRACT |
| 金钱松（PSEUDOLARIX KAMEPFERI）根皮提取物 | PSEUDOLARIX KAMEPFERI ROOT BARK EXTRACT |
| 金雀花（SAROTHAMNUS SCOPARIUS）提取物 | SAROTHAMNUS SCOPARIUS EXTRACT |
| 金线吊乌龟（STEPHANIA CEPHARANTHA）根提取物 | STEPHANIA CEPHARANTHA ROOT EXTRACT |
| 金樱子（ROSA LAEVIGATA）果提取物 | ROSA LAEVIGATA FRUIT EXTRACT |
| 金樱子（ROSA LAEVIGATA）提取物 | ROSA LAEVIGATA EXTRACT |
| 锦灯笼（PHYSALIS ALKEKENGI FRANCHETII）提取物 | PHYSALIS ALKEKENGI FRANCHETII EXTRACT |
| 锦葵（MALVA SINENSIS）提取物 | MALVA SINENSIS EXTRACT |
| 荆芥（NEPETA CATARIA）提取物 | NEPETA CATARIA EXTRACT |
| 荆芥（SCHIZONEPETA TENUIFOLIA）粉 | SCHIZONEPETA TENUIFOLIA POWDER |
| 荆芥（SCHIZONEPETA TENUIFOLIA）提取物 | SCHIZONEPETA TENUIFOLIA EXTRACT |
| 九里香（MURRAYA EXOTICA）叶提取物 | MURRAYA EXOTICA LEAF EXTRACT |

（续表）

| 中文名称 | INCI 名称/英文名称 |
|---|---|
| 韭菜子（ALLIUM TUBEROSUM）提取物 | ALLIUM TUBEROSUM SEED EXTRACT |
| 桔梗（PLATYCODON GRANDIFLORUM）根粉 | *PLATYCODON GRANDIFLORUM ROOT POWDER* |
| 桔梗（PLATYCODON GRANDIFLORUM）根提取物 | PLATYCODON GRANDIFLORUM ROOT EXTRACT |
| 桔梗（PLATYCODON GRANDIFLORUM）提取物 | *PLATYCODON GRANDIFLORUM EXTRACT* |
| 菊花（CHRYSANTHEMUM MORIFOLIUM）末 | *CHRYSANTHEMUM MORIFOLIUM FLOWER POWDER* |
| 菊花（CHRYSANTHEMUM MORIFOLIUM）提取物 | *CHRYSANTHEMUM MORIFOLIUM EXTRACT* |
| 菊苣（CICHORIUM INTYBUS）根提取物 | CICHORIUM INTYBUS (CHICORY) ROOT EXTRACT |
| 菊苣（CICHORIUM INTYBUS）提取物 | *CICHORIUM INTYBUS EXTRACT* |
| 菊苣（CICHORIUM INTYBUS）叶提取物 | CICHORIUM INTYBUS (CHICORY) LEAF EXTRACT |
| 橘（CITRUS RETICULATA）提取物 | *CITRUS RETICULATA EXTRACT* |
| 橘红 | |
| 卷柏（SELAGINELLA TAMARISCINA）提取物 | SELAGINELLA TAMARISCINA EXTRACT |
| 卷丹（LILIUM TIGRINUM）花/叶/茎提取物 | LILIUM TIGRINUM FLOWER/LEAF/STEM EXTRACT |
| 卷丹（LILIUM TIGRINUM）提取物 | LILIUM TIGRINUM EXTRACT |
| 决明（CASSIA OBTUSIFOLIA）胶 | CASSIA GUM |
| 决明（CASSIA OBTUSIFOLIA）提取物 | *CASSIA OBTUSIFOLIA EXTRACT* |
| 咖啡酸 | CAFFEIC ACID |
| 咖啡因 | CAFFEINE |
| 卡密松山金车（ARNICA CHAMISSONIS）花提取物 | ARNICA CHAMISSONIS FLOWER EXTRACT |
| 枯茗（CUMINUM CYMINUM）籽提取物 | CUMINUM CYMINUM (CUMIN) SEED EXTRACT |
| 苦参（SOPHORA ANGUSTIFOLIA）根提取物 | SOPHORA ANGUSTIFOLIA ROOT EXTRACT |
| 苦参（SOPHORA FLAVESCENS）根粉 | SOPHORA FLAVESCENS ROOT POWDER |
| 苦参（SOPHORA FLAVESCENS）根提取物 | SOPHORA FLAVESCENS ROOT EXTRACT |
| 苦参（SOPHORA FLAVESCENS）提取物 | SOPHORA FLAVESCENS EXTRACT |
| 苦参碱 | MATRINE |
| 苦瓜（MOMORDICA CHARANTIA）果提取物 | MOMORDICA CHARANTIA FRUIT EXTRACT |
| 苦枥白蜡树（FRAXINUS RHYNCHOPHYLLA）提取物 | *FRAXINUS RHYNCHOPHYLLA EXTRACT* |
| 苦楝皮 | |
| 苦木（PICRASMA QUASSIOIDES）提取物 | *PICRASMA QUASSIOIDES EXTRACT* |
| 苦木（PICRASMA QUASSIOIDES）枝/叶提取物 | *PICRASMA QUASSIOIDES BRANCH/LEAF EXTRACT* |
| 库拉索芦荟（ALOE BARBADENSIS）花提取物 | ALOE BARBADENSIS FLOWER EXTRACT |
| 库拉索芦荟（ALOE BARBADENSIS）胶 | *ALOE BARBADENSIS GEL* |
| 库拉索芦荟（ALOE BARBADENSIS）提取物 | *ALOE BARBADENSIS EXTRACT* |
| 库拉索芦荟（ALOE BARBADENSIS）叶 | ALOE BARBADENSIS LEAF |
| 库拉索芦荟（ALOE BARBADENSIS）叶多糖类 | ALOE BARBADENSIS LEAF POLYSACCHARIDES |
| 库拉索芦荟（ALOE BARBADENSIS）叶粉 | ALOE BARBADENSIS LEAF POWDER |
| 库拉索芦荟（ALOE BARBADENSIS）叶水 | ALOE BARBADENSIS LEAF WATER |
| 库拉索芦荟（ALOE BARBADENSIS）叶提取物 | ALOE BARBADENSIS LEAF EXTRACT |
| 库拉索芦荟（ALOE BARBADENSIS）叶汁 | ALOE BARBADENSIS LEAF JUICE |
| 库拉索芦荟（ALOE BARBADENSIS）叶汁粉 | ALOE BARBADENSIS LEAF JUICE POWDER |
| 宽筋藤（TINOSPORA SINENSIS）提取物 | *TINOSPORA SINENSIS EXTRACT* |

| 中文名称 | INCI 名称/英文名称 |
|---|---|
| 宽叶羌活（NOTOPTERYGIUM FORBESII）提取物 | *NOTOPTERYGIUM FORBESII EXTRACT* |
| 款冬（TUSSILAGO FARFARA）花提取物 | TUSSILAGO FARFARA (COLTSFOOT) FLOWER EXTRACT |
| 款冬（TUSSILAGO FARFARA）提取物 | *TUSSILAGO FARFARA EXTRACT* |
| 款冬（TUSSILAGO FARFARA）提取物 | FUKITANPOPO EKISU |
| 款冬（TUSSILAGO FARFARA）叶提取物 | TUSSILAGO FARFARA (COLTSFOOT) LEAF EXTRACT |
| 昆布（ECKLONIA KUROME）提取物 | *ECKLONIA KUROME EXTRACT* |
| 栝楼（TRICHOSANTHES KIRILOWII）根提取物 | TRICHOSANTHES KIRILOWII ROOT EXTRACT |
| 栝楼（TRICHOSANTHES KIRILOWII）果粉 | TRICHOSANTHES KIRILOWII FRUIT POWDER |
| 栝楼（TRICHOSANTHES KIRILOWII）提取物 | *TRICHOSANTHES KIRILOWII EXTRACT* |
| 阔叶山麦冬（LIRIOPE MUSCARI）提取物 | *LIRIOPE MUSCARI EXTRACT* |
| 阔叶十大功劳（MAHONIA BEALEI）提取物 | *MAHONIA BEALEI EXTRACT* |
| 腊肠树（CASSIA FISTULA）果提取物 | CASSIA FISTULA FRUIT EXTRACT |
| 辣椒（CAPSICUM ANNUUM）果粉 | *CAPSICUM ANNUUM FRUIT POWDER* |
| 辣椒（CAPSICUM ANNUUM）果提取物 | CAPSICUM ANNUUM FRUIT EXTRACT |
| 辣椒（CAPSICUM ANNUUM）树脂 | CAPSICUM ANNUUM RESIN |
| 辣椒（CAPSICUM ANNUUM）提取物 | CAPSICUM ANNUUM EXTRACT |
| 辣椒（CAPSICUM FRUTESCENS）提取物 | *CAPSICUM FRUTESCENS EXTRACT* |
| 辣椒红/辣椒玉红素 | CAPSANTHIN/CAPSORUBIN |
| 辣椒碱 | CAPSAICIN |
| 辣蓼（POLYGONUM HYDROPIPER）提取物 | POLYGONUM HYDROPIPER EXTRACT |
| 莱菔子（RAPHANUS SATIVUS）提取物 | *RAPHANUS SATIVUS EXTRACT* |
| 蓝桉（EUCALYPTUS GLOBULUS）提取物 | *EUCALYPTUS GLOBULUS EXTRACT* |
| 蓝桉（EUCALYPTUS GLOBULUS）提取物 | YUUKARI EKISU |
| 蓝桉（EUCALYPTUS GLOBULUS）叶 | EUCALYPTUS GLOBULUS LEAF |
| 蓝桉（EUCALYPTUS GLOBULUS）叶粉 | EUCALYPTUS GLOBULUS LEAF POWDER |
| 蓝桉（EUCALYPTUS GLOBULUS）叶水 | EUCALYPTUS GLOBULUS LEAF WATER |
| 蓝桉（EUCALYPTUS GLOBULUS）叶提取物 | EUCALYPTUS GLOBULUS LEAF EXTRACT |
| 蓝桉（EUCALYPTUS GLOBULUS）叶油 | EUCALYPTUS GLOBULUS LEAF OIL |
| 蓝桉（EUCALYPTUS GLOBULUS）油 | YUUKARI YU |
| 老鹳草（GERANIUM WILFORDII）提取物 | *GERANIUM WILFORDII EXTRACT* |
| 雷丸（OMPHALIA LAPIDESCENS）提取物 | *OMPHALIA LAPIDESCENS EXTRACT* |
| 李（PRUNUS SALICINA）果提取物 | *PRUNUS SALICINA FRUIT EXTRACT* |
| 鳢肠（ECLIPTA PROSTRATA）蜡 | ECLIPTA PROSTRATA WAX |
| 鳢肠（ECLIPTA PROSTRATA）叶粉 | ECLIPTA PROSTRATA LEAF POWDER |
| 鳢肠（ECLIPTA PROSTRATA）叶提取物 | ECLIPTA PROSTRATA LEAF EXTRACT |
| 荔枝（LITCHI CHINENSIS）果皮提取物 | LITCHI CHINENSIS PERICARP EXTRACT |
| 荔枝（LITCHI CHINENSIS）果提取物 | LITCHI CHINENSIS FRUIT EXTRACT |
| 荔枝（LITCHI CHINENSIS）果汁 | LITCHI CHINENSIS FRUIT JUICE |
| 荔枝（LITCHI CHINENSIS）水 | LITCHI CHINENSIS WATER |
| 荔枝（LITCHI CHINENSIS）籽粉 | LITCHI CHINENSIS SEED POWDER |
| 荔枝（LITCHI CHINENSIS）籽提取物 | LITCHI CHINENSIS SEED EXTRACT |

(续表)

| 中文名称 | INCI 名称/英文名称 |
|---|---|
| 荔枝核(LITCHI CHINENSIS)提取物 | *LITCHI CHINENSIS EXTRACT* |
| 栎(QUERCUS)根提取物 | OAK ROOT EXTRACT |
| 连翘(FORSYTHIA SUSPENSA)果提取物 | FORSYTHIA SUSPENSA FRUIT EXTRACT |
| 连翘(FORSYTHIA SUSPENSA)提取物 | *FORSYTHIA SUSPENSA EXTRACT* |
| 莲(NELUMBIUM SPECIOSUM)花水 | NELUMBIUM SPECIOSUM FLOWER WATER |
| 莲(NELUMBIUM SPECIOSUM)花提取物 | NELUMBIUM SPECIOSUM FLOWER EXTRACT |
| 莲(NELUMBIUM SPECIOSUM)花油 | NELUMBIUM SPECIOSUM FLOWER OIL |
| 莲(NELUMBO NUCIFERA)根粉 | NELUMBO NUCIFERA ROOT POWDER |
| 莲(NELUMBO NUCIFERA)根茎提取物 | *NELUMBO NUCIFERA RHIZOMETIS EXTRACT* |
| 莲(NELUMBO NUCIFERA)根水 | NELUMBO NUCIFERA ROOT WATER |
| 莲(NELUMBO NUCIFERA)根提取物 | NELUMBO NUCIFERA ROOT EXTRACT |
| 莲(NELUMBO NUCIFERA)花末 | NELUMBO NUCIFERA FLOWER POWDER |
| 莲(NELUMBO NUCIFERA)花水 | NELUMBO NUCIFERA FLOWER WATER |
| 莲(NELUMBO NUCIFERA)花提取物 | NELUMBO NUCIFERA FLOWER EXTRACT |
| 莲(NELUMBO NUCIFERA)胚芽提取物 | NELUMBO NUCIFERA GERM EXTRACT |
| 莲(NELUMBO NUCIFERA)提取物 | *NELUMBO NUCIFERA EXTRACT* |
| 莲(NELUMBO NUCIFERA)雄蕊提取物 | NELUMBO NUCIFERA STAMEN EXTRACT |
| 莲(NELUMBO NUCIFERA)叶粉 | *NELUMBO NUCIFERA LEAF POWDER* |
| 莲(NELUMBO NUCIFERA)叶提取物 | NELUMBO NUCIFERA LEAF EXTRACT |
| 莲(NELUMBO NUCIFERA)叶细胞培养物粉 | NELUMBO NUCIFERA LEAF CELL CULTURE POWDER |
| 莲(NELUMBO NUCIFERA)籽粉 | NELUMBO NUCIFERA SEED POWDER |
| 莲(NELUMBO NUCIFERA)籽提取物 | NELUMBO NUCIFERA SEED EXTRACT |
| 凉粉草(MESONA CHINENSIS)提取物 | *MESONA CHINENSIS EXTRACT* |
| 两面针(ZANTHOXYLUM NITIDUM)提取物 | *ZANTHOXYLUM NITIDUM EXTRACT* |
| 辽东楤木(ARALIA ELATA)根提取物 | ARALIA ELATA ROOT EXTRACT |
| 辽藁本(LIGUSTICUM JEHOLENSE)花/根提取物 | LIGUSTICUM JEHOLENSE FLOWER/ROOT EXTRACT |
| 辽藁本(LIGUSTICUM JEHOLENSE)提取物 | *LIGUSTICUM JEHOLENSE EXTRACT* |
| 蓼蓝(POLYGONUM TINCTORIUM)提取物 | *POLYGONUM TINCTORIUM EXTRACT* |
| 蓼蓝(POLYGONUM TINCTORIUM)叶/茎提取物 | POLYGONUM TINCTORIUM LEAF/STEM EXTRACT |
| 蓼蓝(POLYGONUM TINCTORIUM)叶提取物 | POLYGONUM TINCTORIUM LEAF EXTRACT |
| 灵香草(LYSIMACHIA FOENUM-GRAECUM)提取物 | LYSIMACHIA FOENUM-GRAECUM EXTRACT |
| 凌霄花(CAMPSIS GRANDIFLORA)提取物 | *CAMPSIS GRANDIFLORA EXTRACT* |
| 菱锰矿提取物 | RHODOCHROSITE EXTRACT |
| 菱锌矿 | SMITHSONITE |
| 菱锌矿提取物 | SMITHSONITE EXTRACT |
| 零陵香(OCIMUM BASILICUM)提取物 | *OCIMUM BASILICUM EXTRACT* |
| 六月雪(SERISSA SERISSOIDES)提取物 | *SERISSA SERISSOIDES EXTRACT* |
| 龙胆(GENTIANA SCABRA)根提取物 | GENTIANA SCABRA ROOT EXTRACT |
| 龙胆(GENTIANA SCABRA)提取物 | *GENTIANA SCABRA EXTRACT* |
| 龙胆草 | |
| 龙骨(FOSSILIA OSSIS MASTODI)提取物 | *FOSSILIA OSSIS MASTODI EXTRACT* |

(续表)

(续表)

| 中文名称 | INCI 名称/英文名称 |
| --- | --- |
| 龙眼(EUPHORIA LONGAN)果提取物 | EUPHORIA LONGAN FRUIT EXTRACT |
| 龙眼(NEPHELIUM LONGANA)籽提取物 | NEPHELIUM LONGANA SEED EXTRACT |
| 龙眼肉(DIMOCARPUS LONGAN)提取物 | DIMOCARPUS LONGAN PULP EXTRACT |
| 蒌叶(PIPER BETLE)叶油 | PIPER BETLE LEAF OIL |
| 漏芦(RHAPONTICUM UNIFLORUM)根提取物 | RHAPONTICUM UNIFLORUM ROOT EXTRACT |
| 芦根(PHRAGMITES COMMUNIS)提取物 | PHRAGMITES COMMUNIS ROOT EXTRACT |
| 芦荟(ALOE VERA)提取物 | ALOE VERA EXTRACT |
| 芦荟苦素 | ALOESIN |
| 芦荟提取物 | ALOE YOHJYU MATSU EKISU |
| 芦苇(PHRAGMITES COMMUNIS)提取物 | PHRAGMITES COMMUNIS EXTRACT |
| 芦竹(ARUNDO DONAX)杆提取物 | ARUNDO DONAX STEM EXTRACT |
| 炉甘石 | CALAMINE |
| 鲁斯可皂苷元 | RUSCOGENIN |
| 陆地棉(GOSSYPIUM HIRSUTUM)提取物 | GOSSYPIUM HIRSUTUM (COTTON) EXTRACT |
| 鹿骨胶原蛋白 | DEER BONE COLLAGEN |
| 鹿角霜 | CORNU CERVI DEGELATINATUM |
| 鹿茸(CERVUS ELAPHUS)提取物 | CERVUS ELAPHUS EXTRACT |
| 鹿茸提取物 | VELVET EXTRACT |
| 鹿蹄草(PYROLA CALLIANTHA)提取物 | PYROLA CALLIANTHA EXTRACT |
| 路路通(LIQUIDAMBAR FORMOSANA)果提取物 | LIQUIDAMBAR FORMOSANA FRUIT EXTRACT |
| 路路通(LIQUIDAMBAR FORMOSANA)提取物 | LIQUIDAMBAR FORMOSANA EXTRACT |
| 罗布麻(APOCYNUM VENETUM)叶/茎提取物 | APOCYNUM VENETUM LEAF/STEM EXTRACT |
| 罗汉果(MOMORDICA GROSVENORI)果提取物 | MOMORDICA GROSVENORI FRUIT EXTRACT |
| 罗勒(OCIMUM BASILICUM)花/叶/茎提取物 | OCIMUM BASILICUM (BASIL) FLOWER/LEAF/STEM EXTRACT |
| 罗勒(OCIMUM BASILICUM)花/叶提取物 | OCIMUM BASILICUM (BASIL) FLOWER/LEAF EXTRACT |
| 罗勒(OCIMUM BASILICUM)叶粉 | OCIMUM BASILICUM (BASIL) LEAF POWDER |
| 罗勒(OCIMUM BASILICUM)叶提取物 | OCIMUM BASILICUM (BASIL) LEAF EXTRACT |
| 罗勒(OCIMUM BASILICUM)油 | OCIMUM BASILICUM (BASIL) OIL |
| 萝卜(RAPHANUS SATIVUS)根提取物 | RAPHANUS SATIVUS (RADISH) ROOT EXTRACT |
| 萝卜(RAPHANUS SATIVUS)叶提取物 | RAPHANUS SATIVUS (RADISH) LEAF EXTRACT |
| 萝卜(RAPHANUS SATIVUS)籽提取物 | RAPHANUS SATIVUS (RADISH) SEED EXTRACT |
| 萝藦(METAPLEXIS JAPONICA)提取物 | METAPLEXIS JAPONICA EXTRACT |
| 络石藤(TRACHELOSPERMUM JASMINOIDES)提取物 | TRACHELOSPERMUM JASMINOIDES EXTRACT |
| 落花生(ARACHIS HYPOGAEA)提取物 | ARACHIS HYPOGAEA EXTRACT |
| 绿豆(PHASEOLUS MUNGO)根提取物 | PHASEOLUS MUNGO ROOT EXTRACT |
| 绿豆(PHASEOLUS RADIATUS)提取物 | PHASEOLUS RADIATUS EXTRACT |
| 绿豆(PHASEOLUS RADIATUS)芽提取物 | PHASEOLUS RADIATUS SPROUT EXTRACT |
| 绿豆(PHASEOLUS RADIATUS)籽淀粉 | PHASEOLUS RADIATUS SEED STARCH |
| 绿豆(PHASEOLUS RADIATUS)籽粉 | PHASEOLUS RADIATUS SEED POWDER |
| 绿豆(PHASEOLUS RADIATUS)籽提取物 | PHASEOLUS RADIATUS SEED EXTRACT |

（续表）

| 中文名称 | INCI 名称/英文名称 |
|---|---|
| 绿豆（VIGNA RADIATA）籽提取物 | VIGNA RADIATA SEED EXTRACT |
| 绿壳砂仁（AMOMUM VILLOSUM XANTHIOIDES）提取物 | AMOMUM VILLOSUM XANTHIOIDES FRUIT EXTRACT |
| 绿原酸 | CHLOROGENIC ACIDS |
| 麻花秦艽（GENTIANA STRAMINEA）提取物 | GENTIANA STRAMINEA EXTRACT |
| 马鞭草（VERBENA OFFICINALIS）花/叶水 | VERBENA OFFICINALIS FLOWER/LEAF WATER |
| 马鞭草（VERBENA OFFICINALIS）花/叶提取物 | VERBENA OFFICINALIS FLOWER/LEAF EXTRACT |
| 马鞭草（VERBENA OFFICINALIS）花水 | VERBENA OFFICINALIS FLOWER WATER |
| 马鞭草（VERBENA OFFICINALIS）提取物 | VERBENA OFFICINALIS EXTRACT |
| 马鞭草（VERBENA OFFICINALIS）叶提取物 | VERBENA OFFICINALIS LEAF EXTRACT |
| 马鞭草（VERBENA OFFICINALIS）油 | VERBENA OFFICINALIS OIL |
| 马鞭石斛（DENDROBIUM FIMBRIATUM OCULATUM）提取物 | DENDROBIUM FIMBRIATUM OCULATUM EXTRACT |
| 马齿苋（PORTULACA OLERACEA）花/叶/茎提取物 | PORTULACA OLERACEA FLOWER/LEAF/STEM EXTRACT |
| 马齿苋（PORTULACA OLERACEA）提取物 | PORTULACA OLERACEA EXTRACT |
| 马蓝（BAPHICACANTHUS CUSIA）提取物 | BAPHICACANTHVS CUSIA（NEES）EXTRACT |
| 马蓝（BAPHICACANTHUS CUSIA）叶/茎提取物 | BAPHICACANTHVS CUSIA（NEES）LEAF/STEM EXTRACT |
| 马栗树皮苷 | ESCULIN |
| 马鹿（CERVUS ELAPHUS）血粉 | CERVUS ELAPHUS BLOOD POWDER |
| 马尾松（PINUS MASSONIANA）花粉 | PINUS MASSONIANA FLOWER POWDER |
| 马尾松（PINUS MASSONIANA）提取物 | PINUS MASSONIANA EXTRACT |
| 马尾松（PINUS MASSONIANA）叶提取物 | PINUS MASSONIANA LEAF EXTRACT |
| 麦冬（OPHIOPOGON JAPONICA）提取物 | BAKUMONDOU EKISU |
| 麦冬（OPHIOPOGON JAPONICUS）根提取物 | OPHIOPOGON JAPONICUS ROOT EXTRACT |
| 麦冬（OPHIOPOGON JAPONICUS）提取物 | OPHIOPOGON JAPONICUS EXTRACT |
| 蔓荆（VITEX TRIFOLIA）果提取物 | VITEX TRIFOLIA FRUIT EXTRACT |
| 蔓荆（VITEX TRIFOLIA）提取物 | VITEX TRIFOLIA EXTRACT |
| 蔓生白薇（CYNANCHUM VERSICOLOR）提取物 | CYNANCHUM VERSICOLOR EXTRACT |
| 蔓生百部（STEMONA JAPONICA）提取物 | STEMONA JAPONICA EXTRACT |
| 芒果（MANGIFERA INDICA）果 | MANGIFERA INDICA（MANGO）FRUIT |
| 芒果（MANGIFERA INDICA）果提取物 | MANGIFERA INDICA（MANGO）FRUIT EXTRACT |
| 芒果（MANGIFERA INDICA）提取物 | MANGIFERA INDICA EXTRACT |
| 芒果（MANGIFERA INDICA）叶提取物 | MANGIFERA INDICA（MANGO）LEAF EXTRACT |
| 芒果（MANGIFERA INDICA）汁 | MANGIFERA INDICA（MANGO）JUICE |
| 芒果（MANGIFERA INDICA）籽 | MANGIFERA INDICA（MANGO）SEED |
| 芒果（MANGIFERA INDICA）籽油 | MANGIFERA INDICA（MANGO）SEED OIL |
| 芒果（MANGIFERA INDICA）籽脂 | MANGIFERA INDICA（MANGO）SEED BUTTER |
| 牻牛儿苗（ERODIUM STEPHANIANUM）提取物 | ERODIUM STEPHANIANUM EXTRACT |
| 毛诃子（TERMINALIA BELLERICA）提取物 | TERMINALIA BELLERICA EXTRACT |
| 毛花柱忍冬（LONICERA DASYSTYLA）提取物 | LONICERA DASYSTYLA EXTRACT |
| 毛金竹（PHYLLOSTACHYS NIGRA）叶提取物 | PHYLLOSTACHYS NIGRA LEAF EXTRACT |
| 毛金竹（PHYLLOSTACHYS NIGRA）汁 | PHYLLOSTACHYS NIGRA JUICE |

(续表)

| 中文名称 | INCI 名称/英文名称 |
|---|---|
| 茅苍术(ATRACTYLOIDES LANCEA)根提取物 | ATRACTYLOIDES LANCEA ROOT EXTRACT |
| 茅莓(RUBUS PARVIFOLIUS)果提取物 | RUBUS PARVIFOLIUS FRUIT EXTRACT |
| 没药(COMMIPHORA MYRRHA)树脂 | COMMIPHORA MYRRHA RESIN |
| 没药(COMMIPHORA MYRRHA)树脂水 | COMMIPHORA MYRRHA RESIN WATER |
| 没药(COMMIPHORA MYRRHA)树脂提取物 | COMMIPHORA MYRRHA RESIN EXTRACT |
| 没药(COMMIPHORA MYRRHA)提取物 | COMMIPHORA MYRRHA EXTRACT |
| 没药(COMMIPHORA MYRRHA)叶细胞提取物 | COMMIPHORA MYRRHA LEAF CELL EXTRACT |
| 没药(COMMIPHORA MYRRHA)油 | COMMIPHORA MYRRHA OIL |
| 玫瑰(ROSA RUGOSA)花 | ROSA RUGOSA(ROSE)FLOWER |
| 玫瑰(ROSA RUGOSA)花蕾提取物 | ROSA RUGOSA BUD POWDER |
| 玫瑰(ROSA RUGOSA)花水 | ROSA RUGOSA FLOWER WATER |
| 玫瑰(ROSA RUGOSA)花提取物 | ROSA RUGOSA FLOWER EXTRACT |
| 玫瑰(ROSA RUGOSA)花油 | ROSA RUGOSA FLOWER OIL |
| 玫瑰(ROSA RUGOSA)叶提取物 | ROSA RUGOSA LEAF EXTRACT |
| 玫瑰花(ROSA RUGOSA)提取物 | ROSA RUGOSA FLOWER EXTRACT |
| 玫瑰花瓣 | ROSE PETAL |
| 玫瑰花粉 | ROSE POLLEN |
| 玫瑰茄(HIBISCUS SABDARIFFA)花提取物 | HIBISCUS SABDARIFFA FLOWER EXTRACT |
| 玫瑰茄(HIBISCUS SABDARIFFA)提取物 | HIBISCUS SABDARIFFA EXTRACT |
| 梅(FRUCTUS MUME)提取物 | PRUNUS MUME EXTRACT |
| 梅(PRUNUS MUME)果 | PRUNUS MUME FRUIT |
| 梅(PRUNUS MUME)果水 | PRUNUS MUME FRUIT WATER |
| 梅(PRUNUS MUME)果提取物 | PRUNUS MUME FRUIT EXTRACT |
| 梅(PRUNUS MUME)花 | PRUNUS MUME FLOWER |
| 梅(PRUNUS MUME)花蕾提取物 | PRUNUS MUME BUD EXTRACT |
| 梅(PRUNUS MUME)花末 | PRUNUS MUME FLOWER POWDER |
| 梅(PRUNUS MUME)花水 | PRUNUS MUME FLOWER WATER |
| 梅(PRUNUS MUME)花提取物 | PRUNUS MUME FLOWER EXTRACT |
| 梅(PRUNUS MUME)籽提取物 | PRUNUS MUME SEED EXTRACT |
| 美洲大蠊(PERIPLANETA AMERICANA)提取物 | PERIPLANETA AMERICANA EXTRACT |
| 美洲凌霄花(CAMPSIS RADICANS)提取物 | CAMPSIS RADICANS EXTRACT |
| 蒙古黄芪(ASTRAGALUS MEMBRANACEUS MONGHOLICUS)提取物 | ASTRAGALUS MEMBRANACEUS MONGHOLICUS EXTRACT |
| 迷迭香(ROSMARINUS OFFICINALIS)花/叶/茎提取物 | ROSMARINUS OFFICINALIS(ROSEMARY)FLOWER/LEAF/STEM EXTRACT |
| 迷迭香(ROSMARINUS OFFICINALIS)花蜡 | ROSMARINUS OFFICINALIS(ROSEMARY)FLOWER WAX |
| 迷迭香(ROSMARINUS OFFICINALIS)花提取物 | ROSMARINUS OFFICINALIS(ROSEMARY)FLOWER EXTRACT |
| 迷迭香(ROSMARINUS OFFICINALIS)水 | ROSMARINUS OFFICINALIS WATER |
| 迷迭香(ROSMARINUS OFFICINALIS)提取物 | ROSMARINUS OFFICINALIS EXTRACT |
| 迷迭香(ROSMARINUS OFFICINALIS)叶 | ROSMARINUS OFFICINALIS(ROSEMARY)LEAF |
| 迷迭香(ROSMARINUS OFFICINALIS)叶粉 | ROSMARINUS OFFICINALIS(ROSEMARY)LEAF POWDER |

(续表)

| 中文名称 | INCI 名称/英文名称 |
|---|---|
| 迷迭香(ROSMARINUS OFFICINALIS)叶水 | ROSMARINUS OFFICINALIS (ROSEMARY) LEAF WATER |
| 迷迭香(ROSMARINUS OFFICINALIS)叶提取物 | ROSMARINUS OFFICINALIS (ROSEMARY) LEAF EXTRACT |
| 迷迭香(ROSMARINUS OFFICINALIS)叶油 | ROSMARINUS OFFICINALIS (ROSEMARY) LEAF OIL |
| 迷迭香酸 | ROSMARINIC ACID |
| 密蒙花(BUDDLEJA OFFICINALIS)叶提取物 | BUDDLEJA OFFICINALIS LEAF EXTRACT |
| 密蒙花(BUDDLEJA OFFICINALIS)提取物 | BUDDLEJA OFFICINALIS EXTRACT |
| 明串球菌/萝卜(RAPHANUS SATIVUS)根发酵产物滤液 | LEUCONOSTOC/RADISH ROOT FERMENT FILTRATE |
| 明党参(CHANGIUM SMYRNIOIDES)提取物 | CHANGIUM SMYRNIOIDES EXTRACT |
| 膜荚黄芪(ASTRAGALUS MEMBRANACEUS)根粉 | ASTRAGALUS MEMBRANACEUS ROOT POWDER |
| 膜荚黄芪(ASTRAGALUS MEMBRANACEUS)根提取物 | ASTRAGALUS MEMBRANACEUS ROOT EXTRACT |
| 膜荚黄芪(ASTRAGALUS MEMBRANACEUS)提取物 | ASTRAGALUS MEMBRANACEUS EXTRACT |
| 茉莉(JASMINUM SAMBAC)花 | JASMINUM SAMBAC(JASMINE) FLOWER |
| 茉莉(JASMINUM SAMBAC)花水 | JASMINUM SAMBAC(JASMINE) FLOWER WATER |
| 茉莉(JASMINUM SAMBAC)提取物 | JASMINUM SAMBAC EXTRACT |
| 茉莉(JASMINUM SAMBAC)籽提取物 | JASMINUM SAMBAC(JASMINE)SEED EXTRACT |
| 茉莉花(JASMINUM SAMBAC)花蜡 | JASMINUM SAMBAC (JASMINE) FLOWER WAX |
| 茉莉花(JASMINUM SAMBAC)花水 | JASMINUM SAMBAC (JASMINE) FLOWER WATER |
| 茉莉花(JASMINUM SAMBAC)花提取物 | JASMINUM SAMBAC (JASMINE) FLOWER EXTRACT |
| 茉莉花(JASMINUM SAMBAC)花油 | JASMINUM SAMBAC (JASMINE) OIL |
| 茉莉花(JASMINUM SAMBAC)叶细胞提取物 | JASMINUM SAMBAC (JASMINE) LEAF CELL EXTRACT |
| 茉莉花瓣 | JASMINE PETAL |
| 墨旱莲(ECLIPTA PROSTRATA)提取物 | ECLIPTA PROSTRATA EXTRACT |
| 母丁香(EUGENIA CARYOPHYLLATA)提取物 | EUGENIA CARYOPHYLLATA EXTRACT |
| 母菊(CHAMOMILLA RECUTITA)干花 | CHAMOMILLA RECUTITA (MATRICARIA)DRIED FLOWER |
| 母菊(CHAMOMILLA RECUTITA)花 | CHAMOMILLA RECUTITA (MATRICARIA) FLOWER |
| 母菊(CHAMOMILLA RECUTITA)花/叶/茎提取物 | CHAMOMILLA RECUTITA (MATRICARIA) FLOWER/LEAF/STEM EXTRACT |
| 母菊(CHAMOMILLA RECUTITA)花/叶提取物 | CHAMOMILLA RECUTITA (MATRICARIA) FLOWER/LEAF EXTRACT |
| 母菊(CHAMOMILLA RECUTITA)花末 | CHAMOMILLA RECUTITA (MATRICARIA) FLOWER POWDER |
| 母菊(CHAMOMILLA RECUTITA)花水 | CHAMOMILLA RECUTITA (MATRICARIA) FLOWER WATER |
| 母菊(CHAMOMILLA RECUTITA)花提取物 | CHAMOMILLA RECUTITA (MATRICARIA) FLOWER EXTRACT |
| 母菊(CHAMOMILLA RECUTITA)花油 | CHAMOMILLA RECUTITA (MATRICARIA) FLOWER OIL |
| 母菊(CHAMOMILLA RECUTITA)提取物 | CHAMOMILLA RECUTITA (MATRICARIA) EXTRACT |
| 母菊(CHAMOMILLA RECUTITA)叶提取物 | CHAMOMILLA RECUTITA (MATRICARIA) LEAF EXTRACT |
| 母菊(CHAMOMILLA RECUTITA)油 | CHAMOMILLA RECUTITA (MATRICARIA) OIL |
| 母菊(MATRICARIA CHAMOMILLA)提取物 | MATRICARIA CHAMOMILLA EXTRACT |
| 牡丹(PAEONIA SUFFRUTICOSA)根皮提取物 | PAEONIA SUFFRUTICOSA ROOT BARK EXTRACT |
| 牡丹(PAEONIA SUFFRUTICOSA)根水 | PAEONIA SUFFRUTICOSA ROOT WATER |
| 牡丹(PAEONIA SUFFRUTICOSA)根提取物 | PAEONIA SUFFRUTICOSA ROOT EXTRACT |

（续表）

| 中文名称 | INCI 名称/英文名称 |
|---|---|
| 牡丹(PAEONIA SUFFRUTICOSA)花/叶/根提取物 | *PAEONIA SUFFRUTICOSA FLOWER/LEAF/ROOT EXTRACT* |
| 牡丹(PAEONIA SUFFRUTICOSA)花水 | PAEONIA SUFFRUTICOSA FLOWER WATER |
| 牡丹(PAEONIA SUFFRUTICOSA)提取物 | *PAEONIA SUFFRUTICOSA EXTRACT* |
| 牡丹(PAEONIA SUFFRUTICOSA)枝/花/叶提取物 | PAEONIA SUFFRUTICOSA BRANCH/FLOWER/LEAF EXTRACT |
| 牡丹(PAEONIA SUFFRUTICOSA)籽油 | *PAEONIA SUFFRUTICOSA SEED OIL* |
| 牡荆叶(VITEX NEGUNDO CANNABIFOLIA)提取物 | *VITEX NEGUNDO CANNABIFOLIA EXTRACT* |
| 牡蛎壳粉 | OYSTER SHELL POWDER |
| 牡蛎壳提取物 | OYSTER SHELL EXTRACT |
| 牡蛎提取物 | OYSTER EXTRACT |
| 木鳖(MOMORDICA COCHINCHINENSIS)籽提取物 | *MOMORDICA COCHINCHINENSIS SEED EXTRACT* |
| 木芙蓉(HIBISCUS MUTABILIS)花提取物 | HIBISCUS MUTABILIS FLOWER EXTRACT |
| 木芙蓉(HIBISCUS MUTABILIS)叶提取物 | *HIBISCUS MUTABILIS LEAF EXTRACT* |
| 木瓜(CHAENOMELES SINENSIS)果提取物 | CHAENOMELES SINENSIS FRUIT EXTRACT |
| 木瓜(CHAENOMELES SPECIOSA)提取物 | *CHAENOMELES SPECIOSA EXTRACT* |
| 木瓜蛋白酶 | PAPAIN |
| 木瓜蛋白酶 β-聚葡糖 | PAPAIN BETA-GLUCAN |
| 木蝴蝶(OROXYLUM INDICUM)根粉 | OROXYLUM INDICUM ROOT POWDER |
| 木蝴蝶(OROXYLUM INDICUM)根提取物 | OROXYLUM INDICUM ROOT EXTRACT |
| 木蝴蝶(OROXYLUM INDICUM)提取物 | *OROXYLUM INDICUM EXTRACT* |
| 木蝴蝶(OROXYLUM INDICUM)籽提取物 | OROXYLUM INDICUM SEED EXTRACT |
| 木槿(HIBISCUS SYRIACUS)树皮提取物 | HIBISCUS SYRIACUS BARK EXTRACT |
| 木棉花(BOMBAX MALABARICUM)提取物 | BOMBAX MALABARICUM FLOWER EXTRACT |
| 木通(AKEBIA QUINATA)茎提取物 | *AKEBIA QUINATA STEM EXTRACT* |
| 木通(AKEBIA QUINATA)提取物 | AKEBIA QUINATA EXTRACT |
| 木香(AUCKLANDIA LAPPA)根提取物 | *AUCKLANDIA LAPPA ROOT EXTRACT* |
| 木香(AUCKLANDIA LAPPA)提取物 | *AUCKLANDIA LAPPA EXTRACT* |
| 木贼(EQUISETUM HIEMALE)提取物 | EQUISETUM HIEMALE EXTRACT |
| 木贼(EQUISETUM HIEMALE)叶/茎提取物 | EQUISETUM HIEMALE LEAF/STEM EXTRACT |
| 南方菟丝子(CUSCUTA AUSTRALIS)提取物 | *CUSCUTA AUSTRALIS EXTRACT* |
| 南方菟丝子(CUSCUTA AUSTRALIS)籽提取物 | CUSCUTA AUSTRALIS SEED EXTRACT |
| 南酸枣(CHOEROSPONDIAS AXILLARIS)叶提取物 | CHOEROSPONDIAS AXILLARIS LEAF EXTRACT |
| 南五味子(SCHISANDRA SPHENANTHERA)提取物 | *SCHISANDRA SPHENANTHERA EXTRACT* |
| 内蒙紫草(ARNEBIA GUTTATA)提取物 | *ARNEBIA GUTTATA EXTRACT* |
| 尿囊素 | ALLANTOIN |
| 宁夏枸杞(LYCIUM BARBARUM)果粉 | *LYCIUM BARBARUM FRUIT POWDER* |
| 宁夏枸杞(LYCIUM BARBARUM)果提取物 | LYCIUM BARBARUM FRUIT EXTRACT |
| 宁夏枸杞(LYCIUM BARBARUM)提取物 | *LYCIUM BARBARUM EXTRACT* |
| 宁夏枸杞(LYCIUM BARBARUM)叶提取物 | *LYCIUM BARBARUM LEAF EXTRACT* |
| 宁夏枸杞(LYCIUM BARBARUM)籽油 | LYCIUM BARBARUM SEED OIL |
| 柠檬(CITRUS LIMON)果皮粉 | *CITRUS LIMON(LEMON)PEEL POWDER* |
| 柠檬(CITRUS LIMON)果皮油 | *CITRUS LIMON(LEMON)PEEL OIL* |

（续表）

| 中文名称 | INCI 名称/英文名称 |
|---|---|
| 柠檬(CITRUS LIMON)果提取物 | *CITRUS LIMON(LEMON)FRUIT EXTRACT* |
| 柠檬(CITRUS LIMON)提取物 | *CITRUS LIMON EXTRACT* |
| 柠檬(CITRUS LIMON)籽油 | *CITRUS LIMON(LEMON)SEED OIL* |
| 柠檬(CITRUS LIMONUM)提取物 | *CITRUS LIMONUM EXTRACT* |
| 柠檬桉(EUCALYPTUS CITRIODORA)叶提取物 | EUCALYPTUS CITRIODORA LEAF EXTRACT |
| 柠檬桉(EUCALYPTUS CITRIODORA)油 | EUCALYPTUS CITRIODORA OIL |
| 牛蒡(ARCTIUM LAPPA)根粉 | ARCTIUM LAPPA ROOT POWDER |
| 牛蒡(ARCTIUM LAPPA)根提取物 | ARCTIUM LAPPA ROOT EXTRACT |
| 牛蒡(ARCTIUM LAPPA)果提取物 | ARCTIUM LAPPA FRUIT EXTRACT |
| 牛蒡(ARCTIUM LAPPA)提取物 | *ARCTIUM LAPPA EXTRACT* |
| 牛蒡(ARCTIUM LAPPA)籽水 | ARCTIUM LAPPA SEED WATER |
| 牛蒡(ARCTIUM LAPPA)籽提取物 | ARCTIUM LAPPA SEED EXTRACT |
| 牛蒡(ARCTIUM LAPPA)籽油 | ARCTIUM LAPPA SEED OIL |
| 牛黄 | *BOVIS CALCULUS* |
| 牛膝(ACHYRANTHES BIDENTATA)根粉 | *ACHYRANTHES BIDENTATA ROOT POWDER* |
| 牛膝(ACHYRANTHES BIDENTATA)提取物 | *ACHYRANTHES BIDENTATA EXTRACT* |
| 牛至(ORIGANUM VULGARE)花提取物 | ORIGANUM VULGARE FLOWER EXTRACT |
| 牛至(ORIGANUM VULGARE)提取物 | *ORIGANUM VULGARE EXTRACT* |
| 牛至(ORIGANUM VULGARE)叶 | ORIGANUM VULGARE LEAF |
| 牛至(ORIGANUM VULGARE)叶/花/茎提取物 | ORIGANUM VULGARE LEAF/FLOWER/STEM EXTRACT |
| 牛至(ORIGANUM VULGARE)叶提取物 | ORIGANUM VULGARE LEAF EXTRACT |
| 牛至(ORIGANUM VULGARE)叶油 | ORIGANUM VULGARE LEAF OIL |
| 牛至(ORIGANUM VULGARE)油 | ORIGANUM VULGARE OIL |
| 女萎(CLEMATIS APIIFOLIA)提取物 | *CLEMATIS APIIFOLIA EXTRACT* |
| 女贞(LIGUSTRUM LUCIDUM)果提取物 | LIGUSTRUM LUCIDUM FRUIT EXTRACT |
| 女贞(LIGUSTRUM LUCIDUM)籽提取物 | LIGUSTRUM LUCIDUM SEED EXTRACT |
| 女贞子(LIGUSTRUM LUCIDUM)提取物 | *LIGUSTRUM LUCIDUM EXTRACT* |
| 欧李(PRUNUS HUMILIS)提取物 | *PRUNUS HUMILIS EXTRACT* |
| 欧鼠李(FRANGULA ALNUS)树皮提取物 | FRANGULA ALNUS BARK EXTRACT |
| 欧鼠李(FRANGULA ALNUS)提取物 | *FRANGULA ALNUS EXTRACT* |
| 欧亚旋复(INULA BRITANNICA)花提取物 | INULA BRITANNICA FLOWER EXTRACT |
| 欧亚旋覆花(INULA BRITANNICA)提取物 | *INULA BRITANNICA EXTRACT* |
| 欧洲李(PRUNUS DOMESTICA)果提取物 | PRUNUS DOMESTICA FRUIT EXTRACT |
| 欧洲李(PRUNUS DOMESTICA)籽饼提取物 | PRUNUS DOMESTICA SEEDCAKE EXTRACT |
| 欧洲李(PRUNUS DOMESTICA)籽提取物 | PRUNUS DOMESTICA SEED EXTRACT |
| 欧洲李(PRUNUS DOMESTICA)籽油 | PRUNUS DOMESTICA SEED OIL |
| 欧洲鳞毛蕨(DRYOPTERIS FILIX-MAS)根提取物 | DRYOPTERIS FILIX-MAS ROOT EXTRACT |
| 欧洲榛(CORYLUS AVELLANA)花蕾提取物 | CORYLUS AVELLANA (HAZEL) BUD EXTRACT |
| 欧洲榛(CORYLUS AVELLANA)壳粉 | CORYLUS AVELLANA (HAZEL) SHELL POWDER |
| 欧洲榛(CORYLUS AVELLANA)叶提取物 | CORYLUS AVELLANA (HAZEL) LEAF EXTRACT |
| 欧洲榛(CORYLUS AVELLANA)籽提取物 | CORYLUS AVELLANA (HAZEL) SEED EXTRACT |

（续表）

| 中文名称 | INCI 名称/英文名称 |
|---|---|
| 欧洲榛(CORYLUS AVELLANA)籽油 | CORYLUS AVELLANA (HAZEL) SEED OIL |
| 佩兰(EUPATORIUM FORTUNEI)提取物 | EUPATORIUM FORTUNEI EXTRACT |
| 蓬莪术(CURCUMA PHAEOCAULIS)提取物 | *CURCUMA PHAEOCAULIS EXTRACT* |
| 枇杷(ERIOBOTRYA JAPONICA)果/叶提取物 | ERIOBOTRYA JAPONICA FRUIT/LEAF EXTRACT |
| 枇杷(ERIOBOTRYA JAPONICA)提取物 | *ERIOBOTRYA JAPONICA EXTRACT* |
| 枇杷(ERIOBOTRYA JAPONICA)叶提取物 | ERIOBOTRYA JAPONICA LEAF EXTRACT |
| 枇杷(ERIOBOTRYA JAPONICA)叶原生质体 | ERIOBOTRYA JAPONICA LEAF PROTOPLASTS |
| 毗黎勒(TERMINALIA BELLERICA)果提取物 | TERMINALIA BELLERICA FRUIT EXTRACT |
| 毗黎勒(TERMINANIA BELLERICA)果水 | TERMINALIA BELLERICA FRUIT WATER |
| 啤酒花(HUMULUS LUPULUS)孢子叶球 | HUMULUS LUPULUS (HOPS) STROBILE |
| 啤酒花(HUMULUS LUPULUS)花提取物 | HUMULUS LUPULUS (HOPS) FLOWER EXTRACT |
| 啤酒花(HUMULUS LUPULUS)茎提取物 | HUMULUS LUPULUS (HOPS) STEM EXTRACT |
| 啤酒花(HUMULUS LUPULUS)球果提取物 | HUMULUS LUPULUS (HOPS) CONE EXTRACT |
| 啤酒花(HUMULUS LUPULUS)球果油 | HUMULUS LUPULUS (HOPS) CONE OIL |
| 啤酒花(HUMULUS LUPULUS)提取物 | HUMULUS LUPULUS (HOPS) EXTRACT |
| 啤酒花(HUMULUS LUPULUS)提取物 | *HUMULUS LUPULUS EXTRACT* |
| 片仔癀 | |
| 平车前(PLANTAGO DEPRESSA)提取物 | *PLANTAGO DEPRESSA EXTRACT* |
| 葡萄(VITIS VINIFERA)发酵提取物 | *VITIS VINIFERA FERMENTED EXTRACT* |
| 葡萄(VITIS VINIFERA)根提取物 | VITIS VINIFERA (GRAPE) ROOT EXTRACT |
| 葡萄(VITIS VINIFERA)果粉 | VITIS VINIFERA (GRAPE) FRUIT POWDER |
| 葡萄(VITIS VINIFERA)果皮提取物 | VITIS VINIFERA (GRAPE) PEEL EXTRACT |
| 葡萄(VITIS VINIFERA)果水 | VITIS VINIFERA (GRAPE) FRUIT WATER |
| 葡萄(VITIS VINIFERA)果提取物 | VITIS VINIFERA (GRAPE) FRUIT EXTRACT |
| 葡萄(VITIS VINIFERA)果细胞提取物 | *VITIS VINIFERA (GRAPE) FRUIT CELL EXTRACT* |
| 葡萄(VITIS VINIFERA)果汁 | *VITIS VINIFERA (GRAPE) FRUIT JUICE* |
| 葡萄(VITIS VINIFERA)花蕾提取物 | *VITIS VINIFERA (GRAPE) BUD EXTRACT* |
| 葡萄(VITIS VINIFERA)花提取物 | VITIS VINIFERA (GRAPE) FLOWER EXTRACT |
| 葡萄(VITIS VINIFERA)花细胞提取物 | VITIS VINIFERA (GRAPE) FLOWER CELL EXTRACT |
| 葡萄(VITIS VINIFERA)皮粉 | VITIS VINIFERA (GRAPE) SKIN POWDER |
| 葡萄(VITIS VINIFERA)皮提取物 | VITIS VINIFERA (GRAPE) SKIN EXTRACT |
| 葡萄(VITIS VINIFERA)藤提取物 | VITIS VINIFERA (GRAPE) VINE EXTRACT |
| 葡萄(VITIS VINIFERA)藤汁液 | VITIS VINIFERA (GRAPE) VINE SAP |
| 葡萄(VITIS VINIFERA)提取物 | *VITIS VINIFERA EXTRACT* |
| 葡萄(VITIS VINIFERA)叶蜡 | VITIS VINIFERA (GRAPE) LEAF WAX |
| 葡萄(VITIS VINIFERA)叶水 | VITIS VINIFERA (GRAPE) LEAF WATER |
| 葡萄(VITIS VINIFERA)叶提取物 | VITIS VINIFERA (GRAPE) LEAF EXTRACT |
| 葡萄(VITIS VINIFERA)叶油 | VITIS VINIFERA (GRAPE) LEAF OIL |
| 葡萄(VITIS VINIFERA)汁 | VITIS VINIFERA (GRAPE) JUICE |
| 葡萄(VITIS VINIFERA)汁提取物 | VITIS VINIFERA (GRAPE) JUICE EXTRACT |
| 葡萄(VITIS VINIFERA)籽 | VITIS VINIFERA (GRAPE) SEED |

（续表）

| 中文名称 | INCI 名称/英文名称 |
| --- | --- |
| 葡萄（VITIS VINIFERA）籽粉 | VITIS VINIFERA（GRAPE）SEED POWDER |
| 葡萄（VITIS VINIFERA）籽提取物 | VITIS VINIFERA（GRAPE）SEED EXTRACT |
| 葡萄（VITIS VINIFERA）籽油 | VITIS VINIFERA（GRAPE）SEED OIL |
| 蒲公英（TARAXACUM MONGOLICUM）提取物 | TARAXACUM MONGOLICUM EXTRACT |
| 蒲桃（SYZYGIUM JAMBOS）叶提取物 | SYZYGIUM JAMBOS LEAF EXTRACT |
| 普通鹿蹄草（PYROLA DECORATA）提取物 | PYROLA DECORATA EXTRACT |
| 普通香橼（CITRUS MEDICA VULGARIS）果皮油 | CITRUS MEDICA VULGARIS PEEL OIL |
| 普通小麦（TRITICUM AESTIVUM）肽 | TRITICUM AESTIVUM（WHEAT）PEPTIDE |
| 普通小麦（TRITICUM AESTIVUM）叶提取物 | TRITICUM AESTIVUM（WHEAT）LEAF EXTRACT |
| 普通小麦（TRITICUM AESTIVUM）籽提取物 | TRITICUM AESTIVUM（WHEAT）SEED EXTRACT |
| 七叶树（AESCULUS CHINENSIS）提取物 | AESCULUS CHINENSIS EXTRACT |
| 七叶树皂苷 | ESCIN |
| 七叶一枝花（PARIS POLYPHYLLA CHINENSIS）提取物 | PARIS POLYPHYLLA CHINENSIS EXTRACT |
| 桤木（ALNUS FIRMIFOLIA）果提取物 | ALNUS FIRMIFOLIA FRUIT EXTRACT |
| 荠（CAPSELLA BURSA-PASTORIS）提取物 | CAPSELLA BURSA-PASTORIS EXTRACT |
| 麒麟竭（DAEMONOROPS DRACO）提取物 | DAEMONOROPS DRACO EXTRACT |
| 千屈菜（LYTHRUM SALICARIA）提取物 | LYTHRUM SALICARIA EXTRACT |
| 芡（EURYALE FEROX）种仁提取物 | EURYALE FEROX SEED EXTRACT |
| 芡实（EURYALE FEROX）提取物 | EURYALE FEROX EXTRACT |
| 茜草（RUBIA CORDIFOLIA）根/茎提取物 | RUBIA CORDIFOLIA ROOT/STEM EXTRACT |
| 茜草（RUBIA CORDIFOLIA）提取物 | RUBIA CORDIFOLIA EXTRACT |
| 羌活（NOTOPTERYGIUM INCISUM）提取物 | NOTOPTERYGIUM INCISUM EXTRACT |
| 强壮红门兰（ORCHIS MASCULA）花提取物 | ORCHIS MASCULA FLOWER EXTRACT |
| 强壮红门兰（ORCHIS MASCULA）提取物 | ORCHIS MASCULA EXTRACT |
| 蔷薇（ROSA MULTIFLORA）提取物 | ROSA MULTIFLORA EXTRACT |
| 蔷薇（ROSA SPP.）花油 | ROSE FLOWER OIL |
| 蔷薇（ROSA SPP.）提取物 | ROSE EXTRACT |
| 荞麦（POLYGONUM FAGOPYRUM）籽提取物 | POLYGONUM FAGOPYRUM SEED EXTRACT |
| 茄（SOLANUM MELONGENA）果提取物 | SOLANUM MELONGENA（EGGPLANT）FRUIT EXTRACT |
| 芹菜（APIUM GRAVEOLENS）提取物 | APIUM GRAVEOLENS EXTRACT |
| 秦艽（GENTIANA MACROPHYLLA）提取物 | GENTIANA MACROPHYLLA EXTRACT |
| 青刺果（PRINSEPIA UTILIS）油 | PRINSEPIA UTILIS OIL |
| 青秆竹（BAMBUSA TULDOIDES MUNRO）茎提取物 | BAMBUSA TULDOIDES MUNRO STEM EXTRACT |
| 青秆竹（BAMBUSA TULDOIDES MUNRO）提取物 | BAMBUSA TULDOIDES MUNRO EXTRACT |
| 青蒿（ARTEMISIA ANNUA）提取物 | ARTEMISIA ANNUA EXTRACT |
| 青荚叶（HELWINGIA JAPONICA）茎提取物 | HELWINGIA JAPONICA STEM EXTRACT |
| 青荚叶（HELWINGIA JAPONICA）提取物 | HELWINGIA JAPONICA EXTRACT |
| 青皮竹（BAMBUSA TEXTILIS）茎提取物 | BAMBUSA TEXTILIS STEM EXTRACT |
| 青葙子（CELOSIA ARGENTEA）提取物 | CELOSIA ARGENTEA SEED EXTRACT |
| 青叶胆（SWERTIA MILEENSIS）提取物 | SWERTIA MILEENSIS EXTRACT |
| 瞿麦（DIANTHUS SUPERBUS）粉 | DIANTHUS SUPERBUS POWER |

（续表）

| 中文名称 | INCI 名称/英文名称 |
| --- | --- |
| 瞿麦（DIANTHUS SUPERBUS）提取物 | *DIANTHUS SUPERBUS EXTRACT* |
| 曲克芦丁 | TROXERUTIN |
| 拳参（POLYGONUM BISTORTA）根提取物 | POLYGONUM BISTORTA ROOT EXTRACT |
| 拳参（POLYGONUM BISTORTA）提取物 | *POLYGONUM BISTORTA EXTRACT* |
| 裙带菜（UNDARIA PINNATIFIDA）提取物 | UNDARIA PINNATIFIDA EXTRACT |
| 人参（PANAX GINSENG）根 | PANAX GINSENG ROOT |
| 人参（PANAX GINSENG）根粉 | PANAX GINSENG ROOT POWDER |
| 人参（PANAX GINSENG）根水 | PANAX GINSENG ROOT WATER |
| 人参（PANAX GINSENG）根提取物 | PANAX GINSENG ROOT EXTRACT |
| 人参（PANAX GINSENG）根原生质体类 | PANAX GINSENG ROOT PROTOPLASTS |
| 人参（PANAX GINSENG）果提取物 | *PANAX GINSENG BERRY EXTRACT* |
| 人参（PANAX GINSENG）提取物 | *PANAX GINSENG EXTRACT* |
| 人参（PANAX GINSENG）叶/茎提取物 | PANAX GINSENG LEAF/STEM EXTRACT |
| 人参（PANAX GINSENG）叶提取物 | *PANAX GINSENG LEAF EXTRACT* |
| 人参（PANAX GINSENG）籽油 | *PANAX GINSENG SEED OIL* |
| 人参（PANAX GINSENG）组织培养物 | *PANAX GINSENG TISSUE CULTURE* |
| 人参皂苷 | GINSENOSIDES |
| 人工牛黄 | *BOVIS CALCULUS ARTIFACTUS* |
| 人工麝香 | *MOSCHUS ARTIFACTUS* |
| 忍冬（LONICERA JAPONICA）花提取物 | LONICERA JAPONICA (HONEYSUCKLE) FLOWER EXTRACT |
| 忍冬（LONICERA JAPONICA）提取物 | *LONICERA JAPONICA EXTRACT* |
| 忍冬（LONICERA JAPONICA）提取物 | SUIKAZURA EKISU |
| 忍冬（LONICERA JAPONICA）提取物 | NINDOU EKISU |
| 忍冬（LONICERA JAPONICA）叶提取物 | LONICERA JAPONICA (HONEYSUCKLE) LEAF EXTRACT |
| 忍冬（LOUICERA JAPONICA）花提取物 | KINGINKA EKISU |
| 忍冬藤（LONICERA JAPONICA）提取物 | *LONICERA JAPONICA VINE EXTRACT* |
| 绒毛诃子（TERMINALIA CHEBULA TOMENTELLA）提取物 | *TERMINALIA CHEBULA TOMENTELLA EXTRACT* |
| 柔毛淫羊藿（EPIMEDIUM PUBESCENS）提取物 | *EPIMEDIUM PUBESCENS EXTRACT* |
| 鞣花酸 | ELLAGIC ACID |
| 鞣酸 | TANNIC ACID |
| 肉苁蓉（CISTANCHE DESERTICOLA）提取物 | *CISTANCHE DESERTICOLA EXTRACT* |
| 肉豆蔻（MYRISTICA FRAGRANS）粉 | MYRISTICA FRAGRANS (NUTMEG) POWDER |
| 肉豆蔻（MYRISTICA FRAGRANS）果粉 | MYRISTICA FRAGRANS (NUTMEG) FRUIT POWDER |
| 肉豆蔻（MYRISTICA FRAGRANS）仁提取物 | MYRISTICA FRAGRANS (NUTMEG) KERNEL EXTRACT |
| 肉豆蔻（MYRISTICA FRAGRANS）仁油 | MYRISTICA FRAGRANS (NUTMEG) KERNEL OIL |
| 肉豆蔻（MYRISTICA FRAGRANS）提取物 | *MYRISTICA FRAGRANS EXTRACT* |
| 肉桂（CINNAMOMUM CASSIA）树皮 | CINNAMOMUM CASSIA BARK |
| 肉桂（CINNAMOMUM CASSIA）树皮粉 | *CINNAMOMUM CASSIA BARK POWDER* |
| 肉桂（CINNAMOMUM CASSIA）树皮提取物 | CINNAMOMUM CASSIA BARK EXTRACT |
| 肉桂（CINNAMOMUM CASSIA）提取物 | *CINNAMOMUM CASSIA EXTRACT* |
| 肉桂（CINNAMOMUM CASSIA）叶油 | CINNAMOMUM CASSIA LEAF OIL |

(续表)

| 中文名称 | INCI 名称/英文名称 |
|---|---|
| 肉桂(CINNAMOMUM CASSIA)油 | KEIHI YU |
| 肉桂(CINNAMOMUM CASSIA)枝粉 | CINNAMOMUM CASSIA BRANCH POWDER |
| 乳香 | OLIBANUM |
| 乳香(BOSWELLIA CARTERII)胶提取物 | BOSWELLIA CARTERII GUM EXTRACT |
| 乳香(BOSWELLIA CARTERII)树皮粉 | BOSWELLIA CARTERII BARK POWDER |
| 乳香(BOSWELLIA CARTERII)树脂提取物 | BOSWELLIA CARTERII RESIN EXTRACT |
| 乳香(BOSWELLIA CARTERII)提取物 | BOSWELLIA CARTERII EXTRACT |
| 乳香(BOSWELLIA CARTERII)油 | BOSWELLIA CARTERII OIL |
| 蕤核(PRINSEPIA UNIFLORA SERRATA)果提取物 | PRINSEPIA UNIFLORA SERRATA FRUIT EXTRACT |
| 蕤核(PRINSEPIA UNIFLORA SERRATA)提取物 | PRINSEPIA UNIFLORA SERRATA EXTRACT |
| 三白草(SAURURUS CHINENSIS)花提取物 | SAURURUS CHINENSIS FLOWER EXTRACT |
| 三白草(SAURURUS CHINENSIS)提取物 | SAURURUS CHINENSIS EXTRACT |
| 三白草(SAURURUS CHINENSIS)叶/根提取物 | SAURURUS CHINENSIS LEAF/ROOT EXTRACT |
| 三花龙胆(GENTIANA TRIFLORA)提取物 | GENTIANA TRIFLORA EXTRACT |
| 三棱(SPARGANIUM STOLONIFERUM)提取物 | SPARGANIUM STOLONIFERUM EXTRACT |
| 三七(PANAX NOTOGINSENG)根粉 | PANAX NOTOGINSENG ROOT POWDER |
| 三七(PANAX NOTOGINSENG)根提取物 | PANAX NOTOGINSENG ROOT EXTRACT |
| 三七(PANAX NOTOGINSENG)提取物 | PANAX NOTOGINSENG EXTRACT |
| 三七(PANAX NOTOGINSENG)叶/茎提取物 | PANAX NOTOGINSENG LEAF/STEM EXTRACT |
| 三七总皂苷 | PANAX NOTOGINSENOSIDES |
| 三叶鬼针草(BIDENS PILOSA)提取物 | BIDENS PILOSA EXTRACT |
| 三叶木通(AKEBIA TRIFOLIATA)茎提取物 | AKEBIA TRIFOLIATA STEM EXTRACT |
| 三枝九叶草(EPIMEDIUM SAGITTATUM)叶/茎提取物 | EPIMEDIUM SAGITTATUM LEAF/STEM EXTRACT |
| 桑(MORUS ALBA)根皮提取物 | MORUS ALBA ROOT BARK EXTRACT |
| 桑(MORUS ALBA)根皮提取物 | SOUHAKUHI EKISU |
| 桑(MORUS ALBA)根提取物 | MORUS ALBA ROOT EXTRACT |
| 桑(MORUS ALBA)果提取物 | MORUS ALBA FRUIT EXTRACT |
| 桑(MORUS ALBA)茎提取物 | MORUS ALBA STEM EXTRACT |
| 桑(MORUS ALBA)树皮提取物 | MORUS ALBA BARK EXTRACT |
| 桑(MORUS ALBA)提取物 | MORUS ALBA EXTRACT |
| 桑(MORUS ALBA)叶提取物 | MORUS ALBA LEAF EXTRACT |
| 桑寄生(TAXILLUS CHINENSIS)提取物 | TAXILLUS CHINENSIS EXTRACT |
| 桑寄生(TAXILLUS CHINENSIS)叶/茎提取物 | TAXILLUS CHINENSIS LEAF/STEM EXTRACT |
| 沙参(ADENOPHORA STRICTA)提取物 | ADENOPHORA STRICTA EXTRACT |
| 沙棘(HIPPOPHAE RHAMNOIDES)果壳粉 | HIPPOPHAE RHAMNOIDES HUSK POWDER |
| 沙棘(HIPPOPHAE RHAMNOIDES)果提取物 | HIPPOPHAE RHAMNOIDES FRUIT EXTRACT |
| 沙棘(HIPPOPHAE RHAMNOIDES)果油 | HIPPOPHAE RHAMNOIDES FRUIT OIL |
| 沙棘(HIPPOPHAE RHAMNOIDES)果汁 | HIPPOPHAE RHAMNOIDES FRUIT JUICE |
| 沙棘(HIPPOPHAE RHAMNOIDES)仁提取物 | HIPPOPHAE RHAMNOIDES KERNEL EXTRACT |
| 沙棘(HIPPOPHAE RHAMNOIDES)水 | HIPPOPHAE RHAMNOIDES WATER |
| 沙棘(HIPPOPHAE RHAMNOIDES)提取物 | HIPPOPHAE RHAMNOIDES EXTRACT |

(续表)

| 中文名称 | INCI 名称/英文名称 |
|---|---|
| 沙棘(HIPPOPHAE RHAMNOIDES)油 | HIPPOPHAE RHAMNOIDES OIL |
| 沙棘(HIPPOPHAE RHAMNOIDES)籽粉 | HIPPOPHAE RHAMNOIDES SEED POWDER |
| 沙棘(HIPPOPHAE RHAMNOIDES)籽油 | HIPPOPHAE RHAMNOIDES SEED OIL |
| 山茶(CAMELLIA JAPONICA)花提取物 | CAMELLIA JAPONICA FLOWER EXTRACT |
| 山茶(CAMELLIA JAPONICA)叶提取物 | CAMELLIA JAPONICA LEAF EXTRACT |
| 山茶(CAMELLIA JAPONICA)籽饼提取物 | CAMELLIA JAPONICA SEEDCAKE EXTRACT |
| 山茶(CAMELLIA JAPONICA)籽提取物 | CAMELLIA JAPONICA SEED EXTRACT |
| 山茶(CAMELLIA JAPONICA)籽油 | CAMELLIA JAPONICA SEED OIL |
| 山鸡椒(LITSEA CUBEBA)果油 | LITSEA CUBEBA FRUIT OIL |
| 山鸡椒(LITSEA CUBEBA)提取物 | LITSEA CUBEBA EXTRACT |
| 山姜(ALPINIA JAPONICA)提取物 | ALPINIA JAPONICA EXTRACT |
| 山里红(CRATAEGUS PINNATIFIDA MAJOR)提取物 | CRATAEGUS PINNATIFIDA MAJOR EXTRACT |
| 山里红(CRATAEGUS PINNATIFIDA)果提取物 | CRATAEGUS PINNATIFIDA FRUIT EXTRACT |
| 山麦冬(LIRIOPE SPICATA PROLIFERA)提取物 | LIRIOPE SPICATA PROLIFERA EXTRACT |
| 山奈(KAEMPFERIA GALANGA)根提取物 | KAEMPFERIA GALANGA ROOT EXTRACT |
| 山奈(KAEMPFERIA GALANGA)提取物 | KAEMPFERIA GALANGA EXTRACT |
| 山桃(PRUNUS DAVIDIANA)提取物 | PRUNUS DAVIDIANA EXTRACT |
| 山桃(PRUNUS DAVIDIANA)籽提取物 | PRUNUS DAVIDIANA SEED EXTRACT |
| 山药(DIOSCOREA OPPOSITA)提取物 | DIOSCOREA OPPOSITA EXTRACT |
| 山药(DIOSCROREA OPPOSITA)块茎提取物 | DIOSCROREA OPPOSITA TUBER EXTRACT |
| 山银花(LONICERA CONFUSA)提取物 | LONICERA CONFUSA EXTRACT |
| 山茱萸(CORNUS OFFICINALIS)果提取物 | CORNUS OFFICINALIS FRUIT EXTRACT |
| 山茱萸(CORNUS OFFICINALIS)提取物 | CORNUS OFFICINALIS EXTRACT |
| 珊瑚粉 | CORAL POWDER |
| 芍药(PAEONIA ALBIFLORA)根提取物 | PAEONIA ALBIFLORA ROOT EXTRACT |
| 芍药(PAEONIA ALBIFLORA)花 | PAEONIA ALBIFLORA FLOWER |
| 芍药(PAEONIA ALBIFLORA)花提取物 | PAEONIA ALBIFLORA FLOWER EXTRACT |
| 芍药(PAEONIA LACTIFLORA)根 | PAEONIA LACTIFLORA ROOT |
| 芍药(PAEONIA LACTIFLORA)根粉 | PAEONIA LACTIFLORA ROOT POWDER |
| 芍药(PAEONIA LACTIFLORA)根水 | PAEONIA LACTIFLORA ROOT WATER |
| 芍药(PAEONIA LACTIFLORA)根提取物 | PAEONIA LACTIFLORA ROOT EXTRACT |
| 芍药(PAEONIA LACTIFLORA)树皮/树液提取物 | PAEONIA LACTIFLORA BARK/SAP EXTRACT |
| 芍药(PAEONIA LACTIFLORA)提取物 | PAEONIA LACTIFLORA EXTRACT |
| 芍药(PAEONIA OFFICINALIS)根提取物 | PAEONIA OFFICINALIS ROOT EXTRACT |
| 芍药(PAEONIA OFFICINALIS)花提取物 | PAEONIA OFFICINALIS FLOWER EXTRACT |
| 蛇(SERPENTES SPP.)胆提取物 | SNAKE(SERPENTES SPP.) GALL EXTRACT |
| 蛇(SERPENTES SPP.)油 | SNAKE(SERPENTES SPP.) OIL |
| 蛇床(CNIDIUM MONNIERI)果提取物 | CNIDIUM MONNIERI FRUIT EXTRACT |
| 蛇床(CNIDIUM MONNIERI)籽粉 | CNIDIUM MONNIERI SEED POWDER |
| 蛇床(CNIDIUM MONNIERI)籽提取物 | CNIDIUM MONNIERI SEED EXTRACT |
| 蛇床子(CNIDIUM MONNIERI)提取物 | CNIDIUM MONNIERI EXTRACT |

（续表）

| 中文名称 | INCI 名称/英文名称 |
|---|---|
| 蛇莓（FRAGARIA INDICA）提取物 | FRAGARIA INDICA EXTRACT |
| 蛇蜕 | PERIOSTRACUM SERPENTIS |
| 射干（BELAMCANDA CHINENSIS）根提取物 | BELAMCANDA CHINENSIS ROOT EXTRACT |
| 射干（BELAMCANDA CHINENSIS）提取物 | BELAMCANDA CHINENSIS EXTRACT |
| 伸筋草（LYCOPODIUM JAPONICUM）提取物 | LYCOPODIUM JAPONICUM EXTRACT |
| 神香草（HYSSOPUS OFFICINALIS）提取物 | HYSSOPUS OFFICINALIS EXTRACT |
| 神香草（HYSSOPUS OFFICINALIS）油 | HYSSOPUS OFFICINALIS OIL |
| 肾茶（ORTHOSIPHON STAMINEUS）提取物 | ORTHOSIPHON STAMINEUS EXTRACT |
| 升麻（CIMICIFUGA FOETIDA）提取物 | CIMICIFUGA FOETIDA EXTRACT |
| 石菖蒲（ACORUS TATARINOWII）提取物 | ACORUS TATARINOWII EXTRACT |
| 石刁柏（ASPARAGUS OFFICINALIS）根提取物 | ASPARAGUS OFFICINALIS ROOT EXTRACT |
| 石刁柏（ASPARAGUS OFFICINALIS）茎提取物 | ASPARAGUS OFFICINALIS STEM EXTRACT |
| 石刁柏（ASPARAGUS OFFICINALIS）提取物 | ASPARAGUS OFFICINALIS EXTRACT |
| 石吊兰（LYSIONOTUS PAUCIFORUS）提取物 | LYSIONOTUS PAUCIFORUS EXTRACT |
| 石膏 | GYPSUM FIBROSUM |
| 石榴（PUNICA GRANATUM）果皮提取物 | PUNICA GRANATUM PERICARP EXTRACT |
| 石榴（PUNICA GRANATUM）果水 | PUNICA GRANATUM FRUIT WATER |
| 石榴（PUNICA GRANATUM）果提取物 | PUNICA GRANATUM FRUIT EXTRACT |
| 石榴（PUNICA GRANATUM）果汁 | PUNICA GRANATUM FRUIT JUICE |
| 石榴（PUNICA GRANATUM）花提取物 | PUNICA GRANATUM FLOWER EXTRACT |
| 石榴（PUNICA GRANATUM）树皮/果提取物 | PUNICA GRANATUM BARK/FRUIT EXTRACT |
| 石榴（PUNICA GRANATUM）树皮提取物 | PUNICA GRANATUM BARK EXTRACT |
| 石榴（PUNICA GRANATUM）甾醇类 | PUNICA GRANATUM STEROLS |
| 石榴（PUNICA GRANATUM）汁提取物 | PUNICA GRANATUM JUICE EXTRACT |
| 石榴（PUNICA GRANATUM）籽 | PUNICA GRANATUM SEED |
| 石榴（PUNICA GRANATUM）籽粉 | PUNICA GRANATUM SEED POWDER |
| 石榴（PUNICA GRANATUM）籽提取物 | PUNICA GRANATUM SEED EXTRACT |
| 石榴（PUNICA GRANATUM）籽油 | PUNICA GRANATUM SEED OIL |
| 石榴皮（PUNICA GRANATUM）提取物 | PUNICA GRANATUM EXTRACT |
| 石英 | QUARTZ |
| 石竹（DIANTHUS CHINENSIS）提取物 | DIANTHUS CHINENSIS EXTRACT |
| 石竹素 | OLEANOLIC ACID |
| 使君子（QUISQUALIS INDICA）果提取物 | QUISQUALIS INDICA FRUIT EXTRACT |
| 柿（DIOSPYROS KAKI）果提取物 | DIOSPYROS KAKI FRUIT EXTRACT |
| 柿（DIOSPYROS KAKI）花萼提取物 | DIOSPYROS KAKI CALYX EXTRACT |
| 柿（DIOSPYROS KAKI）叶粉 | DIOSPYROS KAKI LEAF POWDER |
| 柿（DIOSPYROS KAKI）叶提取物 | DIOSPYROS KAKI LEAF EXTRACT |
| 柿树（DIOSPYROS KAKI）提取物 | DIOSPYROS KAKI EXTRACT |
| 匙羹藤（GYMNEMA SYLVESTRE）叶提取物 | GYMNEMA SYLVESTRE LEAF EXTRACT |
| 匙叶甘松（NARDOSTACHYS JATAMANSI）提取物 | NARDOSTACHYS JATAMANSI EXTRACT |
| 首乌藤（POLYGONUM MULTIFLORUM）提取物 | POLYGONUM MULTIFLORUM STEM EXRACT |

（续表）

| 中文名称 | INCI 名称/英文名称 |
|---|---|
| 熟地黄 | *REHMANNIAE RADIX PRAEPARATA* |
| 蜀葵（ALTHAEA ROSEA）花提取物 | ALTHAEA ROSEA FLOWER EXTRACT |
| 鼠尾草酸 | CARNOSIC ACID |
| 薯蓣（DIOSCOREA OPPOSITA）根提取物 | DIOSCOREA OPPOSITA (WILD YAM) ROOT EXTRACT |
| 薯蓣皂苷元 | DIOSGENIN |
| 双边栝楼（TRICHOSANTHES ROSTHORNII）果提取物 | *TRICHOSANTHES ROSTHORNII FRUIT EXTRACT* |
| 双边栝楼（TRICHOSANTHES ROSTHORNII）提取物 | *TRICHOSANTHES ROSTHORNII EXTRACT* |
| 水飞蓟（SILYBUM MARIANUM）果提取物 | SILYBUM MARIANUM FRUIT EXTRACT |
| 水飞蓟（SILYBUM MARIANUM）提取物 | SILYBUM MARIANUM EXTRACT |
| 水飞蓟（SILYBUM MARIANUM）油脂酸乙酯 | SILYBUM MARIANUM ETHYL ESTER |
| 水飞蓟（SILYBUM MARIANUM）籽提取物 | SILYBUM MARIANUM SEED EXTRACT |
| 水飞蓟（SILYBUM MARIANUM）籽油 | SILYBUM MARIANUM SEED OIL |
| 水飞蓟素 | SILYBIN |
| 水红花子（POLYGONUM ORIENTALE）提取物 | *POLYGONUM ORIENTALE EXTRACT* |
| 水牛角 | *BUBALI CORNU* |
| 水烛蒲黄（TYPHA ANGUSTIFOLIA）提取物 | *TYPHA ANGUSTIFOLIA EXTRACT* |
| 丝瓜（LUFFA CYLINDRICA）根提取物 | LUFFA CYLINDRICA ROOT EXTRACT |
| 丝瓜（LUFFA CYLINDRICA）果 | LUFFA CYLINDRICA FRUIT |
| 丝瓜（LUFFA CYLINDRICA）果/叶/茎提取物 | LUFFA CYLINDRICA FRUIT/LEAF/STEM EXTRACT |
| 丝瓜（LUFFA CYLINDRICA）果粉 | LUFFA CYLINDRICA FRUIT POWDER |
| 丝瓜（LUFFA CYLINDRICA）果提取物 | LUFFA CYLINDRICA FRUIT EXTRACT |
| 丝瓜（LUFFA CYLINDRICA）茎提取物 | LUFFA CYLINDRICA STEM EXTRACT |
| 丝瓜（LUFFA CYLINDRICA）提取物 | *LUFFA CYLINDRICA EXTRACT* |
| 丝瓜（LUFFA CYLINDRICA）叶提取物 | LUFFA CYLINDRICA LEAF EXTRACT |
| 丝瓜（LUFFA CYLINDRICA）籽油 | LUFFA CYLINDRICA SEED OIL |
| 四氢胡椒碱 | TETRAHYDROPIPERINE |
| 四氢姜黄素 | |
| 四氢木兰醇 | TETRAHYDROMAGNOLOL |
| 松花粉 | *POLLEN PINI* |
| 松节油 | TURPENTINE |
| 松香 | ROSIN |
| 松香（COLOPHONIUM） | COLOPHONIUM |
| 菘蓝（ISATIS INDIGOTICA）根提取物 | *ISATIS INDIGOTICA ROOT EXTRACT* |
| 菘蓝（ISATIS INDIGOTICA）提取物 | *ISATIS INDIGOTICA EXTRACT* |
| 菘蓝（ISATIS INDIGOTICA）叶提取物 | *ISATIS INDIGOTICA LEAF EXTRACT* |
| 苏合香（LIQUIDAMBAR ORIENTALIS）提取物 | *LIQUIDAMBAR ORIENTALIS EXTRACT* |
| 苏木（CAESALPINIA SAPPAN）茎粉 | CAESALPINIA SAPPAN STEM POWDER |
| 苏木（CAESALPINIA SAPPAN）树皮提取物 | CAESALPINIA SAPPAN BARK EXTRACT |
| 苏木（CAESALPINIA SAPPAN）提取物 | *CAESALPINIA SAPPAN EXTRACT* |
| 粟（SETARIA ITALICA）果提取物 | *SETARIA ITALICA EXTRACT* |
| 粟（SETARIA ITALICA）果提取物 | *SETARIA ITALICA FRUIT EXTRACT* |

（续表）

| 中文名称 | INCI 名称/英文名称 |
|---|---|
| 粟米(SETARIA ITALICA)粉 | *SETARIA ITALICA POWDER* |
| 粟米(SETARIA ITALICA)胚芽提取物 | *SETARIA ITALICA GERM EXTRACT* |
| 酸橙(CITRUS AURANTIUM TACHIBANA)果皮提取物 | CITRUS AURANTIUM TACHIBANA PEEL EXTRACT |
| 酸橙(CITRUS AURANTIUM TACHIBANA)果提取物 | *CITRUS AURANTIUM TACHIBANA FRUIT EXTRACT* |
| 酸橙(CITRUS AURANTIUM)花 | *CITRUS AURANTIUM FLOWER* |
| 酸橙(CITRUS AURANTIUM)提取物 | *CITRUS AURANTIUM EXTRACT* |
| 酸浆(PHYSALIS ALKEKENGI)萼提取物 | PHYSALIS ALKEKENGI CALYX EXTRACT |
| 酸浆(PHYSALIS ALKEKENGI)果提取物 | PHYSALIS ALKEKENGI FRUIT EXTRACT |
| 酸浆草(POLYGONUM CAPITATUM)提取物 | *POLYGONUM CAPITATUM EXTRACT* |
| 酸枣(ZIZIPHUS JUJUBA SPINOSA)果提取物 | *ZIZIPHUS JUJUBA SPINOSA FRUIT EXTRACT* |
| 酸枣(ZIZIPHUS JUJUBA SPINOSA)仁提取物 | *ZIZIPHUS JUJUBA SPINOSA KERNEL EXTRACT* |
| 酸枣(ZIZIPHUS JUJUBA SPINOSA)提取物 | *ZIZIPHUS JUJUBA SPINOSA EXTRACT* |
| 蒜(ALLIUM SATIVUM)鳞茎粉 | ALLIUM SATIVUM (GARLIC) BULB POWDER |
| 蒜(ALLIUM SATIVUM)鳞茎提取物 | ALLIUM SATIVUM (GARLIC) BULB EXTRACT |
| 蒜(ALLIUM SATIVUM)鳞茎油 | ALLIUM SATIVUM (GARLIC) BULB OIL |
| 穗状薰衣草(LAVANDULA SPICA)花/叶/茎提取物 | *LAVANDULA SPICA(LAVENDER)FLOWER/LEAF/STEM EXTRACT* |
| 笋瓜(CUCURBITA MAXIMA)果提取物 | CUCURBITA MAXIMA FRUIT EXTRACT |
| 锁阳(CYNOMORIUM SONGARICUM)粉 | *CYNOMORIUM SONGARICUM POWDER* |
| 锁阳(CYNOMORIUM SONGARICUM)茎粉 | *CYNOMORIUM SONGARICUM STEM POWDER* |
| 锁阳(CYNOMORIUM SONGARICUM)提取物 | *CYNOMORIUM SONGARICUM EXTRACT* |
| 太子参(PSEUDOSTELLARIA HETEROPHYLLA)提取物 | *PSEUDOSTELLARIA HETEROPHYLLA EXTRACT* |
| 檀香(SANTALUM ALBUM) | SANTALUM ALBUM (SANDALWOOD) |
| 檀香(SANTALUM ALBUM)木提取物 | SANTALUM ALBUM (SANDALWOOD) WOOD EXTRACT |
| 檀香(SANTALUM ALBUM)提取物 | *SANTALUM ALBUM EXTRACT* |
| 檀香(SANTALUM ALBUM)油 | SANTALUM ALBUM (SANDALWOOD) OIL |
| 檀香(SANTALUM ALBUM)籽提取物 | SANTALUM ALBUM SEED EXTRACT |
| 檀香(SANTALUM ALBUM)籽油 | SANTALUM ALBUM (SANDALWOOD) SEED OIL |
| 唐古特大黄(RHEUM TANGUTICUM)提取物 | *RHEUM TANGUTICUM EXTRACT* |
| 桃(PRUNUS PERSICA)果 | PRUNUS PERSICA (PEACH) FRUIT |
| 桃(PRUNUS PERSICA)果提取物 | PRUNUS PERSICA (PEACH) FRUIT EXTRACT |
| 桃(PRUNUS PERSICA)核仁 | *PRUNUS PERSICA (PEACH) KERNEL* |
| 桃(PRUNUS PERSICA)核仁提取物 | PRUNUS PERSICA (PEACH) KERNEL EXTRACT |
| 桃(PRUNUS PERSICA)核仁油 | PRUNUS PERSICA (PEACH) KERNEL OIL |
| 桃(PRUNUS PERSICA)花蕾提取物 | PRUNUS PERSICA (PEACH) BUD EXTRACT |
| 桃(PRUNUS PERSICA)花末 | PRUNUS PERSICA (PEACH) FLOWER POWDER |
| 桃(PRUNUS PERSICA)花水 | *PRUNUS PERSICA（PEACH）FLOWER WATER* |
| 桃(PRUNUS PERSICA)花提取物 | PRUNUS PERSICA (PEACH) FLOWER EXTRACT |
| 桃(PRUNUS PERSICA)树脂提取物 | *PRUNUS PERSICA（PEACH）RESIN EXTRACT* |
| 桃(PRUNUS PERSICA)提取物 | *PRUNUS PERSICA EXTRACT* |
| 桃(PRUNUS PERSICA)叶提取物 | PRUNUS PERSICA (PEACH) LEAF EXTRACT |

（续表）

| 中文名称 | INCI 名称/英文名称 |
|---|---|
| 桃（PRUNUS PERSICA）汁 | PRUNUS PERSICA (PEACH) JUICE |
| 桃（PRUNUS PERSICA）籽粉 | PRUNUS PERSICA (PEACH) SEED POWDER |
| 桃（PRUNUS PERSICA）籽提取物 | TOUNIN EKISU |
| 桃金娘（RHODOMYRTUS TOMENTOSA）果提取物 | RHODOMYRTUS TOMENTOSA FRUIT EXTRACT |
| 桃柁酚 | TOTAROL |
| 天冬（ASPARAGUS COCHINCHINENSIS）提取物 | *ASPARAGUS COCHINCHINENSIS EXTRACT* |
| 天葵（SEMIAQVILEGIA ADOXOIDES）根提取物 | SEMIAQVILEGIA ADOXOIDES ROOT EXTRACT |
| 天葵子（SEMIAQUILEGIA ADOXOIDES）提取物 | *SEMIAQUILEGIA ADOXOIDES EXTRACT* |
| 天麻（GASTRODIA ELATA）根提取物 | GASTRODIA ELATA ROOT EXTRACT |
| 天麻（GASTRODIA ELATA）提取物 | *GASTRODIA ELATA EXTRACT* |
| 天门冬（ASPARAGUS COCHINCHINENSIS）根提取物 | ASPARAGUS COCHINCHINENSIS ROOT EXTRACT |
| 天门冬（ASPARAGUS LUCIDUS）提取物 | ASPARAGUS LUCIDUS EXTRACT |
| 天师栗（AESCULUS WILSONII）提取物 | *AESCULUS WILSONII EXTRACT* |
| 甜巴丹杏（PRUNUS AMYGDALUS DULCIS）提取物 | *PRUNUS AMYGDALUS DULCIS EXTRACT* |
| 甜扁桃（PRUNUS AMYGDALUS DULCIS）蛋白 | PRUNUS AMYGDALUS DULCIS (SWEET ALMOND) PROTEIN |
| 甜扁桃（PRUNUS AMYGDALUS DULCIS）果水 | PRUNUS AMYGDALUS DULCIS (SWEET ALMOND) FRUIT WATER |
| 甜扁桃（PRUNUS AMYGDALUS DULCIS）果提取物 | PRUNUS AMYGDALUS DULCIS (SWEET ALMOND) FRUIT EXTRACT |
| 甜茶（RUBUS SUAVISSIMUS）叶提取物 | RUBUS SUAVISSIMUS (RASPBERRY) LEAF EXTRACT |
| 甜橙（CITRUS AURANTIUM DULCIS）果粉 | CITRUS AURANTIUM DULCIS (ORANGE) FRUIT POWDER |
| 甜橙（CITRUS AURANTIUM DULCIS）果皮粉 | CITRUS AURANTIUM DULCIS (ORANGE) PEEL POWDER |
| 甜橙（CITRUS AURANTIUM DULCIS）果皮蜡 | CITRUS AURANTIUM DULCIS (ORANGE) PEEL WAX |
| 甜橙（CITRUS AURANTIUM DULCIS）果皮提取物 | CITRUS AURANTIUM DULCIS (ORANGE) PEEL EXTRACT |
| 甜橙（CITRUS AURANTIUM DULCIS）果皮油 | CITRUS AURANTIUM DULCIS (ORANGE) PEEL OIL |
| 甜橙（CITRUS AURANTIUM DULCIS）果水 | CITRUS AURANTIUM DULCIS (ORANGE) FRUIT WATER |
| 甜橙（CITRUS AURANTIUM DULCIS）果提取物 | CITRUS AURANTIUM DULCIS (ORANGE) FRUIT EXTRACT |
| 甜橙（CITRUS AURANTIUM DULCIS）花 | CITRUS AURANTIUM DULCIS (ORANGE) FLOWER |
| 甜橙（CITRUS AURANTIUM DULCIS）花蜡 | CITRUS AURANTIUM DULCIS (ORANGE) FLOWER WAX |
| 甜橙（CITRUS AURANTIUM DULCIS）花水 | CITRUS AURANTIUM DULCIS (ORANGE) FLOWER WATER |
| 甜橙（CITRUS AURANTIUM DULCIS）花提取物 | CITRUS AURANTIUM DULCIS (ORANGE) FLOWER EXTRACT |
| 甜橙（CITRUS AURANTIUM DULCIS）花油 | CITRUS AURANTIUM DULCIS (ORANGE) FLOWER OIL |
| 甜橙（CITRUS AURANTIUM DULCIS）叶提取物 | CITRUS AURANTIUM DULCIS (ORANGE) LEAF EXTRACT |
| 甜橙（CITRUS AURANTIUM DULCIS）油 | CITRUS AURANTIUM DULCIS (ORANGE) OIL |
| 甜橙（CITRUS AURANTIUM DULCIS）汁 | CITRUS AURANTIUM DULCIS (ORANGE) JUICE |
| 甜橙（CITRUS AURANTIUM DULCIS）籽提取物 | CITRUS AURANTIUM DULCIS (ORANGE) SEED EXTRACT |
| 甜橙（CITRUS AURANTIUM DULCIS）籽油 | CITRUS AURANTIUM DULCIS (SWEET ORANGE) SEED OIL |
| 甜橙（CITRUS AURANTIUM DULCIS）籽油不皂化物 | CITRUS AURANTIUM DULCIS (SWEET ORANGE) SEED OIL UNSAPONIFIABLES |
| 甜橙（CITRUS SINENSIS）提取物 | *CITRUS SINENSIS EXTRACT* |
| 甜瓜（CUCUMIS MELO）根提取物 | CUCUMIS MELO (MELON) ROOT EXTRACT |

(续表)

| 中文名称 | INCI 名称/英文名称 |
| --- | --- |
| 甜瓜(CUCUMIS MELO)果水 | CUCUMIS MELO (MELON) FRUIT WATER |
| 甜瓜(CUCUMIS MELO)果提取物 | CUCUMIS MELO (MELON) FRUIT EXTRACT |
| 甜瓜(CUCUMIS MELO)提取物 | *CUCUMIS MELO EXTRACT* |
| 甜瓜(CUCUMIS MELO)汁 | CUCUMIS MELO (MELON) JUICE |
| 甜瓜(CUCUMIS MELO)籽提取物 | CUCUMIS MELO (MELON) SEED EXTRACT |
| 甜菊(STEVIA REBAUDIANA)提取物 | STEVIA REBAUDIANA EXTRACT |
| 甜叶菊(EUPATORIUM REBAUDIANUM)叶提取物 | EUPATORIUM REBAUDIANUM LEAF EXTRACT |
| 甜叶菊(STEVIA REBAUDIANA)叶/茎提取物 | STEVIA REBAUDIANA LEAF/STEM EXTRACT |
| 甜叶菊苷 | STEVIOSIDE |
| 条叶龙胆(GENTIANA MANSHURICA)提取物 | *GENTIANA MANSHURICA EXTRACT* |
| 铁皮石斛(DENDROBIUM CANDIDUM)茎提取物 | *DENDROBIUM CANDIDUM STEM EXTRACT* |
| 铁皮石斛(DENDROBIUM CANDIDUM)提取物 | *DENDROBIUM CANDIDUM EXTRACT* |
| 葶苈子 | |
| 通俗环毛蚓(PHERETIMA VULGARIS)提取物 | *PHERETIMA VULGARIS EXTRACT* |
| 透骨草(PHRYMA LEPTOSTACHYA)提取物 | PHRYMA LEPTOSTACHYA EXTRACT |
| 透骨草(SPERANSKIA TUBERCULATA)提取物 | *SPERANSKIA TUBERCULATA EXTRACT* |
| 土贝母(BOLBOSTEMMA PANICULATUM)茎提取物 | *BOLBOSTEMMA PANICULATUM STEM EXTRACT* |
| 土贝母(BOLBOSTEMMA PANICULATUM)提取物 | *BOLBOSTEMMA PANICULATUM EXTRACT* |
| 土鳖虫 | *EUPOLYPHAGA SEU STELEOPHAGA* |
| 土茯苓(RHIZOME SMILACIS)提取物 | *RHIZOME SMILACIS EXTRACT* |
| 土茯苓(SMILAX GLABRA)根提取物 | SMILAX GLABRA ROOT EXTRACT |
| 土茯苓(SMILAX GLABRA)提取物 | *SMILAX GLABRA EXTRACT* |
| 土荆皮(PSEUDOLARIX AMABILIS)提取物 | *PSEUDOLARIX AMABILIS ROOT BARK EXTRACT* |
| 土木香(INULA HELENIUM)提取物 | INULA HELENIUM EXTRACT |
| 菟丝子(CUSCUTA CHINENSIS)提取物 | *CUSCUTA CHINENSIS EXTRACT* |
| 豌豆(PISUM SATIVUM)淀粉 | PISUM SATIVUM (PEA) STARCH |
| 豌豆(PISUM SATIVUM)根瘤提取物 | PISUM SATIVUM SYMBIOSOME EXTRACT |
| 豌豆(PISUM SATIVUM)提取物 | *PISUM SATIVUM EXTRACT* |
| 豌豆(PISUM SATIVUM)籽提取物 | PISUM SATIVUM (PEA) SEED EXTRACT |
| 王不留行(VACCARIA SEGETALIS)提取物 | *VACCARIA SEGETALIS EXTRACT* |
| 望春花(MAGNOLIA BIONDII)花蕾/花提取物 | MAGNOLIA BIONDII BUD/FLOWER EXTRACT |
| 望春花(MAGNOLIA BIONDII)花提取物 | MAGNOLIA BIONDII FLOWER EXTRACT |
| 望春花(MAGNOLIA BIONDII)树皮提取物 | MAGNOLIA BIONDII BARK EXTRACT |
| 望春玉兰(MAGNOLIA BIONDII)提取物 | *MAGNOLIA BIONDII EXTRACT* |
| 委陵菜(POTENTILLA CHINENSIS)提取物 | *POTENTILLA CHINENSIS EXTRACT* |
| 温郁金(CURCUMA WENYUJIN)提取物 | *CURCUMA WENYUJIN EXTRACT* |
| 榅桲(CYDONIA OBLONGA)提取物 | *CYDONIA OBLONGA EXTRACT* |
| 榅桲(CYDONIA OBLONGA)叶提取物 | CYDONIA OBLONGA LEAF EXTRACT |
| 榅桲(PYRUS CYDONIA)果汁 | PYRUS CYDONIA FRUIT JUICE |
| 榅桲(PYRUS CYDONIA)籽 | PYRUS CYDONIA SEED |
| 榅桲(PYRUS CYDONIA)籽提取物 | PYRUS CYDONIA SEED EXTRACT |

（续表）

| 中文名称 | INCI 名称/英文名称 |
|---|---|
| 文冠(XANTHOCERAS SORBIFOLIA)茎提取物 | *XANTHOCERAS SORBIFOLIA STEM EXTRACT* |
| 文冠木(XANTHOCERAS SORBIFOLIA)粉 | *XANTHOCERAS SORBIFOLIA POWDER* |
| 文冠木(XANTHOCERAS SORBIFOLIA)提取物 | *XANTHOCERAS SORBIFOLIA EXTRACT* |
| 莴苣(LACTUCA SATIVA)提取物 | *LACTUCA SATIVA EXTRACT* |
| 莴苣(LACTUCA SCARIOLA SATIVA)叶提取物 | LACTUCA SCARIOLA SATIVA (LETTUCE) LEAF EXTRACT |
| 莴苣(LACTUCA SCARIOLA SATIVA)叶汁 | LACTUCA SCARIOLA SATIVA (LETTUCE) LEAF JUICE |
| 乌龙茶(CAMELLIA SINENSIS)叶提取物 | UURON-CHA EKISU |
| 乌药(LINDERA STRYCHNIFOLIA)根提取物 | LINDERA STRYCHNIFOLIA ROOT EXTRACT |
| 乌药(LINDERA STRYCHNIFOLIA)提取物 | *LINDERA STRYCHNIFOLIA EXTRACT* |
| 乌贼提取物 | CUTTLEFISH EXTRACT |
| 巫山淫羊藿(EPIMEDIUM WUSHANENSE)提取物 | *EPIMEDIUM WUSHANENSE EXTRACT* |
| 无花果(FICUS CARICA)果 | FICUS CARICA (FIG) FRUIT |
| 无花果(FICUS CARICA)果/叶提取物 | FICUS CARICA (FIG) FRUIT/LEAF EXTRACT |
| 无花果(FICUS CARICA)果粉 | FICUS CARICA (FIG) FRUIT POWDER |
| 无花果(FICUS CARICA)果水 | FICUS CARICA (FIG) FRUIT WATER |
| 无花果(FICUS CARICA)果提取物 | FICUS CARICA (FIG) FRUIT EXTRACT |
| 无花果(FICUS CARICA)果汁 | FICUS CARICA (FIG) FRUIT JUICE |
| 无花果(FICUS CARICA)花蕾提取物 | FICUS CARICA (FIG) BUD EXTRACT |
| 无花果(FICUS CARICA)提取物 | FICUS CARICA (FIG) EXTRACT |
| 无花果(FICUS CARICA)籽 | FICUS CARICA (FIG) SEED |
| 无患子(SAPINDUS MUKUROSSI)果皮提取物 | SAPINDUS MUKUROSSI PEEL EXTRACT |
| 无患子(SAPINDUS MUKUROSSI)果提取物 | SAPINDUS MUKUROSSI FRUIT EXTRACT |
| 无患子(SAPINDUS MUKUROSSI)提取物 | *SAPINDUS MUKUROSSI EXTRACT* |
| 芜青(BRASSICA RAPA)叶提取物 | BRASSICA RAPA (TURNIP) LEAF EXTRACT |
| 吴茱萸(EVODIA RUTAECARPA)果提取物 | EVODIA RUTAECARPA FRUIT EXTRACT |
| 五倍子(GALLA RHOIS)提取物 | GALLA RHOIS GALLNUT EXTRACT |
| 五加皮(ACANTHOPANAX GRACILISTYLUS)提取物 | *ACANTHOPANAX GRACILISTYLUS ROOT BARK EXTRACT* |
| 五灵脂 | |
| 五脉绿绒蒿(MECONOPSIS QUINTUP-LINERVIA)提取物 | *MECONOPSIS QUINTUP-LINERVIA EXTRACT* |
| 五味子(SCHIZANDRA CHINENSIS)果提取物 | SCHIZANDRA CHINENSIS FRUIT EXTRACT |
| 五味子(SCHIZANDRA CHINENSIS)籽提取物 | SCHIZANDRA CHINENSIS SEED EXTRACT |
| 武当玉兰(MAGNOLIA SPRENGERI)提取物 | *MAGNOLIA SPRENGERI EXTRACT* |
| 西瓜(CITRULLUS LANATUS)果提取物 | CITRULLUS LANATUS (WATERMELON) FRUIT EXTRACT |
| 西瓜(CITRULLUS VULGARIS)果提取物 | CITRULLUS VULGARIS (WATERMELON) FRUIT EXTRACT |
| 西瓜(CITRULLUS VULGARIS)籽油 | CITRULLUS VULGARIS (WATERMELON) SEED OIL |
| 西洋参(PANAX QUINQUEFOLIUM)根 | *PANAX QUINQUEFOLIUM ROOT* |
| 西洋参(PANAX QUINQUEFOLIUM)根提取物 | PANAX QUINQUEFOLIUM ROOT EXTRACT |
| 西洋参(PANAX QUINQUEFOLIUM)提取物 | *PANAX QUINQUEFOLIUM EXTRACT* |
| 锡金报春(PRIMULA SIKKIMENSIS)花提取物 | PRIMULA SIKKIMENSIS FLOWER EXTRACT |
| 豨莶草(SIEGESBECKIA ORIENTALIS)提取物 | *SIEGESBECKIA ORIENTALIS EXTRACT* |
| 喜马拉雅旌节花(STACHYURUS HIMALAICUS)提取物 | *STACHYURUS HIMALAICUS EXTRACT* |

（续表）

| 中文名称 | INCI 名称/英文名称 |
|---|---|
| 细叶菖蒲（ACORUS GRAMINEUS）提取物 | *ACORUS GRAMINEUS EXTRACT* |
| 细叶十大功劳（MAHONIA FORTUNEI）提取物 | *MAHONIA FORTUNEI EXTRACT* |
| 狭叶柴胡（BUPLEURUM SCORZONERIFOLIUM）根提取物 | *BUPLEURUM SCORZONERIFOLIUM ROOT EXTRACT* |
| 狭叶柴胡（BUPLEURUM SCORZONERIFOLIUM）提取物 | *BUPLEURUM SCORZONERIFOLIUM EXTRACT* |
| 狭叶番泻（CASSIA ANGUSTIFOLIA）叶提取物 | CASSIA ANGUSTIFOLIA LEAF EXTRACT |
| 狭叶番泻（CASSIA ANGUSTIFOLIA）籽多糖 | CASSIA ANGUSTIFOLIA SEED POLYSACCHARIDE |
| 狭叶番泻（CASSIA ANGUSTIFOLIA）籽提取物 | CASSIA ANGUSTIFOLIA SEED EXTRACT |
| 夏枯草（PRUNELLA VULGARIS）花/叶/茎提取物 | PRUNELLA VULGARIS FLOWER/LEAF/STEM EXTRACT |
| 夏枯草（PRUNELLA VULGARIS）花提取物 | *PRUNELLA VULGARIS FLOWER EXTRACT* |
| 夏枯草（PRUNELLA VULGARIS）提取物 | PRUNELLA VULGARIS EXTRACT |
| 夏枯草（PRUNELLA VULGARIS）叶提取物 | PRUNELLA VULGARIS LEAF EXTRACT |
| 仙鹤草（AGRIMONIA PILOSA）提取物 | *AGRIMONIA PILOSA EXTRACT* |
| 仙人掌（OPUNTIA DILLENII）花提取物 | *OPUNTIA DILLENII FLOWER EXTRECT* |
| 仙人掌（OPUNTIA DILLENII）提取物 | *OPUNTIA DILLENII EXTRACT* |
| 显齿蛇葡萄（AMPELOPSIS GROSSEDENTATA）叶提取物 | AMPELOPSIS GROSSEDENTATA LEAF EXTRACT |
| 腺梗豨莶草（SIEGESBECKIA PUBESCENS）提取物 | *SIEGESBECKIA PUBESCENS EXTRACT* |
| 腺毛黑种草（NIGELLA GLANDULIFERA）提取物 | *NIGELLA GLANDULIFERA EXTRACT* |
| 香附（CYPERUS ROTUNDUS）提取物 | *CYPERUS ROTUNDUS EXTRACT* |
| 香附子（CYPERUS ROTUNDUS）根粉 | CYPERUS ROTUNDUS ROOT POWDER |
| 香附子（CYPERUS ROTUNDUS）根提取物 | CYPERUS ROTUNDUS ROOT EXTRACT |
| 香附子（CYPERUS ROTUNDUS）果提取物 | CYPERUS ROTUNDUS FRUIT EXTRACT |
| 香菇（LENTINUS EDODES）菌丝体提取物 | LENTINUS EDODES MYCELIUM EXTRACT |
| 香菇（LENTINUS EDODES）提取物 | LENTINUS EDODES EXTRACT |
| 香茅（CYMBOPOGON CITRATUS）提取物 | CYMBOPOGON CITRATUS EXTRACT |
| 香茅醇 | CITRONELLOL |
| 香茅醛 | CITRONELLAL |
| 香薷（MOSLA CHINENSIS）花/叶/茎提取物 | *MOSLA CHINENSIS FLOWER/LEAF/STEM EXTRACT* |
| 香薷（MOSLA CHINENSIS）提取物 | *MOSLA CHINENSIS EXTRACT* |
| 香桃木（MYRTUS COMMUNIS）提取物 | MYRTUS COMMUNIS EXTRACT |
| 香桃木（MYRTUS COMMUNIS）叶水 | MYRTUS COMMUNIS LEAF WATER |
| 香桃木（MYRTUS COMMUNIS）叶提取物 | MYRTUS COMMUNIS LEAF EXTRACT |
| 香桃木（MYRTUS COMMUNIS）油 | MYRTUS COMMUNIS OIL |
| 香橼（CITRUS LIMONUM；C. MEDICA LIMONUM）提取物 | LEMON EKISU |
| 香橼（CITRUS MEDICA LIMONUM）果粉 | CITRUS MEDICA LIMONUM (LEMON) FRUIT POWDER |
| 香橼（CITRUS MEDICA LIMONUM）果皮 | CITRUS MEDICA LIMONUM (LEMON) PEEL |
| 香橼（CITRUS MEDICA LIMONUM）果皮粉 | CITRUS MEDICA LIMONUM (LEMON) PEEL POWDER |
| 香橼（CITRUS MEDICA LIMONUM）果皮水 | CITRUS MEDICA LIMONUM (LEMON) PEEL WATER |
| 香橼（CITRUS MEDICA LIMONUM）果皮提取物 | CITRUS MEDICA LIMONUM (LEMON) PEEL EXTRACT |
| 香橼（CITRUS MEDICA LIMONUM）果皮油 | CITRUS MEDICA LIMONUM (LEMON) PEEL OIL |
| 香橼（CITRUS MEDICA LIMONUM）果水 | CITRUS MEDICA LIMONUM (LEMON) FRUIT WATER |
| 香橼（CITRUS MEDICA LIMONUM）果提取物 | CITRUS MEDICA LIMONUM (LEMON) FRUIT EXTRACT |

（续表）

| 中文名称 | INCI 名称/英文名称 |
|---|---|
| 香橼(CITRUS MEDICA LIMONUM)果油 | CITRUS MEDICA LIMONUM (LEMON) FRUIT OIL |
| 香橼(CITRUS MEDICA LIMONUM)花/叶/茎提取物 | CITRUS MEDICA LIMONUM（LEMON）FLOWER/LEAF/STEM EXTRACT |
| 香橼(CITRUS MEDICA LIMONUM)花/叶/茎油 | CITRUS MEDICA LIMONUM（LEMON）FLOWER/LEAF/STEM OIL |
| 香橼(CITRUS MEDICA LIMONUM)叶油 | CITRUS MEDICA LIMONUM (LEMON) LEAF OIL |
| 香橼(CITRUS MEDICA LIMONUM)汁 | CITRUS MEDICA LIMONUM (LEMON) JUICE |
| 香橼(CITRUS MEDICA LIMONUM)汁粉 | CITRUS MEDICA LIMONUM (LEMON) JUICE POWDER |
| 香橼(CITRUS MEDICA LIMONUM)汁提取物 | CITRUS MEDICA LIMONUM (LEMON) JUICE EXTRACT |
| 香橼(CITRUS WILSONII)提取物 | CITRUS WILSONII EXTRACT |
| 向日葵(HELIANTHUS ANNUUS)花提取物 | HELIANTHUS ANNUUS (SUNFLOWER) FLOWER EXTRACT |
| 向日葵(HELIANTHUS ANNUUS)提取物 | HELIANTHUS ANNUUS EXTRACT |
| 向日葵(HELIANTHUS ANNUUS)芽提取物 | HELIANTHUS ANNUUS（SUNFLOWER）SPROUT EXTRACT |
| 向日葵(HELIANTHUS ANNUUS)籽 | HELIANTHUS ANNUUS (SUNFLOWER) SEED |
| 向日葵(HELIANTHUS ANNUUS)籽饼 | HELIANTHUS ANNUUS (SUNFLOWER) SEEDCAKE |
| 向日葵(HELIANTHUS ANNUUS)籽粉 | HELIANTHUS ANNUUS（SUNFLOWER）SEED MEAL |
| 向日葵(HELIANTHUS ANNUUS)籽蜡 | HELIANTHUS ANNUUS (SUNFLOWER) SEED WAX |
| 向日葵(HELIANTHUS ANNUUS)籽提取物 | HELIANTHUS ANNUUS (SUNFLOWER) SEED EXTRACT |
| 向日葵(HELIANTHUS ANNUUS)籽细粉 | HELIANTHUS ANNUUS (SUNFLOWER) SEED FLOUR |
| 向日葵(HELIANTHUS ANNUUS)籽油 | HELIANTHUS ANNUUS (SUNFLOWER) SEED OIL |
| 向日葵(HELIANTHUS ANNUUS)籽油不皂化物 | HELIANTHUS ANNUUS（SUNFLOWER）SEED OIL UNSAPONIFIABLES |
| 小豆蔻(ELETTARIA CARDAMOMUM)籽提取物 | ELETTARIA CARDAMOMUM SEED EXTRACT |
| 小豆蔻(ELETTARIA CARDAMOMUM)籽油 | ELETTARIA CARDAMOMUM SEED OIL |
| 小根蒜(ALLIUM MACROSTEMON)鳞茎提取物 | ALLIUM MACROSTEMON BULB EXTRACT |
| 小蓟(CIRSIUM SETOSUM)提取物 | CIRSIUM SETOSUM EXTRACT |
| 小决明(CASSIA TORA)提取物 | CASSIA TORA EXTRACT |
| 小决明(CASSIA TORA)籽提取物 | CASSIA TORA SEED EXTRACT |
| 小麦(TRITICUM AESTIVUM)提取物 | TRITICUM AESTIVUM EXTRACT |
| 小麦(TRITICUM VULGARE)蛋白 | TRITICUM VULGARE (WHEAT) PROTEIN |
| 小麦(TRITICUM VULGARE)淀粉 | TRITICUM VULGARE (WHEAT) STARCH |
| 小麦(TRITICUM VULGARE)麸 | TRITICUM VULGARE (WHEAT) BRAN |
| 小麦(TRITICUM VULGARE)麸提取物 | TRITICUM VULGARE (WHEAT) BRAN EXTRACT |
| 小麦(TRITICUM VULGARE)谷蛋白 | TRITICUM VULGARE (WHEAT) GLUTEN |
| 小麦(TRITICUM VULGARE)谷蛋白提取物 | TRITICUM VULGARE (WHEAT) GLUTEN EXTRACT |
| 小麦(TRITICUM VULGARE)胚芽 | TRITICUM VULGARE (WHEAT) GERM |
| 小麦(TRITICUM VULGARE)胚芽蛋白 | TRITICUM VULGARE (WHEAT) GERM PROTEIN |
| 小麦(TRITICUM VULGARE)胚芽面粉 | TRITICUM VULGARE（WHEAT）GERM FLOUR |
| 小麦(TRITICUM VULGARE)胚芽提取物 | TRITICUM VULGARE (WHEAT) GERM EXTRACT |
| 小麦(TRITICUM VULGARE)胚芽油 | TRITICUM VULGARE (WHEAT) GERM OIL |
| 小麦(TRITICUM VULGARE)胚芽油不皂化物 | TRITICUM VULGARE (WHEAT) GERM OIL UNSAPONIFIABLES |

（续表）

| 中文名称 | INCI 名称/英文名称 |
|---|---|
| 小麦（TRITICUM VULGARE）仁细粉 | TRITICUM VULGARE（WHEAT）KERNEL FLOUR |
| 小麦（TRITICUM VULGARE）细粉脂质 | TRITICUM VULGARE（WHEAT）FLOUR LIPIDS |
| 小麦（TRITICUM VULGARE）芽提取物 | TRITICUM VULGARE（WHEAT）SPROUT EXTRACT |
| 小麦（TRITICUM VULGARE）籽提取物 | TRITICUM VULGARE（WHEAT）SEED EXTRACT |
| 小木通（CLEMATIS ARMANDII）提取物 | *CLEMATIS ARMANDII EXTRACT* |
| 小叶海藻（SARGASSUM FUSIFORME）提取物 | SARGASSUM FUSIFORME EXTRACT |
| 小叶油茶（CAMELLIA MEIOCARPA）提取物 | *CAMELLIA MEIOCARPA EXTRACT* |
| 小雨燕窝提取物 | SWIFTLET NEST EXTRACT |
| 缬草（VALERIANA OFFICINALIS）根茎/根提取物 | VALERIANA OFFICINALIS RHIZOME/ROOT EXTRACT |
| 缬草（VALERIANA OFFICINALIS）根油 | VALERIANA OFFICINALIS ROOT OIL |
| 缬草（VALERIANA OFFICINALIS）提取物 | KANOKOSOU EKISU |
| 薤（ALLIUM CHINENSIS）鳞茎提取物 | *ALLIUM CHINENSIS BULB EXTRACT* |
| 心叶青牛胆（TINOSPORA CORDIFOLIA）根/茎提取物 | TINOSPORA CORDIFOLIA ROOT/STEM EXTRACT |
| 新橙皮苷二氢查耳酮 | NEOHESPERIDIN DIHYDROCHALCONE |
| 新疆紫草（ARNEBIA EUCHROMA）提取物 | *ARNEBIA EUCHROMA EXTRACT* |
| 新鲁斯可皂苷元 | NEORUSCOGENIN |
| 兴安升麻（CIMICIFUGA DAHURICA）根提取物 | CIMICIFUGA DAHURICA ROOT EXTRACT |
| 兴安升麻（CIMICIFUGA DAHURICA）提取物 | *CIMICIFUGA DAHURICA EXTRACT* |
| 杏（ARMENIACA VULGARIS）提取物 | *ARMENIACA VULGARIS EXTRACT* |
| 杏（PRUNUS ARMENIACA）果 | PRUNUS ARMENIACA（APRICOT）FRUIT |
| 杏（PRUNUS ARMENIACA）果水 | PRUNUS ARMENIACA（APRICOT）FRUIT WATER |
| 杏（PRUNUS ARMENIACA）果提取物 | PRUNUS ARMENIACA（APRICOT）FRUIT EXTRACT |
| 杏（PRUNUS ARMENIACA）仁壳粉 | *PRUNUS ARMENIACA（APRICOT）KERNEL MEAL* |
| 杏（PRUNUS ARMENIACA）仁提取物 | PRUNUS ARMENIACA（APRICOT）KERNEL EXTRACT |
| 杏（PRUNUS ARMENIACA）仁油 | KYOUNIN YU |
| 杏（PRUNUS ARMENIACA）仁油 | PRUNUS ARMENIACA（APRICOT）KERNEL OIL |
| 杏（PRUNUS ARMENIACA）仁油不皂化物 | PRUNUS ARMENIACA（APRICOT）KERNEL OIL UNSA-PONIFIABLES |
| 杏（PRUNUS ARMENIACA）叶提取物 | PRUNUS ARMENIACA（APRICOT）LEAF EXTRACT |
| 杏（PRUNUS ARMENIACA）汁 | PRUNUS ARMENIACA（APRICOT）JUICE |
| 杏（PRUNUS ARMENIACA）籽 | *PRUNUS ARMENIACA（APRICOT）SEED* |
| 杏（PRUNUS ARMENIACA）籽粉 | PRUNUS ARMENIACA（APRICOT）SEED POWDER |
| 杏（PRUNUS ARMENIACA）籽油 | *PRUNUS ARMENIACA（APRICOT）SEED OIL* |
| 熊果（ARCTOSTAPHYLOS UVA URSI）叶粉 | ARCTOSTAPHYLOS UVA URSI LEAF POWDER |
| 熊果（ARCTOSTAPHYLOS UVA URSI）叶提取物 | ARCTOSTAPHYLOS UVA URSI LEAF EXTRACT |
| 熊果（ARCTOSTAPHYLOS UVA-URSI）提取物 | *ARCTOSTAPHYLOS UVA-URSI EXTRACT* |
| 熊果苷 | ARBUTIN |
| 宿柱白蜡树（FRAXINUS STYLOSA）提取物 | *FRAXINUS STYLOSA EXTRACT* |
| 绣线菊（SPIRAEA SALICIFOLIA）提取物 | *SPIRAEA SALICIFOLIA EXTRACT* |
| 徐长卿（CYNANCHUM PANICULATUM）提取物 | *CYNANCHUM PANICULATUM EXTRACT* |
| 萱草（HEMEROCALLIS FULVA）花提取物 | HEMEROCALLIS FULVA FLOWER EXTRACT |

(续表)

| 中文名称 | INCI 名称/英文名称 |
|---|---|
| 玄参(SCROPHULARIA NINGPOENSIS)提取物 | *SCROPHULARIA NINGPOENSIS EXTRACT* |
| 旋覆花(INULA JAPONICA)花提取物 | *INULA JAPONICA FLOWER EXTRACT* |
| 旋覆花(INULA JAPONICA)提取物 | *INULA JAPONICA EXTRACT* |
| 雪花莲(GALANTHUS NIVALIS)籽提取物 | GALANTHUS NIVALIS SEED EXTRACT |
| 雪莲花(SAUSSUREA INVOLUCRATA)提取物 | SAUSSUREA INVOLUCRATA EXTRACT |
| 血满草(SAMBUCUS ADNATA)提取物 | *SAMBUCUS ADNATA EXTRACT* |
| 薰衣草(LAVANDULA ANGUSTIFOLIA)花 | LAVANDULA ANGUSTIFOLIA (LAVENDER) FLOWER |
| 薰衣草(LAVANDULA ANGUSTIFOLIA)花/叶/茎提取物 | LAVANDULA ANGUSTIFOLIA（LAVENDER）FLOWER/LEAF/STEM EXTRACT |
| 薰衣草(LAVANDULA ANGUSTIFOLIA)花蜡 | LAVANDULA ANGUSTIFOLIA (LAVENDER) FLOWER WAX |
| 薰衣草(LAVANDULA ANGUSTIFOLIA)花末 | LAVANDULA ANGUSTIFOLIA (LAVENDER) FLOWER POWDER |
| 薰衣草(LAVANDULA ANGUSTIFOLIA)花水 | LAVANDULA ANGUSTIFOLIA (LAVENDER) FLOWER WATER |
| 薰衣草(LAVANDULA ANGUSTIFOLIA)花提取物 | LAVANDULA ANGUSTIFOLIA (LAVENDER) FLOWER EXTRACT |
| 薰衣草(LAVANDULA ANGUSTIFOLIA)提取物 | *LAVANDULA ANGUSTIFOLIA EXTRACT* |
| 薰衣草(LAVANDULA ANGUSTIFOLIA)叶提取物 | *LAVANDULA ANGUSTIFOLIA (LAVENDER) LEAF EXTRACT* |
| 薰衣草(LAVANDULA ANGUSTIFOLIA)叶细胞提取物 | LAVANDULA ANGUSTIFOLIA （LAVENDER） LEAF CELL EXTRACT |
| 薰衣草(LAVANDULA ANGUSTIFOLIA)油 | LAVANDULA ANGUSTIFOLIA (LAVENDER) OIL |
| 荨麻(URTICA THUNBERIANA；U. DIOICA)提取物 | IRAKUSA EKISU |
| 鸭跖草(COMMELINA COMMUNIS)提取物 | *COMMELINA COMMUNIS EXTRACT* |
| 亚麻(LINUM USITATISSIMUM)花提取物 | LINUM USITATISSIMUM FLOWER EXTRACT |
| 亚麻(LINUM USITATISSIMUM)壳提取物 | LINUM USITATISSIMUM (LINSEED) HULL EXTRACT |
| 亚麻(LINUM USITATISSIMUM)籽提取物 | LINUM USITATISSIMUM (LINSEED) SEED EXTRACT |
| 亚麻(LINUM USITATISSIMUM)籽细粉 | LINUM USITATISSIMUM (LINSEED) SEED FLOUR |
| 亚麻(LINUM USITATISSIMUM)籽油 | LINUM USITATISSIMUM (LINSEED) SEED OIL |
| 亚麻子(LINUM USITATISSIMUM)提取物 | *LINUM USITATISSIMUM EXTRACT* |
| 沿阶草(OPHIOPOGON BODINIERI)提取物 | *OPHIOPOGON BODINIERI EXTRACT* |
| 盐肤木(RHUS SEMIALATA)虫瘿提取物 | RHUS SEMIALATA GALL EXTRACT |
| 盐肤木(RHUS SEMIALATA)提取物 | RHUS SEMIALATA EXTRACT |
| 偃松(PINUS PUMILIO)树皮提取物 | PINUS PUMILIO BARK EXTRACT |
| 偃松(PINUS PUMILIO)叶提取物 | PINUS PUMILIO LEAF EXTRACT |
| 偃松(PINUS PUMILIO)油 | *PINUS PUMILIO OIL* |
| 偃松(PINUS PUMILIO)枝/叶油 | PINUS PUMILIO BRANCH/LEAF OIL |
| 艳山姜(ALPINIA SPECIOSA)叶提取物 | ALPINIA SPECIOSA LEAF EXTRACT |
| 燕窝提取物 | *CUBILOSE* |
| 羊栖菜(HIZIKIA FUSIFORME)提取物 | HIZIKIA FUSIFORME EXTRACT |
| 羊乳根(CODONOPSIS LANCEOLATA)提取物 | CODONOPSIS LANCEOLATA ROOT EXTRACT |
| 药用层孔菌(FOMES OFFICINALIS)提取物 | FOMES OFFICINALIS (MUSHROOM) EXTRACT |
| 药用大黄(RHEUM OFFICINALE)根粉 | *RHEUM OFFICINALE ROOT POWDER* |
| 药用大黄(RHEUM OFFICINALE)提取物 | *RHEUM OFFICINALE EXTRACT* |
| 椰子(COCOS NUCIFERA)果肉提取物 | *COCOS NUCIFERA（COCONUT）MEAT EXTRACT* |

（续表）

| 中文名称 | INCI 名称/英文名称 |
|---|---|
| 椰子(COCOS NUCIFERA)果提取物 | COCOS NUCIFERA (COCONUT) FRUIT EXTRACT |
| 椰子(COCOS NUCIFERA)果汁 | COCOS NUCIFERA (COCONUT) FRUIT JUICE |
| 椰子(COCOS NUCIFERA)壳粉 | COCOS NUCIFERA (COCONUT) SHELL POWDER |
| 椰子(COCOS NUCIFERA)水 | COCOS NUCIFERA (COCONUT) WATER |
| 椰子(COCOS NUCIFERA)提取物 | *COCOS NUCIFERA EXTRACT* |
| 椰子(COCOS NUCIFERA)油 | COCOS NUCIFERA (COCONUT) OIL |
| 椰子(COCOS NUCIFERA)籽脂 | *COCOS NUCIFERA (COCONUT) SEED BUTTER* |
| 野大豆(GLYCINE SOJA)蛋白 | GLYCINE SOJA (SOYBEAN) PROTEIN |
| 野大豆(GLYCINE SOJA)胚芽提取物 | GLYCINE SOJA (SOYBEAN) GERM EXTRACT |
| 野大豆(GLYCINE SOJA)肽 | GLYCINE SOJA (SOYBEAN) PEPTIDE |
| 野大豆(GLYCINE SOJA)提取物 | *GLYCINE SOJA EXTRACT* |
| 野大豆(GLYCINE SOJA)外壳 | GLYCINE SOJA (SOYBEAN) HULL |
| 野大豆(GLYCINE SOJA)细粉 | GLYCINE SOJA (SOYBEAN) FLOUR |
| 野大豆(GLYCINE SOJA)纤维 | GLYCINE SOJA (SOYBEAN) FIBER |
| 野大豆(GLYCINE SOJA)芽提取物 | GLYCINE SOJA (SOYBEAN) SPROUT EXTRACT |
| 野大豆(GLYCINE SOJA)油 | GLYCINE SOJA (SOYBEAN) OIL |
| 野大豆(GLYCINE SOJA)油不皂化物 | GLYCINE SOJA (SOYBEAN) OIL UNSAPONIFIABLES |
| 野大豆(GLYCINE SOJA)甾醇类 | GLYCINE SOJA (SOYBEAN) STEROLS |
| 野大豆(GLYCINE SOJA)脂质 | GLYCINE SOJA (SOYBEAN) LIPIDS |
| 野大豆(GLYCINE SOJA)籽 | GLYCINE SOJA (SOYBEAN) SEED |
| 野大豆(GLYCINE SOJA)籽饼提取物 | GLYCINE SOJA (SOYBEAN) SEEDCAKE EXTRACT |
| 野大豆(GLYCINE SOJA)籽水 | GLYCINE SOJA (SOYBEAN) SEED WATER |
| 野大豆(GLYCINE SOJA)籽提取物 | GLYCINE SOJA (SOYBEAN) SEED EXTRACT |
| 野大豆(SOYBEAN)籽粉 | GLYCINE SOJA (SOYBEAN) SEED POWDER |
| 野甘草(SCOPARIA DULCIS)提取物 | SCOPARIA DULCIS EXTRACT |
| 野葛(PUERARIA LOBATA)淀粉 | PUERARIA LOBOTA STARCH |
| 野葛(PUERARIA LOBATA)根瘤提取物 | PUERARIA LOBATA SYMBIOSOME EXTRACT |
| 野葛(PUERARIA LOBATA)根提取物 | PUERARIA LOBATA ROOT EXTRACT |
| 野葛(PUERARIA THUNBERGIANA)根提取物 | PUERARIA THUNBERGIANA ROOT EXTRACT |
| 野葛(PUERARIA THUNBERGIANA)花/叶/茎提取物 | PUERARIA THUNBERGIANA FLOWER/LEAF/STEM EXTRACT |
| 野胡萝卜(DAUCUS CAROTA)提取物 | *DAUCUS CAROTA EXTRACT* |
| 野胡萝卜(DAUCUS CAROTA)根原生质体 | DAUCUS CAROTA (CARROT) ROOT PROTOPLASTS |
| 野胡萝卜(DAUCUS CAROTA)叶提取物 | DAUCUS CAROTA (CARROT) LEAF EXTRACT |
| 野胡萝卜(DAUCUS CAROTA)油 | *DAUCUS CAROTA (CARROT) OIL* |
| 野菊(CHRYSANTHEMUM INDICUM)花提取物 | CHRYSANTHEMUM INDICUM FLOWER EXTRACT |
| 野蔷薇(ROSA MULTIFLORA)根提取物 | ROSA MULTIFLORA ROOT EXTRACT |
| 野蔷薇(ROSA MULTIFLORA)果 | EIJITSU |
| 野蔷薇(ROSA MULTIFLORA)果提取物 | EIJITSU EKISU |
| 野蔷薇(ROSA MULTIFLORA)果提取物 | ROSA MULTIFLORA FRUIT EXTRACT |
| 野蔷薇(ROSA MULTIFLORA)果油 | *ROSA MULTIFLORA FRUIT OIL* |
| 野蔷薇(ROSA MULTIFLORA)花蜡 | ROSA MULTIFLORA FLOWER WAX |

（续表）

| 中文名称 | INCI 名称/英文名称 |
|---|---|
| 野山楂(CRATAEGUS CUNEATA)果提取物 | CRATAEGUS CUNEATA FRUIT EXTRACT |
| 野山楂(CRATAEGUS CUNEATA)提取物 | CRATAEGUS CUNEATA EXTRACT |
| 一枝黄花(SOLIDAGO DECURRENS)提取物 | SOLIDAGO DECURRENS EXTRACT |
| 异株荨麻(URTICA DIOICA)提取物 | URTICA DIOICA (NETTLE) EXTRACT |
| 异株荨麻(URTICA DIOICA)叶粉 | URTICA DIOICA (NETTLE) LEAF POWDER |
| 异株荨麻(URTICA DIOICA)叶提取物 | URTICA DIOICA (NETTLE) LEAF EXTRACT |
| 益母草(LEONURUS ARTEMISIA)提取物 | LEONURUS ARTEMISIA EXTRACT |
| 益母草(LEONURUS JAPONICUS)粉 | LEONURUS JAPONICUS POWDER |
| 益母草(LEONURUS JAPONICUS)根粉 | LEONURUS JAPONICUS ROOT POWDER |
| 益母草(LEONURUS JAPONICUS)提取物 | LEONURUS JAPONICUS EXTRACT |
| 益智(ALPINIA OXYPHYLLA)提取物 | ALPINIA OXYPHYLLA EXTRACT |
| 薏苡(COIX LACRYMA-JOBI)水 | COIX LACRYMA-JOBI MA-YUEN WATER |
| 薏苡(COIX LACRYMA-JOBI)水 | YOKUININ WATER |
| 薏苡(COIX LACRYMA-JOBI)提取物 | HATOMUGI SHUSHI EKISU |
| 薏苡(COIX LACRYMA-JOBI)籽提取物 | YOKUININ EKISU |
| 薏苡仁(COIX LACRYMA-JOBI MA-YUEN)提取物 | COIX LACRYMA-JOBI MA-YUEN EXTRACT |
| 茵陈蒿(ARTEMISIA CAPILLARIS)粉 | ARTEMISIA CAPILLARIS POWDER |
| 茵陈蒿(ARTEMISIA CAPILLARIS)花/叶/茎水 | ARTEMISIA CAPILLARIS FLOWER/LEAF/STEM WATER |
| 茵陈蒿(ARTEMISIA CAPILLARIS)花提取物 | ARTEMISIA CAPILLARIS FLOWER EXTRACT |
| 茵陈蒿(ARTEMISIA CAPILLARIS)提取物 | ARTEMISIA CAPILLARIS EXTRACT |
| 银柴胡(STELLARIA DICHOTOMA LANCEOLATA)提取物 | STELLARIA DICHOTOMA LANCEOLATA EXTRACT |
| 银耳(TREMELLA FUCIFORMIS)多糖 | TREMELLA FUCIFORMIS POLYSACCHARIDE |
| 银耳(TREMELLA FUCIFORMIS)提取物 | TREMELLA FUCIFORMIS EXTRACT |
| 银耳(TREMELLA FUCIFORMIS)子实体提取物 | TREMELLA FUCIFORMIS SPOROCARP EXTRACT |
| 银杏(GINKGO BILOBA)根提取物 | GINKGO BILOBA ROOT EXTRACT |
| 银杏(GINKGO BILOBA)坚果提取物 | GINKGO BILOBA NUT EXTRACT |
| 银杏(GINKGO BILOBA)提取物 | GINKGO BILOBA EXTRACT |
| 银杏(GINKGO BILOBA)叶 | GINKGO BILOBA LEAF |
| 银杏(GINKGO BILOBA)叶粉 | GINKGO BILOBA LEAF POWDER |
| 银杏(GINKGO BILOBA)叶水 | GINKGO BILOBA LEAF WATER |
| 银杏(GINKGO BILOBA)叶提取物 | GINKGO BILOBA LEAF EXTRACT |
| 银杏(GINKGO BILOBA)籽提取物 | GINKGO BILOBA SEED EXTRACT |
| 淫羊藿(EPIMEDIUM BREVICORNUM)提取物 | EPIMEDIUM BREVICORNUM EXTRACT |
| 樱桃(CERASUS PSEUDOCERASUS)提取物 | CERASUS PSEUDOCERASUS EXTRACT |
| 樱桃(PRUNUS PSEUDOCERASUS)果实提取物 | PRUNUS PSEUDOCERASUS FRUIT EXTRACT |
| 硬毛猕猴桃(ACTINIDIA CHINENSIS HISPIDA)提取物 | ACTINIDIA CHINENSIS HISPIDA EXTRACT |
| 油菜(BRASSICA CAMPESTRIS)提取物 | BRASSICA CAMPESTRIS EXTRACT |
| 油菜(BRASSICA CAMPESTRIS)籽油 | BRASSICA CAMPESTRIS (RAPESEED) SEED OIL |
| 油茶(CAMELLIA OLEIFERA)提取物 | CAMELLIA OLEIFERA EXTRACT |
| 油茶(CAMELLIA OLEIFERA)籽提取物 | CAMELLIA OLEIFERA SEED EXTRACT |
| 油茶(CAMELLIA OLEIFERA)籽油 | CAMELLIA OLEIFERA SEED OIL |

(续表)

| 中文名称 | INCI 名称/英文名称 |
|---|---|
| 油橄榄(OLEA EUROPAEA)果 | OLEA EUROPAEA (OLIVE) FRUIT |
| 油橄榄(OLEA EUROPAEA)果不皂化物 | OLEA EUROPAEA (OLIVE) FRUIT UNSAPONIFIABLES |
| 油橄榄(OLEA EUROPAEA)果壳粉 | OLEA EUROPAEA (OLIVE) HUSK POWDER |
| 油橄榄(OLEA EUROPAEA)果壳油 | OLEA EUROPAEA (OLIVE) HUSK OIL |
| 油橄榄(OLEA EUROPAEA)果水 | OLEA EUROPAEA (OLIVE) FRUIT WATER |
| 油橄榄(OLEA EUROPAEA)果提取物 | OLEA EUROPAEA (OLIVE) FRUIT EXTRACT |
| 油橄榄(OLEA EUROPAEA)果油 | OLEA EUROPAEA (OLIVE) FRUIT OIL |
| 油橄榄(OLEA EUROPAEA)花水 | OLEA EUROPAEA (OLIVE) FLOWER WATER |
| 油橄榄(OLEA EUROPAEA)木提取物 | OLEA EUROPAEA (OLIVE) WOOD EXTRACT |
| 油橄榄(OLEA EUROPAEA)树皮提取物 | OLEA EUROPAEA (OLIVE) BARK EXTRACT |
| 油橄榄(OLEA EUROPAEA)提取物 | *OLEA EUROPAEA EXTRACT* |
| 油橄榄(OLEA EUROPAEA)芽提取物 | OLEA EUROPAEA (OLIVE) BUD EXTRACT |
| 油橄榄(OLEA EUROPAEA)叶 | OLEA EUROPAEA (OLIVE) LEAF |
| 油橄榄(OLEA EUROPAEA)叶粉 | OLEA EUROPAEA (OLIVE) LEAF POWDER |
| 油橄榄(OLEA EUROPAEA)叶提取物 | OLEA EUROPAEA (OLIVE) LEAF EXTRACT |
| 油橄榄(OLEA EUROPAEA)油不皂化物 | OLEA EUROPAEA (OLIVE) OIL UNSAPONIFIABLES |
| 油橄榄(OLEA EUROPAEA)籽 | OLEA EUROPAEA (OLIVE) SEED |
| 油松(PINUS TABULAEFORMIS)树皮提取物 | PINUS TABULAEFORMIS BARK EXTRACT |
| 油松(PINUS TABULAEFORMIS)提取物 | *PINUS TABULAEFORMIS EXTRACT* |
| 柚(CITRUS GRANDIS)果皮 | CITRUS GRANDIS (GRAPEFRUIT) PEEL |
| 柚(CITRUS GRANDIS)果皮粉 | CITRUS GRANDIS (GRAPEFRUIT) PEEL POWDER |
| 柚(CITRUS GRANDIS)果皮提取物 | CITRUS GRANDIS (GRAPEFRUIT) PEEL EXTRACT |
| 柚(CITRUS GRANDIS)果皮油 | CITRUS GRANDIS (GRAPEFRUIT) PEEL OIL |
| 柚(CITRUS GRANDIS)果水 | CITRUS GRANDIS (GRAPEFRUIT) FRUIT WATER |
| 柚(CITRUS GRANDIS)果提取物 | CITRUS GRANDIS (GRAPEFRUIT) FRUIT EXTRACT |
| 柚(CITRUS GRANDIS)叶提取物 | CITRUS GRANDIS (GRAPEFRUIT) LEAF EXTRACT |
| 柚(CITRUS GRANDIS)油 | *CITRUS GRANDIS (GRAPEFRUIT) OIL* |
| 柚(CITRUS GRANDIS)汁 | CITRUS GRANDIS (GRAPEFRUIT) JUICE |
| 柚(CITRUS GRANDIS)籽提取物 | CITRUS GRANDIS (GRAPEFRUIT) SEED EXTRACT |
| 柚(CITRUS GRANDIS)籽油 | CITRUS GRANDIS (GRAPEFRUIT) SEED OIL |
| 柚(CITRUS GRANDIS)籽油不皂化物 | CITRUS GRANDIS (GRAPEFRUIT) SEED OIL UNSAPONIFIABLES |
| 柚皮苷 | NARINGIN |
| 余甘子(PHYLLANTHUS EMBLICA)果提取物 | PHYLLANTHUS EMBLICA FRUIT EXTRACT |
| 余甘子(PHYLLANTHUS EMBLICA)提取物 | PHYLLANTHUS EMBLICA EXTRACT |
| 鱼提取物 | FISH EXTRACT |
| 鱼腥草(HOUTTUYNIA CORDATA)粉 | HOUTTUYNIA CORDATA POWDER |
| 鱼腥草(HOUTTUYNIA CORDATA)提取物 | HOUTTUYNIA CORDATA EXTRACT |
| 玉兰(MAGNOLIA DENUDATA)花蕾粉 | MAGNOLIA DENUDATA BUD POWDER |
| 玉兰(MAGNOLIA DENUDATA)花提取物 | *MAGNOLIA DENUDATE FLOWER EXTRACT* |
| 玉兰(MAGNOLIA DENUDATA)花油 | *MAGNOLIA DENUDATE FLOWER OIL* |
| 玉兰(MAGNOLIA DENUDATA)提取物 | *MAGNOLIA DENUDATE EXTRACT* |

| 中文名称 | INCI 名称/英文名称 |
|---|---|
| 玉米(ZEA MAYS)淀粉 | ZEA MAYS (CORN) STARCH |
| 玉米(ZEA MAYS)谷蛋白 | ZEA MAYS (CORN) GLUTEN PROTEIN |
| 玉米(ZEA MAYS)果 | ZEA MAYS (CORN) FRUIT |
| 玉米(ZEA MAYS)胚芽提取物 | ZEA MAYS (CORN) GERM EXTRACT |
| 玉米(ZEA MAYS)胚芽油 | ZEA MAYS (CORN) GERM OIL |
| 玉米(ZEA MAYS)仁粗粉 | ZEA MAYS (CORN) KERNEL MEAL |
| 玉米(ZEA MAYS)仁提取物 | ZEA MAYS (CORN) KERNEL EXTRACT |
| 玉米(ZEA MAYS)穗轴粉末 | ZEA MAYS (CORN) COB POWDER |
| 玉米(ZEA MAYS)提取物 | ZEA MAYS EXTRACT |
| 玉米(ZEA MAYS)芯粗粉 | ZEA MAYS (CORN) COB MEAL |
| 玉米(ZEA MAYS)芯粉末 | ZEA MAYS (CORN) COB POWDER |
| 玉米(ZEA MAYS)须丝提取物 | ZEA MAYS (CORN) SILK EXTRACT |
| 玉米(ZEA MAYS)叶提取物 | ZEA MAYS (CORN) LEAF EXTRACT |
| 玉米(ZEA MAYS)油 | ZEA MAYS (CORN) OIL |
| 玉米(ZEA MAYS)油不皂化物 | ZEA MAYS (CORN) OIL UNSAPONIFIABLES |
| 玉米(ZEA MAYS)籽细粉 | ZEA MAYS (CORN) SEED FLOUR |
| 玉米醇溶蛋白 | ZEIN |
| 玉竹(POLYGONATUM ODORATUM)提取物 | POLYGONATUM ODORATUM EXTRACT |
| 郁李仁(PRUNUS JAPONICA)提取物 | PRUNUS JAPONICA EXTRACT |
| 郁李仁(PRUNUS JAPONICA)籽提取物 | PRUNUS JAPONICA SEED EXTRACT |
| 芫荽(CORIANDRUM SATIVUM)果/叶提取物 | CORIANDRUM SATIVUM （CORIANDER） FRUIT/LEAF EXTRACT |
| 芫荽(CORIANDRUM SATIVUM)果提取物 | CORIANDRUM SATIVUM (CORIANDER) FRUIT EXTRACT |
| 芫荽(CORIANDRUM SATIVUM)果油 | CORIANDRUM SATIVUM (CORIANDER) FRUIT OIL |
| 芫荽(CORIANDRUM SATIVUM)提取物 | CORIANDRUM SATIVUM（CORIANDER）EXTRACT |
| 芫荽(CORIANDRUM SATIVUM)籽油 | CORIANDRUM SATIVUM (CORIANDER) SEED OIL |
| 圆金柑(CITRUS JAPONICA)果提取物 | CITRUS JAPONICA FRUIT EXTRACT |
| 圆金柑(CITRUS MADURENSIS)果汁 | CITRUS MADURENSIS FRUIT JUICE |
| 圆叶牵牛(IPOMOEA PURPUREA)提取物 | IPOMOEA PURPUREA EXTRACT |
| 远志(POLYGALA TENUIFOLIA)根提取物 | POLYGALA TENUIFOLIA ROOT EXTRACT |
| 远志(POLYGALA TENUIFOLIA)提取物 | POLYGALA TENUIFOLIA EXTRACT |
| 月季(ROSA CHINENSIS)花提取物 | ROSA CHINENSIS FLOWER EXTRACT |
| 月季(ROSA CHINENSIS)提取物 | ROSA CHINENSIS FLOWER EXTRACT |
| 月见草(OENOTHERA BIENNIS)油 | OENOTHERA BIENNIS (EVENING PRIMROSE) OIL |
| 月见草(OENOTHERA BIENNIS)籽 | OENOTHERA BIENNIS (EVENING PRIMROSE) SEED |
| 月见草(OENOTHERA BIENNIS)籽提取物 | OENOTHERA BIENNIS (EVENING PRIMROSE) SEED EXTRACT |
| 越南安息香(STYRAX TONKINENSIS)树脂 | STYRAX TONKINENSIS RESIN |
| 越南安息香(STYRAX TONKINENSIS)树脂提取物 | STYRAX TONKINENSIS RESIN EXTRACT |
| 云母 | MICA |
| 云木香(SAUSSUREA LAPPA)根粉 | SAUSSUREA LAPPA ROOT POWDER |
| 云木香(SAUSSUREA LAPPA)根提取物 | SAUSSUREA LAPPA ROOT EXTRACT |

(续表)

| 中文名称 | INCI 名称/英文名称 |
|---|---|
| 云南重楼(PARIS POLYPHYLLA YUNNANENSIS)提取物 | *PARIS POLYPHYLLA YUNNANENSIS EXTRACT* |
| 芸香苷 | RUTIN |
| 枣(ZIZIPHUS JUJUBA)提取物 | *ZIZIPHUS JUJUBA EXTRACT* |
| 枣(ZIZYPHUS JUJUBA)果提取物 | ZIZYPHUS JUJUBA FRUIT EXTRACT |
| 枣(ZIZYPHUS JUJUBA)提取物 | TAISOU EKISU |
| 枣(ZIZYPHUS JUJUBA)叶提取物 | ZIZYPHUS JUJUBA LEAF EXTRACT |
| 藻提取物 * | ALGAE EXTRACT |
| 皂荚(GLEDITSIA SINENSIS)棘刺提取物 | *GLEDITSIA SINENSIS CALTHROP EXTRACT* |
| 皂荚(GLEDITSIA SINENSIS)提取物 | *GLEDITSIA SINENSIS EXTRACT* |
| 皂荚(GLEDITSIA SINENSIS)籽提取物 | *GLEDITSIA SINENSIS SEED EXTRACT* |
| 皂角刺(GLEDITSIA SINENSIS)提取物 | *GLEDITSIA SINENSIS THORN EXTRACT* |
| 泽兰(LYCOPUS LUCIDUS HIRTUS)提取物 | *LYCOPUS LUCIDUS HIRTUS EXTRACT* |
| 泽泻(ALISMA ORIENTALE)块茎粉 | *ALISMA ORIENTALE TUBER POWDER* |
| 泽泻(ALISMA ORIENTALE)块茎提取物 | *ALISMA ORIENTALE TUBER EXTRACT* |
| 泽泻(ALISMA ORIENTALE)提取物 | *ALISMA ORIENTALE EXTRACT* |
| 粘胶乳香树(PISTACIA LENTISCUS)胶 | PISTACIA LENTISCUS (MASTIC) GUM |
| 战骨(PREMNA FULVA)提取物 | *PREMNA FULVA EXTRACT* |
| 獐芽菜(SWERTIA BIMACULATA)提取物 | *SWERTIA BIMACULATA EXTRACT* |
| 樟脑 | CAMPHOR |
| 樟树(CINNAMOMUM CAMPHORA)根/茎提取物 | *CINNAMOMUM CAMPHORA ROOT/STEM EXTRACT* |
| 长柄扁桃(PRUNUS PEDUNCULATA)提取物 | *PRUNUS PEDUNCULATA EXTRACT* |
| 长裙竹荪(DICTYOPHORA INDUSIATA)提取物 | DICTYOPHORA INDUSIATA (MUSHROOM) EXTRACT |
| 长叶地榆(SANGUISORBA OFFICINALIS LONGIFOLIA)根提取物 | *SANGUISORBA OFFICINALIS LONGIFOLIA ROOT EXTRACT* |
| 长叶地榆(SANGUISORBA OFFICINALIS LONGIFOLIA)提取物 | *SANGUISORBA OFFICINALIS LONGIFOLIA EXTRACT* |
| 掌叶大黄(RHEUM PALMATUM)根 | RHEUM PALMATUM ROOT |
| 掌叶大黄(RHEUM PALMATUM)根/柄提取物 | RHEUM PALMATUM ROOT/STALK EXTRACT |
| 掌叶大黄(RHEUM PALMATUM)根提取物 | RHEUM PALMATUM ROOT EXTRACT |
| 掌叶大黄(RHEUM PALMATUM)提取物 | *RHEUM PALMATUM EXTRACT* |
| 胀果甘草(GLYCYRRHIZA INFLATA)根提取物 | GLYCYRRHIZA INFLATA ROOT EXTRACT |
| 胀果甘草(GLYCYRRHIZA INFLATA)提取物 | *GLYCYRRHIZA INFLATA EXTRACT* |
| 浙江七叶树(AESCULUS CHINENSIS CHEKIANGENSIS)提取物 | *AESCULUS CHINENSIS CHEKIANGENSIS EXTRACT* |
| 珍珠粉 | PEARL POWDER |
| 珍珠母 | MOTHER OF PEARL |
| 珍珠母贝粉 | *MOTHER PEARL SHELLFISH POWDER* |
| 珍珠母粉 | NACRE POWDER |
| 珍珠母提取物 | MOTHER OF PEARL EXTRACT |
| 珍珠提取物 | PEARL EXTRACT |
| 芝麻(SESAMUM INDICUM)提取物 | *SESAMUM INDICUM EXTRACT* |

（续表）

| 中文名称 | INCI 名称/英文名称 |
|---|---|
| 芝麻(SESAMUM INDICUM)芽提取物 | SESAMUM INDICUM (SESAME) SPROUT EXTRACT |
| 芝麻(SESAMUM INDICUM)油不皂化物 | SESAMUM INDICUM (SESAME) OIL UNSAPONIFIABLES |
| 芝麻(SESAMUM INDICUM)籽 | SESAMUM INDICUM (SESAME) SEED |
| 芝麻(SESAMUM INDICUM)籽粉 | SESAMUM INDICUM (SESAME) SEED POWDER |
| 芝麻(SESAMUM INDICUM)籽提取物 | SESAMUM INDICUM (SESAME) SEED EXTRACT |
| 芝麻(SESAMUM INDICUM)籽油 | SESAMUM INDICUM (SESAME) SEED OIL |
| 芝麻氨基酸类 | SESAME AMINO ACIDS |
| 知母(ANEMARRHENA ASPHODELOIDES)根提取物 | ANEMARRHENA ASPHODELOIDES ROOT EXTRACT |
| 知母(ANEMARRHENA ASPHODELOIDES)提取物 | ANEMARRHENA ASPHODELOIDES EXTRACT |
| 栀子(GARDENIA FLORIDA)果提取物 | GARDENIA FLORIDA FRUIT EXTRACT |
| 栀子(GARDENIA FLORIDA)花提取物 | GARDENIA FLORIDA FLOWER EXTRACT |
| 栀子(GARDENIA FLORIDA)提取物 | GARDENIA FLORIDA EXTRACT |
| 栀子(GARDENIA FLORIDA)油 | GARDENIA FLORIDA OIL |
| 栀子(GARDENIA JASMINOIDES)果提取物 | GARDENIA JASMINOIDES FRUIT EXTRACT |
| 栀子(GARDENIA JASMINOIDES)提取物 | GARDENIA JASMINOIDES EXTRACT |
| 直立百部(STEMONA SESSILIFOLIA)提取物 | STEMONA SESSILIFOLIA EXTRACT |
| 制何首乌 | POLYGONI MULTIFLORI RADIX PRAEPARATA |
| 蛭提取物 | HIRUDINEA EXTRACT |
| 中国地黄(REHMANNIA CHINENSIS)根提取物 | REHMANNIA CHINENSIS ROOT EXTRACT |
| 中国旌节花(STACHYURUS CHINENSIS)提取物 | STACHYURUS CHINENSIS EXTRACT |
| 中国灵芝(GANODERMA SINENSIS)提取物 | GANODERMA SINENSIS EXTRACT |
| 中华猕猴桃(ACTINIDIA CHINENSIS)果 | ACTINIDIA CHINENSIS (KIWI) FRUIT |
| 中华猕猴桃(ACTINIDIA CHINENSIS)果水 | ACTINIDIA CHINENSIS (KIWI) FRUIT WATER |
| 中华猕猴桃(ACTINIDIA CHINENSIS)果提取物 | ACTINIDIA CHINENSIS (KIWI) FRUIT EXTRACT |
| 中华猕猴桃(ACTINIDIA CHINENSIS)果汁 | ACTINIDIA CHINENSIS (KIWI) FRUIT JUICE |
| 中华猕猴桃(ACTINIDIA CHINENSIS)提取物 | ACTINIDIA CHINENSIS EXTRACT |
| 中华猕猴桃(ACTINIDIA CHINENSIS)籽 | ACTINIDIA CHINENSIS (KIWI) SEED |
| 中华猕猴桃(ACTINIDIA CHINENSIS)籽提取物 | ACTINIDIA CHINENSIS (KIWI) SEED EXTRACT |
| 中华猕猴桃(ACTINIDIA CHINENSIS)籽油 | ACTINIDIA CHINENSIS (KIWI) SEED OIL |
| 重齿毛当归(ANGELICA PUBESCENS)根粉 | ANGELICA PUBESCENS ROOT POWDER |
| 重齿毛当归(ANGELICA PUBESCENS)根提取物 | ANGELICA PUBESCENS ROOT EXTRACT |
| 皱叶酸模(RUMEX CRISPUS)根提取物 | RUMEX CRISPUS ROOT EXTRACT |
| 猪苓(POLYPORUS UMBELLATUS)提取物 | POLYPORUS UMBELLATUS EXTRACT |
| 竹节参(PANAX JAPONICUS)根提取物 | PANAX JAPONICUS ROOT EXTRACT |
| 竹节参(PANAX JAPONICUS)提取物 | PANAX JAPONICUS EXTRACT |
| 竹炭 | BAMBOO CHARCOAL |
| 竹叶(PHYLLOSTACHYS PUBESCENS)提取物 | PHYLLOSTACHYS PUBESCENS LEAF EXTRACT |
| 竹叶花椒(ZANTHOXYLUM ALATUM)果提取物 | ZANTHOXYLUM ALATUM FRUIT EXTRACT |
| 竹叶花椒(ZANTHOXYLUM ALATUM)提取物 | ZANTHOXYLUM ALATUM EXTRACT |
| 紫草(LITHOSPERMUM ERYTHRORHIZON)根 | LITHOSPERMUM ERYTHRORHIZON ROOT |
| 紫草(LITHOSPERMUM ERYTHRORHIZON)根提取物 | LITHOSPERMUM ERYTHRORHIZON ROOT EXTRACT |

(续表)

| 中文名称 | INCI 名称/英文名称 |
|---|---|
| 紫草(LITHOSPERMUM ERYTHRORHIZON)提取物 | *LITHOSPERMUM ERYTHRORHIZON EXTRACT* |
| 紫丁香(SYRINGA OBLATA)树皮/叶粉 | SYRINGA OBLATA BARK/LEAF POWDER |
| 紫花地丁(VIOLA YEDOENSIS)提取物 | VIOLA YEDOENSIS EXTRACT |
| 紫花前胡(PEUCEDANUM DECURSIVUM)根提取物 | *PEUCEDANUM DECURSIVUM ROOT EXTRACT* |
| 紫花前胡(PEUCEDANUM DECURSIVUM)提取物 | *PEUCEDANUM DECURSIVUM EXTRACT* |
| 紫茉莉(MIRABILIS JALAPA)花/叶/茎提取物 | MIRABILIS JALAPA FLOWER/LEAF/STEM EXTRACT |
| 紫茉莉(MIRABILIS JALAPA)提取物 | MIRABILIS JALAPA EXTRACT |
| 紫苜蓿(MEDICAGO SATIVA)根瘤提取物 | MEDICAGO SATIVA (ALFALFA) SYMBIOSOME EXTRACT |
| 紫苜蓿(MEDICAGO SATIVA)提取物 | MEDICAGO SATIVA (ALFALFA) EXTRACT |
| 紫苜蓿(MEDICAGO SATIVA)籽粉 | MEDICAGO SATIVA (ALFALFA) SEED POWDER |
| 紫苜蓿(MEDICAGO SATIVA)籽提取物 | *MEDICAGO SATIVA (ALFALFA) SEED EXTRACT* |
| 紫硇砂 | *SAI AMMONIACI* |
| 紫石英粉 | AMETHYST POWDER |
| 紫石英提取物 | *AMETHYST EXTRACT* |
| 紫松果菊(ECHINACEA PURPUREA)根提取物 | ECHINACEA PURPUREA ROOT EXTRACT |
| 紫松果菊(ECHINACEA PURPUREA)提取物 | ECHINACEA PURPUREA EXTRACT |
| 紫苏(PERILLA FRUTESCEN)提取物 | PERILLA FRUTESCENS EXTRACT |
| 紫苏(PERILLA OCYMOIDES)提取物 | *PERILLA OCYMOIDES EXTRACT* |
| 紫苏(PERILLA OCYMOIDES)提取物 | SOYOU EKISU |
| 紫苏(PERILLA OCYMOIDES)叶粉 | PERILLA OCYMOIDES LEAF POWDER |
| 紫苏(PERILLA OCYMOIDES)叶提取物 | PERILLA OCYMOIDES LEAF EXTRACT |
| 紫苏(PERILLA OCYMOIDES)籽提取物 | PERILLA OCYMOIDES SEED EXTRACT |
| 紫苏(PERILLA OCYMOIDES)籽油 | PERILLA OCYMOIDES SEED OIL |
| 紫藤(WISTERIA SINENSIS)花提取物 | *WISTERIA SINENSIS FLOWER EXTRACT* |
| 紫藤(WISTERIA SINENSIS)提取物 | WISTERIA SINENSIS EXTRACT |
| 紫薇(LAGERSTROEMIA INDICA)花提取物 | LAGERSTROEMIA INDICA FLOWER EXTRACT |
| 紫薇(LAGERSTROEMIA INDICA)提取物 | LAGERSTROEMIA INDICA EXTRACT |
| 紫菀(ASTER TATARICUS)提取物 | *ASTER TATARICUS EXTRACT* |
| 紫云英(ASTRAGALUS SINICUS)提取物 | ASTRAGALUS SINICUS EXTRACT |
| 紫芝(GANODERMA SINENSIS)提取物 | *GANODERMA SINENSIS EXTRACT* |
| 棕榈(ELAEIS GUINEENSIS)仁油 | ELAEIS GUINEENSIS (PALM) KERNEL OIL |
| 棕榈(ELAEIS GUINEENSIS)油 | ELAEIS GUINEENSIS (PALM) OIL |
| 棕榈(TRACHYCARPUS FORTUNEI)提取物 | *TRACHYCARPUS FORTUNEI EXTRACT* |
| 棕榈(TRACHYCARPUS FORTUNEI)叶柄提取物 | *TRACHYCARPUS FORTUNEI PETIOLE EXTRACT* |

注:中文名称栏中标注了"＊"的原料,其名称为某一类别原料名称,使用时应当标注具体的原料名称。中文名称栏中标注了"＊＊"的原料,其名称表述不规范,且动植物基原不清,使用时应当标注规范的具体原料名称及基原。